日常性の**再構築**をはかる

クリティカル
ケア看護

基礎から臨床応用まで

古賀 雄二・深谷 智恵子 編集

中央法規

はじめに

　今日，一般市民の健康ニーズの高まりはとどまるところがありません．しかし，どんなに健康に留意した生活をしたとしても高度な身体的侵襲から人々がまぬがれられないことも確かなことです．一般市民が健康に関心が高いぶん，当然医療者への期待も高くなってきます．今までは高度な治療を受けているのだから，療養生活に我慢するようなことがあっても，あまり批判する人はいませんでした．

　しかし，療養環境や療養生活そのものが回復力に影響するということがわかってきた今日，療養生活を支える看護にも説明が求められる時代になってきています．患者の身体をなぜ，今動かしたのか，あるいは動かさなかったのか，なぜ身体を拭いたのか，あるいは拭かなかったのか，患者の身体に何か悪い変化が生じたときには，このような日常的に行われる療養上の世話であっても家族は説明を求めてくるでしょう．実施している看護の知識や技術だけではなく，その患者の何を考えて看護していたか説明することが重要になってきます．

　そのため本書は，毎日の看護を一人ひとりの患者のことを考えながら実施していくための基礎的な考え方に役立つ内容を盛り込んでいます．クリティカルケア看護をこれから始める人には，基本的な知識や考え方，つまり，クリティカルケア看護の位置づけを歴史的に知り，自分自身の看護に示唆が得られるものと思います．さらにはクリティカルケア看護を日々実施しながら自分自身に不足を感じている人，クリティカルケア看護を深めたい人など，ベテラン看護師には，批判的な視点で読み，さらなる看護の発展に寄与してもらいたいと考えています．

　本書は，新しい Light sedation 時代の疾患管理上の注意点をふまえた「Need for help」に基づく生活の再構築を支える看護師の役割について，「エビデンスに基づく視点（既エビデンスの部分）」および現場の達人ナースとしての「臨床の視点と課題（未エビデンスの部分）」について示すことを目的とします．したがって，最新の疾患管理に特化せず，生活者のニードの査定とニードの充足の支援に特化した内容としています．そのため，マズローのニード階層に沿って本書を構成し，ニード階層ごとに生活支援の具体的方法を解説しました．

　第1章では，「クリティカルケア領域における生活に関する総論」として，クリティカルケア領域における看護，ニード，生活の基本的な考え方について解説するとともに，医療の外的評価ともいうべき医療経済の考え方についても解説します．

　第2章では，「生理的欲求とケア」として，クリティカルケア患者の重

篤かつ変化しやすい生体反応や病態を理解するとともに，患者の生理的ニードをとらえてケアする視点を解説します．

第3章では，「安全の欲求とケア」として，「患者を回復させるだけではなく，悪化させない」という医原性リスク管理と考え方と具体的方法について解説します．

第4章では，「所属と愛の欲求とケア」として，患者の最良のケア提供者である家族のチカラを引き出すかかわり（Family empowerment and engagement）に関する解説とともに，ICU退室後のケア提供のあり方について解説します．

第5章では，「尊重の欲求とケア」として，潜在化しやすい患者のニードにいかに向き合い，ケアにつなげていくのかを考えるために，各種理論の考え方を紹介するとともに，各職種の介入の視点を解説します．

第6章では，「自己実現の欲求とケア」として，その人らしいクリティカルケアのゴールを迎えることを支援するための方略について解説し，第7章において事例をもとに日常性（生活）の再構築の実践事例を紹介します．

本書の展開は，日常性の再構築を目指すクリティカルケア看護として，クリティカルケアを提供する急性期医療の場だけにとどめず，地域完結型医療（ケア）として，Post-Hospitalケアとして地域ケアシステムやセルフケア理論についても触れています．

クリティカルケア看護に関心のある多くの方々にセレクションしていただける一冊になることを願っております．

末筆になりますが，多くの教育研究者，専門看護師・認定看護師，他領域の専門的実践者の方にご協力をいただき，出版の運びとなりましたことに深く感謝申し上げます．

2019年6月

古賀雄二，深谷智惠子

編集・執筆者一覧

［編集・執筆］

古賀　雄二　　川崎医療福祉大学保健看護学科准教授 ● 急性・重症患者看護専門看護師

深谷智惠子　　元亀田医療大学看護学部教授

［執筆］（執筆順）

渡邊　　亮　　神奈川県立保健福祉大学大学院ヘルスイノベーション研究科講師

道又　元裕　　国際医療福祉大学成田病院準備事務局

高橋　道明　　東京情報大学大学院総合情報学研究科総合情報学専攻博士後期課程

稲垣　範子　　摂南大学看護学部助教 ● 急性・重症患者看護専門看護師

高橋　知彦　　慶應義塾大学病院看護部 ● 急性・重症患者看護専門看護師

志村　知子　　日本医科大学付属病院高度救命救急センター ● 急性・重症患者看護専門看護師

塚原　大輔　　公益社団法人日本看護協会看護研修学校

西村　祐枝　　地方独立行政法人岡山市立総合医療センター岡山市立市民病院看護部 ● 急性・重症患者看護専門看護師, 集中ケア認定看護師

細川　京子　　川崎医療福祉大学保健看護学科講師

植村　　桜　　地方独立行政法人大阪市民病院機構大阪市立総合医療センター看護部 ● 急性・重症患者看護専門看護師

中村　祥英　　地方独立行政法人静岡県立病院機構静岡県立総合病院看護部 ● 急性・重症患者看護専門看護師

清水　孝宏　　地方独立行政法人那覇市立病院看護部 ● 集中ケア認定看護師

大坂　　卓　　川崎医療福祉大学保健看護学科助教

茂呂　悦子　　自治医科大学附属病院看護部 ● 急性・重症患者看護専門看護師, 集中ケア認定看護師

宮崎俊一郎　　Vancouver coastal Health, Vancouver General Hospital, Lions Gate Hospital ● RN（Critical Care）

神津　　玲　　長崎大学病院リハビリテーション部

森本　陽介　　長崎大学病院リハビリテーション部

渡邉八重子　　亀田医療大学看護学部准教授

小泉　雅子　　東京女子医科大学看護学研究科准教授 ● 急性・重症患者看護専門看護師

古谷　直子　　亀田総合病院地域感染症疫学・予防センター副センター長

門田　耕一　　岡山大学病院総合診療棟 ICU/CICU ● 急性・重症患者看護専門看護師

丸林美代子　　国家公務員共済組合連合会 浜の町病院 ICU ● 急性・重症者患者看護専門看護師

水上奈緒美　　医療法人鉄蕉会亀田総合病院 ICU/CCU ● 集中ケア認定看護師

紺家千津子　　石川県立看護大学看護学部教授

山口　庸子　　東京慈恵会医科大学附属病院 ● 急性・重症患者看護専門看護師

三浦　幹剛　　帝京大学ちば総合医療センター薬剤部

今中　翔一　　帝京大学医学部附属病院薬剤部

山勢　博彰　　山口大学大学院医学系研究科保健学専攻臨床看護学講座教授

山本小奈実　　山口大学大学院医学系研究科保健学専攻臨床看護学講座助教

飯塚　裕美　　医療法人鉄蕉会亀田総合病院 ICU 師長 ● 急性・重症患者看護専門看護師

北別府孝輔	倉敷中央病院●急性・重症患者看護専門看護師
山田佐登美	川崎医科大学総合医療センター看護部長付参与兼川崎医療福祉大学特任教授
江川　幸二	神戸市看護大学急性看護学分野教授
船木　淳	神戸市看護大学急性看護学分野講師
比田井理恵	千葉県救急医療センター看護局●急性・重症患者看護専門看護師
佐々木吉子	東京医科歯科大学大学院保健衛生学研究科教授
雄西智恵美	甲南女子大学看護リハビリテーション学部特任教授
立野　淳子	一般財団法人平成紫川会小倉記念病院●急性・重症患者看護専門看護師
高橋　哲也	順天堂大学保健医療学部教授
西原　浩真	神戸市立医療センター中央市民病院
児島　範明	関西電力病院リハビリテーション科
松木　良介	関西電力病院リハビリテーション科
中井　秀樹	関西電力病院集中治療室
符田かおり	関西電力病院リハビリテーション科
真野　響子	日本医療科学大学保健医療学部教授
北村　愛子	大阪府立大学地域保健学域看護学類教授
井上　奈々	大阪府立大学地域保健学域看護学類助教
足立　智孝	亀田医療大学看護学部教授
齋藤　大輔	杏林大学医学部付属病院看護部●急性・重症患者看護専門看護師
伊藤　伸子	青森県立中央病院ICU●急性・重症患者看護専門看護師
藤野　智子	聖マリアンナ医科大学病院●急性・重症患者看護専門看護師，集中ケア認定看護師
山中　源治	東京女子医科大学病院看護部●急性・重症患者看護専門看護師

目次

第1章 クリティカルケア領域における生活に関する総論

❶ クリティカルケア看護の役割 ……………………………………… 深谷 智惠子 2
Ⅰ クリティカルケアの誕生と発展 3
Ⅱ クリティカルケアにおける看護の専門教育の背景 4
Ⅲ 特定行為（研修）のクリティカルケアへの影響 6
Ⅳ クリティカルケアの基礎知識として生体侵襲理論を学ぶ意義 8
Ⅴ 生活の再構築のために看護が取り組むべき課題 9

❷ クリティカルケア領域における生活の変化 ………………………… 古賀 雄二 16
Ⅰ Light sedation 管理の普及と ICU 患者生活のパラダイムシフト 16
Ⅱ ナイチンゲールにみる現代 ICU 患者生活の支え方 16
Ⅲ ヘンダーソンにみる現代 ICU 患者生活の支え方 18
Ⅳ ICU 患者のニードとケアは生活の再構築へ向かう 19
Ⅴ ニード充足の自律性を支える 20

❸ ICU せん妄ケアの変遷と生活の再構築の概念 ………………… 古賀 雄二 24
Ⅰ ICU せん妄は ICU 患者の包括的医学モデル 24
Ⅱ ICU せん妄ケアの変遷はケア対象の包括性拡大のプロセス 24
Ⅲ ABCDE バンドルの本質は医原性リスクからの解放と患者回復力の促進 26
Ⅳ PAD/PADIS ガイドラインの本質は患者中心の ICU 管理 27
Ⅴ ICU せん妄ケア包括性拡大のゴールは生活の再構築 28

❹ クリティカルケアと医療経済 ……………………………………… 渡邊 亮 30
Ⅰ 医療経済学の視座 30
Ⅱ 需要と供給 30
Ⅲ 医療技術評価 32
Ⅳ クリティカルケアと医療技術評価 32
Ⅴ 医療経営学の視座 33
Ⅵ クリティカルケアにおける価値企画 34

第2章 生理的欲求とケア

❶ 生体侵襲理論 ……………………………………………………… 道又 元裕 36
Ⅰ ホメオスタシス（homeostasis） 36
Ⅱ 生体侵襲とは 37
Ⅲ 生体侵襲と生体反応理解の歴史 38
Ⅳ 生体侵襲と代謝反応 39
Ⅴ 代謝変動と回復過程 41
Ⅵ 生体侵襲と神経―内分泌系反応 43
Ⅶ 生体侵襲と体液・水分・電解質変化 51
Ⅷ 炎症と血管透過性亢進 53
Ⅸ 生体侵襲と免疫反応 55

❷ 急性呼吸障害 ……………………………………………………… 高橋 道明 64
Ⅰ 呼吸障害の導入 64

Ⅱ 呼吸障害を理解する視点　65

Ⅲ 呼吸障害とケアの視点　68

❸急性循環障害 ········· 稲垣 範子　76

Ⅰ 循環管理に必要な基本的知識　76

Ⅱ ショックに対する治療手段とケアのポイント　81

Ⅲ 急性循環障害に陥った患者・家族への看護ケア　86

❹急性代謝障害 ········· 高橋 知彦　90

Ⅰ 肝不全の定義および病態，治療　91

Ⅱ 急性肝不全患者の看護ケア　96

Ⅲ 急性腎障害（急性腎不全）　99

❺急性脳循環・神経障害 ········· 志村 知子　108

Ⅰ 脳神経系の構造と機能　108

Ⅱ 脳神経疾患　111

Ⅲ 脳循環・神経障害の主な症状と評価　116

Ⅳ 脳循環・神経障害の合併症予防　127

❻多臓器障害（MODS） ········· 塚原 大輔　130

Ⅰ 多臓器障害（MODS）とは　130

Ⅱ MODS の転帰　130

Ⅲ MODS の重症度測定　130

Ⅳ MODS のメカニズム　134

Ⅴ 炎症の 5 徴候　135

❼凝固・線溶系障害 ········· 西村 祐枝　138

Ⅰ 凝固・線溶系の生理　139

Ⅱ 凝固・線溶系モニタリング　143

Ⅲ 薬物療法　143

Ⅳ クリティカルケアにおける凝固・線溶系障害　146

Ⅴ 凝固・線溶系障害患者の看護　152

❽痛み・不穏 ········· 植村 桜　156

Ⅰ 痛み　156

Ⅱ 不穏（鎮静）　161

❾睡眠障害 ········· 中村 祥英　168

Ⅰ 睡眠が身体に及ぼす変化（睡眠の機能）　168

Ⅱ 睡眠の種類と特徴（睡眠の生理）　169

Ⅲ 睡眠－覚醒サイクルの調節機構（睡眠のメカニズム）　170

Ⅳ 重症患者の睡眠障害とその特徴　172

Ⅴ 睡眠障害が重症患者の回復に及ぼす影響　174

Ⅵ 睡眠障害のアセスメント　175

Ⅶ 重症患者の睡眠障害への看護方略　178

❿栄養障害 ········· 清水 孝宏　186

Ⅰ 看護における栄養　186

Ⅱ 理解すべき栄養の基礎　187

Ⅲ 正常な代謝と侵襲時の代謝　190

Ⅳ 栄養アセスメント　192

Ⅴ 臨床における栄養管理の実際 194
Ⅵ 症例から学ぶ栄養管理 195

⑪摂食・排泄障害 ･･････････････････････････････ 大坂 卓 198
Ⅰ 摂食嚥下障害に対するケア 198
Ⅱ 排泄障害に対するケア 204
Ⅲ 多職種連携による摂食・排泄障害への援助 208

⑫姿勢保持困難 ･･････････････････････････････････ 茂呂 悦子 210
Ⅰ クリティカルケアにおける姿勢保持困難 210
Ⅱ 姿勢保持困難に対する看護 212

⑬神経・筋障害 ･････････････････････････････････ 宮﨑 俊一郎 218
Ⅰ ICU-AW とは 218
Ⅱ CIM と CIP，CINM とは 218
Ⅲ ICU-AW の危険因子 219
Ⅳ ICU-AW の推定されるメカニズム 219
Ⅴ ICU-AW の発生頻度 220
Ⅵ ICU-AW の臨床上の診断（アセスメント）の実際 220
Ⅶ ICU-AW の治療方法と看護 222

⑭体温管理 ･･ 宮﨑 俊一郎 224
Ⅰ 重症患者の体温 224
Ⅱ 高体温の原因 224
Ⅲ 低体温の原因 225
Ⅳ 重症患者の体温測定方法 226
Ⅴ セットポイントとは 227
Ⅵ 高体温の治療と看護 228
Ⅶ 高体温・低体温の治療と看護 229

⑮急性期リハビリテーション ････････････････ 森本 陽介，神津 玲 232
Ⅰ リハビリテーションについて 232
Ⅱ ABCDEF バンドルにみる ICU でのリハビリテーションの重要性 233
Ⅲ ICU における早期リハビリテーション 234
Ⅳ「生活環境」としての ICU のあり方を考える 249
Ⅴ ICU におけるリハビリテーション体制とチーム医療 249

第3章 安全の欲求とケア

❶医療安全 ･･ 渡邉 八重子 254
Ⅰ 医療安全の見直し 254
Ⅱ 医療事故とは 254
Ⅲ 医療安全を目的とした法改正 257
Ⅳ 新人看護師からみた医療安全 258

❷医原性リスク管理 ･････････････････････････････ 古賀 雄二 264
Ⅰ 医原性リスクとリスク管理 264
Ⅱ 看護原性リスクとリスク管理 264
Ⅲ 多職種連携における看護の役割 266

Ⅳ 医原性リスク管理と ABCDEF バンドル　266

Ⅴ Liberation & Animation（解放と促進）は医原性リスク解放と生活の再構築促進　267

❸ せん妄 ································· 小泉 雅子　270

Ⅰ せん妄は急性の脳機能不全である　270

Ⅱ せん妄には 3 つのタイプがある　273

Ⅲ せん妄のリスクを予測する　274

Ⅳ せん妄は常に適切にモニタリングする　274

Ⅴ 多職種協働による包括的な予防介入の有用性　274

Ⅵ せん妄の発症・増悪予防を目指すケア　277

Ⅶ せん妄の抗精神病薬療法は対症療法にすぎない　280

❹ 感染管理 ································· 古谷 直子　284

Ⅰ ICU における具体的な感染予防策　284

❺ 人工呼吸器関連肺炎（VAP）················· 門田 耕一　294

Ⅰ VAP とその発症機序　294

Ⅱ VAP の診断とサーベイランス　295

Ⅲ 効果的な VAP 予防を考える　297

Ⅳ 気管吸引の手技と注意点　302

❻ 深部静脈血栓症（DVT）················· 丸林 美代子　304

Ⅰ 深部静脈血栓症　304

Ⅱ 肺血栓塞栓症（PTE）　305

Ⅲ 深部静脈血栓症の治療を理解する　307

Ⅳ 深部静脈血栓症への予防策と看護　309

❼ 潰瘍・褥瘡 ································· 水上 奈緒美　314

Ⅰ 皮膚の構造と機能　314

Ⅱ クリティカルケアの場面で遭遇する皮膚障害　315

Ⅲ 皮膚障害に使用する軟膏剤・被覆保護材　320

Ⅳ 皮膚損傷を予防するケア　321

❽ 皮膚裂傷（スキン - テア）················· 紺家 千津子　326

Ⅰ スキン - テアとは　326

Ⅱ リスクアセスメント方法　327

Ⅲ スキン - テアの予防　328

Ⅳ スキン - テアの管理　331

❾ 転倒・転落 ································· 山口 庸子　334

Ⅰ 一般的な転倒・転落の考え方　334

Ⅱ ICU における転倒・転落の考え方　336

❿ 誤薬 ································· 三浦 幹剛，今中 翔一　340

Ⅰ 体内動態　340

Ⅱ 投与経路別の体内動態　341

Ⅲ 集中治療で注意すべき配合変化　342

Ⅳ 希釈後の濃度に注意を要する薬剤　344

Ⅴ 投与経路に注意を要する薬剤　346

Ⅵ 薬剤の名称類似による取り間違いに注意を要する薬剤　348

Ⅶ 誤薬を防ぐ方法　350

第4章 所属と愛の欲求とケア

❶ 家族論 ··· 山勢 博彰 354
- Ⅰ 家族の特性と機能 354
- Ⅱ 家族システム 355
- Ⅲ 家族の発達 357

❷ ケアを受ける存在としての家族 ································· 山本 小奈実 358
- Ⅰ クリティカルにある患者家族の特徴 358
- Ⅱ クリティカルにある患者家族アセスメントと看護実践 359

❸ ケア提供者としての家族 ·· 飯塚 裕美 368
- Ⅰ ICU に入室した患者の所属と愛の欲求 368
- Ⅱ ICU に入室した患者にとっての家族の存在 369
- Ⅲ ケア提供者としての家族 370
- Ⅳ ケア提供者への援助 372

❹ Post-ICU ケア ·· 北別府 孝輔 376
- Ⅰ PICS (post Intensive care syndrome) について 376
- Ⅱ PICS のケアについて 379

❺ Post-Hospital ケア ··· 山田 佐登美 386
- Ⅰ 退院支援と退院後の療養生活支援の重要性 386
- Ⅱ 「つなぐ医療，つなぐひと，つなぐ暮らし」を目指した具体的な取り組み例 389
- Ⅲ 入院中に患者のセルフケア能力を低下させない取り組み 391
- Ⅳ 退院後支援のあり方―地域との連携協働（人材や医療チームを地域で共有し，活用する取り組み）392

第5章 尊重の欲求とケア

❶ コンフォート理論の応用 ··· 江川 幸二 398
- Ⅰ コンフォート理論の概要 398
- Ⅱ クリティカルケア環境におけるコンフォートケアの重要性 401
- Ⅲ コンフォート理論の実践への活用方法 402
- Ⅳ コンフォート理論の活用事例 403
- Ⅴ 事例紹介 404

❷ ケアの構造とケアリング ··· 船木 淳 408
- Ⅰ ケアの要素 408
- Ⅱ ケアリング（caring）とは 410
- Ⅲ クリティカルケアの対象となる患者特性とケアリング 411
- Ⅳ クリティカルケア領域における患者の QOL とケアリング 412

❸ ボディイメージ論 ··· 比田井 理恵 416
- Ⅰ ボディイメージとは 416
- Ⅱ ボディイメージの形成過程 417
- Ⅲ ボディイメージと自己概念 419
- Ⅳ ボディイメージの変容と混乱 420
- Ⅴ ボディイメージの混乱に対する看護介入 424

❹コントロール理論 ──────────────────── 佐々木 吉子 430
   Ⅰ コントロールの概念 430
   Ⅱ 医療，さらにはクリティカルケア領域におけるコントロール理論の適用 435

❺クリティカルケアにも必要なセルフケア理論 ──────── 雄西 智恵美 440
   Ⅰ オレムのセルフケア不足看護理論の主要概要と看護の実践 440
   Ⅱ クリティカルケアにおいてもセルフケア理論が必要な理由 446

❻危機理論 ──────────────────────────── 立野 淳子 448
   Ⅰ 危機とは 448
   Ⅱ 危機の種類 449
   Ⅲ 危機の特徴 450
   Ⅳ 危機モデル 450
   Ⅴ フィンクの危機モデル 452
   Ⅵ フィンクの危機モデルを臨床現場で用いるときのポイント 453
   Ⅶ アギュララの危機モデル 453
   Ⅷ アギュララの危機モデルを臨床で用いるときのポイント 454

❼ ADL を支えるリハビリテーション（理学療法士の役割）
──────────────────────────── 高橋 哲也，西原 浩真 456
   Ⅰ 理学療法の役割 456
   Ⅱ 実際の理学療法について 457

❽ ADL を支えるリハビリテーション（作業療法士の役割）
──────────────────── 児島 範明，松木 良介，中井 秀樹 464
   Ⅰ ICU の患者における ADL の特徴 465
   Ⅱ「生活のきっかけを取り戻す」 469
   Ⅲ 患者の欲求と ICU での生活におけるミスマッチ 470
   Ⅳ ICU における生活の再構築 472

❾ ADL を支えるリハビリテーション（言語聴覚士の役割） ─────── 符田 かおり 474
   Ⅰ 生活のなかでの嚥下機能の総合的な見方 474
   Ⅱ 摂食嚥下リハビリテーション 476
   Ⅲ 実際の嚥下リハビリテーション 480

❿ADL を支えるリハビリテーション（看護師の役割） ───────── 古賀 雄二 484
   Ⅰ ICU 患者の ADL とは何か―活動と休息のバランス 484
   Ⅱ 活動（離床＋ベッド上 ADL） 485
   Ⅲ 休息（浅い鎮静，睡眠，午睡） 488
   Ⅳ ADL を支える環境の調整とは日常生活環境（日常性）の調整 489

第6章 自己実現の欲求とケア

❶生活の再構築・日常性の再獲得の支援 ─────────── 古賀 雄二 492
   Ⅰ 生活の再構築とはニードの包括性を拡大すること 492
   Ⅱ ニードの包括性をとらえる HI バンドル（全人的関心バンドル） 493
   Ⅲ ゆらぐニードに基づくゆるぎない看護（theory based care） 495

❷社会復帰 ──────────────────────────── 真野 響子 498
   Ⅰ 社会復帰が求められる背景 498

Ⅱ 社会復帰のための退院支援 501

Ⅲ 退院支援の実際 502

❸意思決定支援 ･･････････････････････････････････････ 北村 愛子，井上 奈々 506

Ⅰ 意思決定支援と留意点 506

Ⅱ クリティカルケアにおける意思決定に関与する人々と自己実現 508

Ⅲ 意思決定困難な状況と意思決定支援 511

❹看取り・ターミナルケア ･･････････････････････････ 北村 愛子，井上 奈々 514

Ⅰ クリティカルケアにおける看取りとターミナルケア 514

Ⅱ 死に伴う喪失と悲嘆ケア 515

Ⅲ スピリチュアルペインとケア 517

Ⅳ 看取りのケア 519

Ⅴ 死にゆく患者の治療・ケアに携わる医療職者の悲しみと苦悩への対処 520

❺倫理的諸問題—考え方とその対応 ･････････････････････････････ 足立 智孝 522

Ⅰ 倫理的問題の種類 522

Ⅱ 倫理的基盤としての倫理原則 523

Ⅲ 先行研究にみる看護師が直面する倫理的問題 525

Ⅳ 倫理的問題に対する考え方と取り組み 526

第7章 日常性を支える看護の事例

❶事例① 敗血症状態からの回復過程（ICU〜退院まで） ･･････････ 齋藤 大輔 532

Ⅰ 敗血症の動的な看護の考え方 532

Ⅱ 事例で振り返る 536

❷事例② 院内急変および全身管理後の治療撤退・意思決定支援

･･ 伊藤 伸子 544

Ⅰ ICU で対応した事例 545

Ⅱ 事例で振り返る 550

❸事例③ 救命救急センター事例 ･････････････････････････････ 藤野 智子 556

Ⅰ 救命救急センターという「場」 556

Ⅱ 救命救急センターで対応した事例から 561

Ⅲ 救命救急センターに入院している患者の日常性を維持する看護ケアとは 570

❹事例④ 補助人工心臓 ･･････････････････････････････････ 山中 源治 572

Ⅰ 事例紹介 574

Ⅱ 内科的な末期心不全治療から外科的な人工臓器治療へのパラダイムシフト 574

Ⅲ 入院療養から医療機器を携えた在宅療養へのパラダイムシフト 579

第1章

クリティカルケア
領域における
生活に関する総論

第1章 クリティカルケア領域における生活に関する総論　　深谷 智恵子

Section 1 クリティカルケア看護の役割

はじめに

　生命が脅かされるほど重篤な健康問題をもった人を目前にして、人々は何とかして助けたいと思う。クリティカルケアの原点はそこにある。人々は、そのことに知恵も技術も時間もつぎ込むことを惜しまない。それはいつの時代にも繰り返されて今日があり、今後も繰り返される。身体的侵襲に対して、先手、先手に対応することが危機を乗り越える最善の医療提供と考えられ、特に緊急時は何にでも対応するためにと過剰な対応も過去には許されてきた。しかし、本来、身体には、侵襲に反応し回復させる力が働く。その回復する自然の力が十分か、またタイミングよく発揮されているかを見極め、適切な医療介入が行われ、できるだけ後遺症を残さず速やかに回復にもっていくことが理想である。この介入のタイミングと適切性の見極めこそクリティカルな判断を必要とする。ナイチンゲールが『看護覚え書』のなかで「看護とは、(中略)患者の生命力の消耗を最小にするように整えることを意味すべきである」[1]と述べている。

　すべての看護に通じることではあるが、特にクリティカルケア看護は、過大侵襲を受けて最も生命力が消耗した患者をケアすることを専門としている。そして医療者は患者の身体で何が起こっているか、それがどのように影響しあっているか情報が欲しい。そのためクリティカルケアの場ではさまざまなことをモニタリングする。しかし、そのモニタリングには、Aライン（観血的動脈圧測定）をはじめとし身体侵襲があるものも少なくなく、観察することでさえ生命力の消耗につながらないとはいえない。

　このような治療環境のなかにある患者の生命力の消耗を最小限にするためにすべてを整える看護はどうあったらよいのであろうか。ナイチンゲールは、すべてを整える要素として、「新鮮な空気、陽光、暖かさ、清潔さ、静かさを適切に保ち、食事を適切に選択し管理すること」[1]としている。また観察は、「どのように観察するか、どのような症状が病状の改善を示し、どのような症状が悪化を示すか、どれが重要でどれが重要でないのか、どれが看護上の不注意の証拠であるか、それはどんな種類の不注意による症状であるか、を教えることである」[2]とも述べており、ケア提供者側の問題も観察し見極めなければならないことを示唆している。170年も前であり、科学的医療が発達していない時代であったからこそ見えていた生活の視点であったのかもしれない。

　クリティカルケアの場として、現在のようなICU（intensive care unit）ができて約70年、医療はめまぐるしい発展をした。知識・技術・医療機器・器具、理論・生命倫理、それらはすべて人々のより良い人生に貢献するためのものでありほかのなにものでもない。しかし、生活の視点で見直したとき、クリティカルケア看護は、最も生命力の消耗した人々のすべてを整え、その人々の未来の生活につなぐ看護ができてい

るであろうか考えてみる必要がある.

現在は，地域包括ケアシステムのなかに急性期医療も位置付けられ，このような社会の発展や変化のなかで，クリティカルケア看護を専門とする看護師は，生活環境としてのクリティカルケアについて，何を学び，研究していかなければならないのか，歴史的な流れを踏まえつつ，その看護の役割を考えてみたい.

I クリティカルケアの誕生と発展

クリティカルケアという言葉が日本に紹介されたのはいつ頃か調べてみると，佐藤光男氏が1977年に『病院』という雑誌のなかで，Saferが「重症患者に対するLife support techniqueの基本はintensive care も emergency care も一緒で，両者を一括して critical care medicineとする」と1971年に米国の雑誌『Chest』で提唱したと紹介している[3]. その後 critical care medicine とともに critical care nursingとも表現され，米国では定着したようである. この頃の日本ではICU・CCUの設置が全国に80件程度，その運用率は85％[4] という時代であり，クリティカルケアという言葉は使われておらず，ICUという言葉も使われ始めたばかりという状況であった.

ICU看護という言葉がいつ頃から使われたかは定かではないが，ICUにおける看護活動をICU看護と表現したであろうことは想定できる. 1970年頃の「順天堂大学ICU看護婦のための講義：47時間」に「ICUの概念・看護の特徴」という講義タイトルがあるがまだICU看護とはなっていない. ICU看護とクリティカルケア看護はイコールではないが，クリティカルケア看護を考えるうえで，そもそもICUがどのようなきっかけで誕生してきたかは知っておく必要があるであろう.

古くは，手のかかる患者を看護師のいる近くに配置したナイチンゲールの看護管理法に端を発するといわれているが，近代的なICUの誕生は第二次世界大戦後の1950年代にあり，3つの流れがあるということはよく知られている. 1つは，米国において外科手術が盛んになり，手術室が中央化され，それに伴って術後リカバリルームが誕生したこと，2つ目は，北欧やドイツで小児まひ（急性灰白髄炎，ポリオ）の流行に伴い呼吸管理の必要な患者が増え，患者を集めて呼吸管理を行ったこと，3つ目は，カナダや北米において看護師不足に対応するためにPPC（progressive patient care）方式による看護管理を行ったこと，これらがほぼ同時期に起こったといわれている.

CCU（coronary care unit）の誕生は，少し遅れて1960年代の米国において，急性心筋梗塞患者が発症初期に不整脈死することが多いとわかり，患者を集めて不整脈をモニタリングしたことが始まりといわれている. さらに救急医療の発展は歴史的にみて戦傷者の治療によるところも大きいが，第二次世界大戦後の米国では自動車の普及により交通事故死が多発し，1966年に高速道路安全法（National Highway Safety Act）が制定され，全米救急搬送体制の整備[5] が救急医療の発展に大きく影響したといわれている. このようにICUなどの集中治療や救急医療は1950〜1960年代に欧米を中心に急速に発展し世界に広まった.

日本において記録に残るものでは，1964年に順天堂大学医学部付属順天堂医院に開設された集中強化治療棟（後に集中治療室）[6] がある. 救急医療においては，1967年，大阪大学医学部附属病院に特殊救急部が設置され，重症救急医療が行われたのが最初[7] であるとある.

佐藤は「ICUというものは，各専門医，優秀な看護婦というものがお互いに力を合わせて1人の重症患者にあたり，何とか回復させよう

§ ❶ クリティカルケア看護の役割 　3

と骨を折る場所である」[6]と述べており，初期から看護師の役割はICUにおいて重要な位置を占めていた．しかし，その頃はまだ重症患者の病態を理解して観察ができる看護師は少なかったため，早急に教育が必要となり，順天堂大学病院で研修が行われた．全47時間の講義は，週2～3回夕方に医師によって行われ，病態生理，疾病治療に関する内容がほとんどであった．次第に院外からの受講者も増え毎回60名以上の看護師の参加があった[6]との記述がある．ICUの運営において看護師の配置人数は重要で，当初から患者2名に対し看護師1名を配置[8]していたとある．さらに，日本にICU設置が広まりだした頃の1978年，診療報酬において集中治療室加算料（現特定集中治療室管理料）基準に，常時患者2人に対し少なくとも看護師1名を配置すること[9]が含まれており，看護師の配置が当時としては手厚く画期的なことであった．

この頃の日本の看護事情は，1965年人事院による一人夜勤制度廃止が裁定はしたが，一部の病院が改善されただけで，1968年には「ニッパチ闘争」（2人夜勤，8日／月以内）が起こった[10]時代でもある．このような状況下で，ICUは日本の医療界においていかに特殊な場所であったかをうかがい知ることができる．現在もこの看護師の配置基準は変わっていないがクリティカルケアにおける医療チームの環境は大きく変わった．初期の医療チームは医師と看護師だけであったが1980年代になると臨床工学技士が加わり，人工呼吸器をはじめとする補助循環装置などの生命維持機器の整備点検，使用準備などを行うようになった．特に人工呼吸器の整備点検は看護師が行っていたため，臨床工学技士の導入は看護業務を患者のベッドサイドへ集中させてくれた．

2000年代に入り急性期リハビリテーションの考え方が根づきだし，理学療法士，作業療法士がICU等のチームメンバーに加わるようになってきた．

今日では，臨床薬剤師，管理栄養士が加わり，さらに医師・看護師も集中治療専門医，急性・重症患者看護専門看護師，集中ケア認定看護師，救急看護認定看護師などが活躍し，専門的で質の高い医療を提供できる環境になってきている．

しかし，昼夜を通してクリティカルな状態にある患者の療養生活を支えているのは看護師であり，重症な患者に濃厚な治療を継続するためには，看護の必要量に見合った看護師配置を行っていかなければならない．診療の補助業務にも看護師の力が期待され出した今日，常時重症患者を受け入れているクリティカルケア領域では，患者対看護師数は2対1の時代から1対1の時代へきているのであろう．

Ⅱ クリティカルケアにおける看護の専門教育の背景

1970年代以降日本全国の病院にICUの設置は急速に進んでいくが，ICU看護管理においては，常時患者2名に1名以上の看護師を配置しなければならず，看護師の確保が重要課題であった．高度先進医療の実施のためには，有能な看護スタッフが必要不可欠であり，その育成に時間も人員も必要であった．しかし，1985年の医療法改正による病床規制実施を目前に多くの病院が駆け込み増床[11]をし，ますます看護師不足に拍車をかけた．看護師の労働環境にも悪影響を与え，離職率が高まる一方，バブル景気（1986～1991年）による人手不足は看護師のなり手不足にもつながり，社会の高齢化がみえつつあるなかで将来の看護師不足は喫緊の課題となった．1992（平成4）年に「看護師等の人材確保の促進に関する法律」が制定され，その目的には，看護師等の確保を促進するための基本指針を定めるとあり，看護師等の養成，

処遇の改善，資質の向上，就業の促進，看護に対する国民の関心と理解を深めること，さらに高度な専門知識と技能を有する看護師等を確保し，国民の保健医療の向上に資することなどの内容が含まれている．第7条には国民の責務もあげられており，国民は，看護の重要性に関心と理解を深め，看護に従事する者への感謝の念を持つよう心がけ，看護に親しむ活動に参加するよう努めなければならないとある．そして第5条には，病院等の開設者は，看護師等の処遇の改善はもとより，看護師等に対する臨床研修その他の研修の実施，看護師等が自ら研修を受ける機会を確保できるようにするために必要な配慮その他の措置を講ずるよう努めなければならないとある．特に病院等の開設者に，労働力として雇用するだけではなく，専門職としての研修を支援する努力が課せられたことは，看護師が仕事を続ける上で大きな力添えになった．

ICUにおける看護師教育は重要な要素ではあったが，順天堂大学病院にみられるように初期には職場教育がほとんどであった．それでも，1975年には神奈川県立看護教育大学校で専門看護学科ICU・CCU課程が開講され6カ月の研修[12]が行われた．しかし，認定看護師教育が始まる1990年代後半までの約20年間この1校のみであった．

1980年代半ば頃から専門看護師育成への気運が高まり，学会認定の専門看護師を求める声が出始めた．その背景には，日本救急医学会（1973年設立）や日本集中治療医学会（1974年ICU研究会）ではきわめて早期から看護師が準会員等で参加し，年1回の学術集会において看護師独自のプログラムを展開し，海外の講師による教育講演，シンポジウム，パネルディスカッションにおいて，専門性の追求を行うなかで専門看護師についても検討されていた．このようにクリティカルケア領域の臨床で活躍する看護師たちから専門看護師の育成の要望は高か

った．一方で厚生省（現厚生労働省）は1987年に看護制度改革の提言を行い，その1つに「専門看護婦（士）の育成」[13]が含まれていた．しかし，専門看護師を世界レベルで考えたときに，大学院修士課程以上の教育が必要であったが，当時（1992年）は，看護系大学が14校，まして大学院は3〜4校程度であり，教育が追いつかない状況にあった．そこで，1994年に日本看護協会が統一見解を出し，認定看護師（6カ月の研修修了）と専門看護師（大学院修士課程修了）の2種類の資格認定を行う専門看護師制度[14]を発足させた．1996年，救急看護認定看護師，1998年，集中ケア（2007年からは重症集中ケア）認定看護師教育が始まり，1996年から大学院修士課程において専門看護師教育（がん看護，精神看護）が始まった．2005年にクリティカルケア専門看護師（2007年，急性・重症患者看護専門看護師へ改称）が誕生した．

看護教育の大学化は遅々として進まず，1992年に自治省（現総務省）が「看護師等の人材確保の促進に関する法律」を受けて看護系大学・短期大学を整備する場合の財政支援措置を行う旨の通知を出した[15]ことにより，看護系大学設置がようやく促進され，1999年74校，2003年に100校を超え104校[16]となった．さらに2017年には255校となり，大学院も200を超えている．この加速度的な看護系大学の増加は，社会情勢の影響も大きく，2000年代に入ってから景気の低迷に伴い若者の就職難が続き，資格が取得できる学科に人気が出たことと，18歳人口の漸減に伴い学生獲得の安定学科としてみなされたことなどが看護系大学の急増につながったものと思われる．

2002年には法改正により看護婦（士）から看護師へ名称変更があった．1985年に男女雇用機会均等法が制定されてから17年も過ぎてからではあるが，男女差別を思わせる名称が撤廃されたことで男性からも選択される職業とな

った．また比較的男性は高学歴を志向しやすいことから看護系大学の増加は，男性看護師の増加にもつながり，そのことは，認定看護師，専門看護師の資格取得の牽引力にもなっていると思われる．

現在，急性・重症患者看護専門看護師は251名（2017年），集中ケア認定看護師は1189名（2018年），救急看護認定看護師は1291名（2018年）である．専門看護師においては高度実践看護師教育課程をもつ大学院修士課程において38単位以上を取得し，資格試験に合格しなければならない．この領域の認定看護師においては現在制度の見直し中でもあり，教育施設のほとんどが休講中であることは残念であるが，特定行為研修など新たな課題も出てきており，それらの問題を包括するような新たなカリキュラムで再スタートする日も近いことであろう．

Ⅲ 特定行為（研修）のクリティカルケアへの影響

特定行為研修は，在宅医療を支えるための看護師の育成が目的であるが，特定行為としてあげられている診療の補助項目は，クリティカルケア領域に関連するものが多く，今後クリティカルケア看護に大きな影響を与えるものと考えられる．

平成27（2015）年10月に保健師助産師看護師法の一部が改正され，特定行為に係る看護師の研修制度[17]が施行されることになった．特定行為とは，厚生労働省で定めた38行為21区分（表1）のことである．特定行為にはクリティカルケア領域で日常的に行われている診療の補助も多く含まれており，研修を受けずに診療の補助を行っていてよいのかという疑問が出るであろう．しかし，特定行為は，診療の補助の範囲を制限するものではなく，医師の指示の下に特定行為に相当する診療の補助を行うことを

制限するものではないと明記されている．ただし，手順書により，特定行為を行う場合（図1）は研修を受けていなければならないとある．この研修は，団塊の世代が75歳を迎える2025年（いわゆる2025年問題）に向けて，在宅医療を支えるために手順書にもとづき診療の補助ができる看護師を計画的に育成していく目的があるとされている．

受講しなければならない講義数は，共通科目：7科目315時間（eラーニングを含む）と合わせて特定行為区分科目（区分ごとに講義・演習・実習の時間数が決まっている）となっている．特定行為に必要な科目修了後は評価を受け修了が認定されれば，指定研修機関によって修了認定証が発行され，厚生労働大臣に報告され，看護師籍へ登録される．当面厚生労働省は，10万人以上の育成を目指している．

特定行為としてあげられている「診療の補助」は，クリティカルケア領域では日常的に行われている診療を多く含んでいる．一部はすでに医師の指示によりICU等で実施されている項目もある．今後は，今まで指示が出なかった診療の補助も指示が出される可能性がある．しかし，実際には指示が出されてもすぐに実施できるわけではなく，知識，技術など看護師の能力の確認が必要であり，医師・看護師間で十分な合意が必要である．手順書による実施ではないとしても同等レベルの知識・技術水準に達している必要があろう．

特に，身体侵襲の大きいと思われる診療の補助については，何らかの方法で評価をし，実施できる看護師を明確にしておく必要がある．

今後，診療の補助業務が増える可能性（図2）があるが，看護師の専業は，患者・家族の療養上の生活を支えることにあるため，診療の補助のために患者の生活への支援がおろそかにならないよう，さらには看護師の労働環境悪化にならないよう管理面の配慮も重要課題である．

表1 特定行為の 38 行為 21 区分（厚生労働省）

特定行為区分	特定行為
呼吸器（気道確保に係るもの）関連	● 経口用気管チューブまたは経鼻用気管チューブの位置の調整
呼吸器（人工呼吸療法に係るもの）関連	● 侵襲的陽圧換気の設定の変更 ● 非侵襲的陽圧換気の設定の変更 ● 人工呼吸管理がなされている者に対する鎮静薬の投与量の調整 ● 人工呼吸器からの離脱
呼吸器（長期呼吸療法に係るもの）関連	● 気管カニューレの交換
循環器関連	● 一時的ペースメーカの操作および管理 ● 一時的ペースメーカリードの抜去 ● 経皮的心肺補助装置の操作および管理 ● 大動脈バルーンパンピングからの離脱を行うときの補助の頻度の調整
心のうドレーン管理関連	● 心のうドレーンの抜去
胸腔ドレーン管理関連	● 低圧胸腔内持続吸引器の吸引圧の設定およびその変更 ● 胸腔ドレーンの抜去
腹腔ドレーン管理関連	● 腹腔ドレーンの抜去（腹腔内に留置された穿刺針の抜去を含む）
ろう孔管理関連	● 胃ろうカテーテルもしくは腸ろうカテーテルまたは胃ろうボタンの交換 ● 膀胱ろうカテーテルの交換
栄養に係るカテーテル管理（中心静脈カテーテル管理）関連	● 中心静脈カテーテルの抜去
栄養に係るカテーテル管理（末梢留置型中心静脈注射用カテーテル管理）関連	● 末梢留置型中心静脈注射用カテーテルの挿入
創傷管理関連	● 褥瘡または慢性創傷の治療における血流のない壊死組織の除去 ● 創傷に対する陰圧閉鎖療法
創部ドレーン管理関連	● 創部ドレーンの抜去
動脈血液ガス分析関連	● 直接動脈穿刺法による採血 ● 橈骨動脈ラインの確保
透析管理関連	● 急性血液浄化療法における血液透析器または血液透析濾過器の操作および管理
栄養および水分管理に係る薬剤投与関連	● 持続点滴中の高カロリー輸液の投与量の調整 ● 脱水症状に対する輸液による補正
感染に係る薬剤投与関連	● 感染徴候がある者に対する薬剤の臨時の投与
血糖コントロールに係る薬剤投与関連	● インスリンの投与量の調整
術後疼痛管理関連	● 硬膜外カテーテルによる鎮痛剤の投与および投与量の調整
循環動態に係る薬剤投与関連	● 持続点滴中のカテコラミンの投与量の調整 ● 持続点滴中のナトリウム，カリウムまたはクロールの投与量の調整 ● 持続点滴中の降圧剤の投与量の調整 ● 持続点滴中の糖質輸液または電解質輸液の投与量の調整 ● 持続点滴中の利尿剤の投与量の調整
精神および神経症状に係る薬剤投与関連	● 抗痙攣剤の臨時の投与 ● 抗精神病薬の臨時の投与 ● 抗不安薬の臨時の投与
皮膚損傷に係る薬剤投与関連	● 抗がん剤その他の薬剤が血管外に漏出したのステロイド薬の局所注射および投与量の調整

（特定行為区分とは－厚生労働省より）

§ **1** クリティカルケア看護の役割　　**7**

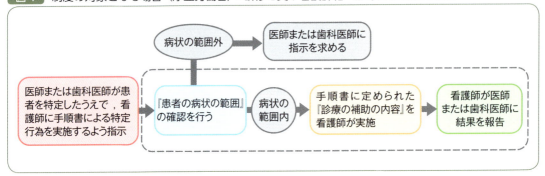

図1 制度の対象となる場合（厚生労働省）：研修を受け看護師籍へ登録されている場合

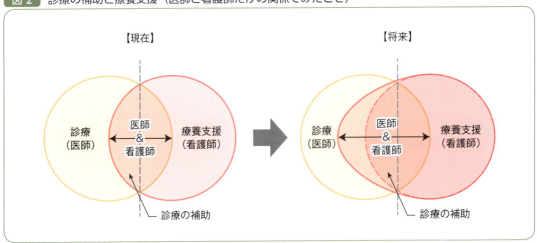

図2 診療の補助と療養支援（医師と看護師だけの関係でみたとき）

Ⅳ クリティカルケアの基礎知識として生体侵襲理論を学ぶ意義

　クリティカルケアを必要とする人は，身体に過大な侵襲があり，生命を脅かしかねない状態にある．となれば最低限理解していなければならないことは身体侵襲とその回復過程で起こる生理的変化（反応）である．これはクリティカルケアの基礎的知識であるからクリティカルケアの看護師であれば誰もが徹底して学ぶ必要がある．

　侵襲後の生理的反応は，自然治癒力であり生体に備わった基本的な生命力である．クリティカルな状態では自然治癒力だけでは回復できないほど大きな侵襲があるから，あるいは回復が長引き障害を残してしまう恐れがあるから，適切な医療介入を必要としているのである．この回復が長引く原因には医療介入が不十分な場合だけではなく，自然治癒力として働く患者自身の生理的反応に問題があって臓器不全に波及することもある．つまり，身体侵襲と身体の回復力について深く理解し，その状態に応じて最も適切なケアを提供していく必要がある．

　しかし，人間の身体はすべてが解明されているわけではなく，侵襲に対する反応もまだまだわかっていないことがたくさんある．いま現在，正しい知識とされていることも数年後には修正されることがないわけではない．そう考えると，

すべてがわかるまで何もできないことになるが、現在正しいといわれていることを信じながらも、常に自分自身のなかに問いをもち、患者の反応を観察しながら疑問になることは課題として取り上げ研究していく必要がある。日常的に重症患者の反応を観察している看護師だからこそみえてくる反応（回復力）も少なからずあるはずである。

回復力には、個人差がある。その人の持ち合わせた基礎体力に違いがあるからである。年齢差、性差、体格差（やせ・肥満）などは見た目でもわかるが、最近では、腸の強さや筋肉量が体力、つまり回復力に影響しているともいわれている。マクロファージやリンパ球など体内の免疫細胞の50％が腸管にあることが知られており、腸は免疫臓器[18]として重要視されている。

クリティカルな状態の患者においては、循環動態や呼吸のケアに気がとられ、消化管のケアを後回しにしがちである。消化管ケアを栄養摂取目的で考えるよりは、生命力の消耗を予防する消化管ケアとして位置付けて考える必要がある。消化管は非常に長い臓器で、摂取した食物、消化液、ホルモン、微生物、食物残渣と実にさまざまなものを保有している。意識があり経口摂取可能であれば、できるだけ早く食事を開始し、もし意識がない、あるいは人工呼吸中などで経口摂取が不可能な場合は、経管で水分や流動物を注入し、消化管の機能を維持するようなケアが必要になる。抗菌薬を長期に使うよりその人自身がもっている免疫力を賦活化させることになり意味のあるケアといえる。また、過大侵襲によるショック時には重要臓器を守るために骨格筋が犠牲になるため、犠牲になる部分の予備能が重要になる。つまり、侵襲の重大さに加えて、その人がもち合わせている基礎的体力も配慮したケアが必要になる。看護師の看護の視点でこのような免疫力強化やそのバランスに関するケアを提案していくことも必要である。

回復力を高めるケアは、日常的なケアのなかにたくさんある。清潔ケアひとつを取り上げてみても、感染予防を目的に行うか、それだけではなく心地よさや爽快感を与えるケアとして位置付けられれば、ケアの方法が工夫され副交感神経を刺激し安寧を導き、そのリラックス効果は回復力につながるであろう。

患者の回復しようとするエネルギーがどこにあり、それがどう使われているのか、そのエネルギーは足りているのか、エネルギーを産生する力はあるのかを看護の視点でアセスメントしたときにみえてくるものが患者の回復力に貢献するものであろう。重症であればあるほど反応は少なく、回復の兆しはみえず重症化へつながってしまうこともある。しかし、生命ある限り身体は反応しているのである。もちろんその反応が見出せず、回復力につなげられない場合もないわけではない。細胞レベルまで深く考え、身体システムの理解をおろそかにせず、細やかで身体侵襲の少ない観察ができる知識や技術を身につけておきたいものである。

V 生活の再構築のために看護が取り組むべき課題

1. 呼吸ケア

生活の再構築に呼吸が安定し、自立していることは重要な要素である。

人工呼吸器の性能が今ほどよくなかった初期の時代は、自発呼吸が出ると競合を起こし換気に影響を与え呼吸が悪くなってしまうことがあった。競合を抑えるためには鎮静薬の量を増し、筋弛緩薬で呼吸筋の活動を抑え呼吸をコントロールするしかなかった。その結果、人工呼吸器離脱遅延となり、もともとある重症な疾患と相まってICU神経筋障害（ICU-acquired weakness：ICU-AW）の発症につながっていたのかもしれない.

その頃には，ICU-AW という考えはなく，人工呼吸であっても呼吸が安定していればベストとされ，長期化すれば経口挿管から気道切開による気道の確保に至ったケースも少なくなかった．そのようななかでは気道感染のリスクが高まり気道分泌物の排除に力が入れられ，口腔吸引，気道吸引，吸引圧や吸引時間の調整，体位ドレナージ，胸背部タッピング（叩打法）やバイブレーター（振動）法，スクイージング（呼気時圧迫法）などが行われていた．ICU に勤務する理学療法士はほとんどいない時代で，肺理学療法は看護師の役割となって，スクイージングができる看護師は呼吸管理ができる看護師として期待されたこともあった．残念ながらこれらの肺理学療法の多くはエビデンスが認められず，今では行われていない.

最近の人工呼吸器は，性能がよくなり患者に合わせてコントロールしやすくなっており，以前ほど鎮静薬や筋弛緩薬を用いて呼吸管理することはなくなっている．しかし，頻呼吸で効果的な呼吸になっていないときは，軽く鎮静し，呼吸をコントロールすることもあるであろう．鎮静薬や筋弛緩薬を使用すると筋力低下につながりやすいため，使用期間は短期間ですむように，声掛けやリラクセーションなどで患者自身が安定した呼吸ができるように促していく看護が必要である．日本集中治療医学会早期リハビリテーション検討委員会は，呼吸器合併症の予防には，ポジショニング，早期離床，呼吸器合併症のハイリスク症例には，非侵襲的陽圧換気療法（NPPV）や持続陽圧呼吸（continuous positive airway pressure：CPAP）療法の導入を検討すること [19] としている.

人工呼吸器からの離脱準備は看護の1つとして，常にそばにいる看護師が積極的にかかわり，患者の回復過程を観察しながら進めていくこと

が，患者にとって安心な方法になるであろう．人工呼吸器からの離脱は診療の補助の1つではあるがケアリングとしても患者と看護師の関係性のなかで実施していけるように努力していく必要があろう．気管チューブを抜去するタイミングは，抜去条件を満たしていることは必須条件であるが，それだけではない患者にとって丁度よいタイミングで行われるべきである．とはいっても医療者が十分かかわれるタイミングも重要である.

しかし，今日のように医師にしかできないとなると，ちょっとタイミングがずれると数時間待ちになるか，場合によっては翌日まで抜管できない状態になる．このようなことから，教育訓練を受けた看護師の必要性に迫られ，一般社団法人日本クリティカルケア看護学会では「人工呼吸器離脱プロトコル教育コース」を立ち上げ研修を開始している.

近年，主流をなす人工呼吸は，陽圧換気である．これは自然な呼吸からみると侵襲的呼吸ということになる．できるだけ自然な呼吸に近い人工呼吸法はないか．横隔膜や胸郭をサポートすることで呼吸を確保する器具の考案も重要であろう．腹部に湿布のように置くだけで横隔膜運動をサポートできれば，あとは気道にエアウェイを挿入するだけで呼吸は確保でき，自然な呼吸に近い状態となる．呼吸ケアは患者の生活を支える基礎として重要な課題である.

2. 離床に向けてのケア

数年前までは，ICU は，離床させる場所ではないという考えがあった．ICU で離床を始めれば，歩ける軽症な患者が ICU にいるということで集中治療室加算料が外されるというようなこともささやかれた．実際に ICU から病棟への患者移動はストレッチャーで行い，車椅子や歩行での移動などありえなかった．ICU

の看護に早期離床のための計画はなかったといっても大げさではなく，これは，それほど古い話ではない．

術後患者の例でいえば，早期離床という用語が使われていても施設差が大きく，早期の定義はあいまいで，手術当日麻酔から覚醒後の歩行，手術翌日朝からの歩行，術後2〜3日からの歩行など，いずれも早期離床といわれている．日本集中治療医学会が出している『早期リハビリテーションガイドライン』によれば，早期リハビリテーションにおける早期とは「疾患の新規発症，手術または急性増悪から48時間以内には開始し，その後，2〜3週間は運動介入を強化するべき」[20]としており，離床もリハビリテーションの範疇であると考えると，早期離床開始は48時間以内といってよいであろう．

その場合，離床が深部静脈血栓症（deep vein thrombosis：DVT）予防を目的と考えると早ければ早いほどよいこととなる．しかし，離床のタイミングは，侵襲からの身体の回復過程や管理的な安全性，患者の思いも考慮に入れ総合的に判断し実施していかなければならない．

わが国では，管理的な安全性を重要視することが多く，手術の大きさにもよるが全身麻酔下の手術では術当夜に離床させている施設は少ないであろう．侵襲の程度，侵襲を受けた臓器の種類，手術であれば麻酔時間，癒着剥離の範囲，術中出血量などを参考に回復過程を予測し，離床のタイミングを見極めていかなければならない．

侵襲，つまり組織が破壊されると，そこに動員される修復に関連する物質は血管を通して運ばれるものが多い．血管の末梢である毛細血管の機能が重要になる．毛細血管の状態が悪いと修復に必要な物質や薬を十分届けられないこともありうる．必要な物質を組織へ届けるためには，毛細血管の透過性が亢進し組織への移動が

起こる．そのとき水分も一緒に漏出するため血管内の水分が減少し，腎血流量が減少することから尿細管で水の再吸収が起こり，排泄尿量の減少として観察される．血圧は低下し，心拍数は増加する．侵襲の程度が大きくショック状態に陥ると四肢の末梢血管が収縮し骨格筋を犠牲にして重要臓器へ血液を供給する作用が働く．一時的に安静が必要な時期であり，そうなると末梢血管に血栓を作りやすい状態になる．ここで心がけなければならないことは，下肢のDVT予防である．血液のうっ滞の防止と血流保持が大切であり，伸縮の強いストッキングの着用やフットポンプなどによる外部からの血管の締め付け，足関節の底屈・背屈運動による自身の筋肉による圧迫，軽く下肢を挙上し高低差による血液うっ滞の防止などの方法が考えられる．このような時期は身体においては炎症反応が高まっている時期であり，発熱し，浮腫がみられ倦怠感や筋肉痛，関節痛などが出現し，手術後であれば創部痛が強くなる時期でもある．早期離床といってもこのような時期に離床する必要はなく，ベッド上で離床のための準備運動程度にとどめるべきであろう．組織から水分が血管内に戻りだす利尿期に入る頃から離床を開始するほうが理にかなっているといえる．看護師は「動かさねばならない」自分の勤務時間内に患者がどこまで動いてくれるかという離床目標をイメージしている[21]というが，患者の個人差を十分理解し，侵襲からの回復過程をアセスメントしたうえで行わなければ離床に失敗する．

離床のためには，疼痛コントロールも重要で，以前は，痛がっている患者を動かす必要はない，痛みが治ってから離床すればよいと考える医師や看護師も多かった．今日では，離床の遅れは合併症の発症率を高くすることは誰もが知る事実である．しかし，痛みが強ければ患者は苦痛であり，離床を恐怖に感じてしまうであろう．離床に失敗しないためには，疼痛を適切にコン

§ 1 クリティカルケア看護の役割　11

トロールし，筋肉の緊張をとり，離床行動へと
もっていく看護が重要である．痛みで緊張した
状態は高いストレス状態であり，そのストレス
は侵襲と同様の反応を起こさせてしまっている
ことになる．

離床にあたって大切なことは，患者自身が離
床に積極的になれるような教育，安心して離床
動作に入れる環境調整，痛みをできるだけ軽減
させる疼痛コントロール，余分な筋肉の緊張を
避けるようなリラックスの方法，身体に挿入さ
れている医療器具の安全管理，励ましやねぎら
いの言葉かけなどである．このようなことは，
日常生活援助の範疇であり看護師が積極的に実
施しなければならない．また，ベッドサイドで
立位になることだけが離床ではなく，日常生活
動作（ADL）そのものが離床へのステップと
なるため，うがいや深呼吸，ベッドの頭部の上
げ下げ，声かけや会話など細やかな生活動作に
手を抜くことなく支援していく必要がある．今
日ではICUに理学療法士や作業療法士が導入
され離床動作や歩行援助を実施している施設が
増えている．しかし，患者が苦痛なくスムーズ
に離床ができるためには，離床までの準備や患
者教育などに看護の役割は大きい．

3. 生活の再構築に影響する患者体験

患者のICU等の入室体験は，その後の生活
にどのように影響するのであろうか．ICUで
の体験で怖い体験かつ記憶があいまいが
18%[22]の人に，また，非現実体験と記憶の欠
落が62.5%[23]の人にあったとの報告もある．
いずれも1～2施設を対象にした研究であり一
般化はできないと断りがあっての数値ではある
が，ICU入室体験は，その後の患者の生活に
何らかの影響を残すものと考えられる．

看護師と患者の時間の認識について考えてみ
ると，ICUなどに勤務する看護師は，時間に
敏感で時計のように正確に働き，60分は1時
間という物理的な時間を生きている．

一方，ICU等の患者にとって時間は感覚的
であり，過去や現在になる．その直近の過去は
あいまいか，記憶にないことが多い．記憶にな
い間に自分の身体にさまざまなチューブが挿入
され，会話も呼吸さえも自由にならない状態に
陥っている．予定手術で術前に説明を受けてい
たとしても，なかなか一般の人々にとって人工
呼吸器やAラインが装着されている状態は想
像しがたいであろう．人は自分のそれまでの経
験に対する自分なりの解釈をもってその都度の
現在を生きており，その意味で現在という瞬間
は人生の過去の瞬間すべてと結びついてい
る[24]と考えられる．認知されていない経験は
現在に結びつけることができない．記憶にない
ことは，なかったことにすることもあるが，そ
れにしては現在の自分の変化をどのように理解
し受け入れていくべきなのか，その解釈が難し
くなり困惑するであろう．過大侵襲により，意
識を失っていた，あるいは麻酔薬によって眠ら
せられていた患者が覚醒したときに現実認識に
混乱をきたすことが時々あるのはこのようなこ
とが考えられるからである．その後比較的速や
かに現実を取り戻せる人もあれば，ICU入室
患者の約18%は，恐ろしい体験かつ記憶があ
いまいであり，これらの患者は，不安・抑うつ
傾向も高いという状況にあったとある[22]．また，
患者のストレスについて患者と看護師の認識を
測定した結果では，患者がストレスを感じてい
るよりも看護師のほうが高くストレスを認識し
ていたという結果が得られ，看護師は患者を思
いやり高く評価したと考えられた[25]とある．
低く評価したよりはよいが認識にずれが生じて
いることに違いはない．このように患者と看護
師の認識にはずれが生じやすいことを理解して
おく必要がある．

過大侵襲への対応や緊急治療への対応に追わ

れるなかで，いち早く得なければならない情報が
たくさんあり，必要な情報には優先度があり，生
命の危機や患者の苦痛に関することなど緊急性
の高いものが当然優先される．それと同時に患
者の心身を安定させる情報，患者の家族関係，
社会的立場，性格などの情報も得ておく必要が
ある．

ICU等へ入室し，意識を取り戻す段階で，聴
覚から覚醒していくため，患者は身体を動かす
ことができないうちから耳からの情報を解釈す
ることになる．自分の過去の経験に照らして入
ってきた情報を解釈する．例えば患者が「どこ
かでお祭りをやってるのかな，太鼓の音がする」
と言っても，看護師には太鼓の音など聞こえな
い．病院のなかであり，お祭りが行われている
などありえない，「幻聴」があるのかなと解釈
する．しかし，そのときのICUの環境を一歩
引いて冷静に見直してみると，少し離れたとこ
ろにIABP（intra-aortic balloon pumping）を
装着している患者がおり，リズミカルな音を発
していた．看護師にとってIABP音は，日常音
であり，ICUの環境に同化しており，意識に
入らないことも多い．患者には，このような太
鼓のような音を発する医療機器があるなど想像
もできない．視覚においても「赤い花が活けて
あったのに看護師が黙って下げていってしまっ
た．誰かお見舞いに来てくれたのだと思うが看
護師は何も言ってくれない」と言う．実際には，
オーバーテーブルの上に赤色の注射針廃棄のた
めのダストボックスが置かれているのを看護師
が片付けていた．テーブルの上の赤い物は，意
識が十分覚醒しない状態で目に入った情報と患
者の経験との結びつきで赤い花が活けてあった
との解釈になることもありうる．また，深刻な
問題になることもある．患者は「どうも私の手
術は失敗したらしい．先生が看護師さんへ患者
には黙っているようにと言っていた」と言う．
実際には手術は成功しており，そのようなこと

は誰も言っていなかった．ただベッドサイドで
医師が担当看護師に，ドレーンの位置はあまり
良くないけれど流れているので，明日の朝まで
様子をみようと告げていた．患者に聞こえてい
たことと話の内容は全く違うが，患者は手術が
成功したか否かが気がかりであり，そこに話の
一部の「あまり良くない」などの言葉が記憶に
残り，術後の身体的苦痛と合わせて患者なりの
解釈が加えられて「手術は失敗した」になった
とも考えられる．

耳に入っただけの少ない情報や臥床したまま
の位置から見えた色の感覚だけの情報でも解釈
は行われ，歪んだ認識になることが考えられる．
恐ろしい体験，不可思議な体験として記憶に残
り，その後の生活に影響を与える可能性も考え
られる．残念なことにICU入室中にこのような
患者の情報を得ることは難しく，退室後や退院
後あえて聞くことにより出てくることも多い．

せん妄と思われる症状が発症した場合，せん
妄ガイドラインやせん妄スケールを用いて適切
に対応する．スケールは，チームで十分学習し，
評価の仕方はもちろんのこと，長所，短所も理
解して使用する必要がある．十分学習せずに使
用し，人によって評価にばらつきが出るようで
は，それはかえって危険につながる．先にも述
べたように評価にあたっては患者側の解釈にも
十分注意を払う必要がある．

ICU等への入室体験が記憶にない人もかな
り多いが，気にならないような場合は，それな
りに受け入れているとも考えられるため，不都
合がない限り，そのまま様子をみてよいであろ
う．しかし，恐怖感や不快感があったり，やる
気が出ないなど，うつ傾向があるような場合は，
専門的なアプローチを必要とすることがある．
ICU等を退室後，病棟看護師と情報交換をす
るシステムを作り，精神・心理面に問題を抱え
る患者を見出し，ICU入室体験と関係のある
問題であれば，ICUの看護師もかかわり，速

§❶ クリティカルケア看護の役割 **13**

やかに回復できるよう支援する必要がある．認定看護師や専門看護師は，このようなICU等を退室した患者にも積極的にかかわっていく必要がある．このような必要性を人々に理解されるよう社会に訴えていくことも必要である．

おわりに

クリティカルケアは，ICU等をはじめとして半世紀以上にわたり急性期医療を牽引し，支えてきた．看護はそのなかで重症患者が速やかに最も後遺症が少なく回復できるよう療養生活支援に力を入れ，クリティカルケアの発展に貢献してきた．クリティカルケア領域は，看護師をたくさん必要とする領域であり，第二次世界大戦後，ずっと続く看護師不足のなかで看護師を確保し，育てる努力をしてきている．専門看護師制度発足の前から専門性の確立について議論してきた領域である．他領域の看護より診療の補助業務の多い領域であるが，在宅医療を支える看護師育成のための特定行為研修が始まり，看護師が行う診療の補助業務が明確になったとも考えられ，クリティカルケアにおいては，将来的に診療の補助業務が増えていく可能性が高く，看護実践および管理の課題は，ますます増えるであろう．

クリティカルケアを必要とする患者は，身体侵襲があることが前提であるため，クリティカルケア看護の基本知識として生体侵襲理論を学び，患者自身のもつ回復力に気づいて看護していく必要がある．

看護師の専業は，療養支援であり，この部分は看護師が確実に向上させていかなければならない．生きる基本である呼吸のケア，侵襲を受け，回復に向けて身体を再び動かしていく離床ケア，そのケア不足は，生活の再構築を促す足かせともなりかねない．ICU等入室体験が及

ぼす患者の精神心理面の影響への対策，これらは，地域完結型医療システムにおいて，クリティカルケア看護と地域ケアの連携が必要なところであり，今後，研究や教育に取り組んでいかなければならないと考える．

[文献]
1）フロレンス・ナイチンゲール，湯槇ます，薄井担子，小玉香津子・他訳：看護覚え書，第4版．p3，現代社，1983.
2）前掲書1，p169.
3）佐藤光男：ICU・CCUにおける患者管理の問題点．病院 **36**（8）：55，1977.
4）山下九三夫：'77日本におけるICU・CCUの現状―昭和52年集中治療強化棟実態調査分析報告．p1，情報開発研究所，1978.
5）日比野誠恵，堀進悟：米国救急医学の現状と本邦のER型救急医療．日救急医会誌 **21**：925-934，927，2010.
6）佐藤光男：ICUの設備と運営．医科器械学雑誌 **41**（9）：602-615，1971.
7）嶋津岳士：大阪大学医学部附属病院高度救命救急センター．2018. http://www.osaka-u-taccc.com/guidance/instructor.html（2018年8月23日アクセス）
8）佐藤光男：ICUの概念とその管理．産婦人科 **39**（6）：6-7，1972.
9）天羽敬祐：集中治療部（ICU）の源流．日集中医誌 **22**：491-493，2015.
10）山根節子：現代日本における「看護とその基礎教育」の変遷と課題―戦後60年，築き上げてきたものは何か（1）．看護学統合研究 **7**（1）：60-74，2005.
11）角田由佳：日本における看護婦政策の歴史的展開―経済学からの評価の試み．医療と社会 **6**（4）：96，1997.
12）加藤万利子：ICUにおける患者ケアとは何か．ナースステーション **6**（3）：37，1976.
13）厚生労働省医政局看護課：厚生労働省等の看護行政の足跡．pp78-151，2009. https://www.nurse.or.jp/home/publication/pdf/2009/hojyokan-60-5.pdf
14）日本看護協会：資格認定制度の経緯．2015. https://nintei.nurse.or.jp/nursing/wp-content/uploads/2015/09/history201509.pdf（2019年3月アクセス）
15）吉川洋子：日本の看護教育の歴史的検討と今後の課題．島根県立看護短期大学紀要 **8**：77-86，81，2003.
16）文部科学大臣指定（認定）医療関係技術者養成学校一覧（平成30年5月1日現在）www.mext.go.jp/a_menu/koutou/kango/1353401.htm（2019年3月アクセス）
17）厚生労働省：特定行為に係る看護師の研修制度の概要．2018.
18）福島亮治：外科侵襲の病態生理．畠山勝義監，標準外科学，第14版，p20，医学書院，2016.
19）高橋哲也・他，日本集中治療医学会早期リハビリテーション検討委員会：集中治療における早期リハビリテーション―根拠に基づくエキスパートコンセンサス．日集中医誌 **24**：271，2017.
20）前掲書19，p259.
21）柴裕子，松田好美：開腹術後患者における早期離床を促

進する看護師の判断プロセス．日本看護研究学会雑誌 **37**(4)：14-15，2014．

22）岩谷美貴子，伊藤真理，足羽孝子・他：ICUに入室した患者の集中治療体験の類型化と不安・抑うつの関連．日本クリティカルケア看護学会誌 **12**(3)：1-9，2016．

23）福田友秀，井上智子，佐々木吉子・他：集中治療室入室を経験した患者の記憶と体験の事態と看護支援に関する研究．日本クリティカルケア看護学会誌 **9**(1)：29-38，32，2013．

24）難波卓志訳：ベナー／ルーベル現象学的人間論と看護．

p124，医学書院，1999．（Patricia Benner, Judith Wrubel : The Primacy of Caring Stress and Coping in Health and Illness. Menlo Park, CA: Addison-Wesley, 1989.）

25）久米翠，叶谷由佳，佐藤千史：救命救急センター ICUに入室した患者の不安とストレスに関する研究．日本看護研究学会雑誌 **27**(5)：93-99，2004．

［参考文献］

1）安川文朗：看護配置規準の問題点とその背景—国際比較をふまえて．同志社大学ITEC Research Paper 05-07：1-18，2005．

MEMO

§ **1** クリティカルケア看護の役割　　15

第1章　クリティカルケア領域における生活に関する総論　　　　　　　古賀 雄二

Section 2　クリティカルケア領域における生活の変化

はじめに

本項では，クリティカルケア領域の変革と今後の方向性について概観する．そして，その変革にどのように対応すべきなのか，何を大切にすべきなのかというクリティカルケア領域の看護職の基本的視座について述べる．

I　Light sedation 管理の普及とICU 患者生活のパラダイムシフト

2013 年，米国集中治療医学会より PAD ガイドライン[1]が公表され，Light sedation（ライトセデーション：浅い鎮静）の重要性が強調された[1,2]．Light sedation は，RASS（リッチモンド鎮静興奮スケール）−1〜−2 の鎮静深度を維持する鎮静管理方法[1,2]であり，従来のDeep sedation（深い鎮静：RASS −3〜−5）[1,2]による弊害（筋力低下，肺炎，せん妄など）の低減や生命予後の改善[3〜6]，ICU 入室期間短縮による医療経済的メリット[7]も指摘されている．

つまり，Light sedation の普及により同程度の病態・重症度の患者が，常に寝ている状態（深い鎮静）から容易に覚醒可能な状態（浅い鎮静）へと変化した．容易に覚醒可能な患者は，さまざまな感覚を認識するようになった．その感覚とは，快（comfort）の感覚だけでなく，不快（discomfort）の感覚も含まれ，総じて患者の体験となる．

Deep sedation 時には問題とならなかったさまざまな音（アラーム音，機器作動音，医療スタッフの話し声など）や光（室内照明，機器の発光，明暗の変化がないことなど）など，患者を守るために設計された ICU の基本構造そのものが，患者の生活環境としては必ずしも適さなくなり，生活基盤（インフラ）の見直しが迫られることとなった．Light sedation の普及は，ICU 患者生活のパラダイムシフトをもたらしたのである．生活支援の専門職である看護職者は，ICU で生活する患者をどのように支えればよいのだろうか．

II　ナイチンゲールにみる現代 ICU 患者生活の支え方

フロレンス・ナイチンゲールの『看護覚え書』[8]は，空気や水，清潔，光による住居の健康など，物理的生活環境を整えることから始まっている．ICU 看護師も同じであろう．ICU の物理的生活環境とは何であるか，ICU 設置基準において，フィルタリングされ温度・湿度が調整された空気，適切な輸液・飲食を含む水分出納の管理，1 人当たりの病室面積，バイタルサインの変化を見逃さず生命維持を支える機器や人員配置など，集中治療管理を可能とする物理的環境に関する基準[9]はある．しかし，ナイチンゲールが述べているように，看護師は生活環境の充実を図る必要がある[8]．ナイチン

ゲールに学びながら，ICU患者にとっての生活環境とは何か，を問いながらICU環境の調整・維持に努めることが重要である．

2018年8月にPADガイドラインが改訂され，PADISガイドライン[10]が示された．そのなかで，患者のpainやdiscomfort，不安や恐怖をケアすることの重要性が改めて示された．ICU患者は特別な体験をしているのだろうか．

ICU患者は特殊な治療を受けてはいるが，知覚しているのはpainやdiscomfort，comfortに収束されるのではないだろうか．Bridgesの情緒分化理論（1932）（図1）をみると，ヒトの情緒は興奮（agitation）から始まり，不快（discomfort）の情緒が分岐し，その後，快（comfort）の情緒が続く[11]．不快や快の「情緒」は，成長・発達に伴いさまざまな「感情」へと発達し，ヒトは人間へと成長していく．原始的な反応・情緒から個別性の高いさまざまな感情を有する人間へと成長し，感情体験を通して「その人らしさ」を形成していく．

つまり，ICU患者は，重症疾患や治療的介入により大脳機能（その人らしさ）が抑制されることにより，原始的な情緒が焦点化され，刺激への反応性が高まりやすい存在である，と定義できるだろう．ICU患者は，さまざまな内的・外的刺激を原始的な情緒でとらえることで，大きく反応してしまうのである．内的・外的刺激が大脳機能の抑制による状況認識力の低下によって，時としてcomfortになり得る刺激でさえも，discomfortにもpainにも恐怖や不安にもなり得た結果，興奮（agitation）へとつながる．興奮（agitation）は自律神経系を通して全身に影響を与える（表1）．

それでは，そうしたICU患者にどのようにかかわればよいのだろうか．不快と逆の経路をたどればよいのではないだろうか．快（comfort）を追求すればよいのである．身体的に心地の良いケア，安らぎが得られるかかわり，つまり，快の感覚を支えるケアの追求，結果として看護となる．心地の良いケア，居心地の良い環境など，患者の"気持ちいい"を大切にすることが，ICU看護ケアとなると考える．

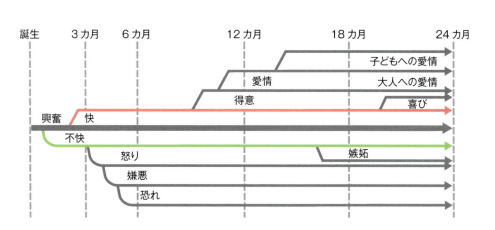

図1 Comfortケアの原点と理論①

人間はagitation（興奮），discomfort（不快），comfort（快）が原点．高次機能が障害・抑制されるほど情緒の原始的な反応が重要になる．ICU看護ケアのターゲットとなる．

（Bridgesの情緒分化理論，1932）

環境で人は変わるものである．生活環境（置かれ続けた場）により人は影響を受け続ける．「その人（ヒト）らしさ」を形成する場には，物理的環境だけでなく人的環境も含まれる．その人的環境の枠組みにより，最小単位の人的環境である家族とともに「その家族（イエ）らしさ」を育み，「その家族らしさ」は家族の世代間のつながりによる「その一族らしさ」の影響を受けたり，地域（ムラ，クニ）や国家，宗教など，さまざまな要素が複雑に絡み合いながら「その文化圏らしさ（クニ，お国柄）」を形成していく．日本看護協会倫理綱領[12]には，その人らしさをあらゆるレベルで尊重することを，倫理として定めている．

つまり，生活を支援するとは，あらゆる枠組み（全人的）での個別性を理解し支えること，といえる．「気持ちいい」とは，身体的にも，精神的にも，霊的にも，社会的にも pain や discomfort ではない，もしくは，comfort であることである．

「気持ちいい，を大切に」するとは，pain/discomfort の緩和・解放（liberation）と comfort の促進（animation）[13]することを意味する．

表1　交感神経と副交感神経

影響部位	交感神経優位時	副交感神経優位時
瞳孔	散大	収縮
唾液	分泌量低下	分泌量増加
涙液	分泌量低下	分泌量増加
気管支	拡張	収縮
消化液	分泌量低下	分泌量増加
腸蠕動	抑制	亢進
末梢血管	収縮	拡張
心拍数	増加	低下
膀胱	弛緩	収縮
内尿道，内肛門括約筋	収縮	弛緩

III　ヘンダーソンにみる現代ICU患者生活の支え方

バージニア・ヘンダーソン[14]の14項目の基本的看護の構成要素（生活の支え方）を示した（表2）．しかし，そもそも，看護師が支えようとしている生活とは何だろうか．

生活とは続けることであると考える．例えば「食べること」は食事であるが，「食べることを続けること」で食生活となる．「単発の学習」と「学習生活」，「自尊心を感じること」と「自尊心を保ち続けること」，「ストレッチすること」と「何気なく首を回していること」，「深呼吸をすること」と「無意識に呼吸し続けていること」，「汚れた煙を吸いこむこと」と「喫煙習慣があること」，「環境の危険を避けること」と「環境の危険を無意識的に回避し続けること」，「家族

表2　基本的看護の構成要素（生活の支え方）

1. 患者の**呼吸**を助ける．
2. 患者の**飲食**を助ける．
3. 患者の**排泄**を助ける．
4. 歩行時および座位，臥位に際して患者が望ましい**姿勢を保持**するよう援助する．また患者がひとつの体位から他の体位へと**身体を動かす**のを助ける．
5. 患者の**休息と睡眠**を助ける．
6. 患者が**衣類**を選択し，**着たり脱いだりすること**を助ける．
7. 患者が**体温**を正常範囲内に保つのを助ける．
8. 患者が身体を**清潔**に保ち，**身だしなみよく**，また**皮膚を保護**するのを助ける．
9. 患者が**環境の危険**を避けるのを助ける．また，**感染や暴力**など，特定の患者がもたらすかもしれない危険から他の者を守る．
10. 患者が他者に**意思を伝達**し，自分の**欲求や気持ちを表現**するのを助ける．
11. 患者が自分の**信仰**を実践する，あるいは自分の善悪の**考え方に従って行動**するのを助ける．
12. 患者の**生産的な活動**あるいは職業を助ける．
13. 患者の**レクリエーション活動**を助ける．
14. 患者が**学習**するのを助ける．

（ヴァージニア・ヘンダーソン著，湯槇ます，小玉香津子訳：看護の基本となるもの．pp31-32，日本看護協会出版会，1964．を一部改変）

と会うこと」と「家族と寝起きをともにすること」の違いである．生活とは，無意識のうちにニードを満たし続けること，潜在的なニードを無意識のうちに自律性をもって充足すること，と定義できる．

それでは，ICU 患者は生活できているだろうか．潜在的なニードを顕在化する前に自律性をもって充足できているだろうか．潜在的なニードにも，顕在化したニードですらも認識できず，ただ不快や痛みを感じ続けること，心身ともに興奮し続けることを，自律的に回避できずに存在し続けているのではないだろうか．

ICU 看護師が ICU 患者の生活を支えるとは，顕在化したニードを充足することはいうまでもなく，潜在的なニードの存在を常に疑い続け，先回り的かつ過剰ともいえるニード充足策を提供し続けること，つまり，ヘンダーソン[14] が示した 14 項目の生活の支え方に沿って網羅的に「世話をやく」ことである．

生活の構成要素は普遍である．ICU 看護師が支え続ける基本的看護の構成要素も普遍である．

Ⅳ ICU 患者のニードとケアは生活の再構築へ向かう

ICU 患者のニードはどのようなものだろうか．米国バンダービルト大学の精神科医 Jackson らが作成したクリティカルケアにおけるマズロー階層[15] をもとに，古賀らが「生活の再構築」の概念を追記したニード階層[16]（**図 2**）を示す．

図 2　クリティカルケアにおけるマズローのニード階層

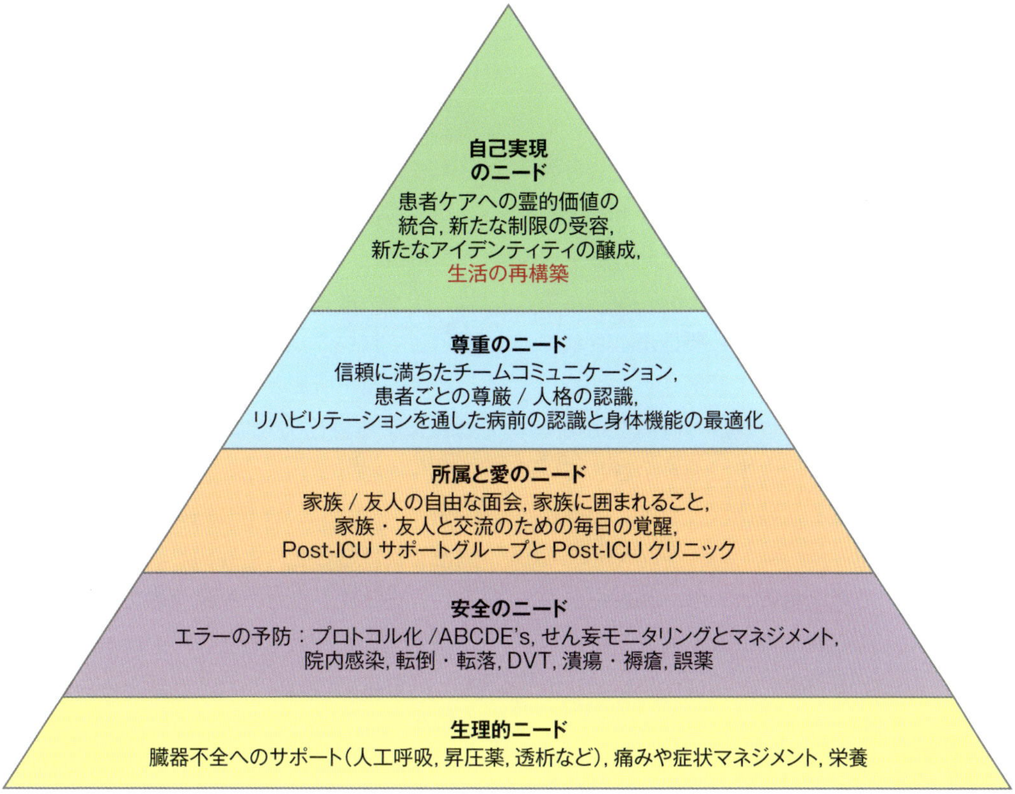

自己実現のニード
患者ケアへの霊的価値の統合，新たな制限の受容，新たなアイデンティティの醸成，生活の再構築

尊重のニード
信頼に満ちたチームコミュニケーション，患者ごとの尊厳 / 人格の認識，リハビリテーションを通した病前の認識と身体機能の最適化

所属と愛のニード
家族 / 友人の自由な面会，家族に囲まれること，家族・友人と交流のための毎日の覚醒，Post-ICU サポートグループと Post-ICU クリニック

安全のニード
エラーの予防：プロトコル化 /ABCDE's，せん妄モニタリングとマネジメント，院内感染，転倒・転落，DVT，潰瘍・褥瘡，誤薬

生理的ニード
臓器不全へのサポート（人工呼吸，昇圧薬，透析など），痛みや症状マネジメント，栄養

（古賀雄二・他：急性・重症患者看護専門看護師のせん妄ケアは包括的患者生活管理である．日本クリティカルケア看護学会誌 13（1）：37-48，2017．より一部改変）

- 生理的ニードでは，臓器不全のサポートとして医療機器管理や薬剤管理，栄養管理，痛みやさまざまな身体症状のマネジメントなど，生命維持に関するあらゆるケアニードが含まれる．ヘンダーソン[14]の基本的看護の構成要素（**表4**参照）では，主として❶〜❼（❶呼吸，❷飲食，❸排泄，❹姿勢保持・身体を動かし活動性を維持すること，❺休息と睡眠，❻衣類の選択・着脱，❼体温保持に関することなど）が該当する（第2章「生理的欲求とケア」で詳述する）．
- 安全のニードでは，医原性リスクに対するABCDEバンドルや院内感染対策，医療安全上の問題への対策などケアニードが示されている．ヘンダーソンの基本的看護の構成要素では，主として❽〜❿（❽身体を清潔に保ち，身だしなみや皮膚を保護すること，❾環境の危険を避け感染や暴力から身を守ること，❿意思を伝達し欲求や気持ちを表現することなど）が該当する（第3章「安全の欲求とケア」で詳述する）．
- 所属と愛のニードでは，家族や重要他者との面会，面会のために覚醒することなど，家族のチカラ（ABCDEFバンドル）を活用するケアニードが示されている．近年，PICS（集中治療後症候群）のケアの必要性が示されているが，ICU退室後（ポストクリティカル），退院後（ポストクリニカル）の時期を見据えた，地域包括ケアの概念までもが示されている（第4章「所属と愛の欲求とケア」で詳述する）．
- 尊重のニードでは，患者の人格や尊厳をどのようにとらえ，それをチームで共通認識をもってケアしていくのか，さらにはリハビリテーションを通して患者の身体・生活機能の最適化に関するケアニードが示されている（第5章「尊重の欲求とケア」で詳述する）．
- 自己実現のニードでは，患者ケアへの霊的価値の統合，新たな制限の需要，新たなアイデンティティの醸成がケアニードとして示されている．古賀ら[16]は，せん妄ケアの構造に関する考察のなかから「生活の再構築」をケアニードとして示すとともに，下位ニード（生理的，安全，所属と愛，尊重のニード）のケアの方向性は，生活の再構築であることを概念化した[16]．ヘンダーソンの基本的看護の構成要素では，所属と愛，尊重，自己実現の3つのニード階層に対して，主として⓫〜⓮（⓫信仰や考え方に従って行動する，⓬生産的な活動あるいは職業，⓭レクリエーション活動を行う，⓮学習する）が該当する．そして，すべての生活の構成要素の方向性もまた，「生活の維持」とその連続である「生活の再構築」に向いている（第6章「自己実現の欲求とケア」で詳述する）．

V ニード充足の自律性を支える

ニードに対するケアを詳述する前に，ニードのケア方法について考察したい．

マズローのニード理論では，下にあるニードほど強く，優先される低次のニードであることを示しており，欠乏動機による基本的ニード（生理的・安全・所属と愛・尊重のニード）と成長動機による自己実現のニードにより構成される[17]．

先に，「生活とは，無意識のうちにニードを満たし続けること，潜在的なニードを無意識のうちに自律性をもって充足すること」と定義したが，健常人のあらゆるニードは無意識的に発生し，自律的に充足されると考える．健常時には下位ニードであればあるほど無意識的に自律的に充足行動がとられており重要度は低くなり，成長動機に基づいて意識的に満たすニード（自己実現のニード）ほど重要度は高くなる．

図3　逆三角錐ニードモデル

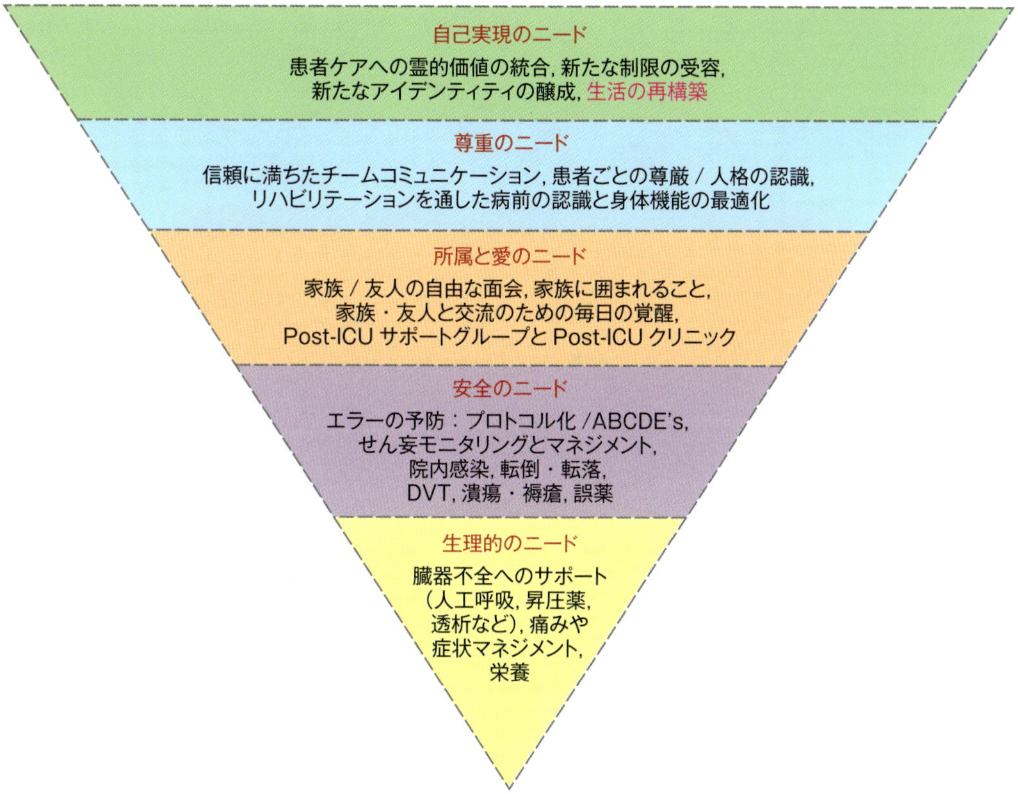

自己実現のニード
患者ケアへの霊的価値の統合，新たな制限の受容，
新たなアイデンティティの醸成，生活の再構築

尊重のニード
信頼に満ちたチームコミュニケーション，患者ごとの尊厳／人格の認識，
リハビリテーションを通した病前の認識と身体機能の最適化

所属と愛のニード
家族／友人の自由な面会，家族に囲まれること，
家族・友人と交流のための毎日の覚醒，
Post-ICU サポートグループと Post-ICU クリニック

安全のニード
エラーの予防：プロトコル化／ABCDE's，
せん妄モニタリングとマネジメント，
院内感染，転倒・転落，
DVT，潰瘍・褥瘡，誤薬

生理的のニード
臓器不全へのサポート
（人工呼吸，昇圧薬，
透析など），痛みや
症状マネジメント，
栄養

そのため，健常時のニードとは図3のように認識されていると考える．つまり，人は無意識的（自動的）にニードの調整（調律）を図っている．自律性の高い人（健常人）は，下位ニードを無意識的に調整（自動調整：自律性を保持）しており，意識の中心は上位ニードである．

マズローのニード理論の三角形の図は，下位ニード（基本的ニード）が普遍的に重要であることを面積で示した図であると解釈できる．しかし，個人が認知・知覚するニードの重要性は普遍的ではなく，健康状態に応じて変遷するとも考えられ，むしろニードのカタチとは逆三角形の不安定な状態，さらに言えば逆三角錐であると考える（図4）．

ニードのカタチは不安定な逆三角錐であるからこそ，安定性を増すためのチカラ（回転力）が必要となる．そのチカラとは，ニード充足の自律性である．人はニード充足の自律性を維持しつづけることができるように，低次ニードを無意識的に充足し，高次ニードを意識的に追い求めることができ，回転力である自律性が維持でき続ける限り自立した生活を送ることができる（図4）．ニードとは，まるで，逆立ち独楽のようなものであるとも考えられる（図5）．ヒトはニード充足を完全に他者（親）に依存した状態で誕生し，成長・発達とともにニード充足の自律性（独楽の回転力）を身につけ，やがて自立（ニード充足の安定化）した生活が送れるようになり，その人らしさが確立する．しかし，何らかの出来事（pain）や老化によってニード充足の自律性が低下（独楽の回転力が低下）したとき，その人らしさが揺らぐ．

図4 逆三角錐ニードモデル

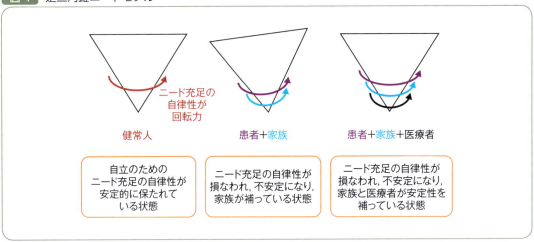

図5 逆立ち独楽

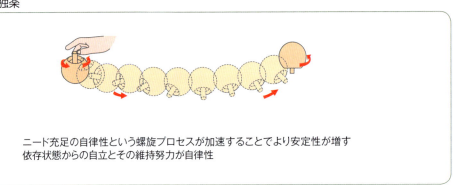

　看護師を含めた医療者は，あらゆる患者・家族のニード充足の自律性を支える存在であるといえる．

おわりに

　Light sedation が与えた看護職への最大のインパクトは，看護師が看護を行うべきことの再確認であろう．看護の先達は，いつ，どのような場面においても，患者生活を支えてきた．鎮静深度の深浅にかかわらず，患者の重症度の高低にかかわらず，ICU 看護師は ICU 患者のその時々のニードと向き合い，その先のニードを見越してケアをし続けること，ニード充足の自律性を支え続けていくことが，クリティカルケア領域の看護師の生活支援であり，基本的視座である．

［文献］
1) Barr J, et al: Clinical practice guidelines for the management of pain, agitation, and delirium in adult patients in the intensive care unit. *Crit Care Med* **41**(1): 263-306, 2013.
2) 布宮伸・他：日本版・集中治療室における成人重症患者に対する痛み・不穏・せん妄管理のための臨床ガイドライン．日集中医誌 **21**：539-579，2014．
3) Needham DM, et al: Early physical medicine and rehabilitation for patients with acute respiratory failure: a quality improvement project. *Arch Phys Med Rehabil* **91**(4): 536-542, 2010.
4) Schweickert WD, et al: Early physical and occupational therapy in mechanically ventilated, critically ill patients:

a randomised controlled trial. *Lancet* **373**(9678): 1874-1882, 2009.

5) Schweickert WD, et al: Daily interruption of sedative infusions and complications of critical illness in mechanically ventilated patients. *Crit Care Med* **32**(6): 1272-1276, 2004.

6) Ely EW, et al: Delirium as a predictor of mortality in mechanically ventilated patients in the intensive care unit. *JAMA* **291**(14): 1753-1762, 2004.

7) Dasta JF, et al: A cost-minimization analysis of dexmedetomidine compared with midazolam for long-term sedation in the intensive care unit. *Crit Care Med* **38**(2): 497-503, 2010.

8) フロレンス・ナイチンゲール，薄井担子・他訳：看護覚え書，第5版．現代社，1993.

9) 日本集中治療医学会：集中治療部設置のための指針．https://www.jsicm.org/publication/ICU-kijun.html（2019年2月アクセス）

10) Devlin JW, et al: Clinical Practice Guidelines for the Prevention and Management of Pain, Agitation/Sedation, Delirium, Immobility, and Sleep Disruption in Adult Patients in the ICU. *Crit Care Med* **46**(9): e825-e873, 2018.

11) Bridges KMB: Emotional development in early infancy. *Child Development* 3: 324-341, 1932.

12) 日本看護協会：看護者の倫理綱領．2003.
https://www.nurse.or.jp/home/publication/pdf/rinri/code_of_ethics.pdf（2019年2月アクセス）

13) Pandharipande P, et al: Liberation and animation for ventilated ICU patients: the ABCDE bundle for the back-end of critical care. *Crit Care* **14**(3): 157, 2010.

14) ヴァージニア・ヘンダーソン著，湯槇ます，小玉香津子訳：看護の基本となるもの．日本看護協会出版会，1995.

15) Jackson JC, et al: Improving patient care through the prism of psychology: application of Maslow's hierarchy to sedation, delirium, and early mobility in the intensive care unit. *J Crit Care* **29**(3): 438-444, 2014.

16) 古賀雄二・他：急性・重症患者看護専門看護師のせん妄ケアは包括的な患者生活管理である．日本クリティカルケア看護学会誌 **13**(1)：37-48，2017.

17) 北素子：ニード論．看護診断のためのよくわかる中範囲理論，第2版，pp404-415，学研メディカル秀潤社，2015.

MEMO

第1章 クリティカルケア領域における生活に関する総論　　　　　　　　　　　　　　　古賀 雄二

ICUせん妄ケアの変遷と生活の再構築の概念

はじめに

前項ではICU患者生活のパラダイムシフトについて述べたが，本項ではICUせん妄ケアを軸として，患者をとりまく医療環境の変化と患者生活の関係性について述べる．

I　ICUせん妄はICU患者の包括的医学モデル

せん妄は急性の脳機能障害であり，多彩なリスクファクターを背景とする症候群（表1）であり[1]，ドーパミンやコリンの活性異常，高サイトカインや神経伝達物質の異常による脳急性機能障害（図1）である[1,2]．ICUせん妄リスクファクターは，宿主因子，重症疾患因子，医原性因子に分類される[1]．宿主因子は，ICU入室以前の既往や予備能の低下によるもので，ICUでの治療による改善は期待しにくい因子である．重症疾患因子は，ICU入室理由や医師による治療の対象となるもので，看護師も医師とともに治療支援を行う．医原性因子は，治療管理や入院環境の変化のデメリットとして生じる因子である．つまり，ICUせん妄は，ICU患者を内的環境と外的環境をあわせて包括的にとらえることができる医学モデルである．

II　ICUせん妄ケアの変遷はケア対象の包括性拡大のプロセス

ICU患者の包括的医学モデルであるICUせん妄を軸として過去20年のICUケアを概観すると，ICUせん妄ケアの変遷は患者管理の包

表1　せん妄のリスクファクター

増悪因子		
宿主因子	重症疾患因子	医原性因子
●アポリポタンパクE4多型 ●認知障害 ●抑うつ ●てんかん ●脳卒中既往 ●視力障害/聴力障害	●アシドーシス ●貧血 ●中枢神経異常 ●電解質異常 ●内分泌異常 ●発熱 ●肝機能異常 ●疾患スコアの上昇・悪化 ●脱水 ●低血圧 ●低体温	●低酸素症/低酸素症 ●頭蓋内出血 ●感染/敗血症 ●栄養障害 ●代謝異常 ●心筋障害 ●中毒 ●呼吸不全 ●ショック ●外傷	●社会的かかわりの不足 ●過剰な看護ケア ●治療的安静 ●投薬 ●過剰鎮静 ●不適切な鎮痛管理 ●睡眠障害 ●血管カテーテル類留置

(Smith HA, et al: Delirium: an emerging frontier in the management of critically ill children. *Crit Care Clin* 25: 593-614, 2009. より)

図1 せん妄のFinal common neural pathway（最終的共通神経経路）

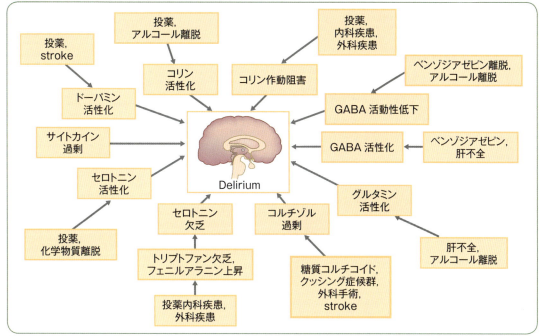

（Flacker JM, Lipsitz LA: Neural mechanisms of delirium: current hypotheses and evolving concepts. *J Gerontol A Biol Sci Med Sci* **54**(6): B239-B246, 1999. Erratum in, *J Gerontol A Biol Sci Med Sci* **54**(7): B275, 1999. より）

括性を増し続けるプロセスであったと考えられる（表2）．

2001年，妥当性・信頼性を有したICUせん妄モニタリングツール（CAM-ICUとICDSC）[3,4]が開発されたことで，ICUせん妄の科学的データが蓄積可能となった．そうした変化は，2002年の米国集中治療医学会のガイドライン[5]に反映され，鎮痛・鎮静・せん妄を明確に区別したモニタリング（連続評価）を行い，ゴール設定を行うことが推奨され，わが国には日本呼吸療法医学会の人工呼吸中の鎮静ガイドライン[6]として導入された．これらは，痛み・不穏・せん妄という症状の変化を早期発見・早期対応するという事後対応的な症状管理であった．

そして，ICUせん妄評価法の開発による科学的データの蓄積は，評価だけでなく，新たなケア指針も生み出した．2010年に示された医原性リスク管理指針としてのABCDEバンドル[7,8]である．人工呼吸や鎮静のデメリットに加えて，せん妄リスクファクターやICU-AW（ICU神経筋障害）をICU患者の主要な医原性リスクとしてとらえ，その低減策をまとめて「束：バンドル」として実践する[8]，いわば，医原性リスク低減ケアバンドルである．これは，ICU入室自体を含めた治療・処置に伴う医原性リスクの低減であるため予防的な原因管理であった．

こうした症状管理から原因管理へとせん妄ケアの潮流が変化するなかで，2013年にPADガイドライン[9]が作成された．さらには，ABCDEバンドルは家族（Family）へのケアと介入を含むABCDEFバンドル[10]へと進化し，さらにはPICS（Post-Intensive Care Syndrome，集中治療後症候群）[11]というICU管理のゴールを退院後も見据えて設定する概念が提唱され注目された．このような時流とともにABCDEFGHバンドル[12]などとバンドルケアにさまざまな要素を取り入れる提案がされ続け

表2 ICUせん妄ケアの変遷

年	内容	志向型	管理
2001年	CAM-ICU, ICDSC 発表 ・ICU患者用のせん妄モニタリングツールの開発 ・人工呼吸管理中，鎮静中にも使用可能		
2002年	SCCMガイドライン ・鎮痛，鎮静，せん妄（PAD）の区別 ・モニタリングとゴール設定管理	病態・症状志向型 (Disease/Symptom targeted)	症状管理 （事後対応）
2007年	人工呼吸中の鎮静ガイドライン（日本）		
2010年	ABCDEバンドル ・包括的医原性リスク管理（人工呼吸，鎮静，せん妄，ICU筋力低下）	患者志向型 (Patient targeted)	
2013年	PADガイドライン発表 ・痛みと不穏，せん妄のマネジメントガイドライン	患者・家族中心型 (Patient & Family targeted)	原因管理 （予防）
2014年	J-PADガイドライン		
2018年	PADIS（Immobility & Sleep disruption）ガイドライン	日常性志向型 (Home-Living environment targeted)	非薬理ケア全盛の時代へ

ており，せん妄ケアの多角化は今後も続くと予想される．

そうしたなかで，2018年にはPADガイドラインにImmobility（不動）とSleep disturbance（睡眠障害）の要素が追加改訂され，PADISガイドラインが示された[13]．

ABCDE（F）バンドルもPAD/PADISガイドラインも，今後もさまざまな要素を追加しながら進化し，要素ごとの質の向上とともに深化し続けることが予測されるが，そのゴールを導くためには，それぞれの本質（真価）を確認する必要がある．

Ⅲ ABCDEバンドルの本質は医原性リスクからの解放と患者回復力の促進

ABCDEバンドルは米国Vandarbilt大学から2010年に示された医原性リスク管理モデルである[7,8]．

敗血症患者（高サイトカイン血症患者）をモデルとして，それまで知られていた人工呼吸や鎮静のデメリットに加えて，ICU-AD（ICUせん妄）やICU-AW（ICU神経筋障害）を，医療行為が原因で新たに生じるリスク（医原性リスク）としてとらえ，これらが負のサイクルを形成して患者のQOLや予後を悪化させるという医学モデル（**図2**）を示した[8]．そして，それらの医原性リスクに対するケアプランの頭文字をとってABCDEバンドルと命名した．その後，Family（家族のチカラ）の要素追加やPADガイドラインの影響（Analgesia first sedation）を受けて現在のABCDEFバンドル[10]に進化した（**表3・4**）．

しかし，ABCDEFはあくまでもケアプランの頭文字である．その本質は，Liberation（解放）&Animation（促進）である[7]．医原性リスクからの解放とケアバンドルによる患者回復の促進である．「ICU患者の医原性リスクとは何か」を常に考えることが，ABCDEバンドルの本質（真価）であり，その結果としてICU患者全体または個別性のある医原性リスクが可視化され，ケアのターゲットとなる．その結果として，

図2 敗血症患者のICUせん妄・ICU-AWの関係図

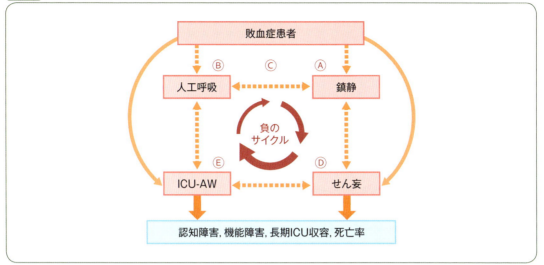

(Vasilevskis EE, Ely EW, et al: Reducing iatrogenic risks: ICU-acquired delirium and Weakness-crossing the quality chasm. *Chest* 138(5): 1224-1233, 2010. より一部改変)

表3 人工呼吸患者管理指針：ABCDE バンドル

Awakening and	A：毎日の鎮静覚醒
Breathing Coordination,	B：毎日の人工呼吸器離脱トライアル
attention to the **C**hoice of Sedation,	C：AとBのコーディネーション，鎮静薬の選択
Delirium monitoring,	D：せん妄のモニタリングとマネジメント
and **E**arly mobility and Exercise.	E：早期離床

(Pandharipande P, Banerjee A, McGrane S, et al: Liberation and animation for ventilated ICU patients: the ABCDE bundle for the back-end of critical care. *Crit Care* 14(3) : 157, 2010. より)

表4 ICU患者の包括的管理指針：ABCDEF バンドル

Assess for and manage pain,	A：痛みの評価と管理
Both SAT & SBT,	B：毎日の鎮静覚醒と人工呼吸器離脱トライアル
attention to the **C**hoice of sedation and analgesia,	C：鎮静薬と鎮痛薬の選択
Delirium monitoring and management,	D：せん妄のモニタリングと管理
Early mobility,	E：早期離床
Family empowerment & engagement.	F：家族の力の活用

(Critical Illness, Brain dysfunction, and Survivorship (CIBS) Center: https://www.icudelirium.org/ より)

バンドルケアの要素は増え（進化）続け，要素ごとのケアの質は向上（深化）し，新たな枠組みへと再生（新化）し，新たな価値（新価）を生む．

IV PAD/PADIS ガイドラインの本質は患者中心のICU管理

Light sedation 管理を推奨する PAD ガイドラインは，ICU にかかわるすべての医療者に向け

て作成され，39 項目の CQ（Clinical Question）に対する Q&A で構成されている[9]．そして最初の CQ 1 は「患者の痛みを軽視せず，痛みにしっかりと向き合うこと」を強く推奨（グレード A）した[9]．**Patient targeted** management（患者志向型管理）の重要性を示したのである[9]．医療全般において，これは Patient centered care（患者中心のケア）として当然のことといえる．看護においても，これは Patient centered nursing（患者中心の看護）として理論化されている[14]．しかし，ICU 患者は，病態や病態管理（挿管，鎮静等）を背景として，痛みを訴える能力が低減・制限された状態にある．PAD ガイドラインは，Patient targeted Pain を Self-report（自己報告）の促進として明確に支援することを推奨している[9]．

また，Self-report 以前の段階として，自己に生じている現象を認知・知覚すること，つまり Self-assess（自己評価）する能力が制限されていると考えることができる．これらの Self-assess と Self-report からなる「伝える」能力が低減した生活者が ICU 患者であり，「伝えることを支えること」が ICU 看護の基本的視座であると考える．伝えることは，生活におけるインフラストラクチャーである．伝えることを支えることは，ヘンダーソンが唱えた生活の支え方でも示される看護の基本的役割である[15]．伝えることを支えるために，評価することの重要性こそが，ABCDE バンドルが ABCDEF バンドルに進化する際に，Assess for pain から始まる[10]ように深化した理由であると考える．

V　ICU せん妄ケア包括性拡大のゴールは生活の再構築

それでは，2002 年[5]と 2013 年[9]，2018 年[11]のガイドラインの違いは何か，また，ガイドラインは今後も改訂され続けると考えられるが，

どのような変遷をたどるのだろうかという問いが生じる．この問いに対して，ICU せん妄ケアはケア対象の包括性拡大の変遷であると考える．そして，**表 2** は ICU の約 20 年間の変遷だが，以下に述べるようにこの変遷を患者個人もたどり，その人のゴールに向かう．

ICU せん妄ケアは，多彩な ICU せん妄リスクファクターの特定と対処（早期発見，予防）という病態・症状の変動に対する集中治療（Disease, Symptom targeted Intervention）が行われることから始まった．日々刻々と揺らぎ続ける患者の病態に焦点化を合わせ，濃厚な集中治療や深い鎮静を要し，外界とのコミュニケーションも制限されるため，クリティカルケア患者期（ABCDE バンドル期）といえる．

その後，病態の緩和や浅い鎮静での管理（Patient targeted Intervention）が可能な時期となることで，特に家族（Family）を中心とした外界との相互作用（Patient-Family targeted Intervention）が必要となる時期を迎え，クリティカルケア患者・家族期（ABCDEF バンドル期）といえる．そして，ICU − 病棟間の部署間連携や，クリティカルケアチームやリエゾン精神科チームなどのチーム間連携が重要となる時期（クリティカル期からポストクリティカル期への移行期）となり，やがてポストホスピタル期へと移行する．そして，退院後も長期認知障害・認知症の進行や PTSD，PICS などの中・長期的問題のフォローを要するポストホスピタル期（在宅管理期）へと移行する．つまり，ICU せん妄ケアの向かう先は，社会復帰であり，生活の再構築である（**図 3**）．

おわりに

ICU せん妄ケアを軸として ICU 患者ケアの本質を解説した．ICU せん妄ケアの変遷は患

図3　ICUせん妄ケアの変遷とは？

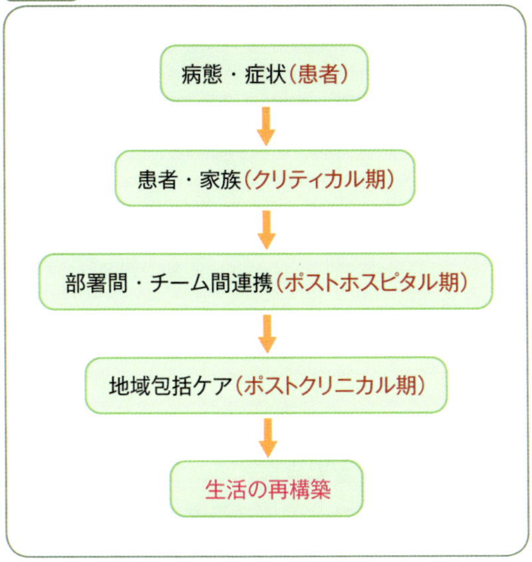

```
病態・症状（患者）
    ↓
患者・家族（クリティカル期）
    ↓
部署間・チーム間連携（ポストホスピタル期）
    ↓
地域包括ケア（ポストクリニカル期）
    ↓
生活の再構築
```

者管理の包括性を拡大し続けるシンカ［真価（本質, essence), 進化（advance), 深化（quality, deepening), 新価（new value), 新化（reborn 再生)］のプロセスであり, 生活の再構築へと集約（芯化）するプロセスであった. 医原性リスクからの解放と患者生活の再構築の促進こそがICUケアの芯（core critical care）である.

[文献]
1) Smith HA, Fuchs DC, Pandharipande PP, et al: Delirium: an emerging frontier in the management of critically ill children. *Anesthesiol Clin* **29**(4): 729-750, 2011.
2) Flacker JM, Lipsitz LA: Neural mechanisms of delirium: current hypotheses and evolving concepts. *J Gerontol A Biol Sci Med Sci* **54**(6): B239-B246, 1999.
3) Ely EW, Inouye SK, Bernard GR, et al: Delirium in mechanically ventilated patients: validity and reliability of the confusion assessment method for the intensive care unit (CAM-ICU). *JAMA* **286**: 2703-2710, 2001.
4) Bergeron N, Dubois MJ, Dumont M, et al: Intensive Care Delirium Screening Checklist: evaluation of a new screening tool. *Intensive Care Med* **27**: 859-864, 2001.
5) Jacobi J, Fraser GL, Coursin DB, et al: Clinical practice guidelines for the sustained use of sedatives and analgesics in the critically ill adult. *Crit Care Med* **30**(1): 119-141, 2002.
6) 妙中信之, 行岡秀和, 足羽孝子・他：人工呼吸中の鎮静のためのガイドライン. 人工呼吸 **24**(2)：146-167, 2007.
7) Pandharipande P, et al: Liberation and animation for ventilated ICU patients: the ABCDE bundle for the back-end of critical care. *Crit Care* **14**(3): 157, 2010.
8) Vasilevskis EE, Ely EW, Speroff T, et al: Reducing iatrogenic risks: ICU-acquired delirium and weakness--crossing the quality chasm. *Chest* **138**(5): 1224-1233, 2010.
9) Barr J, et al: Clinical practice guidelines for the management of pain, agitation, and delirium in adult patients in the intensive care unit. *Crit Care Med* **41**(1): 263-306, 2013.
10) Balas MC, et al: Adapting the ABCDEF Bundle to Meet the Needs of Patients Requiring Prolonged Mechanical Ventilation in the Long-Term Acute Care Hospital Setting: Historical Perspectives and Practical Implications. *Semin Respir Crit Care Med* **37**(1): 119-135, 2016.
11) Needham DM, et al: Improving long-term outcomes after discharge from intensive care unit: report from a stakeholders' conference. *Crit Care Med* **40**(2): 502-509, 2012.
12) 藤谷茂樹・他：ICUから始める「長期予後」改善―包括的なPICS対策を. 週刊医学会新聞 **3259**：1-3, 2018.
13) Devlin JW, et al: Clinical Practice Guidelines for the Prevention and Management of Pain, Agitation/Sedation, Delirium, Immobility, and Sleep Disruption in Adult Patients in the ICU. *Crit Care Med* **46**(9): e825-e873, 2018.
14) Faye G Abdellah著, 高見安規子訳：患者中心の看護―その新しい展開. 医学書院, 1987.
15) ヴァージニア・ヘンダーソン著, 湯槇ます, 小玉香津子訳：看護の基本となるもの. 日本看護協会出版会, 1995.

第1章 クリティカルケア領域における生活に関する総論　　渡邊 亮

Section 4 クリティカルケアと医療経済

はじめに

医療・看護の世界では，あまり経済・経営といった視点からケアをとらえることは行われない．しかし，実際にはさまざまな経済的活動や経営的意思決定に基づいて医療・看護ケアが提供されている．このセクションでは，経済的・経営的な視点からクリティカルケアについて考える．

I 医療経済学の視座

経済学者サミュエルソンは，経済学について「人や社会が，家計の媒介による場合よらない場合いずれも含めて，いくつかの代替的用途をもつ稀少性のある生産資源を用い，時間をかけて様々な商品を生産し，それらを現在および将来の消費のために社会のさまざまな人や集団に配分するうえで，どのような選択的行動をするか，ということについての学問である」[1]と定義している．ここで「稀少性のある生産資源」とは，利用可能性が相対的に限定されている資源のことであり，資金に限らず，原材料や設備等，人材などの資源*1が含まれる．

> **MEMO**
> *1：資金・原材料等・人材といった資源を，しばしば「ヒト・モノ・カネ」と表現される．

医療経済学は，このような視座を医療に適用した経済学の応用分野である．医療サービス*2という商品を生産し，そのサービスを社会に配分するうえで直面する，限られた資源の配分を取り扱うのが医療経済学である．医療サービスを提供するうえで，例えば人的資源として「医師」「看護師」「診療放射線技師」「理学療法士」「臨床検査技師」などを含む専門職や事務職員が必要であり，物的資源として「病院」「福祉施設」「医療機器」などが不可欠であるが，このような資源を調達するためには，財務資源が当然に必要となる．さらに，さまざまな資源を組み合わせて提供される医療サービス自体が限られた資源であり，医療サービスをいかに社会のさまざまな人々や集団に配分するかというテーマも，医療経済学の範疇である．

II 需要と供給

財やサービスが取り引きされる場のことを「市場」という．財やサービスを"買いたい"という思いのことを，経済学では「需要」とい

> **MEMO**
> *2：「サービス」という言葉は，一般にさまざまな意味で用いられるが，経済学におけるサービスとは，人が何らかの行為（無形財）を提供し，効用・満足を提供すること，すなわち「役務（の提供）」を意味する．診察・治療をはじめとした医療ケアや看護ケアは，まさに役務の提供であり，サービスである．

う．社会・市場において「需要が大きい」といえば，買い手が多い，あるいは買いたいと思う人が多い状態である．需要の大小は買い手が決めるが，同時にさまざまな要因に影響される．特に価格と需要とは，大きく影響し合う要素である．買い手は，財やサービスの価格が安ければ「買いたい」という思いが強くなり，価格が高ければその思いは弱くなる．つまり，価格が低下すれば需要は増加し，価格が上昇すれば需要は低下する．一方，財やサービスを"売りたい"という思いは「供給」と呼ばれ，「供給が大きい」とは，売り手が多い，あるいは売りたいと思う人が多い状態である．供給の大小は売り手が決めるが，供給も需要と同様，価格と相互に依存し合う．売り手は，財やサービスの価格が高ければ「売りたい」という思いが強くなり，価格が低ければその思いは弱くなる．つまり，価格が上昇すれば供給は増加し，価格が低下すれば供給は低下する．

このような関係をグラフに示すと図1のようになる．すなわち，横軸に財またはサービスの消費量（数量）を，縦軸にその財・サービスの価格をとると，価格が上昇するにつれて供給量が増加するため右肩上がりの曲線（供給曲線）を描き，価格が低下するにつれて需要量が増加するため右肩下がりの曲線（需要曲線）を描くことができる．

例えば，ある財またはサービスの価格が P_1 の場合，需要量が供給量を下回り，供給過多の状態となるため，価格は下落していく．価格が下落するにつれて需要量が漸増し，逆に供給量は漸減するが，やがて価格が P_0 に至ると需要量と供給量が等しくなる．このとき，供給曲線と需要曲線は交差するが，この交点を均衡点と呼び，その際の価格を均衡価格，数量を均衡数量と呼ぶ．

また，価格が P_2 の場合，逆に供給量が需要量を下回り，需要過多の状態となることによって価格が上昇していく．それにつれて需要量が漸減し，供給量が漸増するが，やはり価格が P_0 に至ると需要量と供給量が等しくなり，均衡する．

市場で財やサービスが取り引きされる場合，需要量と供給量は価格の変動によって均衡点に向けて自動的に調整される．経済学者アダム・スミスは，このような市場メカニズムを「価格の自動調節機能」と呼んだ．市場メカニズムが十分に機能するためには，いくつかの前提が必要であるが，その前提が崩れた市場では，「市場の失敗」が生じてそのメカニズムが機能しない場合がある．医療市場で市場の失敗が起きうる要因の1つが「情報の非対称性」である．医療サービスは専門性が高く複雑なため，医療サービスの必要性について買い手である患者自身が判断することは極めて困難であり，医療サービスの選択に売り手である医療者の知識や判断が大きく介入している．このように，売り手と買い手との間で財やサービスに関する情報や知識が共有できていない状態を情報の非対称性と呼ぶ．

情報の非対称性による市場の失敗に対しては，いくつかの対策が考えられる．例えば政府が公的な供給を行ったり，公定価格を導入するなどである．わが国の医療サービス市場では，

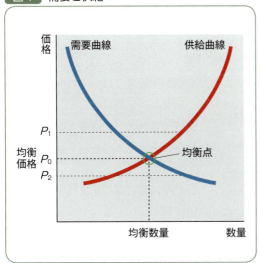

図1　需要と供給

公的保険制度の下，政府が介入して「診療報酬」という形で公定価格を定めている．

Ⅲ 医療技術評価

　前述したとおり，医療の市場においては，情報の非対称性などによって「市場の失敗」が起きることから，政府が医療サービスに対して診療報酬点数として公定価格を定めている．価格によって，需要量や供給量が自ずと定まるため，医療サービスの資源配分に大きな影響を与えることから，公定価格を定める際は公平性・効率性に配慮した資源配分に基準が必要である．

　近年まで，医薬品や医療機器を含む医療技術に関する保険収載（償還）価格の決定プロセスにおいて，効率性はあまり重視されず，主に医療技術の安全性・有効性が評価の対象とされ価格が決定されてきた．しかし，少子高齢化や高度な医療技術の発達により国民医療費は増加の一途をたどっていることから，その抑制策の1つとして，価格の決定プロセスに医療技術の効率性を考慮・評価する制度の導入が検討（2018年現在は試行導入の段階）されている．このように，アウトカム（効果）だけではなく，そのインプット（費用）も考慮して医療技術の効率を評価することを，「医療技術評価」と呼ぶ．

　効率を評価するには，産出される製品やサービスなどのアウトカムと，産出に必要な資源の投入（費用）とを考慮する必要がある．効率は産出を投入で除すことで求めることができる．なお，効率性を最終的に評価する上では，特定の技術のみを検証するのではなく，複数の技術を比較することが不可欠である．医療技術評価においても，特定の技術の効率を検証するだけではなく，同等の産出を代替できる投入についても比較検討する．

　医療技術の効率性を評価する際に，アウトカ

ムとしてどのような値を用いるかによって評価の方法を分類することができる（**表1**）．このうち医療経済評価では，費用効果分析がしばしば用いられる．費用効果分析では，アウトカムの尺度として何らかの指標を定め，そのアウトカムにかかった費用の比を評価する．2つの医療技術の効率性を比較する場合，新たな技術にかかる費用から既存技術にかかる費用を引いたものを，新たな技術から得られるアウトカム（効果）か既存技術から得られるアウトカムを引いたもので除すことで，「増分費用効果比（incremental cost-effectiveness ratio：ICER）」を算出する．アウトカムとして効用値を用いる手法は費用効用分析と呼ばれ，なかでも医療経済評価に際しては「質調整年数（quality adjusted life years：QALYs）」が効用値として用いられることが多い．

　QALYsとは，QOL（生活の質）を加味した生存期間の長さのことを指す．アウトカムとして，単に生存年数の延長のみならず，QOLを含めた考慮を行うために用いられる．

Ⅳ クリティカルケアと医療技術評価

　クリティカルケアは，生命の危機的状態にある患者を対象としたケアを行うため，ケアの結果，予後に大きく影響を与える可能性があり，その効用が大きいと考えられる．一方，クリティカルケアを提供する際には多くの医療資源が投入される．医薬品や医療材料など，個別に消費される医療資源に加えて，高度な医療機器や医療施設，さらに手厚い人的資源も必要であることから，医療財政に与える影響も大きい．したがって，新たな医療技術（ケア）を導入する際には，医療経済的評価が重要である．

　しかし，人工呼吸器など個別の医療機器に関する医療技術評価は行われているものの，クリ

表1 評価の方法

広義の分類	手法の名称	説明
費用効果分析	費用最小化分析	●得られる効果が同等である複数のプログラムによる結果が同等である場合に用いられる ●費用を比較して，費用が最小となるプログラムが効率的であると判断される
	費用効果分析	●アウトカムの尺度としての指標を定めて，それとそれにかかる費用との比を評価する方法 ●アウトカムの尺度はさまざまに考えられる ●アウトカム指標が異なる場合，分析結果を比較評価できない
	費用効用分析	●上記の費用効果分析のなかでも，特にアウトカムとして【効用値】を用いるもの ●特に質調整生存年（quality-adjusted life year：QALY）を用いられる
費用便益分析		●アウトカムをすべて金銭換算して表す

ティカルケアの提供体制を比較した評価は限られている．近年，米国などでは ICU の人員配置（集中治療専門医や看護師）による患者アウトカムの比較が行われており，今後はケアの提供体制による費用対効果の検証も期待される．クリティカルケアにかかわる診療報酬点数についても，その妥当性に関する検討が必要であろう．

V 医療経営学の視座

　経済学が社会における人や集団の資源配分を主なテーマとして扱うのに対して，経営学ではあらゆる事業体の組織活動に関する体系であり，その業績を向上させるメカニズムに重点が置かれる．ここでいう組織の業績とは，必ずしも金銭的業績に限られるのではない．ヒト・モノ・カネなど限られた経営資源を用いていかに組織の事業目的を達成するか，ということが経営学の興味関心であり，非営利組織の運営（病院や学校など）も経営学の対象となる．医療経営学は，医療機関をはじめとした医療提供者の組織活動に焦点を当てて経営学を適用するものである．

　経営学は「マーケティング論」「経営戦略論」「経営組織論」「経営工学論」などさまざまな領域から構成されている．中でも「会計学」は，主に投資家や経営者の行う意思決定のために企業など組織体の経済的データを主として貨幣尺度を用いて測定，伝達するシステムについて取り扱い，さらに「財務会計学」と「管理会計学」に大別される．財務会計は，組織のさまざまな利害関係者（出資者，顧客，取引先，地域など）に対して説明責任を果たすことを主な目的としており，法律などで数値の算出方法などに取り決めがある．一方，管理会計は内部報告会計とも呼ばれ，主に経営に資するために会計情報を用いる（**表2**）．

　荒井[3]は，病院における管理会計の全体像として，「戦略遂行マネジメント」「責任センターマネジメント」「経営情報マネジメント」「提供プロセスマネジメント」に大別し，提供プロセスマネジメントの1つとして「価値企画」をあげている．価値企画とは，「サービス設計段階にあたる，事前の提供プロセスに関する管理活動のことであり，製品の企画・開発にあたって，顧客ニーズに適合する品質・価格・信頼性・納期等の目標を設定し，上流から下流までのすべての活動を対象としてそれらの目標の同時的な達成を図る，総合的利益管理活動」[3]であり，医療分野では診療報酬に見合った最大限の価値

§ 4 クリティカルケアと医療経済 　33

表2 会計情報

財務会計 (financial accounting)	●外部報告会計として，さまざまな利用関係者に対して過去の業績について説明責任を果たすことが目的であり，貨幣尺度を用いて測定，伝達する ●法律などで，数値の算出方法などに取り決めがある
管理会計 (management accounting)	●内部報告会計として，経営に資するために会計情報を用いる ●過去の業績に限らず，予算など将来の見通しも含めて報告する ●法律等に縛られない

の企画のことであると指摘している.

VI クリティカルケアにおける価値企画

わが国の保険医療機関は原則として非営利組織であるが，持続的に医療を提供し続けるためには，適正な利益を確保する必要がある．クリティカルケアを提供する際には多くの医療資源を必要とし，医療機関にとってみれば，設備の導入や医薬品・医療材料などの経営資源を大量に投入することとなるため，持続的なクリティカルケアの提供を行うには，経営資源の投入量に見合った収益の確保が不可欠となる．しかし，完全な競争下にある市場と異なり，医療において価格は診療報酬に規定されるため，患者のニーズに適合する医療サービスの品質を維持しつつ適正な利益を確保するには，クリティカルケアの質を維持しながら，ケアにかかる原価を作りこまなければならない.

近年，臨床現場において診療プロトコル（クリニカルパス）が積極的に活用されるようになった．診療プロトコルは，もともと医療の質の管理・向上を目的として普及・浸透したが，DPC/PDPS制度の普及とともに，DPCの入院期間設定を意識したパスの作りこみが見受けられるようになった．荒井[4]が指摘するように，

このようなプロトコルの作りこみは，製造業における原価企画と類似している．すなわち，提供するサービスの質を管理しつつ，原価管理を作りこむ活動である．なお，診療報酬点数は，原価計算に基づいて設定されているわけではないため，それぞれの診療プロトコルにかかる原価は，原価計算を行わなければ算出できない.

クリティカルケアは，標準化が容易ではないことから，クリニカルパスの適用が容易ではないといった課題がある．しかし，上述の通りケアに必要な経営資源を多く消費し，また診療報酬の抑制傾向が続くと考えられることから，原価計算を活用した診療プロトコルの作りこみはわが国における医療経営環境においても重要になりつつある.

おわりに

このように，クリティカルケアにおいても，経済学的な視点をふまえた制度設計が検討されており，実際のケアにも影響を及ぼす可能性がある．また，質の高いケアのために，経営学的視点を取り込む必要性も高まっている．公的保険制度の財政が逼迫しつつあるなか，将来の持続的なケア提供のあり方を考えるうえで，このような視点を理解し検討していくことが不可欠である.

[文献]
1) Samuelson P, Nordhaus W: Economics, 13th ed. McGraw-Hill, NY, 1989.（都留重人訳：サムエルソン　経済学<上>. 岩波書店, 1992.）
2) Smith A: An Inquiry into the Nature and Causes of the Wealth of Nations. London, W. Strahan and T. Cadell, 1776.（大河内一男訳：国富論（2）. 中公文庫, 1978.）
3) 荒井耕：病院管理会計―持続的経営による地域医療への貢献. 中央経済社, 2013.
4) 荒井耕：医療サービス価値企画―診療プロトコル開発による費用対効果の追求. 中央経済社, 2011.

第2章

生理的欲求とケア

Section 1 生体侵襲理論

はじめに

　クリティカルな患者は，疾患やその後に続発した臓器障害，侵襲の大きな手術，外傷などさまざまな原因により，呼吸，循環系を中心とする身体の生理・機能が障害（傷害を含む）されている．その際，患者は回復過程のなかで，程度の差こそあれ何らかの変化を生じ，さまざまな生体反応を示している．

　この反応は生体の内部環境を整えようとする正常な働きであり，それは外的な刺激に対する生体防御反応ともいえる．生体はこの防御反応を示すことがなければ，体内の恒常性を保つことができない．しかし，それは非常に繊細で，不安定な状態だともいえる．一方，生体反応があまりに強すぎても，また，過度の生体反応が遷延しすぎても，恒常性（ホメオスタシス，homeostasis）の破綻をきたしてしまう．

　侵襲が加わったときの生体反応は，生体内で複雑多岐にわたる変化を繰り広げながら，例えば，術後の高血糖，末梢皮膚の浮腫，尿量の低下，発熱，発汗などとなってあらわれる．ただ，このような変化は，生体の中で起こっている変化のほんの一現象にしかすぎない．また，それは終息を示す結果ではなく，1つひとつの変化がさらなるトリガー（引き金）となって局所から全身に一連の生体反応をもたらす．その反応が静寂化してきたときに，生体はもとの安定した状態に戻っていく．

　しかし，生体にとって侵襲の程度が大きすぎたり，侵襲からの回復が遷延化，あるいは感染などの新たな合併症の併発などで苛まれると，低栄養，免疫能低下，凝固線溶異常を背景に多臓器障害へと進展悪化することもまれではない．

　したがって，侵襲を受けた生体がどのような反応を示しながら回復過程をたどっていくのかを細胞，組織レベルから理解することは，患者をトータルアセスメントするために必要であり，看護ケアの方法とそれを決定する根拠になる．そして，その反応が回復のための合目的的反応となるよう周到な全身管理を行えるために不可欠である．

I ホメオスタシス (homeostasis)

　ホメオスタシスとは，アメリカの生理学者キャノン（Cannon WB, 1871〜1945）が命名した言葉である．ホメオとは「同一の」，「スタシス」は「状態,停滞」の意で,生体は恒常性（平衡性），生体恒常状態，安定性（stability）とも表現できる状態を維持するための生理機能をもっていることである．つまり，生物体の体内諸器官が，気温・湿度などの外部環境の変化や姿勢・運動などの主体的条件の変化に応じて，統一的・合目的的に体内環境をある一定範囲に保つ機能をもっており，それは自律神経と内分泌腺が主体となって行われることが明らかとなった．

キャノンの提唱は，ベルナール（Bernard C, 1813～1878）が強調した，動物における内部環境の代表である細胞外液は絶えずその物理化学的性状が一定になるように調節され，細胞活動の安定化が達成されていること．そして，それはホルモンや神経の活動によって調節されているという内部環境の「固定性」という考えを実証的に発展させた．血液の化学的・物理的性状が食物などに影響されることなく，常に一定の範囲に保たれる事実が代表例である（上昇すれば下降，増加すれば低下というフィードバック機構を意味する）．

ホメオスタシスは，主として神経系と内分泌系の作用によって保たれている．血液の緩衝作用・腎臓の浸透調節作用もその成立に関与しているが，主要な基礎をなすのは自律神経系と内分泌系の機能である．ホメオスタシスの状態から質的な転換が起こるとき，生体のカタストロフィ（大きな変化，悲劇的な結末）が始まる．

II 生体侵襲とは

侵襲とは，生体の内部環境を乱す，あるいはその可能性のある外部と内部からの刺激であり，ストレスとなる因子（**ストレッサー**）を意味する．ストレッサーは，寒暑・騒音・化学物質など物理・化学的なもの，飢餓・感染・過労・睡眠不足など生物学的なもの，精神緊張・不安・恐怖・興奮など社会的なものなど多様である．

臨床的には，外部刺激として麻酔，手術，外傷，熱傷，出血，中毒，感染（細菌性毒素），脱水，低血糖，痛み，薬剤，低酸素などが主としてあげられ，内部刺激としては，急性膵炎や悪性腫瘍などがある．そのなかでも侵襲度が強いのは，組織障害の程度からショック，広範囲組織壊死（広範囲深達性熱傷），敗血症などがあげられる（**図1**）．

このような侵襲によって生体が反応する過程と結果が「**ストレス**」であり，種々の外部・内部の刺激が生体にとって負担として働くとき，

図1　各侵襲の程度

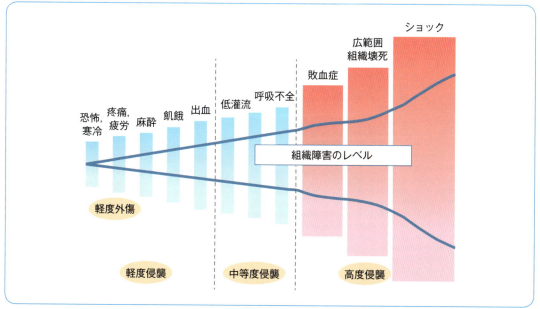

心身に生じる状態変化である．ストレスは物理学の分野では，「物体にある力が加わったときの物体内の力の不均衡，すなわち歪みである」と定義されている．臨床的には，ストレスは侵襲＋生体反応であり，「生体の恒常性に破綻をきたす危険のある内外の刺激とその刺激に対して生体が恒常性を保つために対処する生体反応」と定義づけることができる．

Ⅲ 生体侵襲と生体反応理解の歴史

1. 生体反応の基本

侵襲に対する生体反応についてイメージするには，キャノンが行った「犬を猫の近くで吠えさせる実験」がわかりやすい一例である．

犬に吠えられた猫は，瞳孔の散大（敵をよく見るため），呼吸数増大，脈拍数増大，血圧上昇（酸素をより多く体内に摂取するため），脳・筋肉への血管拡張，皮膚，内臓（特に腎・消化管）の血管収縮（運動機能を高めるため），足の裏の発汗（滑らないようにするため），胃腸の運動低下（不要な機能の停止），血中アドレナリンの増加が観察されたという．

ヒトも猫と同様に，ある種の一定の侵襲が生体に加わると概ねのヒトが共通した生体反応を示し，侵襲の程度や生体の反応力の違いによっては，反応の様相も異なってくる．

2. 汎適応反応

もう1つの例は，医学の世界でストレスという言葉を初めて用いた，セリエ（ハンス セリエ：Hans Selye，1907 ～ 1982）のストレス学説である．彼は，有害な因子（刺激）によって身体に生じた歪みと，それに対する防衛（適応）反応を「生体内の歪みの状態」，をストレスと呼んだ．生体が外部から刺激を受けて，緊張や歪みの状態に陥ると，生体はこれらの刺激に適応しようとして内部に非特異的な反応が起こることを含めて意味している．

セリエは，ストレッサーに対する生体の適応現象を「適応症候群」と呼び，ストレッサーに対する生体の適応現象には全身反応としての全身適応症候群（汎適応症候群，general adaptation syndrome：GAS）と局所反応としての局所適応症候群とがあることを唱えた．そして，汎適応症候群を3つの段階に区分した（表1）．

このように，ストレッサーによって刺激された生体は，生体内部では視床下部－下垂体前葉－副腎皮質系の活動を高めることによって生命を維持するための自己防衛反応を示すことを明ら

表1 汎適応症候群の区分

❶ 第1期（前期：ショック相，後期：警告反応期）	●生体は強い有害刺激となるストレスを受けると，ショック状態となる（ショック相）．ついで，有害刺激により，視床下部から副腎皮質刺激ホルモン放出ホルモン（CRH）が放出され，これが下垂体前葉から副腎皮質刺激ホルモン（ACTH）を大循環に放出する．このACTHが副腎皮質に作用して副腎皮質ホルモンの1つである糖質コルチコイドの分泌を促進する（警告反応期）．
❷ 第2期（抵抗期）	●第1期を経過して，ストレスに対する生体の諸機能を統合し，その有害なストレスに耐えつつ，徐々に適応していこうとする．例えば，ショックから離脱し，全身状態としては安定の始まりといえる．
❸ 第3期（疲憊・疲弊期）	●第1期からストレスが遷延した場合を示している．生体の適応性が破綻，もしくはそれに近い状態となり，生体諸機能の恒常性を維持するための機能が低下，喪失してしまう．

かにした.

セリエが示した神経・内分泌系のストレス反応を一般的に古典的反応と呼んでいる.今日では,侵襲に対する生体反応は,サイトカインなどの免疫系の情報伝達物質による炎症反応-免疫系の応答が絡み合って起きる反応が明らかとなった.それが古典的反応にも密接に関与していることが明らかになりつつある.また,侵襲によって,生体はエネルギー代謝にも大きな変化をもたらし,これらが複雑に影響し合って,さまざまな反応を呈する(図2).侵襲学では,神経,内分泌,免疫の複雑な3機能の関係を「侵襲のトライアングル」といっている.

IV 生体侵襲と代謝反応

1. 代謝変化

生体は手術や外傷などの侵襲刺激が加わると,神経・内分泌系や免疫応答系の活性化により生じるストレスホルモンの分泌亢進やサイトカインなどの免疫応答因子の活性化の影響を受けて,侵襲の種類や程度の差こそあれ,エネルギー代謝が亢進(hyper metabolism)し,生体はエネルギー需要も平常時よりも上昇する.

過大侵襲時における患者の代謝は,手術や外傷,感染などの侵襲刺激(循環血液量減少,組織損傷,細菌などの毒素,精神的刺激など)が加わると,程度の差こそあれ非特異的な代謝反応を示す.この hyper metabolism の状態が持続し,栄養の需要と供給のバランスが円滑にいかなくなった場合には,容易に栄養障害(mulnutrition),免疫能低下をきたし,予後に大きな影響を与えるため,周到な栄養管理が必不可欠となる.

Moore(Moore FD)は,このような代謝変化を4相(障害・傷害期,転換期,同化期・筋力回復期,脂肪蓄積期)に分類した(表2).

その代謝相変化によれば,過大侵襲が加わると第I相(障害・傷害期)の初期である干潮期(ebb phase)では数時間がショック相で,代謝率は一時的に低下する.

その後,満潮期(flow phase)入り,ショック相から離脱すると心拍数・脈拍数増加,心拍出量増大,体温上昇,酸素消費量増加,高血糖,尿中窒素排泄量増加が認められ,代謝率は亢進し始める.その代謝亢進は,炎症反応の消失とともに回復するが,ストレスが存在すると持続

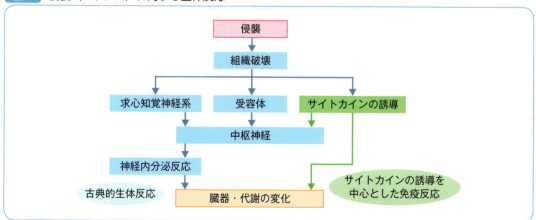

図2 侵襲(ストレス)に対する生体反応

(小川道雄:侵襲に対する生体反応とサイトカイン.外科治療 67:574-581,1992.より一部改変)

表2	侵襲からの回復過程（Moore）
第Ⅰ相	障害・傷害期（adrenergic corticoid phase, injury phase）
第Ⅱ相	転換期（turning point phase）
第Ⅲ相	同化期・筋力回復期（muscular strength phase）
第Ⅳ相	脂肪蓄積期（fat gain phase）

（Moore FD：The metabolic response to surgery. Ed by Charles C, Thomas Publisher, Springfield, Illinois, 1952. より）

することになる．

2. 侵襲時のエネルギー代謝

　代謝亢進の背景要因は，❶基礎代謝率（basal metabolic rate：BMR）の上昇によるエネルギー需要の増加，❷タンパク異化，❸糖新生亢進，❹急性相タンパク合成亢進である．

　基礎代謝の上昇は，基礎エネルギー消費（basal energy expenditure：BEE）の上昇と同時に安静時エネルギー消費量（resting energy expenditure：REE）も高くなっていることを意味している．したがって，ストレス状態の遷延は，病的飢餓，除脂肪体重（lean body mass：LBM）の低下，高血糖，低タンパク血症をいっそう進展させる．

　侵襲時の初期における生体の内因性エネルギー源は肝臓の貯蔵グリコーゲンと筋肉グリコーゲンであり，順次消費されていく．しかし，肝臓，筋肉の貯蔵グリコーゲンの量は少なく，半日～1日程度で消費されてしまう．侵襲時の糖代謝は，肝臓の貯蔵グリコーゲンが分解され，ブドウ糖に変換される．一方，筋肉の貯蔵グリコーゲンは筋組織内ではブドウ糖には変換されないで，乳酸という形で血中に放出された後，肝臓でグリコーゲンからブドウ糖に変換される．

　貯蔵グリコーゲンが消費の後に，生体は直ちに骨格筋にタンパク質（アミノ酸）を分解利用して（異化作用）グリコーゲンを生成する糖新生を促進することになる．エネルギー基質としてのタンパク質は，アミノ酸と窒素（タンパク質1gあたり16%との窒素含む）に分解される．タンパクの異化作用が亢進している際には，骨格筋由来の窒素，クレアチニンが血中に増加し，尿中に排泄される尿素窒素（UUN），尿中クレアチニンも増加する．したがって，タンパクの異化作用が亢進している状態に適正なアミノ酸が外部から補充が行われないと，摂取（投与）窒素量よりも排泄窒素量が多くなり，負の窒素バランスとなる．これは，生体の体タンパクの異化が同化よりも上回っていることを意味している．

　一方，侵襲後早期から急性相タンパクの肝内合成（同化）も亢進し，肝臓でのアルブミン合成も亢進する．炎症時に上昇する急性相タンパクであるCRP（C反応性タンパク）や血清アミロイドA，a_1-acid glycoprotein，フィブリノーゲン，ハプトグロビン，a_1-antitrypsinなどがサイトカインによって産生誘導される．しかし，タンパクの異化作用は亢進しており，アルブミン消費の量が上回り血清アルブミン濃度は低下し，低タンパク血症に傾いていく．

　したがって，侵襲時のエネルギー代謝の主たる特徴は，組織の修復や種々の免疫タンパク，凝固タンパク合成のために，骨格筋のタンパク異化による糖新生を行っていることである．

　しかし，アミノ酸は，身体の構成をするために不可欠な栄養素であり，その利用にも限界がある．したがって，侵襲が加わっている時間が長期に及び，適切な栄養管理が提供されなければ，最終的なエネルギー供給源は脂質および脂質の異化作用も亢進する．

　これらの一連の代謝亢進，異化作用亢進，糖新生は侵襲後に分泌亢進したカテコラミンやサ

イトカインが主に作用している．

特徴的な例をあげると，カテコラミンは，糖新生とグルカゴン分泌を促進させて，血糖上昇にも影響を与えている．

このようにいずれにしても侵襲時には，呼吸・循環系だけが著しい反応を示しているわけではなく，代謝反応として消化腺組織もめまぐるしく複雑な反応が起こっている．

エネルギー代謝の最も大きな変化は，基礎代謝量が著しく亢進するということである．これは，生体自らの骨格筋を中心とするタンパクの異化作用を亢進することよって，損傷組織の修復，免疫・凝固タンパクの合成，そしてアミノ酸からグリコーゲンを産生するという糖新生を意味している．

侵襲下においては，血中グルコースと肝臓の貯蔵グリコーゲンがグルコースに変換され，脳や赤血球にエネルギー源として供給される．しかし，その貯蔵量は不十分であるため，筋タンパクの崩壊によりアミノ酸を介して肝臓における糖新生によって補充される．また，組織修復の促進，免疫系や凝固系に関するタンパクを合成するためにも筋タンパクを分解させてアミノ酸を供給する．さらに，エネルギー源としても一部を供給する．その結果，筋タンパクの崩壊と消耗に拍車がかかる．

一方，脂肪組織に貯蔵されているトリグリセライドは脂肪酸に分解されて，心筋などのエネルギー源として使われる．このような反応は，種々の異化ホルモンやサイトカインによってもたらされる（図3）．

V 代謝変動と回復過程

1. 回復過程

クリティカルな患者の実際の回復過程をMooreの侵襲からの回復過程にあてはめると

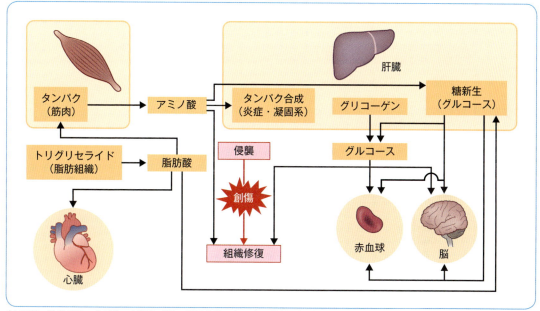

図3　侵襲下（異化作用亢進時）の栄養代謝

（山川満：栄養療法の必要性の判断と手法の選択基準．和田攻・他編，静脈栄養・経腸栄養ガイド増補版，p7，文光堂，1995．より一部改変）

以下のようになる（図4）.

1）第Ⅰ相：障害・傷害期（adrenergic corticoid phase, injury phase）

生体が侵襲を受けた直後から約48～72時間程度の時期を示す．侵襲が軽度であれば，この時期はさらに短くなり，重度外傷，広範囲深達性熱傷，敗血症の患者では，回復していくまでこの状態が持続する．

一般には，この時期は全身麻酔や手術侵襲を受けた急性期で，神経‐内分泌反応が著しく亢進し，エネルギー代謝の面でも窒素バランスは負に傾いている．すなわち，ショック相からショック相離脱前くらいで，呼吸・循環・代謝・体液動態はもちろんのこと，精神機能も極めて不安定な状態となる．臨床的には血管透過性亢進によって血管内の細胞外液が非機能的細胞外液（浮腫）としてサードスペースにシフトし，循環血液量の不足，尿量の低下，患者の活動性低下などが観察される．

2）第Ⅱ相：転換期（turning point phase）

障害期に続く48～72時間から1週間程度の時期で，神経‐内分泌反応が徐々に消退し，窒素バランス，患者の活動性が漸次回復方向へ転換する．この時期は，臨床では**利尿期**，または**リフィリング**（refilling：再分配）**期**などと呼んでいる．つまり，サードスペースの非機能的細胞外液が大循環に戻ってきていることにより，利尿が高まってくることが観察される．患者は侵襲の急性期から脱却し，精神機能も安定していく．

3）Ⅲ相：同化期・筋力回復期（muscular strength phase）

ショック相，ショック離脱，利尿期を経て2～5週間程度の時期が相当する．この時期は，窒素バランスは正となり，患者の筋肉量，活動性，食欲も徐々に回復していく．

4）第Ⅳ相：脂肪蓄積期（fat gain phase）

侵襲は過去のものとなり，患者は脂肪が蓄積

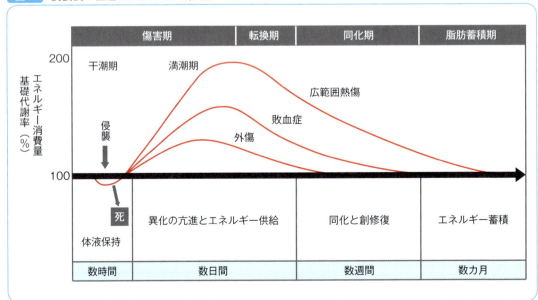

図4 侵襲後の経過とエネルギー消費量

（小林国男：侵襲と生体反応．日本救急医学会監，標準救急医学，pp16-25，医学書院，1994．より）

され，活動性，体力もほぼ正常まで回復する．

　手術などの外科的侵襲を例にとると，ムーアの第Ⅰ～Ⅱ相までは，生体は自身の生体組織を修復するために，特にタンパクを主軸とした著しい代謝の変動が起こる．特徴的な点は，代謝（同化，異化）亢進であり，そのなかでも異化作用が著しく亢進する．この異化亢進の背景にあるのが，体タンパク（アミノ酸）の崩壊である．

　侵襲後の代謝（REE：安静時エネルギー消費量）は干潮期（ebb phase）の数時間に一時的に低下した後，満潮期（flow phase）に入り，急激に増大していく．その増大は，侵襲の程度によって異なるが，最大200%に達し，それが生体の限界であるといわれている．

　重度の侵襲を負った生体は，時として活動時のエネルギー代謝よりも安静時のエネルギー代謝が上回ることもまれではない．

2. エネルギー代謝

　臨床的には，干潮期（ebb phase）の数時間がショック相で，満潮期（flow phase）はショック相から離脱し，心拍数・脈拍数増加，心拍出量増大，体温上昇，酸素消費量増加，高血糖，尿中窒素排泄量増加として観察される．エネルギー代謝の要因としては，侵襲後に分泌亢進したカテコラミンをはじめとしたストレスホルモンが関与しているといわれている．

　例えば，日常的にみられる術後のいわゆる外科的糖尿病（surgical diabetes）のメカニズムについて考えてみよう．インスリンは血糖を低下させるが，その分泌は侵襲直後に一時的に低下するものの，その後漸次正常に回復し，侵襲が持続する場合にはむしろ増加する．しかし，グリコーゲンを分解させるグルカゴン，インスリンの拮抗ホルモンであるカテコラミン，コルチゾールの上昇が優位となっているために，結

果的に高血糖となる．また，それ以外にも組織におけるインスリンの感受性が低下していることや糖新生の亢進も要因として考えられているが，その詳細はまだわかっていない．また，タンパクを中心とした異化作用の亢進を反映している尿中窒素排泄量増加は，侵襲によって生体の体タンパクの分解が合成よりも上回っていることを意味している．

　侵襲後の生体は，組織の修復や種々のタンパク合成のために，ブドウ糖ではなく，アミノ酸からグルコースを合成する「糖新生」という独特な代謝経路を営むことが知られている．

　体タンパクはアミノ酸と窒素に分解され，尿中の窒素の大部分は尿素窒素である．この尿中尿素窒素が摂取窒素量よりも上回っていることは，負の窒素バランスとなっており，タンパクが生体内においてたくさん利用されていることを示している．

Ⅵ 生体侵襲と神経 ―内分泌系反応

1. 分泌亢進するホルモン

　生体のホメオスタシスは，主として神経系と内分泌系の作用によって保たれている．血液の緩衝作用・腎臓の浸透調節作用もその成立に関与しているが，主要な基礎をなすのは自律神経系と内分泌系の機能である．

　生体は手術や外傷などの侵襲刺激が加わると，その刺激が神経系を介して，種々の内分泌ホルモンの分泌を亢進する．通常，そのホルモンをストレスホルモン，または異化ホルモンなどと呼んでいる．一方では，分泌の程度が変わらないもの，逆に低下するホルモンもある．生体内では，これらのホルモンの作用によって，循環動態，体液動態も大きく変化する他に，エ

ネルギー代謝においても代謝亢進-異化作用の亢進という代謝変化をもたらす.

循環血液量減少,組織損傷,細菌などの毒素,精神的刺激などの侵襲によって,交感神経の賦活が起こり,最終的には視床下部-下垂体経由で種々の内分泌ホルモン分泌が促進される.一方,分泌が低下または変わらないホルモンもある.侵襲時に分泌が亢進するホルモンの作用,および分泌が亢進しないホルモンのバランスによって生体反応の様相が決定される.

分泌亢進するホルモンは,ストレスホルモンの代表であるカテコラミン(エピネフリン,ノルエピネフリン)をはじめ ACTH(副腎皮質刺激ホルモン)コルチゾール,ADH(バソプレッシン:抗利尿ホルモン),レニン-アンジオテンシン-アルドステロン,成長ホルモン(GH),グルカゴンなどがある.一方,分泌が低下または変わらないホルモンは,インスリン,TSH(甲状腺刺激ホルモン),甲状腺ホルモン,副甲状腺ホルモン,性ホルモンがあげられる(表3).

2. 侵襲時の神経・内分泌反応とホルモンの変動(図5)

1) 侵襲時のホルモン分泌の亢進

過大な外科的侵襲を受けると,多くのケースでは外科的に損傷を受けた局所を中心にケミカルメディエータが産生し,血管の透過性が亢進し,血管の外,いわゆるサードスペースといわれる場所に血管内の細胞外液が部分的に移動を

する.この細胞外液のことを非機能的細胞外液と呼び,臨床的には**浮腫液**という.

つまり,血管内では循環血液量の減少が起こり,それによって心拍出量の低下や血圧の低下,腎血流量が低下することになる.これらは侵襲のシグナルとなって高圧受容体,低圧受容体がその変化を感知して,脳内の種々の命令組織にその情報が伝えられ,種々のホルモンの分泌が若干のタイムラグをもって亢進する(図5・6).

2) カテコラミンの分泌亢進

1つは,前述したカテコラミン(アドレナリン,ノルアドレナリン,ドーパミン)の分泌亢進が交感神経の刺激によって起こり,それによって筋,血管系などがそれぞれに反応を示す.

この反応は,いわゆる興奮によって運動器官への血液の供給を増大させ,呼吸におけるガス交換の効率を高め,感覚器官の感度を上げ,一方では不要な機能を抑制させるために起こる(表4).アドレナリンの分泌に関しては,副腎皮質刺激ホルモン放出因子が交感神経系の興奮を高めていることも関与している.また,カテコラミンは,糖新生とグルカゴン分泌を促進させて,血糖上昇にも影響を与えている.

3) 抗利尿ホルモン(ADH)の分泌亢進

もう1つは,脳下垂体後葉に貯蔵されている抗利尿ホルモン(ADH)の分泌が亢進する.これは,ナトリウムとともに血管内水分が血管

表3 侵襲と神経-内分泌ホルモン

分泌亢進	分泌不変・低下
● 副腎皮質刺激ホルモン(ACTH) ● コルチゾール ● アルドステロン ● エピネフリン ● ノルエピネフリン ● 抗利尿ホルモン(ADH)・バソプレッシン(VP) ● 成長ホルモン(GH) ● グルカゴン	● インスリン ● 甲状腺刺激ホルモン(TSH) ● 甲状腺ホルモン ● 副甲状腺ホルモン ● 性ホルモン

図5 侵襲による神経・内分泌系の反応

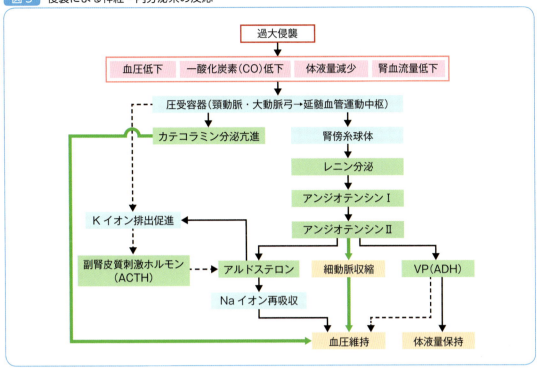

図6 術中・術後における各種ホルモンの血中濃度変化

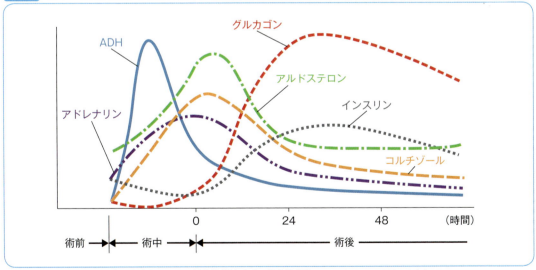

(岡本和美・他：消化器外科予定手術における標準的輸液計画. 消化器外科 9：1079-1087, 1986. より)

外に部分的に移動し，その結果として循環血液の血漿浸透圧が高くなると，分泌が亢進し（低くなると抑制）する．ADH の作用は，腎の集合管細胞の水の透過性を亢進し，水の再吸収を促進する．その結果，尿の濃縮が起こる．他方，ADH は細動脈の収縮，特に腹部内臓領域の血

§ 1 生体侵襲理論 45

表4	侵襲とカテコラミンの作用
分泌亢進	分泌不変・低下
●瞳孔散大 ●気管支平滑筋弛緩 ●血管収縮（皮膚，粘膜，消化管） ●血管拡張（脳，心，肝，骨格筋） ●心収縮力増大 ●心拍数増加 ●発汗 ●膵液分泌抑制 ●消化管運動低下 ●膀胱弛緩	●感覚器官感度の増大 ●呼吸ガス喚起効率の増大 ●指令器官，運動器官への血液供給量増大 ●不要な器官の停止

管を収縮させ，血圧を上昇させる働きもある．

4）レニン－アンジオテンシン－アルドステロン系の賦活化

さらには，レニン－アンジオテンシン－アルドステロン系も賦活化する．レニンは，タンパク分解酵素の1つで，腎の傍糸球体細胞から分泌され，血中ではアンジオテンシンの前駆物質であるアンジオテンシノゲン（a_2-グロブリン）に作用して，アンジオテンシンⅠを生成遊離する．これが血管内皮細胞のアンジオテンシン変換酵素の働きでアンジオテンシンⅡに変換する．それが細動脈を収縮して，血圧の上昇を起こす．アンジオテンシンⅡは血圧が60～70mmHg以下となった場合に最も細動脈を収縮する．

アンジオテンシンⅡは，副腎皮質ホルモンの1つであるアルドステロン（電解質コルチコイド）の分泌を増加させ，腎尿細管におけるナトリウムと水分の再吸収を促進する．そのことによって，体外に尿，ナトリウムの排泄を低下させ，替わりにカリウムを排出させる．また，消化管への水分排泄などの抑止反応も作動する．ちなみに飲水行動もこの一連の仕組みが関与している．

侵襲時にナトリウムと水分を保持する仕組みは，1つには循環を維持するための細胞外液の水分維持である．また，カリウムや水素イオンを細胞内，体外へシフトさせて，血液，細胞外液をアルカローシスに傾けて侵襲時に起こりやすいアシドーシスを防ごうとする合目的的反応を示している．

5）エネルギー代謝に影響するホルモン

以上のような循環，体液，電解質に大きな影響を及ぼすホルモンの他にエネルギー代謝に影響を与えるホルモンがあり，それによって生体は正常時とは違った代謝動態を営むことになる．

1 糖質コルチコイド（グルココルチコイド）

その1つが，副腎皮質から分泌されるホルモンの1つである糖質コルチコイド（グルココルチコイド）で，炎症，免疫反応を抑制する働きに加えて，侵襲時には血糖値を維持させるために肝臓で糖新生を促進させる作用がある．これは，肝臓での糖合成を促進し，また，筋肉などで糖が利用できにくくする働きがある．その結果，血糖値が上昇しやすくなる．

電解質代謝に関しては，その作用はアルドステロンの1/400ではあるものの，血中濃度が約200倍もあり，電解質代謝にも実は大きく関与している．

2 グルカゴン

もう1つは，膵臓ランゲルハンス島のa細胞から分泌されるグルカゴンである．このホルモ

ンは，インスリンとは反対に血糖が低下した際
に，肝臓に作用してグリコーゲンの分解を促進
し，血糖を上昇させる．グルカゴンの分泌は，
糖質コルチコイドによっても刺激を受け，また，
迷走神経はムスカリン様作用によっても，さら
には交感神経における β 作用によっても分泌が
促進される．

3 インスリン

　一方，侵襲時にその分泌が変わらないか，も
しくは低下するのがインスリンである．その意
味は，インスリン自体の分泌量は増加している
が，血糖を上昇させるホルモンに比べると分泌
量が相対的に少ないということである．インス
リンは膵臓ランゲルハンス島の β 細胞から分泌
されるホルモンで，グルカゴンと相反して働く，
生体のホメオスタシス維持に極めて重要な役割
を担っている．

　主に炭水化物の代謝，特に血糖を調整する他
に，骨格筋におけるグルコース，アミノ酸，カリ
ウムの取り組みの促進，肝臓での糖新生抑制（グ
リコーゲン合成促進・分解抑制）など異化作用
を抑制する．それ以外においては，腎尿細管で
のナトリウムの再吸収を促進する作用もある．

　しかし，侵襲によって血糖を上昇させる，ま
た糖新生を促進するような各種ホルモンや膵臓
の β 細胞の機能を抑制する TNF-α などのサイ
トカインの影響を受け，生体内におけるインス
リンの感受性は低下することによって高血糖状
態となりやすい．

3. 侵襲時の自律神経

　侵襲時には，交感神経が緊急的に活動し，ス
トレスに対応して血圧，心拍数を増加させ，ま
た，消化管，腎臓，皮膚への血液量を減らして，
骨格筋への血液供給量を増大し，さらには瞳孔
と気管支を拡大・拡張させることで視覚機能を
高め，血液への酸素供給を増大させる．エネル

ギー代謝においては，肝臓でのグリコーゲン分
解と脂肪組織での脂肪分解により必要なエネル
ギーを発生させる．つまり，交感神経はエネル
ギーを発散・消費するように作用している．ス
トレス下では，インスリン分泌量が相対的に低
下しているので高血糖の状態がもたらされる．

　一方，ストレスに苛まれた状況では，そこか
ら回復していくために，新たなエネルギーを獲
得する必要がある．この役割を担っているのが
副交感神経系で，心拍数と血圧を低下させ，皮
膚や消化管への血液還流を維持し，瞳孔と気管
支を収縮させて，唾液，胃液の分泌を刺激して，
腸蠕動を促進させる．副交感神経系は回復と省
エネルギー化，および生体にエネルギーを蓄え
るように働く（蓄積）．しかし，クリティカル
な患者の場合は，全体として交感神経が優位に
働いていることが多い．

　交感神経系の伝達物質はノルアドレナリンが
担っている．そして，副腎に向かう自律神経線
維は副腎髄質で終わり，血流へ伝達物質を放出
するかわりにカテコラミン（アドレナリン，ノ
ルアドレナリン）を分泌する．

　生体に侵襲が加わると，交感神経に貯えられ
ているカテコラミンが放出し，血管を収縮させ
る．例えば，胃壁などの消化管の血管を収縮させ，
組織に栄養や酸素が運搬されなくなり，消化管
の防御機能が低下させる．すると，今度はそれ
をおさえようとして副交感神経にあるアセチル
コリンが放出し血管を拡張するように働き，ま
た，胃液の分泌が亢進し，胃壁は胃酸の攻撃を
受けてしまう．この著しい繰り返しによって，
細い血管が傷ついたり，血流が悪くなったり，
あるいは活性酸素が過剰に放出して，それによ
って血管内皮細胞が傷つけられたりということ
が起こる．以下に各物質ごとの機序を示す．

1) カテコラミン

　ノルアドレナリンは α 作用（α_2，α_2 受容体

§ ❶ 生体侵襲理論　　47

を有する）が強く，末梢血管の平滑筋を収縮させ血圧を上昇，消化管血流の低下などをはじめとして膵臓β細胞抑制，血小板凝固能亢進，神経興奮に導く．

一方，アドレナリンはβ作用（β_1，β_2，β_3受容体を有する）が優位に強く，心拍出量増加（心収縮作用，心拍数増加），冠血流量増加，筋肉の血流量増加，肝血流量増加，気管支拡張をもたらす．

ドパミンは心収縮作用，末梢血管収縮作用，一定以下の量では腎動脈を拡張させる特徴がある．

エネルギー代謝においては，心筋の酸素消費量を高め，グリコーゲンの分解を促進し，肝内グルコースを放出して，糖新生を促進という役割を果たしている．その結果として血糖上昇に結びついている．また，β_3アドレナリン受容体の刺激は，脂肪分解を促進し，遊離脂肪酸（FFA）とグリセロールを放出する．膵臓に対してはランゲルハンス島のα細胞を刺激してグルカゴン分泌を促進，β細胞を刺激してインスリン分泌を抑制する作用を示す．

2) 副腎皮質刺激ホルモン放出ホルモン（CRH），副腎皮質刺激ホルモン（ACTH），副腎皮質刺激ホルモン

副腎皮質刺激ホルモン放出ホルモン（corticotropin-releasing hormone：CRH），

副腎皮質刺激ホルモン（adrenocorticotropic hormone：ACTH），副腎皮質刺激ホルモンの分泌の機序を**図7**に示す．

3) 糖質コルチコイド（グルココルチコイド）

糖質コルチコイド（グルココルチコイド，glucocorticoid）には，コルチゾールとコルチゾンがある．コルチゾールはヒドロコルチゾンと呼ばれることもあるが，ヒトではコルチゾールと呼ばれる．

エネルギー代謝に関しては，糖質コルチコイドがアミノ酸や脂肪を肝細胞に蓄積する（アミノ酸プール）働きがある．これらをエネルギー基質として，グリコーゲンの合成を促進し，肝臓からのグルコースを放出して糖新生を促進し，その結果，血糖値を上昇させる．

また，炎症・免疫反応を抑制する作用や抗ストレス作用をもっている．例えば，胸腺や脾臓組織を萎縮させ，炎症・免疫反応を抑制し，局所におけるヒスタミン放出を抑制して毛細血管の拡張を抑制する．あるいは，細胞膜安定化によりタンパク分解酵素の分泌を抑制したり，白血球の遊走を抑制してリンパ球を減少させ，抗体産生能力を低下する．その結果，易感染性に導く．

4) 抗利尿ホルモン（ADH）：バソプレッシン（VP）

抗利尿ホルモン（antidiuretic hormone：

図7 ACTH分泌の機序

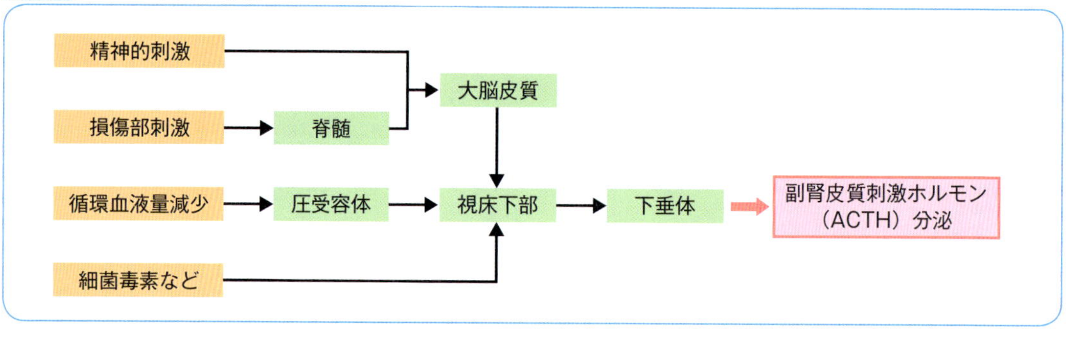

ADH）：バソプレッシン（vasopressin：VP）は，視床下部で合成された後に脳下垂体後葉に貯蔵され，循環血液量減少，血漿浸透圧上昇，動脈圧低下によって分泌が亢進する．他にも ADH の分泌刺激となる要因には，痛み，不安など種々ある（表5）．逆にこれらの状態が安定すれば亢進はなくなる．

ADH は腎の集合管に作用して，尿細管腔から組織間への水の透過性が亢進し，水の再吸収が促進されて，尿の濃縮が起こる．つまり，尿量を減少させる作用が代表的な作用である．また，ADH は小動脈の血管，特に腹部内臓領域の血管を収縮させることにより，血圧を上昇させる．さらに，ACTH 分泌を促進する作用もあり，エネルギー代謝においては，肝グリコーゲンの分解を促進して血糖上昇に関与している（表6）．

5）グルカゴン

グルカゴン（glucagon）は膵臓の α 細胞より分泌され，インスリンとは逆に血糖値の低下で増加し，血糖値（グルコース）の上昇によって低下する．他に交感神経，副交感神経両者の刺激によっても分泌が促進する．前者においては，β アドレナリン受容体を介しての作用で，侵襲時にカテコラミンがグルカゴン分泌を亢進することを意味している．

基本的作用は，肝臓でのグリコーゲンを分解して（筋肉内グリコーゲンの分解作用はない）血糖を上昇させるという糖新生の促進を担っている．すなわち，侵襲時にアミノ酸，脂肪からグルコースをつくる糖新生を促進的に作用する．その結果，血中アミノ酸の減少と肝内の脱アミノ反応（アミノ基がアンモニアとして遊離する反応）を促進する．他には，脂肪内のリパ

表5 ADH の分泌刺激

促進性	抑制性
●血漿浸透圧の増加 ●細胞外液の減少 ●疼痛・不安のストレス ●体温上昇 ●アンジオテンシンⅡ ●ニコチン ●モルフィン ●バルビタール	●血漿浸透圧の減少 ●細胞外液の増加 ●体温低下 ●アルコール ●ANP（心房性ナトリウム利尿ペプチド）

表6 内分泌ホルモンとエネルギー代謝

	糖代謝	脂質代謝	タンパク代謝
カテコラミン	グリコーゲン分解 インスリン拮抗作用	脂肪分解	
コルチゾール	糖新生 インスリン拮抗作用	脂肪分解	タンパク異化
グルカゴン	糖新生 グリコーゲン分解	脂肪分解	
抗利尿ホルモン（ADH）	グリコーゲン分解		
成長ホルモン（GH）	糖新生 インスリン拮抗作用	脂肪分解	タンパク合成

§ ❶ 生体侵襲理論　49

ーゼを活性化し,脂肪分解(異化)を促進する.グルカゴンは生体にとってはインスリンがエネルギーの貯蔵ならば,グルカゴンはエネルギーの放出ということになる.

また,グルカゴンが大量に存在する場合には,インスリン濃度を高めたり,副腎髄質を刺激してアドレナリンの分泌を促進,心臓に対してカテコラミン様の強心作用を有することもある.

6) 成長ホルモン(GH)

成長ホルモン(growth hormone:GH)は下垂体前葉から分泌され,その分泌は視床下部の成長ホルモン放出因子により促進される.一方,視床下部 - 脳下垂体神経分泌系で産生されるソマトスタチン(somatostatin,別名GIF)により成長ホルモン放出の抑制支配を受けている.

出血や外傷などの侵襲によって分泌は亢進する.他には,低血糖,血中脂肪酸濃度低下,高アミノ酸血症,精神的ストレス,運動などでも分泌が高まる.

エネルギー代謝においては,種々の組織でアミノ酸の分解を抑え,肝や筋でのタンパク質の生合成を促進させ,また,脂肪分解を促進し,血糖上昇に関与している.インスリンに対しては,その作用は一般に拮抗性を示す.

4. 侵襲刺激の感知受容器

生体に加わる侵襲には,局所損傷による痛みをはじめとした炎症,循環血液量の減少による血圧低下,低血糖,体温の変化,細菌毒素,不安や恐怖などがある.生体は,これらの侵襲刺激が加わると,侵襲の種類や程度によって違いはあるが,それぞれに相応した侵襲刺激を感知する受容器が存在する.

1) 痛み刺激を感知する侵害受容器

生体は,外科的手術などの組織損傷が加わると,それが侵害刺激となって痛みを発生する.これは,侵害受容性の痛みといって,外部または内部から侵害刺激が加えられ,その刺激によって侵害受容器が興奮したときに起こる.侵害受容器は,全身に分布する自由神経終末に備わっており,痛み刺激に敏感に反応する.痛み刺激は,末梢の神経末端から脊髄神経から延髄,大脳皮質,視床下部に伝えられ痛みとして認識する.

この痛み刺激は,視床下部の交感神経中枢を介して,最終的に副腎髄質を刺激して,ストレスホルモンといわれる内因性カテコラミン(アドレナリン,エピネフリン)を分泌する.ちなみに,もう1つのカテコラミンであるノルアドレナリン(ノルエピネフリン)は交感神経の末端から分泌する.また,視床下部から下垂体に作用してACTHを放出し,副腎皮質に作用して副腎皮質ステロイドホルモン(コルチコステロイド)を産生する.

一方,この痛み刺激は,損傷組織や他の周辺組織,免疫炎症細胞(好中球,マクロファージ)などからブラジキニン,プロスタグランジン E_2,セロトニン,ヒスタミン,ロイコトリエン,炎症性サイトカイン(IL-1,IL-6,IL-8,TNF-α など)の内因性発痛物質といわれるケミカルメディエータを遊離,産生させ,発痛作用をもたらす.またこれらのなかには,発痛作用だけではなく,血管拡張や血管透過性亢進の主因として炎症反応に強く関与している.さらには凝固線溶系にも強い影響を与えている.

2) 循環変動を感知する圧受容体,張力受容体

生体には,動脈圧受容体反射と心肺圧受容体反射によって構成されている血圧変化に反応する**圧受容体**(baroreceptor),または**張力受容体**(stretch receptor)と呼ばれる圧反射シス

テムが存在する．前者の受容体は高圧循環系として頸動脈と大動脈弓部付近にある．後者は低圧循環系として大静脈－右心房の接合部と肺動静脈－左心房の接合部にあり，容量受容体ともいう．また，後者と同様に腎（傍糸球体装置の輸入細動脈）にも低圧循環系の受容体がある．

これらの受容体は伸展刺激によって，交感神経系の抑制，迷走神経系の緊張を引き起こす．血圧上昇時，また循環血液量増加時には交感神経の抑制と迷走神経系の緊張が生じ，血圧低下，循環血液量減少時には交感神経の緊張，迷走神経系の抑制が起こる．

例えば，血圧が急激に低下したら，心臓を支配している交感神経を興奮させ，逆に副交感神経の興奮を抑制することで，心拍数，心収縮力を増加させ，心拍出量の増大を得る．同時に血管収縮性の交感神経を興奮させて，末梢血管抵抗の増大をもたらし，血圧の上昇を期待する．このときに心拍数の上昇が起こるが，これを反射性頻脈と呼ぶ．

次に，**心肺圧受容体**（容量受容体, volume receptor）の働きをみてみよう．流入する血液量が減少すれば，心房などの張力が低下するので，反射的に腸管領域の毛細管の前後の血管収縮を起こして，血管抵抗を増すことによって中心静脈への血液還流量を増加し，血流量を回復させようとする．同時に脳下垂体後葉から分泌される抗利尿ホルモン（ADH, バソプレッシン：VP）の分泌を促進して，利尿を抑制して細胞外液量（循環血液量）を増加する．

腎においては，腎糸球体内圧の低下（血圧が60〜70 mmHg以下）を感知した場合に，水・電解質の調節と血圧の調節をするが，両者を両立できない場合は，水・電解質調節（血清電解質濃度の維持）を優先させる．

さらに，視床下部には浸透圧受容器があり，血漿浸透圧の変動で感知して，浸透圧が高いと口渇による飲水行動を引き起こし，ADHを放出，浸透圧が低いとADHの放出を抑制，分解促進をする．

3）呼吸変動を感知する化学受容体

呼吸に関しては，体液中の酸素，二酸化炭素などを一定範囲内に保つために行う換気活動を制御する化学受容体がある．換気量の制御は，圧受容器のある大動脈，総頸動脈に隣接する直径1mm程度の末梢性化学受容体がそれである．動脈の化学受容器の反射は，低酸素の状態を感知して，動脈血の酸素濃度を適正化することが主な働きである．

したがって，反射としては呼吸数と1回換気量を増加させて，分時換気量と酸素摂取の増加を得るわけである．この化学受容器は動脈血CO_2濃度やpHの上昇によっても興奮するが，その程度は極めて弱い．そして，この受容器は生体が正常な場合には，ほとんど興奮することはないが，ひとたび酸欠のような低酸素状態となると緊急的に興奮し始める．このとき同時に**図5**のような循環反応も起こすが，血圧だけは大きな変化を起こさない．

しかし，血圧が70mmHg程度以下となった場合には，この受容器への灌流が低下するので，上記の動脈圧受容器とともに反射を起こし，2つのコラボレーションで緊急事態に立ち向かう．

一方，延髄にある中枢性化学受容体などの体内センサーを駆使して，体液中の酸素，二酸化炭素の量をモニターし，横隔膜，肋間筋などの呼吸筋を制御している．

VII 生体侵襲と体液・水分・電解質変化

1. 正常な体液分布と移動

通常，体内での体液移動は濾過，拡散，浸透

圧，膠質浸透圧の仕組みよって営まれている．ここでは，血管透過性亢進が起こる前の正常な状態での体液移動の一部を概説する．一般的に成人の体液区分は，体重の約60％が全体液量で，そのうち約40％が細胞内液（ICF），残りの約20％が細胞外液（ECF）である．さらに，20％の細胞外液の約15％が組織間液（ISF），約5％が血漿（血管内液，循環血液量）に配分されている．これらの各区分体液は，交通しながら，一定の均衡を維持している．

さて，そこで血管内と血管外の体液移動と交換はどのようして行われているかというと，それはフランク・スターリングの法則でおおよそ説明が可能である．正常な細動脈圧は32〜35mmHg，細静脈圧は5〜15mmHg程度である．この圧は，血管内にかかっている体液圧（静水圧）である．一方，血管内の血漿にはアルブミンを主とした膠質（コロイド）が存在しており，それ自体が約25〜28mmHgの浸透圧（膠質浸透圧，コロイド浸透圧：COP）を有している．この膠質浸透圧は，血管内でナトリウム（Na）や水などを血管外に漏出しないように引きつけており，タンパク濃度により浸透圧そのものは変化するものの，動静脈内ともに差はない．それ以外にも，組織圧や組織膠質浸透圧が発生しているが，それは無視してもよい範疇である．

重要な点は，細動脈圧と膠質浸透圧の較差が10mmHgで，細静脈圧と膠質浸透圧較差10mmHgであることである．つまり，細動脈圧の血管外に押し出そうとする圧力（濾過力）のほうが，血管内部の引きつけておこうとする圧力（浸透圧）よりも上回っているわけである．一方，細静脈側では，逆の現象が起きている．

したがって，細動脈から押し出された体液は，血管外の組織間液として，組織間液は細静脈へ膠質浸透圧の引きつける圧によって，血管内（細静脈側）へ移動する．それ以外の移動は，リンパ管を介して静脈角から大循環に戻っていく．

これらの細胞外液の交通量は，なんと1分間に2〜3Lにものぼる．

では，体液区分と普段行っている輸液について考えてみよう．例えば，仮に尿が出ないと仮定した場合に，成人の患者に5％のブドウ糖液を600mL輸液したら，その600mLはどこにいくのだろう．前述した体液区分の比率を思い出してほしい．答えは，細胞内液400mL，細胞外液200mL（血管内50mL，組織間150mL）になる．5％のブドウ糖液は，ブドウ糖が代謝されたらいわゆるただの水ということになる．すなわち，体液区分に準じた配分がされる．

また，通常はそんなことはしないが400mLの血管内体液の損失を補充するための仮に5％のブドウ糖液を用いたら，どのくらいの量を輸液しなければならないのだろうか．その答えは，4,800mLということになる．

乳酸加リンゲル液（ラクテック®）では，どうだろうか．答えは1,600mLになる．ラクテック®は細胞外液とほぼ同じ浸透圧を有するので，細胞内液までは浸透しない．したがって，組織間と血管内の体液区分比率が3：1なので，血管内に400mLを補充するには，全部で目的補充量の4倍相当のラクテック®が必要になる．

2. 侵襲時の体液・電解質移動

このような仕組みによって営まれている体液移動であるが，生体は組織に対して外科的手術などの損傷を受けると，出血，創面からの不感蒸泄による体液の減少が生じるばかりではなく，機能的細胞外液の分布そのものが変化する．それは，結果的に機能的細胞外液の減少として現れる．その内幕は，ケミカルメディエータ（化学伝達物質）と呼ばれるヒスタミン，ブラジキニン，プロスタグランジンE_2，ロイコトリエンなどが産生されることによって，血管内皮細胞の開大と膨化が生じて血管の透過性が亢進す

るからである．その程度によって，サードスペースにシフトする体液量も異なる．

サードスペースは，厳密にはセカンドスペースである組織間隙のなかのいずれかの間隙に便宜上表現した第3の空間を意味しており，そこに非機能的細胞外液（浮腫）として存在することになる．ちなみにファーストスペースとは細胞内間隙を指す．

ナトリウム（Na）は水を引きつける性質をもっており，血管透過性亢進が起こると，ナトリウムに引きつけられた水がナトリウムとともに大量に血管外にシフトしていくことになる．さらに著しい開大が生じると，普段はほとんど通り抜けない膠質浸透圧を形成しているタンパクさえも移動してしまう．その際，タンパクはナトリウムと水を引きつけながら血管外に体液を移動する．これが侵襲時の浮腫として観察される．

これらの反応が山場をすぎていくに従い，貯留していた浮腫液は細静脈やリンパ管などを介して血管内にシフトし，利尿期を向かえる．一般に浮腫の成り立ちは，急性左心不全のような肺静脈の血管内圧が高くなって，血管内の体液が漏出してくる場合と，血管の透過性が亢進して血管内の体液が浸出してくる場合があり，組織損傷などの侵襲によるものは後者によって起こる．

生体は血管の透過性が亢進する一方では，細胞外液を体内に保持する作用も働く．侵襲に対して生体反応のなかで，最も顕著な反応が細胞外液を体内に保持しようとする変化である．例えば，外科的侵襲を負った患者は，循環血液量の減少，血圧の低下が刺激となってADHの分泌が亢進する．さらにはレニン-アンジオテンシン-アルドステロン系も賦活化して，腎尿細管におけるナトリウムと水分の再吸収が促進し，体外に尿，ナトリウムの排泄を低下させ，また，消化管への水分排泄などの抑止反応も作動する．

侵襲時にナトリウムと水分を保持する仕組みは，1つには循環を維持するための水分維持のためである．また，カリウムや水素イオンを細胞内，体外へシフトさせて，血液，細胞外液をアルカローシスに傾けて侵襲時に起こりやすいアシドーシスを防ごうとする合目的的反応を示している．

VIII 炎症と血管透過性亢進

1. 炎症の第1期

生体組織は炎症刺激を受けることにより，最初はその付近の細動脈がほんの数秒の間は収縮し，その後まもなく毛細血管から細静脈の拡張，次いで細動脈が拡張し，血流が増加する．

細動脈の収縮開放から毛細血管が開通し，細静脈まで血液が充満して，いわゆるうっ血した状態となる．そして，細動脈はさらに拡張し，血管内は充血状態となる．この状態のとき，炎症の発赤，熱感として認識される．

その後，まもなく血管透過性が亢進し，血漿等の血液の液体成分が漿液として滲出し，炎症性水腫（浮腫）となり，この時期を炎症の第1期としている．

2. 炎症の第2期

次いで白血球が血管内皮に接着し，血管外へと滲出し，炎症刺激となっている場所へ移動する．この移動をchemotaxis（化学走性, 遊走性）という．初期に滲出するのは好中球であり，ついで単球（マクロファージ），リンパ球である．これらが起炎物質の波及を防ごうとする．この時期を炎症の第2期という．

§ ❶ 生体侵襲理論　53

3. 炎症の第3期

　急性炎症は刺激となる因子がなくなると回復していく．炎症の結果，損傷を受けた部位は肉芽の形成や血管の新生により回復の方向に進んでいき，この時期が第3期である．この刺激が長期に存在すると慢性炎症となる．

　炎症時には，肥満細胞や血小板などから放出されるヒスタミンなどにより，局所の血流が増加し発赤や熱感が生じるくらいの血管の拡張，血漿中の補体，抗体，凝固因子，キニンなどが，組織に漏出して，腫脹・浮腫や痛みが生じるほどの血管透過性の亢進が起こり，貪食細胞の好中球，単球（マクロファージ）の順で，起炎物質が存在する場所まで，遊走・浸潤が起こる．

　炎症時の血管収縮と拡張は，神経系の反応以外にヒスタミン，セロトニン，ブラジキニン，プロスタグランジンE_2，一酸化窒素（NO）などのケミカルメディエータが血管内に放出し，それぞれの作用を発揮する．

　例えば，炎症の初期段階では，ヒスタミンが肥満細胞から放出される．ヒスタミンは炎症局所の細動脈，毛細血管，細静脈の血管を拡張させ，血流を増加させ，熱感や発赤が生じる．また，キニン類（ブラジキニン）は，血管透過性亢進作用（ヒスタミンの15倍）があり，組織を腫脹させ，浮腫を生じさせ，一方では痛みを発現する．ブラジキニンは，血管内皮細胞の破壊に伴い，血液凝固の第XII（ハーゲマン）因子が活性化されて，カリクレイン-キニン系から産生される．

　アラキドン酸から放出されたプロスタグランジンE_2は細動脈を拡張させ，局所の血流を増加させ，発赤や熱感をもたらし，また，痛みもきたすとともに，ブラジキニンによる痛み作用をも増強する（図8）．プロスタグランジンE_2は単球（マクロファージ）からも産生され，種々の効果を発現する．ちなみに発熱は，内因性発熱物質（endogenous pyrogen）であるIL（インターロイキン）-1，TNF-α（腫瘍壊死因子），IL-6，IFN（インターフェロン）-γにより，視床下部の血管内皮細胞がプロスタグランジンE_2を産生することによって起こる．さらに，プロスタグランジンE_2は，NOとともに血管透過性を亢進させる（血管内皮細胞のアクチン

図8　炎症による局所反応

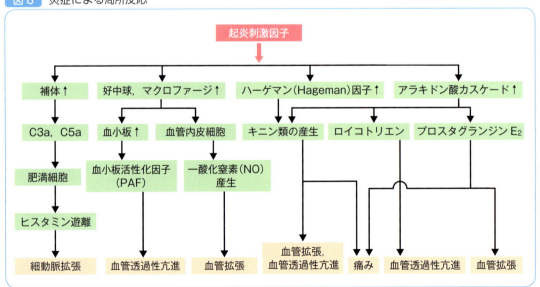

が収縮する）ことによって，血管内皮細胞の間隙の拡大，膨化が起こり，全身の血液中から好中球を中心とした白血球を局所に浸出させて，血漿などの防御因子を局所に漏出させ，腫脹，すなわち浮腫を生じさせる．

サードスペースに貯留した非機能的細胞外液，つまり死蔵された体液である浮腫液は，循環系の正常化，タンパク濃度の適性化した状態であれば，細静脈から血管内へ，リンパ管から大循環へ再分配する．急激的に生じたサードスペースの過剰な水の再分配は，細静脈経由よりも，リンパ管経由のほうが増加する．血管内へ戻ってきた体液は循環血液量を増加させ，この変化に相応する腎機能ならば，尿量が増える．しかし，戻ってくる水量を適切に処理しきれないと，患者の予備能によっては，心不全，肺うっ血や肺水腫に陥ってしまうこともある．

一般に，この時期を**利尿期**，**リフィリング**（refilling，補充，再分配）**期**と呼んでいる．この現象は，個体差は多分にあるが，侵襲を受けてから約24〜72時間後の間である．侵襲からこの時期，尿には電解質であるカリウムも多く含まれるので，カリウムをはじめ電解質の調整が大切になる．

Ⅸ 生体侵襲と免疫反応

1. 免疫とは？

免疫（immunity）とは，生体内に侵入した微生物や異物，あるいは，生体内に生じた不要物質，病的細胞，病的物質などを非自己として認識し，免疫細胞系の相互作用によって，非自己物質を排除し，生体の恒常性を維持しようとする生体反応である．

一般に，免疫は毒素などの高分子タンパク質

や，体内に侵入した病原体を排除するための機構として働くが，特に病原体微生物による感染から身を守るための感染防御機構（感染防御免疫）のことを指す場合が多い．感染に関連した防御免疫は，体内に侵入する細菌（バクテリア）やウイルスなどを妨害する障壁を構築，維持することで生体を防御するシステムである．

一方，発赤，熱感，腫脹，痛み，機能障害を特徴とする**炎症**（inflammation）は，生体の身体細胞を侵す刺激に対して，白血球等の化学的因子が発生することで，局所を犠牲にして全身を守るという免疫学的なシステムの1つである．つまり，免疫反応は，必ずしも病原微生物やそれによる感染の存在がなくても起こるということである．例えば，外科的操作によって，損傷を受けた組織が発生すれば，生体内では好中球や単球（マクロファージ）などの白血球が活性化し，炎症性サイトカインを産生する現象もその1つである．一般にSIRSの本体は主に高炎症性サイトカインの状態とされている．これらの反応は，バクテリア，外傷，毒素，熱，またはその他の原因によって組織が損傷した場合に同様の反応を生じる．

免疫応答には大きく分けると2つの反応がある．1つは自然免疫（先天免疫）で，同じ抗原に出会っても反応性の質は変わらない．2つ目は獲得免疫（適応免疫，後天免疫）で，それぞれの病原体や異物に対して特異的な反応を示す．獲得免疫における反応性は徐々に精度を増し，病原体や異物の免疫学的特性を記憶して，再度その同一抗原に出会ったときには，その抗原の記憶を手がかりに効果的に排除しようとする（**表7**）．

免疫応答は，主に白血球系の細胞によって営まれている（**図9**）．また，サイトカインは，これらの細胞や他の細胞から分泌，産生される．

侵襲時の急性相反応は，急性炎症によって起こっており，その時期の主軸となっている免疫

表7 免疫機構の構成要素

自然免疫	獲得（適応）免疫
非特異的な反応	感染源と抗体の特異的な反応
感染源との接触で即最大効果を発揮	接触から最大効果までは時間がかかる
体液性で細胞が仲介する	体液性で細胞が仲介する
免疫記憶なし	接触により免疫記憶を形成
ほぼすべての生物でみられる	高度な脊椎動物でのみみられる

図9 白血球の構成成分

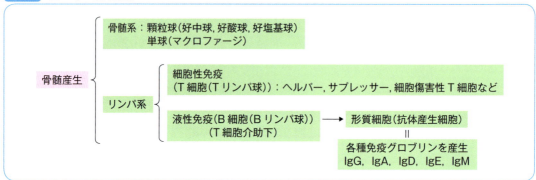

応答は自然免疫である．自然免疫の担い手は，主に食細胞（貪食細胞）と呼ばれる単球（マクロファージ：血中の単球が組織や体腔に出てマクロファージになるといわれている），多形核白血球（主に好中球）などである．

組織損傷や感染によって炎症が起こると，ヒスタミン遊離を感知した単球が，必要に応じて組織内に移行し（化学走性による血管外遊走），組織内マクロファージとなって標的を食作用によって分解する．一方，好中球は，マクロファージと同様に組織内に移行し，食作用を発揮する．

炎症時には，免疫細胞の組織内移行をサポートするために血管透過性の亢進が起こっているが，これだけでは白血球が血管内壁に着陸して，血管外に浸潤することはできない．つまり，白血球自身が血管内壁に接着しなければならない．

そこで，急性炎症の際には，血管内皮細胞は，炎症組織からのTNF-αやIL-1などのサイトカインによる刺激を受けることにより，血管内皮細胞の表面にE-セレクチンという接着因子が発現し（この反応は，数十秒〜数分で起こる），血液中の白血球が，特に細静脈の血管内皮細胞に粘着（接着）しやすくなる．

一方，白血球は表面にセレクチンリガンド（鍵）をもっている．これによって，白血球は，セレクチンを発現した血管内皮細胞と接触し，血管の表面を転がるようになる（**ローリング現象**）．

しかし，このときはまだ弱い接着なので，白血球は血管内皮細胞や炎症組織からのIL-8などのサイトカインにより活性化され，最初よりしっかりした接着因子（インテグリン〈LFA-1やVLA4〉）が発現する．血管内皮細胞のほうでは，白血球からの接着因子発現のサイトカインシグナルを受けて，表面にインテグリンリガンド（ICAM-1），遅れてVCAM-1が発現し，それぞれに強い接着結合（sticking）する．このとき，白血球は平らに変形して血管内皮細胞

と強く接着する．そして，白血球は，血管内皮細胞間を遊走（潜り抜けて：transmigration）して，組織内の炎症巣へ浸潤していく．

白血球の粘着性亢進は，侵襲後数分後から細静脈の血管内皮細胞で起こり，15 〜 30 分後に増強するといわれている．白血球の粘着性亢進は数時間後にピークに達し，約 20 時間後には，白血球の粘着性亢進は消失する．

食細胞は最終的には死に至る．死んだ組織，死んだバクテリア，さらに生きている食細胞と死んだ食細胞の集まったものが膿として観察される．

2. 生体侵襲とサイトカイン

1）サイトカインとは

侵襲時には神経−内分泌ホルモンの賦活化による反応に加えてサイトカイン（cytokine）を中心とした免疫性化学因子による炎症反応がある．

サイトカインとは，細胞（サイト）と作動性因子（カイン）の造語である．

産生細胞は，リンパ球（T 細胞，B 細胞，大顆粒リンパ球），マクロファージ（単球由来），血管内皮細胞，線維芽細胞，好中球などの多くの異なる細胞から産生され，それらを総称してサイトカインと呼んでいる．

サイトカインの多くは，作用機序による命名されているが，異なったものが作用が同じなために同じ名前で呼ばれたり，同一のものが複数の作用をもつため，異なった名前で呼ばれている．このような混乱を避けるために，遺伝子が同定された場合に**インターロイキン**と呼び，それぞれに番号をつけている（**表8**）．

サイトカイン群のうち，白血球の遊走作用があるものでお互いに類似した構造のものをケモカインとも呼ぶ．それには好中球遊走のケモカインとリンパ球，好酸球遊走のケモカインがあり，例えば**インターロイキン -8（IL-8）**は前者のケモカインである．現段階でのサイトカインの機能的分類を示す（**表9**）．

表8 インターロイキン（IL）

IL-1	マクロファージ分泌→急性期反応を誘導
IL-2	T 細胞分泌→T 細胞の増殖・分化を促進．がんの免疫療法
IL-3	T 細胞分泌→骨髄幹細胞刺激
IL-4	B 細胞増殖，T 細胞・肥満細胞の分化に関与．アレルギー反応
IL-5	B 細胞刺激→IgA を産生，好酸球刺激
IL-6	マクロファージ刺激→急性反応誘導
IL-7	B 細胞，T 細胞，NK 細胞の生存，分化，ホメオスタシスに関与
IL-8	好中球の走化性を誘導
IL-9	肥満細胞を刺激
IL-10	Th1 サイトカイン産生阻害
IL-11	急性期タンパク質産生
IL-12	NK 細胞刺激→Th1 細胞誘導
IL-13	B 細胞の増殖と分化を刺激，Th1 細胞を阻害，マクロファージの炎症性サイトカイン産生促進
IL-17	炎症性サイトカイン産生誘導
IL-18	インターフェロン - γ 産生誘導

§ ❶ 生体侵襲理論　57

表9 サイトカインの機能的分類

インターロイキン （Interleukin（IL）：インターリューキン）	白血球が分泌し免疫系の調節に機能する．現在30種以上が知られる．同様に免疫系調節に関与するもので，リンパ球が分泌するものをリンフォカインという．また単球やマクロファージが分泌するものをモノカインということもある．
ケモカイン（chemokine）	白血球遊走の誘導．
インターフェロン （Interferon：IFN）	ウイルス増殖阻止や細胞増殖抑制の機能をもち，免疫系でも重要である．
造血因子	血球の分化・増殖を促進．コロニー刺激因子（Coloney-Stimulating Factor（CSF）：マクロファージを刺激），顆粒球コロニー刺激因子（Granulocyte-(G-)CSF），エリスロポエチン（Erythropoietin（EPO）：赤血球を刺激）などがある．
細胞増殖因子	特定の細胞に対して増殖を促進する．上皮成長因子（EGF），線維芽細胞成長因子（FGF），血小板由来成長因子（PDGF），肝細胞成長因子（HGF），トランスフォーミング成長因子（TGF）など．
細胞傷害因子	腫瘍壊死因子（TNF-α）など．細胞にアポトーシスを誘発する．
アディポカイン	脂肪組織から分泌されるレプチン，TNF-αなどで，食欲や脂質代謝の調節にかかわる．
神経栄養因子	神経成長因子（NGF）など，神経細胞の成長を促進する．

2）サイトカインの役割

サイトカイン群のうち，主として免疫系細胞への作用を担っている物質群を**リンホカイン，インターロイキン**と呼ぶこともある．性質としては，全身的に作用する内分泌機能としての活性は，あまり強くはない．その結果，行動範囲は微小環境に限られており，免疫応答などでみられるような細胞間相互作用（細胞間作用）の担い手としての合目的的な活性を備えている．つまり，情報伝達因子の役割を担っているといえる．通常，サイトカイン相互の情報システムのことを「**サイトカインネットワーク**」などと呼ぶ．

内分泌ホルモンとの根本的相違は，内分泌ホルモンは産生細胞と標的細胞が決まっているのに対して，サイトカインは産生細胞も標的細胞が多彩であり，時として産生細胞が標的細胞ともなりうる．**表10**にその特徴をまとめたものを提示する．

侵襲時における急性相反応は，このサイトカインネットワークが密接に関与していることが明らかとなってきた．神経内分泌反応にも影響

表10 サイトカインの特徴

❶ 糖タンパク液性因子 humoral factor または humoral mediator

❷免疫応答や炎症の調節（情報伝達の役目）

❸局所的，一時的産生

❹微量で作用

❺サイトカインネットワークを形成する

を与えつつ，また，相互に協働しながら生体反応を修飾している．通常，損傷を受け炎症を惹起した局所では，免疫担当細胞の活性化による特異抗体の産生，補体の活性化，免疫担当細胞による効果作用で白血球の機能の促進，補助が行われている．この過程で，種々の免疫担当細胞，炎症関連細胞から産生される「炎症を促進する（炎症性）」，あるいは制御する（抗炎症性）サイトカインが極めて重要な役割を果たしている．

炎症部位においてサイトカインに活性化されたマクロファージは，補体，さらには自身がサイトカインを分泌する．例えば，産生分泌され

たインターロイキン（IL-6，IL-1など）は肝細胞に作用し，CRPなどの急性相反応物質の合成を促進する．また，IL-8はエンドトキシンの刺激やTNF-α（腫瘍壊死因子），IL-1などにより誘導され，好中球の遊走作用と活性化作用を有し，損傷組織の局所において異物排除や組織の修復に重要な働きをしている．

3）SIRSからMODSへ

侵襲の程度が強度の場合には，生体反応は局所から全身に波及していくことになる．この病態を**全身性炎症反応症候群**（systemic inflammatory response syndrome：**SIRS**）という．SIRSの診断基準はMODSの項に示しているが，体温，脈拍数，呼吸数，白血球数の4項目からなるシンプルなものである．

SIRSは，体内のマクロファージ，好中球，リンパ球などの白血球がどこかの重要臓器へ集まり，生体にとって不利益なものを攻撃する準備態勢をとっていて，生体防御能として高い状態だといえる．この状態にさらに次の侵襲，例えば感染が加わると，白血球は生体の臓器へ攻撃を始める．これが複数の臓器で起こった状態が，**多臓器障害症候群**（multiple organ dysfunction syndrome：**MODS**）である．

つまり，手術などの最初の侵襲が1番目のアタック（first attack）で，2番目のアタック（second attack）ということができる．最初のfirst attackの程度が大きいほど，次のsecond attackを起こしやすく，また，その反応も過剰な反応となる．しかし，SIRSが高免疫能の状態とはいえ，最初の侵襲度が高い場合には，患者は易感染性の状態におかれていることに他ならない（図10）．

4）炎症性サイトカインによる生体反応

生体に組織損傷が加わったり，病原体や異物が侵入すると，視床下部−下垂体−副腎系（内分泌系）が活性化する（図11）．

この変化に影響を与えているのは，いわゆる免疫細胞（単球＝マクロファージ，好中球，リンパ球など）から産生分泌されるサイトカイン

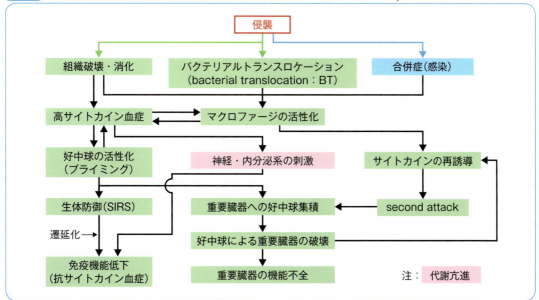

図10 侵襲後の臓器障害の発生機序―サイトカインとsecond attack theory

（小川道雄：侵襲に対する生体反応とサイトカイン．外科治療 **67**：574-581，1992．より一部改変）

である．このサイトカインが内分泌系を刺激する．刺激を受けた内分泌系は，カテコラミンのようなストレスホルモンや副腎皮質ホルモンを分泌し，循環・代謝機能をはじめとした生体の重要な諸機能の恒常性を維持しようとする（図12）．

侵襲時において最初に産生されるサイトカインは，炎症性サイトカインと呼ばれるTNF-α，IL-1，IL-6である．これらのサイトカインは，多くの機能をもち合わせた多様性物質である．

例えば，血管内皮に作用し，炎症病巣へ白血球を到達させるための環境を促進させる（炎症促進，血管透過性亢進）．また，炎症が沈静化してきた頃には，組織修復にも作用する．

一方では，ベッドサイドで頻繁に観察される発熱にも関係している．活性化された免疫系細

図11 侵襲による全身反応

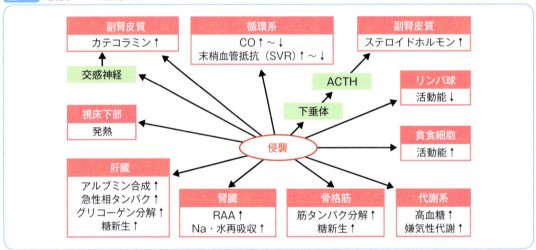

（樽井武彦・他：生体反応の発動機序．外科 69（7）：751-756，2007．より）

図12 サイトカインによる生体反応

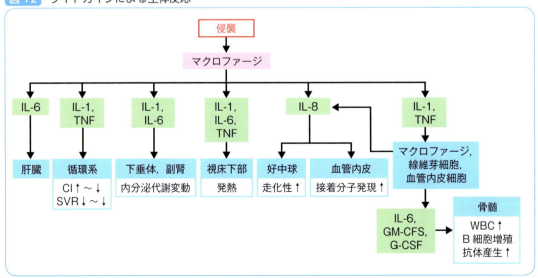

（樽井武彦・他：生体反応の発動機序．外科 69（7）：751-756，2007．より一部改変）

胞から放出された先のサイトカイン類が脳内視床下部の血管内皮細胞に作用すると，内皮細胞内でプロスタグランジン合成酵素群が産生される．この酵素群の働きによってプロスタグランジン E_2 という物質が産生される．内皮細胞内で産生されたプロスタグランジン E_2 は脳組織のなかへ拡散し，視索前野と呼ばれる体温調節中枢にある神経細胞の表面にある EP_3 と呼ばれる受容体に作用する．このことによって，発熱（体温上昇）にかかわる脳内の神経回路が活性化する．その結果，一連の過程を経て，末梢（骨格筋）での熱産生（戦慄）反応や放熱抑制（皮膚血管収縮）反応が起こっている．

ちなみにアスピリンに代表される市販の非ステロイド性解熱鎮痛薬の多くは，プロスタグランジン E_2 合成酵素群の中のシクロオキシゲナーゼ（COX）と呼ばれる酵素の働きを阻害することで，プロスタグランジン E_2 を合成させないようにして発熱のメカニズムを抑えている．

炎症性サイトカインが産生された後には，引き続いて炎症性サイトカインの産生に抑制的に作用する IL-10 などが産生されることも報告されている．この抗炎症性サイトカインの産生は，侵襲に対して防御的に，また創修復に作用する炎症性サイトカインが過剰になりすぎて，生体にはとっては破壊的に作用しないようにするためともいわれている．しかし，この抗炎症性サイトカインの作用が，炎症性サイトカインの作用より勝って，かつ遷延してしまうと，生体の免疫防御能が低下し，感染の遷延や新たな感染症を発症し，さらには臓器障害へ進展する可能性も高くなる．

抗炎症性サイトカインが炎症性サイトカインより優位な状態を**代償性抗炎症反応症候群**（compensated anti-inflammatory syndrome：**CARS**）とも表現することがある．また，SIRS と CARS が同時，あるいは繰り返して起こる **MARS**（mixed antagonistic response syndrome）なる概念も提唱されている．

侵襲時に副腎皮質ホルモンが過剰に分泌され続けると，炎症を起こしている病巣の反応を沈めるだけでなく，サイトカインを放出している免疫細胞に働きかけてサイトカインの放出を抑えるようになる．このような働きを「**負のフィードバック**」という．このような状態が優位になると免疫能そのものが低下するので，生体は易感染性の環境にさらされることになる．

クリティカルケアの臨床現場で遭遇する最も多いケースは，侵襲によって高サイトカイン血症（SIRS）の状態となっている時点から，感染などの新たな侵襲を受けると急性呼吸窮迫症候群（ARDS）などを合併し，急激に全身状態が悪化してしまい，行き着くところは MODS というパターンをたどる．

生体は，最初の侵襲（組織損傷などの first attack）によって組織破壊や消化が起こると，損傷を修復するため生体防御系が作動する．このときサイトカインは同時に好中球をプライミングして重要臓器に集積させる．この状態が SIRS ということになる．このときに新たなる合併症が起こるとサイトカインの再誘導が起こる．そのサイトカインは重要臓器に集積した好中球に作用する．その結果，好中球はそこに異物，異種タンパク，細菌などが存在しないにもかかわらず，自身の短い生命をかけて強力なタンパク分解酵素（エラスターゼ，プロテアーゼ）を分泌して，血管内皮から臓器を攻撃して臓器不全を惹起することが考えられている．このような説を second attack theory と呼んでいる（**図 10** 参照）．その代表例として，いまだ予後が悪く，メカニズムが十分に解明されていない ARDS があげられる．

おわりに

　過大侵襲に苛まれた患者の生体反応は，非常にダイナミックでありサイレントでもあり，外部からみても非常によくわかる場合もあれば，少しもうかがい知れないことさえもある．また，そのメカニズムは複雑で繊細，あるいは，脆弱的，不安定性でもある．

　侵襲が加わったときの生体反応は，生体内で複雑多岐にわたる変化を繰り広げながら，表からは侵襲後の痛み，全身虚脱，血圧・心拍数の変調，呼吸促迫，高血糖，末梢皮膚の浮腫，尿量低下，発熱，発汗，冷感などとなって確認されることもある．一方，検査データなどから心拍出量の変調，血管抵抗の変調，栄養障害，免疫能低下，凝固線溶異常，電解質異常，体液分布異常などをある程度推論することもある．しかし，このような変化は，生体のなかで起こっている変化に対する反応の表面にしかすぎない．つまり，生体内部の細胞，組織では計り知れないような環境の変化が生じていて，患者はそれをできるだけ元の状態に戻そうと全身の機能をフル回転させているに違いない．おそらく，この働きはコンピューターネットワークなど比べものにならないくらい複雑なはずである．

　したがって，臨床においては過大な侵襲を受けた患者をトータルアセスメントし，患者の状態に相応したケアを提供するためには，侵襲下のメカニズムを細胞，組織レベルから理解することが必要である．

[引用・参考文献]
1) 小川道雄：侵襲に対する生体反応とサイトカイン．外科治療 **67**：574-581，1992．
2) 樽井武彦・他：生体反応の発動機序．外科 **69**：751-756，2007．
3) 小川道雄：新・侵襲とサイトカイン―生体防御と生体破壊という諸刃の剣．p55，メジカルセンス，1999．
4) 松浦成昭・他：炎症免疫反応．救急医学 **30**：1008-1014，2006
5) 村田厚夫：サイトカインとは．救急医学 **26**：1787-1791，2002．
6) Playfair JHL, Chain BM著，田中伸幸訳：一目でわかる免疫学，第4版，メディカルサイエンスインターナショナル，2007．
7) 小林国男：侵襲と生体反応．標準救急医学，pp16-25，医学書院，1994．
8) 小川道雄：侵襲に対する生体反応と臓器障害．p106，メジカルセンス，2004．
9) Moore FD: The metabolic care of the surgical patient. Saunders, Philadelphia, 1959.
10) 大川浩文，石原弘規：神経・内分泌反応．救急医学30(9)：1003-1007，2006．
11) 本郷利憲，廣重力監，豊田順一・他編：標準生理学，第5版，医学書院，2000．
12) 新井盛夫：DIC診断の実際．DIC―病態の解明と治療の最前線，pp113-119，アルタ出版，2000．
13) 古賀震：最近注目されている凝固線溶分子マーカー．救急医学 **28**(7)：823-831，2004．
14) 高橋芳右：DICの病態の多様性と診断・治療のあり方．DIC―病態の解明と治療の最前線，pp55-66，アルタ出版，2004．
15) 岡嶋研二：播種性血管内凝固症候群―診断と治療への新しいアプローチ．医学書房，1998．
16) 道又元裕：凝固・線溶系障害とケア．クリティカルケア看護学，pp78-84，医学書院，2008．

MEMO

第2章　生理的欲求とケア　　　　　　　　　　　　　　　　　　　　　　　　高橋 道明

急性呼吸障害

はじめに

呼吸障害は「生理的欲求」[1]の段階で大きな影響を及ぼす．肺炎や急性呼吸窮迫症候群（ARDS），喘息，慢性閉塞性肺疾患（COPD）急性増悪など各種疾患によって呼吸状態が悪くなると，人工呼吸器によるサポートが必要になる場面も多い．読者のなかには実際にそうした対象をケアしているだろう．こうした呼吸が障害されている患者を皆さんはどのようにみているだろうか．

本項では，呼吸障害を理解してケアを行うために，ガス交換（酸素化・換気）と呼吸仕事量をキーワードにして考えていく．

I 呼吸障害の導入

呼吸障害を起こしている患者を理解するうえで重要になるのは，ガス交換と呼吸仕事量である．患者の日常生活を支援していく役割をもつ看護師にとって有用な視点である．ここからはクリティカルケアで多く出会うだろうARDSとCOPD急性増悪を取り上げながら，呼吸障害について考えていく．

1. 呼吸のポイントとなるキーワード

1) ガス交換

呼吸を一言で表現するとガス交換である．ガス交換は体内に酸素（O_2）を取り入れる酸素化と，体内の二酸化炭素（CO_2）を排出する換気によって行われる．O_2やCO_2の問題は外呼吸における取り込みと排出の問題もあるが，細胞とヘモグロビンの間で受け渡しがされる内呼吸における問題となることを意識しておく．

2) 呼吸仕事量

ガス交換を行うためには仕事をする必要がある．ここでの仕事は一般で用いられる"仕事"ではなく，物理学で用いられる"エネルギー移動"の意味である．

読者もその場で呼吸をしてみると実感すると思うが，呼吸を行うと胸部や横隔膜が動いているのを感じるだろう．このように，ガス交換を行うためには**呼吸運動**という仕事が必要である．こうした呼吸の動きによるエネルギー移動の問題を考える際に必要な概念として呼吸仕事量がある．ここでは，ガス交換に伴って**呼吸仕事量**が関係してくるという点を意識しておく．

2. 代表的な呼吸障害

1) ARDS の概要

ARDS（acute respiratory distress syndrome）は日本語にすると急性呼吸促迫症候群というが，炎症性の肺障害を示している病態である．ベルリン定義では「❶急性発症，❷胸部画像上の両側性陰影，❸左心不全のみで病態を説明できなこと，❹低酸素血症の4項目」[2)] で診断する．

ARDS の原因は，肺炎や誤嚥といった肺に直接的な傷害を受ける場合や，敗血症，重度の外傷や熱傷，膵炎や播種性血管内凝固症候群（DIC），薬物中毒など肺以外の部分で起きている問題で間接的に傷害を受ける場合があり，さまざまな原因がある．「いろんな原因で起こる肺傷害のなれの果て」[3)] というのはいい得て妙であるが，原因が多様であるためその原因をしっかりと治療する必要があるという点で本質的である．

ARDS では「❶原疾患を同定・治療して，その間❷呼吸に対する補助を行い，❸予防・補助的治療」[3)] を行っていく．ARDS はガス交換が悪くなり酸素化・換気の低下，呼吸仕事量の増大があるため，ガス交換の改善と呼吸仕事量の軽減を行っていく必要がある．

2) COPD 急性増悪の概要

COPD（chronic obstructive pulmonary disease）は日本語にすると慢性閉塞性肺疾患で，「タバコ煙を主とする有害物質を長期に吸入曝露することが原因で生じた肺の炎症性疾患」[4)] である．診断はスパイロメトリーを用い，気管支拡張薬投与後のスパイロメトリーで1秒率が70％未満であることと，他の気流閉塞をきたしうる疾患を除外することで診断がつく．

COPD は慢性疾患として長期管理が重要で

あるが，風邪などをきっかけに息切れや咳・痰の増加が起こるなど短期間に悪化する場合があり，これを **COPD 急性増悪**という．COPD 急性増悪の場合，ガス交換は悪くなるが主として換気の悪化が問題になる．また，呼吸仕事量の増大があるため，換気の改善と呼吸仕事量の軽減を行う必要がある．

II 呼吸障害を理解する視点

ARDS や COPD 急性増悪は呼吸不全の1つである．呼吸不全は，一般的に何らかの原因によって動脈血酸素分圧（PaO_2）が 60mmHg 未満になる病態を指し，動脈血二酸化炭素分圧（$PaCO_2$）が 45mmHg 未満の状態を**I型呼吸不全**，$PaCO_2$ が 45mmHg 以上となる状態を**II型呼吸不全**という．呼吸不全を整理する視点として，基本の解剖生理を踏まえながらキーワードをもとに考えていく．

1. ガス交換と神経・筋・気道・肺

ガス交換は，口腔から肺胞までに至る呼吸器系によって行われる外呼吸と，身体各所の細胞とヘモグロビンとの間で行われる内呼吸によって行われる（**図1**）．酸素化と換気は，外呼吸と内呼吸のどちらで問題が起きても悪化する．ガス交換は肺だけの問題を考えるのではなく，内呼吸で行われる各種臓器なども忘れてはいけないのである．

忘れてはいけない点がもう1つある．それは脳神経系と筋骨格系による呼吸運動（**図2**）である．呼吸運動は神経による指令と呼吸筋や横隔膜の動きによって行われ，ガスが気道を通り肺の中に流れていくことになる．吸気では中枢神経から脊髄，末梢神経を通って呼吸筋や横隔膜が動くことによって胸壁が広がり，呼気では

§ ❷ 急性呼吸障害 **65**

肺の弾性によって自ら元に戻っていき肺内に残っていたガスは自然と外に排出される．こうした呼吸運動がなければそもそもガス交換も行われないのである．

このように，ガス交換は中枢神経や脊髄，呼吸筋，胸壁，横隔膜，気道，肺胞という一連の解剖生理が正常に機能することによって行われている．呼吸の問題を大まかにとらえて考える際には，神経，筋，気道，肺について分類して考えていくと，呼吸障害を整理して理解できるだろう．

2. 呼吸仕事量（WOB）について

ガス交換と同じように理解しておくべき概念として呼吸仕事量がある．**呼吸仕事量**（work of breathing：**WOB**）は，呼吸を行う際に必要なエネルギーを示すものである．呼吸仕事量は「気道抵抗と弾性抵抗に対する仕事量の和」[5]として考えることができ，気道にかかる仕事量と肺胞にかかる仕事量によって理解できる．気道や肺胞にかかる仕事量を理解するため，まずは気道抵抗とコンプライアンスについて深めていこう．

1）気道抵抗

気道抵抗（airway resistance）とは，ガスが気道を通る際にかかる抵抗のことを指す．呼吸器系における気道と肺の関係はストローと風船を用いて例えられることが多いため，まずはストローを例にして気道抵抗について考えていく．

ストローで水などを吸う場面を想像してほしい．図3のように径の違うストローから液体を

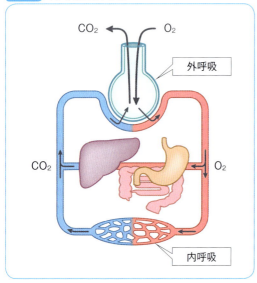

図1　内呼吸と外呼吸

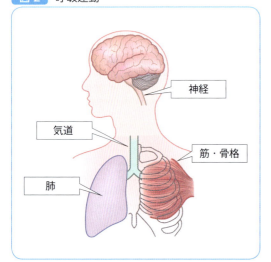

図2　呼吸運動

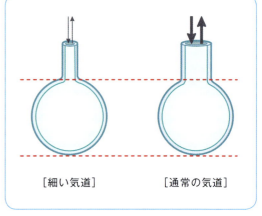

図3　気道抵抗

吸うことを考えると，細いストローのほうが吸う際に力を必要とするだろう．気道も同じことがいえ，細い気道のほうはガスが通りづらくなる．こういった状態は，気道にかかる抵抗があるといえ，細くなって通りの悪い状態の気道を**「気道抵抗が高い」**と表現する．

気道抵抗が高まる原因として喘息やCOPDなどの病態や，分泌物による狭窄・閉塞，気管挿管していればチューブへの痰貯留やチューブを噛むことなどがあげられる．

気道抵抗という概念を初めて聞くと難しく感じるが，細いストローと太いストローを使って実際に息を吸ってみたり呼出してみたりすると体感することができるのでぜひ試してほしい．筆者が呼吸に関する講義を行う際には，タピオカ入り飲料を飲むときのストローなどを例にして説明している．

2) コンプライアンス

コンプライアンス（compliance）とは，ガスが肺胞を膨らませる際の膨らみやすさを示す概念である．ここでは肺胞を風船に例えて考えていこう．

肺胞の膨らみやすさは風船の硬さで考えてみるとよい．図4で示したように風船の形が崩れているほうが硬い肺胞を図式化している．左右を比較するとわかるように，風船の大きさも違っている．このように，風船が膨らみにくい状態では膨らませるのにかなりの力がいるだろう．こうした例を肺胞に置き換えると，肺胞を膨らませるためにたくさんの労力が必要であることが想像できるだろう．こういった膨らみにくい状態の肺胞を，**「コンプライアンスが低い」**と表現する．

コンプライアンスが低下する原因として，肺炎や肺水腫，ARDSや肺の過膨張，肥満などがあげられる．

コンプライアンスも初めて聞くと何のことかと悩むだろうが，膨らみにくいカチカチとした風船や膨らませるのに苦労する風船に空気を入れている状況を想像してもらうと理解の補助となるだろう．

3) ガス交換における呼吸仕事量

ガスが気道を通る際の通りにくさが気道抵抗で，ガスが肺胞を膨らませる際の膨らみやすさがコンプライアンスであることを理解してきた．前述したように呼吸仕事量は，「気道抵抗と弾性抵抗に対する仕事量の和」[5]と考えられるが，これは気道と肺胞のみが問題であると考えるだけでよいだろうか．

例をあげて考えてみよう．事故で肋骨が折れている，熱傷で胸部の皮膚がひきつれている，頸椎損傷で呼吸筋の動きが弱いなどの場合を想像してみるとどうだろうか．このような状態の患者は仮に気道や肺が正常であったとしても，呼吸運動に関連する筋力や神経が動かないことで，ガス交換が十分に行えない可能性があると想像できるだろう．気道や肺でのガス交換だけではなく，O_2やCO_2を出し入れする過程に必要な呼吸運動について考えることがポイントである．「大事なのは気道抵抗やコンプライアンスだ！」と気管や肺胞だけ評価するのではなく，

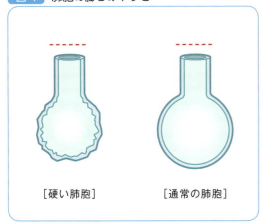

図4 肺胞の膨らみやすさ

[硬い肺胞]　　　　[通常の肺胞]

§2 急性呼吸障害

呼吸に関連した神経や筋なども含めて呼吸仕事量の評価を行うことが重要である.

このように, 気道や肺, 呼吸運動に問題があって普段よりも呼吸がつらい状況の患者を, 「**呼吸仕事量が増えている**」と表現することができる. 人工呼吸器を装着している場合には気道抵抗やコンプライアンスを測定できるので, ある程度を数値で可視化できるものの, 呼吸困難を訴えている患者の見た目から呼吸仕事量を明確に示すことは容易ではない. さまざまなパラメーターや食道内圧を測定する方法などが検討されてきたが, 実用的な形で明示することは難しい状況[6,7]がある. ポイントとして, 呼吸困難を訴えていたり, 呼吸数が多い, 呼吸パターンがおかしいなどの変化があったときに, 「**患者の呼吸仕事量はどうなっているだろうか？**」と考える視点が重要である.

3. 呼吸障害をみる視点の整理

呼吸不全の定義だけをみていても呼吸障害について何をどのように考えるのかは定まらないが, これまでみてきた視点を用いて以下のように整理していくとどうだろうか.

『呼吸不全とは酸素化が悪い状態であり, 換気の悪化程度によってⅠ型/Ⅱ型呼吸不全に分類される. その原因として, 神経, 筋, 気道, 肺の一部または全部で問題が発生しており, 呼吸仕事量（気道抵抗, コンプライアンス）の変化についても考えることが重要である』

具体的な疾患を図5に示す. 疾患を整理すると, 脳血管疾患や筋萎縮性側索硬化症（ALS）, 重症筋無力症（MG）などの頭部・神経筋疾患によって呼吸筋や胸郭の動きがない場合には「神経・筋の問題」, 喘息やCOPDのようにガスの通りづらさが起きている場合には「気道の問題」, 肺炎やARDSなどでガス交換が十分に行えない場合には「肺の問題」という形で分類

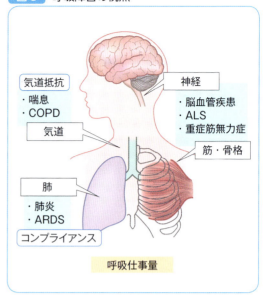

図5 呼吸障害の視点

して考えることができるだろう.

問題が整理できれば, 「何かSpO_2低下しているし, とりあえず酸素投与しておこうか…」といった行動にはならないだろう. 患者に起きている問題を整理すると, 「この疾患は肺の問題で, 患者は現在酸素化が問題だから, 酸素投与を行っていこう」と問題と, その解決方法に根拠をもって取り組んでいけるのではないだろうか.

また, クリティカルケアで出会うARDSやCOPD急性増悪となった患者は人工呼吸を装着しているだろう. その場合にもこうした問題の整理や, 気道抵抗・コンプライアンスを活用して酸素化・換気・呼吸仕事量を改善していくための方策につなげることができる.

Ⅲ 呼吸障害とケアの視点

ここまで呼吸障害をみる視点として, 酸素化, 換気, 呼吸仕事量を用いて問題を整理してきた. ここからは, クリティカルケアにおける代表的

な呼吸障害としてARDSとCOPD急性増悪を例にし，人工呼吸について触れながら呼吸障害を理解してケアにあたる視点を考えていく．

1. 呼吸障害と人工呼吸

ARDSでは肺の炎症性変化が起きるため，ガス交換は悪化し，呼吸仕事量も増加するなど全身に大きな影響を受ける．COPD急性増悪では換気が悪くなることが多く，呼吸仕事量も増加する．こうした状態のガス交換や呼吸仕事量を改善するためには，人工呼吸器を用いて呼吸をサポートする必要がある．ここでは人工呼吸の詳細について解説を行うことは難しい部分があるため，成書や文献を参照してほしいが，人工呼吸について考えるうえで重要な点をいくつか解説していきたい．

1) 人工呼吸の目的と注意点

人工呼吸の目的は，ガス交換の改善と呼吸仕事量の軽減である．ただし，患者の状況を把握して適切な設定をしなければ，ガス交換を改善するどころか悪化させ，呼吸仕事量も増大させてしまう．人工呼吸を始めたことで，患者の状態が悪くなってしまう可能性もあることを認識し，患者に合った適切な人工呼吸を行う必要があることを理解する．

人工呼吸における注意点として，ガス交換が改善しているのか，呼吸仕事量が軽減しているのかを把握することである．目的と何が違うのかと思うかもしれないが，人工呼吸器が勝手に治療をしてくれるわけではないことを認識すると腑に落ちるだろう．人工呼吸器は患者の呼吸を助けるために使っているが，不適切な設定や患者の呼吸仕事量を考慮しない設定にしていると当然患者の呼吸状態は良くなることはない．良くならないだけならまだしも，悪化させてしまうこともある．人工呼吸の目的と注意点が共

通していることとしてガス交換の改善と呼吸仕事量の軽減があるのはそのためである．

2) 人工呼吸の種類

人工呼吸は侵襲的または非侵襲的機器を使用して陽圧換気による呼吸補助を行うものを指す．**非侵襲的陽圧換気**は人工呼吸器の製品名などで示されることもあるが，一般的に**NPPV**（non-invasive positive pressure ventilation）という．**侵襲的陽圧換気**（invasive positive pressure ventilation：**IPPV**）は気管挿管や気管切開による気道確保を行ったうえで使用することを指す．

NPPVの場合には各種マスクを調整して陽圧換気ができるので，場合によっては飲食や会話も可能など着脱が容易に行える点が特徴である．IPPVでは挿管などを行うため，簡単に着脱することはできない．

反対に，IPPVでは気道確保を行っているため高い圧を用いて管理を行えるが，NPPVでは高い圧をかけることは難しい点がある．また，NPPVは自発呼吸がある患者に使用できるが，無呼吸やショックがある場合には適応とならないこともある．心原性肺水腫やCOPDではNPPVの効果にエビデンスがあるので，適応となる対象ではNPPVが積極的に使用される場面もある．

3) 人工呼吸と酸素療法の違い

一般的な酸素療法として，鼻カニューラ・マスク・リザーバー付きマスクによる低流量システムや，ベンチュリーマスク，High Flow Nasal Oxygen[*1]による高流量システムによる

MEMO ·········
＊1：High Flow Nasal Oxygen
　近年話題になっている高流量システムであり，各種研究結果も出ているところではあるが，本書では文献8を紹介するのみとする[8]．

---

§ ❷　急性呼吸障害　　**69**

酸素投与方法がある.

このような酸素療法は患者が自分で呼吸を行えている場合に使用するもので，主として酸素化を改善することに役立つ．ただし，患者が自発呼吸できないような場合や呼吸停止している場合には，酸素投与だけを行っても酸素化はおろか換気や呼吸仕事量の改善には寄与しない．このため，患者の呼吸状態が悪化するARDSやCOPD急性増悪のような場合，人工呼吸を行って酸素化・換気・呼吸仕事量のいずれも改善させていくことが必要になる．

人工呼吸は酸素療法と違い酸素化・換気・呼吸仕事量のそれぞれを改善することに寄与する点が特徴である．ただし，設定によっては酸素化や換気の悪化，呼吸仕事量の増大を招くことがあるため注意が必要である．人工呼吸が呼吸不全を治療してくれるのではなく，あくまでも補助的治療の1つであり，適切な管理がなければ呼吸不全を助長する危険性があることを理解する．

4) 人工呼吸器設定の考え方

人工呼吸器の設定はガス交換を改善し，呼吸仕事量を軽減することが求められる．設定にはモード，換気様式，吸気流量/時間，PEEP（呼気終末陽圧）など，設定項目を理解するだけでも大変であるが，機種によっては名称が違っても挙動は同じもの，反対に名称は似ているが違うものなどもあって学び始めは混乱してしまうだろう．ただ，目的はガス交換の改善と呼吸仕事量の軽減である．この点を忘れずに設定し，患者の状態を評価していくとよい．

表1を見てみるとわかるように，人工呼吸器の設定を考えるときはガス交換の項目と呼吸仕事量の項目について分類して考えるとよい．人工呼吸における呼吸仕事量は，患者の自発呼吸と呼吸器によるガス送気が仕事量に含まれる．そのため患者の自発呼吸が呼吸器のガス送

表1 設定項目の考え方

ガス交換		呼吸仕事量の軽減
酸素化	換気	同調性
●吸入酸素濃度（F$_I$O$_2$） ●呼気終末陽圧（PEEP）	●量規定（VCV）：1回換気量，呼吸回数	●モード ●吸気流量
	●圧規定（PCV）：吸気圧，吸気時間	●モード ●吸気時間

気と合っていることが呼吸仕事量を軽減することや，反対にガス送気と自発呼吸が合ってないと呼吸仕事量が増加することにつながる．人工呼吸器を装着しているときは呼吸仕事量を考える部分を**同調性**という用語で整理していくとよい．

人工呼吸器の設定は，患者のガス交換（酸素化・換気）はどうなっているのか，呼吸仕事量はどうなっているのかを把握して設定・調整を行っていくことが重要である．加えて，一度設定したらそのままの設定で進むのではなく，治療の進み具合や患者の活動状況に合わせた設定を適宜調整していくことも重要である．

また，人工呼吸器は前述したように適切な設定を行わなければ悪影響を及ぼすこともある．それらは**人工呼吸器関連肺障害**（ventilator-induced lung injury: VILI）[9]といい，過剰な圧による障害や酸素による傷害，無気肺などがあげられる．適切な設定を行っていなければ肺障害の可能性も高まっていくため，患者の状態に合わせて設定を調整していくことも重要である．

5) 人工呼吸器装着患者へのアプローチ

人工呼吸器装着中の患者へかかわる場面は，❶清潔ケアや体位変換，❷吸引や❸日常生活動作（ADL）など多くのことがあるだろう．これらのかかわりについてもガス交換と呼吸仕事量の関係を押さえてアプローチする．

1 清潔ケア・体位変換

清潔ケアや体位変換では，患者は気管チューブが挿入され，人工呼吸器の蛇腹があるため可動範囲が制限されたなかでケアを受けることになる．チューブの違和感や体位の調整がままならない状況で不快を感じることも出てくるだろう．このとき看護師は清潔の意義や体位変換の効果を狙ってケアを提供しているが，患者にとっては身体活動の増加となる可能性もある．身体活動を行うということは，呼吸数が増加する可能性があり，呼吸パターンが変調する場合もある．そういった際には呼吸仕事量が増加している可能性を考える．また，体位変換を行ったことで喀痰の移動が起こり，ガス交換が低下する肺も出てくる場合もあるので注意する．

2 吸引

吸引は喀痰による気道の閉塞を防止するため，口腔内や気道に貯留している喀痰を除去する技術である．吸引を行う目的は喀痰を除去することであるが，喀痰を吸引する際は喀痰だけを吸引するのではなく，気道に残っているガスを一緒に吸引することになる．簡単にいえば，患者の酸素を吸引しているために低酸素になる可能性がある．そのため，吸引時間は15秒以下などの短時間で行うことが推奨されている．

また，吸引をしている間は十分なガスが肺に到達しないため換気の効率が悪くなったり，効率が悪くなったガス交換を修正しようと呼吸回数を増やしたり，呼吸パターンが変調するなど呼吸仕事量が増加することにつながる可能性もある．

3 ADL

人工呼吸器装着中であっても排泄，特に排便はベッド上で行うことが多くなるため，腹圧をかけた場合に呼吸パターンが乱れる可能性もある．また，リハビリテーションでの他動運動や関節可動域（ROM）トレーニングだけではなく，歩行を行う場合もあるため，活動によっては多くの酸素を必要とする場合もある．活動量に合わせた酸素化や活動量に適切なモード設定などが必要になることもある．

以上のように，人工呼吸器装着患者へアプローチする際に，呼吸の側面から考える視点としてもガス交換（酸素化・換気）と呼吸仕事量が有用である．人工呼吸器を使用している場合にはさまざまな測定値もあるため，測定値の変化をモニタリングしてアセスメントに活用することもできるが，数値のみにとらわれるのではなく，患者の状況を整理していくことが求められる．

2. ARDS へのアプローチのポイント

ARDS では肺の炎症性変化によりガス交換が悪化し，**低酸素血症やコンプライアンスの低下**が発生する．ただし，ガス交換の低下やコンプライアンスの低下は肺野全体で発生するわけではなく，正常なコンプライアンスの部位も混在している．ARDS における人工呼吸ではそうした点も考慮した人工呼吸器設定や看護ケアを行っていく．

1）人工呼吸器管理のポイント

低酸素血症，コンプライアンスの低下があるため，呼吸器の設定は肺に愛護的な設定を行いつつ，低酸素血症に対応していく必要がある．VILI を起こさないためにも，「**肺保護換気**」[10]が重要になる．1回換気量を低容量（6mL/kg）にし，PEEP をしっかりと設定する．1回換気量を設定する際には，実際の体重ではなく理想体重（ideal body weight：IBW）による体重で設定する．

肺保護を基本とするため，肺胞にかかる圧をなるべく低くできるとよい．肺胞にかかる圧をプラトー圧というが，プラトー圧を30cmH$_2$O以下となるよう気をつける．

§ **2** 急性呼吸障害 **71**

低容量の1回換気量にするためCO_2の排泄が低くなる可能性がある．肺保護におけるCO_2の貯留はARDSにおいて許容され，これを**高二酸化炭素許容**（permissive hypercapnia）という．

2）看護上のポイント

ARDS患者の人工呼吸器装着時のアプローチとして，**人工呼吸器関連肺炎**（ventilator-associated pneumonia：**VAP**）の予防がある．気管チューブのカフと気管の間にできるわずかな隙間から入ってしまう口腔内分泌物や，胃内容物の逆流，汚染された状態での回路の取り扱いなどが原因となる．そのため，手指衛生や標準予防策（スタンダード・プリコーション），口腔ケアはもとより，カフ圧の調整，回路のルーチン交換はしないなどVAP予防バンドル[9]として取り組むことが重要なポイントである．

また，前述したように，ARDSではガス交換の悪化と呼吸仕事量の増加がみられる．そのため，治療開始当初は看護師をはじめとした医療スタッフで日常生活行動を援助していくことで酸素消費量の軽減や，呼吸仕事量の負荷を減少させることが必要になる．

しかし，治療による効果が出てきて全身状態が改善することに伴い，患者自身でADLを行っていく場面が出てくる．その際には，ガス交換の状況はどうか，呼吸仕事量は増えていないかという視点でモニタリング数値や血液ガスのチェック，フィジカルアセスメントによる情報から患者を評価していき，ケアにつなげていくことがポイントになる．

3. COPDへのアプローチ

COPDでは気道の閉塞が起こるため，気道抵抗の上昇が発生する．吸気は問題がなくとも呼気に時間を必要とすることが多い．COPDにおける人工呼吸ではそうした点も考慮した人工呼吸器設定や看護ケアを行っていく．

1）人工呼吸器管理のポイント

COPD急性増悪の患者ではIPPVによる人工呼吸管理も行われるが，NPPVによる人工呼吸管理を用いることもある．COPD急性増悪や心原性肺水腫などは各種の研究により効果があるとエビデンスが示されている．ただ，ショックを起こしていたり気道が閉塞している状態，分泌物が多すぎる，顔面の損傷など禁忌や適応外にあたる場合にはチューブによる気道確保を行い，人工呼吸を行う．

COPDでは肺胞がブラを形成することにより過膨張している．そのため，吸気を行った分のガスが肺内に残ってしまうことがある．肺内にガスが残った状態でさらに吸気をすると，肺の中にガスが入ってくるものの，残ったガスを排出しきれずにガスがどんどん貯留していく．こうした現象を**auto-PEEP**（内因性PEEPなどと呼ぶこともある）と呼ぶ．

ARDS同様，1回換気量を低容量（6mL/kg）に設定する．auto-PEEPによるガス貯留が発生している場合には，呼気時間がしっかりととれるように調整する．COPD患者の場合は普段から$PaCO_2$が高いので，患者の普段の$PaCO_2$で調整をするように人工呼吸器を設定していく．

2）看護上のポイント

ARDS患者と同様に，VAP予防は重要である．また，COPD患者は肺過膨張や気道狭窄によって呼吸仕事量がもともと高まっている可能性がある．このような状態の患者が急性増悪しているため，呼吸補助筋を使って呼吸していることが多い．人工呼吸器装着前の呼吸筋を観察し，装着後には呼吸筋の動きが減少しているか，呼吸パターンは安定しているか，呼吸仕事量が軽減しているかという視点でフィジカルア

セスメントを行うことが必要である.

ARDS患者においても重要な視点であるが，COPD急性増悪患者の場合は声かけがポイントとなる．呼吸困難を感じている場合には，呼吸回数が上昇してしまうことが多い．COPD患者の場合でも同様で，呼吸が苦しくなるとたくさんの吸気をすることで肺が過膨張してしまい，さらに呼吸がしづらくなって呼吸困難を助長することがある．

こうした場合，呼吸が苦しいことに共感を示しつつも，呼吸は患者自身でコントロールできることを伝えながらしっかりと呼気をとっていけるように声をかけ，時には看護師が患者に呼吸パターンの例を示しながら一緒になって呼吸困難が軽減するまで寄り添っていくことがポイントになる．

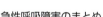

急性呼吸障害のまとめ
- 呼吸障害は生理的欲求の段階で大きな影響を及ぼす．
- 呼吸のポイントはガス交換と呼吸仕事量で押さえる．
- 呼吸仕事量では気道抵抗とコンプライアンスについて考える．
- 呼吸障害患者は人工呼吸が必要なことが多い．
- 人工呼吸器設定では，設定項目を酸素化，換気，同調性で分けて考える．そのうえでガス交換と呼吸仕事量を評価し，患者へアプローチする．

おわりに

急性呼吸障害を理解するためにガス交換や呼吸仕事量，気道抵抗やコンプライアンスといった主要なキーワードをもとに整理していった．今後は，呼吸に問題のある患者をみたときに落ち着いて対応することができるのではないだろうか．

急性呼吸障害の治療は酸素療法や人工呼吸器の装着など，活動レベルや行動範囲に制限がかかることも珍しくない．しかし，正しい認識をもっていれば，「患者の呼吸障害は肺が原因で酸素化が悪化し呼吸仕事量も増えているから，負担の少ない形で動いていこう」「患者の呼吸障害は人工呼吸器を装着するほどガス交換もよくないし呼吸仕事量が増えているけれど，ポジショニングや道具を工夫して普段の生活に近づけていこう」など，呼吸障害をもつ患者であっても，患者の生活を主体としたアプローチを考えることができるだろう．

クリティカルケアの先にある患者の日常生活を見据えていくためにも，クリティカルケアのなかで患者の日常生活をどう取り入れていけるかが重要である．呼吸が障害されているなかで患者がどのように日常生活を営んでいくかを考えるために，今回の整理が役に立てば幸いである．

[引用文献]
1) Jackson JC, Santoro MJ, Ely TM, et al: Improving patient care through the prism of psychology: application of Maslow's hierarchy to sedation, delirium, and early mobility in the intensive care unit. *J Crit Care* 29(3): 438-444, 2014.
2) 田坂定智: ベルリン定義からみたARDSの病態と呼吸管理—機能的予後の改善を目指して. 日呼ケアリハ学誌 25(1): 66-71, 2015.
3) 田中竜馬: Dr.竜馬のやさしくわかる集中治療 循環・呼吸編—内科疾患の重症化対応に自信がつく！ 羊土社, 2016.
4) 日本呼吸器学会COPDガイドライン第4版作成委員会編: COPD（慢性閉塞性肺疾患）診断と治療のためのガイドライン, 第4版. メディカルレビュー社, 2013.
5) 大塚将秀: たとえで理解する「呼吸仕事量」—入門編. 呼吸器ケア 11(1): 74-80, 2013.
6) 五藤恵次: 臨床では使用されない呼吸機能検査「呼吸仕事量」の存在意義. 呼吸 22(10): 979-985, 2003.
7) 竹内宗之, 簱智武志, 橘一也: 呼吸努力（effort of

breathing）のモニタリング―自発呼吸の仕事量を指標にした人工呼吸. 人工呼吸 32: 177-184, 2015.
8）富井啓介: ネーザルハイフロー療法の適応と限界. 日呼ケアリハ学誌 25(1): 53-57, 2015.
9）田中竜馬, 瀬尾龍太郎, 安宅一晃・他訳: ヘスとカクマレックのTHE人工呼吸ブック, 第2版. メディカル・サイエンス・インターナショナル, 2015.
10）ポール L マリノ著, 稲田英一監訳: ICUブック, 第4版. メディカル・サイエンス・インターナショナル, 2015.

COLUMN ① 呼吸不全と肺胞―間質―血管系

　呼吸不全の原因となる状態として，拡散障害，肺内シャント，換気血流比不均等分布，肺胞低換気がある．**拡散障害**は，肺胞と血管の間に病変等があることによってガス交換が十分に行えない状態を指す．**肺内シャント**は痰などによってガスの流入が阻害され，肺でのガス交換が行われず静脈血のまま動脈へと移行してしまう状態を指す．**換気血流比不均等分布**は読んで字のごとく，肺胞と血流の関係が不均等な状態になっていることを指す．**肺胞低換気**は，肺胞に届くガスの量が減少していることで換気量が減少している状態を指す．肺胞―間質―血管系の様子をイメージできるように呼吸不全の原因を簡単に図示した．

　ここで押さえるべき点は，呼吸不全の原因となる状態は肺胞，間質，血管系（血流も含む）において問題が発生することによって，酸素化や換気の効率が悪くなることである．肺胞と血管の間（間質）に炎症が出る間質性肺炎や，肺胞に水が貯まる肺水腫，痰が詰まることでガスの通りが悪い痰づまりなどの状況が問題としてあげられる．肺胞―間質―血管系のいずれかに問題が発生することで呼吸不全が発症することを押さえていければよいだろう．ガス交換は肺だけの問題ではなく，血管系やその間である間質の問題も含まれることを理解するとより深く病態を理解することができる．病態の理解がすすむことは患者理解にもつながるので，本項の理解がすすんだ方は積極的に成書や文献を読むことを推奨したい．

図 呼吸不全の原因

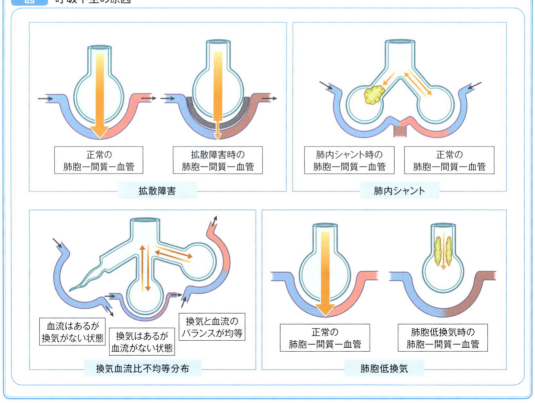

COLUMN ② モードの考え方—人工呼吸器の初期設定で迷わないために

患者が人工呼吸器を装着する場合，まず考えなければならないのが**どのモードにするか**ではないだろうか．70頁の**表1**に示したように，酸素化や換気にかかわる部分は，吸入酸素濃度や換気量を柱に考えていくので，O_2の取り込みとCO_2の排出というガス交換の流れを理解して考えていくと設定を調整する際に迷走することはないだろう．ただ，モードについては名称がさまざまであることやとりあえず先輩の踏襲という形で選択されることもある．筆者が人工呼吸器について学習を始めた頃を思い出してみても，モードや名称の違いを理解するだけでも挫折を味わうほど，苦労した経験があった．ただ呼吸仕事量をもとにして考えるとかなり整理して考えることができる．人工呼吸器の設定がわからないことから人工呼吸をされている患者のことがわからないという残念なことにならないためにも，ここでもう少し解説を加えていきたい．

人工呼吸器のモードや名称はさまざまであるが，根本的に考えなければならない点は患者の呼吸仕事量である．目の前の患者がどれだけ呼吸ができている／できていない状態で，人工呼吸器による補助がどれだけいるのかということである．患者が無呼吸に近いような呼吸努力しかなければ多くの補助が必要であるだろうし，それなりに自分で呼吸をしているようであれば補助もそこそこですむだろう．

図は患者の呼吸努力と人工呼吸器の補助をイメージしたものになる．患者の呼吸仕事量が増加している場合には調節／補助換気によるモード（例として A/C: assist control）を選択するとよいだろう．患者が自分の呼吸努力だけで呼吸状態として安定しているのであれば自発呼吸の補助を行うモード（例として持続陽圧気道圧（continuous positive airway pressure: CPAP）に PS（pressure support）を付加していく）を選択してもよいだろう．

重要なことは，「どのモードを使おうか」と考えるのではなく，「患者の呼吸仕事量が増えているから A/C を選択しよう」というように患者の呼吸状態に合わせて設定をすることである．当然，最初は呼吸状態が悪かったので A/C であったが，呼吸状態が改善してきたので CPAP へ変更する，あるいはその反対も同様に，患者の呼吸状態に合わせてモードも調整をしていくことが必要である．一度決めたらそのままで変更できない訳ではないので，患者の呼吸仕事量をアセスメントし，適切な人工呼吸設定を行うことが求められる．

『ヘスとカクマレックの THE 人工呼吸ブック 第2版』の訳者序文で，著者の序文に「この本は人工呼吸の本であって，人工呼吸器の本ではない」[9]とあることが紹介されている．この一文を見たところから，看護師は人工呼吸器を使ってケアをする必要があるものの，人工呼吸器をケアするのではなく，**人工呼吸を受けている患者をケアしていく**ことが重要であることを学ぶべきではないだろうか．

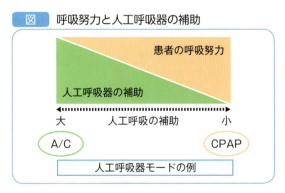

図 呼吸努力と人工呼吸器の補助

第2章 生理的欲求とケア　　　　　　　　　　　　　　　　　　　稲垣 範子

Section 3　急性循環障害

はじめに

　急性循環障害に陥った重症患者では，生命維持のために循環動態を安定させ，さまざまな臓器障害に進展させないことが必要になる．患者本人は意識障害に陥る，あるいは，治療のために鎮静下にある場合も多く，心肺停止のリスクも抱えた身体的な危機状態にある．家族は患者とコミュニケーションがとれず，命が助かるのかといった重くのしかかる不安を抱えながら，治療について本人の代わりに意思決定を担わなければならない場面も多い．なんとか身体的な危機状態を乗り越え，循環動態が徐々に安定し，患者が覚醒する時期には，患者自身は，どのような状況におかれているのかわからず混乱することになる．

　一時的な循環障害だけで治まるのか，継続した治療が必要になるのか，どのような形で社会復帰できるのか，患者の人生に与える意味は大きく，患者・家族・関係する医療者などとともに日常性の再構築に取り組んでいかなければならない．

　そこで本項では，急性循環障害に陥った場合に，まず充足させなければならない生理的欲求についての治療・ケアに焦点を当てる．はじめに，循環管理に必要な基本的知識について知識を深め，急性循環障害のなかで重症度の高いショックの分類と治療手段について理解し，急性循環障害に陥った患者・家族への看護ケアを時期別に説明する．

I　循環管理に必要な基本的知識

　急性循環障害は，心臓大血管疾患に限らず，敗血症や緊張性気胸など，さまざまな原因によりショックまたはショックに近い病態を示す．急性循環障害に陥った場合，まず心臓などの重要臓器への血流を維持し，有効な酸素供給が行えるような治療が必要となる．ここでは，急性循環障害の病態を理解するために，心拍出量の調節，組織における酸素の需要と供給，ショックの分類について説明する．

1. 心拍出量の調節

1）心拍出量を規定する因子（図1）

　心拍出量（cardiac output：**CO**）は，1分間に心室から駆出される血液量のことで，**1回拍出量**（stroke volume：**SV**）と心拍数（HR）で決まる．1回拍出量は前負荷・後負荷・収縮力と呼ばれる3つの因子で規定される．それぞれの因子の障害がCO低下につながる．

1 心拍数とリズム

　[CO = SV × HR]であるので，SVが同じであれば，HRが増えればCOも増えるが，頻脈では，心室に充満される血液量が十分でない場合もあり，SVが減少し，COが減少する場合もある．著明な徐脈では，急激にCOが減少

図1 心拍出量を規定する因子

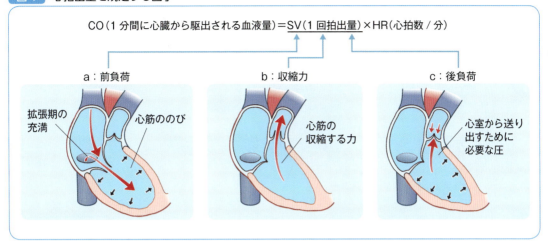

CO（1分間に心臓から駆出される血液量）＝SV（1回拍出量）×HR（心拍数/分）

a：前負荷　　b：収縮力　　c：後負荷

し意識障害などが生じる恐れもある．不整脈が生じた場合も，SV が一定でなく CO が変動しやすい．

2 前負荷（preload）（図1-a）

心筋を弾力性のよいゴムに例えると，心室が収縮する直前（心室拡張末期）に心室をどれだけ引き伸ばして収縮に備えるか，つまり，心房から心室にどれだけの量の血液を送って心室を引き伸ばしたかということになる．

左室拡張末期容量（left ventricular end-diastolic volume：LVEDV）と CO の関係を表したものが，Frank-Starling 曲線（図2）[*1] で，正常心では循環血液量が増えれば CO も増加するが，心不全では増加せずに肺うっ血のリスクもあることを示している．

心臓を1つのポンプとみなして前負荷を考えればよいこともあるが，心不全などで右室と左室の違いを明確にしたい場合もある．**右室の前負荷は中心静脈圧**（central venous pressure：CVP）を，**左室の前負荷は肺動脈カテーテルを用いて肺動脈楔入圧**（pulmonary capillary wedge pressure：PCWP または pulmonary artery occlusion pressure：PAOP）を測定し推測する．肺動脈の細い枝の血流を堰き止めて測定した圧（PAOP）が左房の圧を反映するこ

図2 Frank-Starling 曲線

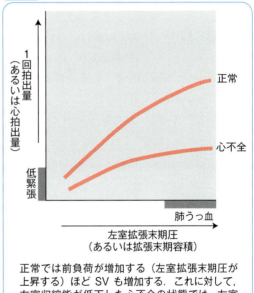

正常では前負荷が増加する（左室拡張末期圧が上昇する）ほど SV も増加する．これに対して，左室収縮能が低下した心不全の状態では，左室の充満圧を上げても（循環血液量を増やしても），SV はほどんと増えない．著明に上昇した左室拡張末期圧のために肺うっ血をきたすことになる．

とになる（図3）．

3 後負荷（afterload）（図1-c）

収縮期に心室内にある血液を駆出するために超えなければならない抵抗を指す．後負荷を推測する指標として，最も容易に測定できるものは血圧である．心臓は血圧に打ち勝って血液を送り出さなければならないため，高すぎる血圧

図3 肺動脈カテーテルの構造と左房圧の反映

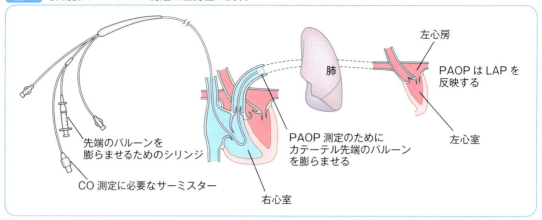

は心臓にとって負担となる．**血管抵抗**（vascular resistance）とは，血管に一定の速度で血液を送り出すために必要な圧である．左室にとっては**体血管抵抗**（systemic vascular resistance：SVR），右室にとっては**肺血管抵抗**（pulmonary vascular resistance：PVR）を後負荷としてとらえる必要がある．

- **体血管抵抗（SVR）＝（MAP－CVP）/CO × 80**
  成人の基準値　800〜1500dyne × sec × cm^{-5}
  ＊例：MAP＝80mmHg，CVP＝2mmHg，CO＝5L/min）の場合，
  SVR＝（80 − 2）/5 × 80
  　　＝15.6 × 80
  　　＝1248 dyne × sec × cm^{-5}

- **肺血管抵抗（PVR）＝（MeanPAP－PCWP）/CO × 80**
  成人の基準値　50〜150dyne × sec × cm^{-5}
  ＊例：meanPAP＝15mmHg，PCWP＝8mmHg，CO＝5L/min）の場合，
  PVR＝（15 − 8）/5 × 80
  　　＝1.4 × 80
  　　＝112 dyne × sec × cm^{-5}

4 収縮力 contractility（図1-b）

収縮の強さを規定する心筋固有の特性であり，前負荷，後負荷から理論的には独立している．収縮力の指標としては，心エコー検査など

図4 さまざまな心周期での心室容量と駆出率

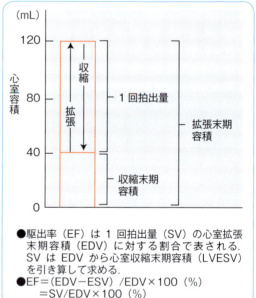

● 駆出率（EF）は1回拍出量（SV）の心室拡張末期容積（EDV）に対する割合で表される．SV は EDV から心室収縮末期容積（LVESV）を引き算して求める．
● EF＝（EDV－ESV）/EDV×100（％）
　　＝SV/EDV×100（％）

での**駆出率**（ejection fraction：EF）が参考になる（図4）．拡張末期体積（EDV）のうちどれだけ1回拍出したかで表され，基準値は55％以上である[1]．

2）急性循環障害に対する代償性反応

急性循環障害に陥った際に，身体の恒常性を保つための代償性反応として，次のような変化が生じる．

1 交感神経系の活性化

低血圧になると，大動脈および頸動脈洞内の圧受容器は，アドレナリンとノルアドレナリンの放出を促し，血管を収縮させ血圧を上昇させる．また，心拍数を増加させて（反射性頻脈）心拍出量を補おうとする．

2 レニン - アンジオテンシン系の活性化

腎臓の傍子球体細胞によるレニン - アンジオテンシン系の活性化は，強力な血管収縮物質であるアンジオテンシンⅡを放出し血圧を上昇させる．

3 抗利尿ホルモン（ADH）の産生増加

脳下垂体は抗利尿ホルモンの産生を高め，尿流出量の減少を引き起こし，循環血液量を保とうとする．

4 代謝性アシドーシス代償のための換気の増加

急性循環不全により細胞が低酸素状態になると乳酸が産生され代謝性アシドーシスが進行する．その代償に，換気が促され，呼吸促迫となりやすい．

5 皮膚や腸管から脳や心臓への血流のシフト

脳や心臓などの重要臓器に十分な灌流を行き渡らせるために，皮膚や腸管などの生命維持に直結しない器官から血液をシフトさせる．その結果，冷たく蒼白で湿った皮膚となる．

2. 組織における酸素供給と需要のバランス

全身臓器への酸素供給は，心拍出量と動脈血に含まれる酸素の量に左右される．血圧が維持され，血流が組織に行き届いているかだけでなく，組織への酸素供給と酸素消費（需要）という観点も必要になる．

1）酸素の供給―動脈血中の酸素含有量

動脈血酸素含有量（CaO_2）は，ヘモグロビンに結合して運ばれる酸素と動脈血中に溶解する酸素の合計である．基準値は 18 ～ 20mL/dL

である．

$$CaO_2 = （ヘモグロビン濃度 \times 1.34 \times SpO_2/100）$$
$$+ （0.0031 \times PaO_2）$$

ヘモグロビンに結合して運ばれる酸素

動脈血液中に溶解する酸素

例）ヘモグロビン 14g/dL，SpO_2 96％，PaO_2 90mmHg の場合

$$CaO_2 = （14 \times 1.34 \times 0.96） + （0.0031 \times 90）$$
$$= 18.0 + 0.28$$
$$= 18.28 （mL/dL）$$

動脈血中に溶解している酸素量は非常に少ないので，ヘモグロビン濃度と酸素飽和度で評価できる．ヘモグロビン 1g は 1.34mL の酸素と結合する．ヘモグロビンと結合して組織へ酸素が運ばれ，組織の酸素需要が増加している場合には，ヘモグロビンが酸素供給を増加させる．酸素ヘモグロビン解離曲線は，酸素飽和度と酸素分圧の関係を示している（図 5）．

2）酸素需要・供給の評価―混合静脈血酸素飽和度・中心静脈血酸素飽和度（図 6）

混合静脈血酸素飽和度（mixed venous oxygen saturation: $S\bar{v}O_2$）は，エネルギー産生のために組織細胞が必要な酸素を使用した後，心臓に戻った静脈血の酸素飽和度を測定したものであり，重症患者の酸素供給と需要のバランスを評価するために利用できる．肺動脈カテーテルによって右室で混合された上大静脈，下大静脈由来の肺動脈血から測定する．

中心静脈血酸素飽和度（central venous oxygen saturation: $ScvO_2$）は，中心静脈カテーテルを利用して測定できるようにしたもので，$S\bar{v}O_2$ と相関している．

3. ショックの分類

ショックとは，さまざまな原因による，組織への酸素供給と循環の障害が引き起こす症候群

§ ❸ 急性循環障害　79

図5 酸素ヘモグロビン解離曲線

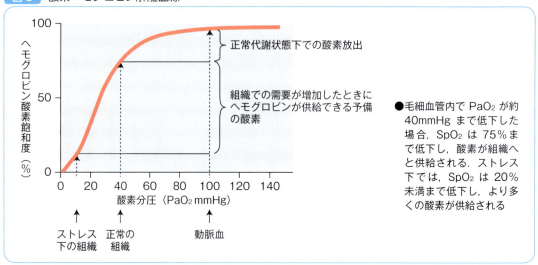

● 毛細血管内で PaO_2 が約 40mmHg まで低下した場合, SpO_2 は 75% まで低下し, 酸素が組織へと供給される. ストレス下では, SpO_2 は 20% 未満まで低下し, より多くの酸素が供給される

図6 酸素の需要供給のバランス

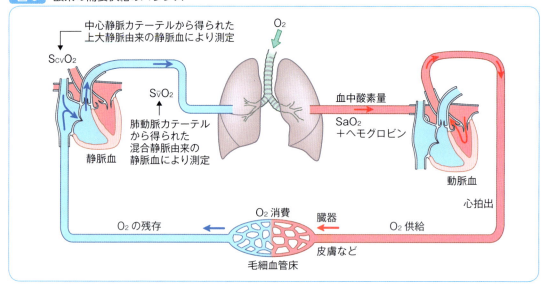

のことである(表1)[2]. ショックの認識が遅れ, 治療が早期に開始されなければ, 致命的な臓器機能不全を引き起こす. 急性循環障害のなかで, 心肺停止に次いで重症な病態である.

1 循環血液量減少性ショック

出血, 脱水, 腸液や尿量による水分の喪失, 間質への水分移行などによって生じる. 心拍出量の減少, 前負荷の減少, 代償的な血管収縮による体血管抵抗の上昇（後負荷の増加）が認められる. 組織での酸素需要が不変または増加するのに対し, 心拍出量が低下するため, $S\bar{v}O_2$ は低下する.

2 心原性ショック

虚血性心疾患などによる心機能の低下, 弁膜症などの機械的欠陥, 不整脈などのために心臓のポンプ機能不全が生じ, 心拍出量が低下する.

表1	ショックの種類と特徴				
ショックの種類		CO	CVP	SVR	SvO₂
循環血液量減少性ショック	・出血性 ・非出血性	低下	低下	上昇	低下
心原性ショック	・心筋に関するもの ・機械的なもの ・不整脈によるもの	低下	正常 or 上昇	上昇	低下
血液分布不均等性ショック	・敗血症 ・アナフィラキシー ・神経原性　など	上昇	正常 or 低下	低下	正常 or 上昇
閉塞性ショック	・心タンポナーデ ・緊張性気胸 ・肺塞栓　など	低下	正常 or 上昇	上昇	低下

(Courts LM：ショック. Schell HM, et al 著, 井上智子監訳, Q&A で学ぶ重症患者ケア, pp116-119, エルゼビア・ジャパン, 2008. より改変)

心原性ショックは最も重症な心不全である. 心拍出量の低下, 心室充満圧の上昇（前負荷の上昇）, 後負荷の増加（体血管抵抗の上昇）を示す. 心拍出量が低下すると, 組織におけるヘモグロビンからの酸素放出が増加するため $S\bar{v}O_2$ は低下する.

3 閉塞性ショック

一般的な特徴として, 心臓への血液還流の障害と後負荷の増加により拍出量の低下が認められる. 心タンポナーデでは, 右室の拡張が制限され, 緊張性気胸では静脈還流が低下し, 肺塞栓では, 肺動脈に血栓が詰まるため, 右室の後負荷が増加する. 心拍出量は低下し, 後負荷が増加し, 前負荷は疾患によって異なる.

4 血流分布不均等性ショック

敗血症性ショックが典型的なもので, 心拍出量は正常〜増加, 体血管抵抗が低下, 心室充満圧が低下〜正常である. 循環血液量が不十分であれば心拍出量は低下する. 組織における酸素利用の低下のため, $S\bar{v}O_2$ は正常〜増加を示す. 他のショックと異なり, 十分な輸液が行われていれば, 血管拡張のために四肢は温かく, 拡張期圧は低下し, 脈圧は増加する.

II ショックに対する治療手段とケアのポイント

ショックへの対応では, まずショックを疑い, 早期に適切な治療につなげることが重要になる. 素早く系統的に患者の評価を行い, モニタリングを開始し, 常に心肺停止に陥るリスクを念頭におきながら, 初期治療と平行して診断を進めていく必要がある.

1. ショックが疑われる患者のフィジカルアセスメント

患者に接した最初の数秒間で, 全体的な患者状態について感覚を用いて迅速に評価する. 危険な徴候があるものの心肺蘇生の必要がない場合は, 一次評価に進む. 呼吸と循環の安定が得られたら二次評価に進む（図7）. この流れにより, 迅速な初期対応が可能となる[3].

1) 迅速評価—器具を用いないで行う評価

❶ 呼吸の異常：胸郭の動き, 呼吸音, 呼吸数の異常, 努力呼吸の有無

❷ 循環：顔面や皮膚の蒼白, 冷感, 冷汗の有無, 脈触知

§ ❸ 急性循環障害　81

図7 評価の順序

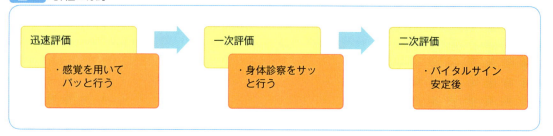

- 末梢動脈触知による収縮期血圧予測：末梢動脈の触知部位によって，大まかな収縮期血圧の予測ができる．橈骨動脈：80mmHg，大腿動脈：70mmHg，頸動脈：60mmHg
- 爪床圧迫テスト（毛細血管再充満時間 capillary refilling time: CRT）：5秒以上爪床を圧迫し，爪床の赤みが戻るまでに2秒以上要する場合は末梢循環不全が疑われる．
❸ **外見・意識状態**：苦悶様表情，意識レベル低下，興奮状態，呂律が回らない状態[*1]

2）一次評価

ABCDEの順番に評価を行い，異常があれば即，是正する．評価と治療が同時進行する．

❶ **Airway（気道）**：気道の開存を評価し，気管挿管の必要性を判断する

> **MEMO**
> *1：ショックの 5P
> - 蒼白（Pallor）：顔色が悪く青白い，など見た目の印象．皮膚や粘膜の蒼白は末梢血管の収縮に起因する．
> - 虚脱（Prostration）：ぐったりしたり，意識が朦朧とした状態．脳血流の低下に起因する．生あくびにも要注意．
> - 冷汗（Perspiration）：皮膚が冷たくじっとり汗をかいている状態．自律神経の緊張に起因する．
> - 呼吸不全（Pulmonary insufficiency）：頻呼吸，呼吸困難感，徐呼吸など，組織の低酸素・代謝性アシドーシスに起因する．
> - 脈拍触知なし（Pulselessness）：橈骨動脈の触知が認められない場合は血圧80mmHg以下と考えられ，ショックと考えられる．心拍出量低下に起因する．

患者の発声状況，上気道の気流状況などから気道の開通を評価する．上気道の狭窄音がある場合，異物や分泌物，吐物などがないか口内を観察し，必要があれば吸引する．用手的気道確保，エアウェイなどの器具を使った気道確保，気管挿管など状況に応じた気道確保を行う．特にアナフィラキシーショックが疑われる場合は，気管挿管による気道確保が早期に必要になる．

❷ **Breathing（呼吸）**：呼吸数，呼吸に要する努力を評価する
- 胸郭挙上に左右差がある場合：触診を行い，打診にて鼓音や胸郭運動の左右差が認められる場合は，緊張性気胸の可能性を念頭におきながら診断を進める
- 酸素化の評価：パルスオキシメーターを装着し SpO_2 を評価する
- 頸静脈の怒張がある場合：換気の評価に合わせて，頸部の評価も行う．頸静脈の怒張がある場合は，閉塞性ショック，心原性ショックを疑う

❸ **Circulation（循環）**：心臓のポンプ機能と末梢循環を評価する
- 心電図モニター装着による心拍数とリズムの評価，血圧測定
- ショック症状を認めた場合：迅速に静脈路を確保し，輸液蘇生を開始する

❹ **Disability（中枢神経）**：意識レベル評価，瞳孔所見，片麻痺の有無など

ショックにより脳灌流圧が低下するとさまざまな神経学的所見が出現するので，外傷

に起因しない場合でも瞳孔，麻痺の有無など
は必ず評価する．

❺ **Exposure（脱衣と外表，体温）**：皮膚や四
肢など全身の観察と低体温を避ける体温管理
　　脱衣により全身を観察し，皮膚所見や四
肢の変形・膨張がないかなど観察する．体温
測定により低体温を避けるように保温に努め
る．出血性ショックにより大量輸液を行う場
合は，特に低体温に注意する．

3) 二次評価

　一次評価により生命に危険を及ぼす病態の把
握および外科的処置も含めた救命のための治療
がいったん終了し，患者が危機的状態を切り抜
けた後に行う評価である[3]．収集すべき情報をま
とめたものとして以下のSAMPLE[4]がよく用い
られる．

❶ **自他覚症状（Signs and Symptoms）**
- 痛み，不安感，疲労感
- 呼吸困難の増加，異常な呼吸パターン
- 意識変容（興奮・不安），意識障害
- 発熱，下痢・嘔吐，出血

❷ **アレルギー（Allergy）**
- 食物，薬剤，接触物

❸ **服薬歴・状況（Medications）**
- 常用薬の種類・量，最終服薬時間など

❹ **既往歴・妊娠の有無（Past history/ Pregnancy）**
- 基礎疾患の有無，既往歴，手術歴
- 妊娠の有無

❺ **最終食事（Last meal）**
- 最終摂食の内容と時間

❻ **現病歴・受診理由（Events）**
- 発症から受診にいたるまでの経過
- アレルゲンの種類と摂食時間（アナフィラ
  キシーショック）

2. モニタリング

　ショックなどの急性循環不全が疑われる患者
では，フィジカルアセスメントでの一次評価，
二次評価に並行して，持続的に循環動態を含む
全身状態の評価が可能なように早期にモニタリ
ングを開始する．

❶ **心電図モニター**：心拍数の変動やリズムを
評価する．P波が見えやすいII誘導を第1
選択とし，虚血性心疾患等では，虚血を示
す誘導を追加してモニタリングする．

❷ **観血的動脈圧モニター**：ショック状態の患
者では，血管収縮などのためにカフを用い
た血圧測定では不正確となりやすい．動脈
圧ライン確保までは，短い間隔で非観血的
動脈圧を測定する．収縮期・拡張期血圧以
外に，平均動脈圧も持続的に計測すること
ができる．平均動脈圧60mmHg以下では重
要な臓器血流を維持できないため，指標と
して用いられることが多い．

❸ **パルスオキシメーター**：継続的な酸素飽和
度の把握のために常にモニタリングする．

❹ **中心静脈圧**：輸液の過不足を判断するなど
前負荷の指標として用いられる．

❺ **混合静脈血酸素飽和度（S$\bar{v}$O$_2$）・中心静脈
血酸素飽和度（ScvO$_2$）**：酸素供給量と需要
のバランスの評価に用いられる．S$\bar{v}$O$_2$測定
には肺動脈カテーテルの留置が必要になる．

❻ **尿量**：膀胱留置カテーテルを挿入し，時間
尿量を計測する．腎血流の評価および心拍
出量の間接的な評価として必要である．

3. 酸素療法 / 人工呼吸療法

　酸素療法は呼吸困難の改善と，臓器低灌流の
改善のために必須であり，95%以上の血中酸素

§ ❸ 急性循環障害　83

飽和度，80mmHg 以上の血中酸素分圧を目指す[5]．酸素投与だけでは酸素化がのぞめない，また，換気不全の進行や呼吸仕事量の増加により悪循環に陥ると予測される場合は，挿管による人工呼吸が行われる．急性心不全などで非侵襲的人工呼吸（noninvasive positive pressure ventilation：NPPV）が有効な場合もあるが，ほとんどのショック患者では気管挿管が必要になる．

発熱，激しい疼痛，興奮・不穏などにより酸素需要がさらに高まる場合も多い．酸素需要を抑制するために，鎮痛・鎮静薬や解熱薬が必要となることもある．ただし，交感神経の興奮を抑制してしまうことで，一気に血圧低下に陥る場合もあるため，不用意な鎮痛・鎮静には十分な注意が必要である．

4. 輸液・輸血

十分な輸液を投与できるよう，太い径の輸液ラインを2本以上確保することが望ましい．循環管理においては，心臓への前負荷を増やす目的でまず輸液負荷が重要である．指標としては，中心静脈圧のほか，血管エコーでの下大静脈径（inferior vena cava：IVC）の変化なども用いられる．IVC は CVP に比例し，10mm 以下の虚脱時や呼吸性変動がみられる場合は，脱水などの循環血液量不足が疑われる．

出血性ショックなどの場合，ヘマトクリット（Ht）値 30％以上を目標に濃厚赤血球輸血が行われる．

5. 強心薬・昇圧薬

以下の強心薬・昇圧薬は，確実な投与と血管外漏出による損傷予防の観点から，できる限り中心静脈カテーテルあるいは太い静脈留置カテーテルから投与する．シリンジポンプなどを用いて精密な投与が必要であり，シリンジ交換などによる血圧低下などに注意する．

❶ カテコラミン
● ドーパミン：少〜中等量では β 刺激，高用量では α 刺激がメインとなる
● ドブタミン：β_1 刺激薬で，心収縮・心拍出量を増やし，末梢血管拡張作用がある
● ノルアドレナリン：β 作用に比較して，強力な α 血管収縮作用がある
● アドレナリン：α，β 刺激作用がある．蘇生時に使用する（**表2**）[6]
● イソプロテレノール：β_1・β_2 刺激薬．α 効果はない

❷ ホスホジエステラーゼ PDE Ⅲ 阻害薬：ミルリノン
心収縮・心拍出量を増やし，末梢血管を拡張させる作用があるが，ドブタミンと異なり，心筋酸素消費量を増やさない特徴がある．動脈拡張作用が強く，血圧低下に注意が必要である．

❸ 血管収縮薬：バソプレッシン

表2 アドレナリン受容体の特徴

受容体	場所	生理学的刺激応答
α 受容体	血管	● 血管収縮（血圧↑，体血管抵抗↑，肺血管抵抗↑）
β_1 受容体	心臓（洞房結節，心筋）	● 心拍↑，収縮性↑，自律性↑，心伝道速度↑
β_2 受容体	血管，細気管支	● 血管拡張（血圧↓，体血管抵抗↓，肺血管抵抗↓） ● 気管支拡張
ドーパミン受容体	血管（腎，内臓神経，腸間膜）	● 血管拡張

（Kayser SR: 血管作用薬．Schell HM, et al 著，井上智子監訳：Q&A で学ぶ重症患者ケア．pp121-129，エルゼビア・ジャパン，2008．より改変）

バソプレッシンは，血管平滑筋のV_1受容体に作用して血管を収縮させるカテコラミンとは全く異なる起序で作用する強力な昇圧薬である．

6. 心原性ショックに対する補助循環

最大限の薬物治療でも効果の得られない心原性ショックに対して，機械的補助循環が用いられる（**表3**）[7]．

❶ **大動脈内バルーンパンピング（intra-aortic balloon pumping：IABP）**

大動脈内に挿入したバルーンカテーテルを心臓と同期させ，拡張期にバルーンを膨張し，拡張期圧上昇，冠血流を増大させる．また，収縮期にバルーンを収縮させて後負荷を軽減する効果により，心筋の酸素消費量を減少させる．

❷ **経皮的心肺補助装置（percutaneous cardio-pulmonary support：PCPS）・体外式膜型人工肺（extracorporeal membrane oxyge-nation：ECMO）**

遠心ポンプと膜型人工肺を用いた閉鎖回路の人工心肺装置による心肺補助装置である．大腿静脈から挿入した脱血管を介して右房から遠心ポンプにより脱血し，人工肺で酸素化して大腿動脈に送血する．開胸により直接カニュレーションを行う場合もある．通常1週間程度の運用であるが，数週間にわたる運用が可能な場合もある．呼吸補助として用いる場合はECMOと呼ぶ場合が多い．

❸ **補助人工心臓（ventricular assist device：VAD）**

IABPやPCPSなどの補助循環治療によっても低心拍出状態から抜け出せない重症心不全患者に心臓移植の適応を含めて検討が行われる．体外設置型VADはダイアフラム型の拍動流空気駆動ポンプで，左心補助，右心補助双方に用いられる．体内植込み型VADは，連続流型ポンプで左室補助目的に用いられる．体内植込み型は在宅療養基準を満たせば，自宅療養・社会復帰も可能となる．

表3 各種補助循環法の特徴

	IABP	PCPS	VAD
効果	●左室負荷軽減 ●冠血流増加	●強力な流量補助ができる簡易装置 ●呼吸補助も可能	●長期的に強力な流量補助 ●心室前負荷の軽減
補助能力	●心拍出量の15%まで ●冠動脈疾患では，それ以上の効果	●心拍出量の70%程度	●心拍出量の100%
利点	●挿入および抜去が容易 ●操作が簡単 ●冠動脈疾患に有効	●経皮的に施行できる→緊急時に有用 ●装脱着に開胸不要 ●両心補助が可能 ●呼吸補助も可能	●右心，左心，両心補助が可能 ●長期使用が可能でQOLが良い
欠点	●補助効果限界がある ●合併症：下肢虚血，血管損傷 ●長期使用が困難	●左室負荷軽減に乏しい ●人工肺を用いるため全身炎症反応が強い ●合併症：下肢阻血，血管損傷，出血，血栓形成 ●長期使用困難	●装脱着に開胸操作が必要 ●使用施設に制限がある

（国立循環器病センター心臓血管部門編：新心臓血管外科管理ハンドブック．p47, 南江堂，2005. より改変）

§ ❸ 急性循環障害 85

7. 見逃してはいけないショックと その対応

1） アナフィラキシーショック（血液分布異常性 ショック）

特定の抗原物質（アレルゲン）が体内に入り，急性のアレルギー反応を起こすことによるショック状態．くしゃみ，全身の浮腫，かゆみ，蕁麻疹に始まり，声帯浮腫による気道狭窄，呼吸困難，チアノーゼ，血圧低下などをきたす．食物，薬物，蜂毒などが原因として多い．抗原曝露の回避，気道確保，太い静脈路確保と急速輸液が治療の基本であり，第一選択薬はアドレナリンである．

2） 心タンポナーデ（閉塞性ショック）

心膜腔（心臓と心膜の間）に心嚢液や血液が溜まり，心臓を圧迫する．心拍出量が減ることで血圧低下，頻脈，呼吸困難，チアノーゼなどをきたす．急激に心タンポナーデが起こった場合はショック状態になる．心タンポナーデが疑われる場合には，心嚢穿刺や心膜切除による心膜内液のドレナージを迅速に行う必要がある．

3） 緊張性気胸（閉塞性ショック）

肺が破れ一方向弁の状態になることで，肺から漏れた空気が胸腔内に溜まり，内圧が異常に上昇した状態になる．内圧上昇により呼吸不全や心不全が生じ，ショックに陥る．単純な気胸の症状に加えて，血圧低下，頻脈，冷汗などのショック症状が著明になる．胸腔穿刺あるいは胸腔ドレナージを迅速に行い，胸腔内圧を下げる必要がある．

4） 敗血症性ショック

「敗血症および敗血症性ショックの国際コンセンサス定義　第3版（sepsis-3）」が2016年2月22日，第45回米国集中治療医学会におい

て報告され，JAMA誌にも掲載された[8]．敗血症性ショックの新しい定義は，「敗血症の部分集合であり，実質的に死亡率を上昇させる重度の循環・細胞・代謝の異常を呈するもの」で，診断基準は「十分な輸液負荷にもかかわらず，平均動脈圧65mmHg以上を維持するために血管作動薬を必要とし，かつ血清乳酸値が2mmol/Lを超えるもの」とされた．迅速に細菌培養検体を採取後，抗菌薬の投与を開始し，急速な全身状態悪化への支持療法が必要となる（補液，昇圧薬，人工呼吸，血液透析など）．

Ⅲ 急性循環障害に陥った 患者・家族への看護ケア

急性循環障害やショックに陥る患者は，院外から救命救急センターに運ばれる場合も，院内急変の場合もあり，常に心肺停止のリスクを意識しながら対応しなければならない．患者の多くは意識がないか，鎮静を必要とするケースも多く，人工呼吸や補助循環，手術などの意思決定を自分で行えないため，混乱の最中の家族に対して，限られた時間内で代理意思決定を迫らなければならない．看護ケアについて時期に沿って説明する．

1. ショックを疑い初期対応する時期

まず，ショックを疑うことが重要であり，検査・診断と治療が同時に進められる．この時期は，循環動態の安定化を図り，家族へは落ち着いて明確な説明をするよう誠実に対応することが必要である．

1） 患者の受け入れ準備

患者が搬入されるまでに，心肺停止となる最悪のシナリオを念頭において，心電図モニター，自動血圧計，パルスオキシメーターをはじめ，

点滴ルート，動脈圧ライン，尿道留置カテーテル，心肺蘇生薬品，除細動器，気管挿管の準備をしておく．急変の可能性が高いと予測される場合は，PCPSの挿入準備なども確認しておく．不用意な鎮痛・鎮静は急変を助長する．鎮静による血圧低下からショックに至る場合もあるため，予測される処置についてブリーフィングしておくことが望ましい．医師，臨床工学技師，検査技師など関連職種とも情報を共有し，万全の体制を整えておく．

2）家族への対応

急激にショックに陥った場合などは本人の意識はなく，家族は生きるか死ぬかを心配している場合が多い．介入としては，明確に正確な病状や見通しを説明することであり，それが家族員を力づけることになる[9]．家族の誰に説明すべきか，説明のタイミングなどを調整し，医師と連携する必要がある．石塚らは，救命救急領域における家族の代理意思決定時の思いと看護支援について調査し，救命救急センターという場所や状況，場がもつイメージが家族の代理意思決定に影響していることを明らかにしている[10]．看護師は代理意思決定を行う家族が，状況や場に左右されずに決断できるよう支援する必要がある．

2. 補助からの離脱を図る時期

初期治療では，酸素消費量を増やさないために，鎮痛薬・鎮静薬が投与され，挿管し人工呼吸が行われる場合も多く，輸液負荷，カテコラミンの投与などにより，循環動態の安定を目指す．循環動態の安定が得られ，急性循環不全に陥らせた原因が解決に向かえば，心機能を補助する薬剤の漸減や人工呼吸からの離脱が図られる．補助下での安定から状態が変化する時期であり，リスクを予測しながらケアを進める必要

がある．

1）患者への状況の説明

緊急入院や急変で状況が一変したうえに，意識レベルの低下や鎮静された期間が過ぎて，覚醒が促される．ベッドに寝かされて，人工呼吸器，心電図モニター，輸液ルート，尿道カテーテル，中心静脈カテーテルなど，何がついているのかもわからず，抑制が行われていたり，せん妄を発症している場合もある．

覚醒しはじめた時期には，患者は詳細な説明を理解することは困難であり，身体に装着されている物が何であるのか，今はどこの病院にいて，日付・時間はいつであるのかなど，患者の身体や周囲の状況から順に伝えていくことが必要である．

挿管などで発声できない場合などは，筆談などのコミュニケーション手段の確立を目指す．思うようにコミュニケーションがとれず，患者の興奮を助長させる場合もあるため，患者状態の変化をみながら進めていく．

知らない医療者に囲まれている状況であるため，家族面会がもたらす効果は大きい．家族にもどこまでのコミュニケーションが可能なのかを伝え，患者・家族双方の不安を軽減できるようにかかわる必要がある．

2）酸素消費を増やさないための工夫

何でもない動作が制限されるストレスを体験している患者に対して，日常生活を普通の生活に近づけるように，少しでも苦痛が減るように過ごすための援助が必要である．不必要な拘束を減らせるよう，身体に挿入されているルートやモニターはいつまで何が必要なのか，変化が起こる時期であることに注意しながら医師に相談し，安全を確保したうえでの安楽を目指す．

混合静脈血（または中心静脈血）酸素飽和度がモニタリングされていれば，その変化をみて

§ ❸ 急性循環障害　87

清潔ケアや身体を動かすなどのケアを行うことができる．他に心仕事量の指標として，二重積（pressure rate product：PRP）＝収縮期血圧×心拍数があり，心筋酸素消費量と比例するといわれている．血圧と心拍数のみで計算可能であるため，ベッドサイドでのケアで用いやすい．

看護師はベッドサイドで患者の予定を調整しやすい立場にあるため，検査・処置やケアなどが連続したりしないよう時間調整を行い，患者の状態に合わせて活動と休息のバランスをとっていくことが求められる．患者が孤独を感じたり，家族・会社に迷惑をかけていると思うなどの心理的なストレスを感じはじめる時期でもあるため，精神面にも十分な注意が必要である．

3. 今後の見通しを立てる時期

心臓手術後の心タンポナーデや，突然の緊張性気胸などでは，速やかにドレナージを有効に行えれば，ショックに至ったとしても合併症がなく早い回復が望める．しかし，心筋梗塞を繰り返す患者の心原性ショックや，何度も入院・手術を繰り返している患者の敗血症性ショックなどでは，急性期だけでなく，患者・家族のその後の生活を考えなければならない．

今回の急性循環不全がどの程度で改善する見込みがあるのか，また起こる可能性があるのか，根本的な治療は望めるのか，長期予後はどうなのか，社会復帰は可能なのか，などさまざまな不安が押し寄せる．患者本人の病状回復の程度を確認しながら，患者本人はどこまで理解していて，何を知りたいと思っているのかなどの情報も必要になる．クリティカルケアを必要とする時期であっても，患者自身の治療に対する思いや価値観，人生のとらえ方などを知り得る機会はあるため，それを必ず次の医療現場へつながなくてはならない．救命や循環動態の安定化だけではなく，その後の患者の見通しを立てる

必要がある．

おわりに

急性循環障害の患者を救命し，早期の回復を目指すためには集中的な治療・看護が必要になる．さまざまな原因により循環不全は生じるが，まず，ショックを疑い，それに対してアクションを起こさなければ，早期の診断・治療につながらない．患者のそばにいつもいる看護師の常日頃の観察や，いつもと違う，何かおかしい，という感覚が非常に重要である．対応が遅れれば遅れるほど，患者の回復が遠のいてしまうこと，救命できない場合もあることを念頭におき，アセスメントする力を身に付けてほしい．

また，救命という視点を重視してしまいがちであるが，患者・家族の置かれた状況を見つめ，患者が何を大切に人生を歩んできたのか，今回の循環不全がこの先の患者・家族の日常性の再構築にどのような影響を与えるのか，経過の見通しを立てることを忘れないように取り組んでいきたい．

[文献]
1) 日本超音波医学会用語・診断基準委員会：心機能指標の標準的計測法とその解説．超音波医学 **33**(3)：371-381，2006.
2) Courts LM：ショック．Schell HM, et al著，井上智子監訳，Q&Aで学ぶ重症患者ケア，pp116-119，エルゼビア・ジャパン，2008.
3) 日本医療教授システム学会監：患者急変対応コースfor Nursesガイドブック．pp44-53，中山書店，2008.
4) American Heart Association：PALSプロバイダーマニュアル日本語版．p366，シナジー，2008.
5) 日本循環器学会：循環器病の診断と治療に関するガイドライン　急性心不全治療ガイドライン（2011年改訂版）．p43，2013.
http://www.j-circ.or.jp/guideline/pdf/JCS2011_izumi_h.pdf（2019年3月アクセス）
6) Kayser SR, Schell H: 血管作用薬．Schell HM, et al著，井上智子監訳，Q&Aで学ぶ重症患者ケア，pp121-129，エルゼビア・ジャパン，2008.
7) 国立循環器病センター心臓血管部門編：新心臓血管外科

管理ハンドブック．p47，南江堂，2005．

8）Singer M, Deutschman CS, Seymour CW, et al: The Third International Consensus Definitions for Sepsis and Septic Shock（Sepsis-3）. *JAMA* **315**(8): 801-810, 2016.

9）Jackson JC, et al: Improving patient care through the prism of psychology: application of Maslow's hierarchy

to sedation, delirium and early mobility in the ICU. *J Crit Care* **29**: 438-444, 2014.

10）石塚紀美，井上智子：救命救急領域における家族の代理意思決定時の思いと看護支援の実態．日本クリティカルケア看護学会誌 **11**: 11-13，2015．

MEMO

第2章 生理的欲求とケア　　　　　　　　　　　　　　　　　　　　　　　　　　　　　高橋 知彦

急性代謝障害

はじめに

　代謝とは，生体内で起こるあらゆる化学的変化とエネルギー交換のことを指している[1]．われわれ人間は，外界から三大栄養素（糖質，タンパク質，脂質）やビタミンやミネラルなど微量栄養素を摂取し，体内で分解，燃焼を絶えず行ってエネルギーを産生したり（異化），そのエネルギーを使って生体の構成成分となる分子を合成する（同化）機能を有し，この代謝機能によって生命を維持している．

　特に肝臓は，重さ約1000～1200gの人体で最大の臓器であり，栄養素の吸収や貯蔵機能を備えている．それ以外に解毒および排泄機能，胆汁生成のほか，貪食能や免疫能も持ち合わせた，非常に重要な代謝器官である（**表1**）．また，肝臓は再生能力にも優れており，何らかの原因で肝細胞が障害を受けても，他の正常な肝細胞が機能を補うように働く．そのため肝機能が低下しても自覚症状として表れにくく，その特徴から「沈黙の臓器」といわれている．

　症状が出現するということは，肝細胞の破壊が肝臓の再生能力を上回っていることを意味し，早急に治療しないと生命維持が困難となる．そして，肝細胞障害が急激に進行すると急性腎不全（急性腎障害）を併発しやすく，その原因として，サイトカインなど炎症メディエーターの産生が血管透過性亢進をすることでの循環血液量低下による腎血流量減少や，全身性炎症反応症候群（SIRS），多臓器不全（MOF），さらに抗菌薬や造影剤など腎毒性をもつ物質によって急性尿細管壊死を引き起こすことが考えられている．急性腎障害（AKI）により腎臓が機能しないことで，代謝産物（老廃物）である尿素窒素などが蓄積し，水分出納や電解質の調節に障害を引き起こした結果，体液の恒常性の維持に支障をきたす．

　全身管理を行ううえで，必要と判断されれば，気管挿管や人工呼吸管理を行い，鎮静薬や鎮痛薬が患者に投与される．しかし肝機能や腎機能が低下している患者の場合，鎮静薬や鎮痛薬が過度に効きすぎたり，それらが蓄積して覚醒が遅延する状況に陥るケースがあり，鎮静薬や鎮痛薬の減量，中断に迫られることもある．また，急性代謝障害により意識障害を伴う場合も多く，チューブやドレーン挿入に伴う苦痛や，治療上の安静制限，それらを守れない場合の身体抑制など，行動を制限されることでの苦痛も感じやすい状況だが，意識障害や鎮静下により，自らの苦痛を適切に訴えることが難しい．また治療が奏功しても，ベッド上安静の期間は長期化することが多く，安静による二次的合併症を起こすことで入院期間をさらに長期化させる．

　そのため，治療の円滑な遂行のためには，患者の全身状態の経時的なアセスメントと，臨床症状に合わせた基本的なニーズの充足，特に生理的欲求や安全の欲求を充足させることが，看護として重要と考える．

　本項では，代謝の中枢的機能を有する肝臓と，

表1 肝臓の主な機能

主な機能		働き	働きの低下によって起こること
代謝	糖代謝	●インスリン，グルカゴンに反応してグルコースからグリコーゲンを合成，グリコーゲンを分解してグルコースを生成	耐糖能異常（糖の貯蔵，不足時の糖新生が行えなくなる） →低血糖，高血糖を起こす
	タンパク代謝	●血漿タンパクの合成 ●グロブリンやアルブミン，リポタンパク，プロトロンビン，フィブリノーゲンなどの凝固因子の合成	アルブミンの合成低下 →腹水や全身浮腫などの身体所見 →循環不全（循環血液量減少） 血液凝固因子の合成低下 →出血傾向（消化管出血，止血困難など）
	脂質代謝	●中性脂肪，コレステロール，リン脂質の合成	脂肪肝，脂質吸収不良
	ホルモン代謝	●性ホルモン，バゾプレシンなどの不活性化	手掌紅斑，くも状血管腫，女性化乳房（エストロゲンによる代謝異常）
胆汁生成		胆汁酸，胆汁色素，コレステロール，リン脂質から胆汁を生成	
解毒・分解・排泄		毒性の低い物質に変換 ①アンモニアを尿素に変換 ②アルコールをアセトアルデヒドに変換 ③間接ビリルビンはグルクロンサン抱合を受け直接ビリルビンに変換	血中アンモニアの蓄積・上昇により，血液脳関門の透過性亢進が起こることで，脳浮腫や肝性脳症（昏睡）が起こると考えられている．
		●尿素として腎（尿中）から排泄 ●ビリルビンを腸管（便中から）排泄	黄疸（ビリルビン代謝障害）
貯蔵機能		ビタミン，グリコーゲン，中性脂肪，血液の貯蔵	
血液浄化作用（自己防衛機能）		ピット細胞やクッパー細胞によって老化した血球や異物を貪食する免疫機能	肝臓の網内系（免疫系）の機能破綻による易感染状態に陥る →血中への細菌やエンドトキシンの出現，敗血症やバクテリアルトランスロケーションなど

代謝産物の排泄機能および体液量調整を行う腎臓の障害として，クリティカルケア領域でよく遭遇する急性肝不全と急性腎障害の概要および看護について述べていく．

I 肝不全の定義および病態，治療

1. 肝不全の定義

急性肝不全とは，急激かつ高度な肝細胞障害に基づいた肝不全症状をきたす疾患群[2]とい

う定義を基本とし，歴史的変遷をたどってきた．その診断基準の統一を図るため，2005年以降は，「初発症状ないし肝機能検査値の異常が出現後26週以内に肝性脳症と血液凝固異常をきたす疾患」と定義され[3]，先行する肝硬変が認められず，プロトロンビン時間INR値1.5以上が，急性肝不全の総称として一般的となった．

そこで欧米における急性肝不全との整合性を合わせるため，わが国では「正常肝ないし肝予備能が正常と考えられる肝に肝障害が生じ，初発症状出現から8週以内に，高度の肝機能障害に基づいてプロトロンビン時間が40%以下ないしはINR値1.5以上を示すもの」を急性

§4 急性代謝障害 91

肝不全と定義した[4]．そして急性肝不全のうち，「初発症状出現後8週以内に高度の肝機能異常に基づいて昏睡II度以上の肝性脳症をきたし，プロトロンビン時間が40％以下を示すもの」を劇症肝炎とし，そのなかでも症状出現後10日以内に肝性脳症が発現する"急性型"，11日以降に出現する"亜急性型"と分類されている．一方，肝不全の初発症状出現8週以降24週以内の場合は遅発性肝不全（late onset hepatic failure：LOHF）として劇症肝炎の類縁疾患に分類される（図1・2，表2）．

2. 肝不全の原因

わが国における急性肝不全の成因と割合を図3に示した[5,6]．最も多い原因はウイルス性であり，次いで薬剤性，自己免疫性である．

3. 肝不全の病態生理（急性肝炎，劇症肝炎）

急性肝不全では，前述の「2.」の原因により肝細胞（肝実質）の広汎な壊死が起こり，肝機能が著しく低下する．劇症肝炎の場合は，広汎かつ急激に肝細胞の炎症および壊死が進み，肝機能は短期間で高度に障害を受ける．そのため，肝臓の各機能の破綻に応じた種々の臨床症状や所見を呈する（表1参照）．

肝細胞に肝炎ウイルスが感染して増殖すると，マクロファージ（クッパー細胞）や好中球，NK細胞（ピット細胞）が活性化される免疫反応が起こり，サイトカインが産生される．また薬剤性肝障害の場合には，代謝過程で反応性代謝物（中間代謝産物）が生じる．これらサイトカインや反応性代謝物が肝細胞を直接的かつ急激に破壊してしまい，肝機能が障害される．

特に解毒機能が高度に障害されると，腸管か

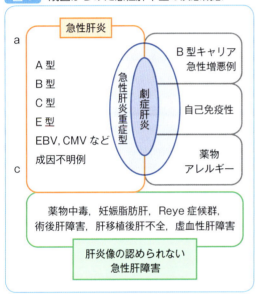

図1　成因からみた急性肝不全の疾患概念

（持田智：劇症肝炎―わが国における問題点．肝臓 50(9)：497-506，2009，p499，Fig.1. より）

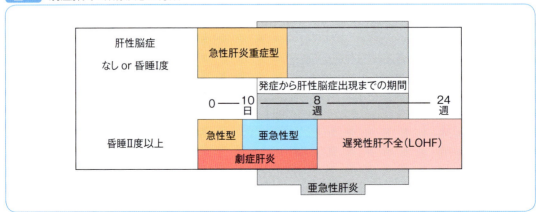

図2　劇症肝炎と類縁疾患の分類

（持田智：劇症肝炎―わが国における問題点．肝臓 50(9)：497-506，2009，p499，Fig.2. より）

表2 劇症肝炎の診断基準

正常肝ないし肝予備能が正常と考えられる肝に肝障害が生じ，初発症状出現から8週以内に，高度の肝機能障害に基づいてプロトロンビン時間が40%以下ないしはINR値1.5以上を示すものを「**急性肝不全**」と診断する．急性肝不全は肝性脳症を認められない，ないしは昏睡度がⅠ度までの「**非昏睡型**」と，昏睡Ⅱ度以上の肝性脳症を呈する「**昏睡型**」に分類する．また，「**昏睡型急性肝不全**」は初発症状出現から昏睡Ⅱ度以上の肝性脳症が出現するまでの期間が10日以内の「**急性型**」と，11日以降56日以内の「**亜急性型**」に分類する．

注1：B型肝炎ウイルスの無症候性キャリアからの急性増悪例は「急性肝不全」に含める．また，自己免疫性で先行する慢性肝疾患の有無が不明の症例は，肝機能障害を発症する前の肝機能に明らかな低下が認められない場合は「急性肝不全」に含めて扱う．
注2：アルコール性肝炎は原則的に慢性肝疾患を基盤として発症とする病態であり，「急性肝不全」から除外する．但し，先行する慢性肝疾患が肥満ないしアルコールによる脂肪肝の症例は，肝機能障害の原因がアルコール摂取ではなく，その発症前の肝予備能に明らかな低下が認められない場合は「急性肝不全」として扱う．
注3：薬物中毒，循環不全，妊娠脂肪肝，代謝異常など肝臓の炎症を伴わない肝不全も「急性肝不全」に含める．ウイルス性，自己免疫性，薬物アレルギーなど肝臓に炎症を伴う肝不全は「劇症肝炎」として扱う．
注4：肝性脳症の昏睡度分類は犬山分類（1972年）に基づく．但し，小児では「第5回小児肝臓ワークショップ（1988年）による小児肝性昏睡の分類」を用いる．
注5：成因分類は「難治性の肝疾患に関する研究班」の指針（2002年）を改変した新指針に基づく．
注6：プロトロンビン時間が40%以下ないしはINR値1.5以上で，初発症状出現から8週以降24週以内に昏睡Ⅱ度以上の脳症を発現する症例は「遅発性肝不全」と診断し，「急性肝不全」の類縁疾患として扱う．

（持川智・他：我が国における「急性肝不全」の概念，診断基準の確立．厚生労働省科学研究費補助金（難治性疾患克服研究事業），難治性の肝・胆道疾患に関する調査研究班ワーキンググループ1研究報告．肝臓52(6)：393-398, 2011, p395, Table1. より）

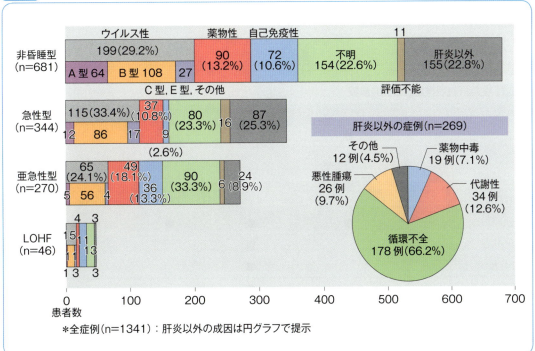

図3 急性肝不全，LOHF症例の成因（2010〜2014年）

（持田智：我が国における急性肝不全の実態．日内会誌105(8)：1463-1471, 2016. より改変）

ら吸収された有害物質が門脈から肝臓に流れ込んでも十分に代謝・無毒化されず，全身に回ることで脳浮腫や肝性脳症などを呈する．

4. 急性肝不全の救命率および予後

急性肝不全の予後は，病型や成因に依存している．急性肝不全では，まずは救命・生命維持を目的とした内科的治療が早期に開始され，奏功しない場合は肝移植の適応も視野に入れた集学的治療が提供される．内科的治療の救命率では，非昏睡型は91.9％と高い確率で救命できているが，昏睡型（急性型および亜急性型の劇症肝炎）に移行してしまうと，それぞれ40％，28％と著しく低下する[6]．また，合併症（感染，脳浮腫，腎不全，DIC，消化管出血など）の併発数が多いほど，病型に関係なく救命率は低下するため，合併症対策は予後を左右する重要な治療となる．

5. 肝不全の臨床症状や検査（表3）

肝不全の症状は，主に発熱，全身倦怠感，食

欲不振，黄疸，悪心・嘔吐，浮腫，腹水，肝性脳症などがあげられる．全身臓器との関連が強く，心不全，腎不全，播種性血管内凝固症候群（DIC）などの多臓器不全へと移行する可能性がある．多臓器不全を合併すると，全身管理はさらに複雑となり，予後も悪化するため，肝不全以外の症状や検査所見の把握も必要である．また，急性腎不全を併発する割合も高い．

肝不全における血液検査では，成因の診断，肝不全・肝再生の評価および全身状態の把握のために行われる（表3）．また画像診断も有用であり，腹部エコー検査による肝萎縮や腹水の有無，肝血流，門脈拡張，肝静脈狭小化や胆嚢の性状を評価する．腹部CTによる肝臓の壊死範囲や，肝容量を測定することで肝萎縮の有無や程度を評価することができる．

6. 急性肝不全の主な治療

急性肝不全が昏睡型（劇症肝炎）に移行すると重篤な全身状態となりやすく，救命率は低下する．急性肝不全の治療の原則は，❶肝不全の成因の早期特定とそれに対する早期治療，❷人

表3　主な肝機能検査と診断的意義

	肝細胞の変性・壊死	肝細胞の機能障害	胆汁うっ帯	肝予備能
AST	●			
ALT	●			
ALP			●	
γ-GT			●	
総ビリルビン	●	●	●	●
アルブミン		●		
血小板数		●		
コリンエステラーゼ（ChE）		●		
プロトロンビン時間（PT）		●		●
ICG試験		●		●

（佐藤和典・他：肝機能検査（AST・ALT/総ビリルビン値/プロトロンビン時間/ICG試験）．消化器外科ナーシング 16（8）：772, 2011. より一部改変）

工肝補助治療の2本柱である．さらに，救命および生命維持を主眼とした内科的治療が主体となり，内科的治療で奏功しない場合には，外科との連携により肝移植へと治療が移行される．

1) 成因に対する治療，肝細胞壊死の予防と再生促進

炎症性サイトカインによる肝微小循環障害や，肝細胞破壊を急速かつ強力に抑制することを目的に，副腎皮質ステロイドを中心とした免疫抑制療法を行う．HBV キャリア急性増悪例では，核酸アナログによる抗ウイルス薬の併用や，インターフェロンを投与する．肝血流量増加や肝細胞障害の抑制を目的としたプロスタグランジン E_1 の投与や，グルカゴン・インスリン（GI）療法による肝細胞の再生促進が行われる．

2) 全身管理

循環血液量不足による肝血流量の減少は，肝細胞への酸素や栄養素の供給不足につながり，肝再生を阻害しかねない．循環動態の安定化を目指し，心電図や観血的動脈圧による循環モニタリングを行う．中心静脈カテーテルを挿入し，ブドウ糖を主体とした補液や電解質の補正，栄養管理を行う．低血圧が是正されない場合には，カテコラミン投与による血圧維持も検討される．また体液バランスが崩れやすいため，尿量や中心静脈圧，体重の変化などの水分出納をモニタリングする．

低酸素血症や，肝性脳症（昏睡）や高度の脳浮腫による意識障害など，通常の酸素投与や気道確保では呼吸の管理が困難な場合，気管挿管や人工呼吸管理が行われる．

3) 人工肝補助（血漿交換，血液濾過透析）
1 血漿交換（plasma exchange：PE）

全血を血球と血漿成分に分離させ，有害物質の含まれた血漿成分を廃棄し，新鮮凍結血漿（FFP）などで置き換える．有害物質の除去，血液凝固因子の補充が目的である．

2 血液濾過透析（hemodiafiltration：HDF）

アンモニアに代表される昏睡起因物質やサイトカイン除去，水分出納管理を目的としている．肝不全に対する血漿交換では，新鮮凍結血漿で血漿成分を置き換えるが，合併症としてクエン酸ナトリウムによる高ナトリウム血症，低カルシウム血症，代謝性アルカローシスなどをきたす恐れがある．そのため，血漿交換と HDF を併用することで，上記の合併症を低減できる利点がある．HDF には，24 時間持続的に行う CHDF や，透析量の増加を目的とした High flow HDF がある．

4) 感染症，凝固異常など合併症予防と治療

肝不全により免疫能が低下するため，感染症予防に抗生物質や抗菌薬が投与される．内科的治療の段階で感染症を合併すると，肝移植の適応から外れてしまうため，感染症対策は非常に重要となる．凝固因子の不足に対しては，新鮮凍結血漿の投与で補填する．DIC 予防および治療目的でのアンチトロンビンⅢ濃縮製剤や，タンパク分解酵素阻害薬による抗凝固療法も行われる．

5) 脳浮腫および肝性脳症の治療

肝臓の解毒機能が低下することで，アンモニアや低級脂肪酸などの昏睡起因物質が血中に増加し，肝性脳症を引き起こすと考えられている．また，昏睡起因物質が血液脳関門を破綻させ，脳浮腫による頭蓋内圧亢進で意識障害を合併することもある．アンモニアの吸収抑制や腸管内容物の排泄促進を目的としたラクツロースの経口または注腸投与や，アンモニアを発生させる腸内細菌に対してはポリミキシンBの投与を行う．

脳浮腫が高度になると，頭蓋内圧亢進から脳

§ 4 急性代謝障害 95

ヘルニアに移行してしまうため，D-マンニトールやグリセロールなど浸透圧利尿やバルビツレートの投与や，頭部30°挙上での静脈還流の促進による頭蓋内圧低下を図る．血中の二酸化炭素分圧の上昇は脳血管を拡張させて頭蓋内圧を高めてしまう恐れがあるため，人工呼吸管理中であれば，脳血管収縮による頭蓋内圧低下を期待して軽度の過換気で管理する．

6) 肝移植

通常，上記の内科的治療に対する反応が乏しく肝機能の回復が見込めない場合を想定し，肝移植を視野に入れた外科との情報共有や連携がなされている．肝移植の適応には，肝移植適応ガイドラインに基づき，種々の条件やタイミングにより決定される．

Ⅱ 急性肝不全患者の看護ケア

急性肝不全患者は，肝機能低下に伴う全身の倦怠感や黄疸，搔痒感，浮腫，腹水貯留による腹部膨満感や呼吸困難感など，肝機能低下に伴う複数の症状を同時に自覚することが多い．これらの治療や症状に起因する身体的苦痛は，肝機能を含めた全身状態が改善するまで緩和されにくく，患者は非常に辛い体験や生活を強いられている．

また急性肝不全患者は，肝性脳症による意識障害やせん妄の発症，肝不全症状による精神的ストレスに晒されることも多い．さらに，疾患に対する治療が長期化するため，患者はICUやそれに準じた治療環境に長期間身を置かれることで社会から隔離されることになり，それまで果たしていた社会的役割を担えなくなる．そして治療が思うように奏功しないことで，死を間近に感じ始めることでの恐怖感や，生きる意味を見いだせない苦しさを感じている可能性も高い．

このように急性肝不全患者を看護する際には，入院生活によって日常生活が送れなくなることでどのような健康問題が生じているのか，あるいは今後生じてくる健康問題は何かを理解するために，全人的にアセスメントを行い，身体的側面だけでなく心理社会的なニーズの充足に向かうよう，早期から支援していくことがより重要となる（図4）．

前述をふまえ，急性肝不全患者の看護のポイントとしては，❶肝機能障害の悪化や合併症の早期発見と予防に努め，❷症状や治療に伴う全人的苦痛の緩和や安楽を支援し続けることである．

1. 肝機能障害に伴う症状悪化や合併症の早期発見および予防に努める

1) 情報収集および観察のポイント

急性肝不全の治療は病型や成因によって治療方針が異なるため，症状や発症時期などの病歴聴取（問診）は医師が行うことがほとんどである．しかし，既に患者に意識障害を認める場合や，家族の動揺が強い場合など，初診時だけでは成因を特定できる情報が不十分なまま治療を開始せざるをえないことも多い．看護師として患者や家族にケアする過程で，病歴や症状に関する新たな情報が得られれば，医師と共有して治療につなげる．具体的な観察ポイントを表4に示す．

上記の観察項目に加え，血清トランスアミラーゼ（AST，ALT），ビリルビンやアンモニア，プロトロンビン時間などの検査値と合わせて，腹部超音波やCTによる肝萎縮の有無や程度などの検査所見から，現在の肝機能障害の程度を把握する．

特に，出血状態の把握は重要で，各臓器やカテーテル刺入部など，凝固因子不足により全身が易出血状態となりやすい．検査値から易出血状態の程度をアセスメントした上で，カテーテル刺入部，ドレーン類の排液の性状，消化管出

血の有無（胃管からの排液や下血）などを注意深く観察する．

バイタルサイン測定による呼吸や循環動態，中心静脈圧や水分出納バランス，腹囲や体重，水・電解質バランス，その他の諸症状を経時的にモニタリングし，異常の早期発見につなげる．特に，重篤な合併症である肝性脳症や脳浮腫に伴う頭蓋内圧亢進症状を見逃さないように，意識レベルや瞳孔所見，クッシング現象や呼吸パターンに注意する．また肝性脳症の程度によって，不穏状態，易怒性や攻撃性が増すなど精神症状の出現がみられる場合があるため，患者の言動や行動を継続的に注意深く観察する．

2）症状悪化および合併症の予防

肝細胞の再生には，肝血流の維持と肝臓への負荷を回避することが優先事項である．急性肝不全患者は，全身性炎症反応症候群（SIRS）により血管透過性が亢進している状態であることが多く，体位変換などの身体活動を要するケアによって循環動態に変動をきたしやすく，肝血流を低下させる恐れもある．清拭や更衣などの保清，体位変換などは看護師2名で素早く実施するなど，患者の負担を最小限にとどめるよう工夫する．また，肝細胞の再生に必要な適切な酸素化を維持すること（組織への酸素供給の維持・促進）も重要である．

図4 急性肝不全の患者健康問題

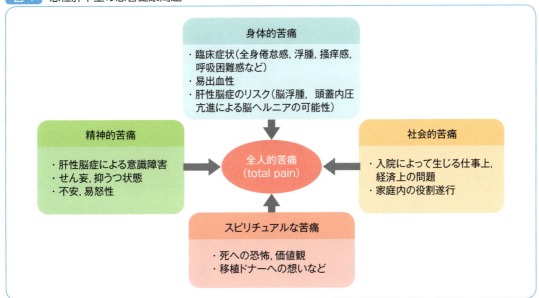

表4 情報収集と観察項目の例

成因や病型に役立てるための情報収集	B型肝炎家族歴，黄疸歴，輸血歴，レイノー現象やリウマチ様関節痛，その他の自己免疫性疾患の有無，飲酒歴
自覚症状の出現や程度の観察	全身倦怠感，黄疸，浮腫，悪心・嘔吐，食欲不振，発熱など感冒様症状，下痢や便秘など消化器症状，掻痒感など
全身状態の観察	バイタルサイン，水分出納バランス，腹囲・体重測定，検査値や画像所見
劇症化の徴候の観察	出血傾向，肝性口臭，意識レベル低下，クッシング現象など頭蓋内圧亢進症状，乏尿，羽ばたき振戦，腹水，胸水，進行性の黄疸，発熱や頻脈

急性肝不全患者は，過剰なサイトカイン産生により SIRS の状態に陥っているため，肺うっ血や ARDS などを合併しやすい．呼吸音やパターン，低酸素血症の早期発見（SpO_2 のチェック），無気肺や誤嚥性肺炎など呼吸器合併症の予防に努める．

3）感染の予防

急性肝不全の患者は全身管理上，動脈圧ラインや中心静脈カテーテルなど侵襲的カテーテルが複数挿入されており，細菌の侵入により感染症を引き起こす．肝移植を視野に入れた場合，感染症の有無が肝移植の適応を困難にさせるため，感染対策は必須である．また，挿管中であれば人工呼吸器関連肺炎（VAP）の発生も念頭においた感染対策も必要となる．

定期的な清潔ケアや，カテーテル挿入部位の観察とフィルムドレッシング材による保護や消毒，VAP バンドルに準じた管理と口腔ケアによる感染対策を徹底する．また，医療者の交差感染予防などスタンダードプリコーションも徹底する．

2. 症状や治療に伴う全人的な苦痛を緩和する

1）苦痛緩和の援助

肝不全患者は，全身倦怠感や黄疸による強い掻痒感，呼吸困難感などを伴っていることが多い．これらの身体的苦痛は患者にとって多大なストレスとなり，代謝亢進による肝負荷につながる恐れがあるため，患者が最も苦痛と感じているものから，優先的かつ積極的に苦痛緩和を図る．

具体例として，呼吸困難感については，ヘッドアップや体位の調整を行うことで横隔膜下を押し上げて肺の換気面積を増大させるケアや，掻痒感に対しては定期的な全身および部分清拭，ローションによる保湿などで掻痒感の軽減

を図る．

また，腹水や全身浮腫により皮膚は伸展していることが多く，シーツのしわやカテーテルの皮膚への接触，寝衣やオムツによっても容易に皮膚損傷や褥瘡を形成しやすい．特に凝固因子が不足し易出血状態で皮膚を損傷してしまうと，損傷部位からの出血や感染を助長しかねない．褥瘡好発部位の除圧，エアマットの使用，ローションなどで摩擦やズレ予防を実施し，皮膚トラブルの予防に努める．

挿管による人工呼吸管理をされている患者の場合は，挿管チューブの違和感や痛みに加え，言語的に苦痛を訴えられないコミュニケーションの困難さも体験している．そのため医師の指示のもと，鎮痛薬の持続投与や，必要に応じて鎮静薬を併用して苦痛を除去する．また筆談や50 音表を用いたコミュニケーション方法の早期確立を図ることで，患者の訴えや要望を丁寧に聴取する．

2）せん妄の予防

肝性脳症による不穏行動，せん妄症状により現状認知ができなくなる場合がある．そのような場合，現状認知を促すよう何度も説明を行うことや，患者の体験世界や言動を否定しないコミュニケーションを図って興奮を助長させないようなかかわりや，同じ看護師が数日間受け持って安心感を与えるなどの看護介入を行う．それでも攻撃性が強い場合や危険行動が治療の妨げになる場合には，ベッドからの転落予防策としてベッド柵の固定強化，チューブやドレーンの自己（事故）抜去予防，必要に応じて身体抑制を行うことも考慮するなど安全管理も行う．

また医師と相談したうえで，循環動態への変動や過度な疲労感を与えない範囲で，身体機能の維持を目的としたセルフケアの確立，早期リハビリテーションを開始することで，安静による合併症を予防する．近年では，人工呼吸器装

着期間の短縮やせん妄発症の減少に有効という点で早期リハビリテーションが実施されるが，退院後を見据えた場合，ICU 退室後の QOL を向上させるという点でも重要である．

III 急性腎障害（急性腎不全）

1. 急性腎障害（急性腎不全）の定義および病態，治療

1）急性腎障害（急性腎不全）の定義

急性腎不全（acute renal failure：ARF）とは，急激な腎機能低下の結果，高窒素血症や，溢水・高カリウム血症などの水・電解質異常，代謝性アシドーシス，尿毒症症状などが出現する症候群である．従来から急性腎不全は，診断や研究よって 30 以上の定義が使われ，国際的に統一

した定義や診断基準が存在しなかった．そのことで，急性腎障害の発生頻度，重症度の比較ができない等の問題点が指摘されていた．また集中治療領域では，軽度な腎機能障害でも患者の予後が左右されるという報告もみられはじめ，腎障害に対する迅速な対応が求められていた．

そのため，国際的な統一基準の策定と，腎障害の早期診断と早期治療介入による予後の改善を目的に，急性腎障害（acute kidney injury：AKI）という概念が提唱された．慢性腎不全と違い，急性腎障害の治療による効果は，適切な治療により腎機能の回復が十分に期待できることである（可逆性）．

2）急性腎障害（AKI）の分類と原因

AKI は病態によって，❶腎灌流の低下による"腎前性"，❷腎実質の障害である"腎性"，❸尿路閉塞による"腎後性"の 3 つに分類され

表5 AKI の分類と原因

	入院患者の比率		原因	
①腎前性	35 ～ 40%	体液量の減少	下痢，嘔吐，出血，多量の発汗，熱傷，利尿薬の投与など	
		心拍出量の低下	心不全，心筋梗塞，心外膜炎，心タンポナーデ，肺塞栓	
		腎血管の収縮	肝腎症候群，非ステロイド性抗炎症薬（NSAIDs），シクロスポリン，タクロリムス	
		末梢血管の拡張	敗血症，アナフィラキシーショック，降圧薬	
②腎性	55 ～ 60%（急性尿細管壊死の割合が高い）	血管障害	血栓性血小板減少性紫斑病（TTP），播種性血管内凝固症候群（DIC）	
		尿細管閉塞	多発性骨髄腫，腫瘍崩壊症候群（高尿酸血症）メトトレキサート	
		急性尿細管壊死	虚血性	敗血症，出血，ショック，外傷，熱傷，急性膵炎（狭義の急性腎不全）
			腎毒性	抗生物質，抗腫瘍薬，造影剤，重金属塩，パラコート，横紋筋融解症（ミオグロビン）
		急性間質性腎炎	薬剤（抗生物質，利尿薬，NSAIDs，アロプリノール，シメチジンなど）	
		糸球体障害	急性糸球体腎炎，急速進行性糸球体腎炎	
③腎後性	2 ～ 5%	両側尿管の閉塞	後腹膜線維症，悪性腫瘍の骨盤内浸潤	
		膀胱・尿道の閉塞	膀胱腫瘍，前立腺肥大や前立腺がん，神経因性膀胱	

§ ❹ 急性代謝障害　99

る（表5）．集中治療領域では，循環不全など全身状態の悪い患者が多く，肝腎症候群，心腎症候群という病態や，多臓器不全の一症状としてもAKIが出現する．入院患者におけるAKIの比率では腎性AKIが多く，特に集中治療領域では敗血症，ショック，多量の薬剤を使用しており，ICUでのAKIの発症頻度も高い．

3）急性腎障害（AKI）の予後

近年，入院患者におけるAKIの発症率は増加傾向にある．ICUにおいても，入室患者のAKI発症率は38.6%と上昇傾向にある[7]．また，AKIを発症した患者の死亡率は40～60%近くになるといわれていることから，生命予後やQOL向上の観点から，AKIの予防および発症時の迅速な対応が重要となる．またAKIは，迅速かつ適切な治療が行われることで完全な回復が期待できる可逆性のある病態として知られているが，必ずしも完全な回復に至るケースばかりではなく，CKDや重度な腎不全へと移行する場合もある（図5）[10]．

4）急性腎障害（AKI）の重症度分類（表6）

AKIの診断基準については2004年にRIFLE分類が発表され，その後，0.3mg/dL程度のわずかなクレアチニン上昇でも死亡率増加に影響を及ぼすことが明らかとなり，AKIN分類（2007年），KDIGO分類（2012年）が発表された．いずれの分類も，重症度が高くなると透

図5 AKIの経過

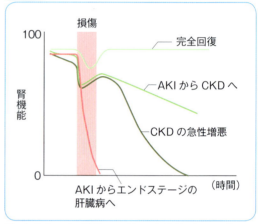

(Cerdá J, Lameire N, Eggers P, et al: Epidemiology of acute kidney injury. *Clin J Am Soc Nephrol* 3(3): 881-886, 2008. より)

表6 RIFLE分類，AKIN分類，KDIGO分類の比較

| ステージ ||| 血清クレアチニンによる分類 ||| 尿量による分類 |
RIFLE分類	AKIN分類	KDIGO分類	RIFLE分類	AKIN分類	KDIGO分類	RIFLE, AKIN KDIGO分類
Risk	1	1	1.5倍以上の上昇	0.3mg/dL以上の上昇，または，1.5倍以上の上昇	0.3mg/dL以上の増加，または1.5～1.9倍	0.5mL/kg/時が6時間以上継続
Injury	2	2	2倍以上の上昇	2倍以上の上昇	2.0～2.9倍	0.5mL/kg/時が12時間以上継続
Failure	3	3	3倍以上の上昇，または現在の血清クレアチニンが4.0mg/dL以上で，0.5mg/dL以上の急速な上昇	3倍以上の上昇，または現在の血清クレアチニンが4.0mg/dL以上で，0.5mg/dL以上の急速な上昇，または血液浄化療法の施行	・3倍以上の上昇または現在の血清クレアチニンが4.0mg/dLの増加，または腎代替療法開始 ・18歳未満の患者はeGFR<35mL/分/1.73 m²の低下	0.3mL/kg/時が24時間以上継続，または無尿が12時間以上継続

析導入率や死亡率，長期的な腎予後も悪化し，QOL に大きく影響する．それらの観点から，RIFLE の Risk の段階，AKIN または KDIGO のステージ 1 の段階で AKI を察知して，いち早く治療が開始されることが重要である．

5）急性腎障害（AKI）の臨床所見や検査所見

1 腎臓の主な機能

❶代謝産物の排泄，❷水・電解質異常の調整，❸酸塩基平衡の調整，❹ホルモンの生成・ビタミンの活性化の 4 つに大別される．AKI では，これらの各機能の障害による症状が出現する（表 7）．

2 AKI の検査所見

AKI の場合は早期診断が重要なため，RIFLE，AKIN，KDIGO 分類をもとに，血清クレアチニン値，尿量の 2 つで診断される．そのほかにも，尿沈渣，糸球体濾過値，尿素窒素，クレアチニンクリアランスなど腎機能を反映する諸検査や，表 5 にあるような AKI の原因の特定および鑑別に必要な諸検査が行われる．

6）急性腎障害（AKI）の治療

AKI を直接治療する方法はない．AKI の治療の原則は，急激な腎機能の低下に伴って出現する生命維持を脅かす症状の増悪に注意しながら，AKI に至った原因を鑑別し，原因に対する治療を進めることである．治療の主な流れは，

❶ AKI の発症予防，❷ AKI の原因に対する治療，❸腎機能の回復と促進を目的とした腎不全管理（食事療法，薬物療法，血液浄化療法）である．

1 AKI の発症予防

AKI の発症を予防するためには，まず危険因子を把握して（表 8），介入可能な因子があれば事前に対策を立て，リスク回避または除去する．介入が困難な因子に関しては，AKI の発症を早期に発見して治療に移行できるように，尿量や検査値の経時的な観察とアセスメントによる監視を続ける．

2 AKI の原因に対する治療

AKI の原因は表 5 のように大別される．AKI の原因を特定することで，原因に対する治療を行う．

(1) 腎前性腎不全

腎前性の場合は，脱水や嘔吐，利尿薬などにより体液量が減少した結果，腎血流が低下していることが多い．適切な体液量を維持するため，等張液による輸液管理を行って血圧を維持する．体液量が補正されても血圧上昇がみられない場合にはカテコラミンなど昇圧薬の使用を検討する．心機能低下により腎灌流圧低下を招くため，利尿薬や強心薬による心不全治療を行う．

敗血症性 AKI の場合，EGDT（Early Goal-Directed Therapy）プロトコールに準じた初期蘇生による十分な補液を行い，平均血圧

表7 腎臓の機能と異常所見

腎臓の機能	機能低下による異常所見
代謝産物（尿毒物質）の排泄	高窒素血症，意識障害，全身倦怠感，食欲低下，悪心・嘔吐，出血傾向など尿毒症症状
水・電解質の調整	全身浮腫，高血圧，心不全，肺水腫，高カリウム血症，低カリウム血症，高リン血症
酸塩基平衡の調整	代謝性アシドーシス，多臓器不全
ビタミン D の活性化	低カルシウム血症
ホルモンの生成・調整	腎性貧血，高血圧

65mmHg 以上を維持する.

(2) 腎性腎不全

原因となる虚血の是正，腎毒性物質の中止を速やかに行う．急速進行性糸球体腎炎や自己免疫性腎炎，ネフローゼ症候群と判断された場合には，副腎皮質ステロイドや免疫抑制薬の投与が検討される.

(3) 腎後性不全

原因が両側尿管や膀胱・尿道の閉塞であり，根本的な治療は主に泌尿器科による閉塞解除である．閉塞部位によって，尿管ステントや経皮的腎瘻造設術を要する.

3 腎機能の回復と促進を目的とした腎不全管理

(1) 食事療法

一般的な AKI の食事療法は，食塩，水，K（カリウム），窒素代謝産物を制限する食事療法（低タンパク，減塩，カリウム制限食）を行う（**表9**）[8]．AKI 患者は重症病態なことが多く，生体は侵襲に伴う異化亢進状態となっている．そのため，内因性の栄養が増加していることから，平常時の栄養量を投与すると高血糖や尿素窒素の上昇を招く恐れがある．逆に必要栄養量以下の栄養投与になってしまうと，タンパク能合成が低下し，創傷治癒遅延や免疫能低下につながりかねない．また，腸管機能の維持やバクテリアルトランスロケーションを予防する目的でも，早期に経口または経腸栄養を開始する.

(2) 薬物療法（表 10）

循環血液量が過剰な状態が明らかで，肺水腫など呼吸状態への影響も懸念されている場合に

表8 AKI の危険因子

介入可能な危険因子	介入不可能な危険因子
●貧血 ●敗血症 ●外傷 ●心臓外科手術 ●主要な非心臓外科手術 ●造影剤使用 ●水分過多 ●合成膠質液（ヒドロキシエチルデンプン）または多量の生理食塩液による急速輸液 ●薬物毒性 ●薬物相互作用 ●腎毒性薬物 ●ハイリスク手術や緊急手術	●高齢 ●男性 ●既存の CKD ●タンパク尿または尿中タンパク・クレアチニン比の上昇 ●高血圧 ●糖尿病 ●慢性肝疾患 ●心不全 ●左室駆出率低下 ●冠動脈疾患や最近の心筋梗塞 ●COPD ●末梢血管障害 ●悪性腫瘍

表9 AKI 患者に必要な栄養素と必要量

栄養素	必要量
エネルギー	20 ～ 30 kcal/kg/日
タンパク質	●0.8 ～ 1.0g/kg/日（透析の必要がなく異化非亢進状態にない場合） ●最大で 1.7g/kg/日（透析が必要で異化亢進状態の場合） ●非タンパクカロリー / 窒素（NPC/N）比を 300 ～ 500 以上に維持する）
炭水化物	3 ～ 5g/kg/日
脂肪	0.8 ～ 1.0g/kg/日

（急性腎障害のための KDIGO 診療ガイドラインを参照して作成）

は，利尿薬による水分出納の管理を行う．それ以外での利尿薬の投与は控え，積極的に血液浄化療法を検討することが推奨されるようになった．また，以前のAKIの治療において，利尿効果と腎保護効果を期待して低用量ドパミンが使用されてきたが，最近ではその有効性を否定する研究が散見している．血管作動薬としてはノルアドレナリンを第一選択とし，ノルアドレナリンへの反応性が低い場合にはバゾプレシンの併用が検討される．

(3) 血液浄化療法（腎代替療法）

原因にかかわらず，AKIで最も問題となる緊急事態として，高カリウム血症，体液量過剰（肺水腫），高度の代謝性アシドーシス，尿毒症（心膜炎，意識障害，尿毒性神経症など）である．前述の食事療法，薬物療法ではコントロール困難なほど腎機能が低下している場合，上記の症状により生命が脅かされる．そのため，体液の是正および腎毒性物質の除去を目的として，血液浄化療法が選択される（**表11**）．

7) 急性腎障害（急性腎不全）患者の看護ケア

AKIの発症は生命予後を悪化させ，長期的にはCKDに移行する可能性も高く，患者の

QOLを低下させる．AKIはCKDと異なり，適切なタイミングで早期に治療介入できれば，腎機能の改善（可逆性）が期待できる．そのため，患者の回復促進や退院後のQOL，生命予後を見据えると，急激に進行するAKIを早期に認識し，いち早く治療につなげていくための多職種との連携の重要性が理解できる．したがって急性腎障害における看護で重要なポイントは，❶AKIの徴候を見逃さないよう綿密な観察による異常の早期発見と重症化の回避に努めること，❷腎機能低下や治療に伴う苦痛の緩和や不安の軽減を図ることである．

■1 AKIの徴候を見逃さないよう綿密な観察による異常の早期発見と重症化の回避に努める

(1) AKIのリスクアセスメントと水分出納モニタリング

患者の病歴聴取の際に，AKIの危険因子に関する情報を意図的に収集することで，どのような患者がAKIを発症しやすいかリスクアセスメントすることができる．そしてリスクの高い患者の場合は，腎障害の進行を予測したバイタルサインや検査データの推移と，尿量や血清クレアチニンの監視，また腎灌流に影響を与えている循環動態や体液量管理などを，複合的かつ厳密にモニタリングする（**図6**）[8]．

特にAKIの診断基準（**表6**参照）である尿量に関しては，看護師が最初に気づくことも多いため，尿量減少がみられる際には，早めに医

表10 AKI原因別の治療薬とその腎保護作用

腎前性AKI	1号輸液	○
	5%グルコース	○
敗血症性AKI	エピネフリン	○
	バゾプレシン	○
心腎関連AKI	トルバプタン	△
	hANP	△
腎性AKI	利尿薬	×
	ドパミン	×
	フェノルドパム	△
	エリスロポエチン	△

○腎保護作用あり　△腎保護作用が期待される
×腎保護作用なし

表11 血液浄化療法開始の絶対的な適応基準

代謝異常	●BUN>100mg/dL ●心電図異常を伴う高カリウム血症（K>6.0mEq/L） ●無尿，深部腱反射を伴う高マグネシウム血症（Mg>8mEq/j）
体液過剰	利尿薬に抵抗性の乏尿・無尿
アシドーシス	●pH<7.15 ●メトフォルミンによる乳酸アシドーシス

§ ❹ 急性代謝障害　103

図6 病期別のAKI診療

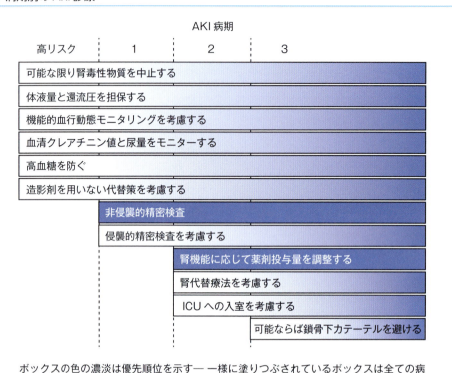

(急性腎障害のためのKDIGO 診療ガイドライン【推奨条文サマリーの公式和訳】. https://kdigo.org/wp-content/uploads/2016/10/2013KDIGO_AKI_ES_Japanese.pdf より)

師と共有しておくことで，検査や治療への迅速な対応につなげやすい．

同時に，尿量が減少しているにもかかわらず輸液や代謝水による水分出納の収入の部分が多いと，身体にとっては体液量過多となり，循環血液量が増加することで心負荷をかけることにつながり，うっ血性心不全や肺水腫を引き起こす．

逆に体液量不足は，循環血液量不足から心拍出量を減少させてしまい，腎血流はもとより，各種臓器血流の不足にもつながり，回復促進の妨げになる．水分出納管理については，血行動態パラメータやフィジカルイグザミネーションからから得られる情報をもとに，体液量が過剰なのか不足なのかを総合的に判断する（表12）．

(2) 尿毒症を考慮した観察

加えて，AKIでは自覚症状の出現に乏しいことが多く，気づいたときには既に尿毒症が疑われるまでに進行していることもある．腎機能低下に伴う臨床所見（全身倦怠感，溢水による肺うっ血や肺水腫に伴う呼吸不全，電解質バランス異常，代謝性アシドーシスの有無など）の出現がないかを経時的に観察して記録する．

特に高カリウム血症がみられる場合には，不整脈の出現頻度や異常な心電図波形のモニタリングを行う．

保存療法に反応しない代謝性アシドーシスや重度の尿毒症症状（出血傾向，けいれんや昏睡など中枢神経症状など）がみられる場合は血液浄化療法が考慮されるため，速やかに準備を行う．

表12	水分出納アセスメントに関する観察項目の例	
血行動態パラメータによる情報	**フィジカルイグザミネーションによる情報**	
●CVP（中心静脈圧） ●PAP（肺動脈圧） ●PCWP（肺動脈楔入圧） ●LVEDV（左室拡張末期容量） ●SVV（1回拍出量変化量）	●脈拍の増加，血圧上昇または低下 ●全身の浮腫，口渇，皮膚や口腔内の乾燥 ●呼吸状態（肺うっ血所見，泡沫状の分泌物，湿性ラ音，呼吸困難，呼吸数増加など） ●尿量（1日尿量，タンパク尿，尿流Na，尿比重など） ●出血や発汗，脱水など体液喪失を示す所見やエピソード ●体重，水分出納バランス ●末梢循環（四肢の温度，皮膚の色調など）	

(3) 血液浄化療法中のケア

血液浄化療法を開始した患者では，ブラッドアクセスカテーテルの留置が必要となる．尿毒症症状により出血傾向の場合は，留置に伴う出血や皮下血腫に注意する．また，患者の血液を体外に脱血して老廃物や水分を除去した後に再度体内へ戻す（送血）ため，一時的な循環血液量不足からの血圧低下や体温低下を引き起こす頻度が多い．血液浄化療法を開始した直後から注意深く観察を続け，循環動態の変動が著しい場合は医師に報告して対応する．

2 腎機能低下に伴う苦痛の緩和や不安の軽減

(1) 患者，家族への精神的ケア

AKIの突然の発症や急激な症状の悪化や身体の変化，矢継ぎ早に治療が進行していく様子を目の当たりにすることで，患者や家族は状況が理解できず不安を抱きやすい．また，患者が代謝性アシドーシスや尿毒症症状による生命の危機的状況に陥ると，死への恐怖や不安を感じることもある．

そのような患者や家族は現在の病状や，検査や治療の目的および結果を知りたいという欲求をもっていることが多いため，その心理状況を十分理解していることを伝えたうえで，医師と協働して現状の説明を細かく行うことで不安を軽減する．

また，患者が危機に直面した際の対処行動を把握し，治療に影響しなければその対処行動を促進することで，精神的安寧を確保するように支援する．

(2) 身体的苦痛のケア

身体的な苦痛としては，急激な腎機能低下に伴って浮腫や全身倦怠感，呼吸困難などが出現する．また，治療上必要な安静制限が設けられることも多く，カテーテル関連の感染症，筋力低下や無気肺，褥瘡などの安静による二次的弊害を合併しやすくなるため，これらの予防と日常生活援助に努める．

具体的には，浮腫が起こると皮膚は伸展した状態となり，摩擦やズレ，テープをはがした際など皮膚を損傷しやすいため，温タオルによる全身清拭や保湿剤を塗布するなどの乾燥部位へのスキンケアや，しわのつきにくいシーツや寝衣の選択，仙骨や尾骨，骨突出部位への保護材の貼付を行うことで，皮膚トラブルを予防する．全身倦怠感が強い場合には，2名の看護師で処置やケアを行って時間短縮を図ったり，必要最小限に留めたりするなどの工夫をする．

(3) 日常性維持のケア

血液浄化療法中の患者は，カテーテルの屈曲による血管損傷や留置部位のトラブルを懸念して，体動やヘッドアップを制限されていることが多く，リハビリテーションを阻害する要因の1つとなっている．最近では，カテーテルが鼠径部に留置された状態での端座位や立位でも，過度な屈曲をしないかぎり支障はないという報

§ 4 急性代謝障害 105

告もある．AKIであっても急性期リハビリテーションを積極的に促進し，廃用症候群予防に努めることが重要である．

また，電解質異常のなかでもナトリウム異常はせん妄の危険因子であり，他の炎症反応とともに注意しておく．せん妄リスクの高い患者はもとより，ICUなど非日常的な環境下に置かれる患者に対しては，日常生活での娯楽活動をICUでも確保できるように調整し，日常性を維持できるように支援する．

おわりに

集中治療領域で扱う肝不全や腎不全といった急性代謝障害では，それ単独あるいは基礎疾患の悪化に伴って不全状態に至るケースもあり，重症化すると生命の危機的状況に陥りやすい．そのため，肝臓や腎臓の機能を理解し，機能不全に陥った際に出現する身体および精神症状を予測しながら観察することで，異常の早期発見，重症化の回避，迅速な対処につながる．また血液浄化療法や臓器移植など，臓器不全を代替する高度な医療の進歩に伴って救命できるケースも多いが，一方で治療経過や回復過程が長期化することで，栄養状態の悪化や筋力低下を招き，元の生活に戻るまでさらに時間を要することも少なくない．肝不全も腎不全も，軽度な機能不全状態から食事や活動を制限されることが多く，患者の日常生活動作（ADL）は著しく低下する．

したがって急性代謝障害の患者の回復を促進する看護で重要なことは，看護師から意図的に医師や他職種と密に連携をとり，現行治療への反応性や全身状態の回復過程を細かく観察しながら，安静制限内でのセルフケアの確立，食事の開始時期，適切な運動負荷や離床など，最大限に日常性を維持する介入のタイミングを逃さないことにより，患者を回復過程の軌道から逸脱させないことだと考える．

[引用文献]
1) 奥津芳人，磨田裕編：改訂新版　図説ICU－呼吸管理編．真興交易株式会社医書出版部，2007.
2) Trey C, Lipworth L, Chalmers TC, et al: Fulminant hepatic failure. Presumable contribution to halothane. *N Engl J Med* **79**(15): 798-801, 1968.
3) Polson J, Lee WM, American Association for the Study of Liver Disease: AASLD position paper: the management of acute liver failure. *Hepatology* **41**: 1179-1197, 2005.
4) 持川智・他：我が国における「急性肝不全」の概念，診断基準の確立．厚生労働省科学研究費補助金（難治性疾患克服研究事業），難治性の肝・胆道疾患に関する調査研究班ワーキンググループ－1研究報告．肝臓 **52**(6)：393-398, 2011.
5) 持田智：【肝炎の最新情報と展望】劇症肝炎をめぐる最近の話題．Pharma Medica **34**(2)：51-55，2016.
6) 持田智：我が国における急性肝不全および遅発性肝不全（LOHF）の実態（2014）－平成27年度全国調査．厚生労働省科学研究費補助金（難治性疾患克服研究事業）「難治性の肝・胆道疾患に関する調査研究班」分担研究報告書116－149, 135，2015.
7) 菱田明編：急性腎不全・AKIハンドブック．中外医学社，2010.
8) 急性腎障害のためのKDIGO 診療ガイドライン【推奨条文サマリーの公式和訳】．
https://kdigo.org/wp-content/uploads/2016/10/2013KDIGO_AKI_ES_Japanese.pdf（2019年3月アクセス）

[参考文献]
1) 高木康：生化学検査－肝機能検査．臨床と研究 **81**(4)：578，2004.
2) 濱本実也，道又元裕編：クリティカルケアにおけるAKIの管理．重症患者ケア**5**(2)，2016.
3) 日本腎不全看護学会編：腎不全看護，第5版．医学書院，2016.
4) 道又元裕編：ICUディジーズ，改訂第2版－クリティカルケアにおける看護実践．学研メディカル秀潤社，2014.
5) 池松裕子編：クリティカルケア看護Ⅱ－アセスメントと看護ケア．メヂカルフレンド社，2011.

MEMO

§ **4** 急性代謝障害　107

第2章　生理的欲求とケア　　　　　　　　　　　　　　　　　　　　　　　　　　　志村 知子

Section 5　急性脳循環・神経障害

はじめに

急性脳循環・神経障害患者の機能的あるいは生命予後にとって，変化が見過ごされたまま経過する時間が最大の敵である．そのため特に急性期においては，刻一刻と変化する患者の病態に伴う神経学的徴候の変化をリアルタイムに察知し，重篤化を回避する看護ケアを提供することが重要である．

I　脳神経系の構造と機能

1. 脳の構造と機能

脳は，大脳，小脳，脳幹に大別される．脳幹は中脳，橋，延髄を合わせた総称で，中脳と小脳の間には視床と視床下部からなる間脳が存在する（図1）．

大脳は，脳の最も大きな部分で脳全体の約80％の重さを占め，大脳皮質と大脳辺縁系，大脳基底核からなる．大脳皮質はしわがある脳の表面部分を指し，思考や判断，記憶，感情などの高次機能をつかさどる．このしわの位置によって大脳は前頭葉，頭頂葉，側頭葉，後頭葉の4つの部位に分けられる．各部位の主な機能について図2に示す．

小脳は，脳幹の背側で後頭葉の下にあり，主に運動調節中枢として機能しているが，知覚や情動の機能にも関与している．脳幹は，脳と脊髄をつなぐ部位にある．中脳には眼球や身体の運動にかかわる中枢，橋には呼吸中枢，延髄には呼吸や心拍，血圧などにかかわる中枢があり，大脳の活動や人の生命維持に大きな影響を及ぼしている．

2. 神経の構造と機能

1）中枢神経と末梢神経

ヒトの神経は，中枢神経と末梢神経に分類される（図3）．

中枢神経は，脳と脊髄からなる神経系をいい，情報を分析・判断して適切な指令を下す司令塔の役割を担っている．末梢神経，脳幹より上位の脳から分かれる左右12対ある脳神経（図4）と，脊髄から分かれる31対の脊髄神経からなり（図5），情報を司令塔である中枢神経に送り，そこから出された指令を末梢に伝える役割を担っている．

末梢神経系は，さらに自律神経系と体性神経系に大別され，自律神経系は交感神経系と副交感神経系に，体性神経系は末梢からの情報を中枢に伝える知覚神経（求心性神経）と中枢からの情報を末梢に伝える運動神経（遠心性神経）に分けられる．

2）錐体路

中枢神経系にある運動系の神経伝達路で，皮

図1 脳の構造

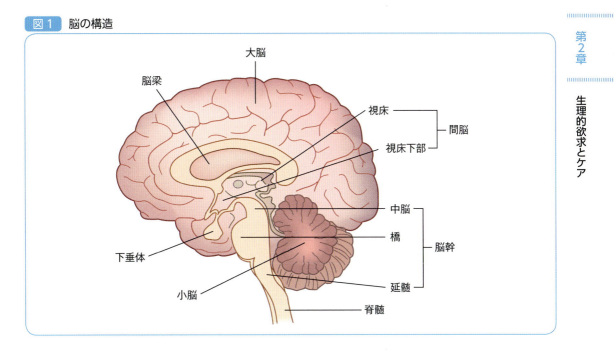

図2 大脳の区分けと主な機能

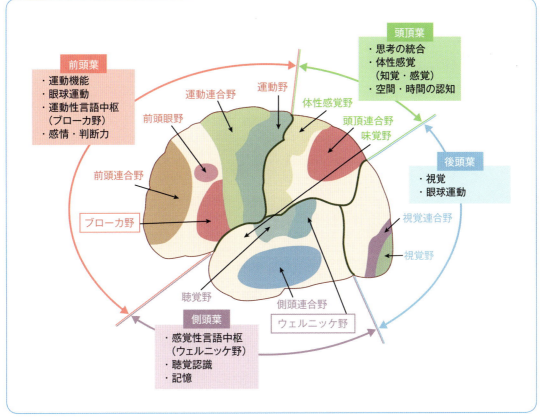

§5 急性脳循環・神経障害

図3 神経系の分類

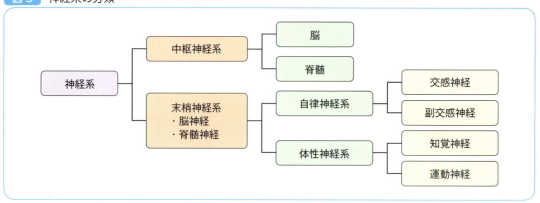

図4 脳神経機能と障害によって生じる症状

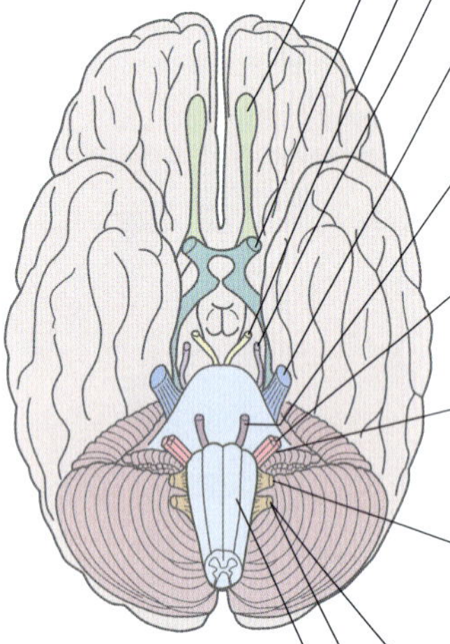

神経	機能	障害の結果
Ⅰ. 嗅神経	・嗅覚	・臭いがわからなくなる
Ⅱ. 視神経	・眼球運動	・視野欠損
Ⅲ. 動眼神経	・眼球運動 ・縮瞳 ・対光反射	・眼瞼下垂 ・散瞳 ・対光反射の消失
Ⅳ. 滑車神経	・眼球運動	・内下方に向けなくなる
Ⅴ. 三叉神経	・顔面の知覚 ・鼻腔・口腔粘膜の知覚 ・咀嚼	・顔面の感覚障害 ・舌の前側2/3領域の温痛覚・触覚がなくなる ・咀嚼できなくなる
Ⅵ. 外転神経	・眼球運動	・外転できなくなる ・複視・斜視
Ⅶ. 顔面神経	・表情筋 ・味覚（舌の前2/3） ・涙腺・唾液腺の分泌	・表情がなくなる ・舌の前側2/3領域の味覚がなくなる ・涙・唾液・鼻水がでない
Ⅷ. 内耳神経	・聴覚 ・平衡感覚	・耳が聞こえなくなる ・平衡感覚がなくなる
Ⅸ. 舌咽神経	・味覚（舌の後ろ1/3） ・咀嚼と嚥下運動	・嚥下障害（咽頭が挙上できなくなる） ・舌の後側1/3の味覚がなくなる ・唾液が出なくなる
Ⅹ. 迷走神経	・咀嚼と嚥下運動 ・発声 ・胸腹部の内臓機能	・嚥下障害（咽頭・喉頭の運動障害・感覚麻痺） ・嗄声 ・迷走神経が分布している臓器の運動調節不能
Ⅺ. 副神経	・僧帽筋・胸鎖乳突筋の動き	・肩の挙上ができなくなる ・頭を反対側に向けられなくなる
Ⅻ. 舌下神経	・舌運動	・会話・咀嚼・嚥下困難

図5 脊髄神経

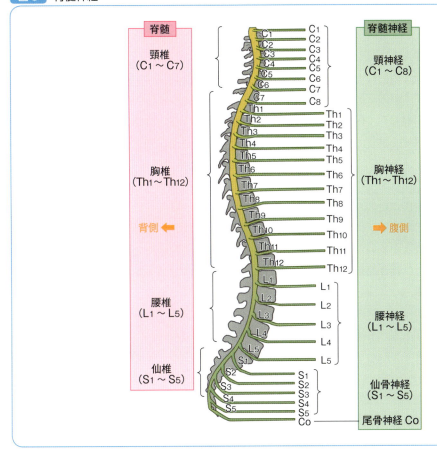

質脊髄路と皮質延髄路の総称を**錐体路**[*1]といい，随意運動をコントロールしている．大脳皮質が末梢に向かって指令を伝える過程で，中枢神経領域を担うのが錐体路（上位運動ニューロン），末梢神経領域を担うのが脊髄前角細胞（下位運動ニューロン）である．神経線維は延髄で交叉するため，錐体路の一側が障害を受けた場合，対側の片麻痺が生じる．

> **MEMO**
> *1：錐体路
> これまで，錐体路に属さず，不随意運動をコントロールする運動系の神経伝達路は錐体外路と呼ばれてきた．しかし，解剖学的に「錐体外路」に該当する神経路はないため，今日では「錐体外路性疾患」という表現を除き使用されなくなった．

II 脳神経疾患

1. 頭部外傷

頭部に加わった外力が脳実質を直接損傷して生じる一次性脳損傷と，それに付随して起こる脳虚血，脳浮腫，頭蓋内圧の亢進などの二次性脳損傷に分けられる．

1）局所性脳損傷
1 頭蓋骨骨折

診断は頭部単純X線写真や頭部CTで行う．頭蓋骨骨折自体が意識障害の原因となることは

ないが，頭部外傷に付随して起こる二次性脳損傷の発現に注意が必要となる．

2 急性硬膜外血腫

出血源は硬膜の動静脈あるいは骨折した頭蓋骨自体で，頭蓋骨と硬膜との間に生じる．**意識清明期**（lucid interval）*² があるという特徴的な臨床経過をたどる．単純 CT で頭蓋骨直下に両側凸レンズ型の高吸収域を呈し，縫合線を超えることはほとんどない．

3 急性硬膜下血腫

頭部外傷によって脳挫傷が起こり，その部位の血管が損傷して出血し，硬膜下に血腫が溜まることにより発生することが多い．単純 CT では血腫は三日月形を呈し，縫合線を超えて大脳半球に拡がることがある．多くは脳挫傷を伴い，重症例では硬膜外血腫のほか，脳内出血やくも膜下出血を認めることもある．予後は急性硬膜外血腫と比較すると不良である．

4 脳挫傷

頭部外傷により衝撃を受けた部位が直接脳損傷を受けるほか，対側の脳も頭蓋内面に打ち付けられて損傷する．前頭葉・側頭葉に好発し，多くは小出血を伴う．単純 CT では低吸収領域と高吸収領域が混在する（ゴマ塩状）所見を呈する．挫傷の程度が小さければ脳へのダメージはわずかですむが，挫傷の程度が高度で出血や脳の腫れ（浮腫）が強い場合は重症化することがある．

5 外傷性脳内血腫

脳挫傷による挫傷性出血が癒合して脳内血腫に進展する場合が多く，前頭葉や側頭葉に好発する．受傷後早期に血腫を認めなくとも，遅発

MEMO ....

＊2：意識清明期（lucid interval）
　一次脳損傷を伴わない急性硬膜下血腫に特有の症候である．外傷により硬膜外に血腫が溜まる際，血腫がある一圧亢進に次いで脳ヘルニアとなり，意識障害が生じる．

性に外傷性脳内血腫が形成されることがある．

2）びまん性脳損傷

1 脳震盪

頭部外傷受傷直後に一過性の混乱や見当識障害を生じることがある．脳の器質的な損傷は伴わない．受傷直後は昏睡状態となることもあるが，その後は急速に回復し後遺症を残さない．

2 びまん性軸索損傷

頭部外傷受傷当初から高度の意識障害が存在し，遅延する．臨床症状により，❶意識障害の持続が 24 時間以内の軽症型，❷24 時間以上の中等症型，❸脳幹症状を伴う重症型に分類される．重症型では意識障害などの後遺症を残す割合が高い．

3 びまん性脳腫脹

頭部に加わった外力により，脳血管内がうっ血した状態になることで脳全体が腫脹し，頭蓋内圧亢進を呈する．発症例は若年層に多いが，成人は発症した場合予後が不良である．

---

2. 脳卒中

現在，脳卒中はわが国における死亡原因として悪性新生物，心疾患，肺炎に次いで多い．特に脳卒中の 6 割を占める脳梗塞の発症頻度が増加している．2005 年に脳梗塞の超急性期治療薬である遺伝子組み換え組織プラスミノゲン・アクティベータ（rt-PA）が保険適用可能な治療となって以来，脳卒中患者に対する病院前救急体制の必要性が強調され，各地域でその治療体制が構築されてきた．2015 年には脳梗塞に対する rt-PA の適応が 3 時間から 4.5 時間以内に拡大された[1]．

脳卒中には，脳血管が破綻して生じる出血性の病態と脳血管が閉塞して生じる虚血性病態の 2 種類がある．前者の代表が高血圧性脳出血，くも膜下出血，脳動脈奇形などで，後者の代表

は脳梗塞である.

1) 高血圧性脳出血

高血圧性脳出血は，被殻，視床，小脳，橋，大脳皮質下に好発する．高血圧や脳動脈硬化を背景として，これらの部位を走行する穿通動脈に小動脈瘤（microaneurysm）が生じ，それが破綻することによって起こる．出血によって破壊された脳の機能障害の多くは不可逆性であり，血圧管理が重要となる．出血が増大して脳ヘルニア徴候をきたす被殻出血，小脳出血，皮質下出血は外科的手術（血腫除去術）が行われる．脳卒中治療ガイドラインにおける脳出血の手術適応を**表1**に示す.

1 被殻出血

高血圧性脳出血のなかで最も多い．被殻は視床の外側に位置し，その内側には内包が存在する．ここは運動や感覚神経の経路となっており，血腫がこの内包に及ぶと対側の片麻痺をきたす．左半球には言語機能野が存在するため，左被殻出血では失語症（運動性失語）を生じる場合もある．また，病側への共同偏視（**表8**参照）出血側と対側の半側空間無視（多くは右半球の出血による）がみられる．血腫が大きく頭蓋内圧亢進症状や脳ヘルニア症状を有する場合には，外科的に血腫除去術が行われる.

2 視床出血

被殻出血に次いで発生頻度が高い．被殻より内側に存在する視床に出血し，しばしば側脳室や第三脳室へ血腫が穿破して重症化する．内包に血腫が及ぶと麻痺や感覚障害をきたす．鼻先を凝視するような共同偏視を認める特徴がある．視床は脳の深部に位置するため内科的治療を優先し，一般的に手術の適応はないが，側脳室や第三脳室へ穿破して閉塞性水頭症を併発する場合や，その可能性が予測される場合は脳室ドレナージやCT誘導下血腫除去術を施行することもある.

3 小脳出血

小脳は運動機能や平衡感覚機能を司っており，発症は突然の回転性めまいや嘔吐を伴うことが多い．病側と対側への共同偏視を認める特徴がある．出血が増大して脳幹を圧迫し，意識障害を併発している場合や，第四脳室を圧迫して閉塞性水頭症を併発している場合には脳室ドレナージやCT誘導下血腫除去術を施行することもある.

4 脳幹出血

脳幹部，特に橋に出血する頻度が高い．外科的治療の適応はなく，血圧や呼吸管理を主体とする治療を行う．重症例では除脳硬直や中枢性過高熱を認め，予後不良の徴候である.

表1 脳出血の手術適応

＊脳出血の部位に関係なく，血腫量 10mL 未満の小出血または神経学的所見が軽度な症例は手術の適応にならない	
被殻出血	血腫量≧31mL，血腫による圧迫高度，神経学的所見が中等症：Grade C1
視床出血	急性期に血腫除去を勧める根拠なし：Grade C2 脳室内穿破・脳室拡大には脳室ドレナージ術：Grade C1
小脳出血	最大径≧3cm，神経学的徴候が増悪，脳幹圧迫による脳室閉塞による水頭症：Grade C1
脳幹出血	勧められない：Grade C2．脳室内穿破・脳室拡大には脳室ドレナージ術：Grade C1
Grade C1……治療を考慮してもよいが，十分な根拠なし Grade C2……根拠がなく，勧められない	

（日本脳卒中学会脳卒中ガイドライン委員会編：脳卒中治療ガイドライン〈2015〉追補2017対応．p157，協和企画，2017．をもとに作成）

5 皮質下出血

前頭葉，頭頂葉，側頭葉，後頭葉の皮質下に出血をきたすもので，出血を生じた部位によって症状が異なる．予後は比較的良いとされるが，頭蓋内圧亢進や脳ヘルニア徴候を示すときには，外科的血腫除去を行う．

2) くも膜下出血

くも膜下出血（subarachnoid hemorrhage：SAH）は，くも膜下腔に突然出血が生じ，急激な頭蓋内圧上昇をきたした状態をいう．突然の激しい頭痛，意識障害，嘔吐，頸部硬直などを伴って発症し，重症度が高いと 10 〜 67% が死に至る重篤な疾患である．

1 原因

外力や脳動脈瘤の破裂のほか，脳動脈奇形やもやもや病によっても発症するが，最も多い原因は脳動脈瘤の破裂によるもので約 80% を占める．脳動脈瘤は内頸動脈領域，前大脳動脈交通枝や中大脳動脈分岐部に好発し，まれに椎骨脳底動脈領域にも発生する．

2 診断

速やかな診断と出血源の精査が行われる．CT や MRI のほか，動脈瘤の部位や形状の把握を目的とした 3DCT 血管撮影，脳血管造影などを行う．くも膜下出血の重症度分類には，Hunt and Hess 分類（**表2**），WFNS（World Federation of Neurosurgical Societies）（**表3**）による分類があるが，一般に Grade が高いほど予後不良である．くも膜下出血の重症度は主に発症したときの意識障害の程度によって決まる．JCS や GCS を用いた経時的な意識・神経症状の観察を行い，異常の早期発見に努める．

3 治療

(1) 外科的治療

出血後 72 時間以内に行う早期手術の適応は Grade Ⅰ 〜 Ⅲ，待機手術の適応は Grade Ⅳ である．待機手術は脳血管攣縮がおさまる 2 〜 3

表2 Hunt and Hess 分類（1968）

Grade Ⅰ	無症状か，最小限の頭痛および軽度の頸部硬直をみる．
Grade Ⅱ	中等度から強度の頭痛，頸部硬直をみるが，脳神経麻痺以外の神経学的失調はみられない．
Grade Ⅲ	傾眠状態，錯乱状態，または軽度の巣症状を示すもの．
Grade Ⅳ	昏迷状態で，中等度から重篤な片麻痺があり，早期除脳硬直および自律神経障害を伴うこともある．
Grade Ⅴ	深昏迷状態で除脳硬直を示し，瀕死の様相を示すもの．

（Hunt WE, Hess RM: Surgical risk as related to time of intervention in the repair of intracranial aneurysms. J Neurosurg 28(1): 14-20, 1968. より）

表3 WFNS 分類

Grade	GCS score	主要な局所神経症状（失語あるいは片麻痺）
Ⅰ	15	なし
Ⅱ	14 〜 13	なし
Ⅲ	14 〜 13	あり
Ⅳ	12 〜 7	有無は不問
Ⅴ	6 〜 3	有無は不問

（Report of World Federation of Neurological Surgeons Committee on a Universal Subarachnoid Hemorrhage Grading Scale. J Neurosurg 68(6): 985-986, 1988. より）

週後を目安に行われる．治療の原則は再破裂防止であり，外科的療法は「脳動脈瘤頸部クリッピング術」や動脈瘤の前後 2 カ所で親動脈を閉塞する「動脈瘤トラッピング術」が一般的であるが，椎骨・脳底動脈領域の脳動脈瘤や高齢者を中心に開頭手術を必要としない「コイル塞栓術」も行われている．

(2) 内科的治療

カルシウム拮抗薬を中心とした血管拡張薬や各種脳保護物質が使用される．意図的高血圧（hypertension），大量輸液（hypervolemia），血液希釈（hemodilution）といったいわゆる「ト

リプルH療法」が行われることもある．具体的には，血圧を通常より高く保ち，輸液量を通常量よりも多く設定してヘマトクリットを30%前後とし，血清総タンパクを6g/dL以下にならないように維持する．また，脳血管攣縮治療薬であるトロンボキサン合成阻害薬のオザグレルナトリウム（カタクロット®，キサンボン®）やファスジル塩水和物（エリル®），ニゾフェノンフマル酸塩（エコナール®）などを投与する．

4 合併症

(1) 再出血

再出血はくも膜下出血における最大の予後不良因子であり，初回出血から24時間以内（特に発症後6時間以内）に起こりやすい．脳動脈瘤に対して外科的治療がなされたあとは再出血のリスクはなくなるが，急性期の再出血は収縮期血圧200mmHg以上の血圧上昇を伴う例に多く，十分な鎮痛・鎮静と降圧が必要である．ただし，頭蓋内圧が亢進している場合や脳血管攣縮期は，不用意な降圧は脳灌流圧の低下を招き，脳循環を悪化させるため，綿密な血圧のモニタリングを行う．

(2) 脳血管攣縮

くも膜下出血発症後4～15日の間に発症する病態で，脳虚血症状（神経脱落症状や意識障害）をきたし，重症例では死亡する場合もある．破裂脳動脈瘤の30%に起こるとされる．脳血管攣縮の原因は，出血時にくも膜下腔に拡散した出血やその代謝物とされている．したがって，手術時にくも膜下腔，特に脳低槽やシルビウス裂に存在するくも膜血塊を可能な限り洗浄，吸引除去することが重要となる．主にこの時期には，前述した「トリプルH療法」が行われる．

(3) 急性閉塞性水頭症

くも膜下出血の20%に起こるとされる．脳室内に発生した出血によって脳脊髄液の流出路が閉塞し，脳室が拡大して頭蓋内圧が上昇すると脳ヘルニアを合併する可能性がある．そのため術後急性期に，脳槽または脳室ドレナージを行って髄液の排出をコントロールすることがある．

(4) 感染症

手術適応となる患者は鎮静下で人工呼吸管理が行われ，体内に各種チューブ類やドレーン類が留置される場合が多い．そのために，カテーテル関連感染症や尿路感染症（urinary tract infection：UTI），人工呼吸器関連肺炎（ventilator associated pneumonia：VAP）などの感染症を起こしやすい．また，髄液ドレナージを行った場合，感染管理が不十分であると髄膜炎を生じるリスクがある．くも膜下出血や髄膜炎により髄膜が刺激されることによって起こる症状を髄膜刺激症状といい，❶頸部硬直，❷ケルニッヒ徴候（図6），❸ブルジンスキー徴候（図7）がある．

図6 ケルニッヒ徴候（Kernig's sign）

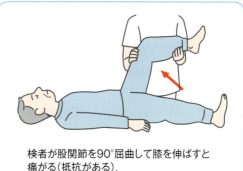

検者が股関節を90°屈曲して膝を伸ばすと痛がる（抵抗がある）．

図7 ブルジンスキー徴候（Brudzinski's neck sign）

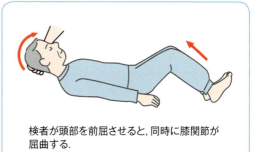

検者が頭部を前屈させると，同時に膝関節が屈曲する．

(5) 術後出血

脳循環改善薬のエリル®やカタクロット®などは副作用として出血のリスクを提示している.

3）脳動脈奇形

通常，動脈は枝分かれし毛細血管となって細胞と物質代謝を行う．その後，その毛細血管が集まって静脈となり心臓へと戻る．脳動静脈奇形は毛細血管を介さず動脈と静脈が直接つながっている異常な血管で，毛細血管の存在によって分散される動脈圧が直接静脈に加わることにより，静脈が破綻して脳内出血やくも膜下出血を生じる．

本症の発生頻度は脳動脈瘤の1/10であるが，20歳代までの若年層では同等程度であるとされるため，若年者でくも膜下出血や脳出血と診断された際には本性を疑う必要がある．

4）脳梗塞

脳梗塞はアテローム型血栓性脳梗塞と心原性脳塞栓症，およびラクナ梗塞に分類される.

1 アテローム型血栓性脳梗塞

アテロームとは，大動脈や脳動脈，冠動脈などの比較的太い動脈の内膜に，動脈硬化によってコレステロールなどの脂肪やカルシウム，線維成分などが蓄積したものをいう．これにより血栓形成が生じる疾患がアテローム血栓症である．アテローム型血栓性脳梗塞は，内頸動脈系の前大脳動脈，中大脳動脈，あるいは椎骨・脳底動脈系の血流が，アテローム血栓によって徐々に低下した結果，症状を呈するものである．

2 心原性脳塞栓症

心房細動や心臓弁膜症，心筋梗塞，心筋症などによって心臓側の血管に生じた血栓が剥離して脳内の血管につまった結果生じるもので，急激に発症する．高度な意識障害，片麻痺，失語症などが生じ，多くの場合，症状は重篤である．

3 ラクナ梗塞

脳動脈硬化が原因で，脳の細い動脈が閉塞して大脳白質，基底核，脳幹に小梗塞巣をきたすものである．わが国において脳梗塞の半数近くを占める．梗塞部位により，麻痺をはじめとするさまざまな症状が出現する．脳梗塞発症4.5時間以内であれば血栓溶解目的でt-PAの使用，24時間以内であれば脳保護作用を有するエダラボン（ラジカット®）使用の対象となり，症状の軽減が期待される．梗塞巣が広範で脳浮腫により脳ヘルニアをきたすような場合には減圧開頭術を行うこともある．脳梗塞再発予防としては糖尿病や不整脈などの基礎疾患の治療と並行して，抗血小板薬や抗凝固薬を病態に応じて使用する．

III 脳循環・神経障害の主な症状と評価

1. 意識障害

1）意識障害の原因

意識障害は，脳の病変や頭蓋内圧亢進によって起こる場合と，脳以外の病変によって間接的に脳機能が障害されて起こる場合がある．前者を一次性脳障害，後者を二次性脳障害という．一次性脳障害の要因は頭部外傷や脳卒中，脳腫瘍，頭蓋内圧亢進によって引き起こされる脳ヘルニアなどであり，意識障害に瞳孔不同や麻痺などの特徴的な神経学的所見を伴う．二次性脳障害の要因には，糖尿病性昏睡，尿毒症，肝性脳症，ショック，呼吸障害などがある．

意識障害の原因は，アイウエオ・チップス（AIUEO-TIPS）として覚えると便利である（**表4**）.

2）意識障害の評価法

神経学的な変化を評価する第一の指標は意識

表4 意識障害の鑑別（AIUEO-TIPS）

A	Alcohol	アルコール	急性アルコール中毒，アルコール依存症など
I	Insulin	インスリン	糖尿病性昏睡（糖尿病性ケトアシドーシス，低血糖など）
U	Uremia	尿毒症	代謝性疾患（尿毒症，肝性脳症など）
E	Electrocardiography	心電図	アダムス・ストークス発作など
	Endocrinology	内分泌学的異常	アジソン病，甲状腺クリーゼなど
	Encephaloopathy	脳症	高血圧性脳症など
O	Oxygen	酸素	低酸素血症，CO_2ナルコーシスなど
	Opiate	麻薬	麻薬中毒など
T	Trauma	外傷	頭部外傷など
I	Infection	感染症	脳炎，髄膜炎など
P	Psychiatry	精神疾患	せん妄，心因反応など
	Poisoning	中毒	各種中毒
S	Shock	ショック	各種ショック
	Sepsis	敗血症	敗血症

（横田裕行：脳神経の管理に関する基礎知識．早川弘一・他編，ICU・CCU看護，p249，医学書院，2013，より）

レベルを確認することである．意識レベルの評価は，刺激を与えた際の反応を観察して行う．その指標として現在汎用されているアセスメントツールが，ジャパン・コーマ・スケール（Japan coma scale：JCS）とグラスゴー・コーマ・スケール（Glasgow coma scale：GCS），エマージェンシー・コーマ・スケール（Emergency coma scalw：ECS）である（**表5～7**）．

1 JCS（表5）

意識障害を覚醒の程度（刺激による開眼）によってI（1桁），II（2桁），III（3桁）の3段階に分類し，それぞれの段階をさらに3段階に分けて評価する．［II－20］などと表記する．意識清明な状態は0で，最も重度の意識障害はIII－300である．JCS：100以下は緊急コールが必要な状況である．生命に直結する脳幹部障害の早期発見を意図したスケールであり，わが国で最も普及した評価方法である．しかし，刺激による開眼を一義的評価としているため，例えば除脳肢位（除脳硬直）と除皮質肢位（除皮

表5 JCS（Japan coma scale）

I：刺激しないでも覚醒している状態（I桁で表現）	
0	意識清明
I-1	だいたい清明であるが，今ひとつはっきりしない
I-2	見当識障害がある（場所や時間，日付がわからない）
I-3	自分の名前，生年月日が言えない
II：刺激で覚醒するが，刺激をやめると眠り込む状態（II桁で表現）	
II-10	普通の呼びかけで容易に開眼する
II-20	大きな声または体を揺さぶることにより開眼する
II-30	痛み刺激を加えつつ呼びかけを繰り返すことにより開眼する
III．刺激しても覚醒しない状態（III桁で表現）	
III-100	痛み刺激に対し，払いのける動作をする
III-200	痛み刺激に対し，少し手足を動かしたり，顔をしかめたりする
III-300	痛み刺激に反応しない

質硬直）が同じ200として評価されるという状況が起こりうる．

2 GCS（表6）

意識障害を開眼機能（E），言語機能（V），運動機能（M）の3要素に分けて点数化し，合計点数によって評価する．［8点（E1 V2 M5）］などと表記する．意識清明な状態は15点で，最も重度の意識障害は3点である．GCSが8点以下は緊急コールが必要な状態である．JCSでは同じ200という評価である除脳肢位と除皮質肢位を，CGSではM1とM2として区別することが可能である．ただし，運動機能の評価では，最もよい動きを示した部位を評価するため，麻痺がある，あるいは予測される場合の四肢の運動機能の評価についてはGCSでは表現しきれない．

3 ECS（表7）

JCSとGCSの優れた部分を取り入れるべく考案された評価ツールである．意識障害の程度を的確に評価することができ，かつ簡便で，予後との相関も考慮されている．例えば，JCSを基本として，3桁の意識障害の疼痛刺激に対する四肢の反応を5段階に分類することで，JCSで評価ができなかった除脳肢位や除皮質肢位の区別を可能とした．

3）バイタルサインの評価

1 呼吸

健康成人の正常な呼吸回数は14～20回／分で，呼吸パターンには2通りある．1つは胸郭型（thoracic type），または肋骨型（costal type）で，肋間筋で呼吸が行われる．もう1つは腹式（abdominal type）あるいは横隔膜式

表6 GCS（Glasgow coma scale）

E：eye opening（開眼）	
4点	自発的に開眼
3点	呼びかけにより開眼
2点	痛み刺激により開眼
1点	痛み刺激でも開眼しない
V：best verbal response（最良言語機能）	
5点	見当識あり
4点	混乱した会話
3点	不適当な発言
2点	理解不明の音声
1点	発語なし
M：best motor response（最良運動反応）	
6点	命令に応じる
5点	疼痛部位を認識する
4点	痛み刺激から逃避する
3点	痛み刺激に対して屈曲運動を示す
2点	痛み刺激に対して伸展運動を示す
1点	痛み刺激に対して反応なし

表7 ECS（Emergency coma scale）

Ⅰ桁：覚醒している（自発的な開眼・発語または合目的的な動作をみる）	
1	見当識あり
2	見当識なし，または発語なし
Ⅱ桁：覚醒できる（刺激による開眼・発語または従命をみる）	
10	呼びかけにより
20	痛み刺激により
Ⅲ桁：覚醒しない（痛み刺激でも開眼・発語および従命がなく運動反射のみをみる）	
100L	痛みの部位に四肢を持っていく，払いのける
100W	引っ込める（脇を開けて）または顔をしかめる
200F	屈曲する（脇を閉めて）／除皮質姿勢
200E	伸展する／除脳姿勢
300	動きがまったくない

L：Localize（部位の同定），W：Withdraw（逃避），
F：Flexion（屈曲），E：Extention（伸展）

(diaphragmatic type) で，腹直筋を使用して横隔膜を下げることによって呼吸が行われる．一般に，男性は胸腹型（costoabdominal type）が多く，女性は胸郭型が多い．

脳浮腫や頭蓋内圧亢進により脳ヘルニアが進行すると，呼吸中枢のある脳幹に影響がおよび，特有の呼吸パターンを示す（図8）．

2 血圧・脈拍

脳には自動調節能があり，平均血圧が60～80mmHgの範囲内では脳血流は一定に保たれ，意識障害を示すことはない．意識障害に伴って血圧・脈拍の変動を認める病態には，高血圧性脳症，出血性ショック，クッシング（Cushing）現象などがある．

自動調節能を超えて血圧が上昇すると，脳血流も上昇し，頭蓋内圧が上昇することによって意識障害を生じる．これが高血圧性脳症である．

一方，血圧の低下とともに意識障害を呈する病態として出血性ショックや心不全に代表される脳血流の低下などがある．

クッシング現象については後述する．

3 体温

間脳にある視床下部には体温調節中枢があり，ここが障害されると，中枢性過高熱が生じる．中枢性過高熱では，末梢血管が収縮して身体の中心（臓器）に血液が集まり，体温が40℃近くまで上昇する．末梢血管が虚脱して触れにくく，末梢が冷たくなる．一方で体幹は熱感を

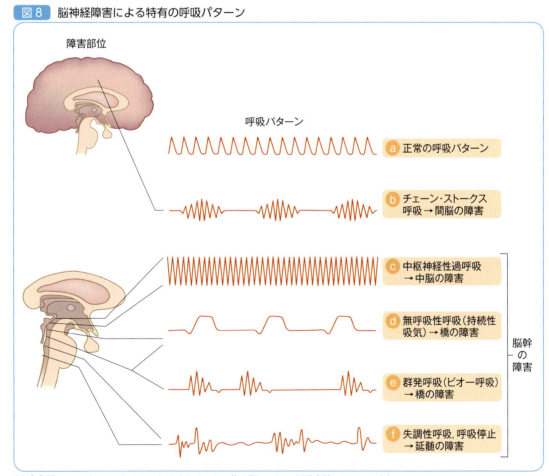

図8 脳神経障害による特有の呼吸パターン

（山内豊明：フィジカルアセスメントガイドブック．第2版．p197，医学書院，2011．より）

生じているのが特徴である（COLUMN 参照）.

4）神経学的評価

ヒトの運動機能は，大脳皮質一次運動野から出された指令が，［錐体路→下位運動ニューロン→骨格筋］に伝わることにより起こる．この過程が障害されると運動機能障害（麻痺）が起こる.

動きにくい部分がないか，痛みの感覚があるかなど麻痺症状について確認するほか，神経症状について評価する必要がある.

1 瞳孔・眼位を確認する

脳神経のうち，視力や視野，瞳孔反射を支配しているのは視神経，眼球運動を支配しているのは動眼神経，滑車神経，外転神経であるため，瞳孔や眼球運動を確認することで脳や神経の障害を推測することができる．観察のポイントは，❶瞳孔の形，❷大きさ，❸左右差，❹対光反射の有無である.

(1) 形・大きさ・左右差

自然光の下で瞳孔の大きさと左右差を確認する．正常な瞳孔は円形で 2.5 〜 4.0mm，左右差はない．瞳孔径が 2mm 以下を縮瞳といい，5mm 以上を散瞳という（脳死判定の際には4mm 以上が散瞳と判断される).

縮瞳は，視床出血，橋出血などの脳幹部障害，モルヒネや有機リン中毒の際などに認められる．散瞳は，脳ヘルニア（非代償期）や心停止後などに認められ，延髄を含む脳幹に広範囲に障害が生じていることが示唆される．また，覚醒剤中毒などの際にも認められる.

瞳孔の大きさに左右で 0.5mm 以上の差がある場合，左右差があるとして判断する．片側の瞳孔散大を認めた場合，散大している側の脳病変により同側の動眼神経が圧迫されていることが推測される.

(2) 対光反射

正常な場合対光反射は迅速に起こる．一側の瞳孔に光を入れると，瞳孔は縮瞳するが，光を入れた瞳孔だけでなく反対側の瞳孔も縮瞳する．前者を直接対光反射といい，後者を間接対光反射という．対光反射は，視神経が中脳へ情報を伝え，そこから動眼神経を介して瞳孔を収縮させることにより起こる．間接対光反射が生じるのは，動眼神経の副交感神経核（エディンガー－ウェストファル核）が左右の線維連絡にあり，左右の眼球に連動して情報を伝えているためである[*4].

(3) 眼位の観察

左右の目が向いている方向を確認する．正常な状態では左右とも正中に位置し，同じ方向を向いて動く．眼球が一側に偏位することを共同偏視といい，頭部外傷や脳血管障害，脳腫瘍など脳の障害によって起こる．共同偏視は病変が起こった部位によって目の偏る方向が異なる特徴がある（表8).

5）痛み刺激に対する特異反応

1 除脳肢位（除脳硬直）

中脳の損傷が生じたときに生じる特異的な肢位である（図9）．中脳と間脳の間で神経線維の連続性が断たれ，四肢の筋肉の進展反射が亢進した状態で，GCS の M スコアでは 2 点と評価される．四肢や体幹部は強く伸展し回内位をとる．患者がこのような肢位をとった際の予後はきわめて不良である.

2 除皮質肢位（除皮質硬直）

基底核部や視床など大脳半球の広範な障害で生じる特異的な肢位で（図10），上肢は屈曲

MEMO ·····

＊4：対光反射の仕組みとアセスメント

例えば右の動眼神経に障害があるとする．右目に光を入れると視神経を介して中脳に情報が伝わる．しかし中脳からの情報は左の動眼神経だけに伝えられるので右の瞳孔は収縮せず（直接対光反射なし），左の瞳孔のみが収縮（間接対光反射あり）する.

表8 出血部位に特徴的な共同偏視

種類	眼位	特徴
被殻出血	→病巣	両目は病変がある側を向く
視床出血		両目が内側に寄り，やや下を向いたような向きになる
橋出血		病変がある部位の反対側を向く 瞳孔は著しく縮瞳する（1mm以下のピンホール）
小脳出血		病変側の反対側を向くような共同偏視が起こる

図9 除脳肢位（除脳硬直）

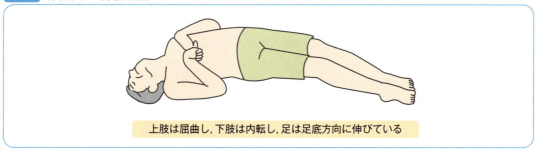

上肢は屈曲し，下肢は内転し，足は足底方向に伸びている

図10 除皮質肢位（除皮質硬直）

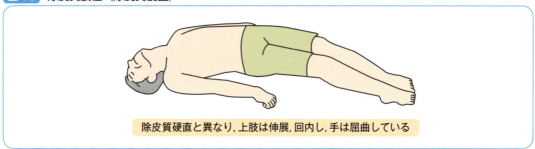

除皮質硬直と異なり，上肢は伸展，回内し，手は屈曲している

位となり下肢は伸展して足関節は底屈する．
GCSのMスコアでは3点と評価される．

2. 運動機能障害

1）運動機能・麻痺の有無をみる

　意識がある場合は，簡単な指示を行い，それ

§5 急性脳循環・神経障害　121

に対する反応を観察するが，意識がない場合は，自発的な動きを見逃がさないよう変化を観察しながら大まかに麻痺の程度を確認する．生じている麻痺により障害部位を予測することができる．麻痺の種類について**表9**に示す．

1 徒手筋力テスト（manual muscle testing：MMT）（表10）

麻痺の程度をみるテストである．テストを行う人の力や主観により多少の誤差が生じる可能性がある．

2 NIHSS（National Institutes of Health stroke scale）（表11）

脳卒中神経学的重症度の評価スケールである．評価リストに沿って実施し，合計点で評価する．正常は0点で点数が高いほど重症と判断される．このスケールは急性期を対象としたものであり，慢性期の評価には用いない．

3 腕落下試験（アームドロップテスト）

患者の腕を持ち上げ，患者の顔もしくは胸の上で手を離す．麻痺がある場合は患者の手は抵

表9 麻痺の種類

種類	単麻痺	片麻痺	対麻痺	四肢麻痺
麻痺の部位	麻痺	麻痺　麻痺	麻痺　麻痺	麻痺　麻痺　麻痺　麻痺
特徴	上・下肢のうち一肢のみに生じたもの．下位ニューロン障害で生じやすい．	一側の上・下肢に生じたもの．脳障害によって一側の錐体路が障害されることによって生じる．脳障害は麻痺が出た一側と反対側に生じている．	両側の下肢に生じたもの．脊髄損傷等で上位ニューロン（錐体路）が胸髄以下のレベルで障害された場合に生じる．	両側の上下肢に麻痺が生じたもの．頸髄レベルで上位運動ニューロンが損傷されることによる．

表10 徒手筋力テスト（manual muscle testing：MMT）

5	normal	強い抵抗を加えても，正常可動域全般にわたって運動できる．
4	good	ある程度の抵抗と重力に抗し，関節の全運動範囲を動かすことができる．
3	fair	重力に抗して関節の全運動範囲を動かすことができるが，抵抗を加えられると不可能．
2	poor	重力を除いた状態なら，可動域運動ができる．
1	trace	筋収縮はあるが関節は動かない．
0	zero	筋の収縮も認められない．

表11 NIHSS

1a	意識水準	0：完全に覚醒　的確に反応　1：簡単な刺激で覚醒 2：反復刺激や強い（痛み）刺激で覚醒　3：反射的運動や自律的反応以外は無反応
1b	意識障害（現在の月日と年齢を質問）	0：両方正解　1：一方に正解　2：両方とも不正解
1c	意識障害（開閉眼と離握手）	0：両方遂行可能　1：一方のみ遂行可能　2：両方とも遂行可能
2	最良の注視	0：正常　1：部分的注視麻痺　2：固定した偏視あるいは完全注視麻痺
3	最良の視野	0：視野欠損なし　1：部分的半盲（1/4盲を含む） 2：完全半盲　3：両側性半盲（皮質盲を含む全盲）
4	顔面麻痺	0：正常　1：軽度の麻痺（鼻唇溝の平坦化，笑顔の不対象） 2：部分的麻痺（顔面下半分の麻痺）　3：完全麻痺（顔面上半・下半ともに麻痺）
5	上肢の運動	座位90°，仰臥位45°に挙上し10秒間維持させる
	5a　右上肢	0：下垂なし　1：90°挙上できるが，10秒以内に下垂する 2：重力に抗するが，10秒以内に落下する　3：重力に抗して運動ができない 4：全く動かない
	5b　左上肢	0：下垂なし　1：90°挙上できるが，10秒以内に下垂する 2：重力に抗するが，10秒以内に落下する　3：重力に抗して運動ができない 4：全く動かない
6	下肢の運動	仰臥位で30°挙上し5秒間維持させる
	6a　右下肢	0：下垂なし　1：30°に挙上できるが，5秒以内に下垂 2：重力に抗するが，5秒以内に落下　3：重力に抗して運度ができない 4：全く動かない
	6b　左下肢	0：下垂なし　1：30°に挙上できるが，5秒以内に下垂 2：重力に抗するが，5秒以内に落下　3：重力に抗して運度ができない 4：全く動かない
7	四肢運動失調	0：失調なし　1：1肢に存在　2：2肢に存在
8	感覚	0：正常　1：軽度ないし中等度　2：高度（全感覚障害）
9	最良の言語	0：正常，失調なし　1：軽度～中等度の失語 2：重度の失語　3：無言または全失語
10	構音障害	0：正常　1：軽度～中等度　2：高度（理解不能）
11	消去・無視	0：なし　1：視覚，触覚　2：重度の障害
合計点＝		/42点

（卜部貴夫：脳血管障害の診断の進め方．神経内科ハンドブック，第4版，p555，医学書院，2010．より）

抗なく急速に顔や胸の上に落下するが，麻痺がない場合は顔や胸を避けて腕が落下する．不完全麻痺の場合は，ゆっくり肘から先に落ちる．

4 膝立て試験

患者に仰臥位をとらせ，膝を曲げて膝を立てた状態にしたあと，支えていた手を急に放す．麻痺がある場合は下肢が外側に倒れるか，あるいは膝が落下して下肢は伸展しつつ外旋位をとる．麻痺がないか不完全麻痺がある場合は倒れずに膝立てを維持できる，あるいは足底をすべらせて伸展していくような動きをみせる．

§ **5** 急性脳循環・神経障害　**123**

2）運動失調の有無をみる

運動失調とは，筋力の低下や麻痺はないものの，協調運動が障害される状態をいう．小脳，脊髄などが障害されることによって起こる．運動失調には小脳性の運動失調，脊髄性の運動失調などがあるが，指鼻指試験，手回内・回外試験，踵すね試験，ロンベルグ試験などにより運動失調の有無をアセスメントできる（図11）．

図11 運動失調を評価するテスト

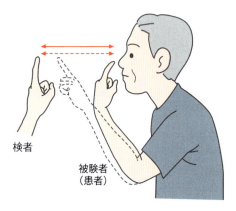

指鼻指試験

検者と患者双方が示指を立て，患者に検者と患者自身の鼻に交互に触れてもらう．検者は適宜指の位置を変える．患者が指をスムーズに動かすことができれば正常．

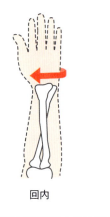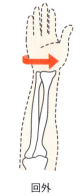

手回内・回外試験

患者に手を膝の上にのせてもらい，できるだけ早く手掌と手背を交互に上にする．スムーズに動かすことができれば正常．

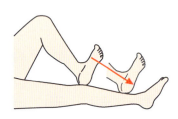

踵すね試験

仰臥位の状態で，患者に片方の足の踵でもう片方の膝からすねをなぞってもらう．スムーズになぞることができれば正常．

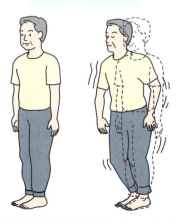

ロンベルグ試験

患者に目を開けた状態で両足で立ってもらい，そのまま閉眼してもらう．閉眼後も5秒間はふらつきなく立位保持できれば正常．

3. 頭蓋内圧亢進

1) 頭蓋内圧亢進とは

脳の大きな機能の1つに，頭蓋内圧，脳脊髄液循環，脳血液循環の恒常性を保ち，意識レベルを正常に維持することがあげられる．頭蓋腔は概して閉鎖腔であり，頭蓋内容積は1500〜1800mLとされている．このうち脳実質が約80％，髄液が約10％，血液が約10％を占めている（図12）.

通常は，これらの割合の均衡が保たれて頭蓋内圧は一定に維持されているが，脳実質，血液，脳脊髄液のどれか1つの容積が変化すると，ほかの2つの要素の代償機能が働いてそれぞれの容積を連動的に変化させ，頭蓋内圧を一定に保とうとする．しかしこの代償機能を超えて容積が変化すると頭蓋内圧が亢進する．頭蓋内圧の基準値は10mmHg以下とされているが，40mmHg以上の高値になると生命予後は不良となる.

頭蓋内圧亢進は，頭部外傷や脳血管障害，脳腫瘍などの脳障害により，脳実質，脳脊髄液，血液のいずれかの容積が増加する場合に起こる.

2) 頭蓋内圧亢進症状

頭蓋内圧亢進の初期症状として，瞳孔不同や対光反射の鈍麻化，傾眠傾向を認めることがある．また頭痛や悪心・嘔吐，単不全麻痺や片側不全麻痺を認めることもある[*5].

頭痛は，痛覚感受性をもつ動脈の拡張や伸展，静脈の牽引などによって，嘔吐はテント下病変や延髄第四脳室床にある嘔吐中枢が刺激されることにより生じる．麻痺は錐体路の圧迫により生じるが，症状が進行すると除皮質肢位や除脳肢位を認め，瞳孔散大，対光反射が消失し，昏睡に至る.

頭蓋内圧亢進により末梢血管抵抗が上昇すると，収縮期血圧が上昇して脈圧は開大する．上昇した血圧を一定に保つために心拍出量が低下し徐脈となる．このように急激な頭蓋内圧亢進によって生じる血圧上昇と徐脈を**クッシング現象**という．この現象は脳灌流圧を維持するための代償反応で，頭蓋内圧亢進の後期症状とされる.

頭蓋内圧が上昇しつづけると最終的に大脳がテントから押し出されて脳ヘルニアを形成する．これにより脳幹が圧迫され，延髄へと圧迫が及ぶと呼吸中枢が障害されて呼吸が停止し，死に至る.

3) 頭蓋内圧亢進時の治療と看護

頭蓋内圧管理には以下の方法がある.

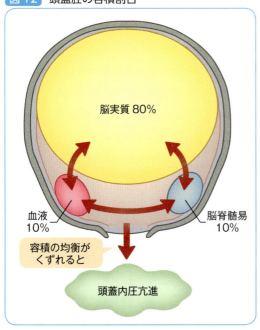

図12 頭蓋腔の容積割合

MEMO
*5：頭蓋内圧亢進
　頭蓋内圧亢進の3徴は，頭痛・嘔吐・うっ血乳頭（視神経乳頭浮腫）である.

1 頭蓋内圧亢進徴候のモニタリング

最も重要なことは，脳実質，血液，脳脊髄液の各要素の代償機能が働いている際にみられる徴候を早期にとらえ，速やかに対処することである．

頭蓋内圧亢進の初期にはバイタルサインが著明に変化することはない．意識レベル，瞳孔の大きさや対光反射，運動・感覚機能について経時的に観察し，頭痛や嘔吐など頭蓋内圧亢進症状の徴候を見逃さないようにアセスメントする．また，身体への刺激は頭蓋内圧の上昇につながりやすく，看護ケア（吸引・体位変換など）は緊急性や必要度をアセスメントし，短時間で最大の効果が得られるように工夫する必要がある．

2 体位管理（頭部挙上）

頭部を 15 ～ 30°挙上する．頭部を心臓の位置より高くすることで脳の静脈還流を促進させ，頭蓋内血流量を減少させることにより頭蓋内圧を下げることが目的である．頭部を屈曲させることは脳の静脈還流を妨げるため避ける．また，股関節を極端に屈曲させると，腹腔内圧の上昇により頭蓋内圧を上昇させるため注意する．

3 呼吸管理

脳循環の調節には動脈血酸素分圧（PaO_2）と動脈血二酸化炭素分圧（$PaCO_2$）が関与している．$PaCO_2$ が上昇すると脳血管は拡張し，低下すると収縮を起こす．一方，PaO_2 が上昇するとわずかに脳血管収縮が起こり，低下するとわずかに脳血管は拡張する．脳血流量は低酸素血症のもとでは急激に増加し，きわめて高度な脳浮腫を呈する．また，低換気状態は頭蓋内圧の亢進を招く．そのため適切な PaO_2 の維持（80 ～ 120mmHg）が重要となる．脳血管への影響は $PaCO_2$ のほうが大きいが，適切な $PaCO_2$ 濃度は 25 ～ 35mmHg とされており，呼気終末二酸化炭素濃度（$ETCO_2$）を経時的にモニタリングする有用性が高い．

4 頭蓋内圧（intra cranial pressure：ICP）のモニタリング

脳実質もしくは硬膜下にセンサー付きカテーテルを留置し，頭蓋内圧を継続的にモニタリングすることがある．頭蓋内圧の基準値は 5 ～ 13mmHg で，20mmHg 以上の高値が持続すると頭蓋内圧亢進状態と判断される．高度な頭蓋内圧亢進状態では 40mmHg 以上に上昇し，脳ヘルニアでは 50 ～ 60mmHg 以上も上昇する．

5 脳灌流圧・内頸静脈血酸素飽和度のモニタリング

脳灌流圧（平均動脈血圧－頭蓋内圧）（cranial perfusion pressure：CPP）は 50mmHg 以下になると酸素供給不足によって脳が虚血状態に陥るため，60 ～ 70mmHg を維持することが望ましいとされている．頭蓋内圧から算定し経時的に観察する．

内頸静脈酸素飽和濃度（oxygen saturation of jugular vein：SjO_2）の測定も行われる．内頸静脈酸素飽和度の基準値は 60 ～ 70% で，80% 以上は脳充血を示し，予後不良であるとされる．また，50% 以下では脳機能障害を生じるリスクがある．内頸静脈酸素飽和度が低値を示す場合には，$PaCO_2$ が低くなりすぎていないか，水分出納バランスが負に傾いていないか，血圧変化がないかについてアセスメントする．高値を示す場合は，水分出納バランスが過剰ではないか，$PaCO_2$ が貯留していないかについてアセスメントする．

6 高浸透圧利尿薬の使用

マンニトールやグリセオールを投与し，浸透圧の差によって間質内あるいは細胞内の水分を血管内に移行させることにより脳容積を減少させ頭蓋内圧を低下させる方法である．頭蓋内圧のコントロール法として頻繁に行われる方法であるが，利尿薬投与による脱水，電解質異常（高ナトリウム血症・低カリウム血症など），反跳

現象（リバウンド現象）＊6 に注意する．

7 髄液ドレナージ

　脳脊髄液は 400 〜 500mL/日の割合で脳室内の脈絡叢から産生される．脳脊髄液の通過・吸収障害が起こると脳室が異常に拡大して水頭症となり頭蓋内圧亢進をきたす．そのため髄液を頭蓋外に排除し，頭蓋内圧をコントロールすることが必要となる．これを髄液ドレナージという．脳出血の際の脳室穿破に伴う急性閉塞性水頭症に対する脳室ドレナージや，くも膜下出血後の脳槽ドレナージなどが代表的である．

8 体温管理

　脳血流量は，体温が 1℃上昇するごとに約 6% 増加するとされる．また，体温上昇によって細胞の代謝速度が上がると，代謝生成物である二酸化炭素が増加する．これらは頭蓋内圧亢進を促進する要因となる．

　体温コントロールには解熱薬や冷却用ブランケットなどを用いるが，シバリング（寒さによる震え）が頭蓋内圧を亢進させるため注意する．

　頭蓋内圧のコントロールが困難であると予測される場合は，低体温療法を導入することがある．現時点では，重症頭部外傷における脳低体温療法の有効性は示されていないが，脳保護作用や頭蓋内圧低下作用による予後の改善を期待して行われる．

IV 脳循環・神経障害の合併症予防

1. 肺炎

　脳循環・神経障害疾患の急性期には，鎮痛・鎮静下で人工呼吸管理が行われることが少なくない．そのため人工呼吸器関連事象（ventilator-associated events：VAE）である人工呼吸器関連肺炎（ventilator-associated pneumonia：VAP）を合併するリスクが高い．人工呼吸ケアバンドル[2] の実施とともに適切な口腔ケアを実施する必要がある．人工呼吸器離脱後も，麻痺の存在や嚥下障害による誤嚥性肺炎を合併するリスクがあるため，嚥下機能の評価を行い，摂食・嚥下訓練を進める必要がある．嚥下の基礎訓練には障害の内容に応じて，口唇・頬のマッサージや舌の運動，アイスマッサージ＊7 がある．

2. 虚血性心疾患

　脳神経疾患に対する手術は，患者にとって程度の差はあれ大きな侵襲であり，交感神経系の緊張によって心房細動などの不整脈が出現することがある．また，脳卒中患者はもともと高血圧，高脂血症，糖尿病などの基礎疾患を患っているケースが多く，これらの因子により術後に冠動脈イベントが発生しやすい．とくに潜在的

MEMO

＊6：反跳現象（リバウンド現象）
　高浸透圧利尿薬投与により頭蓋内圧が下降したあと，再び頭蓋内圧が上昇し，ときには投与以前よりも高値を呈する現象である．これは脳間質に移行した高浸透圧利尿薬の排泄が，血管内のそれに比べて遅れるため，結果的に脳間質と脳血管に投与直後とは逆の浸透圧勾配が生じるために起こる．

MEMO

＊7：アイスマッサージ
　水を浸して凍らせた綿棒で口蓋弓，舌根部，咽頭後壁などを刺激することにより嚥下反射を誘発する嚥下の基礎訓練である．延髄より上部の仮性球麻痺を認める患者の口腔内の感覚低下に対して効果があるとされており，嚥下機能の向上に効果的な変化をもたらすことが報告されている[3, 4]．

に心疾患をもつ場合には致死的な心不全に陥る可能性があるため，心電図や電解質のモニタリングを綿密に行う必要がある．

3. 上部消化管出血

脳神経疾患患者に発生する上部消化管出血は一種のストレス性潰瘍であり，発症後2〜3週間以内に起こりやすい．ストレス刺激が視床下部へ作用して下垂体副腎系の賦活をもたらし，胃壁細胞を刺激して胃病変を引き起こすものとされている．特に重症脳出血例では消化管出血の合併に注意し，抗潰瘍薬の予防的投与が推奨されている[5]．

4. 深部静脈血栓症（DVT）

術後や麻痺の存在による臥床の長期化により，静脈血栓塞栓症（venous thromboembolism：VTE）発症のリスクが高まる．VTEには深部静脈血栓症（deep vein thrombosis：DVT）と肺血栓塞栓症（pulmonary thromboembolism：PTE）が含まれるが，致死的疾患である肺塞栓（pulmonary embolism：PE）を回避するためにはDVTを予防することが重要である．

VTEの危険因子には脳神経疾患患者に該当するものが多く，肺血栓塞栓症/深部静脈血栓症（静脈血栓塞栓症）予防ガイドライン[6]では，開頭術を受けた脳神経外科手術後の患者のVTE発生リスクは中リスク以上に分類されている．

VTE予防対策には早期離床や積極的な運動，弾性ストッキングの装着あるいは間欠的空気圧迫法の実施，抗凝固療法がある．各々の患者のリスクレベルに見合った予防法を選択することが重要である．

5. 褥瘡

脳神経疾患患者は，運動機能の低下により活動性や可動性が低下する．また，麻痺や高次機能障害により知覚・認知障害が起こる．これらは褥瘡発生のリスク因子であり，適切なマットレスの選択と体位管理，適切なスキンケア，栄養管理などが重要となる．

6. リハビリテーション

脳神経疾患患者に対して発症直後から開始される早期リハビリテーションは，廃用性筋萎縮のほか，誤嚥性肺炎やVTE，褥瘡などの廃用症候群の予防と，早期におけるADLの向上を目的として行われる．疾患による麻痺などの一次的障害は，回復の程度がある程度規定されるが，二次的障害である廃用症候群は，適切なケアにより予防することが可能である．発症から24時間以内に座位や立位などのリハビリテーションを開始することによって，その後の機能回復を向上させることが期待される．

おわりに

急性の脳循環・神経障害に対する急性期看護の良否は，回復期・維持期に向かう患者が自らの生活を再構築する過程に大きな影響を及ぼす．病態や治療によって二次的合併症予防し，患者や家族の心理面への支援を行いながら，早期リハビリテーションを計画して患者の回復過程を支援することが重要である．

[引用・参考文献]
1）日本脳卒中学会脳卒中ガイドライン委員会編：脳卒中治療ガイドライン2015．協和企画，2015.
2）日本集中治療医学会ICU機能評価委員会：人工呼吸関連肺炎予防バンドル2010改訂版（略：VAPバンドル）．http://www.jsicm.org/pdf/2010VAP.pdf（2016年12月アクセス）
3）Sciortino K, et al: Effects of mechanical, cold, gustatory, and combined stimulation to the human anterior faucial pillars. *Dysphagia* **18**(1): 16-26, 2003.
4）Hamdy S, et al: Modulation of human swallowing behavior by thermal and chemical stimulation in health and after brain injury. Neurogastroenterol Motil 15: 69-77, 2003.
5）石山憲雄，永田淳二，佐野公俊：脳血管障害に合併する中枢性消化管出血に対するcimetidineの効果とくに予防効果について．救急医学 **8**(11)：1705，1984.
6）肺血栓塞栓症/深部静脈血栓症（静脈血栓塞栓症）予防ガイドライン作成委員会編：肺血栓塞栓症/深部静脈血 栓症（静脈血栓塞栓症）予防ガイドライン．Medical Front International Limited：2004.
http://www.medicalfront.biz/html/06_books/01_guideline/（2016年12月アクセス）

COLUMN 体温

　視床下部にある体温調節中枢は，通常生体の目標温度を37℃前後に定めている．これをセットポイントという．体温が正常範囲を超えて高くなった状態には「発熱」と「高体温」がある．発熱は，免疫能を高め感染などの侵襲から生体を防御するために，通常より高くセットポイントが設定された状態である．そのため生体は，体温がセットポイントに上昇するまで末梢血管を収縮させ，熱放散を抑制し，熱産生を促進させようとする．

　この時期には悪寒・戦慄といった症状がみられる．この時期における身体の冷却や解熱薬の使用は，セットポイントまで体温を上昇させようとする生体の防御反応を制御することになる．つまり冷却によってエネルギー消費がより増加し，患者の安寧・安楽が阻害される可能性があるためその実施には注意が必要となる．

　一方，高体温は，生体外部の環境異常や脳機能障害によって生じたものである．中枢性過高熱はこちらにあたる．高体温では，生体が耐えうる限界温度（42℃とされる）を超えて上昇する場合もあるため，速やかに環境を調整し，身体を冷却することによって積極的に体温を調整する必要がある．

§ ❺ 急性脳循環・神経障害

第2章　生理的欲求とケア　　　　　　　　　　　　　　　　　　　　　塚原 大輔

多臓器障害（MODS）

はじめに

　救急・集中治療のみならず，一般病棟においても多臓器障害（MODS）をきたす患者をみることは少なくない．これは，高齢者が多く，複数の慢性疾患や栄養状態の低下など多様な問題を抱えながら生活している背景をもち，低下した生理的予備能がストレスに対する脆弱性が亢進しているからである．

　看護師が多臓器障害およびその発症プロセスを理解することにより，現在の患者の状態が「重症である」「軽症である」だけではなく，今後起こりうる状況を予測したり，患者の異常を早期発見するために必要な認知能力，重症化や合併症を予防していくための判断・実践能力の質を高めることができると考える．

I 多臓器障害（MODS）とは

　MODS（multiple organ dysfunction syndrome）は，重症傷病が原因となって起こった制御不可能な炎症反応（過剰なサイトカイン）による2つ以上の臓器・系の進行性の機能障害である[1]．従来，多臓器不全（multiple organ failure：MOF）と呼ばれ，重篤な患者の主要な死亡要因として不可逆的な病態と考えられていた．しかし，医学・治療の発展に伴い，臓器機能の可逆的な回復が期待できるようになり1991年のAmerican College of Chest Physiciansと Society for Critical Care Medicineのコンセンサス会議においてMOFはMODS（multiple organ dysfunction syndrome）と改訂された[2]．

II MODSの転帰

　MODSは臓器の低灌流に伴う組織の低酸素（ショック）により生じ，ショックからの回復後にも起こりうる[3]．集中治療室（ICU）患者の半数以上が少なくとも1つの臓器不全を有し，そのうち20％が複数の器官機能不全を有する[3]．特に肺の機能不全は最も高く（33％），次いで肝臓，心血管，血液凝固・腎臓の順である[4]．MODSを発症した患者のICU死亡率は約50％であり[4]，複数の臓器障害を合併するほどICU入室中の死亡率が上昇することが報告されている[2]．

III MODSの重症度測定

1. MODSスコア

　MODSの重症度評価には，1995年に開発された最も古いスコアとしてMODSスコア（**表1**）がある．MODSスコアは，肺，心臓，腎臓，肝臓，神経および血液凝固系の6つの臓器系に

表1 MODS スコア

臓器	項目	0	1	2	3	4
肺	PaO_2/F_IO_2	> 300	226 ~ 300	151 ~ 225	76 ~ 150	≦ 75
心血管	PAR	≦ 10	10.1 ~ 15.0	15.1 ~ 20.0	20.1 ~ 30.0	> 30
肝臓	ビルビリン (mmol/L)	≦ 20	21 ~ 60	61 ~ 120	121 ~ 240	> 240
腎臓	クレアチニン (mmol/L)	≦ 100	101 ~ 200	201 ~ 350	351 ~ 500	> 500
脳神経	GCS	15	13 ~ 14	10 ~ 12	7 ~ 9	≦ 6
血液	血小板 ($\times 10^3$/mL)	> 120	81 ~ 120	51 ~ 80	21 ~ 50	≦ 20

（Dher P, et al: Chapter 24 Multi-organ Dysfunction Syndrome in the Surgical Patient. Jameel Ali, et al, ed, The Surgical Critical Care Handbook: Guidelines for Care of the Surgical Patient in the ICU, pp469-489, World Scientific Publishing , 2016. より筆者訳）

表2 MODS スコアと転機との関連

MODS スコア	ICU 死亡率 (%)	院内死亡率 (%)
0	0	0
1 ~ 4	1 ~ 2	7
5 ~ 8	3 ~ 5	16
9 ~ 12	25	50
13 ~ 16	50	70
17 ~ 20	75	82
21 ~ 24	100	100

（Dher P, et al: Chapter 24 Multi-organ Dysfunction Syndrome in the Surgical Patient. Jameel Ali, et al, ed, The Surgical Critical Care Handbook: Guidelines for Care of the Surgical Patient in the ICU, pp469-489, World Scientific Publishing , 2016. より筆者訳）

おける機能不全を客観的に測定するスケールである. MODS スコアは予後を正確に反映するスコアではないため現在使用頻度は低いが, 臓器機能障害の重症化に伴い, 傷害される臓器数および機能障害の程度に関連し ICU 死亡率のリスクは上昇する [2]（表2）.

2. SOFA スコア

現在一般的に多臓器障害の評価に SOFA スコアが用いられている. SOFA（*sepsis related organ failure assessment score*）は 1994 年に開催された ESICM（European Society of Intensive Care Medicine）のコンセンサス会議において発表された, 敗血症関連の臓器障害を評価するために開発されたスコアである [3]（表3）. その後, 一般的な ICU 死亡率を予測するために広く使用されたため, 現在では SOFA（*Sequential organ failure assessment score*）と呼ばれている. 2016 年に改定された敗血症の診断基準では, 従来の「感染による SIRS（全身性炎症反応症候群）」（表4）の定義から「感染に対する宿主生体反応の調節不全で, 生命を脅かす臓器障害」に改訂され, 診断基準には「感染症が疑われ, SOFA スコアが 2 点以上増加したもの」と SOFA スコアが採用された [5]. SOFA スコアは 0 点から 24 点で評価され, 24 時間以内の点数変化による ICU 死亡率は, 得点の増加群で 53%, 不変群 31%, 低下群 23% であり [6], 時間経過と点数が ICU 死亡率を反映していることから継続してスコアリングが必要である（表5）.

§ 6 多臓器障害（MODS） 131

表3 SOFA スコア

臓器	項目	0	1	2	3	4
肺	PaO_2/FlO_2	> 400	≦ 400	≦ 300	≦ 200 人工呼吸	≦ 100 人工呼吸
血液凝固	血小板	> 150	≦ 150	≦ 100	≦ 50	≦ 20
肝臓	ビリルビン (mg/dL)	< 1.2	1.2 ～ 1.9	2.0 ～ 5.9	6.0 ～ 11.9	> 12.0
心血管	低血圧	低血圧 なし	MAP[★1] < 70mmHg	DOA[★2] or DOB[★3] ≦ 5 γ	DOA > 5 or Ad[★4] ≦ 0.1 or Nad[★5] ≦ 0.1	DOA > 15 or Ad > 0.1 or Nad > 0.1
脳神経	GCS	15	13 ～ 14	10 ～ 12	6 ～ 9	< 6
腎臓	クレアチニン (mg/dL) or 尿量	< 1.2	1.2 ～ 1.9	2.0 ～ 3.4	3.5 ～ 4.9 or < 500mL/ 日	> 5.0 or < 200mL/ 日

★ 1：MAP(Mean Aortic Pressure): 中心動脈圧 /MAP ＝ DBP+(SBP － DBP)/3
　　　DBP(Diastolic Blood Pressure): 拡張期血圧
　　　SBP(Systolic Blood Pressure): 収縮期血圧
★ 2：DOA(Dopamine): ドパミン
★ 3：DOB(Dobutamine): ドブタミン
★ 4：Ad(Adrenaline): アドレナリン
★ 5：Nad(Noradrenaline): ノルアドレナリン

（Vincent JL, Moreno R, Takala J, et al: The SOFA (Sepsis-related Organ Failure Assessment) score to describe organ dysfunction/failure. *Intensive Care Med* **22**(7): 707-710, 1996. より筆者訳)

表4 SOFA スコアと転帰の関連

48 時間以内		48 時間以降		96 時間以降
変化	ICU 死亡率（%）	変化	ICU 死亡率（%）	ICU 死亡率（%）
増加	53%	増加	57%	> 50%
		不変	53%	
		低下	50%	
不変	31%	増加	32%	27 ～ 35%
		不変	27%	
		低下	35%	
低下	23%	増加	26%	27% >
		不変	25%	
		低下	19%	

（Ferreira FL, Bota DP, et al: Serial evaluation of the SOFA score to predict outcome in critically ill patients. *JAMA* **286**(14)：1754-1758, 2001. より筆者訳)

3. qSOFA スコア

qSOFA（Quick SOFA）は，2016 年に改訂された敗血症の診断基準で新たに示され，敗血症が見逃されやすい ICU 外において敗血症診断を迅速かつ簡便に行うために開発されたツールである[5]（表6）．呼吸回数，意識，血圧の 3 項目からなり，そのうち 2 項目以上に該当した場合に敗血症を疑う．なお，敗血症および敗血症性ショックの判別手順については（図1）に示す．

表5 SIRS

＊以下 4 項目のうち 2 項目もしくはそれ以上を満たした場合 SIRS と診断される．

体温	38℃以上，または 36℃未満
脈拍	90 回 / 分以上
呼吸	呼吸数増加（20 回 / 分以上）または PaCO2 が 32mmHg（4.3kPa）以下
白血球	1200/μL 以上，または 4000/μL 以下あるいは未熟顆粒球が 10% 以上

表6 qSOFA スコア

＊感染が疑われる患者において 2 点以上で敗血症を疑う

項目	点数
呼吸回数 22 回 / 分以上	1 点
意識変容	1 点
収縮期血圧 100mmHg 以下	1 点

（Singer M, Deutschman CS, Seymour CW, et al: The Third International Consensus Definitions for Sepsis and Septic Shock (Sepsis-3). *JAMA* **315**(8): 801-810, 2016. より筆者訳）

図1 敗血症および敗血症性ショックの判別手順

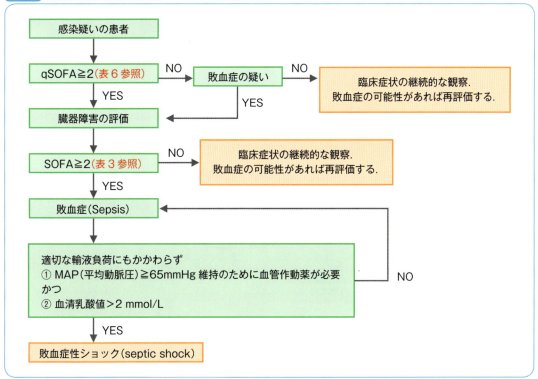

（Ferreira FL, Bota DP, et al: Serial evaluation of the SOFA score to predict outcome in critically ill patients. *JAMA* **286**(14): 1754-1758, 2001. より筆者訳）

IV MODS のメカニズム

本来，炎症は組織を修復し，侵入した細菌などを除去し生体を守るための反応であるが，炎症が過剰になると全身に飛び火して生体に損傷を与えてしまうことがある．このようにして引き起こされるのが MODS である（図2）．

外科手術や感染などさまざまな生体侵襲により損傷した細胞が壊死すると，細胞が膨張し破壊した細胞からタンパク質が漏出する．これに反応したマクロファージからは炎症性サイトカインが放出され，肥満細胞からは炎症性サイトカインやヒスタミン，ケモカインなどの炎症性物質が放出される．

同時にこの情報は脳にも送られ，脳内の神経膠細胞によって IL-1 や TNF-α などの炎症性サイトカインが分泌され，視床下部が刺激されることにより副腎皮質刺激ホルモン放出ホルモン（CRH）が放出される．これにより，カテコラミン，コルチゾル，抗利尿ホルモン，成長ホルモン，グルカゴンなどの分泌が増加（神経内分泌変化）し，心拍数や心収縮力，心拍出量の増大や血流の再分配（心血管系変化）が生じる（表7）．

さらに微小循環においては，血管拡張と炎症部位の血管透過性亢進と血漿成分の滲出によって局所の血液は濃縮され血流は緩やかになる．次いで炎症局所の細胞から放出されるケモカインに導かれた血液中の白血球が血管外に浸潤する（白血球の遊走）．さらに血管外に出た白血球は，アメーバ様運動を行って炎症局所に導かれる（白血球の走化性）．通常はまず好中球が浸潤し，次いでマクロファージ（単球），リンパ球が浸潤することで生体を守る（図3）．

この生体反応が過剰になれば高サイトカイン血症となり，局所に止まるはずの炎症が各種メディエータによって全身に波及し MODS へと進展する．

図2　MODS のメカニズム①（侵襲後の MODS 発生機序）

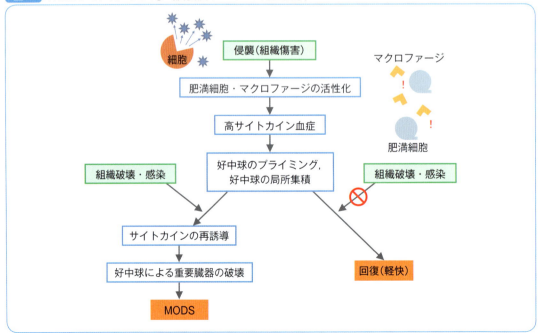

（小川道雄：second attack theory．集中治療 8：1053-1062，1996．より改変）

表7 血管・内分泌系で増加する項目

内分泌系変化	血管系変化
● カテコラミン ● コルチゾル ● 抗利尿ホルモン ● 成長ホルモン ● グルカゴン	● 心拍数 ● 心収縮力 ● 心拍出量 ● 血液の再分配

表8 炎症の5徴

- 発赤
- 発熱
- 腫脹
- 疼痛
- 機能障害

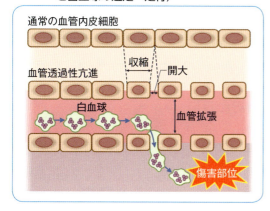

図3 MODSのメカニズム②（血管透過性亢進と白血球の遊走・走行）

V 炎症の5徴候

身体に損傷が生じた際，局所では炎症の5徴が引き起こされる（表8）．まず，局所ではその部位が赤くなる（発赤）．これは，毛細血管の血管拡張により炎症を起こしている組織周辺の血流を増加することにより熱をもつために生じる反応である（発熱）．

次に，毛細血管の拡張によって増加した血流により皮膚や粘膜が腫れる（腫脹）．これは，血管透過性亢進により，白血球（好中球）などの血液成分の一部が血管内皮細胞の収縮により生じた隙間を通して血管外に染み出し，腫脹が生じることにより生じる反応である．

次に，痛みが生じる（疼痛）．疼痛は，局所の圧迫や伸展により生じた炎症メディエータが放出され疼痛受容体を刺激することにより生じる反応である．

最後に，炎症により局所の組織機能が停止する（機能障害）．

身体は傷害部位のために前述のさまざまな働きをしているが，機能回復するまでには時間がかかる．この時間は障害の程度により異なるが，この期間は組織機能が停止する．例えば，あなたが自分の腕を爪で引っ掻いたとする．掻いた直後に生じる反応は皮膚の発赤と疼痛である．次いで局所は発熱し腫脹する．機能障害については目に見える変化は現れないが，傷害の程度により多かれ少なかれ組織機能が停止する．このように，炎症反応は自分自身で体験することができる．

炎症の5徴について理解しておくことはMODSのリスク予測のために重要であるため以下に補足説明する．

1. 血管拡張と血流増加 [8)]

組織の傷害部位では，生体機能維持のために必要な栄養素や酸素，生体防御や組織修復のために必要な物質の供給が必要である．微小血管系ではIL-1やTNF-α，LPS，活性酸素により活性化したNF-κBにより細動脈平滑筋と前毛細血管括約筋が弛緩するため血管が拡張し，傷害部位の微小血管の血流を増加させる．

2. 血管透過性亢進

血管は，内部が血管内皮細胞に覆われている．

正常であれば，水や水溶性物質，酸素や二酸化炭素は能動輸送により血管の内外へ移動できるが，タンパク質などの血漿タンパク質や細胞は通過できない．しかし，炎症が生じると，ブラジキニンやヒスタミンなどの働きによって細静脈の血管内皮細胞が収縮する．これにより，血管内皮細胞同士の接合部に隙間が生じ，液状成分やアルブミン，フィブリノゲンなどの血漿タンパクが血管外へ移動しやすくなる．これが血管透過性亢進である．その結果，組織の浸透圧が上昇し，多くの液状成分が血管から組織へ流入する（COLUMN①参照）．

3. 疼痛

疼痛は，身体に異常を知らせる警報である．疼痛を生じさせる化学伝達物質には，セロトニン，ブラジキニン，ヒスタミンやプロスタグランジンなどがある．疼痛は，末梢神経の自由終末が科学伝達物質により刺激され電気信号が神経線維を通って中枢に達することにより生じる．プロスタグランジンは，単独では疼痛を生じないが，ブラジキニンに作用して，疼痛を増強させる．

4. 組織酸素利用障害

通常であれば大気から取り入れた酸素はヘモグロビンと結合し血流により細胞内のミトコンドリアで代謝されそのほとんどが ATP 産生のため消費される．しかし，炎症による代謝亢進が生じると，末梢組織の酸素需要が増大するが，一方でミトコンドリアでの酸素利用障害が生じる．

これは，組織障害からの回復に影響を及ぼす．特に，中枢である脳や代謝・排泄器官である肝臓，腎臓などは低酸素に弱い臓器である．また，組織損傷により産生される炎症性サイトカインが，低酸素を引き金に組織損傷がないにもかかわらずマクロファージや肥満細胞から炎症性サイトカインを産生され全身に蔓延する．

おわりに

多臓器不全症候群について理解することは難しい．それは体表面からは「見えない」ためである．しかし，患者の体内では現在進行形で起こっている生体侵襲を「見えない」からで済ますことはもちろんできない．そのために，生体情報モニタや臨床検査データ等の情報を基にして開発されたスコアによる「見える化」は有用であるため，ぜひ活用して欲しい．現代は医療機器の進歩によりさまざまな情報を収集することが可能であるが，その反面患者との時間をつくり，対話して，触れて情報をとる場面が少なくなっているという危惧もある．医療の効率化

COLUMN ① 血管拡張と血管透過性亢進は何のため？

炎症は火事や事故と同様に，放置すると被害は拡大する可能性がある．組織の傷害部位では，二次被害の予防のために全身への毒素や組織破壊による刺激因子が局所から拡散しないようにしなければならない．そのため，生体防御のために損傷した組織を修復するための道（血管）を広げ，血流を緩やかにする（交通整理）こと

により血小板（JAF ロードサービス）や白血球(救急車)が損傷部位にたどり着きやすくしている．これにより血小板が血管損傷の修復を行い，血管透過性亢進により開大した隙間から白血球が傷害部位に向かうことにより，全身への毒素や組織破壊による刺激因子の拡散を防いでいる．

が叫ばれる今こそ看護が希薄化されないように原点回帰も必要と考える．

【引用文献】
1) 日本救急医学会医学用語集：多臓器障害． http://www.jaam.jp/html/dictionary/dictionary/word/1003.htm（2016年11月19日アクセス）
2) Dher P, et al: Chapter 24 Multi-organ Dysfunction Syndrome in the Surgical Patient. Jameel Ali, et al, ed, The Surgical Critical Care Handbook: Guidelines for Care of the Surgical Patient in the ICU, pp469-489, World Scientific Publishing , 2016.
3) Vincent JL, Moreno R, Takala J, et al: The SOFA (Sepsis-related Organ Failure Assessment) score to describe organ dysfunction/failure. *Intensive Care Med* 22(7)：707-710, 1996.
4) Knox DB, Lanspa MJ, Pratt CM, et al: Glasgow Coma Scale score dominates the association between admission Sequential Organ Failure Assessment score and 30-day mortality in a mixed intensive care unit population. *J Crit Care* 29(5)：780-785, 2014.
5) Singer M, Deutschman CS, Seymour CW, et al: The Third International Consensus Definitions for Sepsis and Septic Shock (Sepsis-3). *JAMA* 315(8)：801-810, 2016.
6) Ferreira FL, Bota DP, et al: Serial evaluation of the SOFA score to predict outcome in critically ill patients. *JAMA* 286(14)：1754-1758, 2001.
7) 小川道雄：second attack theory．集中治療 8：1053-1062, 1996.
8) 三村芳和：外科侵襲学ことはじめ．pp135-137, 永井書店，2009.

COLUMN ② HbO₂解離曲線が右方移動するのはなぜ？（ボーア効果）

組織代謝が亢進するとPaCO₂の上昇，H⁺の増加により組織でのO₂需要が高まるため，HbO₂解離曲線は右方へ移動する．これにより，末梢組織においてHbはO₂をより供給しやすくなり，逆に肺胞ではHbはO₂を離しにくくなる．これを**ボーア効果**という．

図のHbO₂解離曲線はSPO₂とPaO₂の関係をグラフ化したものである．通常時にはPaO₂ 40mmHgであるとSpO₂は75％程度（①の地点）である．この状態では，ヘモグロビン（Hb）は組織でO₂を25％しか手放していない．多くのO₂を組織に届けるために，右方移動することにより例えばPaO₂ 40mmHgのときにはSpO₂ 50％（②の地点），つまりあと25％のO₂を組織に届けることができる．これは効率的に組織にO₂を届けるための生理的現象でありボーア効果という．

CO₂に関してもO₂と同様の生理的現象がある．静脈血はより多くのCO₂を含有でき，CO₂運搬に大きな役割を果たしている．O₂の少ない末梢組織ではCO₂を取り込みやすくO₂の多い肺胞ではCO₂を放出しやすい．これを**ホールデン効果**という．

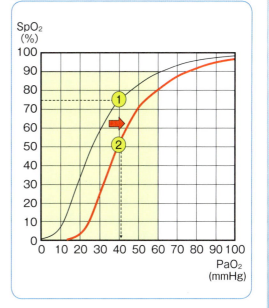

図　HbO₂解離曲線の右側移動（ボーア効果）

第2章　生理的欲求とケア　　　　　　　　　　　　　　　　　　　　　　　　　　　　　　西村 祐枝

Section 7　凝固・線溶系障害

はじめに

血液は血管内で凝固せずに循環し続けることで各臓器や末梢組織に酸素と栄養を運搬できる．また，外傷などで出血した場合，循環血液量が維持できるように止血機能が作動し，凝固・線溶系機能の恒常性を維持することで，血栓や出血による運搬障害が起こらないようになっている．当然ながら，この生理的反応は，**ヒトが生きていくために必要不可欠であり**，本章で示される生理的欲求の1つとなる．しかし，この恒常性が破綻し，血管内で血液が凝固する「血栓形成」や，血管外で止血しない「異常出血」が生じた場合は病的であり，この状態を**凝固・線溶系障害**という（図1）．

クリティカルケア領域における凝固・線溶系障害は，敗血症や大量出血などが原因で全身の細血管に微小血栓が多発する播種性血管内凝固症候群（disseminated intravascular coagulation：DIC）手術や臥床などが誘因となる深部静脈血栓症（deep vein thrombosis：DVT），ヘパリンの副作用であるヘパリン起因性血小板減少症（heparin-induced thrombocytopenia：HIT）な

図1 凝固・線溶系障害の考え方

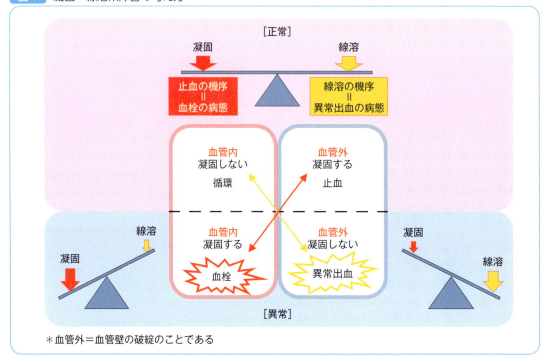

＊血管外＝血管壁の破綻のことである

138

どがある．また，前述の疾患に加え，脳梗塞や心筋梗塞における血栓溶解療法とその後の抗凝固・抗血小板療法，補助循環装置などの臓器支持療法に伴い，凝固・線溶系障害を容易にきたす場合も含まれる．

そこで，クリティカルケア看護に従事する看護師は，凝固・線溶系障害の早期発見，病態把握とその治療効果を判断するための凝固・線溶系モニタリングスキルが必要となる．また，患者を重症化させない実践が求められている．

凝固・線溶系障害患者に対して適切な看護実践を提供するためには，止血の生理（凝固・線溶系の機序）の理解が必要不可欠である．なぜなら，「血栓形成」は，起こってはいけない場所で「止血」が生じるだけであり，機序は正常反応である凝固・線溶系が作動することによって起こるためである．この止血機序を理解することで，凝固・線溶系障害の病態や検査データの意味，治療の理解に役立てることができる．そして，異常の早期発見やケアの評価判定にもつながる．

本項では，凝固・線溶系障害を理解する上で必要な知識となる，凝固・線溶系の生理，検査の意味，代表的な病態と治療，看護ケアの視点について解説する．

I 凝固・線溶系の生理 [1～4]

1. 凝固系システムについて

凝固系システムには，過剰な出血を抑える働きがあり，止血因子が作用する一連の仕組みを指し，止血の生理的な機能である．凝固の機序には，❶血管攣縮，❷血小板凝集による血小板血栓（一次止血），❸凝固因子によるフィブリン血栓（二次止血）の３つの段階で行われる（図2）．通常，この作用が正常に働いて止血できるのに，約２～６分はかかる．

1）一次止血

一次止血とは，血小板の凝集によって形成される**血小板血栓**のことをいう．

血管が破綻すると，血液中にある血小板が創傷に集まり（**血小板粘着**），血管の損傷した部位に粘着し（**血小板凝集**），凝集塊（**血小板血栓**）を形成することで止血作用が働く．

その際，止血に必要なタンパク質の１つである**フォン・ヴィレブランド因子（von Willebrand factor：VWF）**が糊のような働きをして，血小板粘着を促進する．また，フィブリノゲンが，血小板凝集の際に，間を埋めてくれることで，血小板血栓が形成できる．

2）二次止血

二次止血とは，血液中の凝固因子が発現する

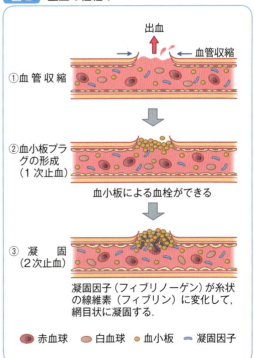

図2　止血の仕組み

ことでフィブリノゲンをフィブリンに転換することによって形成される**フィブリン血栓**のことをいう．

この過程には，**12種類の凝固因子**が関係し，図3のように次々と反応を引き起こす．このように次々と連鎖的に起こるものを**カスケード反応**といい，血管内の凝固因子によって生じる「**内因系凝固**」と，破壊された組織からの成分から始まる「**外因系凝固**」の2つの機序がある．補足であるが，これらの因子が1つでも欠損すれば，カスケード反応が途切れ，容易に出血が生じ，代表的な疾患としては血友病がある．

最終的には，凝固が活性化されることで**トロンビン**が産生される．トロンビンは，可溶性の**フィブリノゲン**を不溶性の**フィブリン**に変換する．フィブリンは線維状の分子であり，集合して網目構造を作りそこに赤血球が絡むようにして凝血塊ができることで止血は終了する．

2. 線溶系システムについて

線溶系システムは，過剰な血栓を除去し，血管内で血液が固まらず流動するためにも必要不可欠であり，止血の生理的な機能である．そして，**血管内皮細胞**が，この働きに大きく関与している．

血管内皮細胞には，血液凝固の抑制，線溶の活性化に働くTM（トロンボモジュリン）とヘパリン様物質，t-PA（組織プラスミノゲンアクチベータ：tissue plasminogen activator）などが存在する．また，血液中にはAT（アンチトロンビン）とプロテインCなどが存在することで血液凝固を防ぐ．さらに，血管内皮は強力な陰性荷電を有し，同様に陰性荷電した血小

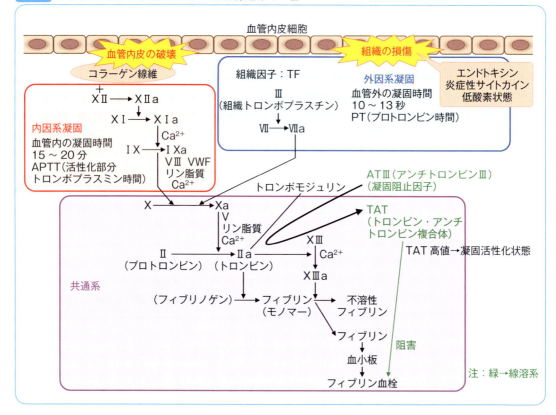

図3 二次止血で生じる凝固カスケードと線溶系の一部

板と反発し合い，血小板の粘着・凝集が抑制している．これらの作用のことを，線溶系システムという．

線溶系システムには**抗血栓作用**がある．この抗血栓作用には，できてしまった血栓を溶かす**線溶作用**，血栓を作らないようにする**抗凝固作用・抗血小板作用**の2つの働きがある．まず，線溶作用としては，t-PAがある．次に，抗凝固作用としては，AT，TM，ヘパリン様物質などがある．抗血小板作用と血管拡張作用もあるPGI2（プロスタサイクリン）とNO（一酸化窒素）があり，これらが関与することによって，線溶系システムは成り立っている．

1）線溶作用について

線溶とは，前述したように，血栓を溶解しようとする作用のことをいう．線溶には一次線溶と二次線溶があるが，通常，血液が凝固してできたフィブリン血栓の形成に引き続いてプラスミンが活性化される**正常な反応のことを二次線溶**という．主として，線溶はプラスミンによってフィブリンを分解する．

また，フィブリン血栓形成と関係なく，凝固前のフィブリノゲンが溶解する現象で，例えば，産生腫瘍による線溶の活性化や人為的にt-PAが投与されたことによって線溶が生じる．このように，**線溶作用が正常とは異なった反応のことを一次線溶**という．つまり，線溶は一次線溶から二次線溶に引き続いて起こるものではなく，別の現象である．

一次線溶は，フィブリンの形成を伴わない線溶反応なので，フィブリノゲン分解によりFDP（フィブリノゲン/フィブリン分解産物）が生成される．また，二次線溶は，安定化したフィブリンの分解に伴う線溶反応であるため，D-ダイマーとFDPが生成される（図4）．

2）線溶制御作用について

PAI-1（プラスミノゲン活性化抑制因子：plasminogen activator inhibitor-1）は，t-PAの作用を抑制し，線溶を抑止させる（図4）．PAI-1は，エンドトキシンが血管内皮細胞に作

図4 線溶作用とその制御

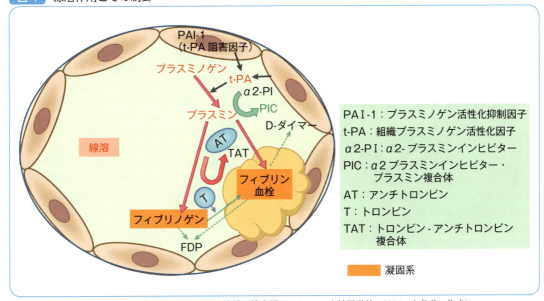

（朝倉英策：しみじみわかる血栓止血 Vol.1 DIC・血液凝固検査編．pp6-111，中外医学社，2014．を参考に作成）

§ 7 凝固・線溶系障害 141

用して組織因子を発現させることで産生する．つまり，サイトカインの刺激によってPAI-1産生は亢進する．そのため，敗血症や動脈硬化がある場合に，PAI-1は高値となる．

α2PI（α2プラスミンインヒビター）は，プラスミンと親和性が高く，PIC（プラスミン・α_2-プラスミンインヒビター複合体）を形成することで，プラスミンの活性を消失させる（図4）．また，プラスミンによるフィブリンへの結合も阻害することで，線溶を抑止させる．PICは，線溶活性化の程度を評価できる．よって，線溶系が亢進している場合は，PICは高値となる．

3）抗凝固・抗血小板作用について（図5）

凝固の働きを抑制することを抗凝固作用といい，血小板の働きを抑制することを抗血小板作用という．

AT（アンチトロンビン）は，トロンビンや多数の凝固因子などと結合して，これらの働きを阻害することで，凝固反応を抑制させる（図4・5）．このとき，トロンビンとアンチトロンビンが結合した複合体がTAT（トロンビン-アンチトロンビン複合体：thrombin-antithrombin complex）であり，生体内における凝固活性化の程度を評価できる（図4）．よって，凝固が亢進している場合は，TATは高値となる．

ヘパリン様物質は，AT（アンチトロンビン）や組織因子経路インヒビター（tissue factor pathway inhibitor：TFPI）と結合することで，血管内皮に血栓が形成しないよう保護する．ATは血液中にも流動しているが，前述の結合がより活性化され，抗凝固作用は期待できる．

TM（トロンボモジュリン）は，トロンビンと結合することで，フィブリノゲンをフィブリンに転換する作用や血小板活性化作用を消失させる．また，**トロンビン-トロンボモジュリン複合体**になることで，凝固阻害因子である**プロテインC**を活性型プロテインCに転換させ，活性型第V因子（Va）や活性型第Ⅷ因子（Ⅷa）を不活化する．この2つの作用によって血栓形

図5 抗凝固

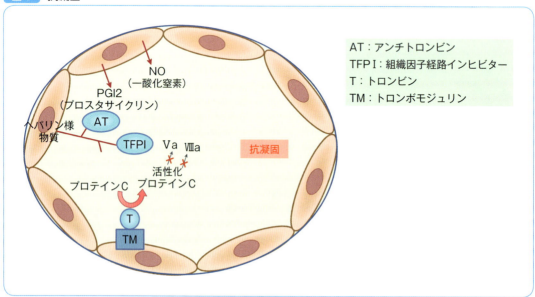

（朝倉英策：しみじみわかる血栓止血 Vol.1 DIC・血液凝固検査編．pp6-111，中外医学社，2014．を参考に作成）

成を阻害する.

NOやPGI2は，血管内皮細胞の血小板凝集を抑制することで，抗血小板作用に働き，血栓形成を阻害する.

3. 肝機能と止血との関係

凝固因子の多くは肝臓で産生され，血小板の産生を活性化するトロンボポイエチンも肝臓で産生される．また，ビタミンKは，血液凝固因子のうちⅡ因子，Ⅶ因子，Ⅸ因子，Ⅹ因子を肝臓で産生する際に必要とされる．このことから，**肝機能とビタミンK**は凝固・線溶系に大きく関与することが理解できる．特に，不足した場合は，凝固を不活化させることが理解できる.

抗凝固薬としてよく用いられるワーファリン®は，このビタミンKと拮抗するために，凝固因子の産生を抑制することで，抗凝固作用を認める.

Ⅱ 凝固・線溶系モニタリング

採血により血液凝固因子能と線溶能の検査を行うことで，出血傾向または血栓傾向についての原因検索，出血性疾患や血栓性疾患の診断や病態の把握，治療の成果を判定できる（**表1**）．特に，クリティカルケア領域においては，基礎疾患の治療状況の把握，治療による合併症や多臓器不全などの発見につながる．前項で述べた凝固・線溶系の機序をふまえて検査データの意味を考え，病態の理解や治療の成果などアセスメントに活かすことは重要である.

1. 病態からみた検査データの考え方

敗血症では，サイトカインや組織因子の血中濃度が上昇し，血小板や凝固因子が活性化して微小血栓を形成することから，血小板が消費され**出血時間は延長**する．また，凝固因子が活性化することで**ATは消費される**ために**低下**し，分解産物である**TATは上昇**する．さらに，微小血栓形成のためのフィブリンが消費されるために**減少**する.

続いて形成された微小血栓を溶かすために線溶は亢進し，プラスミン活性により**PICは増加**する．また，**FDP，D-ダイマーは増加**することで，プラスミノゲンは減少する．この過程を繰り返すことで血小板や凝固因子は枯渇し，**APTT，PTの延長**が進行する.

TATが高値を示す病態としては，DICの他に，肺塞栓症や深部静脈血栓症（DVT）などの血栓症がある．DICは凝固・線溶の両者が活性化した病態であるため，**FDPやD-ダイマーが高値を示しても，TATが基準値を示す場合にはDICは否定される**[1]ことが理解できる．重症感染症を基礎疾患としたDICは，凝固活性化は顕著であるが線溶活性化は軽度となるため，**PICの上昇は軽度**にとどまる．このため生体内に形成されたフィブリン血栓は溶解されにくいために，微小循環障害による臓器障害を惹起させる[1]．このように，凝固・線溶系障害が引き起こされていないか，またその原因検索とともに，臓器不全の有無も検査データから把握する必要がある.

Ⅲ 薬物療法

1. 抗凝固療法

抗血栓療法は，抗血小板療法，抗凝固療法，血栓溶解療法の3つに大別されるが，抗凝固療法を抗血栓療法として総称する場合もある．日本救急医学会・医学用語解説集[4]によると，

§ 7 凝固・線溶系障害　143

表1 凝固・線溶系に関する検査項目

	検査項目	基準範囲	解説	補足
凝固系	血小板 (PLT)	15.0～40.0 万個/μL	●粘着能と凝集能をもち一次止血に大きく関与する. ●血小板の減少の原因は，産生の低下と破壊の亢進である.	
	プロトロンビン時間 (PT)	・PT時間：11～12秒 ・PT活性値：80～120% ・PT-INR：0.80～1.20	●組織因子（TF）による第Ⅶ凝固因子の活性化ではじまりフィブリンが形成されるまでの外因系凝固機序（第Ⅶ，Ⅹ，Ⅴ，Ⅱ，Fbg）を反映する基本的な凝固検査である. ●凝固因子は肝細胞で産生されるので，肝硬変症などの肝疾患の進行の程度の診断にも用いられる. ●第Ⅶ，Ⅹ，Ⅱ因子の産生にはビタミンKが関与するため，ビタミンK拮抗薬であるワルファリンなどの経口抗凝固療法のモニタリング検査として用いられる.	PT-INR＝（患者PT（秒）/コントロールPT（秒）
	活性化部分トロンボプラスチン時間（APTT）	24.6～32.0秒	●第Ⅻ因子の活性化ではじまる内因系凝固機序を反映する基本的凝固検査である. ●ヘパリン投与のモニターに用いる.	時間の延長または活性の低下→血友病Aおよび血友病B,DICなど
	活性化全血凝固時間（ACT）	標準的なACT：100～120秒	●内因系凝固の接触相を活性化剤によって活性化しフィブリン形成までに要する時間を全血を用いて測定するものである. ●主として心臓外科などの体外循環手術の際に使用するヘパリンの至適量のモニタリング検査とし て用いられる.	
	フィブリノゲン（Fbg）	200～400mg/dL	●血漿中に多量に存在する凝固タンパクで，第Ⅰ因子とも呼ばれる.凝固線溶の中心的な基質タンパクとして肝臓で合成され，約80%が血漿中に存在し，その生体内半減期は3～4日とされる.凝固因子としての機能以外にも，感染などの外的侵襲（急性炎症）時などで増加する.	減少→DIC，線溶亢進
	アンチトロンビンⅢ（AtⅢ）	抗原量：25～32mg/dL 活性値：70～120%	●活性化凝固因子を阻害する生理的な凝固インヒビターで，主として肝臓で合成される.ヘパリンにより反応が著しく加速するため，ヘパリンコファクターとも呼ばれる. ●DICのヘパリン療法などでは，血漿中のAtⅢ活性は70%以上必要で，もし70%以下の場合にはAtⅢ製剤の輸注を行う.	
	トロンビン・アンチトロンビンⅢ複合体（TAT）	3.0ng/mL以下	●凝固系の活性化に伴って第Ⅱ因子（プロトロンビン）からⅡa（トロンビン）が産生されると，一部は内皮細胞上のヘパリン様物質の上でトロンビンの生理的インヒビターであるAtⅢと1対1の複合体をつくり，トロンビンは不活化される.この複合体がトロンビン・アンチトロンビンⅢ複合体（TAT）で，生体内でのトロンビン産生のマーカーとして凝固亢進状態の診断に用いられる.	高値→DIC,血栓症，体外循環，血液透析など
	可溶性フィブリン（soluble fibrin：SF）	7.0μg/mL未満	●トロンビンがフィブリノゲンに作用して最終的に安定化フィブリンになる過程で形成される中間産物である. ●プロトロンビンからトロンビンへの転換が進行しても，ATなどの凝固阻止機序が十分に作用してすべてのトロンビンがATなどによって捕捉されれば，SFは形成されない.一方で，ATの作用が不十分であればTATよりもSFの形成が多くなる場合がある.つまり，現在の血管内の凝固亢進状態を表す.DIC，静脈血栓塞栓症などではTATやSFを用いる.	
	プロトロンビンフラグメント1+2（F1+2）	50～170pM	●活性型第Ⅹ因子によって，プロトロンビンがトロンビンに転換する際に，プロトロンビンから遊離するペプチドである.ワルファリン内服時のコントロールに用いる. ●ワルファリンなどの抗凝固療法中にはコントロール良好であれば，TATやSFは正常下限に，F1+2は正常下限よりさらに低値となる.	
	プロテインC（PC）	2.5～5.5μg/mL 70～140%	●血管内皮細胞表面のトロンボモジュリン（TM）にトロンビン（Th）が結合すると，内皮細胞上のPC受容体に結合したPCを活性化し，活性化PC（APC）とする.APCはプロテインS（PS）を補酵素として，活性化第Ⅴ因子（Va）および活性化第Ⅷ因子（Ⅷa）を阻害して凝固反応を抑制する.また，APCは一方でプラスミノゲンアクチベーターの阻害物質であるプラスミノゲンアクチベーターインヒビター1（PAI-1）を阻害し，線溶を亢進させる.	低値→ビタミンK欠乏症，経口抗凝固薬の投与（ワルファリンなど），DIC，肝疾患（肝硬変症，劇症肝炎など）

144

表1 （つづき）

検査項目		基準範囲	解説	補足
線溶系	フィブリノゲン/フィブリン分解産物（FDP）	10μg/mL未満（total-FDP）	●フィブリノゲン/フィブリン分解産物の略で，プラスミンによってフィブリノゲンが分解されたフィブリノゲン分解産物とプラスミンによってフィブリンが分解されたフィブリン分解産物の両者を含むため total-FDP とも呼ばれる。 ●線溶亢進のマーカーとして測定されるが，一次線溶と二次線溶の亢進鑑別は困難である。	高値→DIC，線溶の亢進時（白血病，悪性腫瘍，線溶薬の投与時など），血栓症
	D-ダイマー	① 1.0μg/mL未満 ② 400ng/mL以下	●不安定フィブリンに活性化第XIII因子（XIIIa）が作用して架橋結合された安定化フィブリンにプラスミンが働いてできた分解産物である。つまり，二次線溶亢進を意味する。 ●FDPが陽性でD-ダイマーが増加していなければ一次線溶が考えられる。	高値→DIC，血栓症（深部静脈血栓症，肺梗塞など）
	プラスミン・α2-プラスミンインヒビター複合体（PIC）	0.8μg/mL未満	●線溶系の活性化に伴い生じたプラスミンは，そのインヒビターであるα2-プラスミンインヒビター（α2-PI）と1：1で複合体，すなわちプラスミン・α2-プラスミンインヒビター複合体（PIC）を形成する。プラスミン生成の程度，すなわち線溶亢進の程度を推測することができる。	高値→DIC，特に急性前骨髄球性白血病（APL）で高値，血栓症，血栓溶解療法

（松野一彦：凝固・線溶検査 ポケットブック．田辺三菱製薬，2010．／朝倉英策編著：臨床に直結する血栓止血学．pp168-178, 中外医学社，2013．を参考に作成）

表2 抗凝固薬と治療上の特徴

抗凝固薬		特徴
未分画ヘパリン（ヘパリンナトリウム®）	血液凝固阻止薬	●適応・用法：DIC，血液凝固の防止，血栓塞栓症．5%ブドウ糖，生理食塩液で希釈して使用する． ●ヘパリンはアンチトロンビンと結合することにより，トロンビンなどに対する阻害作用を促進し，血液凝固阻止に作用する．
乾燥濃縮アンチトロンビン（アンスロビンP®，ノイアート®）		●適応・用法：先天性アンチトロンビン欠乏に基づく血栓形成傾向，アンチトロンビン低下を伴うDIC．アンチトロンビンが正常の70%以下に低下した時に使用する． ●作用：トロンビン活性に対する阻害作用，ヘパリンとの併用で凝固阻止作用
トロンボモデュリンアルファ製剤（リコモジュリン®）		●適応・用法：DIC．1日1回380U/kgを約30分かけて点滴静注する． ●作用：トロンビンによるプロテインCの活性化を促進する．生成した活性化プロテインCは，活性化第V因子および活性化第VIII因子を不活化することによってトロンビンの生成を抑制し，血液凝固系の活性化を阻害する．
メシル酸ガベキサート（FOY®）	タンパク分解酵素阻害薬	●適応・用法：タンパク分解酵素の逸脱を伴う急性膵炎，慢性膵炎の急性増悪，術後急性膵炎，DIC．20～39mg/Kg/日の範囲内で24時間かけて静脈内に投与する． ●作用：好中球が放出する血管内皮細胞を障害するタンパク分解酵素を阻害する．トロンビンおよび活性型第X因子阻害し血小板凝集を抑制し，トロンビンに対し強い阻害作用を有する． ●抗凝固作用が強く，抗線溶作用は弱いため，線溶抑止型DICに用いやすい．
メシル酸ナファモスタット（フサン®）		●適応・用法：膵炎の急性症状の改善，DIC，出血性病変，出血傾向のある患者の体外循環時の血液凝固防止．1日量を5%ブドウ糖液1000mLに溶解し，0.06～0.2mg/kg/時を24時間かけて静脈内に持続投与する． ●作用：トロンビン，活性型凝固因子（XII，X），補体などのタンパク分解酵素を強力に阻害する． ●抗凝固作用・抗線溶作用に強力なため，線溶亢進型DICに有用である．ただし，高カリウム血症に注意を要する．

§ 7 凝固・線溶系障害 145

抗凝固薬（表2）を用いて血液の凝固能を低下させ心臓，動脈や静脈，体外循環回路内の凝固を阻止する治療法のことを「抗凝固療法」といい，代表的な薬剤としてヘパリンやワーファリン®があるが，類似の治療法として，アスピリンなどによる抗血小板療法，ウロキナーゼ，t-PA（tissue plasminogen activator）などによる血栓溶解療法があると示されている．

2. 補充療法

補充療法とは，止血機構が破たんし，出血傾向を認めた場合に，出血の防止や止血を目的に血小板製剤や新鮮凍結血漿（fresh frozen plasma：FFP）製剤の成分輸血が投与されることである（表3）．主な対象として，外科領域では外傷や手術時の大量出血，血小板減少状態の手術前とされ，血小板維持目安は50,000/μL，内科領域では血液疾患とDICとされ，目安は20,000～50,000/μLである[5,6]．

輸血を取り扱う際に注意したいのが，安全に，かつ効果的な投与と処置・看護ケアに活かすことである．

Ⅳ クリティカルケアにおける凝固・線溶系障害

1. ヘパリン起因性血小板減少症 (Heparin-induced Thrombocytopenia: HIT)

ヘパリンの副作用の1つで，免疫機序を介して血小板減少や血栓塞栓症を引き起こす病態で

表3 補充療法と治療上の特徴

凝固因子補充療法	特徴
新鮮凍結血漿 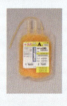	● 適応：凝固因子の補完による治療的投与を目的とする． ● 血漿中には，凝固因子を非特異的に分解するタンパク酵素がある．よって，−20℃で凍結されている．高温溶解時に凝固因子が急速に低下するため，30～37℃で解凍し，3時間以内使用する． ● 生理的な止血効果を期待するための凝固因子の最少の血中活性値は，基準値の20～30%程度である
血小板濃厚液 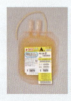	● 適応：血小板輸血は血小板成分を補充することにより止血を図り，または出血を防止することを目的とする．20,000～50,000/μLでは止血困難な場合には血小板輸血が必要となる． ● 投与量 $$\text{血小板輸血直後の予測血小板増加数（/μL）} = \frac{\text{輸血血小板総数}}{\text{循環血液量（mL）} \times 10^3} \times \frac{2}{3}$$ （循環血液量は70mL/kgとする）
ノボセブン®HI	● 遺伝子組換え活性型血液凝固第Ⅶ因子製剤 ● 適応：インヒビターを保有する血友病患者において速やかな止血が行える． ● 原則禁忌：敗血症（特に，重度のグラム陰性菌感染に伴う敗血症）患者

（厚生労働省編：血液製剤の使用にあたって―輸血療法の実施に関する指針及び血液製剤の使用指針，第5版．じほう，2017．をもとに作成）

ある．Ⅰ型とⅡ型に分類され，臨床的に問題となるのがⅡ型であるため，狭義ではⅡ型のみを指す．

具体的には，ヘパリン開始後5〜14日の間に発症し，ヘパリンを投与中・後に血小板数が減少するにもかかわらず，動静脈血栓・塞栓を合併し，出血は稀である．血栓の合併には，深部静脈，下肢動脈，冠動脈で認め，頻度としては静脈血栓症が多い．脳動脈カテーテル留置部，透析や補助循環の回路内にも認め，ヘパリン使用中であるにもかかわらず血栓が生じ，頻繁な回路交換を必要とする．

原因として，抗ヘパリン−血小板第4因子（PF4）複合体抗体の中で，強い血小板活性化能をもつ抗体，いわゆるHIT抗体によって生じる．HIT発症患者の3〜5割が血栓塞栓症を伴い，死亡率は約1割である[7]．

診断は，臨床的診断4T's スコアなどと血清学的診断（抗体測定）を組み合わせて行う．臨床的診断4T's スコアとは，Thrombocytopenia（血小板減少症），Timing（血小板減少，血栓症の発症時期），Thrombosis（血栓症），Other cause for thrombocytopenia not evident（他に説明がつかない）を意味し，これらの4項目をスコア化し，それらの合計点数が0〜3点を低，4・5点を中，6〜8点を高としてHITの可能性を3段階に分類する．高スコアではHITである確率は80%以上とされており，中スコア以上の症例では血清学的診断（HIT抗体検査）を組み合わせて診断することが，過剰診断を防ぐ上でも重要である．

HIT治療ガイドライン[8]によると，血栓症の有無にかかわらず以下の抗凝固薬を使用すること，無症状であってもエコー検査にて下肢の深部静脈血栓症の検索が必須であること，血小板数が回復するまで（通常15万/μL以上）は，ワルファリン投与は行わず，ワルファリン開始時は維持用量を投与し，抗凝固薬は血小板数が安定し，PT-INRが治療域に達するまで最低5日間はワルファリンと併用することが示されている．速やかにヘパリンを中止し，アルガトロバン開始することが標準的である．

2. 播種性血管内凝固症候群 (DIC)

国際血栓止血学会（International Society on Thrombosis and Haemostasis：ISTH）では，「さまざまな基礎疾患によって全身性に血管凝固亢進が引き起こされる後天性の病態であり，凝固障害と微小血管障害が相互に影響を及ぼし合い，重症化した場合は臓器障害を引き起こし得るもの」と定義されている．

DICは，固形がん，白血病，敗血症などの基礎疾患の存在下に，全身性かつ持続性の著しい凝固活性化をきたすことで，全身の主として細小血管内に微小血栓が多発する重篤な病態である[2,9]．がん細胞や炎症反応が組織因子を生じさせることで凝固反応が亢進し，全身の血管に微小血栓が生じて細い血管を詰まらせることで，各臓器への酸素や栄養の供給が絶たれ，血栓閉塞による血流障害が起こる．その一方で，消費性の抗凝固反応によって，血小板・凝固因子が大量に消耗によって出血傾向が出現する．死亡率は，旧厚生省研究班による1998年の疫学調査[10]では56%であり，2006年の報告[11]では42.4%と高く，極めて予後不良な病態である．

1) DIC 病型分類

DICは体内の血液の凝固と線溶が過剰になり，凝固優位となれば臓器障害が，線溶優位となれば出血症状が出る（図6）．

1 線溶抑制型 DIC

サイトカインの関与が大きく，サイトカインや単球・マクロファージから組織因子（TF）が産生されて，凝固活性が起こる．線溶抑制因子のプラスミノーゲンアクチベータインヒビター

図6 DICの病型分類

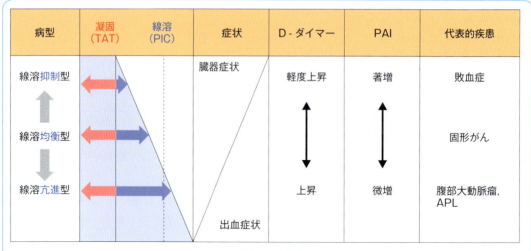

D-ダイマー：フィブリン（血栓）分解産物を反映
PAI：plasminogen activator inhibitor
APL：急性前骨髄球性白血病（APLはannexinIIによる線溶活性化が加わる点で特殊病型）

（朝倉英策：しみじみわかる血栓止血 Vol.1 DIC・血液凝固検査編．p63，中外医学社，2014．より）

(PAI-1)が増加するために，多くの凝固に対して線溶が少なくなり，微小血栓が残り臓器障害へと移行する．線溶が抑制されているので安定化フィブリンが線溶されたときに出るD-ダイマーの上昇は軽微であるが，DICが進行していないとは判断できない．主に敗血症で認める．

2 線溶均衡型DIC

凝固活性に対して線溶のバランスがとれた状態のDICである．初期は出血も臓器障害もないが，DICが進行することで血小板・凝固因子の消費が進み，血栓症状や出血症状が現れる．ただし凝固が亢進していても，線溶も亢進していれば臓器障害は生じにくい[12]．

3 線溶亢進型DIC

凝固活性以上に線溶活性がされるため血栓線溶が多くなり，D-ダイマーの上昇がみられる．線溶活性の原因として，プラスミノゲンアクチベータ（PA）を産生する腫瘍や，PA・プラスミンを介さない線溶物質を産生する疾患が基礎疾患として考えられる．症状は出血症状が主であり，微小血栓もすぐに線溶されるため臓器障害はあまりみられない．主に白血病などで認める．

2）DIC診断基準

DIC診断基準は，1988年に改定された「厚生省DIC診断基準」[13,14]，2001年に国際血栓止血学会（ISTH）の「ISTH DIC診断基準」[15,16]，2005年に日本救急医学会の「急性期DIC診断基準」[1]がある（**表4**）．

旧厚労省の「厚生省DIC診断基準」が汎用されているが，病態によって異なるDICに対応するために，2014年10月に「日本血栓止血学会DIC診断基準暫定案」[17]発表された．この「日本血栓止血学会DIC診断基準暫定案」では，DICの分類を基本型，造血障害型，感染症型に分類されている．診断項目としては，血小板，FDP，フィブリノゲン，プロトロンビン時間比，アンチトロンビン，TAT（トロンビン-アンチトンビン複合体）・SF（可用性フィブリン）またはF1+2（プロトロンビンフラグメント1＋2），肝不全の7項目がスコアリングされる．造血障害型では血小板を，感染

表4	従来の DIC 診断基準		
	厚生省 DIC 診断基準	ISTH DIC 診断基準	急性期 DIC 診断基準
基礎疾患 臨床症状	基礎疾患有：1点 出血症状有：1点 臓器症状有：1点	基礎疾患は必須 なし	基礎疾患は必須 要除外診断 SIRS（3項目以上）：1点
血小板 （× 104/μL）	8＜　≦12：1点 5＜　≦8　：2点 ≦5：3点	5〜10：1点 ＜5：2点	8≦　＜12　or　30% 以上減少 /24H：1点 ＜8　or　50%以上減少 /24H：3点
FDP （μg/mL）	10≦　＜20：1点 20≦　＜40：2点 40≦：3点	FDP, D - ダイマー, SF 中等度増加：2点 著明増加：3点	10≦　＜25：1点 25≦：3点
フィブリノゲン （mg/dL）	100＜　≦150：1点 ≦100：2点	＜100：1点	なし
プロトロンビン時間 （PT）	PT 比　1.25≦　＜1.67： 1点 PT 比　1.67≦：2点	PT 秒　3〜6秒延長：1点 PT 秒　6秒以上延長：2点	PT 比　1.2≦：1点
DIC 診断	7点以上	5点以上	4点以上

※ F1+2（プロトロンビンフラグメント 1 ＋ 2）については表 1 の検査項目を参照する.

症型ではフィブリノゲンが除外される（**表5**）.

3）急性期 DIC 診断基準

　表4 で示した急性期 DIC 診断基準は，このようなクリティカルケア領域における DIC を早期に発見でき，同時に，いち早く治療が開始できるため，最も適している．その理由としては以下のとおりである.

　2001 年，ISTH における DIC 診断基準[15] の中で，「初期段階の DIC（non-overt-DIC）」「不可逆的な DIC（overt DIC）」の，2 つの診断基準が提唱された．「overt DIC 」とは一般的な DIC である．一方，「non-overt-DIC」とは，DIC の前段階で，「血管内にトロンビン産生は認めたが，抗凝固因子により阻害されたことで，フィブリン網が形成されない状態」，「トロンビン産生に引き続きフィブリン網の形成を認めたが，軽微なため DIC の診断基準を満たさない

場合」のことをいう．さらに，non-overt-DIC は overt-DIC 同等の死亡率を示すが，異なった病態群であることが報告されている[18]．敗血症に代表される線溶抑制型 DIC はこの「non-overt-DIC」と同様に，線溶が抑制されているために FDP は著しく増加せず，その上，基礎疾患による炎症反応のため急性期反応タンパクであるフィブリノゲンが増加する．そのため，他の DIC 診断基準などを用いた場合では，その感度は低下し，治療開始が遅れる．通常，DIC 治療は，重症化する前に介入すると予後がよく[19]，早期治療したほうが予後はよい[20] ことも報告されている.

　これらのことから，急性期 DIC 診断基準は non-overt-DIC をとらえることができ，さらに重症度を定量化することで，厚生省 DIC 診断基準より早期診断でき，DIC 治療を早期に開始することを可能とする[1]．日本版敗血症診療

§ **7** 凝固・線溶系障害　**149**

表5	日本血栓止血学会 DIC 診断基準暫定案（新基準）		

	基本型	造血障害型	感染症型
血小板 (× 104/μL)	12 <　　　0点		2 <　　　0点
	8 <　≦ 12　1点		8 <　≦ 12　1点
	5 <　≦ 8　2点		5 <　≦ 8　2点
	≦ 5　3点		≦ 5　3点
	24 時間以内に 30%以上の減少　＋1点		24 時間以内に 30%以上の減少　＋1点
FDP (μg/mL)	< 10　0点	< 10　0点	< 10　0点
	10 ≦< 20　1点	10 ≦< 20　1点	10 ≦< 20　1点
	20 ≦< 40　2点	20 ≦< 40　2点	20 ≦< 40　2点
	40 ≦　3点	40 ≦　3点	40 ≦　3点
フィブリノゲン (mg/dL)	150 <　0点	150 <　0点	
	100 <　≦ 150　1点	100 <　≦ 150　1点	
	≦ 100　2点	≦ 100　2点	
プロトロンビン時間 比（PT比）	< 1.25　0点	< 1.25　0点	< 1.25　0点
	1.25 ≦　< 1.67　1点	1.25 ≦　< 1.67　1点	1.25 ≦　< 1.67　1点
	1.67 ≦　2点	1.67 ≦　2点	1.67 ≦　2点
アンチトロンビン (%)	70 <　0点	70 <　0点	70 <　0点
	≦ 70　1点	≦ 70　1点	≦ 70　1点
TAT, SF または F1 ＋ 2	基準範囲上限の 2 倍未満　0点	基準範囲上限の 2 倍未満　0点	基準範囲上限の 2 倍未満　0点
	基準範囲上限の 2 倍以上　1点	基準範囲上限の 2 倍以上　1点	基準範囲上限の 2 倍以上　1点
肝不全	なし　0点	なし　0点	なし　0点
	あり　－3点	あり　－3点	あり　－3点
DIC 診断	6 点以上	4 点以上	6 点以上

（DIC 診断基準作成委員会：日本血栓止血学会 DIC 診断基準暫定案．日本血栓止血学会誌 **25**(5)：629-646，2014．より）

ガイドライン[21]では，「急性期 DIC 診断基準は最も感度が高く，敗血症性 DIC の早期診断に推奨される（1B：推奨度は強く，エビデンスレベル B）」とあり，「急性期 DIC 診断基準で DIC と診断された時点で開始することが望ましい（2C）」とある．

4）クリティカルケア領域における DIC の特徴

クリティカルケア領域では，敗血症，ショック，熱傷，膵炎などの疾患から SIRS を発症する．SIRS における高サイトカイン血症では，血管内皮細胞障害によって凝固活性，線溶抑制が生じ，微小循環障害を主とする線溶抑制型 DIC となる．

図7 に示したとおり，サイトカインは血管

図7 DIC発症機序からみた検査データと治療の関連性

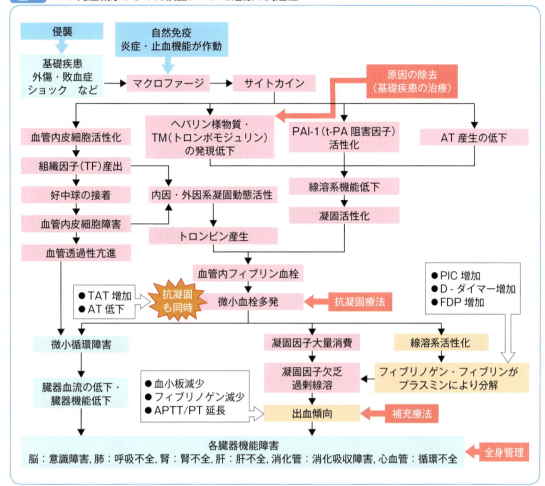

内皮細胞から組織因子（tissue factor：TF）産生を亢進させ，凝固動態が活性化する．また，TMの発現を抑制され，t-PA阻害因子であるPAI-1の発現を亢進させるなど線溶系機能は低下する．結果として，凝固はさらに促進されることで，微小血栓は多発し，溶解されないことから，臓器障害をきたす．また，凝固因子の欠乏や過剰線溶により，出血傾向をきたす．治療は，基礎疾患の治療を基本とし，抗凝固療法と補充療法を行い，全身管理が必要となる．

■ 外傷直後に起因するDICの特徴

外傷に起因した場合，線溶が過剰に活性化され，出血を主とする線溶亢進型DICを示す．

外傷急性期における組織低灌流状態では，t-PA産生促進，低体温，FFPの過小投与による凝固因子の不足，線溶を抑制する$α_2$P1の消費性の枯渇などが生じる．そのため，外傷で生じる血小板減少や出血傾向は，出血に伴う単なる血小板や凝固因子の希釈によるものではないことが認識されている[22]．

外傷そのものに起因する凝固異常を"acute traumatic coagulopathy（ACT）"，さらにACTとともに出血による消費，輸液や輸血による希釈，低体温，アシドーシス，凝固因子の補充不足などの多くの要因により形成される凝固異常を"trauma-induced coagulopathy（TIC）"という．

§ 7 凝固・線溶系障害 151

V 凝固・線溶系障害患者の看護

クリティカルケア領域における患者は，過大侵襲によって，呼吸・循環・代謝の問題を抱え，人工呼吸器や補助循環など侵襲的な治療を必要としている．このような患者は凝固・線溶系障害をきたすリスクが高く，多量出血や敗血症を呈した場合はいっそう高まる．そのため，原疾患の治療および感染予防に努めながら，凝固・線溶系障害の症状を早期に発見し，治療を開始できるような看護実践が重要となる（図8）．

1. アセスメントの視点—出血

出血傾向とは，何らかの原因で止血機序が破綻し，出血が抑制できない状態であり[23]，血管損傷時の止血困難や身体の2カ所以上の明らかな出血症状を求める場合と定義される．出血症状については表6に示す．

血小板・血管系の異常では，表在出血・粘膜出血が特徴的であり，滲み出るような出血で圧迫のみで止血しやすい．

また，凝固・線溶系の異常では，関節・筋内などの深部出血が特徴的で，外傷直後ではなく時間が経過してから大量出血をきたしやすく，圧迫をはずすと再出血しやすい．

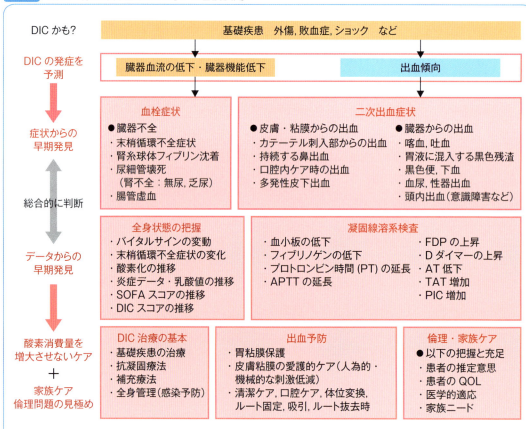

図8 凝固・線溶系障害患者に対する看護展開

出血傾向の原因は多岐にわたることから，病態により検査の項目や検査回数などは異なる[24]．よって，出血が全身性か局所性かを評価した後，フローに従ってアセスメントすることで，病態の予測が可能となる（図9）．

DICの早期発見と同時に，出血傾向が生じている原因も考えていく必要がある．特に，緊急手術患者で止血が困難な場合は，患者の内服

表6 出血時の観察

出血症状 \ 種類	血小板の異常	凝固因子の異常
点状出血	頻発	ほとんどなし
粘膜出血	あり（誘因不明）	あり（外傷後）
筋肉・関節内出血	なし	あり（特徴的）
外傷・手術後の出血	あり（受傷・手術直後）	あり（遅延）

（加藤淳：出血傾向へのアプローチ．日内会誌 98：1562-1568，2009．を参考に作成）

図9 出血時のアセスメント

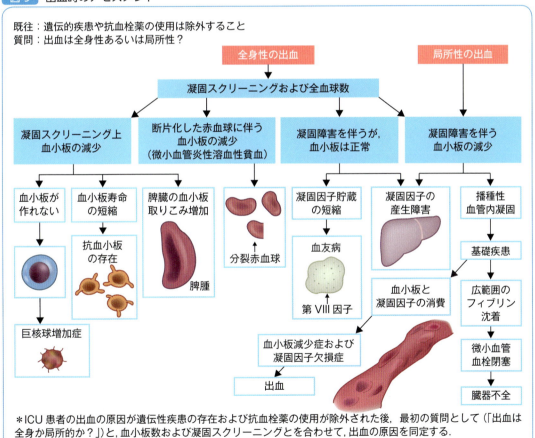

（Hunt BJ: Bleeding and coagulopathies in critical care. *N Engl J Med* 370(9): 847-859, 2014. を参考に作成）

図10 全人的なアセスメントの視点

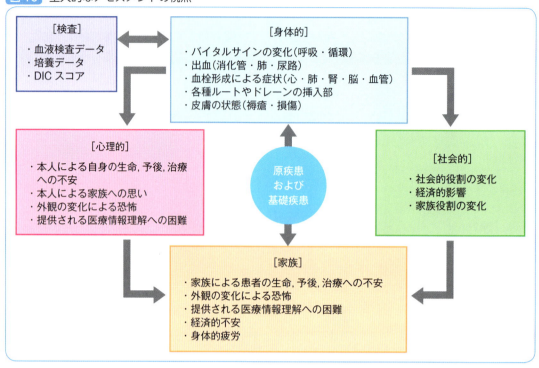

歴や既往歴, 手術中の状況, ドレーンやルートを確認することで, 心房細動の治療による抗血小板薬投与中の患者なのか, 肝不全患者なのかなど, 異常出血を生じさせる原因をアセスメントすることもできる. 特に, 抗凝固薬については術後出血を助長させる要因にもなるので, クリティカルケア看護に従事する看護師は, 熟知しているほうが好ましい.

おわりに

凝固・線溶系障害をきたした場合は, 上述したような病態から出血傾向を認め, 異常出血や血栓形成による末梢循環障害などの症状を示す. このような経過の患者は重症化が予測され, 生命に直結した看護問題への介入を要する.

そこで, ベッドサイドに近い看護師は, 凝固・線溶系異常の有無を観察し, 微細な変化も逃さず, 病態から身体の看護問題を明確にする. そ

れと同時に, 治療の限界から倫理的問題も生じる可能性があるため, 患者の状態が悪化する以前より, 家族に対して積極的に介入し, 患者の心理・社会的問題を含めたアセスメントを行うことが必要である (図10).

[引用文献]
1) 丸藤哲・他：急性期DIC診断基準―第二次多施設共同前向き試験結果報告. 日救急医会誌 18：237-272, 2007.
2) 松野一彦：凝固・線溶検査ポケットブック. pp168-178, 田辺三菱製薬, 2010.
3) 朝倉英策編著：臨床に直結する血栓止血学. pp168-178, 中外医学社, 2013.
4) 日本救急医学会：抗凝固療法.
http://www.jaam.jp/html/dictionary/dictionary/word/0619.htm (2017年10月アクセス)
5) 厚生労働省編：血液製剤の使用にあたって―輸血療法の実施に関する指針及び血液製剤の使用指針, 第5版. じほう, 2017.
6) 長井一浩, 上平憲, 大戸斉：適切な血小板輸血・FFP輸注療法. 日本内科学会雑誌 98(7)：1655-1661, 2009.
7) 尾崎由基男：血栓止血領域の診断とピットフォール. 日本内科学会雑誌 96(9)：1960-1961, 2007.
8) Warkentin TE, Greinacher A, Koster A, et al: Treatment

and prevention of heparin-induced thrombocytopenia: American College of Chest Physicians Evidence-Based Clinical Practice Guidelines (8th Edition). *Chest* **133**(6 Suppl)：340S-380S, 2008.

9）朝倉英策：しみじみわかる血栓止血 Vol.1 DIC・血液凝固検査編. pp48-146, 中外医学社, 2014.

10）中川雅夫: 本邦における播種性血管内凝固（DIC）の発症頻度・原因疾患に関する調査報告. pp57-64, 厚生省特定疾患血液系疾患調査研究班血液凝固異常症分科会, 平成10年度研究業績報告書, 1999.

11）Gando S, Iba T, Eguchi Y, et al ; Japanese Association for Acute Medicine Disseminated Intravascular Coagulation (JAAM DIC) Study Group: a multicenter, prospective validation of disseminated intravascular coagulation diagnostic criteria for critically ill patients: comparing current criteria. *Crit Care Med* **34**(3)：625-631, 2006.

12）Hess JR, Brohi K, Dutton RP et al: The coagulopathy of trauma: a review of mechanisms. *J Trauma* **65**：748-754, 2008.

13）和田英夫: 国内外における播種性血管内凝固症候群（DIC）の診断基準作成の動きについて. 血栓止血誌 **11**(1)：2000, p3-15.

14）青木延雄, 長谷川淳：DIC診断基準の「診断のための補助的検査成績, 所見」の項の改訂について. 厚生省特定疾患血液凝固異常症調査研究班, 昭和62年度研究報告書, pp37-41, 1988.

15）Taylor FB Jr, Toh CH, Hoots WK, et al: Towards definition, clinical and laboratory criteria, and a scoring system for disseminated intravascular coagulation. *Thromb Haemost* **86**: 1327-1330, 2001.

16）和田英夫, 伊藤尚美：3. 播種性血管内凝固症候群（DIC）1）DIC診断基準の変遷. 日内会誌 **98**：1634-1639, 2009.

17）DIC診断基準作成委員会：日本血栓止血学会DIC診断基準暫定案. 血栓止血誌 **25**(5)：629-646, 2014.

18）Toh CH: Liverpool study for non-overt DIC. Scientific subcommittee on disseminated intravascular coagulation of ISTH, Bermingham, 2003.

19）Wada H, Wakita Y, Nakase T, et al: Outcome of disseminated intravascular coagulation in relation to the score when treatment was begun. Mie DIC Study Group. *Thromb Haemost* **74**: 848-952, 1995.

20）Vincent JL, Bernard GR, Beale R, et al: Drotrecogin alpha (activated) treatment in severe sepsis from the global open-label trial ENHANCE: further evidence for survival and safety and implications for early treatment. *Crit Care Med* **33**: 2266-2277, 2005.

21）日本集中治療医学会・日本救急医学会合同作成：日本版敗血症診療ガイドライン2016, The Japanese Clinical Practice Guidelines for Management of Sepsis and Septic Shock 2016 (J-SSCG2016). 日救急医誌 **28**: S1-S4, 2017.

22）Levi M, Ten Cate H: Disseminated intravascular coagulation. *N Engl J Med* **341**: 586-592, 1999.

23）川合陽子：出血傾向. 日本臨床検査医学会包括医療検討委員会, 厚生労働省編, 臨床検査のガイドライン 2005/2006, p90, 日本臨床検査医学会, 2005.

24）加藤淳：出血傾向へのアプローチ. 日内会誌 **98**：1562-1568, 2009.

25）Hunt BJ: Bleeding and coagulopathies in critical care. *N Engl J Med* **370**(9): 847-859, 2014.

[参考文献]

1）Guyton AC, Hall JE著, 早川弘一監訳：ガイトン臨床生理学. 医学書院, 1999.

2）朝倉英策編著：臨床に直結する血栓止血学. 中外医学社, 2013.

3）朝倉英策：しみじみわかる血栓止血 Vol.1 DIC・血液凝固検査編. 中外医学社, 2014.

4）松田直之専門編集：重症患者における炎症と凝固・線溶系反応. 中山書店, 2017.

5）朝倉英策, 久志本成樹：DICの病態定義, 感染症と非感染症. 血栓止血誌 **17**：284-293, 2006.

6）朝倉英策：救急・集中治療領域における凝固・線溶異常と対策. ICUとCCU **40**(3)：161-169, 2016.

第 2 章　生理的欲求とケア　　　　　　　　　　　　　　　　　　　　　　　　　　植村 桜

Section 8　痛み・不穏

はじめに

クリティカルケアを受ける患者は，疾患・手術による痛みだけではなく，集中治療管理に伴う治療や処置による痛みを抱えている．手術後であれば，手術創部の痛み，ドレーン挿入部の痛み，膀胱留置カテーテルの痛み，気管挿管による痛み，術中・術後の安静に伴う痛みなどである．

痛みの存在は患者にとって最大のストレスであり，不穏やせん妄の原因となる．また，早期離床を妨げるなど，患者の回復過程を阻害する要因となるため，痛みの緩和は目の前の患者の苦痛を取り除くだけではなく，その先にある患者の生命や生活の質を左右する重要な看護となる．

クリティカルケア領域では鎮痛・鎮静管理が同時に実施されることが多いが，痛みを緩和する鎮痛と不穏の治療となる鎮静を正しく理解する必要がある．

I　痛み

1. クリティカルケアにおける痛み

国際疼痛学会は「痛み」を「実際に何らかの組織損傷が起こった時，あるいは組織損傷が起こりそうな時，あるいはそのような損傷の際に表現されるような，不快な感覚体験および情動体験」[1]と定義している．痛みは患者の主観的な体験であり，そのときの感情など心理社会的な影響を受ける．医療者は，患者の言葉に耳を傾け，痛みを訴えたときにはそこに痛みが存在するということを信じ，誠実に対処する必要がある．

クリティカルケアを受ける患者は，全身状態が不安定であり，気管挿管・持続鎮静など集中治療管理によって，患者自身が体験する痛みを訴えられないことがある．本来，主観的な体験である患者の痛みを，医療者が客観的に評価し，管理することが必要となる場合も多い．

2. 痛みの基礎知識

1) 痛みの種類と特徴

クリティカルケアを受ける患者の多くが経験する創部痛や外傷後の痛み，心筋梗塞など急性疾患に伴う痛みは**急性疼痛**と呼ばれ，病状の安定，治癒など時間経過によって軽減・消失する特徴がある．痛みが軽減・消失せず**慢性疼痛**に移行する場合，がん性疼痛，非がん性疼痛など原因により治療戦略の見直しが必要となる．

急性疼痛はその発生機序により，侵害受容性疼痛である❶体性痛と❷内臓痛，❸神経障害性疼痛に分類される．

❶ 体性痛

皮膚や骨，筋肉などの体性組織に対して，手術操作などの機械的刺激が加わり起こる痛みは

体性痛である．術後早期の創部痛などが代表的であり，疼痛部位が損傷部位に一致し，限局している．持続痛で体動に伴い増強するという特徴がある．痛みの刺激は，末梢神経から脊髄，視床，大脳皮質の感覚野に伝達され，痛みとして認識されるが，体性痛は末梢神経の侵害受容器が刺激されて生じる．鎮痛薬は痛みの伝達経路を阻害するため，体性痛には非オピオイド鎮痛薬やオピオイド鎮痛薬が有効である．

2 内臓痛

食道・胃腸などの管腔臓器の炎症や閉塞によって起こる痛みは内臓痛であり，疼痛部位が不明瞭なことが多い．内臓痛も体性痛と同じく末梢神経の侵害受容器が刺激されて生じる痛みであり，非オピオイド鎮痛薬やオピオイド鎮痛薬が有効である．

3 神経障害性疼痛

がんの浸潤などにより，神経の伝達経路自体が障害されて生じる痛みである．障害された神経支配領域に感覚異常を伴うことも多く，難治性で鎮痛薬の効果が乏しく，鎮痛補助薬[*1]の併用が必要となる場合が多い．

2）痛みの全身への影響

痛みによるストレス反応によって，交感神経系が興奮する．体内のカテコラミンが増加し，細動脈血管が収縮すると，組織の還流不全から低酸素血症が引き起こされる．組織の低酸素血症は創傷部位の治癒を遅延させ，創傷感染のリスクを増加させる．

また，痛みは早期離床を妨げ，静脈血栓症のリスクを増加させる可能性がある．特に，胸部・上腹部の手術では創部痛により，深呼吸や咳嗽

MEMO
*1：鎮痛補助薬
　薬理作用として鎮痛効果を有しないが，抗うつ薬や抗けいれん薬など鎮痛薬と併用することで鎮痛効果を高める薬剤のことである．

が抑制され，呼吸器合併症のリスクを増加させる．強い痛みは患者の不穏・せん妄の原因となり，長期的には神経障害性疼痛の危険因子となることが指摘されている．

クリティカルケアを受けるすべての患者の痛みを評価し，適切に管理することが重要である．

3. 痛みの評価

1) 痛みの評価方法

痛みが緩和されることは患者の権利であり，痛みを抱える患者をケアすることは医療者の責務である．患者にかかわるすべての医療者が共通の方法で痛みを評価することで，目標の共有，治療・看護の効果を確認することができる．

痛みは主観的な体験であり，セルフレポートが重要である．気管挿管・持続鎮静の有無にかかわらず，患者が痛みを自己申告できる場合は疼痛スケールのNumeric Rating Scale（NRS）（図1）またはVisual Analogue Scale（VAS）（図1）を，患者が痛みを自己申告できない場合は，Behavioral Pain Scale（BPS）（表1）またはCritical-Care Pain Observation Tool（CPOT）（表2）を使用することが推奨されている[2,3]．NRSとVASは一般病棟でも使用されているスケールであるが，クリティカルケア領域では測定用具が不要で評価者の説明だけで評価が実施できるNRSを導入している

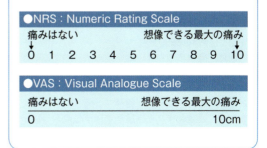

図1　NRS・VAS（疼痛スケール）

表1 BPS（疼痛スケール）[2]

項目	説明	スコア
表情	穏やかな	1
	一部硬い（たとえば，まゆが下がっている）	2
	全く硬い（たとえば，まぶたを閉じている）	3
	しかめ面	4
上肢	全く動かない	1
	一部曲げている	2
	指を曲げて完全に曲げている	3
	ずっと引っ込めている	4
呼吸器との同調性	同調している	1
	時に咳嗽，大部分は呼吸器に同調している	2
	呼吸器とファイティング	3
	呼吸器の調整がきかない	4

（Payen JF, Bru O, Bosson JL, et al: Assessing pain in critically ill sedated patients by using a behavioral pain scale. *Crit Care Med* **29**: 2258-2263, 2001. より）

施設が多い．BPS，CPOT は信頼性・妥当性が検証されているスケールでありいずれを用いてもよいが，使用には一定のトレーニングが必要となる．

4. 痛みの治療

1）鎮痛薬

侵害受容性疼痛には鎮痛薬が有効であり，クリティカルケアを受ける患者の痛みの治療には静注オピオイドが第一選択薬として推奨されている[2,3]．オピオイドは，オピオイド受容体に結合して効果を発揮する薬剤の総称であり，医療用麻薬である[*2]．作用出現時間が短く，調

MEMO ··

＊2：医療用麻薬の管理

医療用麻薬の取り扱いは麻薬および向精神薬取締法によって規定されており，鍵のかかる堅固な保管庫による保管や，麻薬施用の免許をもつ医師が記載・処方することが義務づけられている．実施記録，残量廃棄など施設基準に準じた取り扱いが必要である．

節性の高いフェンタニルが持続鎮痛薬として使用されることが多い（**表3**）．オピオイドの主な副作用は呼吸抑制，傾眠，便秘，嘔気・嘔吐などである．

2）術後の鎮痛管理

術後疼痛は，個人差が大きいが一般的に手術後 6 〜 12 時間で痛みは最大となり，その後漸減していく．手術直後は鎮痛効果の高いオピオイド鎮痛薬が使用されることが多く，患者自身が機器を操作し鎮痛薬を投与できる PCA（patient controlled analgesia）として持続静脈内または持続硬膜外投与がなされる．痛みのコントロールの状況を確認しながら，非オピオイド鎮痛薬である NSAIDs など経口投与への切り替えが実施される．

3）先行性鎮痛

胸腔ドレーンの抜去や創傷処置など痛みを伴う処置の前にあらかじめ鎮痛薬を使用し，痛みを緩和する方法を先行性鎮痛という．

表2 CPOT（疼痛スケール）[2]

指標	状態	説明	点
表情	● 筋の緊張が全くない	リラックスした状態	0
	● しかめ面・眉が下がる・眼球の固定，まぶたや口角の筋肉が萎縮する	緊張状態	1
	● 上記の顔の動きと眼をぎゅっとするに加え固く閉じる	顔をゆがめている状態	2
身体運動	● 全く動かない（必ずしも無痛を意味していない）	動きの欠如	0
	● 緩慢かつ慎重な運動・疼痛部位を触ったりさすったりする動作・体動時注意をはらう	保護	1
	● チューブを引っ張る・起き上がろうとする・手足を動かす / ばたつく・指示に従わない・医療スタッフをたたく・ベッドから出ようとする	落ち着かない状態	2
筋緊張 （上肢の他動的屈曲と伸展による評価）	● 他動運動に対する抵抗がない	リラックスした	0
	● 他動運動に対する抵抗がある	緊張状態・硬直状態	1
	● 他動運動に対する強い抵抗があり，最後まで行うことができない	極度の緊張状態あるいは硬直状態	2
人工呼吸器の順応性（挿管患者）	● アラームの作動がなく，人工呼吸器と同調した状態	人工呼吸器または運動に許容している	0
	● アラームが自然に止まる	咳きこむが許容している	1
	● 非同調性：人工呼吸の妨げ，頻回にアラームが作動する	人工呼吸器に抵抗している	2
または 発声（抜管された患者）	● 普通の調子で話すか，無音	普通の声で話すか，無音	0
	● ため息・うめき声	ため息・うめき声	1
	● 泣き叫ぶ・すすり泣く	泣き叫ぶ・すすり泣く	2

（Gélinas C, Johnston C: Pain assessment in the critically ill ventilated adult: validation of the Critical-Care Pain Observation Tool and physiologic indicators. *Clin J Pain* **23**: 497-505, 2007. より）

表3 静注オピオイド

		フェンタニル	モルヒネ	レミフェンタニル
等価鎮痛必要量（mg）	静注	0.1	10	適用不可
効果発現時間（iv）		1〜2分	5〜10分	1〜3分
排泄相半減期		2〜4時間	3〜4時間	3〜10分
間欠的静注投与量		0.5〜1時間ごと 0.35〜0.5μg/kg	1〜2時間ごと 0.2〜0.6mg	適用不可
持続静注投与量		0.7〜10μg/kg/hr	2〜30mg/hr	初期負荷量：1.5μg/kg 維持投与量：0.5〜15μg/kg/hr
副作用など		● モルヒネより血圧降下作用が少ない ● 肝不全で蓄積する	● 肝 / 腎不全で蓄積する ● ヒスタミン遊離作用	● 肝 / 腎不全で蓄積しない ● 投与量計算で体重が理想体重の130%を超えるときには理想体重を用いる ● 適用は全身麻酔時の鎮痛のみ

（日本集中治療医学会 J-PAD ガイドライン作成委員会：日本版・集中治療室における成人重症患者に対する痛み・不穏・せん妄管理のための臨床ガイドライン．日集中医誌 **21**：539-579，2014．より一部改変）

4）鎮痛と鎮静

鎮痛薬で緩和できない痛みについては，鎮静薬の使用について医療チームで検討する．

5. 痛みを抱える患者の看護

1）痛みのアセスメント

疼痛スケールによる痛みの有無（強さ）以外に，痛みの原因を検索すること，治療・看護介入の評価のために，バイタルサインの確認，痛みの部位，痛みの増強因子と軽快因子についてアセスメントを実施する．

1 バイタルサインの確認

バイタルサインは痛み以外の要因によっても変化するため，バイタルサイン単独で痛みの有無を評価することは避ける必要がある．バイタルサインを確認する目的は，痛みの原因検索と薬理学的介入への許容性を判断することである．体温異常・ショックバイタルを認めれば感染症や敗血症に伴う痛みを疑い，医師へ報告する必要がある．低血圧を認めるときは，鎮痛薬の選択に留意する．

2 痛みの部位

痛みの部位が明らかになれば，痛みの原因が推測でき，異常の早期発見，早期診断・治療に結びつく可能性がある．患者の背景によっても異なるが，頭部であれば意識レベルや運動・感覚障害の有無，胸部であれば呼吸状態・心電図異常の有無，腹部であれば腹膜刺激症状の有無などフィジカルアセスメントを行う．

3 痛みの増強因子と軽快因子

痛みの増強因子として，痛みの出現に何らかの契機があったのかを確認する．例えば，体動時に痛みの増強（突出痛）を認めれば，次に離床を進める前に鎮痛薬の使用を検討するなど対策が可能となる．

クリティカルケアを受ける患者は，痛み以外にも呼吸困難感，気管チューブの不快感，口渇感，嚥下困難感などの身体的苦痛を抱えている．また，コミュニケーションの障害，睡眠障害，不安，緊張感，恐怖感，抑うつ感，孤独感，コントロール感の欠如など精神的苦痛を抱えている．身体的苦痛と精神的苦痛，社会的苦痛などは相互に影響し合い，痛みの閾値に影響する（図2）．

患者の抱える全人的苦痛を理解し，痛みを多方面からとらえることが重要である．クリティカルケアを受ける患者では，言語的なコミュニケー

図2 全人的苦痛

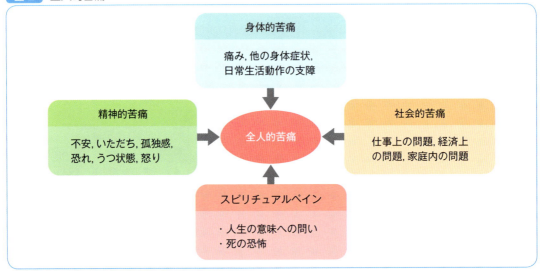

ションが障害されている場合も多い．患者の個別
性に応じて，口唇術や筆談，文字盤の使用など
方法を工夫し，患者の苦痛の表出を手助けする．

2）痛みの目標設定

患者と意思疎通が可能であれば，目標設定に
ついてもともに検討し，患者の意向を反映さ
せる．

3）痛みを緩和する方策

1 薬理学的介入の調整

患者に使用している鎮痛薬の効果の発現時間
や持続時間を確認し，痛みの出現を予測し対応
する．初めて使用する鎮痛薬については，必ず
その効果を確認し，他の鎮痛薬と比較検討する．
患者の回復過程に合わせ，鎮痛薬の使用のタイ
ミングやオピオイド鎮痛薬から非オピオイド鎮
痛薬，静注薬から内服薬への切り替えなど，患
者にとってより効果的な鎮痛薬の使用方法を医
師と調整する．

2 痛みの教育

術後の予定入室患者では，予測される痛みや
治療・看護の方法などについて術前から教育を
行う．急変による緊急入室の患者であっても，
患者が抱えている痛みの原因，痛みを我慢する
必要はないこと，痛みを緩和する効果について
情報提供を行う．

3 全人的苦痛の緩和

患者の痛みを過小評価せず，全人的苦痛のア
セスメント結果から，痛みの増強因子を取り除
き，軽快因子を増やすよう働きかける．

患者の苦痛の原因によっては，鎮痛薬を使用
しなくても予防・緩和できるものがある．

- 患者が呼吸困難感を有する場合は，モードや
トリガーなど人工呼吸器の設定が適切である
か検討し，調整する．
- 気管チューブの不快感・口渇感・嚥下困難感
などの身体的苦痛を軽減させるために，気管

チューブの固定方法を工夫し，口腔ケアを充
実させる．
- 不安の緩和に努めるため，患者の置かれてい
る状況を繰り返し丁寧に説明し，現状認知を
促進する．
- ICU は特殊な環境であるため，照明や騒音な
どに配慮し，睡眠障害の予防に努める．

4 緩和ケアチームとの連携

薬理学的介入・非薬理学的介入を実践しても，
疼痛が緩和されていない場合は，緩和ケアチー
ムなど専門家への相談を行う．

Ⅱ 不穏（鎮静）

1. クリティカルケアにおける鎮静

クリティカルケアを受ける患者は，人工呼吸
を代表とする侵襲的な治療・処置が必要となる
が，治療・処置によるストレス反応によって，
交感神経系が興奮し，呼吸・循環障害が出現す
るため，対策として深い鎮静が実施されてきた．
近年では，過剰な鎮静による人工呼吸器関連肺
炎（VAP），せん妄などの合併症の増加，人工
呼吸器装着期間・ICU 入室期間の長期化が問
題となっており，十分な鎮痛を基盤として，早
期に鎮静を中止するか必要最低限の浅い鎮静
状態を目標とする鎮静管理（analgesia-based
sedation）が主流となっている．

2. 不穏と鎮静の基礎知識

1）不穏

不穏は内的緊張状態に伴う無目的な過剰な動
きとされ，安静が保てず，気管チューブなどの
ルート類を自己抜去しようとする，医療者に暴
力を振るうなどの行動がみられ，循環動態の変

§ 8 痛み・不穏 **161**

動や計画外抜管などを起こしやすい状態である．不穏の原因は，痛み，せん妄，呼吸不全，循環不全などである．

2）鎮静の全身への影響

鎮静によって患者の自発的な動きが制限され臥床安静が長期に及ぶと廃用症候群が引き起こされる．また，不動化は深部静脈血栓症（DVT）や肺梗塞のリスクを増加させる．クリティカルケアを受ける患者では筋力低下を主体として，末梢神経や筋障害を併発するICU神経筋障害（intensive care unit acquired weakness：ICU-AW）が注目されている．呼吸筋の萎縮や筋力低下は，人工呼吸器からの離脱困難を招く要因となり，人工呼吸器装着期間・ICU入室期間を長期化させる．

過剰鎮静によって咳嗽反射の減弱や呼吸抑制が生じると，VAPの発症に影響する．

鎮静による健忘や妄想的な記憶がICU退室後の心的外傷後ストレス障害（PTSD）と関連しており，ベンゾジアゼピン系薬剤は，せん妄やPTSD発症のリスク因子となる．

3. 鎮静の評価

1）鎮静の評価方法

患者にかかわるすべての医療者が共通の方法で鎮静レベルを評価することで，目標の共有，治療・看護の効果を確認することができる．

鎮静レベルの評価はRichmond agitation-sedation scale（RASS）（**表4**）を使用することが推奨されている[2,3]．RASSは深鎮静から不穏・興奮状態を評価できる鎮静スケールである．筋弛緩薬を投与されているなど鎮静スケールでの評価が困難な場合は，脳機能の客観的指標であるBispectral index（BIS）などの併用を考慮する．

2）鎮静評価のタイミング

鎮静レベルの評価は，数時間ごとに行うこと

表4 RASS（鎮静スケール）[4]

スコア	用語	説明	
＋4	好戦的な	明らかに好戦的な，暴力的な，スタッフに対する差し迫った危険	
＋3	非常に興奮した	チューブ類またはカテーテル類を自己抜去；攻撃的な	
＋2	興奮した	頻繁な非意図的な運動，人工呼吸器ファイティング	
＋1	落ち着きのない	不安で絶えずそわそわしている，しかし動きは攻撃的でも活発でもない	
＋0	意識清明な落ち着いている		
−1	傾眠状態	完全に清明ではないが，呼びかけに10秒以上の開眼およびアイ・コンタクトで応答する	呼びかけ刺激
−2	軽い鎮静状態	呼びかけに10秒未満のアイ・コンタクトで応答	
−3	中等度鎮静	状態呼びかけに動きまたは開眼で応答するがアイ・コンタクトなし	
−4	深い鎮静状態	呼びかけに無反応，しかし，身体刺激で動きまたは開眼	身体刺激
−5	昏睡	呼びかけにも身体刺激にも無反応	

（日本呼吸療法医学会，人工呼吸中の鎮静ガイドライン作成委員会，妙中信之・他：人工呼吸中の鎮静のためのガイドライン．人工呼吸 **24**：146-167，2007．より）

が必要であり，各施設の鎮静管理の方法に応じてプロトコルを作成することが望ましい．

4. 鎮静管理

1）鎮静薬

　人工呼吸管理中の成人患者の鎮静には，ICU入室期間やせん妄のリスク因子を考慮し，ベンゾジアゼピン系鎮静薬（ミダゾラム）よりも非ベンゾジアゼピン系鎮静薬（プロポフォール・デクスメデトミジン）を使用することが推奨されている（**表5**）[2,3]．

1 ミダゾラム

　ミダゾラムは作用発現が早く作用時間が短いという特徴があるが，48～72時間以上の持続投与が行われた場合，蓄積した代謝産物や脂肪組織から血中への移行により，中止後も鎮静効果が遷延することがある．また，長期投与後の突然の中止で，離脱症候群を引き起こすことがあり注意が必要である．

　非ベンゾジアゼピン系鎮静薬の使用が推奨されているが，プロポフォールやデクスメデトミジンに比べて血圧低下が少ないことから循環動態の不安定な患者や，深鎮静，離脱症候群の治

表5　鎮静薬

薬剤名	初回投与後の発現	活性化代謝産物	初回投与量	維持用量	副作用
ミダゾラム	2～5分	あり[a]	0.01～0.06mg/kgを1分以上かけて静注し，必要に応じて，0.03mg/kgを少なくとも5分以上の間隔を空けて追加投与．初回および追加投与の総量は0.3mg/kgまで．	0.02～0.18mg/kg/hr[b]	呼吸抑制，低血圧
プロポフォール	1～2分	なし	0.3mg/kg/時[c]を5分間．	0.3～mg/kg/hr（全身状態を観察しながら適宜増減）	注射時疼痛[d]，低血圧，呼吸抑制，高トリグリセリド血症，膵炎，アレルギー反応，プロポフォールインフュージョン症候群，プロポフォールによる深い鎮静では，浅い鎮静の場合に比べて覚醒が著明に遅延する．
デクスメデトミジン	5～10分	なし	初期負荷投与により血圧上昇または低血圧，徐脈をきたすことがあるため，初期負荷投与を行わず維持量の範囲で開始することが望ましい．	0.2～0.7μg/kg/hr[e]	徐脈，低血圧，初回投与量による高血圧，気道反射消失

a）特に腎不全患者では，活性代謝物により鎮静作用が延長する．
b）可能な限り少ない維持用量で浅い鎮静を行う．
c）プロポフォールの静脈内投与は，低血圧が発生する可能性が低い患者で行うことが望ましい．
d）注射部位の疼痛は，一般的にプロポフォールを末梢静脈に投与した場合に生じる．
e）海外文献では，1.5μg/kg/hrまで増量されている場合があるが，徐脈等の副作用に注意する．
（日本集中治療医学会 J-PAD ガイドライン作成委員会：日本版・集中治療室における成人重症患者に対する痛み・不穏・せん妄管理のための臨床ガイドライン．日集中医誌 **21**：539-579，2014．より一部改変）

療にはミダゾラムが使用される場合がある.

2 プロポフォール

プロポフォールは作用発現が速やかで,鎮静レベルの調節性が高いのが特徴である.脂肪製剤であり12時間ごとに注入ラインの交換が必要である.

3 デクスメデトミジン

デクスメデトミジンは鎮痛・鎮静作用を有する薬剤で,自然な睡眠に近い状態が維持され,刺激を与えると容易に覚醒し,反応することが特徴である.

2) 鎮静管理方法

人工呼吸中の過剰鎮静を避ける方法として,鎮静スケールを用いたプロトコル化された鎮静管理（protocolized sedation：PS）と1日1回鎮静を中断する鎮静管理（daily interruption of sedation：DIS）が推奨されている[2,3].過剰鎮静を避ける浅い鎮静（Light sedation）管理の目標は,RASS－2～0とされている.

十分な鎮痛管理を実施することで,鎮静薬を使用しない無鎮静管理も実施されている.

5. 鎮静患者の看護

1) 不穏と鎮静のアセスメント

不要な鎮静を避けるため,鎮静前に治療可能な不穏の原因の検索・対処を行うことが重要である.鎮静開始後は過剰鎮静と過少鎮静の徴候に留意する.過剰鎮静は目標鎮静レベル以上の鎮静深度であり,深度が深まれば昏睡となる.過少鎮静の徴候は,興奮・不穏,不快感・不安の増強,頻呼吸,人工呼吸との不同調などがある.

2) 鎮静レベルの目標設定

全患者に共通した至適鎮静レベルは存在しないため,個々の患者に応じた目標鎮静レベルを設定し,医療チーム全体で共有する.

3) 鎮静患者へのケア

1 苦痛の緩和

不穏＝鎮静ではなく,まず,患者の苦痛の原因をアセスメントし,予防・緩和するケアに努める.痛みについては,鎮静ではなくまず鎮痛対策を実施する.

2 鎮静中の全身管理

(1) 鎮静薬使用中の管理

鎮静薬には呼吸・循環抑制があるため,適正なモニタリング・気道管理下での使用が基本となる.鎮静による心停止・呼吸停止のリスクは常に存在するため,急変に備える必要がある.肝・腎機能障害のある患者では鎮静効果が遷延する場合があるため,人工呼吸のウィーニングや抜管の際には注意が必要である.

(2) 身体的合併症の予防

鎮静中は意識レベルが低下するため,中枢神経系の異常を見逃さないよう継続的に観察・評価を実施する.不動化に伴う合併症を予防するため,ポジショニング,早期リハビリテーションの計画を実践する.DVTのリスク評価と予防対策を行い,徴候がないか確認してから離床を進める.

呼吸器合併症を予防するため,咳嗽反射の程度,喀痰の喀出状況を確認し,気道クリアランスに努める.また,人工呼吸器からの早期離脱を目指すため,医師の指示を確認し,施設基準に準じた自発覚醒トライアル（spontaneous awakening trial：SAT）,自発呼吸トライアル（spontaneous breathing trial：SBT）を進める.

(3) 精神的合併症の予防

鎮静による健忘や妄想的な記憶がICU退室後のPTSDと関連しており,深鎮静は集中治療後症候群（post-intensive care syndrome：PICS）（図3）[5]の危険因子となる.ICU退室後のPICS発生の可能性などを後方病棟へ引き継ぎ,患者・家族に対してもPICSと対処方法を説明するなど継続看護に努める必要がある.

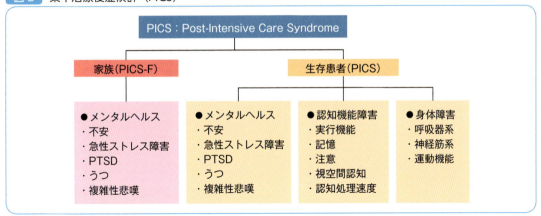

図3 集中治療後症候群（PICS）

(Needham DM, Davidson J, Cohen H, et al: Improving long-term outcomes after discharge from intensive care unit: Report from a stakeholders' conference. *Crit Care Med* 40(2): 502-509, 2012. より改変)

　医療者や家族がICU在室中の患者の様子をICU日記として記録し，ICU退室後に患者に確認してもらい記憶を整理する作業を行う施設もある．

(4) 包括的な患者管理

　鎮静は前述のように，身体的にも精神的にも患者の予後に影響するため，医原性リスクとしてとらえ，ABCDEFバンドル[6]のような包括的管理指針を導入し，患者の予後の改善に努めることが重要である（表6）．

3 ニードの充足

　鎮静は苦痛緩和を目的として，鎮静薬によって患者の意識を低下させる行為である．鎮静レベルが深いほど，患者との意思疎通は困難になる．患者の尊厳に配慮した声かけを行い，フィジカルアセスメントを駆使し，患者のニードの把握と充足に努める必要がある．

4）鎮静患者の家族への看護

　家族に対して，面会前に鎮静についての説明を行い，不安を傾聴する．鎮静レベルにより患者の反応は異なるが，そばにいること，声をかけること，身体に触れること，患者の好きな音楽をかけることなど，家族が患者のためにできることを説明する．

表6　ABCDEF バンドル

A	痛みの評価・予防と管理
B	SAT（毎日の鎮静覚醒トライアル）とSBT（毎日の自発呼吸トライアル）
C	鎮痛薬と鎮静薬の調整
D	せん妄の評価・予防と管理
E	早期リハビリテーション
F	家族参加とエンパワメント

(Frimpong K, Stollings JL, Carlo ME: ICU delirium viewed through the lens of the PAD Guidelines and the ABCDEF Implementation Bundle. in Balas M, Clemmer T, Hargett K (eds), ICU Liberation The Power of Pain Control, Minimal Sedation, and Early Mobility, Mount Prospect, IL, Society of Critical Care Medicine, 2015, pp 79-88. より改変)

5）鎮静と倫理的問題

1 鎮静と意思決定

　深鎮静の患者は，自分の意思を伝えることができないため，治療上の重要な意思決定に参画できない場合もある．患者の病状が許し，鎮静の中断が容認できる状況であれば，いったん鎮静を中断し，患者の意思確認を行う場合もある．鎮静の中断が患者の苦痛を増悪させる場合は，最大限に患者の意思が尊重されるよう，患者の価値観や以前の意思表示から患者の意思を推定し，家族を含めた医療チームで最善の選択を行う．

2 不穏と身体抑制

　不穏への対策として鎮静とともに身体抑制が

実施される場合がある．身体抑制によって生じる身体的・精神的苦痛（無危害）と患者の安全を守ること（善行）により，倫理原則が対立し，医療者にもジレンマが生じやすい．身体抑制の開始・中止の判断は施設基準に準じ適正に行い，身体抑制中も患者にとって最小の苦痛で最大の利益が得られる方策を医療チームで検討する．

おわりに

　鎮痛・鎮静管理においては，言葉にならない患者の思いに寄り添い，時には代弁者として医療チームに働きかけるなど，患者中心の医療・看護を展開する必要がある．

　クリティカルケアにおける鎮痛・鎮静管理が，その先にある患者の生命や生活の質を左右する重要な因子となることを深く認識し，患者にとっての最善が何であるかを常に考え，実践することが大切である．

[引用文献]
1) 特定非営利活動法人日本緩和医療学会緩和医療ガイドライン作成委員会：がん疼痛の薬物療法に関するガイドライン．2014年版．金原出版，2014.
2) 日本集中治療医学会J-PADガイドライン作成委員会：日本版・集中治療室における成人重症患者に対する痛み・不穏・せん妄管理のための臨床ガイドライン．日集中医誌**21**：539-579，2014.
3) Barr J, Fraser GL, Puntillo K, et al: Clinical practice guidelines for the management of pain, agitation, and delirium in adult patients in the intensive care unit. *Crit Care Med* **41**(1): 263-306, 2013.
4) Kress JP, Hall JB: Sedation in the mechanically ventilated patient. *Crit Care Med* **34**: 2541-2546, 2006.
5) Needham DM, Davidson J, Cohen H, et al: Improving long-term outcomes after discharge from intensive care unit: Report from a stakeholders' conference. *Crit care med* **40**(2): 502-509, 2012.
6) Frimpong K, Stollings JL, Carlo ME: ICU Delirium viewed through the lens of the PAD Guidelines and the ABCDEF Implementation Bundle. in Balas M, Clemmer T, Hargett K (eds), ICU Liberation The Power of Pain Control, Minimal Sedation, and Early Mobility, Mount Prospect, IL, Society of Critical Care Medicine, 2015, pp 79-88.
7) Frimpong K, Stollings JL, Carlo ME, et al: ICU delirium viewed through the lens of the PAD guidelines and the ABCDEF implementation bundle.
http://www.icudelirium.org/docs/ICULiberation_Frimpong_DeliriumABCDEF_d1_2015.pdf（2017年10月アクセス）
8) da Silva PS, Fonseca MC: Unplanned endotracheal extubations in the intensive care unit: systematic review, critical appraisal, and evidence-based recommendations. *Anesth Analg* **114**: 1003-1014, 2012.
9) 日本集中治療医学会危機管理委員会，日本集中治療医学会看護部会：「日本集中治療医学会専門医研修施設のリスクマネージメント委員会の活動状況とICUの関与」ならびに「事故抜管などのICUにおけるインシデントの現状と予防対策」に関するアンケート調査．日集中医誌**12**：227-241，2005.

COLUMN　浅い鎮静管理への挑戦

　浅い鎮静管理の推奨によって，患者の予後によい影響を与える反面，現場で管理を行う看護師にとっては計画外抜管などのインシデントの発生が懸念される．集中治療領域における計画外抜管のリスク因子は，不穏／興奮，不十分な鎮静，高いGCSスコアなどがあり，その発生率は，海外では0.5〜35.8％（0.1〜4.2件/100人工呼吸期間）[8]，国内で3％未満と報告されている[9]．計画外抜管の予防には，適正な鎮静管理が必須となる．

　鎮静中断や鎮静プロトコルの使用，無鎮静管理など鎮静管理方法を比較した計画外抜管の発生率には差があり，浅い鎮静管理をどのように実施することがインシデントの予防に効果的であるかは未解決事項である．インシデントの発生には，患者（不穏・せん妄），医療者（経験・観察不足），治療関連（不適切な鎮静管理・チューブ固定）など複数の要因が存在しているため，対策も一筋縄ではいかない．

　しかし，浅い鎮静管理によって意思疎通が可能になれば，これまで予測でしかなかった患者の苦痛やニードを把握する機会が生まれ，快適性を高める援助の鍵が見つかる可能性もある．患者の声に耳を傾けることから始まる…ここは看護の腕の見せ所なのかもしれない．

MEMO

第2章　生理的欲求とケア　　　　　　　　　　　　　　　　　　　　中村 祥英

睡眠障害

はじめに

　睡眠は，人間が日常生活を送るために必要な心身のエネルギーを回復させるための基本的ニードであり，重症患者の回復過程においても重要な役割を担っている．

　しかし，重症患者の睡眠は一般的に質，量ともに大きく障害されている[1,2]．そして，重症患者の睡眠障害は，患者の苦痛だけでなく，せん妄発症，人工呼吸期間の延長，免疫力低下，認知機能障害の要因となっている可能性が指摘されている[3]．重症患者の睡眠が障害される原因は，生理学的要因や環境要因など複雑多岐にわたるが，看護師によって改善可能な部分も多く，睡眠のニードを充足させるうえで，看護師の果たすべき役割は大きい．

　また，睡眠は主観的で個人差が大きい生理現象であり，主観的な睡眠の満足感は生活の質の高さと関連する[4]．そのため，Light sedation時代の重症患者の睡眠のニードを充足するためには，患者本人の睡眠に関する評価を重視することも大切である．

　本項では，重症患者を看護する臨床現場で遭遇することの多い，持続的かつ自然で周期的な夜間の睡眠が困難な状態を睡眠障害として扱う．

I　睡眠が身体に及ぼす変化（睡眠の機能）

　睡眠の正確な生理学的意義は未だ明らかになっていないが[5]，睡眠は，生命維持に必要不可欠で，積極的な生理現象であり，身体機能と精神機能の調整に重要な役割を担っていると考えられている[6,7]．

　睡眠が身体に及ぼす変化は，過大侵襲によって全身状態が不安定な重症患者に重大な影響を与える可能性があるため重要である．

　以下に，健常成人から得られたデータを中心とした睡眠が身体に及ぼす変化について記す．

1. 睡眠と身体機能

　睡眠は，自律神経機能，循環機能，呼吸機能，内分泌機能，免疫機能，体温調節機能と相互に関連しており，睡眠中は覚醒中とは異なった反応を示す．これらの変化は，後述する睡眠の種類（ノンレム睡眠とレム睡眠）や睡眠段階（N1〜3，レム睡眠）によっても異なる．

1）自律神経機能

　睡眠により，交感神経と副交感神経のバランスが変化し，血圧や心拍数，呼吸，体温に変化が生じる．このほかにも，脳血流や代謝，消化管機能に変化が生じる．

　ノンレム睡眠では，交感神経の活性が低下し，副交感神経が優位となり，重要な身体機能の活

168

性が低下する結果，身体が休息状態となる．しかし，レム睡眠に入ると，自律神経機能が激しく乱れ，一過性に身体機能の活性が亢進する[8]．

2）循環機能

循環機能は，睡眠中に起こる自律神経機能の変化によって影響を受ける．ノンレム睡眠では，副交感神経が優位となる結果，血圧や心拍数，末梢血管抵抗は減少する．レム睡眠では，自律神経機能が激しく乱れる結果，一過性に血流や電気活動に変化が生じ，血圧や心拍数は不規則に変動する．

3）呼吸機能

呼吸も，睡眠中に起こる自律神経機能の変化によって影響を受け，副交感神経が優位となるノンレム睡眠では，呼吸数，1回換気量が低下する．

また，呼吸は，睡眠時には随意的な調節が消失し，低酸素および高炭酸ガスに対する換気応答が減少する．低酸素，高二酸化炭素に対する反応は，ノンレム睡眠に比べレム睡眠のときに最低となる[9, 10]．

4）内分泌機能

睡眠と内分泌機能は相互に関連しており，睡眠中は，組織の成長や修復を促す成長ホルモンやプロラクチン，タンパク同化ホルモンの分泌が促進される．成長ホルモンは，入眠（再入眠）開始が引き金となって分泌され，睡眠の初期，特に入眠最初のノンレム睡眠のN3（徐波睡眠）で大量に分泌される[11]．

また，コルチゾールやインスリンの分泌も睡眠と関連がある．コルチゾールは，睡眠を抑制する作用をもち，通常，夕刻から夜間にかけて分泌が低下し，深夜にはほとんど分泌されなくなる．そして夜間の入眠数時間後から徐々に分泌が増加し，早朝起床前後に副腎皮質刺激ホルモンの刺激を受けピークとなる．コルチゾールの分泌増加によって血糖値が上昇すると，朝，速やかに活動することができる[11]．

インスリンは，睡眠中の血糖値の変動に合わせて分泌が変化し，睡眠中の血糖上昇は，インスリン分泌を増加させる[11]．

血糖値は，ノンレム睡眠期に脳のブドウ糖代謝が減少することや，筋緊張低下による末梢での糖代謝低下の影響により上昇する．

5）体温調節機能

深部体温は，副交感神経優位となるノンレム睡眠期には，末梢血管拡張に伴う皮膚からの放熱促進や温熱性発汗の促進により低下する．

2. 睡眠と精神機能

睡眠は，疲れやすい脳を積極的に休ませることによって，作業能率や認知機能，記憶の統合など脳の高次機能が低下しないように機能していると考えられている[12]．

II 睡眠の種類と特徴（睡眠の生理）

睡眠は，生理学的にはノンレム睡眠とレム睡眠の2種類に分けられる．また，脳波の出現頻度と振幅によって「ノンレム睡眠中のN1～N2～N3（徐波睡眠）」と「レム睡眠であるR」の4つの睡眠段階に分けられる．睡眠の発現やタイミング，そして睡眠段階の持続を含む睡眠周期の繰り返しは睡眠構築と呼ばれる（**図1**）．

1. レム睡眠とノンレム睡眠

レム睡眠は，急速な眼球運動（rapid eye movement）を伴う睡眠という意味で，注意力や記憶の統合，情緒反応などの認知機能と関連

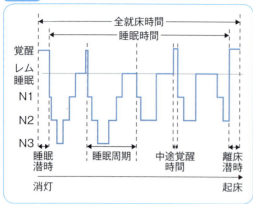

図1 健常成人の通常の一晩の睡眠構築

(Kamdar BB, Needham DM, Collop NA: Sleep deprivation in critical illness: its role in physical and psychological recovery. J Intensive Care Med **27**(2): 97-111, 2012. を一部改変)

しているとされ[14]，脳波は比較的覚醒時に近い．また，レム睡眠では筋緊張が積極的に抑制され，抗重力筋の緊張が消失し，運動器を休める方向に働く．

ノンレム睡眠は，急速な眼球運動を伴わない（レムではない）睡眠という意味で，基本的に筋活動は保たれるが，睡眠が深まるにつれて徐々に筋活動は低下する．ノンレム睡眠の脳波は，脳波で徐波と呼ばれる高振幅の低周波数の程度に応じて，N1，N2，N3の3つの睡眠段階に分けられる．N1では，外部刺激への応答性が比較的保たれ，必ずしもすべての人が眠りを自覚するわけでない．N2に入ると，外部刺激への応答性が低下し，ほとんどの人が眠りを自覚する．N3（徐波睡眠）になると深い睡眠となり外部の刺激に対する応答性が著明に低下し覚醒しにくい状態となり脳を休ませる方向に働く．

2. 睡眠周期

健常成人では，ノンレム睡眠とレム睡眠は周期性をもって交互に出現する．

夜間入眠すると，まず，ノンレム睡眠となり，N1からN2を経て段階的にN3（徐波睡眠）の深い睡眠に達し，続いて，レム睡眠が出現する．

この1回のノンレム睡眠とレム睡眠を合わせると，およそ80〜100分の周期（睡眠周期）で交代しており，一晩で4〜5回繰り返される．1回の睡眠周期における睡眠段階の割合は，毎回均等ではなく，睡眠周期の前半には，深い睡眠のN3が多く，後半には，N2とレム睡眠が多く出現する[15]．

それぞれの睡眠段階の役割や周期性の理由は明らかではないが，N3（徐波睡眠）とレム睡眠は，身体機能や精神機能の回復に重要な役割を担っていると考えられており[16]，両者の量が確保されていることや周期性の維持は睡眠の質の重要な評価指標とされている[17]．

III 睡眠−覚醒サイクルの調節機構（睡眠のメカニズム）

1. 睡眠−覚醒サイクルを調節する内因性の調節機構

睡眠−覚醒サイクルは，体内時計システムによる概日リズム（circadian rhythm）であるプロセスCと睡眠物質による睡眠の恒常性保持機構（sleep drive）であるプロセスSによって調節されている．この2つは相互に関連し合っており，睡眠のタイミングと量および質を自動的に調節している[18]．

習慣的な夜間の就寝時間に入眠し，朝の起床時間になると覚醒するのがプロセスCで，睡眠不足のときに睡眠欲求が高まり，睡眠時間の延長や深い睡眠の割合が増えたり，昼寝をしすぎたときに夜間入眠困難になるのがプロセスSである．

1）プロセスC（体内時計システムによる概日リズム）

プロセスCは，習慣的な昼夜の睡眠-覚醒サイクルのタイミングを規定しており，直前の睡

眠の量や質の影響を受けない[6].

プロセスCの制御は，視床下部の視交叉上核にある中枢体内時計と肝臓や膵臓，小腸などの末梢臓器にある末梢体内時計により行われている[18].

プロセスCは，自発的には約25時間周期であるため，24時間周期の社会生活との間では，毎日約1時間のズレが生じる．一方でプロセスCは，この約1時間のズレを外部環境の24時間周期に合わせてリセット（同調）できる性質を有している．24時間周期にプロセスCを同調させる環境要因を同調因子という．最も強力な同調因子として光照射があげられ，午前中の高レベルの光照射による明環境と，夜の暗環境が，正常な24時間周期のプロセスCを作り出している．光照射によるプロセスCのリセットには，松果体から分泌される睡眠導入ホルモンであるメラトニンが関与している[19].

メラトニンの分泌は，光照射と深部体温の影響を大きく受けており，夜間照度が一定の条件下では，朝日による光照射を受けてから約14〜16時間後の夜に分泌が開始され，入眠が促される[20].つまり，朝の光照射を受けた時刻に応じて，夜のメラトニンの分泌開始時刻が決まり，それによって夜の入眠時刻が決定される．一般的に，朝の時間帯に十分な光照射を受けないと，夜間のメラトニン分泌開始時刻が後退し，就床時刻が通常より遅くなるとされている．

光照射以外にも，周期的な食事や他人との接触，仕事といった習慣化された日常生活行動などが人間の主な同調因子とされている[19].

これらの同調因子が不足しプロセスCを24時間周期にリセットできないと，昼夜の睡眠－覚醒サイクルに変調が生じる．

2) プロセスS（睡眠の恒常性保持機構）

プロセスSは，常に一定の量と質の睡眠を確保しようとする調節機構で，直前の睡眠の量と質に応じて，睡眠欲求の強さと睡眠の長さ，および深さを調節する[21].これらは，覚醒中に蓄積されるアデノシンなどの睡眠物質の量に比例して増加し，睡眠により減少する[6].

2. 睡眠と覚醒の発現を司る睡眠中枢と覚醒中枢

1) 睡眠と覚醒の発現

睡眠と覚醒の発現は，睡眠中枢と覚醒中枢が関与し，各々の中枢から放出される神経伝達物質が，互いの中枢機能を抑制し合うことにより生じている[22].

2) 睡眠中枢と覚醒中枢

睡眠中枢としては，視床下部の腹側外側視索前野（ventrolateral preoptic area：VLPO）とその近傍の内側視索前野（median preoptic nucleus：MnPN）が重要である．

VLPOとMnPNは，睡眠の維持に重要な役割を担っているGABA（γアミノ酪酸）やガラニンを分泌し，覚醒中枢の活動を抑制する[22].

覚醒中枢としては，網様体賦活系に視床下部，視床，前脳基底部を含めた上行性覚醒系（ascending arousal system：AAS）が重要である．

AASは，覚醒の維持に重要な役割を担っているオレキシン，ヒスタミン，ノルアドレナリン，セロトニン，アセチルコリンなどを分泌し，睡眠中枢の活動を抑制する．オレキシンは，これらの興奮系神経伝達物質の分泌を促進し覚醒を増大させる中心的役割を担う．オレキシン，ノルアドレナリン，セロトニンは，レム睡眠の抑制にも関与しており，一方でアセチルコリンは，レム睡眠の発現に関与している[22].

3. 睡眠－覚醒サイクルの多様性

睡眠－覚醒サイクルは，発達や年齢，個人の

睡眠習慣により異なり，多様であるが，図2に示すように睡眠と覚醒のタイミングや持続時間によって，主に多相性，二相性，単相性の3つに大別される．

総睡眠時間や睡眠段階も発達や年齢と共に変化し，総睡眠時間や睡眠段階N3（徐波睡眠），レム睡眠時間は加齢とともに短縮する[24]．

IV 重症患者の睡眠障害とその特徴

睡眠障害は，重症患者の主要な苦痛の1つであり，ICUで頻繁に発生している[25]．また，重症患者の睡眠障害は，ICU入室中だけにとどまらず，ICU退室後や退院後にも生じており，長期的なQOLの低下に関与していることが指摘されている[26, 27]．重症患者の睡眠障害とその特徴については，比較的重症度の低い患者群から得られたデータが多いが参考になると思われる．

1. 重症患者における睡眠障害

ICUの重症患者の多くは，睡眠の質の低下を自覚しており[28]，ICUでのストレスとして，睡眠障害を痛みや挿管による苦痛とともにあげている[29]．

2. 重症患者における睡眠障害の症状

重症患者の睡眠障害の症状としては，入眠障害，中途覚醒，早朝覚醒，熟眠感/休養感の欠如，過剰睡眠，日中の過剰な眠気などがあげられ，これらが単独または複合して出現している[14]．

3. 重症患者における睡眠構築の障害

重症患者の睡眠構築（図3）は，健康成人の一般的な睡眠構築（図1参照）と比べ大きく異なっている．睡眠ポリグラフ（polysonography：PSG）を使用した重症患者の睡眠構築の特徴は，睡眠潜時（寝つき）の悪化，睡眠効率（総睡眠時間/総就床時間）の悪化，多数の覚醒による睡眠の断片化，浅い睡眠である睡眠段階N1，N2の増加，深い睡眠である睡眠段階N3（徐波睡眠）とレム睡眠の減少など多岐にわたる[30]．重症患者の睡眠構築の指標を健常若年成人と比較したものを表1に示す．

重症患者の中途覚醒は，図4に示すように高

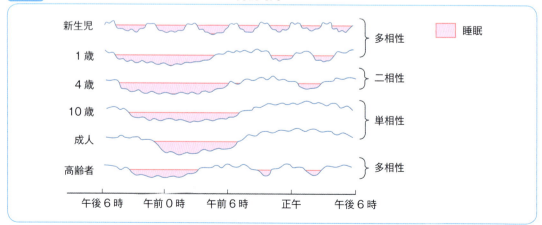

図2　年齢層別の睡眠と覚醒のタイミングと持続時間

（宮崎総一郎，林光緒：睡眠の個人差．日本睡眠教育機構監，医療・看護・介護のための睡眠検定ハンドブック，p46，全日本病院出版会，2013．の図1「年齢層別の睡眠・覚醒パターン」を改変）

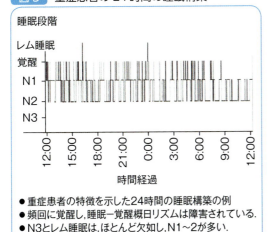

図3 重症患者の24時間の睡眠構築

- 重症患者の特徴を示した24時間の睡眠構築の例
- 頻回に覚醒し，睡眠－覚醒概日リズムは障害されている．
- N3とレム睡眠は，ほとんど欠如し，N1〜2が多い．

(大藤純：Sleep—ICUにおける睡眠とその重要性．ICUとCCU 39(2)：117-126, 2015. を一部改変)

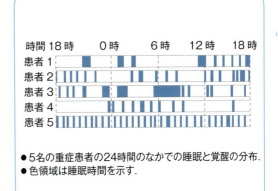

図4 重症患者の24時間の睡眠－覚醒サイクル

- 5名の重症患者の24時間のなかでの睡眠と覚醒の分布．
- 色領域は睡眠時間を示す．

(Freedman NS, Gazendam J, Levan L, et al: Abnormal sleep/wake cycles and the effect of environmental noise on sleep disruption in the intensive care unit. Am J Respir Crit Care Med 163(2): 451-457, 2001. より)

表1 ICUの重症患者と健常若年成人の睡眠構築における指標

睡眠構築における指標	ICUの重症患者の特徴[21]	ICUの重症患者[32]	健常成人[3]
総睡眠時間：TST（時間）	変化なし/減少	5.5〜14	—
睡眠潜時*（分）	増加/変化なし	—	< 30
N1（％）**	増加	11〜59	3〜8
N2（％）**	増加	26〜74	45〜55
N3（％）**	減少	0.15〜22	15〜20
レム睡眠（％）**	減少	1〜12	20〜25
昼寝の割合（％）**	増加	40〜57	—
睡眠効率***（％）	低下	23〜58	80
睡眠中断時間（分）	増加	—	—
覚醒（回/時）	増加	1.3〜39	10〜12

*：就床から入眠するまでの所要時間
**：(％)はTSTに占める割合を示す
***：総記録時間に占める総睡眠時間の割合

頻度で，24時間での平均覚醒回数は41回で，睡眠の平均持続時間は15分であったとする報告もある．重症患者の睡眠構築に特徴的な，N3（徐波睡眠），およびレム睡眠の欠如，N1とN2の割合の増加，昼寝の増加は，多発する中途覚醒によって1回の睡眠周期が正常に経過できないことで生じている可能性がある．

4. 睡眠－覚醒サイクルの概日リズム障害

重症患者では，日中の睡眠時間が総睡眠時間の40〜57％を占め，夜間にまとまった睡眠がとれず睡眠－覚醒サイクルの概日リズムが障害されている[32]．

V 睡眠障害が重症患者の回復に及ぼす影響

睡眠障害は，ICU の重症患者の回復や生命予後に悪影響を与える可能性がある[7].

そのメカニズムは未だ明確になっていないが，睡眠の重要な機能である身体機能と精神機能の回復が障害されることに起因する可能性がある.

1. 身体機能

睡眠障害は，自律神経機能，循環機能，呼吸機能，内分泌機能，免疫機能などに影響を与える.

1）循環機能

睡眠障害により，交感神経の活性が優位となり，内因性カテコラミン分泌が上昇し，高血圧，頻脈，心拍出量増加が生じ，心負荷の増大や心筋虚血の危険性が増す[7].

2）呼吸機能

睡眠障害は，交感神経活性を高め，基礎代謝の亢進に伴って呼吸数が増加するため呼吸負荷が増大する. また，睡眠障害は，筋肉の休息を阻害するため，呼吸筋の持久力が低下し，運動能力に悪影響を与える[34]. 呼吸負荷の増大や呼吸筋持久力，および運動機能の低下は，人工呼吸器からの離脱や早期離床に影響を及ぼし，重症患者の回復を阻害する可能性がある.

3）内分泌機能

睡眠障害により，成長ホルモンの減少やコルチゾールなどのストレスホルモンの増加が生じる[35]. そのため，タンパク合成の低下と異化の亢進が生じ，重症患者の治癒過程に悪影響を及ぼす可能性がある. また，インスリン抵抗性

の増加に関与し，ストレスホルモンの増加と合わせ，血糖値を上昇させる. 高血糖は，重症患者の感染症への罹患率と死亡率を上昇させる可能性があるため[36]，糖代謝における睡眠障害の影響は重要である.

4）免疫機能

感染などの生体侵襲により炎症性サイトカインが増加すると，ノンレム睡眠が増加し，レム睡眠が減少する. ノンレム睡眠の増加は，副交感神経を優位にするとともに，成長ホルモンの分泌を促進し，身体の回復を促進させる[11].

一方，睡眠障害は，NK 細胞の機能不全やサイトカインの産生に影響を与え，免疫機能の低下を招き，重症患者を易感染状態にする可能性が指摘されている[37].

2. 精神機能

睡眠は身体機能と同様に精神機能にも重要な役割を担っており，重症患者の認知機能や情緒的反応に対しても影響を及ぼす可能性がある.

1）認知機能と情緒的反応

睡眠障害は，眠気や倦怠感を増すだけでなく，前頭前野や大脳辺縁系の活性を低下させ，感情調節力や建設的思考力，注意力，記憶力，思考速度などの認知機能を低下させる[38,39]. また，抑うつや不安の増悪，意欲の減退などの情緒的反応を引き起こす[40]. さらに，疼痛閾値やストレス耐性を低下させ，痛みの増強や身体愁訴の増強を招く[41]. 実際に，ICU の重症患者の30〜75% に不安がみられ，その原因の1つとして睡眠障害があげられている[42].

このような精神機能の障害は，患者自身が自らのケアやリハビリテーションに参加する意欲を低下させたり，睡眠障害のさらなる悪化を招き，回復を阻害する可能性がある.

また，睡眠障害により生じる認知機能と情緒的反応がせん妄症状と類似していることから，睡眠障害は，せん妄発症と関連している可能性が指摘されている[43]．両者の関係は，未だ明らかになっていないが[44]，せん妄が，死亡率の上昇，ICU入室期間および入院期間の延長，ICU退室後の認知機能障害などの独立危険因子とされていることから[45]，睡眠障害は，重症患者の回復を阻害する可能性がある．

VI 睡眠障害のアセスメント

1. 睡眠障害をスクリーニングするためのアセスメント項目

重症患者の睡眠を正確に記録し，睡眠障害をスクリーニングする方法は限られおり，ゴールデンスタンダードも不明である．一方で，睡眠は主観的で個別性の高い現象であり，患者の認知の仕方によって援助の方向性が変化する可能性がある．そのため，重症患者の睡眠障害を適切にスクリーニングするためには，患者自身の認知する睡眠状態や睡眠への援助のニーズを含め，多角的な視点から睡眠状態を評価することが重要である．

1) 睡眠の量と質の評価

睡眠の量と質の評価は，主観的評価，客観的評価，看護師の観察による評価に分類することができる．

1 主観的評価

主観的評価には，睡眠日誌や質問紙調査があり，睡眠の質的指標や睡眠障害の症状の評価，睡眠－覚醒サイクルの経日的変化の評価に有用である．睡眠日誌は，患者自身が睡眠と覚醒を記録する方法である．ICUにおいて代表的な質問紙調査にはRCSQ（Richards-Campbell sleep questionnaire）[46] があり，睡眠ポリグラフ，（polysonography：PSG）との間で信頼性があるとされている．患者の睡眠深度，睡眠潜時，覚醒頻度，覚醒時間の割合，および睡眠の質の5項目をVAS（visual analog scale）で評価し，短時間で実施可能である日本語版Richards-Campbell睡眠質問紙[47]も作成されている（図5）．

しかし鎮静薬使用下やせん妄のような意識障害のある重症患者においては適応できない可能性がある．

2 客観的評価

代表的な客観的評価方法としては，PSGがある．PSGは，脳波や眼球運動，筋電図やバイタルサインなど複数の生体現象を同時に記録する検査で，最も効果的かつ正確に睡眠と覚醒を評価できる．しかし，専用機器や専門的技能が必要とされるに加え，重症患者の脳波は，病態や薬剤の影響により通常と異なり解釈が困難となるため[48]，ICUでの日常的な使用には多くの課題がある．

この他にも，BIS（bispectral index）やアクティグラフがあるが，結果の解釈に未だ一定の見解はなく，重症患者への有用性については多くの課題がある．

3 看護師の観察による評価

質問紙調査で用いるRCSQは，患者と看護師間でスコアに差がなく，看護師がRCSQを使用して患者の睡眠を評価することができるとされている[49]．

一方で，看護師の観察による評価は，PSGとの比較において，総睡眠時間と睡眠効率を過大評価し，覚醒回数を過小評価していることが報告されている[50]．この原因として，睡眠状態と動きがない覚醒状態との判別や，睡眠段階の判別が困難であることがあげられる．

看護師による観察は重要であるが，観察者により評価が異なる可能性もあり，客観的方法と同様に重症患者への有用性については多くの課

図5　日本語版 Richards-Campbell 睡眠質問紙（J-RCSQ）

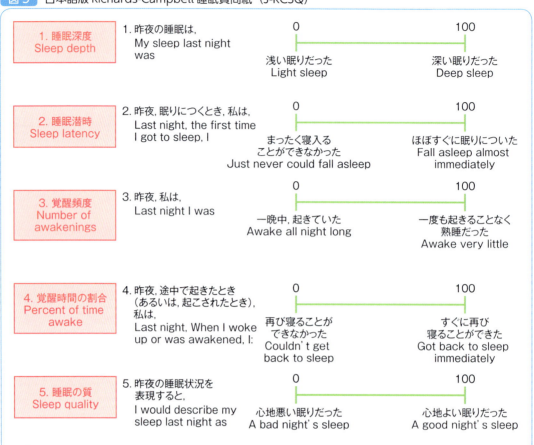

ⓒ《School of Nursing at Narita, International University of Health and Welfare, Chiba, Japan／Hiroaki Murata》：reproduced/translated with kind permission of《School of Nursing, University of Texas at Austin／Kathy C. Richards》

題がある．

2）睡眠－覚醒サイクルの概日リズム評価

　睡眠－覚醒サイクルの概日リズム評価は，深部体温や血漿メラトニンまたはその代謝産物の尿中 6 sulfatoxymelatonin，血漿コルチゾールの測定などによって行われている．これらは，重症患者においても有用な指標と考えられているが，全身性炎症反応に伴う発熱，臓器不全，および薬物の使用によって信頼性が低下する可能性が指摘されている[51,52]．

3）睡眠障害の症状の評価

　睡眠障害の症状は，RCSQ の 5 つの睡眠項目（睡眠深度，睡眠潜時，覚醒回数，再入眠，睡眠の質）に分類して評価する方法や，表2 の 4 つの項目（入眠障害，中途覚醒，早朝覚醒，熟眠感／休養感の欠如）に分類して評価する方法がある．

　また，連日の睡眠不足は，主観的な眠気以上に，認知機能を低下させることから[54]，主観的な訴えだけでなく，実際の睡眠状況や日中の活動および生活への影響などをより具体的に評価する必要がある．患者のなかには，睡眠障害による苦痛は強くないが，覚醒したまま長い夜を（今晩，今後もずっと）過ごすことへの不安や孤独感などの精神的苦痛に対する援助へのニードをもっている者もいる．

睡眠は主観的で個別性が高い現象であることに加え，患者ごとにストレス対処能力や直面している状況も異なるため，患者により睡眠障害への認知の仕方や援助へのニードは異なる．そのため，可能であれば，睡眠障害の症状評価と同時に，睡眠障害の出現時期やきっかけ，睡眠潜時と実際の睡眠時間，増悪因子や緩和因子，持続期間，これまでの対処方法なども評価する必要がある．

2. 睡眠障害の要因を評価するためのアセスメント項目

重症患者の睡眠障害には，図6に示すような多様な要因が関与しており，重症患者自身が知覚している睡眠障害の主要な要因には，騒音，痛み，および不快感，不動／身体拘束，看護介入，および心配／不安／恐怖があげられている[3]．これらの要因によって，直接的に夜間の

表2 睡眠障害の症状

睡眠障害の症状	説明
入眠障害	就床してから入眠するまでの時間が延長している状態で，一般的に入眠までに30分以上かかり，患者自身がそれを苦痛に感じている．
中途覚醒	夜間睡眠の途中で何度も覚醒し，再入眠に30分以上を要する．
早朝覚醒	患者自身の望む起床予定時刻あるいは，通常の覚醒時刻の1〜2時間以上早くに覚醒してしまい，再入眠が困難となる．
熟眠感／休養感の欠如	熟眠感／休養感の欠如は，睡眠時間は十分であるが，主観的評価として「よく眠れなかった」と満足感のなさを訴える．

（日本睡眠教育機構監：医療・看護・介護のための睡眠検定ハンドブック．pp153-155，全日本病院出版会，2013．を参考に作成）

図6 ICUの重症患者の睡眠障害の要因

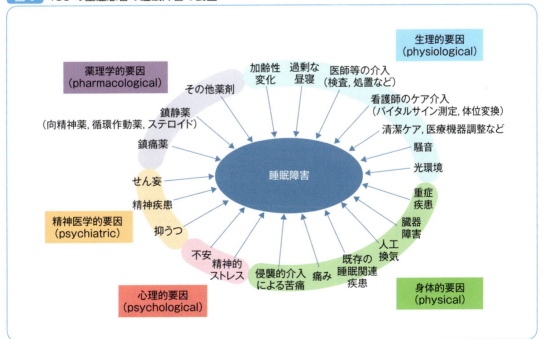

（Pisani MA, Friese RS, Gehlbach BK, et al: Sleep in the intensive care unit. *Am J Respir Crit Care Med* 191(7): 731-738, 2015. を参考に作成）

睡眠が妨げられたり，睡眠−覚醒サイクルの概日リズムが障害されるなどの睡眠障害が生じていると考えられる．また，日中の過剰な睡眠によって睡眠に関する恒常性保持機能が働き，夜間の入眠困難が生じている可能性もある．

さらに，重症疾患に罹患する前の睡眠の質や睡眠導入薬の使用が，ICUでの睡眠の質に影響している可能性も指摘されている[3]．

そのため，睡眠環境や病態，治療内容，日中の様子や家族から聴取する入院前の睡眠状況など多角的で包括的な要因アセスメントが必要である．

睡眠障害の要因アセスメントにおいては，❶生理的要因（physiological），❷身体的要因（physical），❸心理的要因（psychological），❹精神医学的要因（psychiatric），❺薬理学的要因（pharmacological：薬物の副作用）の「5つのP」と呼ばれる睡眠障害の主要な原因となる5項目を評価する方法があり，アセスメントする際の参考になると思われる[52]．

1 生理的要因（physiological）

生理的要因としては，医療機器や医療スタッフによる騒音[54,55]，夜間の高レベル[55]と昼の低レベル[47]の光環境，夜間の医療者の介入による睡眠妨害[56,57]といったICUの不適切な睡眠環境や，入院前の日常的な睡眠習慣や加齢性変化，入院による生活リズムの変化などがあげられる．

2 身体的要因（physical）

身体的要因としては，創部や気管チューブ，体位変換，吸引などに伴う痛み[58]，ベッド上安静による不動化や身体抑制などの行動制限による苦痛，重症病態の原因となる疾患や既存の睡眠関連疾患などがあげられる．

重症病態の原因となる疾患およびその重症度と睡眠障害との関係は不明であるが[21]，敗血症や全身性炎症反応，慢性閉塞性肺疾患（COPD），心不全，糖尿病，腎障害，脳神経疾患などは睡眠障害に関与すると考えられている[14]．

また，最近の研究では，人工呼吸器による換気が，中途覚醒，N3（徐波睡眠）やレム睡眠の欠如，睡眠−覚醒サイクルの概日リズム障害に影響している可能性が指摘されている[59,60]．

3 心理的要因（psychological）

心理的要因としては，恐怖，孤独感，不安，抑うつなどがあげられ，これらの精神的ストレスは人工呼吸器を装着している重症患者で多く発生している[61]．

4 精神医学的要因（psychiatric）

精神医学的要因としては，睡眠障害が症状の基盤となるうつ病やパニック障害，統合失調症，せん妄などの精神疾患があげられる．人工呼吸器を装着している重症患者は，精神疾患と診断されるリスクが高く[62]，せん妄を発症しやすい[63]．

5 薬理学的要因（pharmacological）

薬理学的要因としては，ICUで一般的に使用される薬剤の副作用があげられ，睡眠時間の短縮や覚醒の増加，睡眠構築の変調の他に，メラトニン分泌を抑制して睡眠−覚醒サイクルの概日リズム障害を惹起する可能性が指摘されている[13]．表3に，ICUの重症患者に一般的に使用される薬剤の睡眠への影響を示す．睡眠障害の原因となる最も一般的な薬剤は，鎮静薬と鎮痛薬であり，これらの使用は，患者に快適性をもたらすが，用量依存性にN3やレム睡眠を減少させ，睡眠の質を悪化させる．

VII 重症患者の睡眠障害への看護方略

1. 重症患者の睡眠障害に対する看護のゴール

必要な睡眠時間は個人によって異なり，年齢や日中の活動量によっても変化する．そのため，一般的な睡眠充足の指標として，夜間睡眠後に熟睡感や休養感があること，日中の活動に支障

| 表3 | ICUで一般的に使用される薬剤の睡眠への影響 |

	薬物	作用機序	睡眠への影響（↓＝減，↑＝増）
鎮静薬	ベンゾジアゼピン	GABA受容体刺激	TST↑，N3↓，レム↓
	プロポフォール	GABAなど複合受容体刺激	TST↑，SL↓，N3↓，レム↓，W↓
	デクスメデトミジン	α_2受容体刺激	TST↑，SL↓，N3↑，レム↓
鎮痛薬	オピオイド	オピオイド受容体刺激	TST↓，N3↓，レム↓，W↑
	NSAIDs	COX阻害	TST↓，SL↓
向精神薬	ハロペリドール	ドパミン受容体遮断	TST↑，SL↓，SE↑，N3↑，W↓
	オランザピン	セロトニンD$_2$受容体遮断	TST↑，SL↓，SE↑，N3↑，W↓
循環作動薬	β遮断薬	β受容体遮断	W↑，レム↓，悪夢
	ドパミン	ドパミン，α_1，α_2受容体刺激	N3↓，レム↓
	ノルアドレナリン／アドレナリン	α，β受容体刺激	N3↓，レム↓
	フェニレフリン	α_1受容体	N3↓，レム↓
その他	ステロイド	メラトニン分泌抑制	W↑，N3↓，レム↓

※：TST（Total Sleep Time：総睡眠時間），SL（Sleep Latency：入眠潜時），SE（Sleep Efficiency：睡眠効率＝全就床時間に対する総睡眠時間の割合），W（Wakefulness after sleep onset：中途覚醒）
（文献13，16を参考に作成）

をきたすほどの過剰な眠気がないことがあげられている[64]．

また，患者ごとに異なる睡眠の阻害因子を特定し，睡眠を促進する個別的な方法を明らかにすることも睡眠障害に対する看護実践の評価指標になると考えられる．

2. 重症患者の睡眠障害に対する看護実践

ICUの重症患者における睡眠障害は，患者のQOLや予後の悪化，せん妄発症などに関与している可能性があるため[3]，睡眠障害が示唆される場合は，できるだけ早く多角的なアプローチを開始する必要がある．また，睡眠は主観的で個人差が大きく，種々の要因によって影響を受けるため，睡眠に関する援助への個別的なニードに合った看護実践を検討する必要がある．

ガイドライン[45]では，重症患者の睡眠を改善させる確実な方法は未だに見つかっていないとしながらも，鎮静薬や睡眠薬の睡眠構築に与える悪影響やせん妄，薬物依存などの副作用を考慮し，薬物よりもICUの睡眠環境の適正化など，非薬理学的介入による夜間の睡眠促進を推奨している．

また，厚生労働省健康局から出されている「健康づくりのための睡眠指針2014」で紹介されている睡眠12箇条や「睡眠障害の対応と治療ガイドライン」で提示されている睡眠障害対処の12指針[64]（表4）も重症患者の睡眠障害に対する看護実践の参考になると考えられる．

1）睡眠障害の要因に対してアプローチする看護

■1 生理的要因（physiological）にアプローチする看護

（1）睡眠環境の適正化（騒音対策，夜間の光対策，看護師の介入調整など）による睡眠促進

騒音対策としては，医療機器（生体モニターの同期音，アラーム音）や電話などの音量調整[65]，耳栓の使用[66]やホワイトノイズ（心地よい音楽）の使用，個室の扉を閉める，医療者

§9 睡眠障害 **179**

表4 睡眠障害対処の12指針[64]

① 睡眠時間は人それぞれ，日中の眠気で困らなければ十分

② 刺激物は避け，眠る前は自分なりのリラックス法

③ 眠りたくなってから床に就く，就床時間にこだわりすぎない

④ 同じ時刻に毎日起床

⑤ 光の利用でよい睡眠

⑥ 規則正しい3度の食事，規則的な運動習慣

⑦ 昼寝をするなら15時前の20～30分

⑧ 眠りが浅い時はむしろ積極的に遅寝・早起きに

⑨ 睡眠中の激しいイビキ・呼吸停止や足のびくつき・むずむず感は要注意

⑩ 十分に眠っても日中の眠気が強い時は専門医に

⑪ 睡眠薬代わりの寝酒は不眠のもと

⑫ 睡眠薬は医師の指示で使えば安全

の会話を最小限にすることなどがあげられる．

夜間の光対策としては，病棟内の照明を可能な限り消し，常夜灯で対応することや，医療機器の明滅信号をタオルで被覆する，アイマスクの使用[67]などがあげられる．

しかし，睡眠促進に必要な音や光レベルは，人によって異なるため，患者や家族に確認し，その人に合った睡眠環境を調整することが大切である．

看護師の介入による睡眠中断に対しては，睡眠周期が正しく起こるように，看護師による介入はできるだけ同じ時間帯にまとめて行い，睡眠を妨げる回数を最小限にとどめる工夫が必要である[68]．また，1回の睡眠周期は90分前後であることから，夜間2時間以上の間隔をあける介入計画を立案すれば，各睡眠周期を完全に経過させることができ，睡眠障害の改善につながる可能性がある．

(2) プロセスCの同調促進（光照射，体温調整，運動，見当識の提供など）による睡眠促進

光照射については，日の出とともにカーテンを開ける，ベッドの位置変更や可能であれば室外へ移動することによって自然光の取り込みを促進することなどがあげられる．また，特殊な補光装置を用いて午前中にベッド上の重症患者に高照度光照射を行う方法もある[69]．

体温と睡眠−覚醒サイクルは通常，同時期に変化し，就床・起床時刻は深部体温の概日リズムに依存している[19]．深部体温の下降期に夜間睡眠が始まり，体温上昇期に夜間睡眠が終了して覚醒する．そのため，就寝0.5～6時間前の入浴や足浴[70]，定期的な運動によって深部体温を意図的に上昇させ，その後の深部体温の下降を利用して睡眠を誘導する方法がある．逆に，就床直前や夜間の深部体温の上昇は，入眠を阻害すると考えられるため，注意が必要である．

この他にも，定期的な日時の説明や時計の設置による見当識の向上，経管栄養の投与時刻や家族の面会時刻，活動時刻と消灯時刻の定刻化，就寝時の習慣的儀礼や慣例の強化などがプロセスCの同調促進につながる可能性がある．経管栄養の投与時刻については，夜遅い食事はプロセスCを変調させ[71]，夜間の入眠困難や中途覚醒を増やすなど睡眠の質を悪化させる可能性があるため[64]，間欠的投与においては注意が必要である．

また，過剰な昼寝は夜間の入眠困難を惹起し，プロセスCを変調させるため，昼間の睡眠時間をある程度制限する必要があるかもしれない[21]．しかし，昼間の睡眠が夜間の睡眠不足の代償として生じている場合には，昼寝の制限は患者の回復を阻害する可能性があり，患者個々の睡眠-覚醒サイクルを適切に評価したうえで介入を検討する必要がある．

2 身体的要因（physical）および心理的要因（psychological）にアプローチする看護

(1) 心身の苦痛症状を緩和する

痛みなどの身体的苦痛を緩和するために鎮痛

薬の使用を含めた適切な痛み管理や不安軽減のための精神的ケアを行うことで睡眠障害を回避できる可能性がある．そのため，患者の心身の苦痛の有無や原因を定期的にアセスメントし，原因に即した緩和ケアを積極的に行うこと，予測される苦痛に対し予防的にケアを提供していくことが重要である．

また，背部マッサージ[72]や好みの音楽を聴かせること[73]，看護師によるリラクセーション[74]やヒーリングタッチ[75]が有効な可能性がある．

(2) 侵襲的介入（人工呼吸など）に伴う弊害を軽減する

睡眠を促進する特定の換気モードに関する推奨はないが[25]，アシストコントロールモードの使用が重症患者の睡眠効率の改善や睡眠の断片化を減少させる可能性が指摘されている[3]．昼夜の患者の呼吸状態に合わせて換気補助設定を変更するなど患者に合った人工呼吸器設定にすることで，睡眠障害を改善できる可能性がある[76]．

また，呼吸サポートチーム（RST）など呼吸管理の専門家と協働し，患者の睡眠促進に向けた呼吸器設定を検討することも有効な方法であると考えられる．

(3) 睡眠関連疾患の治療を促進する

睡眠時無呼吸などの睡眠関連疾患の存在が疑われる場合には，睡眠障害の専門家と協働することで，持続陽圧呼吸療法（CPAP）導入などの治療が開始され，睡眠障害の改善につながる可能性がある．

3 精神医学的要因（psychiatric）にアプローチする（専門家との協働）

精神疾患に関連した睡眠障害の場合は，精神科的治療がなされなければ，睡眠障害は改善しない．そのため，せん妄やうつ病など精神疾患の存在が疑われる場合には，精神科医やリエゾンチームと協働することが重要である．また，せん妄の予防や早期発見，早期治療，悪化予防の看護が，せん妄と関連する睡眠障害の改善につながる可能性がある．

4 薬理学的要因（pharmacological）にアプローチする看護

鎮静薬など睡眠構築の変調を引き起こす薬剤の使用を評価し，それらの薬剤については中止の検討も含め，必要最小限の使用にとどめることが重要である．浅い鎮静レベルが重症患者の睡眠を促進するというエビデンスはないが[25]，深い鎮静は患者の予後を悪化させるため[77]，薬剤に頼らない鎮痛・鎮静管理を行い，睡眠の質改善を目指すことが重要である．

そのためには，定期的な鎮痛・鎮静レベルの評価を行いつつ，日中の覚醒を試みることや鎮痛優先の鎮静管理で浅い鎮静レベルを維持する鎮痛・鎮静管理が必要である．同時に，快適性を高める日常生活援助を行うこと，非薬理学的な緩和ケアや安楽ケアを積極的に実践することが重要である．

5 睡眠障害の要因に多角的にアプローチする看護（睡眠促進バンドル）

ICU の重症患者に対し，睡眠の質を改善する可能性のある複数の方法を組み合わせて実施する睡眠促進バンドル（**表5**）の導入によって，睡眠環境の適正化と主観的評価および看護師の観察による評価の双方で睡眠が改善したことが報告されている．

重症患者の睡眠障害の原因は多岐にわたるため，患者ごとに原因を分析して介入可能な部分をバンドル化し，包括的かつ継続的にアプローチしていくことが重要である．

2）睡眠障害により生じる苦痛症状にアプローチする看護

1 変調した睡眠と覚醒サイクルへの適応を促す

睡眠障害の患者のなかには，「夜は決まった時間に眠らなければならない」といった睡眠に

| 表5 | 睡眠促進バンドル |

種類	介入内容
騒音対策	● ドアを閉める ● 23 時～ 7 時はモニターを夜間モードに切り替える（音を小さくする） ● 23 時～ 7 時は電話の呼び出し音を小さくする ● ベッドサイドで患者に関する事以外の会話をしない（雑談しない） ● スタッフと関係者は静かに話す ● RASS － 4 以上の患者には耳栓を使用する
光環境	● 23 時～ 7 時は照明を暗くする ● 患者のケアを行う場合は，ベッドサイドの照明を使用する ● RASS － 4 以上の患者にはアイマスクを使用する
看護師の介入	● 可能であれば 2 人でケアを行う（ケアの効率化） ● 23 時までにすべてのルーチンケアを終わらせ，翌 8 時以降に再開する（23 時～ 8 時までは口腔ケアや清拭などのケアは行わない） ● 8 時間ごとに時間，場所，日付を患者に伝える ● 患者が眠れない場合やせん妄性の場合は，24 時間以内に薬の見直しを行う ● 1 日 1 回，適切な鎮静レベルを評価し，目標を設定する ● 人工呼吸患者は 1 日 1 回の鎮静中断，自発呼吸トライアルが実施可能か評価する ● 疼痛スコアを評価し，最適化を目指して迅速に対応する ● 可能な場合は日中に離床を進めていく

（Patel J, Baldwin J, Bunting P, et al: The effect of a multicomponent multidisciplinary bundle of interventions on sleep and delirium in medical and surgical intensive care patients. *Anaesthesia* **69**（6）: 540-549, 2014. より一部抜粋）

対する誤った理解や信念により，かえって自らの睡眠障害を悪化させている場合もある.

こうした患者に対し，睡眠に対する思考や行動パターンの修正を図る認知行動療法や起床時刻のみを定め，就床時刻に執着しすぎないようにするなどの簡易的な行動療法が有効であるという報告がある[79].

睡眠障害が遷延している重症患者のなかにも，「今夜も眠れないかもしれない」「また，孤独な長い夜がくる」といった不安や孤独感の高まりによって睡眠障害が悪化している場合がある. そのため，重症患者の心身の状況が許せば，簡易的な行動的，心理的なアプローチを臨床心理士などと協働して適応することで，重症患者の睡眠障害の改善や睡眠障害に伴う苦痛の緩和ができる可能性がある.

また，「夜は眠らなければならない」という医療者の固定観念を取り払い，眠りたくても眠れない患者の苦痛に寄り添うことや，長い夜の乗り超え方をコンフォートケアの概念を活用しながら患者と一緒に考え，実践していくことも重要である（第 5 章 - ❶「コンフォート理論の応用」参照）.

2 対処療法による睡眠促進

⑴ 緊急時の仮眠としての昼寝の活用

夜間に十分な睡眠がとれなかった場合には，昼間の仮眠が，その後の覚醒レベルを上げ作業能率を改善させることに役立つ可能性が指摘されている[80, 81].

また，一度に長時間の睡眠を確保することが困難なときの睡眠管理の方略として，最低限必要な睡眠時間を特定し，その睡眠時間の 60% 程度を 24 時間内に最適に配分する睡眠方法も提案されている[82].

つまり，ICU の重症患者のように多様な要因によって一度にまとまった睡眠の確保が困難な状況においては，夜間の睡眠に加え日中に仮眠をとる多相性の睡眠パターンをとることが有

効である可能性がある.

　仮眠の方法としては，必要以上に長く寝すぎると目覚めの悪さが生じるため，15時前までに30分以内の仮眠が望ましいとされている[83,84].

(2) 薬理学的介入による睡眠促進

　鎮静薬や睡眠導入薬，抗精神病薬，抗うつ薬は，ICUの重症患者の睡眠障害にも使用されるが，患者の回復を阻害する可能性のあるさまざまな副作用がある.

　そのため，まずは，睡眠障害が患者に及ぼす影響の評価，睡眠環境の適正化，非薬理学的介入による睡眠促進を図ったうえで，薬理学的介入を行うべきである.

　薬理学的介入を行う際には，薬剤の効果と副作用のバランスを医療チーム全体で慎重に検討し，緊急避難的かつ期間限定的に薬剤使用を行うことが大切である.

　最後に，近年，これまでにない作用機序を有する薬剤としてメラトニン受容体作動薬であるラメルテオンとオレキシン受容体拮抗薬であるスボレキサントが臨床導入されている．これらの薬剤は，従来のGABA受容体作動薬の副作用である脳機能の全般的低下やせん妄という副作用を回避できる可能性が高いことから，臨床での使用が増えてきている.

　ICUの重症患者を対象とした調査において，ラメルテオンは夜間の睡眠効率を改善させたとする報告があり[85]，今後の動向が注目される.

おわりに

　重症患者の睡眠障害が患者の回復に及ぼす最終的な影響は未だ明らかになっていないが，ライトセデーション（Light sedation）時代の重症患者における睡眠充足へのニードは顕在化してきている．そして，騒音を減らす，昼夜の光

を調整する，看護介入による睡眠妨害を回避するケアスケジュールを立てる，安楽を確保するといった重症患者のニードに沿った看護援助が，重症患者の睡眠を改善する可能性がある.

　クリティカルケア看護師は，これまでの慣習的なICU環境や看護実践を患者中心の視点に立って見直し，改善していくことで，重症患者の睡眠促進や回復促進に直接的に貢献できる可能性がある.

[文献]

1) Redeker NS: Sleep in acute care settings: An integrative review. *J Nurs Scholarsh* **32**(1): 31-38, 2000.
2) Fontana CJ, Pittiglio LI: Sleep deprivation among critical care patients. *Crit Care Nurs Q* **33**(1): 75-81, 2010.
3) Devlin JW: Clinical Practice Guidelines for the Prevention and Management of Pain, Agitation/Sedation, Delirium, Immobility, and Sleep Disruption in Adult Patients in the ICU. *Crit Care Med* **46**(9): e825-e873, 2108.
4) Hartmann E, Baekeland F, Zwilling GR: Psychological differences between long and short sleepers. *Arch Gen Psychiatry* **26**(5): 463-468, 1972.
5) Xie L, Kang H, Xu Q, et al: Sleep drives metabolite clearance from the adult brain. *Science* **342**: 373-377, 2013.
6) Figueroa-Ramos MI, Arroyo-Novoa CM, Lee KA, et al: Sleep and delirium in ICU patients: a review of mechanisms and manifestations. *Intensive Care Med* **35**(5): 781-795, 2009.
7) Friese RS: Sleep and recovery from critical illness and injury: a review of theory, current practice, and future directions. *Crit Care Med* **36**(3): 697-705, 2008.
8) 内山真, 睡眠障害の診断・治療ガイドライン研究会: 睡眠障害の対応と治療ガイドライン, 第2版. pp15-40, じほう, 2012.
9) Douglas NJ, White DP, Weil JV, et al: Hypoxic ventilatory response decreases during sleep in normal men. *Am Rev Respir Dis* **125**(3): 286-289, 1982.
10) Douglas NJ, White DP, Weil JV, et al: Hypercapnic ventilatory response in sleeping adults. *Am Rev Respir Dis* **126**(5): 758-762, 1982.
11) 神山潤: 睡眠の生理と臨床, 改訂第3版. pp34-44, 診断と治療社, 2015.
12) 前掲書8.
13) Kamdar BB, Needham DM, Collop NA: Sleep deprivation in critical illness: its role in physical and psychological recovery. *J Intensive Care Med* **27**(2): 97-111, 2012.
14) Matthews EE: Sleep disturbances and fatigue in critically ill patients. *AACN Adv Crit Care* **22**(3): 204-224, 2011.
15) Dement W, Kleitman N: Cyclic variations in EEG during sleep and their relation to eye movements, body motility, and dreaming. *Electroencephalogr Clin Neurophysiol* **9**(4): 673-690, 1957.
16) Boyko Y, Ording H, Jennum P: Sleep disturbances in

critically ill patients in ICU: how much do we know? *Acta Anaesthesiol Scand* **56**(8): 950-958, 2012.

17)宮本毅治:【PICS】 睡眠の質. *Intensive Care Nursing Review* **3**(3): 26-35, 2014.

18)日本睡眠教育機構監: 医療・看護・介護のための 睡眠検定ハンドブック. pp132-137, 全日本病院出版会, 2013.

19)日本睡眠教育機構監: 医療・看護・介護のための 睡眠検定ハンドブック. pp51-58, 全日本病院出版会, 2013.

20)Uchiyama M, Okawa M, Shibui K, et al: Poor compensatory function for sleep loss as a pathogenic factor in patients with delayed sleep phase syndrome. *Sleep* **23**(4): 553-558, 2000.

21)Pisani MA, Friese RS, Gehlbach BK, et al: Sleep in the intensive care unit. *Am J Respir Crit Care Med* **191**(7): 731-738, 2015.

22)神山潤: 睡眠の生理と臨床, 改訂第3版. pp19-24, 診断と治療社, 2015.

23)大熊輝雄: 睡眠の臨床. 医学書院, 1977.

24)Ohayon MM, Carskadon MA, Guilleminault C, et al: Meta-analysis of quantitative sleep parameters from childhood to old age in healthy individuals: developing normative sleep values across the human lifespan. *Sleep* **27**(7): 1255-1273, 2004.

25)Barr J, Fraser GL, Puntillo K, et al: Clinical practice guidelines for the management of pain, agitation, and delirium in adult patients in the intensive care unit. *Crit Care Med* **41**(1): 263-306, 2013.

26)Orwelius L, Nordlund A, Nordlund P, et al: Prevalence of sleep disturbances and long-term reduced health-related quality of life after critical care: a prospective multicenter cohort study. *Crit Care* **12**(4): R97, 2008.

27)Parsons EC, Kross EK, Caldwell ES, et al: Post-discharge insomnia symptoms are associated with quality of life impairment among survivors of acute lung injury. *Sleep Med* **13**(8): 1106-1109, 2012.

28)Friese RS, Diaz-Arrastia R, McBride D, et al: Quantity and quality of sleep in the surgical intensive care unit: are our patients sleeping? *J Trauma* **63**(6):1210-1214, 2007.

29)Rotondi AJ, Chelluri L, Sirio C, et al: Patients' recollections of stressful experiences while receiving prolonged mechanical ventilation in an intensive care unit. *Crit Care Med* **30**(4): 746-752, 2002.

30)鶴田良介, 山本隆裕, 藤田基: 重症患者の睡眠管理. 日集中医誌 **24**: 389-397, 2017.

31)Freedman NS, Gazendam J, Levan L, et al: Abnormal sleep/wake cycles and the effect of environmental noise on sleep disruption in the intensive care unit. *Am J Respir Crit Care Med* **163**(2): 451-457, 2001.

32)Andersen JH, Boesen HC, Skovgaard Olsen K: Sleep in the Intensive Care Unit measured by polysomnography. *Minerva Anestesiol* **79**(7): 804-815, 2013.

33)川名ふさ江: 睡眠ポリグラフィ. 日本臨牀 **71**（増刊号5）: 175-184, 2013.

34)Chen HI, Tang YR: Sleep loss impairs inspiratory muscle endurance. *Am Rev Respir Dis* **140**(4): 907-909, 1989.

35)Schmid SM, Hallschmid M, Jauch-Chara K, et al: Sleep loss alters basal metabolic hormone secretion and modulates the dynamic counterregulatory response to hypoglycemia. *J Clin Endocrinol Metab* **92**: 3044-3051, 2007.

36)van den Berghe G, Wouters P, Weekers F, et al: Intensive insulin therapy in critically ill patients. *N Engl J Med* **345**(19): 1359-1367, 2001.

37)Faraut B, Boudjeltia KZ, Vanhamme L, et al: Immune, inflammatory and cardiovascular consequences of sleep restriction and recovery. *Sleep Med Rev* **16**: 137-149, 2012.

38)Goel N, Rao H, Durmer JS, et al: Neurocognitive consequences of sleep deprivation. *Semin Neurol* **29**(4): 320-339, 2009.

39)Killgore WDS, Kahn-Greene ET, Lipizzi EL, et al: Sleep deprivation reduces perceived emotional intelligence and constructive thinking skills. *Sleep Med* **9**: 517-526, 2007.

40)Kahn-Greene ET, Killgore DB, Kamimori GH, et al: The effects of sleep deprivation on symptoms of psychopathology in healthy adults. *Sleep Med* **8**: 215-221, 2007.

41)Haack M, Sanchez E, Mullington JM: Elevated inflammatory markers in response to prolonged sleep restriction are associated with increased pain experience in healthy volunteers. *Sleep* **30**(9): 1145-1152, 2007.

42)Boles JM, Bion J, Connors A, et al: Weaning from mechanical ventilation. *Eur Respir J* **29**(5): 1033-1056, 2007.

43)Kamdar BB, Niessen T, Colantuoni E, et al: Delirium transitions in the medical ICU: exploring the role of sleep quality and other factors. *Crit Care Med* **43**: 135-141, 2014.

44)Fitzgerald JM, Adamis D, Trzepacz PT, et al: Delirium: a disturbance of circadian integrity? *Med Hypotheses* **81**: 568-576, 2013.

45)布宮伸, 西信一, 吹田奈津子・他: 日本版・集中治療室における成人重症患者に対する痛み・不穏・せん妄管理のための臨床ガイドライン. 日集中医誌 **21**(5): 539-579, 2014.

46)Richards KC, O'Sullivan PS, Phillips RL: Measurement of sleep in critically ill patients. *J Nurs Meas* **8**: 131-144, 2000.

47)Murata H, Oono Y, Sanui M, et al: The Japanese version of the Richards-Campbell Sleep Questionnaire: reliability and validity assessment. *Nursing Open*, 1-7, 2019.

48)Elliott R, McKinley S, Cistulli P, et al: Characterisation of sleep in intensive care using 24-hour polysomnography: an observational study. *Crit Care* **17**: R46, 2013.

49)Frisk U, Nordström G: Patients' sleep in an intensive care unit: patients' and nurses' perception. *Intensive Crit Care Nurs* **19**: 342-349, 2003.

50)Beecroft JM, Ward M, Younes M, et al: Sleep monitoring in the intensive care unit: comparison of nurse assessment, actigraphy and polysomnography. *Intensive Care Med* **34**: 2076-2083, 2008.

51)Gehlbach BK, Chapotot F, Leproult R, et al: Temporal disorganization of circadian rhythmicity and sleep-wake regulation in mechanically ventilated patients receiving continuous intravenous sedation. *Sleep* **35**: 1105-1114, 2012.

52)Gazendam JA, Van Dongen HP, Grant DA, et al: Altered circadian rhythmicity in patients in the ICU. *Chest* **144**: 483-489, 2013.

53)Van Dongen HP, Maislin G, Mullington JM, et al: The cumulative cost of additional wakefulness: dose-response effects on neurobehavioral functions and sleep physiology from chronic sleep restriction and total sleep deprivation. *Sleep* **26**(2): 117-126, 2003.

54）Bihari S, Doug McEvoy R, Matheson E, et al: Factors affecting sleep quality of patients in intensive care unit. *J Clin Sleep Med* **8**(3): 301-307, 2012.

55）Meyer TJ, Eveloff SE, Bauer MS, et al: Adverse environmental conditions in the respiratory and medical ICU settings. *Chest* **105**(4): 1211-1216, 1994.

56）Gabor JY, Cooper AB, Crombach SA, et al: Contribution of the intensive care unit environment to sleep disruption in mechanically ventilated patients and healthy subjects. *Am J Respir Crit Care Med* **167**: 708-715, 2003.

57）Tamburri LM, DiBrienza R, Zozula R, et al: Nocturnal care interactions with patients in critical care units. *Am J Crit Care* **13**: 102-112; quiz, 114-105, 2004.

58）Jones J, Hoggart B, Withey J, et al: What the patients say: A study of reactions to an intensive care unit. *Intensive Care Med* **5**: 89-92, 1979.

59）Hardin KA, Seyal M, Stewart T, et al: Sleep in critically ill chemically paralyzed patients requiring mechanical ventilation. *Chest* **129**(6): 1468-1477, 2006.

60）Ozsancak A, D'Ambrosio C, Garpestad E, et al: Sleep and mechanical ventilation. *Crit Care Clin* **24**(3): 517-vii, 2008.

61）Samuelson KA: Unpleasant and pleasant memories of intensive care in adult mechanically ventilated patients--findings from 250 interviews. *Intensive Crit Care Nurs* **27**(2): 76-84, 2011.

62）Wunsch H, Christiansen CF, Johansen MB, et al: Psychiatric diagnoses and psychoactive medication use among nonsurgical critically ill patients receiving mechanical ventilation. *JAMA* **311**(11): 1133-1142, 2014.

63）Milbrandt EB, Deppen S, Harrison PL, et al: Costs associated with delirium in mechanically ventilated patients. *Crit Care Med* **32**: 955-962, 2004.

64）内山真，睡眠障害の診断・治療ガイドライン研究会: 睡眠障害の対応と治療ガイドライン，第2版. pp131-137, じほう，2012.

65）Li SY, Wang TJ, Vivienne Wu SF, et al: Efficacy of controlling night-time noise and activities to improve patients' sleep quality in a surgical intensive care unit. *J Clin Nurs* **20**(3-4): 396-407, 2011.

66）Scotto CJ, McClusky C, Spillan S, et al: Earplugs improve patients' subjective experience of sleep in critical care. *Nurs Crit Care* **14**:180-184, 2009.

67）Hu RF, Jiang XY, Zeng YM, et al: Effects of earplugs and eye masks on nocturnal sleep, melatonin and cortisol in a simulated intensive care unit environment. *Crit Care* **14**: R66, 2010.

68）Dennis CM, Lee R, Woodard EK, et al: Benefits of quiet time for neuro-intensive care patients. *J Neurosci Nurs* **42**: 217-224, 2010.

69）田口豊恵: 心臓手術後患者に対するICUでの補光効果. 日

集中医誌 **18**(2): 267-268, 2011.

70）Sung EJ, Tochihara Y: Effects of bathing and hot footbath on sleep in winter. *J Physiol Anthropol Appl Human Sci* **19**(1): 21-27, 2000.

71）Kuroda H, Tahara Y, Saito K, et al: Meal frequency patterns determine the phase of mouse peripheral circadian clocks. *Sci Rep* **2**: 711, 2012.

72）Richards KC: Effect of a back massage and relaxation intervention on sleep in critically ill patients. *Am J Crit Care* **7**: 288-299, 1998.

73）Tracy MF, Chlan L, Staugaitis A: Perceptions of Patients and Families who Received a Music Intervention During Mechanical Ventilation. *Music Med* **7**(3): 54-58, 2015.

74）Richardson S: Effects of relaxation and imagery on the sleep of critically ill adults. *Dimens Crit Care Nurs* **22**(4): 182-190, 2003.

75）Cox C, Hayes J: Physiologic and psychodynamic responses to the administration of therapeutic touch in critical care. *Complement Ther Nurs Midwifery* **5**(3): 87-92, 1999.

76）Bosma K, Ferreyra G, Ambrogio C, et al: Patient-ventilator interaction and sleep in mechanically ventilated patients: pressure support versus proportional assist ventilation.*Crit Care Med* **35**(4): 1048-1054, 2007.

77）Brook AD, Ahrens TS, Schaiff R, et al: Effect of a nursing-implemented sedation protocol on the duration of mechanical ventilation. *Crit Care Med* **27**(12): 2609-2615, 1999.

78）Patel J, Baldwin J, Bunting P, et al: The effect of a multicomponent multidisciplinary bundle of interventions on sleep and delirium in medical and surgical intensive care patients. *Anaesthesia* **69**(6): 540-549, 2014.

79）Buysse DJ, Germain A, Moul DE, et al: Efficacy of brief behavioral treatment for chronic insomnia in older adults. *Arch Intern Med* **171**(10): 887-895, 2011.

80）Takahashi M: The role of prescribed napping in sleep medicine. *Sleep Med Rev* **7**: 227-235, 2003.

81）堀忠雄，林光緒: 日中の眠気と仮眠の効果. 臨床精神医学 **27**: 129-135, 1998.

82）日本睡眠教育機構監: 医療・看護・介護のための 睡眠検定ハンドブック. pp142-143, 全日本病院出版会, 2013.

83）Brooks A, Lack L: A brief afternoon nap following nocturnal sleep restriction: which nap duration is most recuperative? *Sleep* **29**: 831-840, 2006.

84）Tietzel AJ, Lack LC: The short-term benefits of brief and long naps following nocturnal sleep restriction. *Sleep* **24**: 293-300, 2001.

85）Bourne RS, Mills GH, Minelli C: Melatonin therapy to improve nocturnal sleep in critically ill patients: encouraging results from a small randomised controlled trial. *Crit Care* **12**: R52, 2008.

第2章 生理的欲求とケア　　　　　　　　　　　　　　　　　　　　　　　　　　　清水 孝宏

Section 10 栄養障害

はじめに

　看護とは療養上の世話と診療の補助を行うことが主な業務である．この2つの業務のうち，特に看護ならではの技術が求められるのが療養上の世話ではないだろうか．療養上の世話とは言葉を変えると日常生活援助である．日常生活の多くが生理的欲求とリンクしており，栄養がその1つである．生理的欲求はその階層があるにせよ，適性に満たされなければ日常生活を営むことが困難となる．特に看護が必要な患者とは何かしらの日常生活に支障をきたし，回復に伴い日常生活の再構築が求められる．

　本項では看護がかかわる栄養についての基礎，侵襲時の代謝変動，栄養アセスメント，そして実際の栄養管理について解説する．

I 看護における栄養

　看護とは療養上の世話と診療の補助が主な役割である．療養上の世話は言葉を変えると日常生活援助である．日常生活とは食，排泄，活動や休息をとるといった生理的欲求を満たす行為をベースに成り立っている．

　何かしらの病気を患い入院した患者は通常の日常生活を送ることに支障が出てくる．自力で食べることができなくなれば私たち看護師は食事介助を行う．消化管に何かしらの異常があり消化吸収に支障をきたせば消化吸収しやすい食べ物に変更する．消化吸収ができなければ静脈栄養を行う場合もある．患者の病態が悪化し，呼吸や循環の維持が困難な場合，あるいは終末期となり消化吸収能が低下した場合は，栄養投与を控えなければ患者の負担となる．このように患者の病態やコンディションにより栄養投与方法を検討し，より消化吸収しやすい食へと工夫をするのが，栄養管理の基本的な考え方である．

　一方，看護における栄養とは栄養以外の日常生活を含めた栄養管理ではなかろうか．投与された栄養が消化吸収されることで活動のエネルギー源となる．そのエネルギーを活用し身体を動かす患者を看護師はいつもみている．消化吸収された栄養素が身体を構成する成分となって活用されているかどうかを患者の身体に触れることで観察している．消化吸収がうまくいっているかどうかを排泄の量や性状から判断している．患者の活動と休息の状況から病状が回復，あるいは悪化しているのかどうかを判断し栄養が患者の病気を回復させる方向へと導くための調整をするのが看護師と考えられる．

　本項では，まず栄養の基礎的な部分をおさえ，栄養障害を学び，栄養アセスメント，病気における栄養管理を理解する．そして臨床において行われている栄養管理を調整できるスキルを学んでいただければと考えている．

II 理解すべき栄養の基礎

栄養の基礎の部分では各栄養素の役割を理解していただきたい．糖質だけが含まれた輸液では栄養管理をしているとはいえない．なぜタンパク質を投与することが大切なのか．脂質を投与する意義についても理解し目の前の患者の投与栄養組成にまで目を向けてもらいたい．

1. 糖質の役割

糖質は生体のエネルギー源となる重要な物質である．食事として摂取した糖質はエネルギー源として利用される．利用されない余剰分の糖質は肝臓にグリコーゲンとして，あるいは脂肪に変換され脂肪組織として貯蔵される．絶食期間が続いた場合や後述する侵襲時の代謝変動の際，貯蔵されている脂肪や筋肉などのアミノ酸が糖質に変換され，エネルギー源として活用される（糖新生）．

2. 脂質の役割

脂肪は高い熱量を産生し体内では骨格筋や心筋のエネルギー源として活用される．脂肪は大きく分けると飽和脂肪酸と不飽和脂肪酸に分類される．不飽和脂肪酸は一価不飽和脂肪酸と多価不飽和脂肪酸に分けられる．このうち多価不飽和脂肪酸は体内で合成できない必須脂肪酸である．

多価不飽和脂肪酸は必須脂肪酸であり食事として摂取しなければならないが，摂取する脂肪の内容によりΩ（オメガ）6系とΩ3系とに分けられる．このうちΩ6系の脂肪酸は代謝される過程でプロスタグランジン E_2，ロイコトリエン B_4，トロンボキサン B_2 などの炎症性エイコサノイドといわれる炎症を惹起する物質に変換され

ていく．これに対しΩ3系の脂肪酸はプロスタグランジン E_3，ロイコトリエン B_5，トロンボキサン B_3 などの抗炎症作用を有する抗炎症性のエイコサノイドへと変換されていく．このため炎症性疾患の栄養管理には，Ω3系脂肪酸を含有した栄養剤の抗炎症作用が期待されている．

3. タンパク質

臓器，皮膚，血液など人体の大部分を構成しているタンパク質は，日々崩壊と再生を繰り返している．そのため長期にわたりタンパク質を摂取しなければ，崩壊が進み再生されないため生命維持が困難となる．また炎症性疾患や外傷，熱傷などではタンパクの崩壊が著しくタンパク必要量が多くなる．

タンパク質を分解していくとトリペプチド，ジペプチド，アミノ酸という順に形が小さくなっていく．アミノ酸には必須アミノ酸と非必須アミノ酸があり，両者をバランスよく摂取することが重要であり，病態によってはバランスを考慮する場合もある．

4. 各栄養素の基本的な配分

糖質，脂質，タンパク質はそれぞれ投与するバランスが決められている．通常，臓器障害がない場合は健常者と同様のバランスとなる．細かいバランスの誤差は年齢などによりあるものの，おおむね糖質が60%，脂質が20%，タンパク質が20%であると覚えておけばよい．例えば2,000kcal必要な患者であれば糖質が1,200kcal，脂質400kcal，タンパク質400kcalという配分となる．

栄養剤や輸液における各栄養素の含有量をみる場合，グラムで表記されている．このため各栄養素のkcal（キロカロリー）をグラムに換算する必要がある．各栄養素は糖質 4 kcal/g，

§ 10 栄養障害 **187**

脂質 9 kcal/g，タンパク質 4 kcal/g となる．例えば糖質 1,200kcal であれば糖質 4 kcal/g なので 1200 を 4 で割り算すれば糖質 300g が算出できる．同様に脂質であれば 400 を 9 で割り算すると 44.4g となりタンパク質は 400 を 4 で割り算すれば 100g と算出できる（**図1**）．

各栄養素の基本的な配分は前述したように，糖質が 60％，脂質 20％，タンパク質 20％ であるが腎機能障害がある場合，タンパク質が分解され発生する窒素を処理する能力が低下しているためタンパク質を 20％ よりも低い配分に設定する．また外傷や熱傷ではタンパク必要量が増えるため 20％ よりも高い配分に設定するなど，病態に応じた調整が必要になる．

5. 各種ビタミン類・微量元素

健常者が食事を 3 食摂取していれば各種ビタミン類や微量元素を別に摂取する必要はない．経腸栄養中にしてもその患者の目標カロリー量の栄養が摂取できていれば別にビタミン剤や微量元素を補給する必要はないと考えられる．静脈栄養においても同様であり，中心静脈栄養剤として用いられる輸液の多くに総合ビタミン剤や微量元素が添加されている．

ここで注意が必要なのが，経腸あるいは経静脈的に水分投与あるいは栄養補給を受けている患者で目標カロリー量を投与されていない入院患者が臨床では多く存在することである．

目標カロリーが投与されていなければビタミンや微量元素も不足する．ビタミン欠乏で問題となるのがビタミン B_1 欠乏症である．糖質を代謝する過程でビタミン B_1 が不足すると乳酸が蓄積し，乳酸アシドーシスとなる．また微量元素である亜鉛が欠乏しても創傷治癒の遷延や味覚異常などの症状を発生させる場合がある．このように患者の栄養を考える場合，各種ビタミン類や微量元素にまで目を向ける必要がある．

6. ナトリウム（Na）とカリウム（K）の必要量

1日に必要なナトリウムは約 50 ～ 100mEq，カリウムは 20 ～ 40mEq となる．経腸，経静脈から投与されているナトリウムとカリウムの量は把握していなければならない．特に重症患者では電解質のバランスは容易に乱れ，体液が不足すると高ナトリウム血症や高カリウム血症に，体液が過剰になった場合は低ナトリウム血症に陥る傾向がある．また尿量が増えてきた場合は尿中にカリウムが排泄されるため低カリウム血症に注意する．

ナトリウムやカリウムの異常には投与量の過不足が関与する場合もあるため，栄養投与と同時に電解質にも注目すべきである．

7. 必要水分量の算出と体液管理の指標

当たり前の話であるが，栄養剤は経腸で投与するにせよ静脈に投与するにせよ必ず水分を含んでいる．基本的な投与水分量の計算は患者の体重に 30mL を乗じた値が 1 日の必要水分量となる．例えば 60kg の成人男性であれば［60kg × 30mL ＝ 1,800mL］が 1 日に必要な水分量と

図1 一般的な栄養素の配分と各栄養素のグラムへの換算

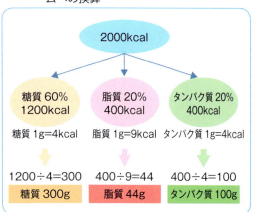

なる．大まかな計算式となるが，臨床における投与水分量の目安としては十分活用できる計算式である．

この計算式を目安に1℃発熱があれば250mLの水分が失われたと換算し，投与水分量を250mL増量する．例えば平熱が36.5℃の患者が38.5℃の発熱を伴った場合，500mLの水分を輸液または経腸からの水分として追加投与する．

投与されている水分の過不足を知る指標としては尿量が重要な指標となる．患者の体重が60kgであれば1時間あたり体重に1を乗じた尿量が確保されていれば問題はないと考えてもよい．最低限確保されるべき尿量として1時間当たり体重に0.5を乗じた尿量が目安となる．つまり体重60kgの患者であれば［60kg×0.5＝30mL］が1時間当たり流出していれば1日量として720mLとなり，最低限の尿量は確保できていると考えてよい．

患者の病態はさまざまで患者の体重に30mLを乗じた計算式で算出された水分量でも心不全がある患者では過剰な水分量となりうる場合も考えなければならない．患者の病態，脱水の有無，尿などの排泄量やバイタルサインを総合的に判断し必要水分量を調節することが重要である．

8. 経腸栄養剤に含まれる水分量

静脈栄養に含まれる水分量はほぼその投与した量を水分の量として計算しても問題はない．ところが経腸栄養剤の場合投与した量がそのまま水分量とはならないことに注意が必要であ

る．表1は一般的な栄養剤に含まれる水分含量を示している．

例えば1kcal/mLの栄養剤を1,000mL投与した場合の水分投与量は約850mLとなる．2kcal/mLの栄養剤を1,000mL投与した場合の水分投与量は約750mLとなる．同じ投与量ででも栄養剤の濃度によって含有水分量が違っていることを理解する必要がある．詳細な水分含有量は各栄養剤の添付文書を参照されたい．同じ2kcal/mLの製剤でもメーカーにより水分含有量に差があるときがある．

また経腸栄養単独ならば問題ないが，経腸栄養に加え抗生物質の輸液などを実施している場合は抗生物質を溶解する輸液の量も水分量として計算に含めなければならない．

水分のinとoutはバランスが非常に重要である．inが多すぎれば溢水や浮腫の原因となり，inが不足すれば脱水となり，放置すれば重篤な状態になりかねない．栄養やその配分に注目しがちだが，その前に投与されている水分量に注目することも重要である．

9. 必要カロリーの算出

患者の必要エネルギーを算出する方法として間接熱量計による算出と，身長や体重，性別から算出するHarris-Benedict式（ハリス－ベネディクト式）や簡易式がある．このうち間接熱量計は患者の消費エネルギー量や体内で燃えている栄養素を把握することができる．しかしその測定と測定値の解釈にはある程度の技術が必要である．また間接熱量計はいまだ高価な医療

表1 栄養剤の濃度による含有水分量の違い

1mL中のエネルギー量（kcal/mL）	水分含量	例
1kcal/mL	85%	1kcal/mLの栄養剤100mL中85mLが水分
1.5kcal/mL	80%	1.5kcal/mLの栄養剤100mL中80mLが水分
2.0Kkal/mL	75%	2.0kcal/mLの栄養剤100mL中75mLが水分

§ 10 栄養障害 189

機器であることから，まだ一般臨床では普及してはいない．

臨床で普及している患者の必要エネルギー算出方法としては，Harris-Benedict式と，患者の体重に25～30kcalを乗ずる簡易式が一般的である．Harris-Benedict式と簡易式についてどちらがよいかといった結論はないが，Harris-Benedict式は欧米の健常者を対象に開発された必要エネルギー算出の計算式であり，計算で算出された基礎エネルギー消費量に活動係数やストレス係数を乗じるとかなり高いカロリーが算出される．

一方，簡易式で計算するとHarris-Benedict式に比べ低い必要エネルギーを算出することになるが，低い投与エネルギー量から開始し，各種検査所見やバイタルサイン，全身状態などから徐々に増量していく最近の栄養管理の風潮からすると簡易式によるエネルギー算出が適した方法と考えられる．

簡易式で計算する場合の患者の体重であるが，患者が肥満あるいは痩せである場合，計算に当てはめる体重に注意しなければならない．BMI（body max index）を計算し標準範囲内であれば患者の実測した体重を採用する．標準範囲外であれば理想体重を計算し，その値を採用し簡易式に当てはめる．BMIと標準体重は表4の式で算出される．

III 正常な代謝と侵襲時の代謝

1. 正常な代謝

栄養障害とは代謝異常が長引いた結果，発生すると解釈するのがわかりやすいかもしれない．ヒトは食べ物として摂取した栄養素を代謝という過程を経て，身体の構成成分に置き換え，またはエネルギーとして消費する．この身体の構成成分に置き換えることを**同化（合成）**といい，エネルギーとして消費することを**異化（分解）**という．

代謝が高い状態では異化が進み，代謝が低い状態では同化が進む．例えば異常に高い代謝状態を想像してもらいたい．代謝が高いとは脈拍や呼吸が高い推移で変動し体温も上昇している状態である．簡単に表現するのであればマラソンで走っている状態が代謝の高い状態である．高い代謝状態では体内のエネルギーが使用される量も多くなる．いい換えると代謝が高ければ体内のエネルギーは燃やされ，逆に代謝が低ければ体内のエネルギーは燃やされにくい状態にある（図2）．

20代前半までの成人は代謝が高く摂取したエネルギーは燃やされて脂肪として蓄積されにくい．一方，20代半ばを過ぎた頃から代謝は落ち始め，摂取したエネルギーが消費されず脂肪として蓄積される．

2. 外因性と内因性のエネルギー

ヒトが食物を摂取することを外因性のエネルギーを摂取していると表現できる．一方，食事を

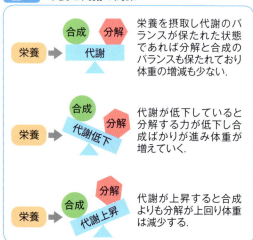

図2　栄養と代謝の関係

栄養を摂取し代謝のバランスが保たれた状態であれば分解と合成のバランスも保たれており体重の増減も少ない．

代謝が低下していると分解する力が低下し合成ばかりが進み体重が増えていく．

代謝が上昇すると合成よりも分解が上回り体重は減少する．

とらない，あるいは食事をとれない状態が長く続けば自身の身体に蓄えられた脂肪や筋肉をエネルギーに変換し利用する．脂肪や筋肉をエネルギーとなる糖質に変換する作業を**糖新生**と呼ぶ．

このような糖新生を経て得たエネルギーを内因性エネルギーと呼ぶ．外因性のエネルギーを食事として一切摂取するのを断つと外因性エネルギーが摂取できないため内因性のエネルギーが活用される．

この状態がしばらく続くと内臓脂肪や筋肉が内因性エネルギーとして消費され体重が減少する．この状態を**飢餓状態**と呼ぶ．飢餓状態を改善させるには外因性エネルギーの摂取を再開させればよい．外因性エネルギーの摂取が再開されればおのずと内因性エネルギーの消費は抑えられ，体重は元に戻ってくる．

3. 侵襲時の代謝変動

身体に侵襲が起きると代謝が変動する．侵襲という言葉がでると難しく考えて混乱するかもしれないが，簡単にいうと外傷や肺炎などの身体にとってダメージとなりうる事態が侵襲である．例えば身近な肺炎を例にあげてみる．肺炎の多くが発熱や呼吸数，脈拍数の上昇を伴うであろう．

身体に侵襲というダメージとなりうる事態が起こると，共通したメカニズムが働き始める．そのメカニズムとは交感神経系の活動が活発となり，グルカゴンやカテコラミン，ステロイドホルモンなどの侵襲ホルモンが分泌されることである．例えば，肺炎という局所の炎症が身体で起きたとしても，全身に炎症の発生を知らせる炎症性サイトカインという物質が多く分泌される．これら交感神経系の活発化，侵襲ホルモンの分泌，炎症性サイトカインの分泌はすべて共通して代謝を亢進させる（**図3**）．

このメカニズムは身体を守る生体防御機構と

して重要な働きである．自分を攻撃しようとする敵がいたとする．敵（侵襲）と戦うには息が荒々しく心臓もドキドキし身体も熱くなるであろう．これらの一連の過程は敵から身を守る生体防御機構である．

このように，侵襲が起こると自分を傷つける相手に対し戦うという行動で，身体を守るためには体温を上げ，脈拍や呼吸を高く保つ必要があると考えれば理にかなっている．

侵襲時は代謝が亢進することを説明したが代謝が亢進すると体内のエネルギーが使用される量も多くなる．ならば侵襲時には多くのエネルギーを補充すればよいと単純に考えてしまうかもしれない．ところが侵襲時には外因性のエネルギーを多く入れても活用しにくい体内環境となっている．外因性のエネルギーとは食事摂取であり，食べ物として身体が認識し，口へ運び咀嚼嚥下することをいう．その後消化吸収されエネルギーとして使用されるには，ある程度の労力と時間を必要とする．

侵襲と戦っている状況では外因性エネルギーを頼るよりは身体に蓄えられた内因性エネルギーを使用したほうが手っ取り早く，かつ苦労せ

図3　侵襲時の代謝変動

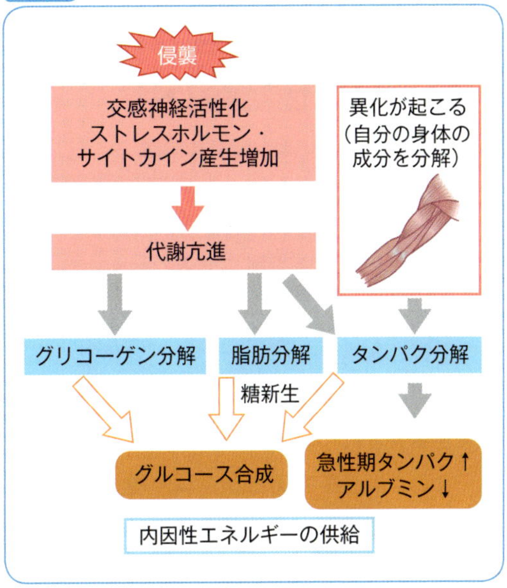

§ ⑩ 栄養障害　191

ずにエネルギーとして使用できると考えられる.

現在,重症患者への投与エネルギーは多いほうがいいのか（Full 投与群）,それとも少なく見積もって管理するほうがいいのか（Trophic 群）についての論争にはある程度結論が出てきている.それによると Full 群では嘔吐や下痢,高血糖などの有害事象が増え,あまりメリットが多くないという結論に至っている[1].

しかし侵襲が起こる前の体格や筋肉量,活動力などは個々の患者で大きく異なる.例えば車いすで生活している患者では活動量も少なく,全身の筋肉量も少ないであろう.一方,肉体労働者やスポーツ選手のような活動量の多い患者であれば筋肉量も多いであろう.一般的な指標は BMI であるが,BMI が 19 以下と低く筋肉量が少ない患者であれば異化による内因性エネルギー供給があまり期待できないため,早めに投与エネルギー量を増やす必要がある.BMI が 20 以上で筋肉量も保たれているような場合では異化による内因性エネルギー供給が期待できるので,投与エネルギーの増量を急ぐ必要はない.このように患者個々の背景を考慮した栄養管理が臨床では求められる.

Ⅳ 栄養アセスメント

私たち看護師は目の前にいる患者に栄養障害があるかどうか,栄養障害があるのであればそれはどの程度なのかを判断できなければならない.栄養障害があれば栄養療法の適応であり,栄養障害の程度によって行われる栄養療法も異なってくるからである.

栄養障害とは字の如く栄養に関する障害であり,これは広義で考えるならば,痩せなどの栄養障害から肥満などの栄養障害までを含めるのが一般的である.

本項はクリティカルケア領域における栄養障害であるため痩せや肥満とは異なる侵襲による代謝変動が原因で起こる栄養障害と解釈していただきたい.

1. 主観的包括的アセスメント（subjective global assessment：SGA）

SGA とは測定者が患者やその家族に対し問診や病歴聴取を行い,身体所見を含め主観的な判断で栄養障害があるかどうかを判断する.測定者による判断の誤差は認められるものの,繰り返し測定しその技術を高めることで栄養障害の有無を判断できるようにもなる（表2）.

2. 客観的栄養データアセスメント（objective data assessment：ODA）

身体計測や血液検査の結果,握力や呼吸機能などの結果などの客観的な指標から栄養障害の有無を判断するのが ODA である（表3）.

3. 臨床で判断しやすい栄養アセスメント項目

臨床において実際に栄養アセスメントを行う場合,頻繁に用いる栄養指標や数値の臨床的な判断を以下に紹介する.

1 BMI(Body Mass Index)
身長と体重から算出される BMI（body mass

表2 主観的包括的アセスメント（SGA）で使用する項目の例

問診・病歴	身体所見
●年齢・性別 ●身長・体重・体重変化 ●食物摂取状況の変化 ●消化器症状 ●ADL（日常生活活動）強度 ●疾患と栄養必要量との関係	●皮下脂肪の損失状態（上腕三頭筋皮下脂肪厚） ●筋肉の損失状態（上腕筋周囲） ●浮腫（くるぶし・仙骨部） ●腹水 ●毛髪の状態

192

index）はその値が標準以下であれば栄養障害が必ずあるといった指標ではないが栄養障害がありそうかどうかの入口としての判断材料にはなる（**表4**）.

2 体重減少

体重減少は何かしらの疾患の影響が大きく，それはがんや代謝性疾患，呼吸器疾患などさまざまな疾患が関与する．体重減少ありと判断する基準として1週間で元の体重の2%以上，1カ月で5%以上，3カ月で7.5%以上，6カ月で10%以上が目安となる.

3 消化器症状

嘔吐や嘔気，下痢や便秘などの消化器症状は栄養障害の重要なアセスメント項目である．消化器症状が常にあることで十分な栄養を摂取する妨げとなり栄養障害が進んでしまう．いつ頃からどのような消化器症状がどれくらいの頻度で起きているか，詳細な患者情報が栄養障害の

表3 客観的栄養データ評価（ODA）で使用する項目の例

- 身体計測
- 血液・尿生化学検査
- 免疫能検査
- 機能検査（握力・呼吸機能など）

・血清総タンパク（TP），血清アルブミン（Alb），プレアルブミン，CRP（C反応性タンパク）
・中性脂肪（TG），総コレステロール
・コリンエステラーゼ（ChE），血清尿素窒素，血清クレアチニン
・総リンパ球数（/mL）【白血球（/mL）×リンパ球割合（%）/100】
・血清カリウム，血清リン，亜鉛
・尿中クレアチニン，尿中尿素窒素

表4 BMIと体重減少

- 身長・体重測定→BMI算出
- BMI＝体重kg÷（身長m×身長m）
  ・18.5～25：標準，18以下：低栄養の可能性あり，25以上：肥満
- 体重減少ありと判断する基準
  ・1週間で2%以上，1カ月で5%以上，3カ月で7.5%以上，6カ月で10%以上の体重減少

程度を判断する重要な手がかりである.

4 身体所見

身体所見としては上腕二頭筋の周囲径と下腿の周囲径は，重要な栄養障害の有無を判断する材料である．両者は患者の日常生活動作（ADL）とあわせて判断することで活動状況を把握するのにも役に立つ．通常，栄養障害のない健常者であれば歩行に支障がないため下腿の筋群は衰えてはいない．また物を掴む，持つといった行為にも制限がなければ上腕二頭筋の衰えも少ないはずである.

ADL低下の背景には呼吸不全や循環不全，精神疾患など何かしらの原因でADLが低下している可能性があり，ADLの低下は上腕二頭筋や下腿筋群の周囲径の減少として表れることが多い．高齢者の栄養障害を測定するMini Nutritional Assessment（MNA™）という簡易栄養状態評価表では利き手でない上腕二頭筋周囲径が21cm以下，下腿周囲径31cm以下が栄養障害を判断するスコアの項目としている.

5 血液検査データ

一般的に血液データから栄養状態を想像するにはアルブミン（Alb）値が思い浮かぶであろう．しかし病態にもよるが炎症性の疾患では，CRP（C反応性タンパク）が上昇している．CRPが上昇するとその影響でAlb値は低くなる．Albよりも代謝半減期の短いプレアルブミンにしてもCRPの影響を受けやすい．つまりCRPが上昇している状態では栄養指標としてのAlbやプレアルブミンは栄養指標として判断するには注意が必要である.

Albやプレアルブミンに比べ炎症の影響を受けにくい栄養の指標として，中性脂肪（TG）値や総コレステロール，コリンエステラーゼがある．入院前の栄養状態がどうであったのかを判断するのにこれらの指標が役に立つ場合がある.

例えば入院前に栄養障害がある患者は総コレステロールやコリンエステラーゼが低い場合が

多い．コレステロールやTGは蓄えられている脂肪の量を示し，コリンエステラーゼは肝臓でのタンパク合成能を示す指標である．血液データはすべて総合的にかつ過去に遡ったデータと現在の状態とを照らし合せ判断することで栄養指標として活用できる値と考えられる．

臨床における栄養管理の実際

1. 栄養管理開始前の栄養評価

本項では自立した食事摂取が困難な重症患者を想定した栄養管理の流れを説明する（図4）．

まず栄養管理を開始する前に患者のこれまでの栄養に関する情報を収集する必要がある．元々の低栄養状態の有無で開始する栄養管理に違いが出てくるからである．

例えば著しい低栄養状態の患者に対し，急激な糖質投与を行うと**リフィーディング症候群**という電解質異常を伴う心不全を合併する場合がある．低栄養とは逆に栄養状態に問題のない患者であれば栄養投与量もそれほど急いで多く投与する必要はない．いずれにせよ身長や体重の測定とともに問診による入院前の栄養にも目を向けることが重要である．

2. 目標カロリーの設定

目標カロリーの設定は簡易式25kcal/kg/日で設定する．設定した量を1日目から投与するのではなく，1週間後に目標量の50～80％に到達できるようなペースで調整すればよい．

3. 投与ルートの選択

投与ルートは消化管と静脈とに分けられる．嘔吐や腸閉塞，消化管出血などがない限り消化管を使用することが重要となる．消化管粘膜の下層にはリンパ球やマクロファージ，免疫グロブリンを生成する腸管関連リンパ組織が存在する．消化管を使用しないで管理すると消化管粘膜は機能が衰え始め，この腸管関連リンパ組織の機能まで低下させることになる．この腸管関連リンパ組織の機能低下による細菌のリンパ管や血中への移行が bacteria translocation（BT）といわれる現象である．また消化管は本来各栄養素を吸収するために存在する臓器であることから消化管が使用できるのならば消化管を使用するというのが原則である．

消化管が使用できない場合に静脈栄養を選択することになる．静脈栄養の期間が2週間未満と短い期間であれば末梢静脈を利用した末梢静脈栄養を選択する．2週間以上と長くなるようであれば中心静脈栄養を選択する．中心静脈栄養ではカテーテル感染に十分注意した管理が求められる．

4. 経腸栄養の間欠投与法と持続投与法

経腸栄養の投与方法には1回300～400mLの栄養剤を1～2時間程度の時間で投与する間欠投与法と，24時間持続的に栄養剤を注入する持続投与法がある．どちらを選択すべきか強い根拠があるわけではないが，持続投与法では下痢の発生が少なく，循環動態への影響も少ないため重症患者には持続投与法が勧められている．

5. 栄養投与困難の判断

栄養投与は時に中断あるいは終了しなければならない場面が存在する．例えばショック状態のときは脳や心臓などの重要臓器への血流確保が最優先であることから栄養投与は中断すべきであろう．また終末期にさしかかっている病態

図4 重症患者の栄養療法の流れ

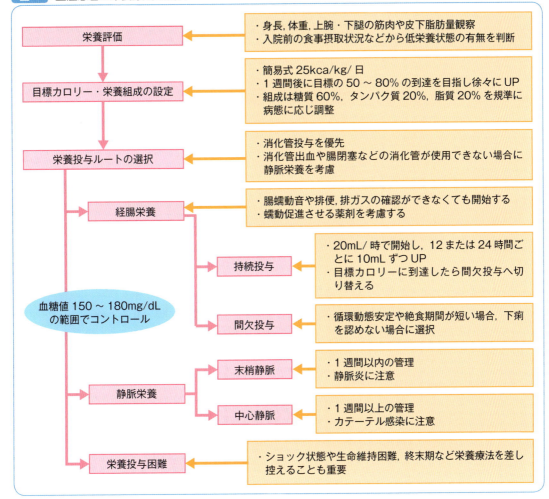

であれば栄養投与が身体の負担になりかねない．このような場合，栄養を減量または終了することになるが，その目安としては尿量がよい指標になる．尿量が減少し始めたら，それよりも多い栄養剤や水分，輸液を控えることがベターであろう．

VI 症例から学ぶ栄養管理

ここでは実際の症例を提示しどのような流れで栄養管理を行うのかを理解できればよいと考える．

[症例]

65歳男性．重症肺炎（レジオネラ肺炎）．身長165cm，体重60kg，BMI 23．

呼吸困難を主訴に救急外来受診，重症肺炎による呼吸不全で気管挿管となりICU入室．気管挿管後は F_IO_2 0.6で PaO_2 98mmHg，PCO_2 38mmHg，呼吸数28回/分，心拍数110台，体温38.8℃，血圧146/88．体動が激しく麻薬による鎮痛とプロポフォールによる鎮静が行われている．胃管は既に挿入されており，排液は緑色で400mL/日の排液量となっている．

肺炎になる前は土木作業員として勤務してお

り，検診を毎年受けていたが特に指摘されるような病気はなかった．食事についても偏食はなく1日3回しっかりと摂取していた．

1）目標カロリー

患者の身長と体重から算出されたBMIは23であり，標準範囲内である．標準範囲内であれば患者の実体重である60kgを簡易式に当てはめ目標カロリーを算出する．その結果1,500kcalが本症例の目標カロリーとなる．その目標カロリーに向け経腸または静脈から栄養投与を開始し，1週間後に目標カロリーの50〜80%（750〜1,200kcal）に到達できればよいということになる．

つまり栄養開始1〜3日目は400kcal前後，4〜6日目は600kcal前後，7日目に800kcal投与されていればよいという計算になる．

2）投与ルート

本症例において消化管出血はなく，胃内残量も多くはない．排便や排ガスの情報はないが，これらが確認できなくても経腸栄養は可能である．消化管を使用する意義としては生理的栄養吸収ルートとして，およびbacteria translocationの予防の観点からである．

まずは経腸栄養を開始し増量していくが，腹部膨満や嘔吐などの消化器症状をチェックしていく．もし消化器症状がある場合は消化管蠕動促進薬を用いることも工夫の1つだが，静脈栄養の併用も考慮することも考える．

3）投与水分量と投与栄養剤の選択

患者の体重60kgから計算した投与水分量は1,800mLとなる．発熱による不感蒸泄量の増加を考慮し総投与水分量を決めることになる．したがって妥当な投与水分量は抗菌薬の溶解液を含めおおよそ2,500mL前後と考えられる．このとき選択する経腸栄養剤は1〜2.0kcal/mL

の範囲で選択できる．

消化吸収能は通常よりも低下している患者の状況を想定すると，栄養剤の胃内停滞時間が長くなることが予測される．栄養剤の胃内停滞時間延長は腹部膨満感の原因となり，腹部膨満感は横隔膜を挙上させ換気にも影響を及ぼす可能性がある．そのため投与栄養剤については1.5〜2.0kcal/mLの栄養剤を選択するのがベターである．

栄養剤の組成については腎機能障害がなければ高タンパク製剤を選択し，高齢や腎機能低下があるような場合は通常組成の栄養剤を選択する．

経腸栄養剤単独でステップアップし目標カロリーに到達できればよいが，嘔吐や腹部膨満感，胃内残量の増加などにより経腸栄養単独では栄養管理が困難なケースも時々経験する．このような場合はまず末梢静脈栄養を併用する．ビーフリード™に20%イントラリポス100mLを末梢静脈からそれぞれ1本ずつ投与するだけでも410kcal，タンパク質が15g投与できる．2週間以上と長期間静脈栄養を継続する場合には中心静脈栄養に切り替え，経腸栄養の投与量に応じ静脈栄養の投与量を増減する．

4）実際の投与設計

患者へ投与する栄養剤は1.5kcal/mLの栄養剤で腎機能障害はないので，タンパク質含有量の多いアイソカルプラスEX™を選択した．初日は持続投与で10mL/時の速度で開始．初日の投与カロリーは360kcal，経腸からの水分量183mL，タンパク投与量は17.5gとなる．

栄養開始後第1〜7日目までのおおまかな栄養管理について**表5**に示す．7日目のカロリーが1440kcalと目標の1500kcal近くまで増量できているが，実際はここまで急いで増量を行う必要はない．バイタルサイン，尿量や体重の増減，排便や嘔吐，腹部膨満やその訴えなどを参考に1週間後に1200kcal前後まで増量できて

表5 症例における栄養管理の流れ

栄養開始後	経腸	カロリー	水分	タンパク質	輸液	留意点
第1日目	10mL/時	360kcal	183mL	17.5g	2317mL	・消化管出血や腸閉塞の徴候の有無を観察し，なければ持続投与を開始する ・排便が毎日あることが理想である ・緩下薬などを考慮する
第2日目	15mL/時	540kcal	366mL	26.25g	2134mL	
第3日目	20mL/時	720kcal	457.5mL	35g	2042.5mL	・経腸栄養の増量に伴い輸液の水分量を調整する ・腹部膨満感やその訴えがある場合は消化管蠕動促進剤の使用を考慮する ・尿量や体重を参考にINの増減を考慮する
第4日目	25mL/時	900kcal	549mL	43.75g	1951mL	
第5日目	30mL/時	1080kcal	640mL	52.5g	1860mL	・目標カロリーに近づいてきたので間欠投与への切り替えを考慮する ・下痢が持続あるいは嘔吐するリスクがある場合持続投与を継続または持続投与量を減量・維持する ・間欠投与に移行した場合は食間水を設定し輸液量をさらに減量する
第6日目	35mL/時	1260kcal	732mL	61.25g	1768mL	
第7日目	40mL/時	1440kcal	823.5mL	70g	1676.5mL	

いれば問題ない．

おわりに

　クリティケアにおける栄養管理について看護師が理解し，実践すべき内容を解説してきた．私たち看護師は療養上の世話と診療の補助行為が主な役割である．そのうち療養上の世話，日常生活援助こそが看護の特化した技術である．その日常生活のなかに食は欠かせない項目である．「食」つまり栄養について深く理解し患者とかかわることができなければ，真の日常生活援助者，看護師とはいえないと筆者自身は考えている．

[引用文献]
1) National Heart, Lung, and Blood Institute Acute Respiratory Distress Syndrome (ARDS) Clinical Trials Network, Rice TW, Wheeler AP, Thompson BT, et al: Initial trophic vs full enteral feeding in patients with acute lung injury: the EDEN randomized trial. *JAMA* **307** (8): 795-803, 2012.

[参考文献]
1) 日本集中治療医学会重症患者の栄養管理ガイドライン作成委員会：日本版重症患者の栄養療法ガイドライン．日集中医誌 **23**：185-281，2016.
2) McClave SA, Taylor BE, Martindale RG, et al: Guidelines for the Provision and Assessment of Nutrition Support Therapy in the Adult Critically Ill Patient Society of Critical Care Medicine (SCCM) and American Society for Parenteral and Enteral Nutrition (A.S.P.E.N.). *JPEN* **40**(2): 159-211, 2016.
3) 清水孝宏編：エキスパートが本気で教える重症患者の栄養管理―知らないと痛い目をみる!? コツとピットフォール．急性・重症患者ケア2(2)，2013.
4) 日本呼吸療法医学会栄養管理ガイドライン作成委員会：急性呼吸不全による人工呼吸患者の栄養管理ガイドライン2011年版．人工呼吸**29**(1)：75-120，2012.

第2章 生理的欲求とケア　　　　　　　　　　　　　　　　　　　　　　　　　　大坂 卓

Section 11　摂食・排泄障害

はじめに

　人間にとって「栄養」は，マズローのニード階層において最も下位の項目である生理的欲求に分類され，生命を維持・増進していくうえでは必要不可欠な要素である．「栄養」は外部から取り入れる必要があり，人間は食物を「摂取」し「栄養」を取り入れたのち「排泄」を行うという営みを繰り返しており，これらは人間の基本的欲求である．

　クリティカルケア領域に身をおく患者であっても，誰しもが入院前と同じように食事をとりたいと思い，何の苦痛も感じることなく排泄を行いたいと思うだろう．しかし，侵襲下においてはさまざまな要因によってそれらの基本的欲求が満たされない可能性があることをクリティカルケア看護師は常に認識しておかなければならない．本項ではクリティカルな状況における摂食・排泄に関するニードの阻害を「障害」ととらえ，それらに対するアセスメントの視点や援助について述べていく．

MEMO
＊1：摂食嚥下
「摂食」とは食物をとることであり，「嚥下」も含めた概念としてとらえるが，アプローチを明確にするため，本項においては「摂食嚥下」という表現を使用し，時には「嚥下」単独で表現する．

I　摂食嚥下障害に対するケア

1. 摂食嚥下に関する基本知識

1) 摂食嚥下は「食事」でなければならない

　図1に示したように，摂食嚥下＊1とは「動機＝食欲」から始まり，「消化管＝胃・腸」に食物が送り込まれるまでのプロセスを表したものである．臨床現場では患者への直接的な影響が大きいことから，「咽頭通過＝嚥下」に着目されることが多い．しかし，患者は「食事を飲み込むこと」は望まないであろう．この摂食嚥下プロセスは「食事」そのものを表現しており，このプロセスが正常に経過することは生理的ニードおよび自己実現のニード充足を意味する．

　プロセスは「動機＝食欲」という要素を基盤として順序よく進んでいくが，各要素における問題の発生は，食事をとる動機に悪影響を及ぼし，プロセスは維持困難となる．

　このプロセスを念頭におき，構成要素のどこに問題があるかを常に思案していくことは，患者を生活者としてとらえ援助していくために重要なポイントである．

　摂食嚥下は生理的ニードの一部ではあるが，目指すべきはおいしく食事をとれるかであり，自己実現のニードの存在を忘れてはいけない．

図1 摂食・嚥下のプロセス

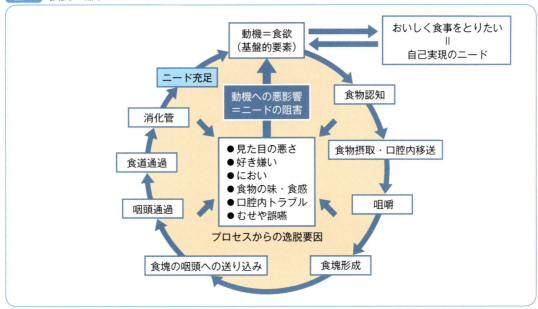

(山田好秋:よくわかる摂食・嚥下のメカニズム,第2版. p44,医歯薬出版,2013.を参考に作成)

2) 嚥下の5期モデル

嚥下の5期モデルは図2に示したプロセスを5期に分類して摂食嚥下全体を把握する方法であり,❶先行期(認知期),❷準備期,❸口腔期,❹咽頭期,❺食道期に分類される.

2. 摂食嚥下障害の原因とアセスメント

1) 摂食嚥下障害の原因

嚥下障害の原因(表1)としては患者の原疾患や加齢等に関連した器質異常や機能異常が考えられる.器質的異常としては口腔内のトラブルや口腔咽頭内の異物(挿管チューブや気管切開など),食道炎などがあげられ,機能的異常としては脳血管疾患による嚥下機能障害や薬剤の副作用,挿管や術式による反回神経麻痺などが考えられる.また,心理的な要因も摂食嚥下障害を引き起こす.

近年では人工呼吸離脱後の嚥下障害も注目されており,ICU-Acquired Swallowing Dysfunctionと呼ばれ[1]),嚥下にかかわる筋力の低下からICU神経筋障害(ICU-AW)の1症状としても考えられている.

全身の筋力低下や可動域制限によって,食事に関する行動そのものが障害されることによっても摂食嚥下障害が発症する可能性を念頭におく必要がある.つまり,単に口腔周囲の機能の維持・向上を目指すのではなく,全身の機能をアセスメントし予測性をもって患者をみていく必要がある.

2) 摂食嚥下行動のアセスメント

1 摂食嚥下行動に関するアセスメントの視点

(1) 摂食嚥下障害に関連する原疾患や既往歴および身体機能の把握

上記に示した原因疾患や既往歴は,摂食行動そのものに影響する要因や治療・介入の結果として摂食行動を阻害する要因となるものまでさまざまであり,これらの要因を把握するところから摂食嚥下障害のアセスメントが始まる.

また,上肢や頸部,体幹の筋力低下や可動制限はないか,座位保持は可能であるかといった

図2 嚥下の5期モデル

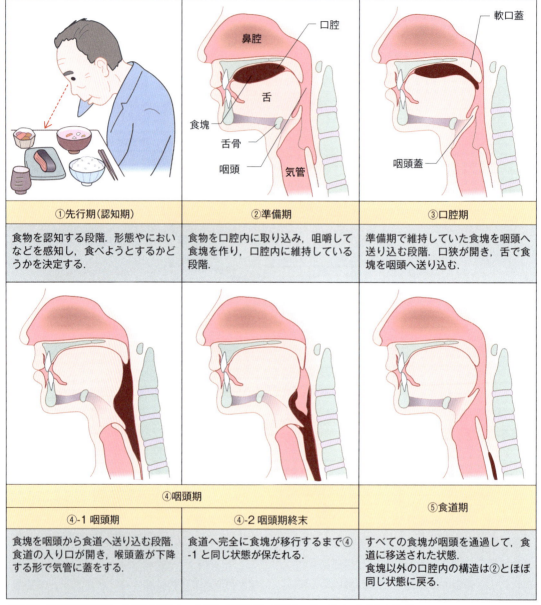

(瀬田拓：嚥下機能の評価 ①食事を摂るという活動. 看護技術, 60(10)：18, 2014. をもとに作成)

身体機能にも着目し，ただ単に安全に飲み込めることを目標とすべきではなく，食事を行うという生活活動の維持・向上を目標とすべきである．

(2) 全身状態の把握

嚥下を行う際には誤嚥や窒息などのリスクを伴う．全身状態の安定しないなかでの摂食嚥下行動の実施はそれらのリスクをさらに高め，リスクが生じた場合には全身状態のさらなる悪化を招くため，バイタルサインの安定，意識状態，有効な咳嗽は可能かといった点に注目して事前に観察を行っておく必要がある．

(3) 食への意欲の確認

患者が食事を行うことに意欲をもっているかは重要である。食事そのものに拒否を示している場合，うまく嚥下ができない，嚥下後に嘔吐し誤嚥してしまうといった状況も生じうるため，必ず患者の希望を聞き，無理に食事摂取を進めないことも大切である。また，食事形態の調整も重要であり，経管栄養中の消化能力などを考慮し，どの形態から食事を始めるかを判断する必要性がある。

② 摂食嚥下障害評価のためのスクリーニングテスト

スクリーニングテストには表2に示したものがある。これらは嚥下の状態を大まかに判断できるが，細かいところはわからないということに留意する。詳細な嚥下状態の評価には嚥下造影（VF）検査や嚥下内視鏡（VE）検査などを用いる必要がある。

3. 摂食嚥下障害予防ための援助

1）口腔ケア

人工呼吸管理中は閉口の制限により口腔内は乾燥しやすい。また，開心術後の患者では術後水分バランスのマイナス管理や炎症に伴う血管内脱水の影響から口腔内乾燥が助長される[2]。口腔内乾燥は嚥下機能にも影響し，口腔乾燥を有する患者は口腔内乾燥を有しない患者よりも

表1 主な摂食嚥下障害の原疾患と既往歴

① 窒息
② 肺炎
③ 慢性閉塞性肺疾患や喘息などの肺疾患
④ 脳血管障害や脳腫瘍などの脳疾患
⑤ 筋萎縮性側索硬化症（ALS）や重症筋無力症などの神経筋疾患
⑥ 気管切開，気管挿管
⑦ 頸部・胸腹部の手術
⑧ 放射線治療

（髙橋栄樹：摂食・嚥下訓練．道又元裕編，クリティカルケア看護技術の実践と根拠．p154，中山書店，2011．より）

表2 嚥下機能のスクリーニングテスト

反復唾液嚥下テスト（RSST：Repetitive Saliva Swallowing Test）	● 人差し指と中指で甲状軟骨を触知し，30秒間に何回空嚥下が行えるかをカウントする ● 聴診器での嚥下音の確認と触診を併用すると評価が正確になる	● 咽頭隆起が完全に中指を乗り越えた場合に1回と数え，30秒間に3回未満の場合にテスト陽性，すなわち問題ありとする
改訂水飲みテスト（MWST：Modified Water Swallowing Test）	● 3mLの冷水を口腔底に入れ嚥下させる ● 評点が4点以上であれば最大でさらに2回繰り返し，最も悪い場合を評点とする	1：嚥下なし，むせる and/or 呼吸切迫 2：嚥下あり，呼吸切迫 3：嚥下あり，呼吸良好，むせる and/or 呼吸切迫 4：嚥下あり，呼吸良好，むせなし 5：4に加え，反復嚥下が30秒内に2回可能
フードテスト（FT：Food Test）	● 茶さじ1杯（約4g）のプリンを食させる	● 嚥下後の口腔内残留が評価対象となる． 1：嚥下なし，むせる and/or 呼吸切迫 2：嚥下あり，呼吸切迫 3：嚥下あり，呼吸良好，むせる and/or 湿性嗄声 4：嚥下あり，呼吸良好，むせなし，口腔内残留ほぼなし 5：4に加え，反復嚥下が30秒内に2回可能

（日本摂食嚥下リハビリテーション学会医療検討委員会：摂食嚥下の評価【簡易版】，2015．より作成）

反復唾液嚥下テスト不可となる割合が高くなり[3]．日々の口腔ケアによって口腔内を湿潤環境に保っておくことは，抜管後スムーズに摂食行動を開始していくための重要なファクターであるといえる．

また，口腔内の乾燥や挿管チューブの当たりなどによって口腔粘膜は傷つきやすく，口内炎等の問題が発生しやすい．口腔ケアによってそれらのトラブルを未然に防ぎ，日常の観察によって早期発見・介入していく必要がある．

2）嚥下機能の訓練

嚥下機能の訓練には，食物を使用せずに実施する間接訓練と実際に食物を使用する直接訓練がある．

1 間接訓練

スクリーニング等により嚥下機能に問題がある患者であってもその機能の維持・向上を目指して日常的に訓練を実施していくことは重要である．間接訓練は直接的に食物を飲み込むことは行わないため，嚥下機能に問題がある患者においても適応可能である．しかしながらその効果は直接的には判定しづらいという欠点もある．間接訓練の基本は関節可動域の改善や筋力の増強であり，いくつかを表3に示す．以下にはアイスマッサージ[4]に関して概説する．

(1) アイスマッサージ

凍らせた綿棒に水をつけ，口腔内をマッサージすることにより嚥下反射を誘発する方法．間接的嚥下訓練としてだけでなく，口腔内に食物をためたまま嚥下しない患者に対しての嚥下誘発法としても使用でき，適用の範囲は広い．

- **具体的方法**：凍らせた綿棒を使用し，前口蓋弓，奥舌，軟口蓋，咽頭後壁の粘膜面をなでたり押したりしてマッサージを行う．刺激の部位に関しては図3を参照していただきたい．
- **効果**：①刺激中に嚥下が起こる，②刺激後に嚥下が自動的に起こる，③刺激後に嚥下をすると嚥下反応が生じるまでの時間が短縮するといった効果が期待される
- **注意点**：絞扼反射*3が強い場合には行わない．また，綿が棒からはずれないようにしっかり巻き付けた綿棒を使用する必要がある．

2 直接訓練

直接的嚥下訓練は実際の食物を用いて嚥下を

図3 アイスマッサージ施行時の刺激部位

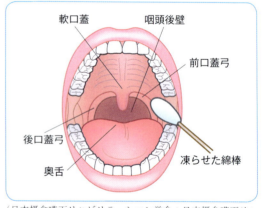

（日本摂食嚥下リハビリテーション学会：日本摂食嚥下リハビリテーション学会 eラーニング対応 第4分野 摂食嚥下リハビリテーションの介入I 口腔ケア・間接訓練 Ver2. p97，医歯薬出版，2015．より）

表3 間接訓練

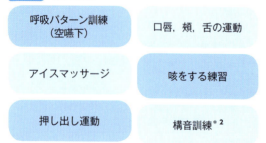

> **MEMO**
> *2：構音訓練
> 　パ，タ，カなどの発声をしてもらうことで舌を訓練する．「パ」は口唇をすぼめることで口唇の筋が鍛えられる．「タ」は嚥下時に食塊をすくい上げるために必要な舌を突き出す訓練となり，「カ」は舌根部を持ち上げる訓練となる．

行い機能の維持・向上を図るものである．直接的嚥下訓練では誤嚥を生じる可能性があるため，医師の指示によって開始する．

患者状態の安定は第一であり，安全の確保のためにも患者が覚醒し，有効な咳嗽が可能か，口腔内は清潔に保たれているか（誤嚥時の肺炎リスクを最小限にするため）といった確認が必要となる．また，誤嚥を生じた際には呼吸状態及ぼす影響が大きく，ヘッドアップの継続により循環動態にも変調をきたす可能性があることを念頭において患者の全身状態が安定していることを確認しておくことも必要である．

直接的嚥下訓練はスプーンやコップを用いて行うことが多いが，それらが困難な場合にはストローを用いて摂取してもらうなど，患者の状態に合わせて摂取方法を工夫する必要がある．万が一誤嚥を生じた際にすぐに対処できるよう吸引の準備も行っておく．

3) 食事摂取時の姿勢の調節

食事摂取時の姿勢は安全に食事を摂取し，かつ摂食行動を促進するために重要な要素である（図4）．全身の筋力低下を認める患者には安定した座位を維持するためにクッション等を使用して体幹を維持することや誤嚥のリスクのある患者に重力位姿勢*4をとるなど，安全に留意した姿勢の調節が必要となる．

嚥下の先行期において，感覚情報が制限された状態では捕食動作に影響が生じることから[5]，食事を見える位置に置き，食事内容を言葉で伝え食事に対する認知を促すことは重要である．また，前腕を座高1/3の高さに置いた状

> **MEMO**
> *3：絞扼反射
> 口腔後部や咽頭部を刺激することによって生じる．吐き気をもよおし，嘔吐とかなり似た反応を生じるが，実際に吐くことはなく，嘔吐のときのように大きな口を開けることもない．

態の嚥下は嚥下時の姿勢調節の1つとして有効であり[6]．端座位や立膝姿勢では長座位に比してRSSTの回数が優位に上昇することから[7]，姿勢変化が嚥下機能に影響することが示唆されている．

これら姿勢の調節は食事摂取開始前にのみ行うのではなく，食事摂取中の患者の様子を常に観察しながら，適宜体位を調節するなど，嚥下の状態と患者のニーズを考慮しながら実施していくことが重要である．

4) 頸部や体幹のリハビリテーション

頸部可動域制限は摂食嚥下能力の低下に関連すると考えられている[8]．人工呼吸管理中は一方向に頸部が固定された状態が継続することで頸部の拘縮をきたしやすいため，四肢リハビリテーションに加えて頸部リハビリテーションを

> **MEMO**
> *4：重力位姿勢
> 物体の落下する力を利用して安全な嚥下を促す姿勢である．リクライニング30〜45°の姿勢であり，この姿勢では嚥下時に食物は咽頭後壁をつたって食道方向へ落ちていく動きをするため，より誤嚥を起こしにくい（図）．

図　重力位姿勢

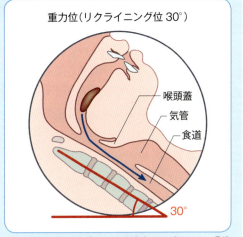

（水戸優子：「口から食べる」を支えるアプローチ　②姿勢調整．看護技術 60(10)：51, 2014. より）

図4 姿勢の調整は安全に食事をし，摂食行動を促進する

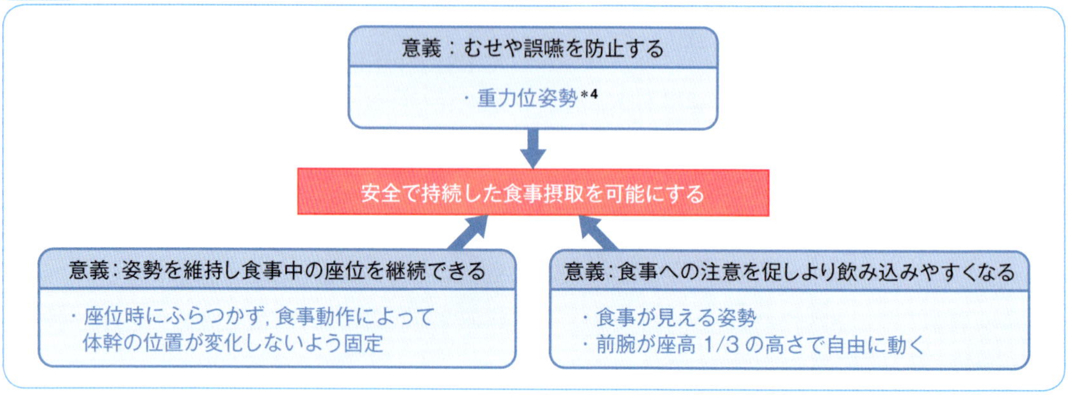

意義：むせや誤嚥を防止する
・重力位姿勢*4

安全で持続した食事摂取を可能にする

意義：姿勢を維持し食事中の座位を継続できる
・座位時にふらつかず，食事動作によって体幹の位置が変化しないよう固定

意義：食事への注意を促しより飲み込みやすくなる
・食事が見える姿勢
・前腕が座高1/3の高さで自由に動く

実施することは，抜管後スムーズに経口摂取へ移行していくために重要な要素である．

また，姿勢調節の項目でも述べたように，食事摂取時に姿勢を維持することは重要であり，体幹の筋力を維持するための座位訓練など積極的に行っていく必要がある．

5) 食事内容・形態の調整

あなたは，好きな食べ物とそうでない食べ物，どちらを食べたいと思うだろうか．極端な質問であるが，食事に対する意欲を探るとき，これ以上も以下もない質問ではないだろうか．それほど食事内容は患者の食事に対する認識や食欲を増進させるファクターであり，摂食嚥下のプロセスにおいて，「動機＝食欲」の段階を重要視する必要がある．

病院食のレパートリーのなかで患者のニードを確認しながら食事内容を調整し，そのなかで患者の嚥下状態に合った形態で提供する．これだけでも患者の食事摂取量に大きく影響するであろう．また，食事摂取状況や全身状態（消化機能，腎機能，肝機能や既往など）を考慮したうえで，家族に患者の好みの食材を用意してもらうなどの工夫はただ単に食事摂取を促すだけでなく，集中治療下であっても患者においしく食事を摂取してもらい回復を促進するために考慮するべきであると考える．

以上に述べた内容に関して現在明確なエビデンスとなる知見は得られていないが，心臓血管外科手術後の患者に対して食事の工夫を行うことで喫食率上昇や体重当たりのタンパク摂取量の上昇傾向が報告されている[9]．

食に対する意欲の向上は「食事をとること」の認知を促して食事摂取量を増加させ，食事摂取量の増加は創部の治癒や免疫力の上昇などさまざまな恩恵が期待できる．食事の内容や形態が摂食嚥下に影響する可能性を考慮し，調整していくことはベッドサイドで常に患者をみている看護師の重要な役割である．

Ⅱ 排泄障害に対するケア

1. クリティカルな状況における排泄の問題

1) 「排泄」という「行為」の阻害

人間にとって「排泄」とは単に排尿や排便を表すのではなく，尿意・便意を感じてトイレに行き，下着を下ろして便座に座り，用を足したのちに衣服を整えるといった「行為」であることを認識する必要がある．「摂食嚥下」の項においても，食べることはただ単に食物を飲み込むことではなく，食事という事象に関連した一

連の行為を示すとしたことと同様，排泄障害においても，床上での行動のみでとらえるのではなく，本来の生活行動の障害として広くとらえ，援助を提供していく必要がある．

2）排泄障害の要因

1 侵襲や薬剤による排泄障害

クリティカルな状態の患者は，侵襲に伴う循環不全や酸素化の悪化による重要臓器への血液再分布に伴う腸管血流の低下や，長期にわたる絶食による腸管粘膜の萎縮・バリア機能の低下，安静や絶食に伴う腸蠕動運動の低下，不安やストレスによる交感神経系の緊張などさまざまな要因で腸管機能の低下をきたし，患者は便性状に異常を生じやすくなる．

また，抗菌薬の長期使用やカテコラミン，鎮痛薬の使用といった薬剤による便の異常も考えなくてはならない．抗菌薬に関しては，セフェム系第3世代（ロセフィンなど）セフェム系第4世代（ファーストシン，マキシピームなど），カルバペネム系（メロペンなど）などの広域な抗菌スペクトルをもつ抗菌薬は，腸管内の好気性菌や嫌気性菌全体に対して抗菌活性を有しているため，腸管内の菌交代を引き起こし，抗菌薬関連下痢症*5を発症させやすいとされている[10]．

2 身体的・心理的要因に起因する排泄行動の障害

長期の臥床や過度の鎮静は患者の排泄行動を維持するための機能も低下させることが考えられる．全身の筋力低下はトイレ移動や衣服の着脱，排便体勢の維持を困難にさせ，排泄行動を

> **MEMO**
> **＊5**：抗菌薬関連下痢症（antibiotics-associated dearrhea：AAD）
> 抗菌薬投与後に併発する下痢症をいう．腸管内常在菌叢の菌交代が主な要因であり，なかでもクロストリジウム・ディシフィルやメチシリン耐性黄色ブドウ球菌（MRSA）に関連した下痢症が臨床上非常に問題となる[10]．

阻害する．

また，クリティカルな状況においては，オープンなフロアのなかでの排泄を患者に強いなくてはならない場面もある．そのことは患者の心理的負担にもなり，身体的要素のみならず，心理的要素も排泄行動障害の一因としてとらえることは重要である．

2. 排泄の問題を予測する

1）排泄機能のアセスメント

1 排泄行動のアセスメント

排泄行動過程を**図5**に示した．術前ADLの状態について情報収集し，集中治療室入室時の全身状態と合わせてアセスメントし，排泄行動過程のどこがどの程度可能でどこが不可能か（排泄セルフケア能力）を判断していく．これはある一時点での判断ではなく，患者の回復状況や鎮静の程度などの変化に伴って経時的にアセスメントしていき，機能の向上に向けた援助を考えていく必要がある．

また，ICUのフロアのなかでもカーテンに仕切られたオープンフロアであるのか，周囲との隔離ができる個室環境であるのかといった環境のチェックや，患者自身が排泄に対してどのような思いを抱いているのかを確認しておくことも，排泄行動の実施能力をアセスメントする上で重要である．

2 排泄物のアセスメント

排泄物のアセスメントは重要である．特に下痢は体内の水分バランスや電解質バランスの乱れにつながる．また，下痢便はアルカリ性であり，皮膚トラブルも生じる可能性がある．便の性状に関してはブリストルスケール（**表4**）が使用しやすい．これは，便の性状を具体的に表現してそれを数字で示すものであり，数字の段階が時系列でどのように変化をしたかを表現しやすい．

§ **11** 摂食・排泄障害 **205**

3 便性状に異常をきたす要因のアセスメント

表5にICUで考えられる便性状異常の原因を示す．日常の全身所見をチェックする際でこれらの要因に関する情報を得ながら，便性状に

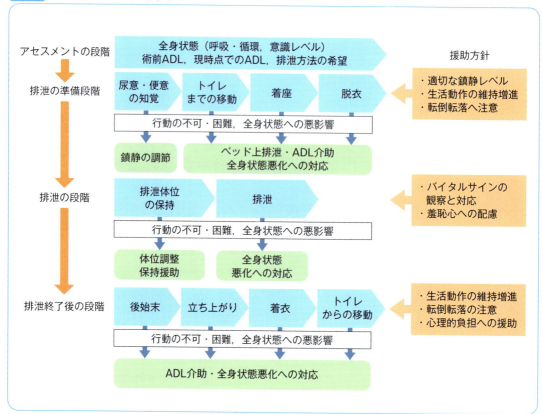

図5 生活行動過程と援助方針

表4 ブリストルスケール

1	コロコロ便		硬くてコロコロの兎糞状の便
2	硬い便		ソーセージ状であるが硬い便
3	やや硬い便		表面にひび割れのあるソーセージ状の便
4	普通便		表面がなめらかで柔らかいソーセージ状，あるいは蛇のようなとぐろを巻く便
5	やや軟らかい便		はっきりとしたしわのある柔らかい半分固形の便
6	泥状便		境界がほぐれて，ふにゃふにゃの不定形の小片便
7	水様便		泥状の便水様で，固形物を含まない液体状の便

表5	便性状異常の原因
① カテコラミンの投与	② オピオイド使用による鎮痛
③ 長期臥床	④ 循環不全
⑤ 酸素化の悪化	⑥ 長期絶食
⑦ 抗菌薬の投与	

異常をきたす可能性があるかについてアセスメントを実施していく.

3. 排泄行動の回復に向けた援助

1) 排泄行動に即した援助の視点

図5には排泄行動過程と援助の方針を示している. クリティカルケア看護師は疾患や治療によって低下するであろうこの一連の生活動作機能を, いかにして患者に再獲得してもらうかを目標として援助を提供していく必要がある.

各行動過程の途中での行動の維持・困難が予測されるため, 事前にアセスメントした内容から物品の準備などを行っておく必要がある. また, 全身状態の悪化時は無理に過程を進行するのではなく, 全身状態の安定を待って過程進行を再開する必要がある.

2) 排泄時の体位調節

排便時仰臥位よりも座位姿勢のほうが同じ怒責圧よりも腹圧はより強くかかる[11]. リクライニング角度の違いによる腹圧の変化についての詳細な報告は認めないが, より座位に近い体勢での排便が効果的であると考えられる. よって, 排便時の体位調節は患者に排便をより安楽に実施してもらうために重要な要素である.

しかし, 長期臥床や鎮静の影響, ICU-AW

の発症等によって全身の筋力低下を認める患者は, リクライニング姿勢を維持することも困難であることが考えられる.

そのため, クッション等による体位維持, および体位維持を目的とした早期のリハビリテーションを行っていく必要がある.

3) 排泄時の全身状態への着目

排泄時に怒責をかける際には特に循環動態の変化に注意が必要である. 特に排便時は強い腹圧が必要になるため, その分怒責を強くする必要があり循環動態への影響は大きい. 怒責による身体変化としては排泄時の酸素消費量の増加による心負荷や交感神経の興奮があげられ, 血圧や心拍数は上昇する[12]. さらに, 排泄時の体位変換による循環動態の変化にも注意する必要がある.

これらの理由から, 排泄中は患者の状態が変化する可能性を考慮してバイタルサインを注意深く観察しながら援助する必要がある.

4) 便性状悪化時の援助

全身状態の悪化や治療の副作用により便性状に異常をきたすことは少なくない. 特に下痢に関しては, 発症による弊害（水分バランスの乱れ, 感染, 皮膚トラブル）が患者のQOLを著しく低下させるため, 迅速かつ適切な対応が必要となる.

下痢の原因をアセスメントし, 整腸薬の投与や食事（経口, 経管）の調整を医師に依頼する. 排泄物のpHはアルカリであり, 排泄回数が頻回となれば皮膚トラブルを生じやすいため, 陰部清拭・洗浄を行いながらケアを行っていく必要がある. しかし, 頻回のケアによる皮脂の減少や物理刺激によって, 皮膚の乾燥状態を引き起こすことで, 皮膚状態がさらに悪化する可能性もあるため, 皮膚状態を常にアセスメントしながら必要時は皮膚科の医師に相談するなどして対応していく必要がある.

§ 11 摂食・排泄障害 207

近年では便失禁デバイスの使用も徐々に普及しており，体外式人工肺装置（extracorporeal membrane oxygenation：ECMO）使用患者における便失禁管理デバイスの使用が菌血症の発症抑制に関連している可能性を示唆した報告も認めている[13]．排便のコントロールに難渋し，感染や褥瘡発生のリスクが高い場合には，医師や患者と相談しながら使用を検討する．

5）心理的負担への援助

通常の生活においてトイレ以外の場所で排泄を行うことはなく，オープンフロアでの排泄は羞恥心を伴い，患者のプライバシーが完全には保持できない．排泄時は肌の露出を少なくするためにタオルをかけ，においに対処し，できる限り患者の希望に合わせた排泄形態をとるなど，細やかに配慮する必要がある．

通常に近い形で排泄を行いたいという患者の希望があれば，リハビリテーションに対するモチベーションにもつながるため，必ず患者とコミュニケーションをとりながら援助を考えていく．

III 多職種連携による摂食・排泄障害への援助

これまで，摂食・排泄障害について原因やアセスメント，介入方法など示してきたが，これらは看護師のみの介入では到底なしえない．

医師，言語聴覚士，理学療法士，作業療法士，管理栄養士など，さまざまな職種が協働してこれにあたる必要があり，看護師はベッドサイドで常に患者のそばにいる存在としてその中心となる「要」である．

各職種の専門性を活かしながら患者の早期回復と，ICUでの生活だけでなく集中治療を脱した後の生活を見据えた介入をチームで考えていくことが求められている．

おわりに

摂食・排泄障害は身体的・心理的影響が大きく，患者 QOL の著しい低下とともに生命の危機に直結する問題である．全身状態の細やかな観察から身体機能の査定，さらには患者背景の把握と，援助の過程にはさまざまな要素がある．看護師はこれらを 24 時間の生活の枠組みでとらえ，多職種のなかで患者を支える中心的存在である．そして，そこには患者のニーズが存在することを忘れてはならない．生理的ニーズのなかに存在する自己実現のニーズをくみ取り，患者をチームの一員としてとらえて，クリティカル脱出後の生活を見据えた援助を提供していってほしいと思う．

[引用文献]
1) Macht M, Wimbish T, Bodine C, et al: ICU-acquired swallowing disorders. *Crit Care Med* **41**(10): 2396-2405, 2013.
2) 榊裕美・他：開心術後経口挿管患者における舌粘膜および口唇の水分量の経時的変化.日本クリティカルケア看護学会誌**12**(3)：49-54，2016.
3) 井村英人・他：高齢者における口腔乾燥の主観的・客観的評価と嚥下機能に関する調査.日本口腔ケア学会誌 **10**(1)：156-160，2016.
4) 日本摂食嚥下リハビリテーション学会医療検討委員会：訓練法のまとめ（2014）．日摂食嚥下リハ会誌 **18**(1)：55-89, 2014.
5) 大岡貴史・他：先行期の感覚情報と捕食行動の関連―捕食時口唇動作に及ぼす影響. 日摂食嚥下リハ会誌 **15**(2)：190-198，2011.
6) 鈴木哲・他：嚥下時に前腕を置く机の高さが舌骨上筋群の筋活動に与える影響.日摂食嚥下リハ会誌 **15**(1)：25-30，2011.
7) 田上裕記・他：姿勢の変化が嚥下機能に及ぼす影響―頭部・体幹・下肢の姿勢設定における嚥下機能の変化．日摂食嚥下リハ会誌 **12**(3)：207-213，2008.
8) 長谷田敦志・他：摂食嚥下障害と頸部の関節可動域の関係について―摂食姿勢および円背に着目して―.日本摂食嚥下リハビリテーション学会誌, **14**(3)：238-243，2010
9) 井上真・他：「術後の栄養や食事を再考する」心臓血管外科術後の食事を考える―最適な食事内容の検討と評価.外科と代謝・栄養**49**(5)：219-226，2015.
10) 小泉祐一・他：薬剤別にみた抗菌薬関連下痢症の発症リスク.環境感染誌**23**(3)：175-179，2008.
11) 今井美香・他：怒責圧と直腸内圧および怒責のかけやすさからみた排便しやすい体位の検討.日本看護技術学会誌

10(1)：93-102，2011.
12) 寺町優子：急性心筋梗塞患者の日常生活労作におけるリハビリテーション看護（その2）―食事摂取時，および排泄時のPressure-Rate Productの変化について．看護技術 **28**(11)：122-129，1982.
13) 菊田正太・他：体外式人工心肺装置導入患者における便失禁管理システムの有用性に関する検討.日本救急医学会雑誌 **28**(11)：845-851，2017.

[参考文献]
1) 山田好秋：よくわかる摂食・嚥下のメカニズム，第2版. p44，医歯薬出版，2013.
2) 道又元裕編：クリティカルケア看護技術の実践と根拠

⑩摂食・嚥下訓練．pp151-159，中山書店，2011.
3) 道又元裕編：クリティカルケア看護技術の実践と根拠 ⑤排泄ケア．pp95-103，中山書店，2011.
4) 瀬田拓：嚥下機能の評価　①食事を摂るという活動.看護技術 **60**(10)：17-21，2014.
5) 水戸優子：「口から食べる」を支えるアプローチ　②姿勢調整．看護技術 **60**(10)：50-55，2014.
6) 大石佐奈美：超急性期から始める！　摂食・嚥下障害の予防法.重症集中ケア **12**(3)：70-73，2013.
7) 加藤岡美紀：ADL向上が見えてくる排泄援助のコツ.重症集中ケア **12**(3)：95-102，2013.

MEMO

第 2 章　生理的欲求とケア　　　　　　　　　　　　　　　　　　　　　　　　　　　茂呂 悦子

Section 12　姿勢保持困難

はじめに

ここで述べる姿勢保持困難とは「歩行時及び座位，臥位に際して患者が望ましい姿勢を保持するように助ける．また患者がひとつの体位からほかの体位へと身体を動かすのを助ける」[1]という基本的看護が必要な状態である．近年，クリティカルケア領域では退院後の健康QOL向上のためにライトセデーション（Light sedation，浅鎮静）による管理が推奨されており患者は覚醒し，療養生活を過ごすようになってきた．

野口らはライトセデーション（浅鎮静）中の患者の体験について調査し体験の本質的要素として「任せてもらえない身の周りのことを自分でやりたい」「挿管患者は勝手に動いてはいけないらしい」「物言わぬ患者として扱われ，伝えるチャンスがない」「鎮静で眠るより覚醒して自分らしく人と関わりたい」などが抽出されたと報告している[2]．つまり，患者は医療者に自分をゆだねるのではなく，自分で自分のこと行い自分らしく過ごしたいというニードをもっているのである．

そして，姿勢保持は食事や睡眠・休息，歩行，更衣など入院前から続きクリティカルケアでの療養中も退院後もすべての日常生活行動に伴うものである．また，体位ドレナージや創部の固定・安静，褥瘡予防など治療的介入として行われる日常的看護ケアの1つでもある．

したがって，クリティカルケア領域における姿勢保持のためのケアは，入院前の状態をふまえ，さらに，退院後の日常生活を見据えた患者らしい療養生活を通して早期回復を促すケアといえる．

この項では，クリティカルケア領域における姿勢保持困難について整理し，日常性の再構築を意図した姿勢保持困難に対する看護について述べる．

I　クリティカルケアにおける姿勢保持困難

1. 姿勢保持困難とは具体的にどのような状態か

姿勢には重力に対して身体を支持する静的姿勢と，重力とともに知覚・運動系の機能も加わった動的姿勢とがある[3]．私たちは，睡眠は臥位，食事は座位など自分にとって望ましい姿勢を選択し自分の身体を自由にコントロールしてその姿勢を保持している．また，覚醒しているときも寝ているときもほぼ留まることなく身体を動かし姿勢を変化させており，静的姿勢と動的姿勢を自然な連続的行動として保持している．

しかし，クリティカルケア領域では意識障害やうつ，せん妄，深鎮静などによって覚醒レベルや認知機能が低下し受けている治療や自分の病態を理解できず望ましい姿勢を選択できな

い，あるいは，姿勢を変化させたいというニーズを表出できない状態となる場合がある．また，姿勢の保持にはほぼ全身の筋の緊張・伸展性などの筋活動と中枢神経系が関与する[1]．重度の熱傷，多発外傷，麻痺，筋力低下など疾病や二次障害などによる筋骨格・神経系の障害により，自分の身体を自由に動かすことができず姿勢保持困難となる場合もある．さらに，不安定な呼吸・循環動態，人工呼吸器・循環補助装置の装着，身体抑制により生命維持や安全確保といった基本的ニーズの充足のために活動を制限され自由に姿勢を変えられない場合もある．

このようにクリティカルケア領域における姿勢保持困難は何らかの要因によって「望ましい姿勢を選択できない」「身体を自由に動かす機能が低下している」「生命維持・安全のため活動が制限されている」という状態である．

2. 姿勢保持困難の具体的要因

「望ましい姿勢を選択できない」「身体を自に動かす機能が低下している」「生命維持・安全のため活動が制限されている」という状態は一人の患者が1つだけ有するというわけではない．

例えば，重度の意識障害や深鎮静では「望ましい姿勢を選択できない」だけでなく筋力の低下や麻痺がなくても自身の身体をコントロールして姿勢を保持することはできないため「身体を動かす機能が低下している」という状況でもある．さらに，重度の意識障害や深鎮静が必要な患者では呼吸・循環が不安定で「生命維持・安全のため活動が制限されている」場合もある．

つまり，クリティカルな状況にある患者の姿勢保持困難は複数の状況・要因によって生じている．姿勢保持困難を生じる具体的な要因の例を**表1**に示す．

姿勢保持困難の具体的な要因には，❶脳血管疾病に伴う麻痺のように器質的な変化によって完全に元の状態には戻ることができないものや，❷深鎮静・過鎮痛・せん妄などの影響による精神活動・認知機能の低下，床上安静・過大侵襲による筋肉量の減少・関節の拘縮といった予防が重要でいったん生じると回復までに時間を要するもの，❸身体抑制・カテーテル・ドレーンの挿入のように要因が取り除かれれば速やかに姿勢保持困難も改善するものがある．

つまり，姿勢保持困難には，回避しがたい疾病に伴う要因，予防が重要な要因，早期に取り除くことが重要な要因がある．看護師は個々の患者においてどのような要因があるのかを包括的に評価し，要因間の関連性や予防可能か，早期に取り除けるのかなどを吟味し，ケアを立案・実施する必要がある．

表1 姿勢保持困難の主な要因

意識・精神・認知的機能の障害	● 深鎮静 ● 過鎮痛 ● 脳血管障害 ● 低酸素脳症	● 代謝異常 ● 精神疾患 ● 認知症 ● せん妄など
筋・骨格・神経系運動機能の障害	● 麻痺 ● 脊椎損傷 ● 骨折 ● 筋萎縮症	● ミオパチー ● ニューロパチー ● 筋弛緩薬の使用など
生命維持・安全確保のための活動制限	● 不安定な呼吸・循環動態 ● 創部の固定・安静保持 ● 人工呼吸器	● 体外循環などの医療機器の装着 ● ドレーンカテーテル類の挿入 ● 身体抑制など

§ ⑫ 姿勢保持困難　211

3. 望ましい姿勢

　望ましい姿勢とは本来患者の好みや慣習に合っており（その人らしさのある）患者が要望する姿勢である．しかし，それは，呼吸・循環など生命を維持するというニーズを満たし安全・安楽であり，睡眠や食事，更衣といった生活行動が容易であることが必要である．

　例えば，健康なときには右側臥位でないと眠れないという患者でも，肺水腫で呼吸が苦しいときには座位を選ぶ．また，生命維持という基本的欲求を満たすために，患者は要望しないが腹臥位によって換気血流比のミスマッチを是正したり，患者が座位を要望しても水平位にして血圧低下による身体へのダメージを減らしたりする場合もある．さらに，せん妄によって認知機能が低下すると転倒や転落，カテーテル類の計画外抜去といった危険性が高くなり，身体抑制によって行動を制限せざるをえない状況も生じる．

　したがって，望ましい姿勢は患者が要望する姿勢というだけでなく，患者にとって適切な姿勢ということでもあり，クリティカルケア領域では患者の要望と疾病や病態，治療，安全性・安楽性などを考慮して望ましい姿勢を選択する必要がある．

　さらに，姿勢は静的なだけでなく動的でもあり，覚醒時には常に変化している．そのため，患者が自分の身体をコントロールし自立した動きができることも考慮して望ましい姿勢を選抜する．

Ⅱ　姿勢保持困難に対する看護

　姿勢保持困難に対する看護では，退院後の生活を見据えた日常性を再構築するために療養生活を安全・安楽にその人らしく過ごせるようケアすることが重要である．それには，姿勢保持困難の要因を取り除くためのケアと，望ましい姿勢を保持できるようにするためのケアが必要である．

1. 姿勢保持困難の要因を取り除く

　姿勢保持が困難な3つの状況に分けて以下に述べる．

1) 望ましい姿勢を選択できない・表出できない

　疾病や病態に伴う意識障害，精神・認知機能の障害については，その疾病や病態の改善のための治療に応じたケアを実践する．また，深鎮静・過鎮痛といった薬の影響を最小限にするためのケアやせん妄・抑うつ・回復意欲の低下を予防するケアも重要である．

　2014年に日本集中治療医学会から公表された「日本版・集中治療室における成人重症患者に対する痛み・不穏・せん妄管理のための臨床ガイドライン」では，患者の死亡率だけでなく退院後の身体機能や認知機能の障害を予防するためにも痛みや不穏・せん妄を適切に管理することの重要性が指摘されており，きめ細やかな評価と環境調整やリラクセーションの促進，早期離床など非薬理学的な介入を基盤として提示している[4]．

　また，持続鎮静中や重度の意識障害で看護に姿勢の保持をゆだねざるをえない状態の場合もある．看護師はクリティカルな状況における患者の体験の共通性をふまえつつ，個々の患者の生活背景に関する情報を収集し，患者の要望をくみ取り，望ましい姿勢を代理決定をすることが求められる．

2) 身体を自由に動かす機能が低下している

　脳梗塞や脊椎損傷など疾病に伴う障害とICU

神経筋障害（ICU-acquired weakness：ICU-AW）のような二次障害の場合がある．

脳血管障害，神経障害，骨折や筋損傷など疾病や病態に伴う障害に対しては，障害を悪化させない，あるいは治癒を促進するための適切な薬物投与，創処置，バイタルサイン・神経学的所見の厳重なモニタリングなど治療に応じたケアが重要となる．さらに，良肢位を保持し神経を圧迫しないよう枕の位置や体位を調整する．そして，回復状態に合わせてできるだけ自立した動きを促していく．意識障害や深鎮静による運動能の低下している場合も同様である．

一方，ICU-AW のような二次障害に対しては，予防が必要不可欠である．理学療法士（PT）や医師と協働し早期リハビリテーションを進め，身体抑制を解除し自立した行動ができるだけとれるよう促していく．

3）生命維持・安全のための活動制限

呼吸や循環が不安定な場合には ECMO（extracorporeal membrane oxygenation：体外式膜型人工肺）や人工呼吸器，輸液ポンプなど多くの医療機器が装着されており，誤作動やカテーテル類の計画外抜去を予防するため，ある

いは姿勢を変えることで呼吸や循環が変動するのを回避するために活動を制限される．

重度な患者では深い鎮静状態や筋弛緩薬を使用され，苦痛を取り除きつつ安静を保持する場合もある．また，身体抑制をやむを得ず実施する場合もある．

このように要因を早期に取り除くことが求められるが，そのためには安静やカテーテル類の必要性を医師と相談し，薬の適切な投与や医療機器の作動状況の確認，バイタルサインを含めたフィジカルアセスメントなどを厳重に行い，有害事象を回避して徐々に活動範囲を広げていくことが必要である．

2. 望ましい姿勢を保持できるようケアする

1）望ましい姿勢を選択する

前述のようにクリティカルケア領域では患者の要望やその人らしさと疾病・病態，治療，安全性・安楽性などを考慮して望ましい姿勢を選択する必要がある．選択する際の視点を**表2**に示す．

また，患者らしさは患者の要望や好みを治療上必要な姿勢に反映させて成り立つと考える．

表2 望ましい姿勢を選択する際の視点

心理社会的側面	●年齢 ●性別 ●家族構成 ●家庭内の役割 ●経済 ●生活習慣 ●宗教 ●価値	●趣味趣向 ●学歴 ●覚醒レベル ●認知機能 ●精神状態 ●表出される欲求 ●回復への意欲 ●状況についての現在の理解の程度など
身体的側面	●疾病 ●病態 ●治療・効果・副次的効果 ●挿入されているドレーン・カテーテル類の部位と安定性 ●装着している医療機器の種類と作動状況 ●入院前と現在の運動機能	●治療上の活動制限 ●栄養状態 ●睡眠・休息の状況 ●褥瘡形成や肺炎 ●ICU 関連筋力低下（ICU-AW）など二次障害のリスクなど

§ ⑫ 姿勢保持困難 **213**

したがって，要望や好みの表出を促す，あるいは潜在的な要望を察して提案する，取り入れて効果を評価するなど，患者との言語的・非言語的コミュニケーションが重要となる．

例えば，人工呼吸器を装着し声で要望を表出できない場合には，患者の体験に寄り添い頷きや指を動かすなど簡単なサインで返答できるような質問をしたり，文字盤や筆談を活用したりしながら表出を促すよう工夫する．

山口らは人工呼吸管理中の患者が体験したコミュニケーションの困難さと用いたコミュニケーションの方略について調査し，困難さには「身体機能が低下し代替手段が使いにくい」「メッセージを理解される間に時間がかかり苛立つ」「痛みや苦しみをありのままに伝えられない」などが抽出され，方略には「看護師がメッセージを理解しやすい方法を考え伝える」「患者のもつエネルギーで精いっぱい伝える」「メッセージの送信をあきらめる」が抽出されている[5]．

患者らしさを取り入れた姿勢保持のケアは，患者に寄り添い発信されるメッセージを速やかに理解しケアへ取り入れる看護師の裁量が求められる．

特に，意識・精神・認知的機能の障害により望ましい姿勢を選択できない患者のために看護師が代理決定する場合は，心理社会面の情報を家族や友人などからも収集し，患者が望む姿勢を推察して選定することが求められる．患者が表出しないからといって呼吸・循環の安定やカテーテル類の計画外抜去予防など，身体的側面を重視しすぎないように注意が必要である．

2）望ましい姿勢保持を支援する

クリティカルな状況では，多くの医療機器に囲まれ，異変に気づき速やかに対応するためオープンスペースとなっている施設も多い．また，家族との面会や一日の生活サイクルも制約を受ける．こうしたなかで日常性を再構築していく

には，疾病や病態，治療による制限をふまえつつ，クリティカルな場における生活援助場面を丁寧にケアすることが重要である．

主な生活場面を取り上げ，クリティカルケアにおける日常的な姿勢保持ケアとケア上のポイントを表3に示す．

3）身体抑制，治療的安静による日常性を再構築するうえでの弊害と軽減策

身体抑制，治療的安静は姿勢保持困難の要因であり，取り除くことが基本となる．しかし，クリティカルケアでは気管チューブや点滴，補助循環用カテーテル類の計画外抜去による治療の中断を回避するために身体抑制を行わざるを得ない場合がある．また，大腿部からカテーテルが挿入されているための下肢を屈曲できない，血圧が不安定なため頭部挙上できないなど，病状の悪化予防・生命維持のために安静を余儀なくされる場合もある．

一方で，身体抑制は皮膚損傷や神経障害，脱臼などを引き起こす危険性があり[6]，治療的安静は，筋力低下や関節の拘縮，ICU-AWといった弊害を生じるリスクがある．

身体抑制中であっても安静制限中であっても姿勢を保持している．したがって，姿勢保持のケアにはこうした弊害を軽減するための対策が必要である．

例えば，クリティカルケアでは呼吸器合併症や褥瘡予防のために定期的に側臥位へ体位変換を行う．しかし，呼吸・循環動態が変化しやすい重症患者における側臥位が患者にとって有益であるかについては十分なエビデンスは認められていない[7]．ケアの標準化は重要であるが，患者らしさを尊重したケアにおいて個々の患者を評価し必要性を判断して実施する必要がある．

患者は，医療者の説明に対して理解していてもどの程度制限が厳重なのか，あるいは緩和可

表3	クリティカルケアにおける日常的な姿勢保持ケアとそのポイント

飲食・栄養摂取	● 誤嚥を予防するために側臥位や頭部挙上30°以上の仰臥位とする. ● 経口で摂取する場合は,自立の程度に合わせてさらに座位,車いす座位など,誤嚥予防だけでなく通常の食事のときの姿勢に合わせて調整する. ● 自分で摂取する際は食事に目や手が届き,口元へ運ぶ動作がスムーズに行えるように,また食事の途中で疲労しないように安楽で食事に集中できるように,テーブルの高さや手を置く枕の位置・大きさなどを工夫して調整する. ● 経管栄養の場合も食事の時間として認識できるように,患者の意向を取り入れ座位や車いす座位などを取り入れたり,日頃食事中に見ているテレビを鑑賞できるよう調整したりする.
睡眠・休息	● 関節を痛めず,神経を圧迫したり筋肉が緊張したりしない位置に枕を挿入する. ● 側臥位や仰臥位,座位など患者の要望を取り入れて調整する. ● 患者の身体機能に応じて手足や体幹の傾き,腰の位置など自分で動かせる範囲を伝え自動運動を促しながら実施する. ● 医療機器の作動状況や血圧・呼吸状態を観察しながら患者が自分で動けるよう工夫し調整する. ● 患者の認知機能に応じて,現状や注意して欲しいことについて説明し,カテーテルやドレーン類を整理してナースコールを押す,ティッシュをとって口を拭う,寝衣を整えるなど身の回りのことを自分でできるよう環境を整える.
活動	● 清拭や更衣,気管吸引,体位変換など日常的なケアのなかで患者が自分でできることを提案し促す. ● 理学療法士(PT)や医師らと協働し離床を促す. ● 休息時も安楽を維持しつつ,重力負荷をかけ体幹の筋力を回復させて姿勢保持の日常生活動作(ADL)の自立につながるようにする. ● 覚醒時の姿勢保持や離床時には,入院前の患者の自立度を目指し,現在の自立度に応じた枕やベッド,車いす,歩行器などの機器を活用する. ● 活動を妨げる痛みや息切れなどの症状の緩和,医療機器の位置やチューブ・ドレーン類の固定・整理などを行い,動きやすい環境を整える.
清潔保持・更衣	● 清拭や更衣の際は,患者の意向を聴きながら側臥位をとったり座位をとったり,袖を通したり,ズボンをはいたりといった手順を決定し自動運動を促しながら実施する. ● 患者の病態や創部,入院前の身体機能などを評価し,関節・神経の損傷を予防し,創部や患部の安静を保持できるように手順を決定し実施する.特に意識障害や深鎮静などで全体的な介助が必要な場合には,無理な姿勢による神経や筋,関節の損傷の予防に注意する. ● 清潔保持や更衣のなかで姿勢が変化するたびに,患者の表情や手足の動き,筋緊張,血圧や脈拍,呼吸状態などの変化を確認し,安楽に安全に行えるよう調整する.
排泄	● ベッド上では便器をあてがうかおむつを使用する場合が多い.しかし,そうした場合でも患者の要望を取り入れ,排泄しやすい姿勢を探して調整する. ● ベッドサイドでポータブルトイレを使用したり,車いすでトイレに行ったりなど転倒に注意しながら日常的な排泄へ近づけるよう努める. ● 排泄時のいきみや姿勢の変化によって血圧が変動する場合もあるため,自覚症状やモニター上の変化を観察する. ● 排泄時の羞恥心を考慮し,できるだけ隔離されて落ち着けるよう環境を整える.
皮膚の保護	● 褥瘡予防のため定期的に体位変換したり除圧をしたりしているが,安楽で過ごしやすい姿勢となるよう手足の位置や枕の位置を患者の要望を取り入れ選択する. ● 患者が自分の意思で腰の位置や体幹の向き,頭部挙上の程度を調整できるように,人工呼吸器の回路の位置やドレーン・カテーテル類の位置などを調整し環境を整える. ● 在宅で療養していた場合には,皮膚の保護のために入院前に試用していた枕や寝具があればできるだけ継続し使用する. ● 身体抑制による皮膚の損傷を予防する.姿勢保持のケアとして早期解除に努め,実施に際しては低刺激な素材の物を選定し使用方法を遵守して定期的な観察と除圧を実施する.
治療上の制限 ・身体抑制 ・安静保持 ・可動域制限	● 身体抑制は一定の基準を設けて他の代替方法で対処できないと判断した場合にのみ実施する.実施している場合もできるだけ早期に解除する(一時的な解除も含める). ● 身体抑制を外すための対策は,情報の共有や誰かが付き添い見守るよう人員を調整するなどチームでも取り組む. ● 安静保持や可動域制限の必要性を医師と適宜調整し,安静で過ごす期間をできるだけ短くする. ● 安静保持や可動制限にとらわれず,逆に動かしてよい範囲を明確にして,患者が動かせるよう情報提供し環境を整える.

§ 12 姿勢保持困難 215

能なのか判断するのは難しい．したがって，説明を理解し適応しようとする患者ほど，自分の要望を抑えて表出しない場合もある．そのため，看護師は身体抑制や治療的安静に伴う姿勢保持困難による弊害を減らすために，何ができるのかを常に評価し提案する必要がある．

クリティカルな状況における姿勢保持のためのケアは，患者の治療や身体機能・精神状態などと評価し，日常を取り戻せるような方法を見出すことが重要であり看護師の裁量に委ねられている．

おわりに

姿勢保持は，呼吸や飲食，排泄，歩行，睡眠・休息，皮膚の保護など他の基本的看護援助と密接に関連し，それらを充足する上で重要な要素でもある．クリティカルな状況では，本来，自由に自分の意思で決定し保持している姿勢が疾病や治療などによって阻まれている．

看護は，患者の身体面や心理社会面を理解し，患者にとって望ましい姿勢を保持できるよう援助する役割がある．そのため，姿勢保持困難となる複数の要因を包括的にとらえ取り除くようケアする能力が必要である．さらに，患者の要望を引き出し反映させる能力，療養上の制限や治療的介入のメリット・デメリットを評価する能力も重要である．これらの能力が統合されると患者の姿勢保持のニードを満たすケアとなる．

しかし，患者らしさには正解はなく，明確な科学的根拠もない．したがって，姿勢保持のニードの充足の度合いは看護師の裁量に委ねられているのである．

[文献]

1) ヴァージニア・ヘンダーソン，湯槇ます，小玉香津子訳：看護の基本となるもの．pp49-51，日本看護協会出版会，2016.
2) 野口綾子，井上智子：Light sedation（浅い鎮静）中のICU人工呼吸器装着患者の体験．日本クリティカルケア看護学会誌 **12**(1)：39-48，2016.
3) 見藤隆子，小玉香津子，菱沼典子総編集：看護学辞典第2版．p271,日本看護協会出版会，2011.
4) 日本集中治療医学会J-PADガイドライン作成委員会：日本版・集中治療室における成人重症患者に対する痛み・不穏・せん妄管理のための臨床ガイドライン．日集中医誌 **21**(5)：539-579，2014.
5) 山口亜希子，江川幸二，吉永喜久恵：ICUの人工呼吸器装着患者が体験したコミュニケーションの困難さと用いたコミュニケーションの方略．日本クリティカルケア看護学会誌 **11**(3)：45-55，2015.
6) 日本集中治療医学会看護部会安全管理小委員会：「ICUにおける身体抑制（抑制）ガイドライン」の作成の経緯―全国ICU看護および身体抑制（抑制）実態調査を基に．日集中医誌 **21**(6)：663-668，2014.
7) Hewitt N, Bucknall T, Faraone NM: Lateral positioning for critically ill adult patients. *Cochrane Database Syst Rev* **12**(5): CD007205, 2016.

MEMO

第2章　生理的欲求とケア　　　　　　　　　　　　　　　　　　　　　　　　　　　　　　宮﨑 俊一郎

Section 13　神経・筋障害

はじめに — 生理的欲求の位置づけ

　生理的欲求である正常な呼吸, 臓器血流を維持する機能と同様に, 自由に身体を動かすことは基本的な欲求であり, そのことに筋・神経機能は大きくかかわる. 過大侵襲を受けた患者は侵襲からの回復過程において免疫系, ホルモン系, 自律神経系が連動して働き, そのような状態にあるとき安静のため不動状態にあり, 特に四肢の筋は不活動の状態となることが多い.

　このような状況下にあると神経・筋疾患がないにもかかわらず, 神経・筋障害を併発することが最近わかってきた. これらの病態は, 廃用症候群や治療薬の影響だけでは説明がつかず, まだ十分解明されていないため, 総称して ICU-AW (ICU-acquired weakness, ICU 神経筋障害) といわれている.

　看護においては ADL (activities of daily living) の自立や生活の再構築に向けて, 神経・筋障害の影響は大きく問題になるため十分知識をもってアセスメントし, 状況判断をしながらタイミングよくかかわっていく必要がある.

I　ICU-AW とは

　ICU の重症患者には, 四肢 (下肢優位) に左右対称性に神経・筋障害が発症し, 近位筋に発症しやすい. この病態は ICU-AW と呼ばれる. まだこの病態が提唱されて 30 年程度の歴史であり, 海外の集中治療領域で注目されているが, わが国ではようやく認知され始めた. しかしながら考えられている以上に本病態の罹患率は高く, 数日の人工呼吸を要する重症患者を対象とすると, 約半数に発症している可能性がある. 一般的に, 四肢の神経・筋障害は明らかな脳神経系, 膠原病等の疾患により出現するが, 本病態は明らかなそれらの診断を認めずに発症する.

II　CIM と CIP, CINM とは

　ICU-AW は ICU 重症患者に起こる神経筋障害であり, 左右対称性に発症する症候群とされている[1, 2]. ICU-AW には 2 つの基礎病態があり, critical illness myopathy (CIM) と critical illness polyneuropathy (CIP) である[4].

1) CIM

　CIM は喘息重積患者など人工呼吸患者に起こる近位筋有意の四肢麻痺である[3]. CIM の最初の報告は MacFarlane らの 1977 年のもので[4], 喘息重積でステロイドを投与された 24 歳女性に発症した重篤な四肢麻痺症例である.

2) CIP

　CIP は敗血症や多臓器不全などの重症患者に発症する四肢麻痺性のポリニューロパチーであ

り，遠位筋や下肢に優位に症状が出現する[5]．CIP の最初の報告は Bolton らの 1984 年のもので，敗血症や多臓器不全で人工呼吸管理を受ける 5 名の患者に重篤な四肢麻痺が発症し，電気生理学的にすべて軸索変性型の運動神経優位のポリニューロパチーであることを証明した[6]．この CIP と CIM が合併したものを critical illness neuromyopathy（CINM）と称する[7]（図1）．

Ⅲ ICU-AW の危険因子

ICU-AW の危険因子はベッド上安静，全身性炎症，多臓器不全，筋不動化，高血糖，ステロイド，神経筋遮断薬投与などが考えられている[8,9]．数日以上続く多臓器不全は ICU-AW の危険因子であり，多臓器不全の原因としては敗血症が最多である[10,11]．ICU 入室患者は循環動態，呼吸状態の不安定さからベッド上安静を余儀なくされることは少なくない．また，過度な侵襲に伴う全身性炎症，侵襲に伴う内分泌（糖質コルチコイド）産生による高血糖，また炎症抑制目的に使用されるステロイド（糖質コルチコイド）は避けられない病態である。さらに，経口挿管時やけいれん時には，筋弛緩薬を使用した不動化を実施するが，医原性の ICU-AW 危険因子である．（図2）．

Ⅳ ICU-AW の推定されるメカニズム

CIM は炎症により惹起される免疫システム（アポトーシス）などのタンパク異化が活性化し，ミオシンが急激に減少することが知られている．また，筋の不動化も急速に筋構成タンパクが減少する一因である．動物モデルにおける脱神経の組み合わせによる著しい筋崩壊は，喘息患者における大量ステロイド投与と，神経筋遮断薬による不動化の組み合わせで起こる CIM と類似点が多い[12]．多臓器不全に伴う細胞ミトコンドリアレベルでの酸素化障害が，筋細胞に起こることも示唆されている[13]．

CIP の病態はより複雑である．過度な侵襲に伴う循環不全状態は中枢臓器以外の血流障害を招き，これによる末梢神経の微小循環障害が CIP の原因と考えられている[1,2]．簡潔にいうならば，末梢循環障害に伴う，末梢神経軸索障害が原因となっている．Filatov らは，ICU-AW の機序について，膜の電位依存性ナトリウムチャネルの不活性化という電気生理学的な機能異常を指摘している[14,15]．

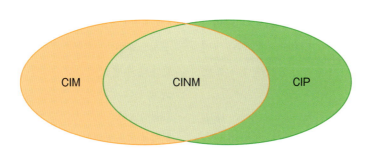

図1 ICU-AW の概念図

ICU-Acquired Weakness は critical illness myopathy（CIM）と critical illness polyneuropathy（CIP）の 2 つの基礎病態からなり，CIM と CIP が交差合併した病態を critical illness neuromyopathy（CINM）と称する．

図2 ICU-Acquired Weakness の危険因子

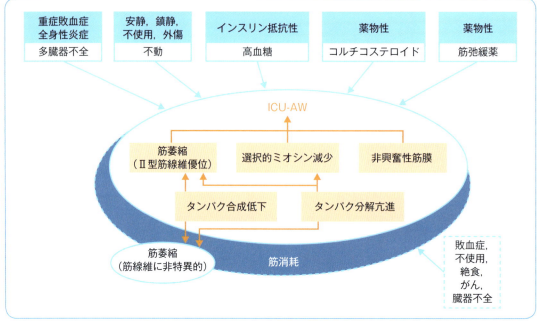

(Schefold JC, Bierbrauer J, et al : Intensive care unit-acquired weakness (ICUAW) and muscle wasting in critically ill patients with severe sepsis and septic shock. *J Cachexia Sarcopenia Muscle* 1(2): 147-157, 2010. より翻訳して一部改変)

V ICU-AW の発生頻度

Stevens ら（システマティック・レビュー）によると，敗血症，多臓器不全，長期人工呼吸管理のいずれかに該当する重症患者のうち，ICU-AW は 50% が発症したと報告した[16]．

VI ICU-AW の臨床上の診断（アセスメント）の実際

ICU-AW の診断基準をそれぞれ表1～4に示す．

ICU-AW の診断基準である MRC score は上下肢のそれぞれ3つの筋群の筋力を0～5点の徒手筋力テスト（Munual Muscle Test : MMT）で評価するものである（計60点）．この評価方法のもとをたどると，ギラン-バレー症候群の重症度評価として用いられたものである[17]．

MRC score は簡単かつ評価者間のばらつきが極めて少ないとされる[18]．

具体的な評価方法手順を示すと，上肢は肩関節の外転（三角筋），肘関節の屈曲（上腕二頭筋），手関節の伸展の3つの筋群で評価する．下肢は股関節屈曲（腸腰筋），膝関節伸展（大腿四頭筋），足関節屈曲の3つの筋群で評価する[19]．握力は MRC score の代用となりうるが，握力に関する ICU-AW の明確な基準はない[20]．

また，スコアには患者の主体的な協力を要するため，鎮静薬を用いている患者，せん妄状態にある患者における信頼度は不明な点が多い．近年では，筋肉の厚み（筋層径）（図3）との相関が示唆され，評価方法の1つとして用いられることもある[21,22]．上述の診断方法以外にも2019年4月時点では13に及ぶ評価方法がなされており，施設によるバイアスが大きい課題もある[23]．

表1　ICU-AW の診断基準

下記 1 かつ 2 かつ 3，または 4 かつ 5 を満たす．

1. 重症病態の発症後に全身の筋力低下が進展．
2. 筋力低下はびまん性（近位筋/遠位筋の両者），左右対称性，弛緩性であり，通常脳神経支配筋は侵されない．
3. 24 時間以上あけて 2 回行った MRC score の合計が 48 点未満，または検査可能な筋の平均 MRC score が 4 点未満．
4. 人工呼吸器に依存している．
5. 背景にある重症疾患と関連しない筋力低下の原因が除外されている．

表2　CIP の診断基準

1. ICU-AW の基準を満たす．
2. 2 つ以上の神経において複合筋活動電位の振幅が正常下限の 80% 未満．
3. 2 つ以上の神経において感覚神経活動電位の振幅が正常下限の 80% 未満．
4. 神経伝導速度が正常ないしほぼ正常で，伝導ブロックが存在しない．
5. 反復神経刺激における減衰反応がない．

表3　CIM の診断基準

[疑診]

① 下記の 1 かつ 2 かつ 3or4 を満たす
② 下記の 1 かつ 5 を満たす

[確診]

下記の 1 かつ 2 かつ 3or4 かつ 5 を満たす

1. ICU-AW の基準を満たす．
2. 2 つ以上の神経において感覚神経活動電位の振幅が正常下限の 80% 以上．
3. 2 つ以上の筋において針筋電図で短時間・低振幅の運動単位電位が早期ないし正常リクルートメントとともにみられる（線維攣縮の有無は問わない）．
4. 2 つ以上の筋において直接筋刺激で興奮性低下（神経刺激/筋刺激による活動電位比が 0.5 以上）がみられる．
5. 筋生検でミオパチー所みが見られる．

表4　CINM の診断基準

1. ICU-AW の基準を満たす．
2. CIP の基準を満たす．
3. CIM の疑診または確診の基準を満たす．

図3　筋組織エコー図

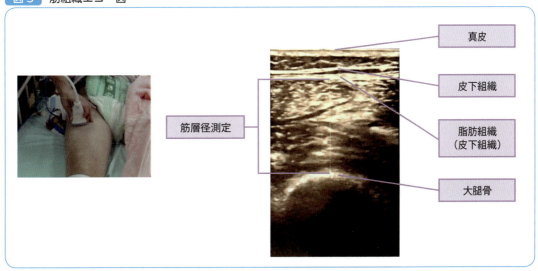

VII ICU-AW の治療方法と看護

ICU-AW に対する明確な治療法は確立されていない．しかしながら，早期離床が ICU-AW を予防・改善する可能性が指摘されている[24〜27]．早期離床はせん妄，人工呼吸器装着期間を減少させ，退院時の心身機能を改善させる[27, 28]．しかし実際のところ，ICU での早期離床は重症患者 4 人に 1 人しか施行されていない現状がある[27]．社会復帰を行う上でも早期離床は重要である[28]．重症患者の早期離床に不安を覚える医療者も少なくないが，重症患者のためのトレーニングプログラムにより安全にリハビリテーションを実施できることは示されている[25]．2012 年 9 月 13 日の World Sepsis Day においてもその重要性が提唱され，2019 年 4 月現在の PADIS ガイドライン 2018（旧 J-PAD ガイドライン），敗血症ガイドラインにも引き継がれている．

ICU-AW に対する看護として，他項でも触れられている ABCDE バンドルが有効とされている[30]．ABCDE バンドルは医原性リスク低減戦略であり，ABCDEFGHI バンドル（A-I バンドル）を称するケアプランも見受けられているが，近年 F（家族）によるエンパワメントによるケアプランの有効性が唱えられている[31]．

ICW-AW の患者概念図を図 4 に示す．

おわりに

日常生活に困難がある患者は重症患者に限らないが，筋肉という臓器の急性障害で日常生活に困難を抱え，かつ，せん妄や意識障害を伴う患者の看護は未知で確立されていない部分が大きい．新たな知識，技術，より特化した看護が必要になると考えられる．しかしながら，ICU-AW から培った看護は早期離床や，退院後の生活をゴールとした看護のさらなる知見や，より高度な実践につながるとも考えられる．ICU-AW を生じた患者の看護を通して，看護とは何であり，何でないか今一度突きつけられている．この分野をリ

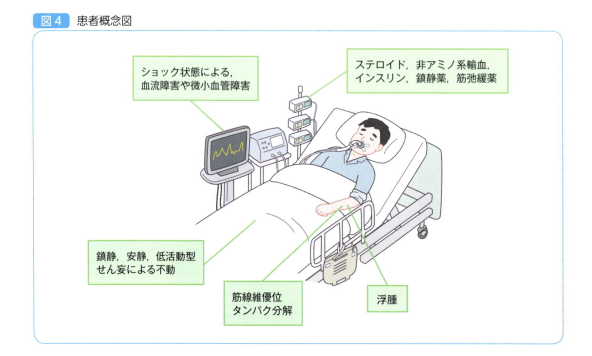

図4 患者概念図

ードする Wes Ely によるヴァンダービルト大学のグループは，彼らの取り組みをウェブサイトに公開している[32]．ぜひ，一度患者とその家族の訴える苦しみについて考えるために，ウェブサイトを紹介しておく．

[文献]

1) Zink W, Kollmar R, Schwab S: Critical illness polyneuropathy and myopathy in the intensive care unit. *Nat Rev Neurol* **5**: 372-379, 2009.

2) Latronico N, Bolton CF: Critical illness polyneuropathy and myopathy: a major cause of muscle weakness and paralysis. *Lancet Neurol* **10**: 931-941, 2011.

3) Deconinck N, Van Parijs V, et al: Critical illness myopathy unrelated to corticosteroids or neuromuscular blocking agents. *Neuromuscul Disord* **8**: 186-192, 1998.

4) MacFarlane IA, Rosenthal FD: Severe myopathy after status asthmaticus. *Lancet* **2**: 615, 1977.

5) Zochodne DW1, Bolton CF, Wells GA, et al: Critical illness polyneuropathy. A complication of sepsis and multiple organ failure. *Brain* **110**: 819-841, 1987.

6) Bolton CF, Gilbert JJ, et al: Polyneuropathy in critically ill patients. *J Neurol Neurosurg Psychiatry* **47**: 1223-1231, 1984.

7) Stevens RD, Marshall SA, Cornblath DR, et al: A framework for diagnosing and classifying intensive care unit-acquired weakness. *Crit Care Med* **37**: S299-308, 2009.

8) de Jonghe B, Lacherade JC, et al: Intensive care unit-acquired weakness: risk factors and prevention. *Crit Care Med* **37**: S307-315, 2009.

9) Fan E, Zanni JM, Dennison CR, et al: Critical illness neuromyopathy and muscle weakness in patients in the intensive care unit. *AACN Adv Crit Care* **20**: 243-253, 2009.

10) De Jonghe B, Sharshar T, Lefaucheur JP, et al: Paresis acquired in the intensive care unit: a prospective multicenter study. *JAMA* **288**: 2859-2867, 2002.

11) de Letter MA, Schmitz PI, Visser LH, et al: Risk factors for the development of polyneuropathy and myopathy in critically ill patients. *Crit Care Med* **29**: 2281-2286, 2001.

12) Massa R, Carpenter S, et al: Loss and renewal of thick myofilaments in glucocorticoid-treated rat soleus after denervation and reinnervation. *Muscle Nerve* **15**: 1290-1298, 1992.

13) Brealey D, Brand M, Hargreaves I, et al: Association between mitochondrial dysfunction and severity and outcome of septic shock. *Lancet* **360**: 219-223, 2002.

14) Novak KR, Nardelli P, Cope TC, et al: Inactivation of sodium channels underlies reversible neuropathy during critical illness in rats. *J Clin Invest* **119**: 1150-1158, 2009.

15) Filatov GN, Rich MM: Hyperpolarized shifts in the voltage dependence of fast inactivation of Nav1.4 and Nav1.5 in a rat model of critical illness myopathy. *J Physiol* **559**: 813-820, 2004.

16) Stevens RD, Dowdy DW, Michaels RK, et al: Neuromuscular dysfunction acquired in critical illness: a systematic review. *Intensive Care Med* **33**: 1876-1891, 2007.

17) Hughes RA, Newsom-Davis JM, et al: Controlled trial prednisolone in acute polyneuropathy. *Lancet* **2**: 750-753, 1978.

18) Kleyweg RP, van der Meché FG, Schmitz PI: Interobserver agreement in the assessment of muscle strength and functional abilities in Guillain-Barré syndrome. *Muscle Nerve* **14**: 1103-1109, 1991.

19) Bittner EA, Martyn JA, George E, et al: Measurement of muscle strength in the intensive care unit. *Crit Care Med* **37**: 321-330, 2009.

20) Ali NA, O'Brien JM Jr, Hoffmann SP, et al: Acquired weakness, handgrip strength, and mortality in critically ill patients. *Am J Respir Crit Care Med* **178**: 261-268, 2008.

21) Witteveen E, Sommers J, Wieske L, et al: Diagnostic accuracy of quantitative neuromuscular ultrasound for the diagnosis of intensive careunit-acquired weakness. *Ann Intensive Care* **7**: 40, 2017.

22) Sanada K, et al: Prediction and validation of total and regional skeletal muscle mass by ultrasound in Japanese adult. *Physio* **96**: 24-31, 2006.

23) Wu Y, Ding N, Jiang B, et al: Diagnostic tools of intensive care unit acquired weakness: a systematic review. *Chin Crit Care Med* **30**(12): 1154-1160, 2018.

24) Needham DM: Mobilizing patients in the intensive care unit: improving neuromuscular weakness and physical function. *JAMA* **300**: 1685-1690, 2008.

25) Bailey P, Thomsen GE, Spuhler VJ, et al: Early activity is feasible and safe in respiratory failure patients. *Crit Care Med* **35**: 139-145, 2007.

26) Morris PE, Goad A, Thompson C, et al: Early intensive care unit mobility therapy in the treatment of acute respiratory failure. *Crit Care Med* **36**: 2238-2243, 2008.

27) Schweickert WD, Pohlman MC, Pohlman AS, et al: Early physical and occupational therapy in mechanically ventilated, critically ill patients: a randomised controlled trial. *Lancet* **373**: 1874-1882, 2009.

28) Zanni JM, Korupolu R, Fan E, et al: Rehabilitation therapy and outcomes in acute respiratory failure: an observational pilot project. *J Crit Care* **25**: 254-262, 2010.

29) Hodgson CL, Hayes K, Everard T: Long-term quality of life in patients with acute respiratory distress syndrome requiring extracorporeal membrane oxygenation for refractory hypoxaemia. *Crit Care* **16**: R202, 2012.

30) Vasilevskis EE, Ely EW, Speroff T, et al: Reducing iatrogenic risks: ICU-acquired delirium and weakness—crossing the quality chasm. *Chest* **138**: 1224-1233, 2010.

31) Sosnowski K, Mitchell ML, White H, et al: A feasibility study of a randomised controlled trial to examine the impact of the ABCDE bundle on quality of life in ICU survivors. *Pilot Feasibility Studies* **4**: 32, 2018.

32) http://www.pbs.org/video/why-a-stay-in-the-icu-can-leave-patients-worse-off-1497652754/

第2章 生理的欲求とケア　　宮﨑 俊一郎

Section 14 体温管理

はじめに

ヒトの生体活動は体温に依存し，酵素活性，エネルギー産生，自律神経活性，免疫応答システムを働かせる（図1）．体温管理の目的は，ヒトの持ち得る生命力を最大限に引き出し，回復を促進するためにあり，多くの場面において看護師の担う大きな役割のうちの1つである．

重症患者は，身体内部の反応の結果として体温異常を生じ，高体温または低体温を呈するが，体温管理については，ガイドライン等の決まった看護が存在しない領域である．本項を通して，体温管理に向けて，何ができて，何が必要か，思考を働かせ自身の看護を評価する契機となることを期待する．

I 重症患者の体温

体温は重症患者のアセスメントをするうえで重要な指標である．ICUに入室する重症患者は過大な侵襲の影響を受け，高体温または，逆に低体温を呈する．高体温はICU患者にはしばしば生じ，38.5℃以上の発熱はICU患者の40.5％で生じ，39.5℃以上の発熱は11.5％の患者で生じたと，日韓両国の25施設で行われた多施設前向き観察研究であるFACE studyでは報告された[1]．

II 高体温の原因

ICUに入室する高体温患者の背景は，感染症（重篤な感染症を含む），開頭・開胸・開腹・人工物挿入手術（または外傷）による炎症[2〜5]，薬剤熱[6]，頻呼吸，輸血[7]，急性拒絶反応[8]，外気・環境的高体温がある．

常時熱を発する中枢臓器にかかわる開頭・開胸・開腹・人工物挿入手術（または外傷）による炎症を契機とした発熱はICUに所属する看護師は経験しやすい．一方で，頻呼吸による高体温は見逃されやすい[9]．全身への炎症の波及が生じると，体温中枢に強く影響を与える．それは，脳血液関門（BBB）がない視床下部に

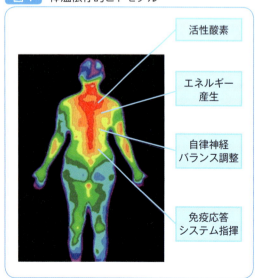

図1　体温依存的ヒトモデル

活性酸素
エネルギー産生
自律神経バランス調整
免疫応答システム指揮

炎症性メディエータ受容体が発現することと大きく関連する．炎症性サイトカインが惹起する誘導型シクロオキシゲナーゼ-2（COX-2）が，プロスタグランディン E_2（PGE_2）を強力に誘導されるためである[10]．

薬剤熱のうち，最も多いのが過敏反応であるが，複数の薬剤が合わさることで生じることもあり，その診断やアセスメントは容易ではないことが多い．感染細菌を治療するために用いられる抗菌薬で，高体温を生じてしまうということは，その効果の判定を難しくさせる．抗菌薬の種類としては β-ラクタム（広域スペクトル抗菌薬：細菌が特定できていないときに優先して使用される抗菌薬），ST合剤（MRSA，ニューモシスチス肺炎治療に用いられるバクタ細粒，バクトラミンなど），グリコペプチド（MRSA治療に用いられるバンコマイシンなど）がある．

免疫応答反応による高体温は自己防衛反応として表れる（抗体産生の増加，T細胞の活性化，サイトカインの合成，好中球およびマクロファージの活性化）[11, 12]．強制的な解熱処置は，これらの防衛反応が抑制される可能性もある（抑制されるエビデンスの明らかな体温は35℃以下である）．一方で，高体温が患者死亡率の30％増加と関連することがメタ解析で示唆されている[13]．また，高体温患者に対し，重症度スコアなど患者情報を調整した多変量解析の結果，高体温では患者死亡率増加と関連したと報告した[14, 15]．

これらは高体温と患者死亡率との関係を調査したものであり，因果関係を調査したものではない．どのように高体温をコントロールし，解熱処置を行うべきか明確な指針は存在しない[15]．日本版敗血症診療ガイドライン2016でも明確な回答は避けている．言うなれば，現在の医学では医療者，さらには看護者の力量，関心に大きく依存する．

高体温，低体温の原因を図2に，高体温による人体が被る利益と不利益を表1に示す．

III 低体温の原因

ICUに入室する低体温患者の背景には，重篤な感染症，全身麻酔中および全身麻酔直後，低体温療法，外気・環境的低体温がある．感染症では高体温を伴うと考えがちであるが，一転して低体温を呈することがある．重篤な感染症

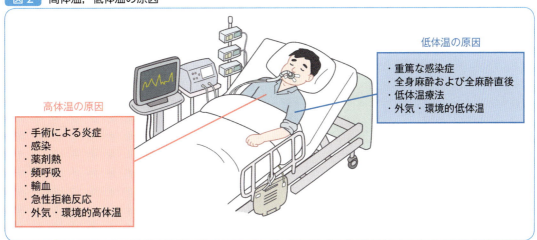

図2　高体温，低体温の原因

表1	高体温による人体が被る利益と不利益
利益	● ウイルス，細菌を死滅させ，増殖を抑制する ● リンパ球，好中球，単球の活動を活発化 ● 抗体産生を活発化
不利益	● 酸素消費量・呼吸需要の増大 ● 中枢神経障害の発生・増悪 ● 患者不快感・苦痛の増大 ● 不感蒸泄の増加，末梢循環への血流増加による循環血液量の低下

表2	低体温による人体が被る利益と不利益
利益	● 臓器活動・代謝活動の抑制（低体温療法では脳保護の利点） ● 酸素需要の低下
不利益	● シバリング ● 鎮痛・鎮静薬との併用で著しい血圧の低下 ● 体内合成活動の低下 ● 酸素解離曲線の左右移動 ● 患者不快感・苦痛の増強 ● 凝固機能の低下 ● 電解質異常

による低体温患者は，敗血症性ショックとは無関係に生命予後不良となり，早急な対応が必要である[16]．重篤な感染症による低体温は末梢血管拡張と熱産生能低下により生じる[17]．

人体は感染症に対し，免疫応答反応として白血球系細胞の誘導を行う．これらの働きにより CO（一酸化炭素）および NO（一酸化窒素）が産生され血管が拡張する．さらに，炎症により産生されたサイトカインに惹起されたプロスタノイド，内因性カンナビノイドにより末梢血管が強力に拡張する．拡張しきった末梢血管から熱放散が強力に助長され，低体温を生じる．鎮静薬使用による鎮静下，全身麻酔下であれば，体温を管理する延髄の機能が抑制され熱産生能が低下する．さらに，交感神経が抑制され血管抵抗が低下し，血管拡張が生じ，体温低下に陥る．

心原性心停止，蘇生後合併症の予防目的で用いられる低体温療法は，正しくは目標体温管理療法である[18]．状態に応じ，目標とする体温設定，冷却方法，冷却導入・維持期間，復温速度を設定し，水冷式のクーリングブランケットや粘着性パッドを用いる（小児ではキャップタイプによる頭部のみへの脳低体温療法も行われる）．補助人工心肺，透析器による血液を体外に取り出す目標体温管理療法もまた有効な手段の1つである．

低体温による人体が被る利益と不利益を表2に示す．

Ⅳ 重症患者の体温測定方法

熱分布を表3に示す．体温測定法には，中枢温度測定と末梢体温測定がある．図3に体温測定部位を示す．血液温度や膀胱温度，直腸温度，食道温度等の中枢温度は，環境温度の影響を受けにくく信頼度が高い．一方で皮膚温度や腋窩温度，鼓膜温度などの末梢体温は測定が容易であるが環境の影響が大きく信頼性は低い．

ICUにおいていえば，測定の容易なものに膀胱温度も含まれる．膀胱温度は中枢温度との誤差が0.5℃と，非常に狭い誤差範囲で測定が可能である（連続モニタリングも可能である）．さらに，重症患者は時間ごとの尿量測定を要し，膀胱内に留置するカテーテルの需要は高い（ただし，サーミスタ付きの膀胱留置カテーテルが必要である）．腋窩温度は±1.5℃，鼓膜温度では±3℃の範囲の誤差がある．

中枢温度測定方法のゴールドスタンダードはスワン・ガンツカテーテルを使用する血液温度である．しかしながら，これは侵襲的であり，その適応は心臓外科術後等に限られ，すべての重症患者に適応できるわけではない．直腸温度と食道温度も中枢温度としての信頼度は高いが，患者の不快感が大きく，長期留置は不可能である[19]．

表3 熱分布総称

温度範囲	名称
＞ 41.5℃	超高温：extreme hyperpyrexia
＞ 40 ～ 41℃	高：hyperpyrexia
38.4 ～ 39.9℃	高体温：hyperthermia
37.5℃ ～ 38.3℃	発熱：fever
36.5 ～ 37.5℃	平熱：normal
34 ～ 35.9℃	軽度低体温：mild hyperthermia
32 ～ 33.9℃	中度低体温：moderate hyperthermia
30.3 ～ 31.9℃	強度低体温：mod-deep hyperthermia
＜ 30℃	重度低体温：deep hyperthermia

（Temperature Measurement for Critically ill adults: A Clinical Practice Guidline 2014. より体温範囲の定義を和訳）

V　セットポイントとは

　セットポイントとは，ヒトの体温調節機構に備わる閾値のことである．

　ヒトには生体活動に必要な体温を維持するために，体内で熱を発生させる，または熱を逃がす体温の閾値が決まっている．体温を上げるためには，褐色脂肪細胞などによる熱産生（非シバリング性熱産生）や，血管を収縮させ体温の保温をしようとする．急激な体温低下時や体温低下の危険があるときにはシバリングにより骨格筋を震わせ，熱産生（シバリング性熱産生）を起こす．

　シバリング性熱産生を起こす患者を，手術直後の患者を担当する看護師はしばしば経験する．一方で，体温が上昇したあと熱を下げるためには，血管を拡張させ熱を逃がしたり，発汗により熱を発散させる．それでも不十分な場合には，呼気から熱を逃がそうとする[20, 21]．

　重症患者では，使用される薬剤（麻酔薬，カ

図3 体温測定部位

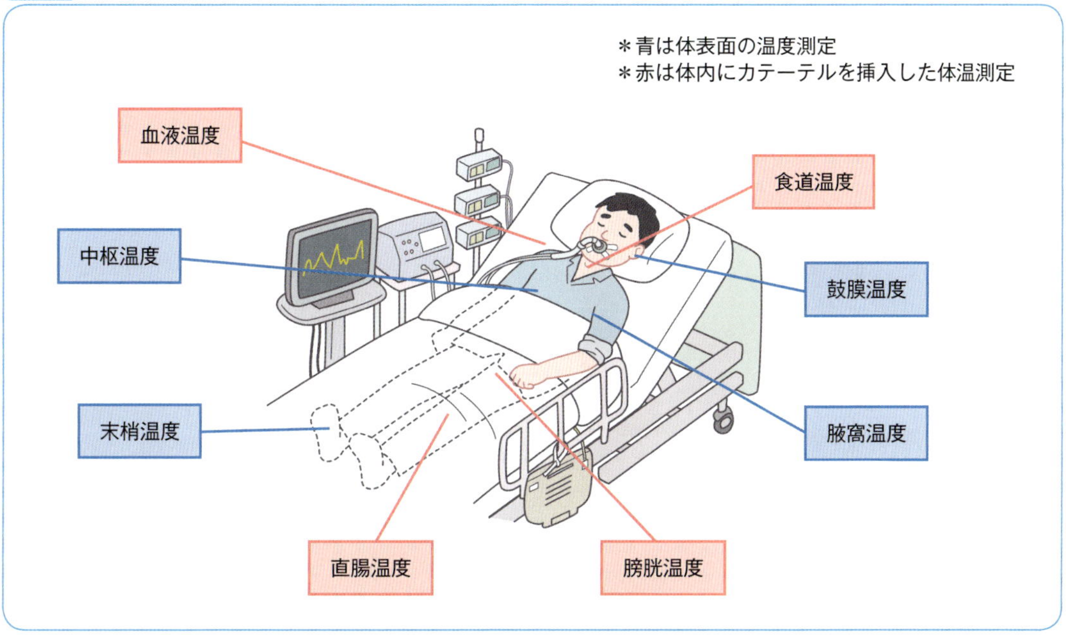

＊青は体表面の温度測定
＊赤は体内にカテーテルを挿入した体温測定

血液温度　中枢温度　末梢温度　直腸温度　膀胱温度　食道温度　鼓膜温度　腋窩温度

§ ⑭ 体温管理　227

テコラミン薬）の影響を受けセットポイントの閾値が変わる（図4）．さらに，熱産生しようにも臓器不全に陥り熱産生ができない状態であったり，末梢血管拡張による予期せぬ熱発散が生じたり，この逆の事象も起こりうる．重症患者は人工呼吸器による呼吸管理で，呼気による熱調整機構もままならない．このように重症患者では，体温調整にかかわる閾値が十分には機能しない[22]（図5）．

VI 高体温の治療と看護

解熱用法には薬剤解熱とクーリングの2通りがある．

1. 薬剤解熱

薬剤解熱は発熱因子であるプロスタグランジンE合成阻害による薬理機序から解熱を目指すものである．薬剤としては，非ステロイド性抗炎症薬（NSAIDs），アセトアミノフェンがあげられる．この大きな利点は体温のセットポイントを下げるため，酸素消費量を減少させることである．大きなリスクとして血圧低下の可能性がある．重症患者では低血圧を呈することが多く，さらに低血圧を助長すると，重篤な危機に陥る．

2. クーリング

クーリングは，高体温の予防，改善を目的とするケアである．体温管理にはクーリングと同時に，熱の放散の効率化を図るために布団等の掛け物を調整する，室温，湿度の調節が重要である．クーリングケアを施しながら，重症患者の高体温による不快感の解消をアセスメントすることもまた重要である．

特に，熱中症や脳血管障害（脳・脊髄脳神経ショック）による体温調節機構の障害時では，セットポイントが上昇せず，解熱薬の使用は効果が乏しい．このような高体温時にはクーリングによる熱放散が必要となる．

重症患者の高体温に対するクーリング方法は，体表面の近くを通っている動脈がある頸部（アイス枕を使用しやすい後頭部）や腋窩，鼠

図4 セットポイントの薬理的内分泌的変動

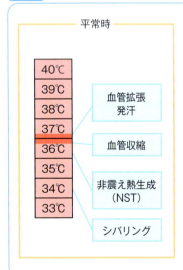
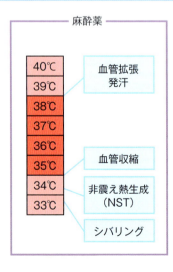
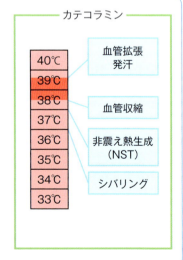

図5 重症患者の体温閾値変動

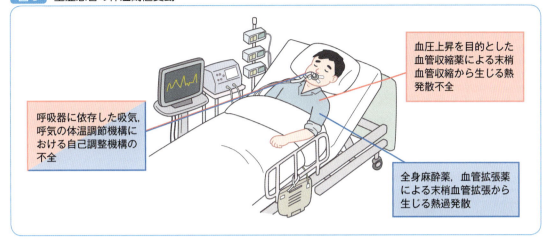

- 呼吸器に依存した吸気，呼気の体温調節機構における自己調整機構の不全
- 血圧上昇を目的とした血管収縮薬による末梢血管収縮から生じる熱発散不全
- 全身麻酔薬，血管拡張薬による末梢血管拡張から生じる熱過発散

径部へアイス枕，冷湿布などを使用する施設もある．しかしながら，腋窩部へのクーリングは側胸部に面し，肋間神経への過敏な刺激を誘発しやすい（側胸部は冷感刺激を感知しやすい）ため，不快感を与えてしまわないか注意しなければならない．

現在，体表クーリングの有効性がわかっているのは，高度侵襲による体温調節機構が障害されている，または，深い鎮痛・鎮静を使っているケースである．

高体温，特に42℃を超えるような状態では生命の危機状態になることもあり，早急なクーリング処置が望まれる[23]．クーリングで体温依存的に働く生体活動を調整し，体力の消耗を最小限に抑えていくケアを図るとともに，重要な点であることは本人の爽快感が得られることである．

暑いときに冷たい飲み物を飲んだときの爽快感を思い起こしてほしい．経腸栄養剤や経腸補水の温度の工夫，口腔ケア時の保湿水の温度の工夫による体温管理を行う施設も多い．

VII 高体温・低体温の治療と看護

1. 目標体温設定

どのくらいの体温で重症患者を管理するのか，施設ごとの目標体温設定（目標体温管理両方の施行）がない限り，医学的なゴールドスタンダートとなる明確な根拠は存在していない．39.4℃までの高体温は死亡率と有意に関連しなかったという研究結果がある[19, 24～26]．死亡率と関連がないという結果と，39.4℃までの高体温が死亡率の因果関係となったかという事象は別である．体温管理が死亡率や生命予後にどう影響するかは今後研究を重ねる必要のある領域である．

ここで重要なことは，"発熱は体温調節中枢がセットポイントを高く設定した結果で，体温を上げることは身体にとって有利に働くはずであるため，熱は下げないほうがいい"，逆に"熱が出ると酸素需要や循環管理の点で不都合だから，積極的に下げていこう"という言葉を鵜呑みにすることは危険であるという点である．

高体温の利益と不利益のバランスを経時的に

アセスメントした看護が求められる．ヒトの臓器機能，代謝活動，免疫活動の低下する体温（中枢温度）は36℃未満である．またICUに入室する重症患者の多くは高齢者であり，高齢者(65歳以上）の平均体温は36.3℃で成人よりも0.4℃以上低い．日内最低体温比と標準誤差ではさらに低い体温を示し，高齢者が成人よりも0.5℃以上体温が低くなる傾向を理解しておく必要もある[27]．

2. 体温異常による苦痛の緩和

重症患者の体温管理に向けた看護として重要なことは，いかに高体温，または低体温による不快感，苦痛を緩和することが可能かということである．特に，それは経口挿管され鎮痛・鎮静により物言えぬ重症患者に対し，どのように不快感，苦痛を評価し，苦痛を取り除くことができるかという着眼点である．

患者の主観を引き出すインタビューの技術も重要な看護の技術である一方で，インタビューが無効な重症患者に対して，観察力はそれ以上に重要となる．

近年では，客観的で，かつ具体的な不快感や苦痛の観察ツールが開発されている．他項でも述べられているように，RASS（Richmond Agitation-Sedation Scale)[28]，CPOT（Critical-care Pain Obsevational Tool)[28~31]，BPS・BPS-NI（Behavioral Pain Scal, BPS-Non Intubated)[32, 33] は体温異常による苦痛にさいなまれる重症患者の評価のきっかけに有用な観察技術である[34, 35]．

大切な思考プロセスは漠然とした不快感，痛みのスコアから，明確なケア方針を試行錯誤し，フィジカルイグザミネーションを通してみつけていく作業である．その作業中に，体温管理，高体温，低体温による不快感，苦痛を見逃すことのない，きめ細やかさが重症患者看護の1つ

である．

想像してもらいたい．自分が熱発したときに頭を冷やしてもらう気持ちよさ，また，震えるような雪のなかから暖かい部屋，暖かいブランケットに身を包む心地よさ．すなわち，重症患者への体温管理は苦痛でも訴えることができない重症患者への気持ちよさ，心地よさへ向けた看護援助である．

おわりに

重症患者の体温管理について，1つの答えがあるわけではないが，異常体温による苦痛は何とかしなければならない．看護師と医師では苦痛への対処に大きな違いがある．"病気そのものから生じる苦痛"は，医師が取り除く苦痛である．一方で看護師が対処するのは闘病中に生じる"日常生活の制限や不自由がもたらす苦痛"であるとナイチンゲールは説いている．

異常体温による苦痛も日常生活にさまざまな影響がある．発熱による苦痛は活動を制限する，発汗による不快は精神的にストレスになる，エネルギーの消耗は疲労を増幅する．低体温は，不動につながり筋力低下，寒気などの不快感となるなど，自立した日常生活に向けての回復意欲を阻害する一因となる．このような異常体温の病態を治療することも重要であるが，苦痛に対して，安楽を導いたり心地よさを見出すケアを行い，患者の回復意欲につながる看護をすることも重要である．

[文献]

1) Lee BH, Inui D, Suh GY, et al: Association of body temperature and antipyretic treatments with mortality of critically ill patients with and without sepsis: multi-centered prospective observational study. *Crit Care* **16**: R33, 2012.

2) Freischlag J, Busuttil RW: The value of postoperative

fever evaluation. *Surgery* **94**: 358-363, 1983.

3) Galicier C, Richet H: A prospective study of postoperative fever in a general surgery department. *Infect Control* **6**: 487-490, 1985.

4) Badillo AT, Sarani B, Evans SR: Optimizing the use of blood cultures in the febrile postoperative patient. *J Am Coll Surg* **194**: 477-487, 2002.

5) Garibaldi RA, Brodine S, Matsumiya S, et al: Evidence for the non-infectious etiology of early postoperative fever. *Infect Control* **6**: 273-277, 1985.

6) Yaita K, Sakai Y, Masunaga K, et al: A Retrospective Analysis of Drug Fever Diagnosed during Infectious Disease Consultation. *Intern Med* **55**(6): 605-608, 2016.

7) Kennedy LD, Case LD, Hurd DD, et al: A prospective, randomized, double-blind controlled trial of acetaminophen and diphenhydramine pretransfusion medication versus placebo for the prevention of transfusion reactions. *Transfusion* **48**: 2285-2291, 2008.

8) Hawksworth JS, Leeser D, Jindal RM, et al: New directions for induction immunosuppression strategy in solid organ transplantation. *Am J Surg* **197**: 515-524, 2009.

9) Young PJ, Saxena M: Fever management in intensive care patients with infections. *Crit Care*. **18**(2): 206, 2014.

10) Luheshi GN: Cytokines and fever. Mechanisms and sites of action. *Ann N Y Acad Sci* **856**: 83-89, 1998.

11) Villar J, Ribeiro SP, Mullen JB, et al: Induction of the heat shock response reduces mortality rate and organ damage in a sepsis-induced acute lung injury model. *Crit Care Med* **22**: 914-921, 1994.

12) Kluger MJ, Kozak W, Conn CA, et al: The adaptive value of fever. *Infect Dis Clin North Am* **10**: 1-20, 1996.

13) 江木盛時，西村匡司，森田潔・他：重症患者における発熱と解熱処置に関するsystematic review．日集中医誌 **18**: 25-32，2011.

14) Laupland KB, Shahpori R, Kirkpatrick AW, et al: Occurrence and outcome of fever in critically ill adults. *Crit Care Med* **36**: 1531-1535, 2008.

15) de Rooij SE, Govers A, Korevaar JC, et al: Short-term and long-term mortality in very elderly patients admitted to an intensive care unit. *Intensive Care Med* **32**: 1039-1044, 2006.

16) Georges H, Leroy O, Guery B, et al: Predisposing factors for nosocomial pneumonia in patients receiving mechanical ventilation and requiring tracheotomy. *Chest* **118**: 767-774, 2000.

17) Kushimoto S, Gando S, Saitoh D, et al: The impact of body temperature abnormalities on the disease severity and outcome in patients with severe sepsis: an analysis from a multicenter, prospective survey of severe sepsis. *Crit Care* **17**: R271, 2013.

18) 松田直之：sepsisの病態生理総論：Alert cell strategy for severe sepsis. *INTENSIVIST* **1**: 304-316, 2009.

19) Nunnally ME, Jaeschke R, Bellingan GJ, et al: Targeted temperature management in critical care: a report and recommendations from five professional societies. *Crit Care Med* **39**: 1113-1125, 2011.

20) Gozzoli V, Schöttker P, Suter PM, et al: Is it worth treating fever in intensive care unit patients? Preliminary results from a randomized trial of the effect of external cooling. *Arch Intern Med* **161**: 121-123, 2001.

21) Rowell LB. Human cardiovascular adjustments to exercise and thermal stress. *Physiol Rev* **54**: 75-159, 1974.

22) Rowell LB: Cardiovascular aspects of human thermoregulation. *Circ Res* **52**: 367-379, 1983.

23) Sessler DI Defeating normal thermoregulatory defenses: induction of therapeutic hypothermia. *Stroke* **40**: e614-621, 2009.

24) Madden LK, Hill M, May TL, et al: The Implementation of Targeted Temperature Management: An Evidence-Based Guideline from the Neurocritical Care Society. *Neurocrit Care* **27**: 468-487, 2017.

25) Schortgen F, Clabault K, Katsahian S, et al: Fever control using external cooling in septic shock: a randomized controlled trial. *Am J Respir Crit Care Med* **185**: 1088-1095, 2012.

26) Schulman CI, Namias N, Doherty J, et al: The effect of antipyretic therapy upon outcomes in critically ill patients: a randomized, prospective study. *Surg Infect (Larchmt)* **6**: 369-375, 2005.

27) 厚生労働省：平成28年厚生労働省国民生活基礎調査. http://www.mhlw.go.jp/toukei/saikin/hw/k-tyosa/k-tyosa16/index.html

28) Sessler CN, Gosnell MS, Grap MJ, et al: The Richmond Agitation-Sedation Scale: validity and reliability in adult intensive care unit patients. *Am J Respir Crit Care Med* **166**: 1338–1344, 2002.

29) Gélinas C, Johnston C: Pain assessment in the critically ill ventilated adult: validation of the Critical-Care Pain Observation Tool and physiologic indicators. *Clin J Pain* **23**: 497-505, 2007.

30) Joffe AM, McNulty B, Boitor M: Validation of the Critical-Care Pain Observation Tool in brain-injured critically ill adults. *J Crit Care* **36**: 76-80, 2016.

31) Faritous Z, Barzanji A, Azarfarin R, et al: Comparison of Bispectral Index Monitoring With the Critical-Care Pain Observation Tool in the Pain Assessment of Intubated Adult Patients After Cardiac Surgery. *Anesth Pain Med* **6**: e38334, 2016.

32) Aïssaoui Y, Zeggwagh AA, Zekraoui A, et al: Validation of a behavioral pain scale in critically ill, sedated, and mechanically ventilated patients. *Anesth Analg* **101**: 1470-1476, 2005.

33) Chanques G, Payen JF, Mercier G, et al: Assessing pain in non-intubated critically ill patients unable to self report: an adaptation of the Behavioral Pain Scale. *Intensive Care Med* **35**: 2060-2067, 2009.

34) Chanques G, Pohlman A, Kress JP: Psychometric comparison of three behavioural scales for the assessment of pain in critically ill patients unable to self-report. *Crit Care* **18**: R160, 2014 .

35) Rijkenberg S, Stilma W, Bosman RJ: Pain Measurement in Mechanically Ventilated Patients After Cardiac Surgery: Comparison of the Behavioral Pain Scale (BPS) and the Critical-Care Pain Observation Tool (CPOT). *J Cardiothorac Vasc Anesth* **4**: 1227-1234, 2017.

第2章 生理的欲求とケア　　　　　　　　　　　　　　　　　　　　森本 陽介，神津 玲

Section 15 急性期リハビリテーション

はじめに

現代の医療においてリハビリテーション（以下，リハ）は必要不可欠であり，重症なICU入室患者も例外ではなく，むしろ最も重要な時期である．この急性期の段階で適切なリハが行われなければ，廃用症候群をはじめとした安静臥床に伴う弊害が発生するとともに進行，増悪することは容易に想像できる．そしてこれらの問題が時間依存性に大きくなり，ひいては回復期や維持期におけるリハに難渋するとともに，患者の機能的予後に大きな影響をもたらすことになる．つまり，早期から身体機能の低下を「予防」することが急性期リハの重要な使命であるといえる．

しかしながら，リハスタッフ単独ではICUという特殊な環境で安全かつ必要十分にリハを実践することは困難であることが少なくない．そのため，多くの場面で多職種による援助が必要となる．特に，看護師による離床の介助支援や日常生活活動（ADL）場面での積極的な自動運動の促進が不可欠である．看護師のかかわりが身体機能の低下の「予防」に大きく影響することを認識し，臨床現場で看護師が実践すべきことについて本項を通じて理解していただきたい．

I リハビリテーションについて

近年，ICUでの早期リハの効果は身体機能の回復にとどまらず，合併症の発症率低下や生活の質（QOL）の改善なども示されており，その重要性がよりいっそう認識されてきている（表1）．

臨床場面では，呼吸障害や運動機能障害に対して主に理学療法士（PT）が実践することが多いものの，現在は作業療法士（OT）や言語聴覚士（ST）によるリハを併用する施設もある．また，最近ではICU専従理学療法士を配属する施設も少なくなく，リハスタッフがICUのチームの一員として急性期リハを牽引することも珍しくない．また，ICUにおけるADL向上やせん妄予防に対する作業療法士の役割の重要性も認識され始め，摂食嚥下機能やコミュニケーションの問題に対して早期から言語聴覚士の

表1 ICUでの早期リハビリテーション効果

- 人工呼吸管理期間の短縮
- せん妄の予防
- ICU在室期間の短縮
- 筋力の改善
- ADLの改善
- 6分間歩行距離の延長
- QOLの改善

（Schweickert WD, et al: Implementing early mobilization interventions in mechanically ventilated patients in the ICU. Chest 140: 1612-1617, 2011. より一部改変）

232

介入も求められており，急性期リハは発展し続けている段階である．

さらにわが国は，人口年齢の高齢化が急速に進展しており，ICU入室患者も高齢化が進んでいる．近年では高齢者の特徴として「フレイル」という言葉が多用されている．本来，「虚弱」という意味であるが，フレイルになると病態が容易に重症化すること，さらに回復にも時間を要することが推測され，ICUでの治療に影響する重要な概念であるといえる．

以上のようなわが国のICUにおける環境と患者の動向を認識した上で，どのようなリハを，どのように実施すべきか，ICUのスタッフは常に考えなければならない．

II ABCDEFバンドルにみるICUでのリハビリテーションの重要性

過去のICUにおける全身管理は，深い鎮静が一般的であった．しかしながらこのような鎮静管理は，人工呼吸管理期間やICU入室日数を延長したり，運動機能障害や肺炎，せん妄発症率の増加や心的外傷後ストレス障害（posttraumatic stress disorder：PTSD）発生と関連するため，鎮静薬使用は必要最小限にすることが推奨される[1]．

ABCDEFバンドルとは，根拠のある複数の介入を多職種が同時進行で実践することで患者アウトカムの改善を図ることを目的とした

COLUMN フレイル（Frailty）

フレイル（Frailty）は高齢期に生理的予備能が低下することでストレスに対する脆弱性が亢進し，要介護状態や死亡などの転帰に陥りやすい状態で，身体的問題のみならず精神・心理的問題，独居や経済的困窮などの社会的問題を含む概念である．フレイルに該当するとADL障害や入院などの健康障害を認めやすく死亡率も高くなることがわかっており，フレイルの概念を理解することでよりよい高齢者医療を行うことができる．

フレイルの原因はサルコペニアや栄養不良，免疫異常など多くの異常が複合的に関与しており，適切な介入によって健常な状態に戻ることができる，可逆的なものであるということが重要である．

しかしながらフレイルサイクル（**図**）に陥るとその脱却は困難となるため，ICUの診療でもフレイル患者に対しては頻回なリハの実施やADL自立の促進，栄養状態の改善，感染症の予防・改善といった包括的な介入をよりいっそう検討すべきである．

図 フレイルサイクル

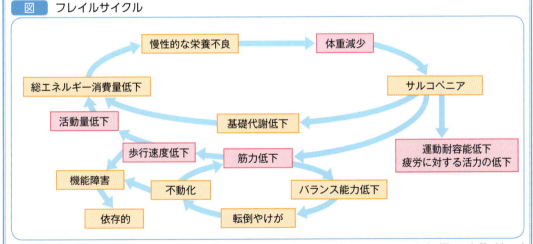

（Xue QL, et al: Initial manifestations of frailty criteria and the development of frailty phenotype in the Women's Health and Aging Study II. *J Gerontol A Biol Sci Med Sci* **63**(9): 984-990, 2008. より改変）

概念であり，近年世界的に広く認識されている[2]．その内容は Awakening and Breathing Coordination（覚醒と自発呼吸のトライアル），Delirium monitoring（せん妄評価），Exercise/early mobility（運動療法／早期離床），Family engagement and empowerment（家族の力の活用・促進）からなる．

急性期リハは「E」で示される運動療法および早期離床に該当し，患者の身体機能や活動を改善するうえで重要なアプローチに位置づけられている．

また，「A」に示される覚醒は患者が能動的に離床することを可能にし，「D」に示されるせん妄評価によって安全に離床を実施することにつながる．つまり，「E」の離床のみならず，すべてのバンドルを実践することで，より適切かつ安全な離床が実現することを理解すべきである．

III ICUにおける早期リハビリテーション

ICUにおける急性期リハは，四肢の関節可動制限の発生予防や進行抑制を目的としたスト

表2 長崎大学病院における ICU でのリハビリテーションプロトコール

基準	LEVEL 0	LEVEL 1	LEVEL 2	LEVEL 3	LEVEL 4
リハ進行度	ベッド上	受動座位	端座位（介助）	端座位（自立） 立位（介助） ベッド上 ADL 介助	立位（自立） 足踏み ベッド上 ADL 自立
患者協力度 S5Q または RASS	●なし ●S5Q = 0	●低い ●S5Q < 3	●中等度 ●S5Q ≥ 3	●ほぼ完全 ●S5Q ≥ 4/5	●完全 ●S5Q = 5
ポジショニング	●2時間ごとの PC	●2時間ごとの PC ●ファーラー位	●2時間ごとの PC ●Bed up 90°	●2時間ごとの PC ●端座位 ●椅子座位：介助	●端座位 ●椅子座位：自力
PT による 理学療法	●介助なし or 他動運動 ●呼吸理学療法 ●下肢筋電気刺激	●他動運動（徒手・機械） ●呼吸理学療法 ●下肢筋電気刺激	●他動・自動運動 ●四肢抵抗トレーニング ●下肢筋電気刺激 ●端座位	●他動・自動運動 ●四肢抵抗トレーニング ●起立・立位	●他動・自動運動 ●四肢抵抗トレーニング ●起立・立位 ●足踏み ●歩行
開始・進行基準*	●以下1項目該当：呼吸循環不安定 ・MAP < 65mmHg ・F$_I$O$_2$ > 0.6 ・P/F < 150 ・RR > 40 ●神経学的不安定 ●緊急手術後 ●BT > 40℃	●全項目で該当せず ・SBP < 80mmHg ・HR > 130 or 40 < ・SpO$_2$ < 90% ・致死的不整脈 ・補助循環 ・New DVT ・ICP > 20mmHg	●全項目で該当せず ・SBP < 80mmHg ・HR > 130 or 40 < ・SpO$_2$ < 90% ・致死的不整脈 ・補助循環 ・New DVT ・ICP > 20mmHg	●全項目で該当せず ・SBP < 80mmHg ・HR > 130 or 40 < ・SpO$_2$ < 90% ・致死的不整脈 ・補助循環 ・New DVT ・ICP > 20mmHg	●全項目で該当せず ・SBP < 80mmHg ・HR > 130 or 40 < ・SpO$_2$ < 90% ・致死的不整脈 ・補助循環 ・New DVT ・ICP > 20mmHg

リハ適応基準：①術前からの紹介例，②48h>MV，③72h>ICU LOS（②③については予測）
*LEVEL 0 は 1 項目該当でステップアップしない．LEVEL 1 〜 4 は全項目で該当しなければステップアップ可能

レッチング，筋力低下の予防・改善を目的としたレジスタンストレーニング，そして全身的な身体機能や呼吸状態の改善を目的に身体を抗重力位へ姿勢変換，さらには活動性を高めていく離床（座位・立位・歩行）が主な介入手段となり，その他の呼吸器合併症の予防を目的とした呼吸リハや ADL 向上のための作業療法，嚥下機能改善を目的とした摂食嚥下リハもある．特に早期からの運動や離床は，世界的に「early mobilization」と呼ばれている．

わが国では「early mobilization ＝ 離床」と訳されることが多いが，実際にはストレッチングやレジスタンストレーニングは離床とは異なり，用語の意味に若干の相違が生じていることに留意すべきである．

患者の状態に適した早期リハを実施するためのプロトコールを作成し，基本的にはこのプロトコールに従ってリハを進める（**表2**）．

以下，ICU における早期リハに関して，考え方と方法論，その実際について解説する（**表3**）．

1. 関節可動域制限に対する リハビリテーション

関節可動域（range of motion：ROM）とは関節を自動または他動的に動かした際の可動範囲のことを指す．そして ROM 制限とは関節を他動的に動かした際の ROM が正常な可動域に満たない状態のことを指している．

ROM 制限は皮膚や骨格筋といった関節周囲に存在する軟部組織にその原因がある場合と，関節軟骨や骨といった関節構成体そのものに原因がある場合がある．なかでも前者を一般的に**拘縮**と呼び，可逆的であることが多く，リハによって改善する機能障害と考えられている．一方，後者の場合は**強直**と呼ばれ，リハによる改善は困難と考えられる．

拘縮とは「皮膚や骨格筋などの関節周囲軟部組織の器質的な変化に由来した ROM 制限」と定義されており，けいれんや痙縮といった異常筋緊張を伴うものは拘縮ではない．つまり，筋収縮が発生していない（力が入っていない）状

表3 ICU における早期リハビリテーション

患者の問題点	アプローチ	ポイント	看護師の役割
関節可動域制限	●ストレッチング ●神経筋電気刺激療法（NMES）	●予防的介入が最も重要	●ADL 場面を主とした他動運動の促進
筋力低下	●レジスタンストレーニング ●神経筋電気刺激療法（NMES） ●ストレッチング	●筋力の改善なしに ADL の向上はない	●ADL 場面を主とした自動運動の促進
機能障害全般，ADL 障害	●離床 ・座位 ・移乗 ・立位 ・歩行	●最も効率的に多くの効果が得られる ICU における早期リハのゴールデンスタンダード	●離床時の介助やリスク管理の援助，または看護師による離床の実施
呼吸器合併症	●呼吸リハビリテーション ・ポジショニング ・排痰 ・離床	●合併症の予防・改善のためのアプローチ	●体位管理の実践と援助，または看護師による体位管理の実施
摂食嚥下障害	●摂食嚥下リハビリテーション ・間接練習 ・直接練習	●良好な栄養状態への復帰を目指し挿管中から開始するアプローチ	●簡易な嚥下機能評価と間接・直接練習をふまえた ADL での摂食嚥下の介助

§ **15** 急性期リハビリテーション **235**

況下で関節周囲軟部組織の特性である伸張性が低下したことで ROM 制限が認められることが拘縮の条件である．

1）病態

拘縮の進行は図1に示すように，組織によって違いがあることがわかっており，安静初期には主に骨格筋の器質的変化による拘縮が生じる．筋の長さが短くなる「短縮」は1週間不動にさらされただけで生じるが，以降，それ以上の短縮は進行しないことがわかっており，これは拘縮に大きな影響を与えないと考えられる．つまり，解剖学的な変化ではなく，機能的な変化が骨格筋に生じることで拘縮が進行する．

例えばラットの足関節を尖足位でギプス固定し続けると，時間とともに足関節の背屈可動域は低下し，4週間後には約57％も可動域が低下する（図2）．不動にさらされた骨格筋は，微細構造の変化により筋原線維が円滑に走行しなくなったり，線維化したり，硬いコラーゲン線維が増加したりすることで，機能的に伸張性が低下すると考えられている．

2）アプローチ

拘縮の全容はいまだ解明されておらず，ICUでは何よりもその発生を予防することが重要である．しかし，安静や不動の何が誘因となって拘縮が発生するのかはわかっていないため，リハによる拘縮予防の明確なアプローチは確立していないのが現状である．

経験的には，たとえ鎮静下であっても四肢を他動的に動かすことで拘縮の発生予防や進行をある程度抑制することができると考えられ，拘縮が発生する前から早期にリハを実施することが重要となる．一方，外傷などにより局所的な損傷やそれに伴う炎症が生じた場合，創傷治癒の影響で限局的に拘縮の発生は高リスクとなり，単なる安静や不動の場合よりも拘縮予防を実施することはより重要となる．しかしながらそのような部位は固定による安静を強いられることも多く，関節運動が困難な場合が多い．

前述した通り，拘縮の発生初期段階では骨格筋の影響が大きいため，可能な範囲で徒手的に骨格筋をストレッチングすることになる．さらに，骨格筋の低酸素状態が拘縮の進行を促進することも報告されており[3]，電気刺激などによって他

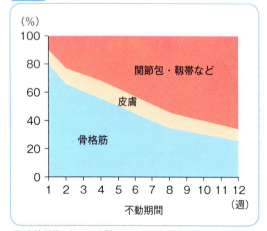

図1 拘縮の責任病巣の推移

（岡本眞須美・他：不動期間の延長に伴うラット足関節可動域の制限因子の変化―軟部組織（皮膚・筋）と関節構成体由来の制限因子について．理学療法学 31: 36-42, 2004. より一部改変）

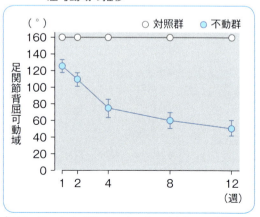

図2 ラット尖足拘縮モデルにおける足関節背屈可動域の推移

（Okita M, et al: Effects of reduced joint mobility on sarcomere length, collagen fibril arrangement in the endomysium, and hyaluronan in rat soleus muscle. *J Muscle Res Cell Motil* **25**: 159-166, 2004. より一部改変）

動的に骨格筋を収縮させ，骨格筋における血流改善などのアプローチも効果的である可能性がある．ただし，安静にしなければならない理由は必ずあり，リハを行う際には損傷や病態についての理解が必須で，担当医と相談しながらどの程度動かすことが可能かを検討すべきである．

いずれにしても，重症患者の四肢を安静のまま放置することは避ける必要があり，リハによる四肢や骨格筋へのアプローチ，特に運動は必須と考えなければならない．

一方，リハの時間は限られており，特定の時間のみ四肢を動かしてもそれ以外の時間に安静を強いられると拘縮の発生リスクは高くなると考えられ，看護師によるケアによって四肢の動きを促進することも拘縮予防の重要なアプローチとなる．実際に看護師が四肢を動かすことで拘縮の発生が抑制されたという報告もあり[4]，看護師によるROM制限に対する介入意識は重要といえる．

ICUの医療従事者が最も認識しなければならないのは，重度拘縮に対するリハの効果は示されていない上，実際はリハによる重症拘縮（図3）の改善は困難であり，いかに「予防」するかが重要であることである．

3) 拘縮予防の重要性

拘縮の始まりは急性期であり，それが進行し，重症になると改善が困難となる．そのため，拘縮に対しては，慢性期へと長期化するという問題を意識して取り組まなければならない．

図3は慢性期における重症な拘縮をきたした症例で，下肢の伸展や股関節の開排が不可能となっている．このような拘縮が生じると慢性期における痛みの問題やケアの難しさを生み出してしまい，患者の苦痛はもちろん，医療者や介護者にとっても負担が伴うことになる．四肢の限局的な障害がない限り拘縮は不動によって生じるものであり，急性期の段階では生活やケアに必要なROMは十分保たれていたに違いない．

重症患者やフレイル患者などはICUにおける急性期から最終的に慢性期へ移行する可能性が少なからず存在するため，このような機能障害を残す誘因は急性期にあることを肝に銘じ，たとえROM制限がないとしても慢性期，さらには終末期医療におけるエンドオブライフケア（end of life care）をICUから意識してアプローチを検討すべきである．

図3 重症な拘縮を呈した慢性期患者

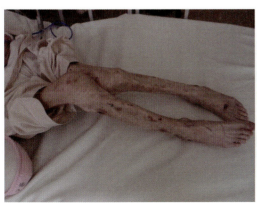
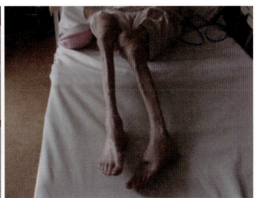

COLUMN　サルコペニア

　サルコペニアとは骨格筋量の低下および筋力の低下を特徴とする症候群のことである．骨格筋量の低下のみの場合をプレサルコペニア，骨格筋量の低下に加えて筋力の低下または身体機能の低下がある場合をサルコペニア，骨格筋量の低下と筋力の低下と身体機能の低下のすべてを満たす場合を重症サルコペニアに分類される．サルコペニアの選定は統一されていなかったが，近年 Asia Working Group for Sarcopenia（AWGS）はサルコペニア症例発見のための簡易的なアルゴリズムを作成した（図）．

　その原因は表に示す通りで，当初は加齢性筋肉減少症と訳された通り加齢に伴う骨格筋萎縮を指していたが，現在ではその他の原因も含まれるようになった．また，持久性に優れる遅筋線維の萎縮である廃用性筋萎縮と異なり，サルコペニアは瞬発的な筋力を発揮する速筋線維が萎縮する特徴がある[5]．

　2016 年より WHO が作成する疾病および関連保健問題の国際統計分類（International Statistical Classification of Diseases and Related Health Problems: ICD）にサルコペニアが含まれており，これは医学的に重要な疾病，障害であると認識されたことを示し，わが国においても診療報酬改訂時に病名として含まれる可能性があるといわれている．

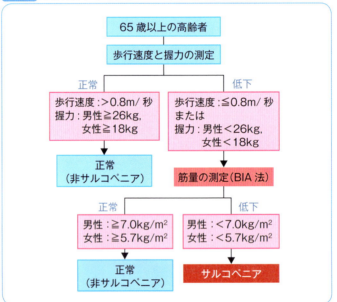

図　AWGS によるサルコペニア診断のアルゴリズム

（Chen LK, et al: Sarcopenia in Asia: consensus report of the Asian Working Group for Sarcopenia. *J Ame Med Dir Assoc* **15**: 95-101, 2014. より一部改変）

表　廃用性筋萎縮と比較したサルコペニアの特徴

	サルコペニア	廃用性筋萎縮
筋萎縮の原因	一次性：加齢のみ 二次性：低活動，低栄養，慢性疾患	不活動（安静）
筋組織の変化	瞬発的に筋力を発揮する速筋線維の萎縮	持久性に優れる遅筋線維の萎縮

2. 筋力低下に対するリハビリテーション

たとえ循環や呼吸が正常で拘縮がないとしても，筋力が発揮されなければ患者は決して自ら動くことはできない．筋力低下はリハにおいて非常に重要視すべき機能障害である．最近ではサルコペニア（COLUMN 参照）に着目した研究も多く，筋力低下は ICU にとどまらず広く問題視されている機能障害である．

1) 病態

筋力を発揮するシステムは大脳皮質運動野より脊髄に下る上位運動ニューロン，脊髄前角細胞に発して骨格筋を支配する下位運動ニューロン，神経筋接合部，そして骨格筋からなる．いずれの部位でも異常が生じてしまうと，命令系統がうまく機能せずに筋力の発揮や低下をきたすこととなる．そしてその状態が続くと，骨格筋が萎縮して筋力低下が進行することとなる．

近年，医療の進歩に伴って救命率が向上した一方で，生存する重症患者が増加し，従来は報告されなかったような重度の身体機能障害が報告されるようになった．その代表例として ICU 神経筋障害（ICU-acquired weakness：ICU-AW）があげられる．ICU-AW とは ICU で管理された重症患者に生じる全身的な筋力低下であり，その原因が「重症」以外に明らかでないものと定義され，その発症率は ICU 入室患者の 50% 以上に及ぶという報告もある．

ICU-AW の特徴は，四肢に左右対称性に遠位筋あるいは近位筋優位の筋力低下や筋萎縮，重症例では弛緩性四肢麻痺が生じるとともに，横隔膜などの呼吸筋や嚥下にかかわる筋にも影響を及ぼす．これは単純に安静や不動に伴う廃用症候群とは異なる重症患者に特異的な筋力低下である．

診断には Medical Research Council sum score（MRC-SS）や握力などを用いて患者の状態をアセスメントすることになる（表4・5）.

図4は筆者が経験した ICU-AW 症例の超音波診断装置を用いた大腿部の画像所見である．術後9日で大腿四頭筋筋厚が約 36% 減少するという著明な骨格筋萎縮を認め，MRC-SS は4点であった．離床には複数人での介助が必要となり，通常の患者と比較して身体機能の回復は

表4 Medical Research Council sum score (MRC-SS)

●運動
上肢：肩関節外転，肘関節屈曲，手関節背屈
下肢：股関節屈曲，膝関節屈曲，足関節背屈

●スコア
0 = 視覚的な収縮なし
1 = 視覚的な収縮はあるが四肢の動きなし
2 = 重力に抗することが不十分な自動運動
3 = 重力に十分に抗することができる自動運動
4 = 重力や抵抗に抗することができる自動運動
5 = 通常筋力

(De Jonghe B, et al: Respiratory weakness is associated with limb weakness and delayed weaning in critical illness. *Crit Care Med* **35**(9): 2007-2015, 2007. を和訳)

表5 ICU-AW の診断基準

① Critical illness 発症後に進行した筋力低下
② 筋力低下はびまん性で左右対称性，弛緩性で脳神経領域は正常
③ 24 時間以上の間隔をあけて2回以上行った MRC-SS が 48 点未満，または検査可能な筋の平均 MRC-SS が4点未満である
④ 人工呼吸器に依存している
⑤ 背景にある重症疾患と関連しない筋力低下の原因が除外されている

＊①②⑤のすべてと③か④のいずれかを満たす場合に診断される

(Schweickert WD, et al: ICU-acquired weakness. *Chest* **131**: 1541-1549, 2007. を和訳)

図4 大腿四頭筋の超音波画像診断装置による画像所見

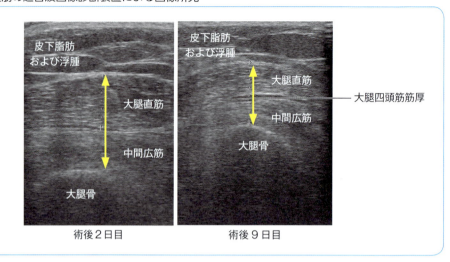

遅延した.

ICU-AWを発症すると歩行自立を達成できる割合は約64％という報告や人工呼吸管理時間が延長するなどの報告があり[6]，多くの問題を生じることが判明している．主なリスクファクターは敗血症や多臓器不全，高血糖，ステロイド剤や筋弛緩薬の投与，そして不動である．ICU-AWを予防するためには早期のリハが不可欠であると結論づける報告が大半を占めており，重症患者が増加している現在は，今まで以上にICUで早期からリハを実践することが重要である．

2）アプローチ

ICUでの筋力低下の予防・改善を考えたとき，最も問題となるのは意識障害である．意識障害があれば大脳皮質運動野からの命令がなく，骨格筋は収縮することができない．通常，骨格筋はタンパク質の合成と分解が平衡した状態であり，筋収縮が生じなければこの平衡状態は徐々に失われ，骨格筋のタンパク質は合成されないと同時に分解が亢進，いわゆる骨格筋萎縮を呈することとなる[7]．

このような状況での介入手段として，拘縮予防で実施することの多いストレッチングが筋タンパク質の合成を促すインスリン様成長因子（Insulin-like growth factor：IGF）-1の発現を増加させたり，神経筋電気刺激（neuromuscular electrical stimulation：NMES）を用いて他動的に骨格筋を収縮させるなどして[8]，筋力低下に対するアプローチを積極的に実践することが増えてきている（図5）．

ただし，ストレッチングによる筋力低下の予防効果はわずかであり，NMESにおいても敗血症，浮腫，カテコラミンを投与されている患者

図5 ICUにおける電気刺激療法の実施状況

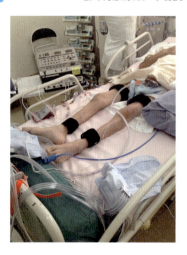

はその効果が乏しいと報告されており[9]，重症患者の筋力低下，特に鎮静中のアプローチの方法は急性期リハの大きな課題である．この点に関しても前述のバンドルの実践が重要なアプローチになる．覚醒状態はもちろん，可及的に患者の反応，つまり患者自身が能動的となることができる浅い鎮静状態にして積極的に患者自身で四肢を動かすレジスタンストレーニング[*1]の実践が推奨される[10]．

　実際のトレーニング方法は筋力の程度によって異なり，簡易的評価にはMRC-SSを用いるが，詳細な筋力評価は主に徒手筋力検査（manual muscle testing：MMT）を用いて評価する．ただしMMTは検査時の姿勢変換も必要となり，ICUでの評価は正確ではないことに留意しなければならない．重要なのは筋力をどの程度発揮できるかを把握し，適切な抵抗運動を実施することである．例えば，膝伸展筋力がMMT 2と評価された場合，患者自身で膝関節を完全に伸展することができず，これは重力に十分抵抗することができないことを示す．そして運動時の抵抗は重力を用いることになる．

　筋力トレーニングの法則として，トレーニングを適用した関節運動の範囲しか筋力は増強しないとされており（特異性の法則），膝関節が屈曲した範囲内でMMT 2の運動を繰り返しても膝関節が伸展するまでの筋力は増強しないことになる．この筋力を増強する理由は，離床によって起立する際に膝関節が伸展する筋力が十分に発揮される必要があるためである．

　膝関節の変形や拘縮がない限り，起立した際

MEMO

＊1：レジスタンストレーニング
　レジスタンストレーニングはリハのなかでも主に内部障害領域において広く用いられる用語である．しかしながら類似した用語も多く，リハ専門職の間でも共通の認識がないのが現状である．類似した用語としては，筋力増強訓練や筋力トレーニングなどがあるが，いずれも同様の意味をもっている．

に膝関節は完全に伸展する．そのためリハビリテーション専門職によって膝関節が完全に伸展するまで介助するレジスタンストレーニングを実践する．ここで重要なのは，どの程度介助するかであり，極力，患者自身の筋力で膝関節が完全に伸展するように介助量を最小限にして実践する．これが重力を用いた適切な抵抗運動となる．また，筋力が増強するには10回繰り返すことができる抵抗がよいとされるため，原則としてこれに従い介助量を微調整することになる．

　このようにリハビリテーション専門職によるトレーニングが重要となる一方，看護師による介入も重要である．少しずつ四肢を動かせるようになった患者に対しては，ADL場面でできる限り患者自身で行わせることで筋力は増強する．更衣動作を行う際には患者自身で袖を通すように促したり，整容動作で歯磨きをさせたり，自分で顔を拭くなどのかかわりがそれにあたる．実際の臨床場面では，患者自身で自立して完全にできなければ全介助のままでADLが実施されることが多い．これはICUの多くの患者が鎮静中で意識障害を伴うために全介助で実施することがルーチン化してしまっているためであると思われる．本項のテーマである「生活環境としてのICU」を意識して前述したような最小限の介助のもとでADLが実施されれば，患者の筋力はより効果的に増強すると考えられる．

　注意しなければならないのは，筋力を発揮させることは身体への負荷となり呼吸や循環動態に影響を及ぼす可能性があることである．そのため患者の病態を把握し，適切なモニタリングのもとで上記のトレーニングやADLが実践されることが前提になることを忘れてはならない．

3. 離床

　離床とはその用語のごとく床上から離れることを意味し，具体的には座位や立位，歩行とい

§ 15　急性期リハビリテーション　241

った姿勢変換や動作を行い臥床状態から脱却することである．これは ICU に限らず急性期リハにおいて最も重要かつ高い頻度で実施される介入手段である．

急性期における離床の有効性は古くから報告されていたが，その安全性に疑問を抱く医療者も多く，臨床的に実践されていない現状があった．しかしながら安静による弊害が広く認識されるとともに，離床の安全性も示され始め，現在では ICU という超急性期の環境でも標準的手段に位置づけられている．

ただし，世界中で離床をはじめとした early mobilization が推奨されているにもかかわらず，その実施時間は不十分と指摘する報告もあり[11]，ICU スタッフは今まで以上に離床を意識して，実践する努力が求められる．

1) 離床の効果

離床に求める効果は体幹や下肢の筋力強化，抗重力位における循環動態の耐性向上，呼吸状態の改善などさまざまである．先行研究を概観すると，ICU から実践される早期離床の効果は人工呼吸管理期間の短縮やせん妄発生率の低下といった短期的な効果から，運動機能や ADL の改善，在院日数の短縮といった長期的な効果まで報告されており[12,13]，ICU 在室患者にとって非常に有益な治療手段であるといえる．

数少ないながら早期離床による弊害も報告されており[14]，すべての患者が早期離床によって有益な効果を得るわけではなく，臨床場面では生体反応や自覚症状のモニタリングを行うことで安全を確保しながら離床することが大切である．

2) 離床時の注意点

ICU では呼吸や循環動態が不安定な患者が多く，離床による姿勢変換はいっそう，それらを不安定にさせるリスクが伴う．つまり，たとえ安静時に状態が安定していても，離床に耐えうる身体機能の予備能が必要であり，これが離床の主な阻害因子となる．現在増加している高齢患者はフレイルを呈していることも多く，疾患を発症する前からすでに予備能が低下している可能性についても考慮しなければならない．

離床を開始する前の中止基準としては，安静時に鎮静薬や昇圧薬の増加が必要な場合などは安静時でも状態が不安定と判断し離床を中止する．そして実際に離床を行う際には，さまざまなモニタリングを同時に行う必要がある．モニタリングすべき項目としては，血圧の変動呼吸状態，意識状態，自覚症状の有無や増悪などである（**表6**）．

その他の阻害因子としては経皮的心肺補助（percutaneous cardiopulmonary support: PCPS）や大動脈内バルーンパンピング（intra-aortic balloon pumping: IABP）といったデバイスの問題がある．生命維持のために特殊な機器が必要なほど全身状態が不安定というとらえ方もあるが，これらを装着している場合は，根本的に離床によってデバイスが正常に作動しなくなることが問題となる．主に問題となるのは離床に伴い下肢が屈曲することで，カテーテルがキンク（kink）する（折れ癖や閉塞を生じる）ことである．

しかしながら，近年では体外式膜型人工肺（extracorporeal membrane oxygenation：ECMO）や持続的血液濾過透析（continuous hemodiafiltration：CHDF）使用下でも離床を行うことが一般的になりつつある[15,16]．ECMOは内頸静脈のダブルルーメンカテーテルを使用することで離床によるキンクのリスクが大幅に軽減したり，CHDF においても同様の対応に加え，ポンプ流量を一時的に低下させることで正常な作動を維持させる工夫もある．

このようなデバイス管理下での離床が可能になるためには，医師の協力はもちろん，臨床工

学技士（CE）によるサポートが必須である．さらに離床中の挿管チューブやルート類の事故抜去への配慮なども必要となり，リハスタッフ1人では安全な離床を実施することが困難な場合も少なくなく，チーム医療が構築されることで離床が実現することを認識しておかなければならない．

3) early mobilization の進め方

離床を含めた early mobilization は前述したとおり患者の安全性確保，機器の管理，ライン・チューブの管理，などさまざまな管理をしつつ，どの程度の運動を実施すべきか判断しなければならない．そのため，実際に early mobilization を行うためには患者の意識レベルや呼吸・循環動態などについてまず評価をし，その状態に合わせた介入を行うべきである．

その評価方法はさまざまであるが，その一例として ICU mobility scale（IMS）がある（**表7**）．これは患者の能力を最大限に引き出した際に，どの程度の運動や動作が可能かを評価し，0～10 の 11 段階で患者の身体機能を分類するものである[17]．この評価の重要な点は患者の能力を「最大限に引き出す」ことであり，できないという評価結果を簡単に下すべきではない（しかし，患者の能力を過小評価する可能性がある）．そして試行錯誤しながらこの評価を実践することで，評価自体が early mobilization になると筆者は考えている．

IMS の評価をもとに運動内容を決定する方法として，early goal-directed mobilization（EGDM）という介入方法（**図6**）が提唱されている[18]．このプログラムの目的は段階的に離床を進めるのではなく，患者が達成できる最大能力を発揮させることにあり，通常の介入よりもその効果が高いとされている．昨今，early mobilization の不足が指摘されているものの，臨床的なハード面の問題で離床時間を確保できないこともあるため，EGDM のように患者に限界に近い負荷をかけることで離床の効果を高めることは重要になると思われる．

4. 呼吸リハビリテーション

わが国における呼吸リハの歴史は古く，急性期だけでなく呼吸器疾患の慢性期まで広く適応がある．ICU では新たな呼吸器合併症の予防と早期改善を目的として実施される．呼吸管理に伴う無気肺や人工呼吸器関連肺炎（ventilator-associated pneumonia：VAP）の予防と改善な

表6	early mobilization 適応外となる基準

項目	内容
心電図所見心拍数	●最近の心筋虚血 ●心拍数 < 40bpm　または >130bpm
血圧	●平均血圧 <60mmHg　または >110mmHg
酸素化能	●SpO_2 ≦ 90%
人工呼吸器設定	●F_IO_2 ≧ 0.6 ●PEEP ≧ $10cmH_2O$
呼吸数	●≧ 40bpm
意識レベル	●RASS-SS：−4，−5，3，4
カテコラミン	●ドブタミン ≧ 10mg/kg/秒 ●ノルアドレナリン ≧ 0.1mg/kg/秒
体温	●≧ 38.5℃ ●≦ 36 度℃
臨床所見	●意識レベルの低下 ●発汗 ●顔色の異常 ●痛み ●倦怠感
その他	●不安定な骨折 ●安全な離床を妨げる因子の存在 ●不安定な神経学的所見（ICP ≧ $20cmH_2O$）

(Sommers J, et al: Physiotherapy in the intensive care unit: an evidence-based, expert driven, practical statement and rehabilitation recommendations. *Clin Rehabil* **29**(11): 1051-1063, 2015. を和訳)

表7 ICU mobility scale（IMS）

	分類（レベル）	定義
0	ベッド上の臥床	能動的に動けず，他動的な体位変換や運動
1	ベッド上座位，ベッド上運動	すべての活動がベッド上（ベッド外や端座位は除く）
2	介助での椅子座位（起立しない）	ベッド上端座位や起立を含まないリフトでのつり上げやスライドによる他動的な椅子移乗
3	ベッド端座位	介助が必要でも体幹をある程度保持できる能力があるベッド上端座位
4	起立	立位姿勢で下肢に荷重できる（Tilt table などの使用も含む）
5	椅子移乗	起立して椅子へ下肢を踏み出せる（下肢にかかる体重を移動させることが必要）
6	ベッドサイドでの足踏み	介助の有無にかかわらず少なくとも4回の足踏みができる
7	2名以上の介助による歩行	2名以上の介助でベッド/椅子から少なくとも5m歩いて離れることができる
8	1名介助による歩行	1名介助でベッド/椅子から少なくとも5m歩いて離れることができる
9	補助具を用いた歩行	補助具を使用し一人でベッド/椅子から少なくとも5m歩いて離れることができる（車いす生活者はベッド/椅子から少なくとも5m駆動して離れることができる）
10	独歩	独歩でベッド/椅子から少なくとも5m歩いて離れることができる

(Hodgson CL, et al: Feasibility and inter-rater reliability of the ICU Mobility Scale. *Heart Lung* 43(1): 19-24, 2014. を和訳)

図6 EGDM における early mobilization のアルゴリズム

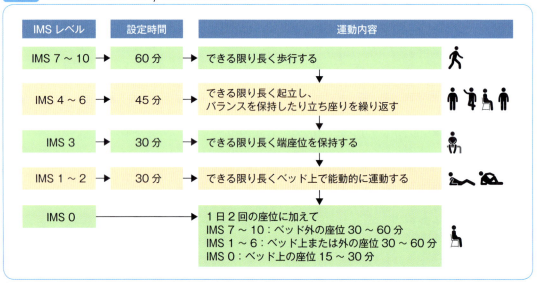

(Hodgson CL, et al: A binational multicenter pilot feasibility randomized controlled trial of early goal-directed mobilization in the ICU. *Crit Care Med* 44(6): 1145-1152, 2016. より翻訳)

どが該当する．

　呼吸リハの手段の中心は理学療法であり，その手段は表8に示す通りである．ICUにおけ

る呼吸リハの主な介入手段はポジショニング（体位管理），排痰，そして離床であり，臨床では患者の状態を評価し，これらの手技を組み合

わせて呼吸リハが実践されることとなる．

1）ポジショニング

ポジショニングの主な目的は気道分泌物の貯留予防や同一体位の維持による下側肺領域の虚脱予防（予防的体位管理）と，排痰促進，換気改善，無気肺の解除（治療的体位管理）などである．胸部X線写真や聴診などの評価結果に基づき，各目的に合わせた体位管理を実施する．

看護師による体位変換はICUにおいて頻回に実施されるものの，呼吸リハの観点からは不十分なことが少なくない．日常での体位変換の多くは背部にクッションなどを挟むことで身体を傾けるが，これでは角度が不十分であり，呼吸状態の改善は期待できない．少なくとも仰臥位を0°とした場合，90°まで傾けて完全側臥位を実施すべきである．状況によっては前傾側臥位や腹臥位まで実施することもある．

これらの体位管理は，即時的な換気および酸素化改善や気道分泌物排出効果といった効果のエビデンスは蓄積されてきたが，中・長期的な予後の改善については示されていない[19]．

図7は自験例でのPCPS挿入中の患者に対する体位管理の状況を示している．本症例は肥

表8　呼吸リハビリテーションの手段

1. 目的別手技
- A）呼吸コントロール
- B）呼吸法／呼吸練習
- C）排痰法／気道クリアランス法
- D）呼吸筋トレーニング
- E）胸郭可動域練習／胸郭モビライゼーション

2. 項目別手技
- A）徒手的テクニック
- B）体位管理
- C）呼吸体操

（神津玲：呼吸理学療法のスタンダードと新たな展開．理学療法学 41（4）：222-225, 2014．より一部改変）

図7　多職種での体位ドレナージと胸部X線写真の変化

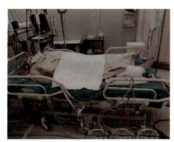

A：仰臥位

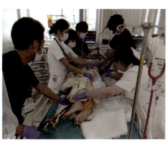

B：体位変換状況

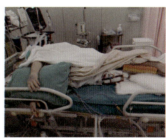

C：右完全側臥位

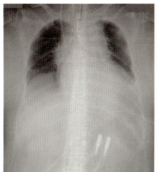

D：体位ドレナージ前の胸部X線写真

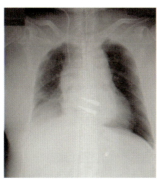

E：体位ドレナージ後の胸部X線写真

左下葉無気肺（D）が体位ドレナージ後には十分な含気が得られており（E），無気肺が解除されている．

満が原因で呼吸状態，特に酸素化の改善に乏しく，換気血流比のマッチングと無気肺の解除を目的とした体位管理を実施し，酸素化の改善を認めた．PCPS のポジショニングに対する配慮を臨床工学技士が，バイタルサインや危険性の予測を医師が，身体への負担を考慮して期待する体位変換とその保持を理学療法士が，ルート類への配慮などを看護師が協力して実施した．

生命維持のデバイスや多くのルート類がある重症患者に対しても多職種で協力することで，安全かつ適切な体位ドレナージの実施が可能となる．

2）排痰

排痰が困難な状況が続くと，ガス交換ならびに換気の障害を引き起こすとともに，気道感染を発症しやすくなる．気道分泌物の誘導排出をサポートする気道クリアランス法（排痰法）は重要な介入となる．気道分泌物貯留部位を上側にしたポジショニングにて排痰を促進する体位ドレナージに徒手的排痰手技を併用するほか，機器を用いた排痰介助，咳嗽の介助や吸引が介入手段となる．

3）離床

座位や立位，運動は，肺容量を増大させたり，換気量を促進させる．これで虚脱肺胞の再拡張，気道分泌部の移動促進が得られ，換気血流分布が正常化し酸素化が改善する．また，離床は肺容量減少や無気肺などの改善にも有用である．このように呼吸機能にも良好な影響を及ぼすことを認識することが重要である．

5. 摂食嚥下リハビリテーション

ICU における重症患者では，長期間の気管挿管の影響（声帯・口腔咽頭の炎症や潰瘍，反回神経麻痺による声帯麻痺や口唇や歯の損傷），絶食による口腔，咽頭機能の機能低下，摂食嚥下に関与する筋群の筋力低下や咽頭の感覚障害などによって，摂食嚥下機能が障害されることが多い[20]．前述の ICU-AW が嚥下に関与する筋群に影響している可能性も指摘されている．

こうした理由によって重症患者では，抜管後に経口摂取に難渋する嚥下障害が発生することが多く，摂食嚥下リハは重要な治療戦略となる．

1）挿管中の摂食嚥下リハビリテーション

経口摂取は抜管後に行うが，挿管中から摂食嚥下機能の維持を意識した介入を行い，抜管後に円滑に経口摂取を開始できるよう努めることが重要である．また，挿管中に介入することで，誤嚥のリスクを軽減させて VAP の予防に務める．

介入手段としては口唇・頬のマッサージや口腔ケア，頸部の可動域維持がある．前者は摂食嚥下に必要な口腔・咽頭器官への機械的刺激を加えることで，その機能維持を図ることを目的とする．後者は嚥下に必要な頸部の可動性，特に前屈の可動域，頸部保持の安定性を確保することである．また，呼吸リハと合わせて体位変換を実施し，不顕性誤嚥を減ずることも試みる．

2）抜管後の摂食嚥下リハビリテーション

経口摂取に向けて，摂食嚥下機能を評価することから始まる．まずは挿管中に前述した問題が発生していないか，抜管後に口腔内の観察や発語および発声（嗄声の有無）の確認，舌の運動，頬を膨らませたり，口をとがらせたりするといった口腔内の運動ができるか，随意的な咳嗽（咳払い）が可能かといった点についてスクリーニングする．

そして意識状態，指示理解（食物の認知を含めて）が良好であれば，空嚥下や水飲みテストを実施する（**図8**）．

問題がなければ嚥下しやすい体位（通常は30°ヘッドアップ，頸部前屈位）でゼラチンゼ

図8 経口摂食開始のためのスクリーニング方法（アルゴリズム）

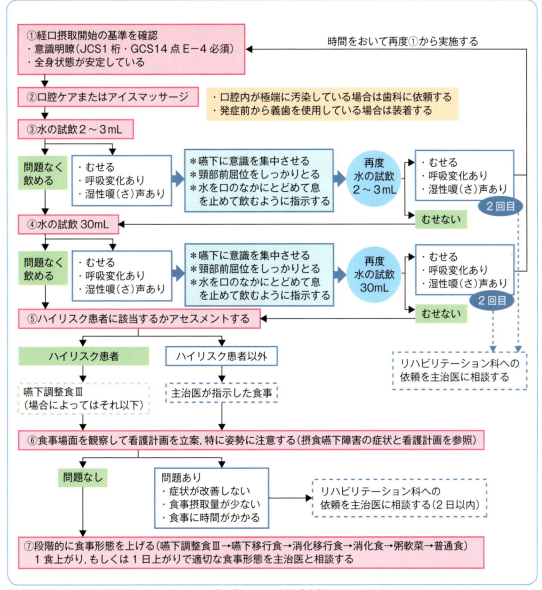

(聖隷嚥下チーム：嚥下障害ポケットマニュアル，第3版．p290，医歯薬出版，2014．より)

リーを中心とした食物形態で経口摂取を実施する．摂食中は咀嚼および嚥下に伴う喉頭の運動を観察するとともに，ムセ（咳嗽）の有無を確認する．ムセのない誤嚥（不顕性誤嚥）を示す症例もあり，注意が必要である．その際は，嚥下後の湿性嗄声や，頸部を聴診した際の呼気時の断続音の聴取が不顕性誤嚥を示唆する所見であり，注意が必要である．

上記のアプローチで問題が生じた場合には，言語聴覚士（ST）を中心とした専門的な嚥下リハの介入が望ましい．その間，看護師でも実施可能でリスクの少ない間接練習（食物を用いない摂食の基礎練習）の実施が可能である．同時に嚥下内視鏡検査（videoendoscopic examination of swallowing：VE）などの嚥下機能評価の精査を実施していくこととなる．摂

食嚥下の問題が明らかになれば，体位と食物形態の工夫，各種の嚥下促通手技を組み合わせた個別的な摂食練習を実施し，段階的に進めていく．

摂食嚥下障害を合併した患者の場合，「嚥下は嚥下によって鍛えられる」といった前述の「特異性の法則」の考え方と実施が何よりも重要である．いつまでも間接練習を継続していても，摂食練習を行わなければ，患者は口から食べることができるようになることはない．

3) 栄養

食事を摂取する意味は栄養補給にあることはいうまでもない．そのため経口摂取困難な場合は経腸・経管栄養や経静脈栄養の投与が実施されるが，患者の状態と栄養の投与方法についてはいまだに議論が続いている．そして，栄養および代謝障害が生じると，治療やリハに難渋して患者の回復を遅延させることも報告されている[21]．

つまり，嚥下リハではさまざまなものを口から食べることができるようになることに加えて，栄養投与方法についても検討し，どのようにすれば患者の栄養状態が改善するかも考える必要がある．栄養状態の評価方法は血清アルブミン（Alb）値をはじめとする検査所見や四肢の周径といった身体所見などを用いるが，ICU

ではさまざまな影響を受けて評価が困難になることが多い．そのため，どのような方法（経腸，静脈）でどのような栄養（カロリー，タンパク質の量など）が投与されているかを評価する．

ICU における重症患者は高度の炎症を伴って異化亢進状態であることが多く，骨格筋や心筋などの筋量が減少し，臓器や身体運動機能の障害を呈する．この状態は**タンパク・エネルギー低栄養状態**（protein-energy malnutrition: PEM）と呼ばれている．PEM が進行すると身体機能の低下にとどまらず，死亡のリスクが有意に上昇する．そのため栄養管理の重要性を十分に理解しておく必要がある．そして目の前の患者に PEM が存在するか否かを判断しなければならない（**表9**）．

ICU では安静時エネルギー消費量よりも多いカロリー量を投与する（overfeeding）のは有害性があるため，基本的には少ないカロリー量を投与する（underfeeding）が一般的であるが，適切な栄養投与や運動療法のエビデンスは確立していないのが現状である．もし PEM が存在する場合や熱傷・外傷患者の場合はタンパク質の投与量が不足していないか再検討したり，運動負荷を低強度・短時間に変更するなどの対応が必要になると考えられる．

また，ICU-AW に対しても早期離床をはじめとした運動療法だけでなく栄養療法の併用を

表9 栄養管理の重要性

- 適切な栄養補給が健康を維持するための基本である．適切な栄養補給が行われなければ身体の構成成分が正常に維持できず，その機能を正常に発現できない．
- 栄養障害は，エネルギー需要が増加している患者，タンパク異化が亢進している患者，栄養素の利用能が低下している患者，組織や臓器障害がある患者で特に進行しやすい．
- すでに栄養障害に陥っていたり，大手術，重症外傷，広範囲熱傷など高度のストレスを受けたり，消化管機能障害，肝・腎機能障害，糖尿病などのために臓器障害や代謝障害を起こしたりすると，適切な栄養管理を実施しなければ急速に栄養障害が進行する．
- 栄養障害が進行すると，組織・臓器の機能不全，創傷治癒遅延，感染性合併症の発生，原疾患の治癒障害ないしは悪化をもたらす．
- 適切な栄養アセスメントを行い，栄養状態を維持・改善するための方策を講じることが医療の基本である．

（日本静脈経腸栄養学会編：静脈経腸栄養ガイドライン，第3版．pQR1，照林社，2013．より一部改変）

推奨する報告もある[22]．しかしながら重症患者の栄養状態の改善は容易ではなく，クリティカルな状態から脱した際に順調に栄養が吸収される状態にすることが目的となることもある．

IV 「生活環境」としてのICUのあり方を考える

図9に示す症例は，拡張型心筋症による末期心不全にて植込型補助人工心臓装着術を施行された60歳代の女性である．写真は症例のICUにおける日常生活場面である．本症例は再手術や気道浮腫の合併により人工呼吸器からの離脱が困難となり，人工呼吸管理が長期化しているが，浅い鎮静によって日中は覚醒を確保している．

これによって人工呼吸管理下であっても，離床を実践して座位能力や四肢の筋力が向上し，看護師が援助することで「座った姿勢」で，「眼鏡」をかけ，家族に向けた感謝の「手紙を書く」ことができたのである．さらに身体機能の低下を予防するだけでなく，手紙の内容を「考え」，手を「動かす」という脳から骨格筋までの一連の命令系統が活性化することで，筋力低下やせん妄予防の効果を発揮することにもなる．また，

図9 家族に手紙を書く人工呼吸管理下の症例

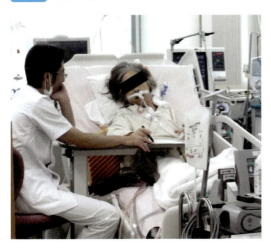

毎日不安を抱く重症患者の家族にとっても，手紙を書く姿を「見て」，その内容を「読む」ことで家族が安心を得るとともに，家族によって患者のモチベーションを引き出すことが可能となる．まさに前述したABCDEFバンドルが実践されて，患者の身体および精神機能の状態が改善している状況である．

現在ではICUにかかわるスタッフ全員が，このような環境設定の意識をもつことが求められている．実際には，本症例は覚醒しているがゆえに経口挿管チューブの自己抜去が懸念され，当初は両上肢にミトンが装着され臥床を強いられていた．このような管理，すなわち身体抑制は身体活動を抑制し，患者の安全を確保するという意味で有益ではあるが，一方で身体機能の改善やせん妄予防には悪影響を及ぼす管理でもある．

いずれの管理もメリットとデメリットがあるが，現在は「生活環境」としてのICUも考慮する時代で，そのエビデンスも蓄積されてきており，可及的に後者のメリットを追求すべきと考えられる．この後，本症例のモチベーションや活動性はさらに向上した．家族の援助が積極的な離床を後押ししたことはいうまでもない．

V ICUにおけるリハビリテーション体制とチーム医療

昨今のICUでは，理学療法士をはじめとするリハスタッフの配置として，専任および専従化が増加している．従来，リハ体制は患者に対して担当者を配属するマンツーマンでの診療であった．しかしながら，ICUという高度医療を実践する特殊な環境において，リハスタッフすべてが十分な知識をもって診療できるとは限らない．また，1日の診療のなかで患者1名にかかわる時間は限られており，他職種とのコミュニケーションも不足するという問題があった．

これらの問題を解決すべく，例えば当院においても 2013 年より理学療法士の専任配置を導入した．具体的には，当院リハビリテーション部の専門的診療グループである呼吸器班および心大血管班に従事する理学療法士を 1 名ずつ配置し，合計 2 名の理学療法士が ICU 在室患者の診療を担当している．

専任配置以降は，朝から行われる ICU でのカンファレンスに参加することで患者の病態や治療方針を把握しやすくなり，リハ介入のタイミングなどについて他職種とコミュニケーションを図る場面を設けることができている．さらに実際のリハ介入場面においても，密に連携をとりながら安全かつ適切なリハを実践でき，看護師も患者の身体機能を正確に認識する情報収集場面として有益であるといえる．また，2 カ月ごとに各班から交代で配置しており，理学療法士同士でも連携を図りながら，各スタッフがスキルアップできる環境も整っている．

ICU におけるリハ体制とチーム医療は，地域での各施設の役割や患者特性，スタッフの人員などによって異なるが，患者の状態をよくしたいという思いや各スタッフが担う役割の責任という点においては，共通である．

ICU リハにおいて患者の利益を提供するために重要であるのは ICU カルチャーを望ましい方向に変えていくこと，そして核となるリーダーあるいはコーディネータの存在である．

ICU リハの障壁は患者要因，環境要因，医療者要因と 3 つに大別できるが，これらの障壁をどのようにクリアしていくか．チーム医療の重要性が必要であることは論をまたない．

おわりに

ICU は重症患者の初期治療を実施する場所であり，ICU でのリハおよびケアの遅延や不足はその後の回復の遅延を引き起こしてしまう．多くの施設で，ICU に従事する看護師は ICU 退室後の患者の経過について知る機会は少ない．しかしながら，たとえ ICU の在室日数が短いことが多くても，看護師もそのわずかな期間に患者の心身機能の改善に取り組むことが ICU 退室後の患者の状態を改善することを認識すべきである．

ICU におけるリハは患者の機能的予後を左右する重要な治療戦略であり，それには看護師の協力が必要不可欠である．たとえ鎮静された患者であっても ADL をすべて介助するといったことをルーチン業務にすべきではなく，看護師は個々の患者の覚醒レベルを的確に評価し，ADL やベッド上動作などを中心に，患者自身でできる動作を促すことが求められる．そして何より重要なことは，自分たちのみで解決しようとせず，チームも尊重し，多職種とのコミュニケーションを通じて患者の改善に寄与するアプローチを模索するよう，ぜひ積極的に取り組んでいただきたい．

現在，必ずしもすべての施設に ICU 常駐リハスタッフが従事しているわけではない．リハについて核となるリーダーが不在の施設であれば，このテーマを理解した看護師にリーダーシップを発揮してもらい，患者の改善に貢献していただきたいと筆者らは願っている．

[文献]

1) 日本集中治療医学会J-PADガイドライン作成委員会: 日本版・集中治療室における成人重症患者に対する痛み・不穏・せん妄管理のための臨床ガイドライン. 日集中医誌 **21**: 539-579, 2014.

2) Balas MC, et al: Adapting the ABCDEF bundle to meet the needs of patients requiring prolonged mechanical ventilation in the long-term acute care hospital setting: historical perspectives and practical implications. *Semin Respir Crit Care Med* **37**(1): 119-135, 2016.

3) Honda Y, et al: Upregulation of interleukin-1β/ transforming growth factor-β1 and hypoxia relate to molecular mechanisms underlying immobilization-induced muscle contracture. *Muscle Nerve* **52**(3): 419-427, 2015.

4) 福田卓民・他: 療養型病院における膝関節可動域制限の進行予防とチームアプローチの効果. 地域リハ **8**(7): 551-554, 2013.

5) 石川愛子：Disuse syndrome（廃用性筋萎縮）とSarcopenia. *Geriant Med* **42**: 895-902, 2004.

6) Osias J, et al: Neuromuscular complications of critical illness. *Crit Care Clin* **30**(4): 785-794, 2014.

7) Thomason DB et al: Atrophy of the soleus muscle by hindlimb unweighting. *J Appl Pysiol* **68**: 1-12, 1990.

8) Kamiya K, et al: Effects of electrical muscle stimulation in a left ventricular assist device patient. *Int J Cardiol* **160**(3): e44-45, 2012.

9) Segers J, et al: Feasibility of neuromuscular electrical stimulation in critically ill patients. *J Crit Care* **29**(6): 1082-1088, 2014.

10) Nedergaard HK, et al: Non-sedation versus sedation with a daily wake-up trial in critically ill patients receiving mechanical ventilation--effects on physical function: study protocol for a randomized controlled trial: a substudy of the NONSEDA trial. *Trials* **16**: 310, 2015.

11) Berney SC, et al: Prospective observation of physical activity in critically ill patients who were intubated for more than 48 hours. J *Crit Care* **30**(4): 658-663, 2015.

12) Schweickert WD, et al: Early physical and occupational therapy in mechanically ventilated, critically ill patients: a randomised controlled trial. *Lancet* **373**(9678): 1874-1882, 2009.

13) Needham, et al: Early physical medicine and rehabilitation for patients with acute respiratory failure: a quality improvement project. *Arch Phys Med Rehabil* **91**(4): 536-542, 2010.

14) The AVERT Trial Collaboration group: Efficacy and safety of very early mobilisation within 24 h of stroke onset (AVERT): a randomised controlled trial. *Lancet* **386** (9988): 46-55, 2015.

15) Ko Y, et al: Feasibility and Safety of Early Physical Therapy and Active Mobilization for Patients on Extracorporeal Membrane Oxygenation. *ASAIO J* **61**(5): 564-568, 2015.

16) Wang YT, et al: Early mobilization on continuous renal replacement therapy is safe and may improve filter life. *Crit Care* **18**(4): R161, 2014.

17) Hodgson C, et al: Feasibility and inter-rater reliability of the ICU Mobility Scale. *Heart Lung* **43**(1): 19-24, 2014.

18) Hodgson CL, et al: A binational multicenter pilot feasibility randomized controlled trial of early goal-directed mobilization in the ICU. *Crit Care Med* **44**(6): 1145-1152, 2016.

19) Brunauer A, et al: Incomplete (135°) prone position as an alternative to full prone position for lung recruitment in ARDS during ECMO therapy. *Wien Klin Wochenschr* **127**(3-4): 149-150, 2015.

20) Macht M, et al: ICU-acquired swallowing disorders. *Crit Care Med* **41**(10): 2396-2405, 2013.

21) De Jonghe, et al: Respiratory weakness is associated with limb weakness and delayed weaning in critical illness. *Crit Care Med* **35**: 2007-2015, 2007.

22) Heyland DK, et al: Combining nutrition and exercise to optimize survival and recovery from critical illness: Conceptual and methodological issues. *Clin Nutr* **35**(5): 1196-1206, 2016.

MEMO

§ **15** 急性期リハビリテーション　251

第3章

安全の欲求とケア

第 3 章　安全の欲求とケア　　　　　　　　　　　　　　　　　　　　　　　　　　　　　　渡邉 八重子

Section 1　医療安全

はじめに

近年，ICU では浅い鎮静（Light sedetion，ライトセデーション）が推奨され，早期に離床し障害を最小限にするといった考え方に変わってきている．患者は鎮静状態から覚醒状態に置かれ，食事は口から，排泄はトイレで，清潔は入浴でと日常生活動作（ADL）の拡大が図られる．そのため ICU は治療の場から患者主体の生活の場へと変化したといえる．

一方こうした環境変化を患者安全の視点からみると，転倒・転落，誤嚥，起立性低血圧，チューブの装着，医療機器類のトラブル，患者への説明不足によるトラブルなど患者影響度レベルの高い事故が発生しやすい[1]，大変危険な場になっているといえる．より安全で質の高いクリティカルケアを提供していくためには医療安全の知識と技術の獲得は必須であるといえる．

I　医療安全の見直し

1991 年 1 月，A 特定機能病院で心臓の手術を予定していた患者に肺の手術が行われ，肺の手術を予定していた患者に心臓の手術が行われるといった「患者誤認事故」が発生した．この 2 人の患者は，同じ病棟から同じ時刻に 1 人の新人看護師によって手術室交換ホールへ移送され，その後，引き継いだ手術室看護師によって間違った手術室へ移送された．さらに，患者の名前を呼びかけたのに対して返事があったため，誤った手術を受けることになってしまった．この間，医師や看護師たちは，何度か「なにか変だ」と感じていたが，患者誤認を是正することはできなかった[2]．

この事故は大きくマスコミに取り上げられ，日本の医療安全に国民の注目が集まることとなった．こうした動きのなかで，医療安全の確保はわが国の医療政策における最も重要な課題であると位置づけられ，国や都道府県レベルの取り組みが活発化し，施設レベルでは，現行の医療安全の見直しと，より安全な医療提供に向けた取り組みが開始されることとなった．

II　医療事故とは

1. 医療事故の定義

「医療事故」は，医療従事者が行う業務上の事故のうち，過失が存在するものと不可抗力（偶然）によるものの両方を含む．一方「医療過誤」は，医療従事者が行う業務上の事故のうち，過失の存在を前提にしたものである．表 1 に，リスクマネジメントに関連した用語として用いられる「医療事故」「医療過誤」「インシデント」「アクシデント」を並べて定義する．

| 表1 | リスクマネジメントにかかわる用語の定義 |

	医療事故	医療過誤	インシデント	アクシデント
厚生労働省[3]	医療にかかわる場所で，医療の全過程において発生する人身事故一切を包含する言葉．ここには患者ばかりでなく医療従事者が被害者である場合や，転倒など医療行為と直接関係しない場合も含む．	医療の過程において医療従事者が当然払うべき業務上の注意義務を怠り，これによって患者に傷害を及ぼした場合をいう．過失の有無については，事例によっては，必ずしも明確でない場合がある．また事実認定が事故発生時の医療水準に照らして判断される．	患者に傷害を及ぼすことはなかったが，日常診療の現場で"ヒヤリ"としたり，"ハッと"した経験を指す．「事故（アクシデント）」に対する言葉として「インシデント」という言葉がよく用いられる．	医療事故に相当する言葉．
日本看護協会[4]	医療従事者が行う業務上の事故のうち，過失が存在するものと，不可抗力（偶然）によるものの両方を含めたもの．	医療従事者が行う業務上の事故のうち，過失の存在を前提としたもの．＊過失：行為の違法性，すなわち客観的注意義務違反をいう．注意義務は結果発生予見義務と，結果発生回避義務とに分けられる．	思いがけない出来事（偶発事象），「ヒヤリ・ハット」と表現することもある．	インシデントに気づかなかったり，適切な処理を行わないと，傷害が発生し「事故（アクシデント）」となる．ここで取り扱う「事故」とは，患者，来院者，職員に傷害が発生した場合を含む．

2. 医療事故発生のメカニズム

医療事故の多くは複数の原因が連鎖的に結びついて発生している．こうした医療事故発生のメカニズムを説明するうえで，Reasonのスイスチーズ・モデル[5]がよく用いられる．これは「危険を内在しているシステムは，ある失敗が直ちに事故に結びつかないように多重の防御壁を備えている．事故は，こうした防御壁の穴が偶然に重なったとき，その危険がすべての防御壁を突き抜けたことによって発生する」という考え方を示すモデルである（図1）．

図1を使って，先述した「患者誤認事故」をみると，どこかで，2人の患者が交差して認識され，次段階（防御壁）以降で是正されずに手術に至ったととらえることができる．

どのような防御壁があり，突き抜けたのかについては，①1人の看護師が患者2人を移送〈1人での移送が許容されていた〉▶②手術室交換

ホールで患者識別を失敗した〈確認手順が決まっていなかった〉〈患者2人は背格好が似ていた〉▶③患者がカルテと分離して移動していた〈確認元としてのカルテの重要性に無配慮だった〉▶④麻酔医の確認失敗〈疑問確認の不徹底があった〉▶⑤外科医の患者識別の失敗〈前の段階で確認済みとの認識が前提となっていた〉▶事故の発生に至ったと考えられている[6]．

3. 医療事故に対する新しい認識

これまでの医療事故防止対策は，医療従事者個人の責任指向型で，誰が事故を起こしたのかという個人的処罰を主として事故処理を進めてきた経緯がある．しかし，厚生労働省は，個人に依拠して解決を図るのではなく，事故はなぜ起こったのか，発生要因は何かに注目した原因指向型の対策を講じることが大切だと強調している[7]．

以下に，2002年4月，厚生労働省から報告さ

§ **1** 医療安全　**255**

図1 スイスチーズ・モデル

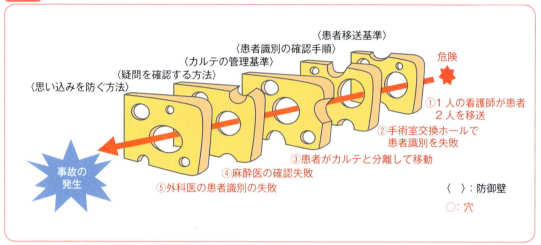

(ジェームズ・リーズン著, 塩見弘訳:組織事故―起こるべくして起こる事故からの脱出. pp11-16, 日科技連出版社, 2003. より)

れた「医療安全推進総合対策」[8]のうち, 医療安全の確保に関する内容を一部抜粋して示す.

1) 個人の努力に依拠した安全対策の見直し

医療安全の確保は, これまで医師を中心とした医療従事者個人の責任において行われてきた. しかし, 近年の医療の高度化・複雑化等を背景に, 医療従事者個人の努力に依拠したシステムでの医療安全の確保は難しくなってきており, 安全対策の在り方について見直す必要がある.

2) 医療提供システムの複雑さ

今日の医療は, 個々の医師のみによって提供されるものではなく, さまざまな職種からなる「人」, 医薬品・医療用具をはじめとする「物」, 医療機関という「組織」といった各要素と, 組織を運用する「ソフト」等を含めたシステムにより提供されている. こうした要素のうち, いずれが不適切であってもサービスは適切に提供されない.

3) 今日の医療提供システムに応じた安全対策

製造業界等における製品の品質管理の手法, 原子力業界, 航空機業界等における誤りがあっても障害に至らない仕組みや誤りが起こりにくい仕組み. こうした他産業のシステムは, これまで医療の現場では希薄な概念であった「人は誤りを犯す」ことを前提とした組織的対策を講じるなど参考とすべき点が多い.

4) 個人を責めるよりも原因の究明が重要

事故防止に際し極めて重要なことは, 「誤り」に対する個人の責任追及よりも, むしろ, 起こった「誤り」に対して原因を究明し, その防止のための対策を立てていくことである.

5) 組織における安全文化の醸成

患者安全を優先に考え, その実現を目指す態度や考え方としての「安全文化」[*1]を醸成し,

MEMO

***1: 医療安全管理体制とは**

医療に従事するすべての職員が患者の安全を優先的に考え, その実現を目指す態度や考え方, およびそれを可能にする組織の在り方[9]とし, ここでいう文化とは, 信念, 価値, 態度という抽象的な面の他に, 医療をシステムとして考え, 安全のために実施する具体的な方法としての手順・構造という面が含まれ, 両者は影響しあう関係にある[5,10]と定義する.

図2 医療安全管理体制（全体像）

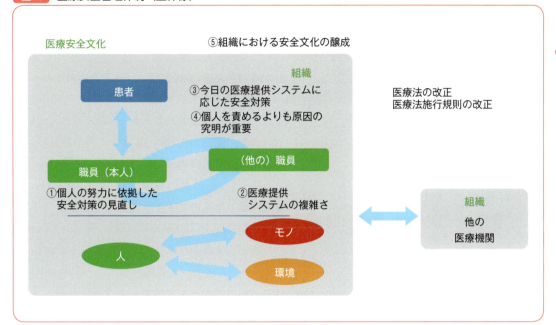

これを医療現場に定着させていくことが求められる．

以上のことから，今日の複雑かつ組織的な活動をしている医療現場において，事故の原因を個人に限定することはできず，原因はシステムの欠陥にあるという考え方に基づき，適切な事故防止対策を国・都道府県・施設・個人・患者の各レベルで講じていくことが安全な医療提供につながるといった，医療安全管理体制（全体像）が読み取れる（図2）．

III 医療安全を目的とした法改正

1. 医療法施行規則

厚生労働省は，「医療安全推進総合対策」[8]を取りまとめ，医療安全のための組織的な管理業務が確実に行われるよう取り組むことが必要

であると指摘した．これを受け2002年，医療法施行規則の一部改正[*2]が行われ，医療機関における安全の確保のための体制整備等に関する法的義務づけがなされた．具体的な内容を（表2）に示す[11]．

2. 医療法

医療法第一章総則，第一条に「この法律は，医療を受ける者による医療に関する適切な選択を支援するために必要な事項，医療の安全を確保するために必要な事項，病院，診療所および助産所の開設および管理に関し必要な事項並び

> **MEMO**
> *2 2006年，第5次医療法改正時に医療法施行規則の一部改正が行われた．具体的には，医療安全管理体制の義務づけを，これまでの病院・有床診療所に加え無床診療所，助産所まで拡大した．また，新たに院内感染対策，医薬品・医療機器にかかわる安全管理責任者を配置することを義務づけた．

表2	医療機関における安全の確保のための体制整備の法的義務づけ
病院および有床診療所	
❶ 医療に係る安全管理のための指針を整備する	
❷ 医療に係る安全管理のための委員会を開催する	
❸ 医療に係る安全管理のための職員研修を実施する	
❹ 医療機関内で事故報告等の安全の確保を目的とした改善策を講ずる	
特定機能病院	
❺ 専任の安全管理者を配置する	
❻ 安全に関する管理を行う部門を設置する	
❼ 医療機関内に患者からの相談に適切に応じる体制を確保する	

にこれらの施設の整備並びに医療提供施設相互間の機能の分担および業務の連携を推進するために必要な事項を定めること等により，医療を受ける者の利益の保護および良質かつ適切な医療を効率的に提供する体制の確保を図り，もって国民の健康の保持に寄与することを目的とする」[12]とある．

医療従事者は，本法の目的が，医療体制の確保や国民の健康保持であること，また2006年，第5次改正[*3]において「医療安全の確保」が目的達成手段の1つとして加えられたこと，さらに条項においては，国・都道府県等が医療安全に関する情報提供や研修の実施に努めること，病院等の管理者が指針策定や従業員の研修を実施すること，都道府県等が医療安全センターの設置に努めることが明示されたことをしっかりと認識する必要がある．

MEMO

＊3 2014年，第6次改正では，医療事故にかかわる調査および支援の仕組みの整備を図るため，医療事故調査制度が成立し，医療事故調査・支援センターの運用にかかわる条項が追加された．

Ⅳ 新人看護師からみた医療安全

1. 新人看護師の医療事故の実態

医療現場ではどのような事故が発生しているのか．**図3**は，（財）日本医療機能評価機構医療事故情報収集事業第20回報告書[13]をもとに作成した．事故の当事者・関係者の職種について示したものである．2009（平成21）年10月1日～12月31日の期間に報告義務対象医療機関273施設より報告された医療事故は442件であった．また，これらの事故の当事者・関係者の職種については看護師が320件と最も多く，看護師が他の職種に比べて事故の当事者・関係者になりやすいことが示された．さらに，この320件を看護師の経験年数別でみると，0年が29件，1年が39件，合計68件であり，全体の21%に該当した．こうした結果から，看護師のなかでも新人看護師が医療事故の当事者や関係者になりやすいことが示された（**表3**）．

表4は，442件の医療事故の概要を分類整理したもので，看護師が起こす事故の1位は「療養上の世話」190件，2位は「治療・処置」113件であった．

2007年3月に厚生労働省より「集中治療室（ICU）における安全管理について」[14]の報告書が出されている．そこでは重症患者へ提供される複雑な医療行為がICUで発生する医療事故の主たる要因としてあげられ，安全管理指針がまとめられている．

しかし，近年，クリティカルケア領域ではLight sedation管理が広く普及されてきており，ICUは「治療環境」から「生活環境」へと変化している．

こうしたことから，クリティカル領域で働く看護師は，「診療の補助」に関する事故防止は

図3 事故の当事者・関係者の職種

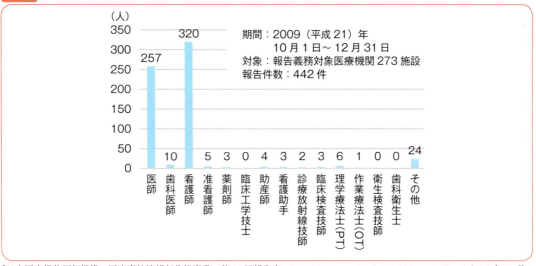

期間：2009（平成21）年10月1日～12月31日
対象：報告義務対象医療機関273施設
報告件数：442件

医師 257、歯科医師 10、看護師 320、准看護師 5、薬剤師 3、臨床工学技士 0、助産師 4、看護助手 3、診療放射線技師 2、臨床検査技師 3、理学療法士(PT) 6、作業療法士(OT) 1、衛生検査技師 0、歯科衛生士 0、その他 24

[日本医療機能評価機構：医療事故情報収集等事業 第20回報告書. http://www.med-safe.jp/pdf/report_20.pdf（2018年11月1日アクセス）より]

表3 当事者の職種別経験年数

当事者の職種×職種経験年数	0年	1年	2年	3年	4年	5年	6年	7年	8年	9年	10年	11～20年	21～30年	31～40年	合計
医師	11	4	15	11	13	14	10	14	15	10	8	90	36	6	257
歯科医師	1	1	1	1	0	0	0	0	0	0	1	3	1	0	10
看護師	29	39	25	20	13	14	11	4	7	13	8	60	58	19	320
薬剤師	1	0	0	0	0	1	0	0	0	0	0	0	0	1	3

看護師の経験年数：0～1年 21%、2～40年 79%

- 期間：2009（平成21）年10月1日～12月31日
- 報告義務対象医療期間の報告件数 442件
- 看護師の経験年数
  0～1年 21%
  2～40年 79%

[日本医療機能評価機構：医療事故情報収集等事業 第20回報告書. http://www.med-safe.jp/pdf/report_20.pdf（2018年11月1日アクセス）より]

もちろんのこと「療養上の世話」に関する事故を予見し回避する能力が求められることになる．

2. 医療安全に関する文献レビュー

医中誌Webを用いて「医療安全」をキーワードにし検索すると，原著論文3,829件とその他論文33,987件がヒットした．図1に，これら文献の年次推移を示す．2002～2004年に原著論文およびその他論文が急増し，その後も増加傾向にあることから，1999年に起きた患者誤認事故をきっかけに医療安全への関心が高ま

表4 医療事故の概要

事故の概要		件数
指示出し		8
薬剤		30
輸血		2
治療・処置		113
医療器具	医療機器	9
	ドレーン・チューブ	30
	歯科医療用具（機器）等	0
検査		11
療養上の世話		190
その他		49
合計		442

期間：2009（平成21）年10月1日～12月31日
対象：報告義務対象医療機関273施設
報告件数：442件

図4 「医療安全」にかかわる文献（件）

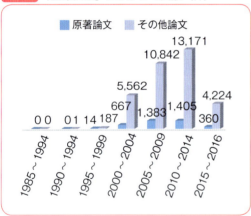

り，多くの取り組みが続けられていることがわかる．次に，原著論文3,829件について，新人看護師にかかわる研究とそうでない研究に分類した．その結果，新人看護師にかかわる文献は85件と非常に少なかった．

表5は，85件の文献から，起こしやすい事故についての記述，事故の要因についての記述，事故防止策についての記述を抜き出し，類似するものはまとめたものである．新人の起こしやすい事故として，「注射・点滴のミス」「内服薬の誤薬」が多くあげられていた．また，事故の要因として，「低いコミュニケーション能力」「低い危険予知能力」「未熟な技術」「経験不足」が多くあげられていた．また，事故防止策として，「事故事例・ロールプレーイング」「事故シナリオを使ったシミュレーション」「KYT（危険予知トレーニング）」が複数あげられていた．

以上のことから，新人看護師が起こす事故の要因は多種多様であり，個人の技術の向上を図るとともに，事故発生の背景（事故要因の連鎖）に注目した事故事例・ロールプレーイングやシミュレーションが重要であることが示唆された．

おわりに

WHO（世界保健機関）は，「WHO患者安全カリキュラムガイド多職種版」[16]において，「将来医療を提供することになる医療系の学生は，それぞれの分野のリーダーになってゆく者としての自覚をもち，安全な医療を実践できるようにならねばならない」また「医療系の学生は，医療システムのあり方が医療の質と安全に影響を与えているということ，コミュニケーションの不備は有害事象や更に深刻な事態につながりうることを知っておく必要があり，これらの問題に対処する方法を学んでおかなければならない」と提言している．これらは医療系の学生に向けられたメッセージであるが，患者安全の実践を目指して，新人看護師はもちろん，すべての看護師が再確認しておくべきことである．

Light sedationが普及することでICUは治療の場から生活の場へと変化し，こうした変化に伴い医療事故発生のリスクが高まることは間違いないといえる．本項のコラムで，医療安全の技術の1つとしてTeamSTEPPS®について簡単に紹介した．この詳細については是非とも調べていただきたい．

表5 新人看護師の起こしやすい事故とその要因と防止策

起こしやすい事故	件数	事故の要因	件数	事故防止策	件数
注射・点滴のミス	16	低いコミュニケーション能力	13	事故事例・ロールプレーイング	5
内服薬の誤薬	11	低い危険予知能力	9	事故シナリオを使ったシミュレーション	5
指示受けミス	4	未熟な技術	7		
転倒・転落	3	経験不足	7	KYT（危険予知トレーニング）	5
人工呼吸器	2	確認不足	6	点滴静脈内注射・技術研修	4
日常生活援助にかかわる事故	2	知識不足	5	安全教育	4
		患者要因を分析できない	5	基準・手順書の整備	4
針刺し事故	2	多重課題	4	病棟特性をふまえた技術教育	3
薬品管理のミス	1	決められた手順がない	2	事故事例・ビデオ研修	3
ME 機器に関わる事故	1	ルール違反	2	メンタルサポート	3
吸入	1	注意不足	2	卒業前安全教育（実践に近い内容を組み立てる）	3
脳室ドレナージ	1	低い看護実践能力	2		
体位保持・変換	1	低い医療事故の分析能力	1	指導者の教育	3
抑制	1	ME 機器にかかわる危険の軽視	1	ME 機器の研修	2
ヒヤリハットを報告しない	1			指導者とリスクマネジャーとの連携	2
		ヒヤリハット報告の軽視	1		
		人は誰でもミスをすることを知らない	1	事故防止体制づくり	2
				主体的な学習（聞く・調べる・考える）	2
		どのような事故要因があるかを知らない	1		
				e ラーニング	2
		気の弱さ	1	病棟全体での事故事例分析	2
		慣れない環境	1	患者安全のコミュニケーション研修	2
		人間関係	1		
		疲労	1	医療安全文化の醸成	2
		ストレス	1	指導者からの適切なフィードバック	1
		繁忙	1		
		タイムプレッシャー	1	報告システムの整備	1
		医療安全文化の未発展	1	薬剤師による講義	1
				ヒヤリハット体験の振り返り研修	1
				臨床研修制度	1
				マンパワーの確保	1
				勤務態勢の工夫	1

COLUMN 医療安全文化の醸成と TeamSTEPPS®

　TeamSTEPPS® (Team Strategies and Tools to Enhance Performance and Patient Safety) は，"チームとしてのより良いパフォーマンスと患者安全を高めるためのツールと戦略"と訳されている．ここではチーム医療の実践に必要な4つの能力として，「リーダーシップ」「状況監視」「相互支援」「コミュニケーション」を掲げ，医療チームメンバーがこうした4つの能力を発揮することで医療の質と安全が向上するとしている．AHRQ（米国医療研究品質局）は，医療安全文化を醸成するための有効な方法としてこの TeamSTEPPS®[15] を推奨している．

第3章　安全の欲求とケア

[文献]

1) 里宇明元：リハビリテーション医の立場から―全国実態調査の概要と安全管理ガイドライン作成に向けての取り組み. リハ医学**43**(3)：149-155, 2006.
2) 奥津康祐：ナースのための看護過誤判例集. pp77-96, 星雲社, 2008.
3) 厚生省健康政策局総務課：患者誤認事故防止方策に関する検討会報告書. 1999.
http://www1.mhlw.go.jp/houdou/1105/h0512-2_10.html（2018年11月1日アクセス）
4) 日本看護協会編：日本看護協会看護業務基準集2007改訂版, p446, 日本看護協会出版会, 2007.
5) ジェームズ リーズン著, 塩見弘訳：組織事故―起こるべくして起こる事故からの脱出. pp11-16, 日科技連出版社, 2003.
6) 橋本廸生：原理・原則2 スイスチーズモデル. 看護**60**(14)：27-29, 2008.
7) 佐藤幸光, 佐藤久美子：医療安全に活かす医療人間工学. p127, 医療科学社, 2007.
8) 厚生労働省：医療安全推進総合対策―医療事故を未然に防止するために. 医療安全対策検討会議, 2002.
http://www.mhlw.go.jp/topics/2001/0110/tp1030-1y.html（2018年11月1日アクセス）
9) 厚生労働省医政局 医療安全対策検討会議ヒューマンエラー部会：医療安全を提供するための10の要点（2003年版）.
http://www.mhlw.go.jp/topics/2001/0110/dl/tp1030-1a.
pdf （2018年11月1日アクセス）
10) 大山正, 丸山康則編：事例で学ぶヒューマンエラー. pp225-227, 麗澤大学出版会, 2006.
11) 厚生労働省医政局総務課医療安全推進室：医療安全対策のための医療法施行規則一部改正について. 2002.
http://www.mhlw.go.jp/topics/bukyoku/isei/i-anzen/2/kaisei/（2018年11月1日アクセス）
12) 医療法
http://www.med-safe.jp/pdf/report_20.pdf（2019年3月 アクセス）
13) 日本医療機能評価機構：医療事故情報収集等事業 第20回報告書.
http://www.med-safe.jp/pdf/report_20.pdf（2018年11月1日アクセス）
14) 厚生労働省医療安全対策検討会議集中治療室（ICU）における安全管理指針検討作業部会：集中治療室（ICU）における安全管理について. 2007.
http://www.mhlw.go.jp/topics/bukyoku/isei/i-anzen/hourei/dl/070330-5.pdf（2018年11月1日アクセス）
15) AHRQ: TeamSTEPPS® Home.
http://www.ahrq.gov/ （2018年11月1日アクセス）
16) 東京医科大学：WHO患者安全カリキュラムガイド多職種版【日本語版】.
http://www.tokyomed.ac.jp/mededu/news/doc/who/WHO%20Patient%20Curriculum%20Guide_B_01.pdf（2018年11月1日アクセス）

MEMO

MEMO

§ ❶ 医療安全　263

第3章　安全の欲求とケア　　　　　　　　　　　　　　　　　　　　　　　　　　　　　古賀 雄二

Section 2　医原性リスク管理

はじめに

本項では ABCDE バンドルの基本概念である医原性リスクの低減[1] の考え方である「患者をよくするだけでなく，悪くしない」ことについて紹介し，看護原性リスク管理の考え方について述べる．そして，医原性リスク管理と生活の再構築の関連について説明する．

Ⅰ　医原性リスクとリスク管理

医原性リスク（Iatrogenic risks）[1] とは，医療行為が原因で生じたリスクであり，医療安全における管理対象である．2001 年，米国医療の質委員会（Institute for Healthcare Improvement : IHI）より「Crossing the Quality Chasms : A New Health System for the 21st Century」という医療安全に関する報告[2] が示された．これは『医療の質―谷間を越えて 21 世紀システムへ』というタイトルで邦訳版[3] も出版され，医療全体において，医原性リスクが多くの患者の予後を悪化させていることを指摘し，さまざまな院内の医療安全改善の契機となった．IHI は『人は誰でも間違える―より安全な医療システムを目指して』[4] を出版した組織としても知られる．

こうした医療安全に対する認識の高まりは，わが国においても，医療の質・安全学会（2005 年）[5] や医療安全全国共同行動（2008 年）[6]，さらには各施設レベルでの取り組みなど，さまざまなレベルで医原性リスクへの対策が進んでいる．具体的には，医原性リスクの代表例は感染であるが，血流感染，尿路感染対策をはじめとしたあらゆる院内感染対策が進展した．他にも，DVT 対策，潰瘍・褥瘡対策，転倒・転落対策，誤薬や患者確認などの誤認対策，医療機器の取り扱いに関する対策（各項目参照），最近では RRS（Rapid Response System）の整備など全病院的な医療安全の取り組みが進んでいる．

つまり，医原性リスク管理とは「患者をよくするだけでなく，悪くしない」という考え方であり，クリティカルケア領域だけでなくあらゆる領域に共通する患者管理の基本概念である．

Ⅱ　看護原性リスクとリスク管理

この医原性リスク管理の基本概念に焦点化することで，看護原性リスクと看護原性リスク管理も見えてくる．看護原性リスクとは，看護師が悪いということではなく，看護師がその要素に目を向け主体的に関与を深めることで，看護師主導で低減可能な医原性リスクという考え方である．

身体拘束ゼロ作戦や褥瘡・潰瘍予防など，全病院的な看護原性リスク管理の例は枚挙に暇がないが，医原性リスク低減に対する看護師の影響は甚大である．それは，看護が生活の支援の

専門職だからである．生活とは「続ける」ことである．いわゆる「ちょっとしたこと」「ちょっとした工夫」「ちょっとした手伝い」と表現されることもある生活の構成要素とその支援であるが，それらは単発で出現するのではなく，継続されるのである．継続されること，つまり，それらは下位レベルというよりは，基本的（basic）さらには基盤的（fundamental）要素であるため，その影響はより長く，より大きい影響へと相乗的に拡大する．

図 1 は ABCDE バンドルの基礎となる医学モデル[1]であるが，これは各要因の関係性において負のサイクルにも正のサイクルにもなる多因子影響モデルなのである．

この多因子影響モデルを ABCDEF だけに限定せず，拡大する必要がある．医療における基盤的職種である，24 時間患者に寄り添うことができる唯一の職種である看護職の専門性に目を向け，看護の基盤であるさまざまな理論を応用することで，患者の個別性に基づく看護原性リスクはおのずと明らかとなり，看護原性リスク管理の具体策は可視化されると考える．

ウィーデンバックの「Need for help」[7]には，患者と知り合うこと，つまり，患者を評価することでおのずと必要なケアは見えてくる，とある．やはり「assess（評価）」と「伝えることを支えること」は，医原性リスク管理の基盤であり，2010 年代に全病院的な考え方・多職種連携モデルとなった医原性リスク管理の基盤概念と実践を，看護は半世紀以上前から明文化し，継続してきたのである．看護は今までも，そして，これからも「続けること（生活）」を支え続けることを基軸とした専門職種であればよいと考える．

表1　Need for help（援助ニード）

「看護師が看護師である所以は，そもそも看護師の援助を必要とする患者の存在があるからである．そこでまず，患者と知り合うことから始めなければならない．患者を理解し，患者の Need for help を理解することによって，看護師の役割や患者ケアにおける看護師の責務はおのずから明らかになっているだろう」

（アーネスティン・ウィーデンバック著，外口玉子・他訳：臨床看護の本質―患者援助の技術．現代社，1984．より）

図1　敗血症患者の ICU せん妄・ICU-AW の関係図

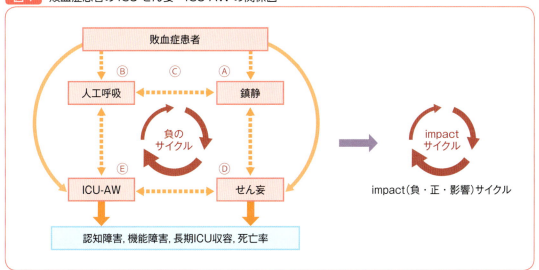

（Vasilevskis EE, Ely EW, et al: Reducing iatrogenic risks: ICU-acquired delirium and Weakness-crossing the quality chasm. *Chest* 138(5): 1224-1233, 2010. を翻訳，一部改変）

III 多職種連携における看護の役割

多職種連携の枠組みは深化を続けている．一人の患者にさまざまな職種が個別にかかわるMPW（multi professional working）に始まり，職種間連携が始まるIPW（interdisciplinary working），そして従来の職種の垣根を越えて重複・協働するTPW（transdisciplinary working）へと変化することが考えられ，職種の垣根が見えにくくなる可能性がある（図2）．そうすると，看護師のミニ職種化が進む懸念がある．ミニドクター，ミニ理学療法士，ミニ臨床工学技師ME，ミニ薬剤師など，他職種支援を行うことだけが多職種連携ととらえられる可能がある．やはり，看護の専門性とは何かを基軸とした多職種連携への参画が必要である（図3）．

例えば，理学療法士との多職種連携は，理学療法士による立位・歩行の際のルート整理などして，理学療法士の補佐役を務めるだけではない．つまり，20分間の中での協働だけではなく，24時間の枠組みでの協働を図るとよい．理学療法士の訪室予定時間の○分前からは，処置やケアを行わずに患者に休んでもらう．予定外に何らかの処置・ケアが必要となり患者の休息が十分でない場合には，理学療法士に待ってもらう（他の患者のリハビリテーションを先に実施してもらう）など，24時間の活動と休息のバランス・サイクル・リズム調整の視点で「患者をよくするだけでなく，悪くしない」ことに基づく調整機能を発揮することが，Patient targetedの視点で行うリハビリテーションタイミングの調整であり，患者の潜在的ニーズへの介入となる．

IV 医原性リスク管理とABCDEFバンドル

ABCDE（F）バンドルは，こうした全病院的な医療安全の取り組みを背景として，ICUにおける医原性リスク対策の1つとして，2010年11月，米国Vanderbilt大学より示された．敗血症患者（高サイトカイン血症）を患者モデルとして，人工呼吸や鎮静のデメリットに加えて，せん妄やICU-AW（ICU神経筋障害）を主要な医原性リスクとしてとらえ[1]，これらに個別に対応するのではなく，包括的に対応するバンドル（束）ケアを提唱した（表2）．

これらの医原性リスクは負のサイクルを形成し，患者のQOL（認知障害，機能障害など）や予後（ICU入室期間・入院期間の長期化，死亡率の上昇など）を悪化させるため，それら1つひとつのケアプランを立て，そのケアプランの頭文字がABCDEとなったのである．つまり，ABCDEバンドルはICU患者の包括的医原性リスク低減戦略といえる．

そして，近年，PICSなどの中長期的予後をふまえたICUケアの包括性の拡大を受け，ABCDEバンドルは家族（Family）や他の要素を加えながら，ABCDEFバンドル[1]，さらに

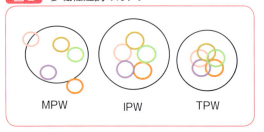

図2 多職種連携のカタチ
MPW　IPW　TPW

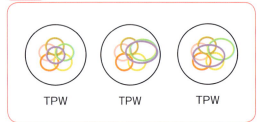

図3 多職種連携と看護の役割拡大
TPW　TPW　TPW

表2 人工呼吸患者管理指針：ABCDE バンドル

Awakening and	A：毎日の鎮静覚醒
Breathing Coordination,	B：毎日の人工呼吸器離脱トライアル
attention to the Choice of Sedation,	C：A と B のコーディネーション，鎮静剤の選択
Delirium monitoring,	D：せん妄のモニタリングとマネジメント
and Early mobility and Exercise.	E：早期離床

（Pandharipande P, Banerjee A, McGrane S, et al: Liberation and animation for ventilated ICU patients: the ABCDE bundle for the back-end of critical care. *Crit Care* **14**(3): 157, 2010. より）

は ABCDEFGH バンドル[8] まで多彩に項目を増やしたものが報告されるなど，項目は拡大の一途をたどっている．

多職種連携モデルにもなりうる充実した ICU ケアバンドル作成のために，項目を増やして網羅するという視点もあるが，ICU ケアバンドルの設計概念（設計図）について考えることが，多職種連携のゴールを示すことにもなるだろう．

V Liberation & Animation（解放と促進）は医原性リスク解放と生活の再構築促進

それでは，ABCDE バンドルの設計概念（設計図）は何であろうか．2010 年 11 月の ABCDE バンドルの詳細発表の半年前に，Vanderbilt 大学より Liberation（解放）& Animation（促進）を冠する報告が示されていた[1]．「Liberation and animation for ventilated ICU patients: the ABCDE Bundle for the back-end of critical care：ICU 人工呼吸患者の解放と促進：クリティカルケアのバックエンドのための ABCDE バンドル」である[1]．

何を解放（Liberation）するのだろうか．あらゆる医原性リスクである．ICU 人工呼吸患者の代表的な医原性リスクに対応したケアプランが ABCDE（F）バンドルである．しかし，ABCDE（F）バンドルは，あくまで「代表的」な医原性リスクに対応しているのであり，「あらゆる」医原性リスクには対応していないこと

に留意しなければならない．「あらゆる」医原性リスクを見出す視点としては，リスクファクター研究結果の確認だけでは不十分である．「Patient targeted care」の視点で，その患者の個別性の高い諸問題，顕在的だけでなく潜在的なニードに目を向ける必要がある．

次に，何を促進（Animation）するのだろうか．やはり，「ニード」と「生活」で説明可能である．ICU 患者の体験（Pain）を軽視せず，ニードを伝えることを支え，それに可能な限り対応することで，生活の再構築の実行可能性を高める，ということが促進である．看護師は，生活を支え続ける専門職種なのである．

おわりに

ABCDEF バンドルは Assess（評価）から始まるが，クリティカルケア領域における医原性リスクは患者のあらゆるニードに対する評価不足が最大の原因なのかもしれない．患者を捉える視点を明確にする必要がある．

[文献]
1) Pandharipande P, et al: Liberation and animation for ventilated ICU patients: the ABCDE bundle for the back-end of critical care. *Crit Care* **14**(3): 157, 2010.
2) Institute of Medicine (US) Committee on Quality of Health Care in America: Crossing the Quality Chasm: A New Health System for the 21st Century. National

§ **2** 医原性リスク管理　　**267**

Academies Press, Washington DC, 2001.
3）米国医療の質委員会/医学研究所，医学ジャーナリスト協会訳：医療の質—谷間を越えて21世紀システムへ．日本評論社，2002.
4）米国医療の質委員会/医学研究所，医学ジャーナリスト協会訳：人は誰でも間違える—より安全な医療システムを目指して．日本評論社，2000.
5）一般社団法人医療の質・安全学会ホームページ．

http://qsh.jp/（2019年2月アクセス）
6）一般社団法人医療安全全国共同行動ホームページ．https://kyodokodo.jp/（2019年2月アクセス）
7）アーネスティン・ウィーデンバック著，外口玉子訳：臨床看護の本質—患者援助の技術．現代社，1984.
8）藤谷茂樹・他：ICUから始める「長期予後」改善—包括的なPICS対策を．週刊医学会新聞 **3259**：1-3，2018.

MEMO

MEMO

第3章　安全の欲求とケア　　　　　　　　　　　　　　　　　　　　　　　　小泉　雅子

Section 3　せん妄

はじめに

せん妄は集中治療室や入院期間に限定された弊害のみではなく[1~3]，長期的な QOL にも深刻な影響を及ぼす[4~7]（**表1**）．これまでのせん妄管理では，危険行為が目につきやすい「過活動型せん妄」が着目されていた．しかし，近年では発症前の「閾値下／亜候性せん妄」や見過ごされやすい「低活動型せん妄」も含め，多職種による包括的な管理の重要性が強調されるようになった．また，痛み・不穏・せん妄に

表1 せん妄はその人らしい生活・QOL を阻害する

- 入院期間（ICU 滞在期間）の延長

- 人工呼吸器装着期間の延長

- 死亡率・合併症発症率・再入院率の上昇
  （生存率の低下）

- 集中治療後症候群（PICS）の発症*
  ・長期的な身体・認知機能の低下**
  ・外傷後ストレス障害（PTSD），妄想的記憶

- 医療コストの増大

PICS : post intensive care syndrome
PTSD : post traumatic stress disorder
*集中治療を要する重症疾患の発症後に継続する，身体・認知機能障害，メンタルヘルスの症状である．また，対象は危機的状態を乗り越えた患者のみならず，家族も含む．
**術後認知機能障害（POCD）も含まれており，記憶障害，注意障害，遂行機能障害などの高次機能障害により，QOL を著しく阻害することもある．

関する総合的管理の支援を目的とした，日本版のガイドライン（J-PAD）も普及し[8]，不動化と不眠の管理も含めて発症の予防・回避へとパラダイムチェンジしている（**図1**）[9~11]．

そのため，せん妄患者の看護では「診療の補助」と「療養上の世話」の双方から介入する必要がある．「診療の補助」ではせん妄を生物学的に正しく理解し，科学的な根拠に基づいた管理やケアを実践する．一方の「療養上の世話」ではせん妄患者が体験する世界を共有し，せん妄による"その人らしさの喪失"からの回復を手助けすることが重要となる．生活者であるせん妄患者の個別の反応やニーズを察知し，寄り添うことは容易ではなく，個々の看護師や医療チームの力量が求められる．本項では，せん妄に関する基本的な知見および看護について概説する．

I　せん妄は急性の脳機能不全である

せん妄は，精神症状を主体とする多臓器不全の1つ（急性脳機能不全）であるため[12]，他の臓器不全と同等に"生体の危機的な徴候（SOS）"と認識することが重要である．その特徴は「急激に発症し，身体疾患などにより引き起こされる，軽度の意識障害，注意・認知機能の障害，精神運動性の興奮あるいは低下，睡眠覚醒サイクルの乱れ」である（**表2**）[10]．

また，せん妄は急性脳機能不全であるため，

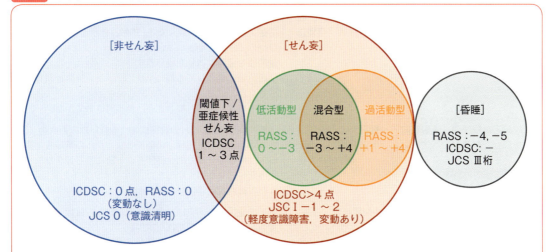

図1 長期的なQOLの低下をまねくせん妄の予防・発症回避へのパラダイムシフト

近年において着目されている「閾値下／亜症候性せん妄」は、非せん妄とせん妄の中間に位置する。これはせん妄に移行する危険性が高く、予後においても両者の中間の病態である（せん妄の臨床指針，2015）。DSM-5（精神疾患の分類と診断の手引，2014）では「弱いせん妄症候群」あるいは「特定不能のせん妄」と示され、せん妄の診断基準を「すべては満たさないがいくつかは満たす（あるいは救命救急診療などで十分な情報がない）」せん妄を意味する。医療者は、より早期からのせん妄の予防および発症を回避し、対象者のQOLを維持することが求められる。

せん妄スクリーニングツール：ICDSC（Intensive Care Delirium Screening Checklist）／
　　　　　　　　　　　　　CAM-ICU（Confusion Assessment Method for the ICU）
鎮静スケール：RASS（Richmond Agitation-Sedation Scale），JCS（Japan Coma Scale）

決して"ICUという特殊な環境"や"精神的な脆弱性"などが単独の要因で発症することはない。必ず"身体的な原因が存在する"という認識が必要である。

1. 軽度の意識障害は丁寧にとらえる

せん妄の意識障害は"軽度（JCS I-1～2レベル）"であることがポイントである。それ以上に重度な意識障害の場合は、せん妄以外の原因を疑う必要がある。また、軽度の意識障害では表面的な反応や応答は得られるため、しばしば"意識清明"と誤って判断されることがある。着目すべきは"意識のくもり"であり、特に見当識障害（時間、場所、人など）や記憶障害（入院や手術からの期間、食事摂取など）について、丁寧に観察することが重要である[*1]。

2. 高頻度な注意障害に鋭敏になる

せん妄で高頻度に現れる症状は、注意障害[*2]および睡眠－覚醒リズムの障害（各97％）、短期・長期記憶障害（88～89％）、視空間認識の障害（87％）、見当識障害（76％）

> **MEMO**
> [*1]：自尊心に配慮する意識障害の確認
> 　意識レベルを確認するための質問は、混乱する患者ではときに自尊心の低下や易怒性の助長をまねく恐れがある。そのため、患者が苦痛や不快感を抱かないように"直前の出来事や日常生活動作（ADL）"に焦点を当てて観察する（例：「先程の面会の方はどなたですか」「食事は何時頃とりましたか」「メニューは何でしたか」など）。また、常に患者の反応・表情を丁寧にとらえ、その気がかりに見合った対応をすることが望ましい。

表2 せん妄の診断基準（米国精神医学会：DSM-5）および具体的な症状例

A.	注意の障害（注意の方向づけ，集中，維持，転導する能力の低下）および意識の障害（環境に対する見当識の低下）	・会話に集中できない ・周囲の音や動きに敏感になる，落ち着きがない，焦燥感（ソワソワ，周囲をキョロキョロ） ・説明後も危険な行動を繰り返す ・別の話題に変化しても前の話題に応じる（質問と異なる返答など） ・会話中にすぐにウトウトする，看護師に気づかない
B.	障害は短期間（通常数時間～数日）のうちに出現し，もととなる注意および意識水準からの変化を示し，さらに1日の経過中で重症度が変動する傾向にある	・入院・手術・治療などの前後における数日以内の変動（医療記録や家族，他職種，前勤務者などからの情報も重要） ・日中は傾眠で，夕方面会終了後から急に落ち着きがなくなった（怒りっぽくなった），夜中に家に帰ると言い出すなどの日内変動
C.	認知の障害を伴う（記憶欠損，失見当識，言語，視空間認知，知覚）	・最近の記憶があいまい（入院・手術からの日数，今朝の食事メニュー，説明された内容） ・時間帯や場所の間違い，意識が清明ではない ・言葉の言い間違い（あるいは出てこない），会話がまとまらない，つじつまが合わない ・簡単な道具の取り扱いや自立可能なADLの困難さ ・幻覚（存在しないものを知覚；お経が聞こえる，いない家族が見える） ・錯覚（存在するものを誤って知覚；天井の模様が虫に見えるなど）
D.	基準AおよびCに示す障害は，他の既存の，確定した，または進行中の神経認知障害ではうまく説明されないし，昏睡のような覚醒度の著しい低下という状況下で起こるものではない	・認知症ではない（あるいは認知症のみでは説明が困難） ・昏睡状態（JCS＞Ⅲケタ，RASS＞－4，－5）ではない
E.	病歴，身体診察，臨床検査所見から，その障害が医学的疾患，物質中毒または離脱（乱用薬物や医療品による），または毒性物質への曝露，または複数の病因による直接的な生理学的結果により引き起こされたという証拠がある	・入院・手術など治療を要する直接の原因疾患 ・慢性疾患の急性増悪 ・新たな薬の開始・増量 ・継続中の薬（アルコール）の中断

＊DSM-Ⅳからの改訂ポイント：A.の「注意の障害」がより強調され，「認知の障害」はC.とD.に詳細に分解されて「視空間認知」の障害および「昏睡」を鑑別することが明示された.

＊せん妄の診断はA.～E.の「すべての基準を満たす」ことが必須であり，該当すれば「急性（数時間または数日）」「持続性（数週または数カ月）」あるいは「過活動型」「低活動型」「混合型」（後述）を特定することが示された.

（日本精神神経学会 日本語版用語監修，髙橋三郎，大野裕監訳：DSM-5 精神疾患の診断・統計マニュアル．p588，医学書院，2014．の診断基準（一部の接続詞を省略）に，オリジナルの各具体的な症状例を加筆）

MEMO

＊2：注意障害とは？

注意障害にはさまざまな種類がある．❶持続性（注意を一定の状態に維持することが困難），❷容量性（情報量に制限があるため，一定の情報量を超えると処理が困難），❸選択性（関係のない刺激に注意が向く，あるいは目的をもった注意の方向づけが困難），❹転換・転動性（注意が特定のものに集中，あるいは他への切り替えが困難），❺配分性（複数の課題の順序立てが困難）などである．これらは，日常生活援助や会話を含む相互行為の場面において観察や評価が可能である．

である[13]．ほとんどの患者に認められる注意障害に対し，睡眠−覚醒リズムの障害と同等に鋭敏になることがせん妄の早期発見のポイントとなる．

Ⅱ せん妄には3つのタイプがある

せん妄タイプによる特徴と認知症・うつ病との鑑別について**表3**に示す．3つのタイプにおける発生頻度によると[14,15]，危険行為が目につきやすい過活動型せん妄は"氷山の一角"にすぎないことがわかる．また，認知症やうつ病との鑑別にはしばしば困難を伴うため，表中に示す明らかな相違点について押さえることが肝要である．

1. 遷延する予後不良な低活動型せん妄を見過ごさない

圧倒的に発生頻度が高い低活動型せん妄は，遷延化しやすく予後が不良である[16,17]．しかし，危険行為や訴えが少ないため，これまで見過されて放置されてきた経緯がある[14,15,18]．例えば，心臓血管外科手術後においては死亡率・再入院率が高く，長期的な身体的・認知機能障害もきたすため，過小評価に対する警鐘が鳴らされている[19]．また，ICUでは入室期間の75%でせん妄が見過ごされており，モニタリングやスクリーニングの重要性が示唆されている[20]．

2. せん妄の苦痛は妄想的記憶につながる

低活動型せん妄は過活動型せん妄と同様に著

表3 せん妄タイプによる特徴と認知症・うつ病との鑑別

	①過活動（hyperactive）	②低活動（hypoative）	③混合型（mixed）
発生頻度	0～1.6%*	43.5～64%*	9～57.4%*
要因	医薬品の要因が多く，医療事故につながりやすい（発見は容易）	高齢，臓器不全・代謝性の要因が多く，遷延化・予後不良につながる（発見は難易）	24時間以内に，低・過活動両方の症状が繰り返して認めらる
症状	焦燥，易刺激性，情緒不安定，不穏，興奮，易怒性，医療に対する協力の拒否，徘徊，衝動行為	不活発，日中の傾眠，おとなしい，訴えが少ない，無気力，無関心，表情・反応が乏しい，引きこもり，昏迷	夕方になる（あるいは消灯，家族の面会が終了する）とソワソワと落ち着きがなくなる．一方，日中になると傾眠して反応が乏しくなる（一例）．
メカニズム	大脳辺縁系の過剰興奮（ドーパミン活性・分泌亢進：活動，思考，覚醒−睡眠リズムに関与）	中脳網様体−視床−皮質系の活動低下（アセチルコリン活性・分泌抑制：意識の清明度に関与）	
認知症・うつ病との鑑別ポイント	認知症の発症は緩徐で注意・意識の障害や日内変動はない（認知・気分障害に着目しすぎない）	うつ病では注意・意識・認知の障害はない（気分・感情障害に着目しすぎない）	
せん妄発症のメカニズム	上記以外の神経伝達物質（セロトニン，γアミノ酪酸；GABA，グルタミンなど）や神経内分泌系（ノルエピネフリン，コルチゾルなど）の関与や，神経炎症仮説（脳血液関門の障害，サイトカインの脳内移行など）がある		

＊：発生頻度は文献14，15より，解説文は参考文献1，2を参考に作成

しい苦痛を感じており，後の想起が可能である[21]．また，せん妄の妄想的記憶は心的外傷後ストレス障害（post traumatic stress disorder：PTSD）関連精神障害（不安，恐怖，パニック障害，睡眠障害，就労困難など）の原因となり[22]，いつまでも患者を苦しめる危険性がある．したがって"訴えや危険行為がない≒苦痛がない"のではなく，わずかな表情の変化や言動から得られる反応を丁寧に察知し，未来のQOLを見据えたかかわりが重要となる．

Ⅲ　せん妄のリスクを予測する

せん妄の発症因子には，さまざまな分類が存在する．必ず脳機能不全をきたすような「直接因子が存在し，準備因子および促進因子がそれを助長する」という三段階仮説によるもの[23～25]，また「宿主因子，重症疾患因子，医原性因子」とするもの[26]，「修正不可能(限定的)，より修正可能」とするもの[27]などがある．ここでは，せん妄の発症因子"END ACUTE BRAIN FAILURE"を**表4**に示す[28]．

1. せん妄の引き金となる直接因子を把握する

引き金となる直接因子は"入院するきっかけとなった基礎疾患（慢性疾患の急性増悪を含む）"であることが多い．そのため，せん妄は身体的な直接因子が特定・除去されないと，その改善を図ることは困難である．とくに，敗血症や重症度（APACHE Ⅱスコアの増加）は，せん妄の発症率の密接な関連因子であるため[8,25,29,30]，これらの経過や推移についても厳重にモニタリングする必要がある．

2. 意識障害・不穏の原因は"必ずしもせん妄のみではない"

多臓器不全の1つを呈するせん妄患者では，ときに全身状態の急変をまねく危険性がある．"意識障害・不穏≒せん妄"という先入観は，意識障害や不穏を引き起こす"他の原因"を見過ごすことにつながるため，細心の注意を払う．先入観を排除し，他の潜在的な病態の有無についても，常に批判的な視点で検索する姿勢が求められる．

Ⅳ　せん妄は常に適切にモニタリングする

前述のように，せん妄は多臓器不全の1つ（急性脳機能不全）であるため，有用なスクリーニングツールを用いて，モニタリングする必要がある．ここでは，わが国における信頼性・妥当性が検証済みで，J-PAD・PADISガイドライン[8,11]でも推奨される日本語版CAM-ICU（Confusion Assessment Method for the ICU）[31]（**図2**）とICDSC（Intensive Care Delirium screening checklist）日本語版[32,33]（**図3**）について紹介する．

いずれのツールも，図中に示すような一長一短があることを理解し，評価にバイアスが入る危険性を考慮し，施設ごとに詳細な基準を設けて統一する必要がある．また，決してツールの導入がゴールではなく，医療チームにおける共通認識の強化や共通用語としての活用に向け，合意形成を図りながら発展させることが重要である．

Ⅴ　多職種協働による包括的な予防介入の有用性

せん妄は未然に防ぐことが可能であり[34]，とくに多職種協働による包括的な予防的介入に

表4 せん妄のリスク因子は "END ACUTE BRAIN FAILURE"

危険因子		具体的な疾患・病態および状況
電解質異常／脱水	Electrolyte imbalance and dehydration	ナトリウム（Na），カリウム（K），マグネシウム（Mg），カルシウム（Ca）異常
神経障害	Neurological disorder/injury	パーキンソン病，多発性硬化症，脊髄損傷
低栄養状態	Deficiencies（nutritional）	フレイル
年齢と性別	Age & Gender	男性，高齢（70歳以上）*
認知機能	Cognition	既存の認知症・認知機能障害*
薬物毒性／離脱	U-Tox（intoxication & withdrawal）	アルコール多飲の既往，入院による断酒
外傷	Trauma	脳挫傷，急性硬膜外血腫，慢性硬膜下血腫
内分泌異常	Endocrinedisturbance	低・高血糖，糖尿病性ケトアシドーシス，甲状腺・副腎疾患
精神疾患	Behavioral-Psychiatric	既存のうつ病，統合失調症
薬物／他の中毒物質	Rx and other toxins	オピオイド，副腎皮質ホルモン薬，ベンゾジアゼピン系薬剤**
貧血／低酸素	Anemia, anoxia, hypoxia	心不全（心筋梗塞），呼吸不全（ARDS／肺梗塞），ショック
感染	Infectious	発熱，脳・脊髄炎，髄膜炎，脳膿瘍，敗血症*
疼痛	Noxious stimuli（Pain）	呼吸困難，便秘，尿閉，口渇，抑うつ・不安，精神的ストレス
臓器不全	Failure（organ）	せん妄の既往，肝不全，腸閉塞，悪性腫瘍，DIC
疾患重症度	Apache score（severity of illness）	大きな侵襲，重症熱傷，APACHE II スコア*
頭蓋内病変	Intracranial processes	脳血管障害（脳梗塞，脳・くも膜下出血），てんかん，脳腫瘍
睡眠覚醒リズム	Light, sleep and Circadian Rhythm	持続的な鎮静，睡眠障害，不適切な療養環境（騒音・照明）
尿毒症／代謝異常	Uremia and other Metabolic Disorder	腎不全，ビタミン欠乏症
身体抑制	Restraints	治療的安静，不要な留置物，過剰な処置・ケア，感覚障害（視力・聴力），発声困難，社会的かかわりの不足
緊急入院	Emergence delirium	緊急手術，ICU入室
準備因子	脳の脆弱性をまねく背景因子であり，リスクの予測に生かす（既存の直接因子も含む）	
直接因子	脳機能不全の直接的な原因で，入院の契機となった身体疾患であることが多い 複数の直接因子が存在することもあるため，治療・ケアにより病状の改善を図る	
促進因子	脳機能不全を誘発する因子であり，医療の提供により生じる医原性因子であるため，除去に努める	

＊：ICUにおけるせん妄の4大因子（日本版PADガイドラインによる）

＊＊：ほとんどの睡眠薬・抗不安薬が該当するが，アルコール・ベンゾジアゼピン系薬剤の離脱症状には有効である．その他でも多種の薬物がせん妄を惹起する（鎮静薬，鎮痛薬，抗ヒスタミン薬，H$_2$遮断薬，抗悪性腫瘍薬，循環器作動薬，注：抗コリン薬については近年議論がある）

（危険因子は，Maldonado JR: Pathoetiological model of delirium: a comprehensive understanding of the neurobiology of delirium and an evidence-based approach to prevention and treatment. *Crit Care Clin* **24**（4）：789-856, 2008. より）

強力なエビデンスがある[35]．また，複合的な非薬物的介入はせん妄の発症予防のみならず，転倒の予防にも有用である[36]．

せん妄を転倒・転落や褥瘡と同等に "医原性リスク" ととらえることは重要であり，その低減を図るべく進化する「ABCDEFバンドル」

図2 日本語版 CAM-ICU (confusion assessment method for ICU) フローシート

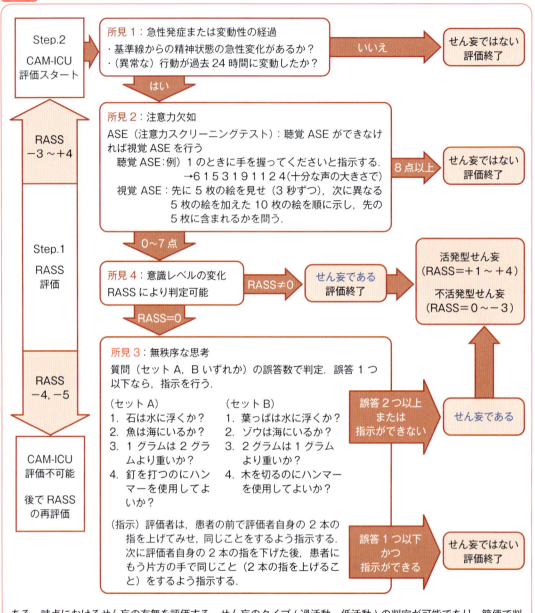

(古賀雄二:CAM-ICU を使用したせん妄の評価①.看護技術 57(2):35, 2011.より改変)

では,鎮静の弊害や ICU-AW(ICU 神経筋障害)と並んでせん妄の管理もあげられている[37].他にも,組織的・体系的にせん妄ケアを実践する HELP(hospital elder life program)[38,39] などでは非薬物的介入が多くを占めるため,看護師が果たすべき役割は大きい.

図3 ICDSC（Intensive Care Delirium Screening Checklist）日本語版

このスケールはそれぞれ 8 時間のシフトすべて，あるいは 24 時間以内の情報に基づき完成される．明らかな徴候がある ＝ 1 ポイント：アセスメント不能，あるいは徴候がない ＝ 0 ポイントで評価する．それぞれの項目のスコアを対応する空欄に 0 または 1 で入力する．

1. 意識レベルの変化	（A）反応がないか，（B）何らかの反応を得るために強い刺激を必要とする場合は評価を妨げる重篤な意識障害を示す． もしほとんどの時間（A）昏睡あるいは（B）昏迷状態である場合，ダッシュ（—）を入力し，それ以上評価を行わない． （C）傾眠あるいは，反応までに軽度ないし中等度の刺激が必要な場合は意識レベルの変化を示し，1点である． （D）覚醒，あるいは容易に覚醒する睡眠状態は正常を意味し，0点である． （E）過覚醒は意識レベルの異常ととらえ，1点である．	_____
2. 注意力欠如	会話の理解や指示に従うことが困難．外からの刺激で容易に注意がそらされる．話題を変えることが困難．これらのうちいずれかがあれば1点．	_____
3. 失見当識	時間，場所，人物の明らかな誤認．これらのうちいずれかがあれば1点	_____
4. 幻覚，妄想，精神障害	臨床症状として，幻覚あるいは幻覚から引き起こされていると思われる行動（例えば，空を掴むような動作）が明らかにある．現実検討能力の総合的な悪化．これらのうちいずれかがあれば1点．	_____
5. 精神運動的な興奮あるいは遅滞	患者自身あるいはスタッフへの危険を予防するために追加の鎮静薬あるいは身体抑制が必要となるような過活動（例えば，静脈ラインを抜く，スタッフをたたく）．活動の低下，あるいは臨床上明らかな精神運動遅滞（遅くなる）．これらのうちいずれかがあれば1点．	_____
6. 不適切な会話あるいは情緒	不適切な，整理されていない，あるいは一貫性のない会話．出来事や状況にそぐわない感情の表出．これらのうちいずれかがあれば1点．	_____
7. 睡眠／覚醒サイクルの障害	4時間以下の睡眠，あるいは頻回な夜間覚醒（医療スタッフや大きな音で起きた場合の覚醒を含まない）．ほとんど1日中眠っている．これらのうちいずれかがあれば1点．	_____
8. 症状の変動	上記の徴候あるいは症状が24時間のなかで変化する（たとえば，その勤務帯から別の勤務帯で異なる）場合は1点．	_____

勤務帯ごと (8 〜 24 時間) に経時的にせん妄を評価する．せん妄の重症度評価が可能であり，オリジナル版では 4 点以上でせん妄と判断する．簡便で患者の協力は必要としないが，評価では，看護師の項目の解釈や主観，看護記録の質により差異を生じる可能性がある．閾値下／亜症候性せん妄（1 〜 3 点）の判定にも有用であり，早期発見・対応が求められる．

（Bergeron N, Dubois MJ, Domont M et al: Intensive Care Delirium Screening Checklist: evaluation of a new screening tool. Intensive Care Med **27**(5): 859-864, 2001. Dr. Nicolas Bergeron の許可を得て逆翻訳法を使用し翻訳）（翻訳と評価：卯野木健，水谷太郎，櫻本秀明）（卯野木健：簡易にせん妄を評価できるツールは？ EB NURSING **10**(4)：31-34, 2010. より）

Ⅵ せん妄の発症・増悪予防を目指すケア

　せん妄は発症因子の評価を通じてリスクを予測し，包括的介入により発症を予防することが優先される．また，適切なモニタリングを通じて早期にその徴候に気づき，せん妄の発症後はその因子の除去・軽減を図り，せん妄の増悪を予防することが重要である．

　ここでは NICE（national institute for health

and care excellence）ガイドライン[40, 41]の要因に基づき，表5に多職種による包括的な予防的介入を示す．これは，せん妄の増悪予防にも役立つ．"大火事に至る前のボヤの状態"でせん妄を阻止することは，患者アウトカムを大きく左右する．

1. 生理的ニーズの充足と苦痛の緩和

1）疼痛の緩和に関する知見

J-PADガイドライン[8]の普及により，ICUにおける鎮痛の重要性は周知されつつあり，十分な鎮痛下では過鎮静の回避が可能である[42]．一方，痛みを伴う頻度が高い処置は気管吸引や

表5 せん妄の予防的介入は効果的に実践する

要因	具体的な介入
低酸素	●低酸素の全身的な要因アセスメントと治療 ●モニタリングと適切な呼吸ケア
感染	●感染源の検索と治療・モニタリング ●感染対策（不要なカテーテルの抜去） ●患者にとって安楽な体温調節
低栄養	●適切な栄養管理とモニタリング ●嚥下・消化・吸収機能のアセスメント
多剤併用	●せん妄の直接因子となる薬剤の調整 ●せん妄治療薬の適切な効果判定・調整
脱水・便秘	●脱水・便秘のアセスメント ●適切な水分出納・電解質のモニタリング・管理（飲水の促進）
疼痛	●鎮痛スケールを用いた適切な鎮痛 ●全人的苦痛のアセスメント ●苦痛の緩和
認知機能障害 見当識障害	●日常を演出する環境整備（馴染みの物品の配置，最小限の環境移動） ●日時や場所を意識した現実認知を促す声かけ・情報提供（カレンダーや時計，テレビの活用，1日のスケジュールの提示） ●生活者目線での対話（何げない世間話，病気以外の会話：家での過ごし方，家族・ペット，仕事など） ●家族の定期的な面会・教育
不動化	●ROM・早期離床の促進（安全な環境調整） ●残存するセルフケア能力のアセスメント・維持
感覚障害	●馴染みの眼鏡・補聴器の使用（必要時） ●安全・安楽な環境整備 ●コミュニケーションの工夫
睡眠障害	●24時間の活動・休息のバランス調整 ●夜間の環境整備（騒音，照明，最小限の医療処置・ケア） ●不適切な向精神薬の回避 ●適切な抗精神病薬の投与（量・タイミング）

＊上記の予防的介入は，入院・入室24時間以内から開始・継続し，❶せん妄の発症要因の評価および除去，❷せん妄早期発見のためのツールを用いたスクリーニング・モニタリングと一緒に実施することが望ましい
＊効果的な実践とは，システム化された複合的な介入を教育された多職種が協働し，共通した目標に向かい，常に個々の患者にとっての生理的，安全・安楽のニーズの充足を追求しながらかかわることである

体位変換であり，鎮痛の配慮が不十分であるという指摘がある[43]．また，患者は安静時でも痛みを感じており，その記憶はPTSDにつながるという報告もある[44]．

2）相手の反応をとらえながら基本的ニーズを満たす

侵襲的な処置やケアは必要性やタイミングを慎重に検討し，常に"害になることをしない"ことが重要である．また，生理的・安全・安楽のニーズの充足を図ることは普遍的な看護であるが，個別の病状や状況に見合った実践は奥深く，容易なことではない．そのため，必ず個別の相手の反応を丁寧に確認しながら，看護を提供することが求められる．

3）せん妄患者の苦痛は全人的にとらえる

急性期は身体的苦痛に着目しやすいが，全人的苦痛（total pain）の視点，すなわち4つの苦痛（身体的，精神的，社会的，スピリチュアル）からせん妄患者をとらえることが重要である．身体的苦痛は全人的苦痛のなかの1つとして介入し，同時にその他の苦痛の緩和も図る．ただし，苦痛や安楽（confort）は主観的な評価であるため，個別による差が大きい．たとえ同じ患者でも，状況により苦痛や安楽の至適範囲は変化することにも留意する必要がある

（COLUMN参照）．

2. "その人らしさの喪失"からの回復による生活の再構築

1）現実的な日常性の回復を図るヒントは患者のなかにある

せん妄による辛い身体や入院生活は，患者にとり"非現実的な非日常"である．一刻も早く現実的な日常生活を取り戻す必要がある．生活の再構築は，病気の軌跡に基づく人生や生活の軌跡（生活者としてのこれまでの習慣，趣味・嗜好，信条など）を知り，入院生活・環境に反映することから始まる．

このような視点を盛り込んだ会話（世間話）は，現実認識や失見当識の改善につながる．また注意力の低下を認める場合，医療者の説得は無効であることが多いため，平易で安心を促すような説明に心がける．さらに，看護師を含む医療者も環境の一部であることを再認識し，快適な環境整備に努める．

2）セルフケア能力や自己コントロール感の回復を図る

早期リハビリテーションはせん妄の低減・予防，せん妄期間や人工呼吸器装着・在院日数の短縮化につながる[11, 46〜48]．本来のリハビリテーションは"全人的復権"を意味するが，いま

第3章　安全の欲求とケア

COLUMN せん妄患者が抱えるスピリチュアルペイン（spiritual pain）とは？

自己の存在と意味の消滅から生じる苦痛は，せん妄患者も抱いているという指摘がある[45]．言い換えれば，せん妄は"その人らしさの喪失"である．そのため，せん妄は生理的・神経組織のメカニズムや物理的反応（物体的身体）から理解するのみでなく，"患者が経験しているからだ（実存的身体）"としてとらえ，触れることや傾聴（反復とちょっと待つこと）など看護

独自のケアにより，痛みが和らぐことが示唆される．

看護師は，日常的に実践する当たり前のケアがせん妄患者の自律性，関係性，時間性の喪失（無価値，孤独，無意味など）の改善を図ることにつながっていることを再認識する必要がある．

§ 3　せん妄　279

だ運動療法という狭義の認識があることも否めない．また早期離床というと，臥位から立位以降の ADL 拡大を想像することも少なくない．

しかしながら，臥位やベッド上安静を強いられる段階でも可能なリハビリテーションは存在する．看護師は，患者のもてる力を的確に見極め，自立していない部分を"手助け"する．それにより"自分のからだ"が次第に戻ってくる．自立している部分に"手出し"することで，患者の自立性・自律性を阻害しないように努める必要がある[*3]．

3) 個別性に応じた活動と休息・睡眠のバランス

せん妄は脳機能不全であるため，患者の生命エネルギーの消耗は最小限に留めつつ，全身状態の回復を図る必要がある．そのため，せん妄の低減には夜間の睡眠の促進が推奨されている[11, 19)]．また英国の睡眠バンドルは音，光，ケアを統合した構成であり，耳栓の使用による騒音遮断で睡眠の改善が示されている[50)]．そのため，個別に見合った活動と休息を促進するように，スケジュール調整を図ることも看護師の重要な役割である．

3. 家族の痛みを緩和してもてる力を発揮する

医療者は，せん妄に関する知識（発症原因・リスク，症状，治療・ケア，見通しなど）をあらかじめ入院時に患者とその家族に提供し，必要に応じて説明を繰り返すことが重要である．突然のせん妄発症による家族の混乱が，最小限で留まるように努める．また，家族はせん妄を目の当たりにして「人格が変わってしまった」「自分たちは無力だ」「退院後どうしよう」などと全人的な苦痛を抱くことが多い．医療者は，その感情に寄り添い苦痛の緩和を図ることにより，家族の力を維持する役割を果たす[*4]．

VII せん妄の抗精神病薬療法は対症療法にすぎない

非薬物療法で調整が困難なせん妄では，表6で示すような抗精神病薬などが投与される．抗精神病薬投与後の評価では，しばしば"睡眠障害が改善したか否か"という視点で効果判定がなされる．しかし，せん妄の本質からすると"注意力障害や意識混濁の改善"がせん妄回復の徴候や評価指標となる．

また，最少の薬剤量で最大の効果を得るには，投与のタイミングが重要である．ほとんどの薬剤は効果発現までに30分〜1時間を要する．全身状態が低下しているせん妄患者ではなおさらである．そのため一歩先を想定し，"少しソワソワしてきたな"という前駆症状や増悪の兆しを認めた際は，早めに薬物投与のタイミングを見極めることが望ましい[*5]．

M E M O

*3："生活者である患者の困りごとや感情"に着目
療養上の世話では"生活者である患者の困りごとや感情"に着目し，ときにそれを看護師が代弁・共感すると患者は落ち着くことがある（例：いきなり行動制止や説得をするのではなく「何かお困りのようですね」「それは怒りたくもなりますね」など）．経験的ではあるが，患者が繰り返し固執する言動や行動は，基本的ニーズや元の生活背景に関連することを意味することが多い．

M E M O

*4：家族のちから
家族は，患者のキーパーソンになり得る人的資源ある．せん妄介入においても"家族のちから"の有用性が示されており[51)]，"家族だからこそできること"がある．一方，家族は患者とともに揺らぎ，相互に影響を及ぼし合う家族システムの一員であり，ときに看護の対象となる．近年では家族も多様性を極め，例えば"一緒に暮らす動物"も患者にとっては重要な家族の一員である．家族ケアでは，これら家族の特性を理解することが前提となる．

表6 せん妄治療の薬剤の特徴と副作用

	一般名（商品名）	特徴	副作用
抗精神病薬	ハロペリドール*, ** （セレネース®）	●静注可能 ●興奮，幻覚・妄想に有効 ●弱い鎮静作用	●心電図上 QTc 延長➡致死性不整脈 ●錐体外路症状***（静注では出にくい） ※長い半減期（静注：14 時間）
	リスペリドン* （リスパダール®）	●液剤あり（早い効果発現） ●幻覚・妄想，注意障害に有効 ●やや弱い鎮静作用	●腎排泄➡腎機能低下➡過鎮静 ●長い半減期（活性代謝物：21 時間）
	ペロスピロン* （ルーラン®）	●短い半減期（2～3 時間） ●短い作用時間➡高齢者向き ●抗不安・抗うつ作用	●糖尿病で注意（禁忌ではない） ●空腹時で吸収が半減
	クレアチピン* （セロクエル®）	●強い鎮静・催眠作用 ●短い半減期（3～6 時間） ●錐体外路症状が現れにくい	●原則，糖尿病禁忌
	オランザピン （ジプレキサ®）	●口腔内崩壊錠あり ●強い鎮静作用	●原則，糖尿病禁忌 ●長い半減期（21～54 時間）➡過鎮静
	アリピプラゾー （エビリファイ®）	●弱い鎮静作用	
抗うつ薬	トラドゾン （レスリン®） （デジレル®）	●深睡眠作用，抗うつ作用 ●半減期が短い（6～7 時間）	
	ミアンセリン （テトラミド®）	●深睡眠作用，抗うつ作用	●長い半減期（18 時間）
気分安定薬	バルプロ酸 Na （デパケン®）	●興奮，易怒性に有効	●肝機能障害
睡眠リズム 調整薬	ラメルテオン （ロゼレム®）	●メラトニン受容体作用 ●睡眠リズムの改善（緩やか）	
漢方薬	抑肝散	●7 種類の生薬配合 ●興奮，焦燥，易怒性，不眠（過鎮静予防）に有効	●偽アルドステロン症（低カリウム血症）

＊：これらの薬剤は，厚生労働省の通達（2011 年）では「器質性疾患によるせん妄に対して適応外使用を認める」と
　　されているが，多くが適応外使用であることを認識し，患者・家族に対する丁寧な説明と同意を得る必要がある
＊＊：ハロペリドール 1 本（5mg）は，リスペリドン 1 包（0.5mg）に換算すると 5 包分に相当する（等価換算の
　　　力価では，ハロペリドール 2mg ≒リスペリドン 1mg のため）
＊＊＊：錐体外路症状：パーキンソン様症状（振戦，筋固縮，無動，姿勢反射障害，呂律・嚥下障害➡誤嚥の危険性
　　　　に留意），アカシジア（静座不能），ジストニア（筋緊張以上，不随意運動）

MEMO

＊5：せん妄治療の知見
　せん妄予防には，デクスメデトミジンやハロペリドール，リスペリドン（抗精神病薬），治療にはクレアチピンが有用とされているが，いずれの薬剤も確固たるエビデンスの確立には至っていない[52]。ラメルテオンは ICU 入室後 1 週間までの ICU せん妄予防に有効という報告があり，さらなる知見の蓄積が求められる[53]。

おわりに

　本項では，看護師の生業である「診療の補助」と「療養上の世話」の視点から，せん妄に関する基本的な知見および看護について概説した．クリティカルケア看護では，生命を脅かす問題

§ **3** せん妄　281

に対する人間の反応を扱う[54]．しかし，せん妄による"その人らしさの喪失"からの回復を手助けし，生活を再構築する，また体験世界や感情に寄り添う看護実践は，言葉で表現するほど容易ではない．また，本質的に患者・家族を真に理解することは不可能である．

　それでもなお，看護師が"患者を楽にしたい""手助けしたい""力になりたい"と願う尊厳ある真摯な対応は，看護という相互行為を通じて相手に伝わる．せん妄ケアを通じて，看護の力を見つめ直す機会となれば幸いある．

[引用文献]

1) Pisani MA, Kong SY, Kasl SV, et al: Days of delirium are associated with 1-year mortality in an older intensive care unit population. *Am J Respir Crit Care Med* **180**(11): 1092-1097, 2009.

2) Heymann A, Radtke F, Schiemann A, et al: Delayed treatment of delirium increases mortality rate in intensive care unit patients. *J Int Med Res* **38**(5): 1584-1595, 2010.

3) Barr J, Fraser GL, Puntillo K, et al: American College of Critical Care Medicine: Clinical practice guidelines for the management of pain, agitation, and delirium in adult patients in the intensive care unit. *Crit Care Med* **41**(1): 263-306, 2013.

4) Needham DM, Davidson J, Cohen H, et al: Improving long-term outcomes after discharge from intensive care unit: report from a stakeholders'conference. *Crit Care Med* **40**(2): 502-509, 2012.

5) Pandharipande PP, Girard TD, Jackson JC, et al: BRAIN-ICU Study Investigators: Long-term cognitive impairment after critical illness. *N Engl J Med* **369**(14): 1306-1316, 2013.

6) Davydow DS, Gifford JM, Desai SV, et al: Posttraumatic stress disorder in general intensive care unit survivors: a systematic review. *Gen Hosp Psychiatry* **30**(5): 421-434, 2008.

7) Wade DM, Howell DC, Weinman JA, et al: Investigating risk factors for psychological morbidity three months after intensive care: a prospective cohort study. *Crit Care* **16**(5): R192, 2012.

8) 日本集中治療医学会J-PADガイドライン作成委員会：日本版・集中治療室における成人重症患者に対する痛み・不穏・せん妄管理のための臨床ガイドライン．日集医誌 **21**(5): 539-579, 2014.

9) 日本総合病院精神医学会せん妄指針改訂班編：せん妄の臨床指針（せん妄の治療指針第2版．pp276-182, 星和書店, 2015.

10) American Psychiatric Association原著, 日本精神神経学会監, 高橋三郎・他監訳：DSM-5 精神疾患の分類と診断の手

引き. pp277-282, 医学書院, 2014.

11) Devlin JW, Skrobik Y, Gélinas C, et al: Clinical Practice Guidelines for the Prevention and Management of Pain, Agitation/Sedation, Delirium, Immobility, and Sleep Disruption in Adult Patients in the ICU. *Crit Care Med* **46**(9): e825-e873, 2018.

12) Lipowski ZJ: Delirium: acute confusional states. London, Oxford University Press, 1990.

13) Meagher DJ, Moran M, Raju B, et al: Phenomenology of delirium. Assessment of 100 adult cases using standardised measures. *Br J Psychiatry* **190**(2): 135-141, 2007.

14) Peterson JF, Pun BT, Dittus RS, et al: Delirium and its motoric subtypes: a study of 614 critically ill patients. *J Am Geriatr Soc* **54**(3): 479-484, 2006.

15) Pandharipande P, Cotton BA, Shintani A, et al: Motoric subtypes of delirium in mechanically ventilated surgical and trauma intensive care unit patients. *Intensive Care Med* **33**(10): 1726-1731, 2007.

16) Ouimet S, Kavanagh BP, Gottfried SB, et al: Incidence, risk factors and consequences of ICU delirium. *Intensive Care Med* **33**(1): 66-73, 2007.

17) Robinson TN, Raeburn CD, Tran ZV, et al: Motor subtypes of postoperative delirium in older adults. *Arch Surg* **146**(3): 295-300, 2011.

18) Meagher DJ, Moran M, Raju B, et al: A new data-based motor subtype schema for delirium. *J Neuropsychiatry Clin Neurosci* **20**(2): 185-193, 2008.

19) Brown CH: Delirium in the cardiac surgical ICU. *Curr Opin Anaesthesiol* **27**(2): 117-122, 2014.

20) Spronk PE, Riekerk B, Hofhuis J, et al: Occurrence of delirium is severely underestimated in the ICU during daily care. *Intensive Care Med* **35**(7): 1276-1280, 2009.

21) Bruera E, Bush SH, Willey J, et al: Impact of delirium and recall on the level of distress in patients with advanced cancer and their family caregivers. *Cancer* **115**(9): 2004-2012, 2009.

22) Desai SV, Law TJ, Needham DM: Long-term complications of critical care. *Crit Care Med* **39**(2): 371-379, 2011.

23) Lipowski ZJ: Delirium (acute confusional states). *JAMA* **258**(13): 1789-1792, 1987.

24) Inouye SK: Delirium in older persons. *N Engl J Med* **354**(11): 1157-1165, 2006.

25) Inouye SK, Westendorp RG, Saczynski JS, et al: Delirium in elderly people. *Lancet* **383**(9920): 911–922, 2014.

26) Smith HA, Fuchs DC, Pandharipande PP, et al: Delirium: an emerging frontier in the management of critically ill children. *Crit Care Clin* **25**(3): 593-614, 2009.

27) Van Rompaey B, Elseviers MM, Schuurmans MJ, et al: Risk factors for delirium in intensive care patients: a prospective cohort study. *Crit Care* **13**(3): R77, 2009.

28) Maldonado JR: Pathoetiological model of delirium: a comprehensive understanding of the neurobiology of delirium and an evidence-based approach to prevention and treatment. *Crit Care Clin* **24**(4): 789-856, 2008.

29) Pandharipande P, Shintani A, Peterson J, et al: Lorazepam is an independent risk factor for transitioning to delirium in intensive care unit patients. *Anesthesiology* **104**(1): 21-26, 2006.

30) Ahmed S, Leurent B, Sampson EL.Risk factors for

incident delirium among older people in acute hospital medical units: a systematic review and meta-analysis. *Age Ageing* **43**(3): 326-333, 2014.

31)古賀雄二：CAM-ICUを使用したせん妄の評価①. 看護技術 **57**(2): 34-39, 2011.

32)卯野木健：簡易にせん妄を評価できるツールは？ *EB NURSING* **10**(4): 31-34, 2010.

33)Ouimet S, Riker R, Bergeron N, et al: Subsyndromal delirium in the ICU: evidence for a disease spectrum. *Intensive Care Med* **33**(6): 1007-1013, 2007.

34)Potter J, George J: The prevention, diagnosis and management of delirium in older people: concise guidelines. *Clin Med* **6**(3): 303-308, 2006.

35)Siddiqi N, Harrison JK, Clegg, et al: Interventions for preventing delirium in hospitalised non-ICU patients. Cochrane Database Syst Rev, 2016.

36)Hshieh TT, Yue J, Oh E, et al: Effectiveness of multicomponent nonpharmacological delirium interventions: a meta-analysis. *JAMA Intern Med* **175**(4): 512-520, 2015.

37)Ely EW: The ABCDEF bundle: Science and philosophy of how ICU liberation serves patients and families. *Crit Care Med* **45**(2): 321-330, 2017.

38)Inouye SK, Bogardus ST Jr, Charpentier PA, et al: A multicomponent intervention to prevent delirium in hospitalized older patients. *N Engl J Med* **340**(9): 669-676, 1999.

39)Inouye SK, Bogardus ST Jr, Baker DI, et al: The Hospital Elder Life Program: a model of care to prevent cognitive and functional decline in older hospitalized patients. Hospital Elder Life Program. *J Am Geriatr Soc* **48**(12): 1697-1706, 2000.

40)Young J, Murthy L, Westby M, et al: Diagnosis, prevention, and management of delirium: summary of NICE guidance. *BMJ* **341**: c3704, 2010.

41)O'Mahony R, Murthy L, Akunne A, et al: Synopsis of the National Institute for Health and Clinical Excellence guideline for prevention of delirium. *Ann Intern Med* **154**(11): 746-751, 2011.

42)Strøm T, Martinussen T, Toft P: A protocol of no sedation for critically ill patients receiving mechanical ventilation: a randomised trial. *Lancet* **375**(9713): 475-480, 2010.

43)Payen JF, Chanques G, Mantz J, et al: Current practices in sedation and analgesia for mechanically ventilated critically ill patients: a prospective multicenter patient-based study. *Anesthesiology* **106**(4): 687-695; quiz 891-892, 2007.

44)Chanques G, Sebbane M, Barbotte E, et al: A prospective study of pain at rest: incidence and characteristics of an unrecognized symptom in surgical and trauma versus medical intensive care unit patients. *Anesthesiology* **107**(5): 858-860, 2007.

45)村田久行：急性重症患者に対するスピリチュアルケア. 日本クリティカルケア看護学会誌 **10**(1): 11-14, 2014.

46)Schweickert WD, Pohlman MC, Pohlman AS, et al: Early physical and occupational therapy in mechanically ventilated, critically ill patients: a randomised controlled trial. *Lancet* **373**(9678): 1874-1882, 2009.

47)Needham DM, Korupolu R, Zanni JM, et al: Early physical medicine and rehabilitation for patients with acute respiratory failure: a quality improvement project. *Arch Phys Med Rehabil* **91**(4): 536-542, 2010.

48)Shehabi Y, Riker RR, Bokesch PM, et al: SEDCOM (Safety and Efficacy of Dexmedetomidine Compared With Midazolam) Study Group: Delirium duration and mortality in lightly sedated, mechanically ventilated intensive care patients. *Crit Care Med* **38**(12): 2311-2318, 2010.

49)Litton E, Carnegie V, Elliott R, et al: The Efficacy of Earplugs as a Sleep Hygiene Strategy for Reducing Delirium in the ICU: A Systematic Review and Meta-Analysis. *Crit Care Med* **44**(5): 992-999, 2016.

50)Patel J, Baldwin J, Bunting P, et al: The effect of a multicomponent multidisciplinary bundle of interventions on sleep and delirium in medical and surgical intensive care patients. *Anaesthesia* **69**(6): 540-549, 2014.

51)Martinez F, Tobar C, Hill N: Preventing delirium: should non-pharmacological, multicomponent interventions be used? A systematic review and meta-analysis of the literature. *Age Ageing* **44**(2): 196-204, 2015.

52)Serafim RB, Bozza FA, Soares M, et al: Pharmacologic prevention and treatment of delirium in intensive care patients: A systematic review. *J Crit Care* **30**(4): 799-807, 2015.

53)Hatta K, Kishi Y, Wada K, et al: DELIRIA-J Group: Preventive effects of ramelteon on delirium: a randomized placebo-controlled trial. *JAMA Psychiatry* **71**(4): 397-403, 2014.

54)American Association of Critical-Care Nurses (AACN): Mission Statement, 1990.

[参考文献]

1) Flacker JM, Lipsitz LA: Neural mechanisms of delirium: current hypotheses and evolving concepts. *J Gerontol A Biol Sci Med Sci* **54**(6): B239-246, 1999.

2) van Gool WA, van de Beek D, Eikelenboom P: Systemic infection and delirium: when cytokines and acetylcholine collide. *Lancet* **375**(9716): 773-775, 2010.

第3章 安全の欲求とケア 古谷 直子

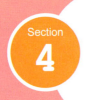

感染管理

はじめに

集中治療室（ICU）は，重症外傷，呼吸不全，大きな侵襲を伴う手術後や，疾患の治療に伴い免疫抑制の状態になった患者など，通常の生体メカニズムに多くの損傷を受けた患者が入室している．さらに，血管内留置カテーテルなどのデバイスの使用や，多くの医療従事者の介入，抗菌薬の長期曝露による多剤耐性菌やカンジダ属の保菌や感染など，医療関連感染が発生しやすいリスクが多い（表1）．米国では，すべての医療機関のベッドのうち，ICU のベッドは5％を占めているが，医療関連感染は一般の入院患者の5～10倍発生している[1]．米国内で発生する医療関連感染の20％が ICU で発生しているとの報告もある[2]．日本でも，同様のリスクを抱えていることが多く，感染予防の積極的な実践が求められる．

I ICU における具体的な感染予防策

1. 手指衛生

感染予防において最も重要な対策に，手指衛

表1 ICU 患者の感染リスク因子

生体の防御機能の破綻	●高齢（高齢者） ●栄養状態不良 ●遺伝性または後天性の免疫能低下 ●広域抗菌薬の投与
重篤な基礎疾患	●糖尿病，悪性腫瘍，腎不全，好中球減少症，肝硬変，意識レベル低下，褥瘡など
在室期間の延長	●48時間以上の ICU 滞在
侵襲的処置・治療	●皮膚や粘膜のバリア機能を破綻させる以下の医療機器の使用 　・血管内留置カテーテル 　・硬膜外カテーテル 　・尿道留置カテーテル 　・外科ドレーン 　・気管内チューブ 　・経鼻胃管 　・脳室および頭蓋内圧モニタリング機器
患者を取り巻く環境	●感染・保菌患者の割合（高くなると伝播が促進される） ●処置・ケアに関するスタッフの経験や技術 ●看護師・患者比

（McCormick R: Intensive care unit. Pfeiffer JA, ed, APIC Text of Infection Control and Epidemiology, vol 1, Washington DC, Association for Professionals in Infection Control and Epidemiology, 2000, pp45-1-45-6. をもとに作成）（坂本史衣：基礎から学ぶ医療関連感染対策—標準予防策からサーベイランスまで. p153, 南江堂, 2012. より承諾を得て転載）

生がある．手指衛生とは，流水と石けんで手を洗うことと，速乾性擦式アルコール製剤による手指の消毒を総称した表現である．手指を介して感染が広がることは，150年以上前にハンガリー出身の医師であるゼンメルワイズによって証明されている．

1846年ゼンメルワイズは，ウィーン大学の第1産科で産科医として仕事についた．当時，産院や大学の産科では産褥熱が流行を繰り返しており，産褥熱による死亡率は20％以上になることもあった．ゼンメルワイズは，同じウィーン大学にある第2産科と自分が所属する第1産科で産褥熱の死亡率が異なることに気づいた．第1産科は医師が担当し学生の実習指導が行われており，第2産科は助産師が担当し助産師の養成が行われていた．ゼンメルワイズは，詳細な調査の結果から，医師の汚れた手が産褥熱の原因であるとの仮説を立て，分娩介助の前に，手を石けんで洗い塩素溶液で消毒をすることで，産褥熱による死亡率を劇的に減らすことに成功した[3]（図1）[4]．

近年でも，手指衛生を遵守することで，医療関連感染が減少したとする報告が多く報告されている．手指衛生を行うことは，医療関連感染を予防するために重要と考える．

1）手指衛生の方法

1 流水と石けんによる手洗い

図2による手順に従い，手を洗う．ポイントは，手のどの部分を洗うのか，どのくらいの時間をかけて洗うのかである．

流水と石けんによる手洗いは，手指衛生の基本である．❶手に目に見える汚れがある場合，❷クロストリジウム・ディフィシル感染症など芽胞を形成する感染症の場合，❸疥癬などのダニに関連する感染症の場合は，必ず流水と石けんによる手指衛生が必要となる．

2 2速乾性擦式アルコール製剤

アルコールベースの手指消毒薬は，流水と石けんによる手指消毒より場所を選ばず簡便に実施できることから，日常的に実施する手指消毒として推奨されている．ただし，❶血液や体液など目に見える汚れが手についている場合，❷クロストリジウム・ディフィシル感染症など芽胞を形成する感染症の場合，❸疥癬などのダニに関連する感染症の場合は，必ず流水と石けんによる手指衛生が必要となる．

使用するときは，手洗いと同じ要領で，指先から，手のひら，手の甲，指と指の間，親指，手首と製剤を塗り拡げる．そして，製剤の使用量は，製品によって異なるが，一般的に10～15秒かけ手にすり込んだ直後に，すでに手が乾燥しているようであれば1回の使用量としては不十分と考える．

2）手指衛生のタイミング

手指衛生は，正しい方法だけでなく，どのタイミングで実施するか理解しておく必要がある．手指衛生のタイミングは，WHOから提唱されているタイミングが，多くの医療機関で活用されている（図3）．

また，各タイミングの詳細については，表2

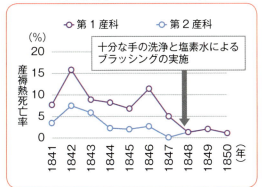

図1 産褥熱による死亡率（ウィーン大学の第1産科と第2産科の産褥熱による母体死亡率の推移，1841～1850年）

（Ignaz Semmelweis (Author), K. Codell Carter (Translator): Etiology, Concept and Prophylaxis of Childbed Fever. The University of Wisconsin Press, 1983. をもとに作成）

図2 手洗いの方法（流水と石けんによる手指衛生）

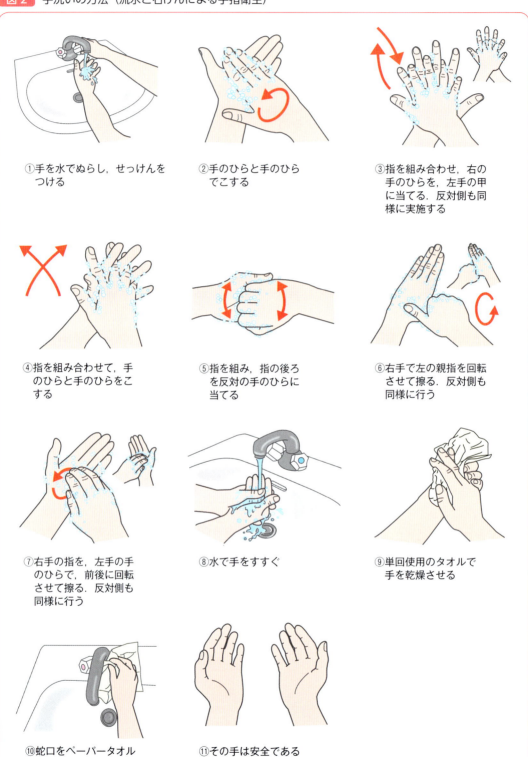

（WHO Guidelines on Hand Hygiene in Health Care, 2009. より）

図3 手指衛生の5つのタイミング

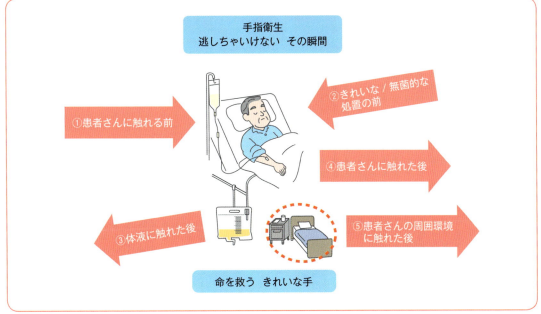

(WHO Guidelines on Hand Hygiene in Health Care, 2009. より)

に具体的な臨床場面の例をあげている[5]．

2. PPE

医療従事者を血液や体液など感染性のある物から防護するために使用する道具を，個人防護具（personal protective equipment: PPE）という．PPEには，手袋，マスク，ガウン（エプロン），防護眼鏡（フェイスマスク）などがあり，実施するケアや処置によるリスクに応じて選択し，単独で，または組み合わせて使用する（図4）．

また，PPE着脱時に医療従事者自身が汚染をしないため，正しい着脱方法を身につけることが必要となる（図5）．

PPEを設置するときは，作業者がPPEを着けるタイミングから，外して廃棄するまでの動線を考えて配置する．

1）手袋

手袋は，血液や体液，排泄物などから医療従事者の手の汚染を防ぐために使用する．使用後の手袋を外すときは，汚染している表面に触れないよう外す．図5にPPEの脱ぎ方を示す．

手袋を使用するときの留意事項を以下に記す．
- 医療従事者の手に，血液・体液・排泄物などが触れる可能性のある場合に着ける
- 同じ患者であっても作業が変わるたびに交換しなければならない
- 手袋は患者ごとに交換する
- 手袋を外すときは，汚染表面を内側にして外す
- 手袋は，手指衛生の代わりにはならないため，手袋を外した後は，手指衛生を行う
- 手袋を着用したまま，手洗いやアルコール製品で拭いたりしない
- ガウンなどと組み合わせて使用するときは，手袋を最後に着ける．最後に着けることで，

表2 手指衛生のタイミング

	手指衛生5つのタイミング	具体的な臨床場面
1	患者に触れる前	●バイタルサイン測定の前 ●胸部聴診/腹部触診の前 ●酸素マスクを当てる前 ●理学療法の前 ●入浴や清拭の前 ●移動などの介助の前 ●子どもの頭をなでる前
2	清潔/無菌操作の前	●カテーテル挿入の前（手袋着用直前） ●損傷皮膚のケア前（手袋着用前） ●喀痰などの吸引前（手袋着用前） ●口腔/歯科ケアの前（手袋着用前） ●食事の準備前 ●皮下注射の前
3	血液/体液に触れた後	●尿，便，嘔吐物を処理した後 ●吸引やドレーンの排液を処理した後 ●喀痰などの吸引後（手袋を外した後） ●損傷皮膚のケア後（手袋を外した後） ●口腔/歯科ケアの前（手袋を外した後）
4	患者周囲の環境に触れた後	●ベッドリネン交換の後 ●輸液の速度調節の後 ●アラーム設定や停止をした後 ●ベッド柵を掴んだ後 ●ベッドサイドテーブルを清掃した後
5	患者に触れた後	●バイタルサイン測定の後 ●胸部聴診/腹部触診の後 ●酸素マスクを当てた後 ●理学療法の後 ●入浴や清拭の後 ●移動などの介助の後 ●子どもの頭をなでる後

（WHO Guidelines on Hand Hygiene in Health Care, 2009. より）

図4 PPEの選び方とそのアセスメント

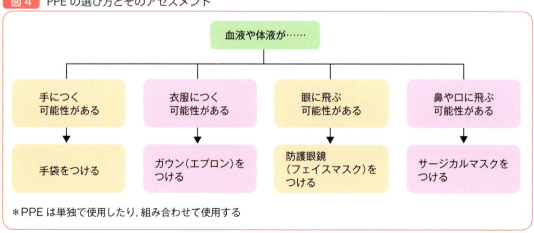

図5 PPE 着脱手順

[PPE の着用方法]

ガウン
- 胴体を首から膝まで覆い，腕は手首の端まで覆う。そして背部も取り囲むようにして包み込む。
- 首とウエストの高さで後ろを結ぶ

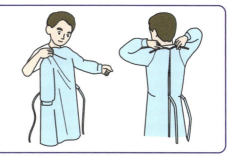

マスクまたはレスピレータ
- 頭と首の中央で，ひもまたは伸縮性バンドをしっかり結ぶ
- 弾性バンドを鼻梁にフィットさせる
- 顔およびあごの下にピタッとフィットさせる
- レスピレータをフィットチェックする

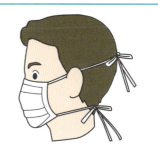

ゴーグル / フェイスシールド
- 顔面に置いて，フィットするように調節する

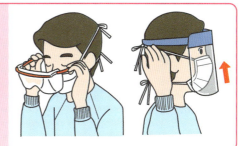

手袋
- 隔離では非滅菌手袋を使用する
- 手のサイズに合わせて選ぶ
- 隔離ガウンの手袋を覆うように引き延ばす

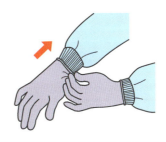

安全業務の実践
- 手を顔から離すようにしておく
- 清潔部分から汚染部分へ業務を進める
- 触れる表面を限定する
- 裂けたり，激しく汚染したら交換する
- 手指衛生を実施する

図5 PPE着脱手順（つづき）

[PPEの脱ぎ方]

手袋

- 手袋外部は汚染している
- 体側の手袋した手で手袋の外側を掴んで脱ぎ取る
- 手袋した手で脱いだ手袋をしっかり持つ
- 手袋していない手の指を残りの手袋の下への手首の部分から滑り込ませる

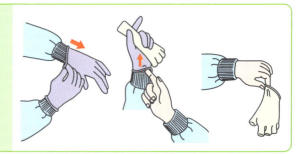

ゴーグル/フェイスシールド

- ゴーグルやフェイスシールドの外側は汚染している
- 取り外すためには「清潔な」ヘッドバンド，または耳づるを持って取り扱う
- 再生用に指定された容器または廃棄容器に入れる

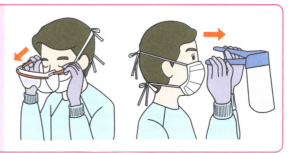

ガウン

- ガウンの前面および袖は汚染している
- 首のひもをほどいてから，ウエストのひもをほどく
- 皮むきの要領でガウンを脱ぐ：ガウンを各々肩から同側の手に向かって引き下ろす
- ガウンは裏返しになる
- 脱いだガウンは身体から離して持って，丸めて包み込み，廃棄容器またはリネン容器に捨てる

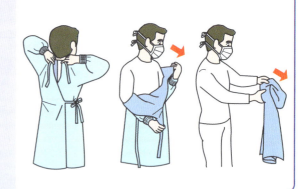

マスクまたはレスピレータ

- マスク/レスピレータの前面は汚染しているので，触ってはならない！
- ひも/ゴムひもの根元，そして端のみをつまんで脱ぐ
- 廃棄容器に捨てる

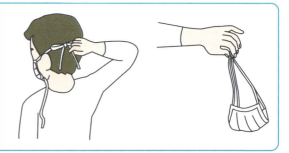

手指衛生

すべてのPPEを脱いだ後にはすぐに手指衛生を実施する．

ガウンの袖口を手袋でしっかりと覆う

2） ガウン（エプロン）

　ガウンは，血液や体液，排泄物などから，医療従事者の腕や衣服の汚染を防ぐために使用する．ガウン（エプロン）を使用するときの留意事項を以下に記す．

- 医療従事者の腕や衣服に，血液・体液・排泄物などがつく可能性のある場合に着ける
- ガウンとエプロンは，袖があるかないか形状の違いがある
- ガウンとエプロンは，使用についてどちらがよいかの是非は明確ではない
- 大量の体液などの発生が予測されるケアや処置の場合には，腕を覆うことができるガウンを選択するほうが，防御の効果を期待できる
- ガウンやエプロンは患者ごとに交換する
- 防水性または撥水性のある素材の物を選択する
- 防水性のガウンが使用できないときは，その上からビニール製のエプロンを着ける
- ガウンを外すときは，ガウンの外側の「汚染表面」を内側にして，包み込むように外す

3） マスク，ゴーグル，フェイスシールド

　マスク，ゴーグル，フェイスシールドは，血液，体液，呼吸器分泌物などから医療従事者の鼻や口の粘膜汚染を防ぐために使用する．マスクは，無菌的な処置を行うときに，医療従事者の口や鼻に保菌している呼吸器分泌物による汚染を防ぐためにも使用する．マスクを使用するときの留意事項を以下に記す．

- 血液・体液・分泌物などの飛沫が発生する可能性のある処置（気管吸引，気管支鏡，侵襲的処置など）の場合に，マスクを着ける
- 個人のメガネやコンタクトレンズは，眼の防御を十分に期待することはできない
- マスクやゴーグル，フェイスシールドを外す

ときに，外側の「汚染表面」に触れない

- 脊髄内または硬膜外にカテーテルを挿入，あるいは薬剤を注入する場合は，マスクを着ける
- 空気を介して伝播する感染症の場合，使用するマスクは防塵マスク（N95マスク）を着ける

3. 感染経路別予防策

　標準予防策（スタンダードプリコーション）だけでは，感染症の伝播を予防できない場合に，付加する対策が感染経路別予防策である．感染経路別予防策には，接触予防策，飛沫予防策，空気予防策があり，単独もしくは組み合わせて，標準予防策に付加する．それぞれの感染経路は，図6のように示すことができる．

　それぞれの予防策を実施するには，患者や家族に理解を得ること，また患者に生じる副反応として，不安，抑うつ，恥辱感，臨床スタッフの接触の減少などを減らすための対策が必要である．

1） 接触予防策

　接触予防策は，患者または患者環境に直接もしくは間接的に接触することによって広がる感染症の伝播を防ぐことを目的としている．

- **対象疾患**：創部からの多量の排膿がある場合，クロストリジウム・ディフィシル感染症，感染性胃腸炎，流行性角結膜炎，角化型疥癬など
- **患者配置**：個室での管理が望ましい．難しい場合は集団隔離（コホーティング）などの方法を実施する．ICUなどの場合は，カーテンなどで個々の患者環境を区切り，1m以上の距離をおく
- **手指衛生**：標準予防策に準拠する．接触予防策が適応となる疾患の場合，速乾性アルコール手指消毒剤の効果を期待できないものもあ

§4　感染管理　291

図6 感染経路のイメージ

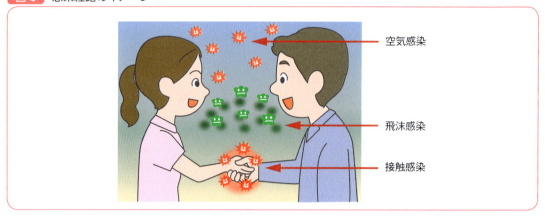

る．その場合は，手洗いによる対策となる
- **手袋**：標準予防策としての手袋の使用に対策を付加する．接触予防策の必要な患者やベッドサイド環境に触れる可能性がある場合は，手袋を着ける
- **ガウン（エプロン）**：標準予防策としてのガウンの使用に対策を付加する．接触予防策の必要な患者やベッドサイド環境に触れる可能性がある場合は，ガウン（エプロン）を着ける
- **マスク**：標準予防策に準じて使用する
- **環境整備**：血圧計や体温計など患者の皮膚に触れる器材は，患者専用として用意する．患者や医療従事者が頻回に触れるオーバーテーブル，床頭台，ベッドレール，ドアノブなどは，1日1回の清掃を行う

2）飛沫予防策

咳やくしゃみによって気道から分泌される飛沫（しぶき）が，2～3mの距離にいる人の鼻や口の粘膜に接触することで感染が伝播する．
- **対象疾患**：百日咳，インフルエンザ，流行性耳下腺炎，風疹など
- **患者配置**：個室を確保できれば個室管理が望ましい．個室を確保できない場合は，カーテンを引き，隣の患者との距離を約1m以上あける
- **手指衛生**：標準予防策に準拠する
- **手袋・ガウン**：標準予防策に準拠する
- **マスク**：患者から2～3mの距離に近づくときは，サージカルマスクをつける
- **環境整備**：標準予防策に準拠する

3）空気予防策

長時間かつ長距離でも感染性を保つことができる微生物を含んだ飛沫核や小粒子が，空気の流れに乗り拡散する．そして，拡散したものを感受性者が吸い込むことにより感染が伝播する．
- **対象疾患**：結核，麻疹，水痘
- **患者配置**：空気感染隔離室による個室管理が必要となる．病室の扉は閉めておく．空気感染隔離室は，病院設備設計ガイドライン（空調設備編）の基準に沿った部屋となる[6]．病室の基準は，周辺の区域よりも病室が陰圧であること，空気は直接排気されるか，病室に戻るときにはHEPAフィルターで濾過し再循環する．1時間の換気回数は，少なくとも6回または12回の換気回数とする．空気感染隔離室を使用しているときは，空気の流れが正しく機能しているか毎日確認をする
- **手指衛生**：標準予防策に準拠する
- **手袋・ガウン**：標準予防策に準拠する
- **マスク**：医療従事者が患者の病室に入るとき

は，入室する前にN95マスクを装着する．N95マスクを使用するときは，フィットテストを行い自分に合ったマスクを確認する．病室に入室するたびに，ユーザーシールチェックを行いマスクがしっかりとフィットしているか確認する

● **環境整備**：標準予防策に準拠する

おわりに

ICUは，その特性から医療関連感染が発生しやすい場所である．いかに予防するべきか多くの医療機関で，さまざまな対策を講じている．感染予防策は，1つひとつをみると単純な内容ではあるが，臨床の現場で実践するのは思っているよりも難しい．何より手指衛生は150年以上も前に効果がわかっているが，いまだに達成

することができない．ICUだからといって特別な感染予防策はなく，ICUだからこそ感染予防の基本をしっかりと実践してほしい．どのような行動が感染予防につながるのか，常に考えながら看護を実践することを期待する．

[引用文献]
1) Teresa Garrison: Intensive Care. APIC TEXT of Infection Control and Epidemiology 3rd Edition, 44-1-10, 2009.
2) 矢野邦夫，向野賢治訳・編：医療現場における隔離予防策のためのCDCガイドライン―感染性微生物の伝播予防のために．メディカ出版，2007.
3) 南和嘉男：医師ゼンメルワイスの悲劇．講談社，1988.

[参考文献]
1) Nizam Damani, 岩田健太郎監，岡秀昭監訳：感染予防，そしてコントロールのマニュアル．メディカル・サイエンス・インターナショナル，2013.
2) WHO Guidelines on Hand Hygiene in Health Care, 2009. http://whqlibdoc.who.int/publications/2009/9789241597906_eng.pdf（2017年10月アクセス）
3) 日本医療福祉設備協会：病院設備設計ガイドライン（空調設備編）HESA-02-2013．2013.

MEMO

第3章 安全の欲求とケア　　　　　　　　　　　　　　　　　　　　　　　　　　　　門田 耕一

Section 5 人工呼吸器関連肺炎（VAP）

はじめに

　気管挿管患者は集中治療管理を受けるため，ベッド上安静や面会制限など非日常的な環境を強いられることが多い．その療養環境のなかで患者の早期回復を目指し看護援助を提供していくうえでは，合併症予防とその早期離脱に努めつつ，回復後の患者のQOL維持を想定した看護援助を継続する必要がある．そこで，特に気管挿管患者への看護援助を考えるうえで注視しておかなければならない合併症の1つが「人工呼吸器関連肺炎（ventilator-associated pneumonia：VAP）」である．厚生労働省の院内感染対策サーベイランス（集中治療部門）によると，1,000患者あたりの感染症発生率は尿路感染症0.6症例，カテーテル関連血流感染症0.8症例に比して人工呼吸器関連肺炎は1.5症例と報告されている[1]．このことからも，人工呼吸管理を必要とする重症患者の回復支援に，VAPの理解と予防への取り組みは欠かせないといえる．

　本項では，VAPとその発症機序，診断の指標やサーベイランスについて概説し，そのうえで介入方略とされるVAPバンドルや口腔ケア・気管吸引の要点について言及する．特に口腔ケアに関しては，その重要性に加えて諸外国とは異なるわが国の特徴にも触れ，現在示されている口腔ケアの要点について示す．

I VAPとその発症機序

1. VAPとは

　VAPとは，気管挿管前には感染症に罹患していなかった患者が，気管挿管による人工呼吸管理を開始して48時間以降に発症する肺炎のことを指す．特に，96時間以内発症のVAPは「**早期発症VAP**」，96時間以降発症のVAPは「**晩期発症VAP**」とされている．

　VAPは人工呼吸器装着患者の約8〜28%に発症する[2]とされ，人工呼吸器装着期間やICU在室日数の延長にもつながる[3]．そして，長期間の人工呼吸管理やICU入室が患者の筋力低下や認知機能低下を助長することが危惧されている．さらに，VAP発症患者はVAP非発症患者に比べて死亡率が約2倍となること[4]がいわれており，患者の生命予後に大きく影響する．

　VAPの起因菌としてはグラム陰性桿菌では緑膿菌や大腸菌，グラム陽性球菌では黄色ブドウ球菌や肺炎レンサ球菌が指摘されている[2]．

2. VAPの発症機序

　VAPの発症機序は，内因性要因と外因性要因に大別できる．内因性要因とは，気管チューブを挿入して人工呼吸管理を行うことで声帯が

常時開口状態となり，上気道に貯留した分泌物がカフと気管壁との間隙を通過して下気道へ播種されることを指す．外因性要因とは，気管吸引やネブライザー吸入などの操作で人工呼吸器と患者との閉鎖回路が開放され，その間に気管チューブ内を通じて下気道へ細菌が播種されることを指す（図1）．

特に閉鎖式吸引の使用が広く認知されてきている今日では，内因性要因に対する介入がVAP発症の予防または回復への看護介入の方略と考える傾向が強い．しかし，実際の臨床現場において過大侵襲を受けた患者を，VAPに限定して評価したり他の合併症の有無と分けて経過を直接把握したりすることは難しい．そのため，実際に行っている体位調整や口腔ケアなどの効果的な看護実践をVAP予防につながる援助として意識しづらい側面は否めない．

VAP予防に必要な看護援助を考えるうえで重要なことは，ベッドサイドの看護師各々がVAPの危険性を理解し，さらにVAP発症の要因（内因性要因および外因性要因）をふまえて，後にあげる「VAP予防に有効とされる取り組み」を継続していく必要がある．

II VAPの診断とサーベイランス

1. VAPの診断指標

VAPを診断するうえでゴールドスタンダードと呼べるものはなく，その診断は，胸部X線や喀痰培養検査，炎症所見を示す検査データ，そして酸素化能の悪化や発熱といった患者の身体所見から総合して判断されることになる．その判断基準として示されているものの1つに臨床的肺感染症スコア（Clinical Pulmonary Infection Score：CPIS）がある[5]（表1）．

CPISの項目に示されているものは，普段の看護援助のなかで得ることのできる項目ばかりであり，VAPの徴候の有無を早期発見するうえで看護師にとって重要な視点が示されている．しかし，発熱や炎症データの悪化などは気管挿管を必要とする重症患者では他の要因で上

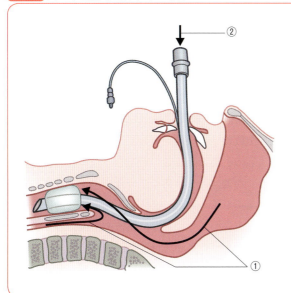

図1 人工呼吸器関連肺炎の発症機序

①内因性要因（誤嚥）
● 胃内容物の逆流
● 口腔内分泌物の流れ込みなど

②外因性要因（吸入）
● ネブライザー吸入を介したエアロゾルの迷入
● 汚染された水や液体による回路内汚染
● 人工呼吸器回路操作での細菌迷入など

表1	臨床的肺感染症スコア（CPIS）		
	項目		点
体温（℃）	36.5 ～ 38.4		0
	38.5 ～ 38.9		1
	39.0，≦ 36.0		2
血液白血球数（/mm^{-3}）	4000 ～ 11000		0
	＜ 4000 または ＞ 11000		1
	上記に加えて桿状核球≧ 500		2
気管分泌物	＜ 14＋		0
	≧ 14＋		1
	上記に加えて膿性		2
酸素化能（PaO$_2$/F$_i$O$_2$）	＞ 240 または ARDS である		0
	≦ 240 かつ ARDS ではない		2
胸部 X 線所見	浸潤影なし		0
	びまん性または斑状浸潤影		1
	限局した浸潤影		2
気管吸引検体の培養（半定量；0 ～ 1，－ 2 または＋ 3）	培養された病原体≦ 1　または微生物存在せず		0
	培養された病原体＞ 1 ＋		1
	上記に加えてグラム染色で同様の病原体＞ 1 ＋		2

（Zilberberg MD, Shorr AF: Ventilator-associated pneumonia: the clinical pulmonary infection score as a surrogate for diagnostics and outcome. *Clin Infect Dis* **51** Suppl 1: S133, 2010. をもとに作成）

昇することが多く，さらに胸部 X 線所見は読影者各々の主観に影響されやすい．そのため，実際の臨床現場で患者に発症した肺炎を「VAP である」と断定しにくい側面もある．つまり，VAP 発症については医療現場でのサーベイランスとして用いられるが，VAP 診断における感度や特異度には偏りが生じやすい．

2. VAE サーベイランス

そこで，2013 年に米国疾病対策センター（Centers for Disease Control and Prevention：CDC）から新たに VAE（Ventilator-Associated Event）サーベイランス（**図 2**）が発表された．これが徐々に人工呼吸管理を行う患者を治療する施設において主要となってきており，各施設

間での比較を可能としてきている．VAE の項目には，先に述べた CPIS に包含されている炎症徴候に関する評価項目に加え人工呼吸器設定も加味されていること，VAP の定義とされる 48 時間以降での病態変化に注目されている点から，人工呼吸器装着に伴って起こる呼吸状態の悪化をより反映していると思われる．つまり VAE の概念は，「人工呼吸器に関連した合併症全般の徴候を早期発見できる視点が明示されたもの」と考えることができる．

他方，これはあくまでサーベイランスとして疾病対策のために必要な情報を系統的に収集する方法の 1 つであり，診断や治療にどう生かすか，ということとは直結しない．

そこで看護師は VAE の概念をもとに，人工呼吸管理開始 48 時間を経過した後に人工呼吸

図2 VAEサーベイランスの概要

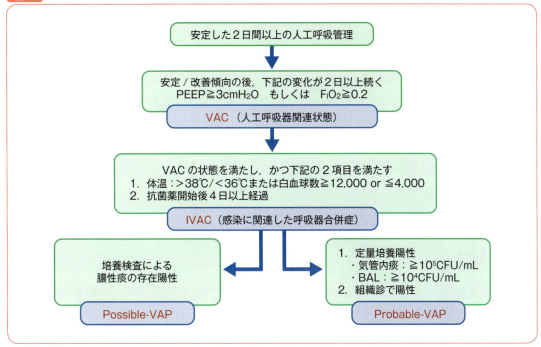

（CDC：Ventilator-Associated Event (VAE). https://www.cdc.gov/nhsn/PDFs/pscManual/10-VAE_FINAL.pdf をもとに作成）

管理を強化せざるを得なくなった患者の病状変化を早期に察知することを心がける．そしてVACに該当した場面でIVACであることを評価のうえ，改めてVAPを含む人工呼吸管理に伴う合併症について再評価し，VAPへの取り組みも含め看護援助を見直す機会にすべきである．

ここでは診断基準としてCPISを，サーベイランスとしてVAEを概説したが，いずれにしても看護実践において重要なことは，「治療介入に伴う病状経過の傾向を早期に把握する」ことにあると考える．患者の病態が改善傾向にあるのか，または悪化傾向にあるのかを常に注視することは，診療の補助を生業とする看護師には必要不可欠である．

そのうえで，病状が悪化傾向にあるのであれば予防策の実施状況を見直すことに加えて，医師と協働して抗生物質投与や鎮痛鎮静薬の使用，腸蠕動促進や栄養管理など，多面的に患者の状態を再評価する必要がある．

III 効果的なVAP予防を考える

前述した通り，VAPは，本来無菌的な下気道へ人工気道内外を通じて汚染物が播種されることで発症する．そこで，第1の予防策としては，下気道への播種を防ぐためにまずは気管挿管の回避に取り組む必要がある．そして，人工呼吸管理に至った場合には，多職種連携のもとで早期抜管とVAP予防に向けた対策の励行することが求められる．

1. 気管挿管の回避へのケア

非侵襲的陽圧換気法（non-invasive positive pressure ventilation：NPPV）や高流量経鼻カニューラ（high-flow nasal cannula：HFNC）を用いた酸素療法で酸素化能およびガス交換能が維持されるのであれば，その間を原疾患の治療

介入にあてることが可能となる.

そのため，上記デバイス使用時には装着に伴う不快感の軽減や安楽な呼吸維持のための体位調整を行うとともに，動脈血液ガスデータの変化に注視しておく．必要時にはデクスメデトミジン塩酸塩（プレセデックス®）を用いたり，理学療法士と協働して呼吸筋疲労へのアプローチを立案する．併せて，気管挿管前に，その後の気管挿管の可能性を念頭に口腔ケアを実施して口腔内保清に努めることもVAP予防には重要である.

また，人工呼吸器離脱後の再挿管ではVAPのリスクも高まるとされている[6]．そのため，気管チューブ抜管後も同じく患者の安楽な呼吸を助ける看護援助が実施されるべきであり，有効な酸素投与デバイスの選択とガス交換能の維持へのケアは，まさにVAP予防につながる.

2. 早期抜管へのケア

治療介入による気管挿管の回避が叶わなかった場合，次に看護師が考えるべきは「早期抜管を目指す」ことである．そのためには，「早期離脱を目指した鎮静管理からの早期離脱」と「VAP予防方略の励行」を行っていくことが求められる.

1）鎮静管理からの早期離脱
人工呼吸管理では，人工呼吸器との同調性や患者の苦痛緩和の観点から鎮静管理が必要となる場合が多い．しかし，鎮静薬の使用は，気管壁に存在する線毛運動の低下や呼吸筋を含む筋力低下を招き，結果として気道クリアランス維持を困難にする．特に近年では鎮静による記憶の断片化からせん妄発症にもつながるといわれている．これがさらに患者の安全安楽の保持困難とさらなる鎮静管理継続につながって負の連鎖を引き起こし，人工呼吸管理からの離脱を妨

げる.

このことからも，まずは疼痛評価と薬理的および非薬理的介入での鎮痛管理を徹底し，そのうえで鎮静薬中止を目指す．それによって人工呼吸管理中でありながら患者が覚醒下で自律した判断ができるようになり，浅い鎮静（ライトセデーション）管理での人工呼吸管理の確立を目指す．とにかく「不必要な鎮静」をやめ，気管挿管下であっても患者が自律した判断を行える環境を保証できるように，看護介入を検討する．このことは，日常行っている「自分のことは自分で決める」という日常生活の再構築への第一歩でもある.

2）人工呼吸器離脱に向けた早期離床への援助
患者にとって安楽な状態を保持しながら鎮静管理を必要最小限にすることで，人工呼吸器の早期離脱を目指す．その方略の1つとしてABCDEバンドルが提唱されているが，早期離床とともにせん妄ケアも包含したこの介入方略は，離床援助として頭部挙上体位や端座位で過ごす時間を確保することを患者自身が意識しながら進めることにつながり，まさに日常生活の再獲得への援助といえる．ABCDEバンドルの具体的方略については，他項を参照されたい.

3. VAP予防の具体的な介入方法

VAP予防を効果的に継続するには，❶ VAP予防の方法を看護師個々が知っておくこと，❷ VAP予防を組織的に継続して行っていくこと，といえる．そしてあくまでVAP予防方略の主眼は「外因性要因」と「内因性要因」の両方において取り組むということも知っておく.

1）VAPバンドル
VAPを予防するケアについては複数考えられており，各国および各施設において実践され

ている（**表2**）.

しかしながら「これさえやっておけばよい」というVAP予防の手技は存在しない．そこで近年，「ケアバンドル」などと称されるように，単一のケアのみに注目して徹底的に実践するのではなく，十分な実証はないが有効性があるとされるいくつかの方法を「束（バンドル）」にして実践することでケアの有効性が増すことが示されている．特にVAPにおいては発症契機が複数あり，確固たる予防方略が示されていないことからも，有効とされる複数の方法を継続して実施することが必要と考える．

なお，2010年には日本集中治療医学会が「VAPバンドル」[7]を示し，その実施を推奨している（**表3**）.

2）口腔ケア

日常生活で行う私たちの「歯磨き」の目的は，齲歯などの口腔内疾患予防や爽快感の獲得などがあげられる．しかしここでいう人工気道を有する患者への「口腔ケア」の目的は，上記内容にVAP予防を目的とした口腔内保清が加わる．気管挿管患者は常時開口状態であるため口腔内の乾燥を助長しやすく，気管チューブ留置で容易に損傷を受けやすい環境にある．そこで生じた細菌が気管内に播種しないように，口腔ケアによって未然に「汚染物の回収を行うこと」に主眼を置くことが求められる．

つまり，「口腔ケア」はVAP発症の内因性要因に対する看護介入であり，VAP予防には必須である．事実，VAPバンドルに含む項目は各国それぞれ異なっているものの，わが国以外は「口腔ケア」をVAPバンドルに含み，ケア介入がなされている．

しかしながら，わが国ではVAPバンドルに口腔ケアを含んでいない．その理由の1つに，各国で洗口液に有用として使用されている「0.12％クロルヘキシジングルコン酸塩」がシ

表2	VAP予防に有効とされるケア項目

- 頭部挙上体位を維持する（30°以上）
- 手指衛生を含むスタンダードプレコーションを励行する
- 人工呼吸器回路を頻繁に交換しない
- 気管吸引では閉鎖式回路を用いる
- 気管挿管にカフ上部吸引機能を有する気管チューブを用いる
- カフ圧管理を徹底する（20〜30cmH$_2$O）
- 体位調整前に口鼻腔内吸引を行う
- 体位調整前に声門下吸引を行う
- カフ圧を調整する
- 定時的に口腔ケアを実施する
- 胃の膨満を予防する（胃管からの脱気，腸蠕動促進）
- 毎日，人工呼吸器離脱を検討する，など

表3	VAPバンドル（日本集中治療医学会）

- 手指衛生を確実に実施する
- 人工呼吸器回路を頻繁に交換しない
- 適切な鎮静・鎮痛を図る．特に過鎮静を避ける
- 人工呼吸器からの離脱ができるかどうか，毎日評価する
- 人工呼吸中の患者を仰臥位で管理しない

（日本集中治療医学会：人工呼吸関連肺炎予防バンドル2010改訂版. https://www.jsicm.org/pdf/2010VAP.pdf（2018年9月10日アクセス）より）

ョック発現のリスクのため粘膜面への使用が禁止となっており，ランダム化比較試験（RCT）で有効と示されたわが国での口腔ケアが確立されていない点にある．現在，日本集中治療医学

§ **5** 人工呼吸器関連肺炎（VAP） **299**

会と日本クリティカルケア看護学会が合同で「気管挿管患者に対する口腔ケア実践ガイド」を検討中である．この実践ガイドでは諸外国で有効とされる手技を包含したうえで，わが国で実施可能な口腔ケアを示している．今後はその方略をもとに，わが国での口腔ケア確立が期待されている．

以下に，人工気道を有した治療を受ける患者への口腔ケアの要点を示す．

1 実施回数

気管挿管中の患者に対する口腔ケアの回数は，口腔内環境の変化に影響される．口腔ケア後4時間前後で口腔ケア実施前の口腔内細菌数まで戻るとの報告が散見されている．しかし効果的なブラッシングを1日2～3回実施し，その間，汚染物の回収とともに口腔内保湿を行うことで，適正な口腔内環境の維持につなげることができる．米国クリティカルケア看護師協会（AACN）のPractice Alertでは，「少なくとも1日2回のブラッシング」と「2～4時間の保湿ケア」を推奨している．

このことから8～12時間でのブラッシングケアとその間で1～2回の保湿ケアを行うことが望ましい．ただし，ケア実施のタイミングは鎮静深度や患者の睡眠状況を考慮し，患者の生活リズムが損なわれないことを念頭にケア方略を検討，実施する．可能な限り，患者自身がケアのタイミングを選択，決定できるように鎮痛鎮静管理も考慮する．

2 標準予防策（スタンダードプリコーション）

微生物が看護師を介して患者に付着することは避けなければならない．そのため，口腔ケア前後での手洗い，手袋やガウンの装着といった標準予防策の励行は必須である．加えて口腔ケア実施により口腔外から口腔内へ細菌が迷入したり，ブラッシングによる口腔内分泌物の顔や寝衣への飛散も予防しなければならない．そのため口腔ケア前に顔を拭き，未滅菌ガウンで顔周囲を覆うなど予防策を講じることも必要である．

3 口腔アセスメント

看護ケア全般に必須である「介入前後の評価」は口腔ケアにおいても例外ではない．ROAG（Revised Oral Assessment Guide），OAG（Oral Assessment Guide），COACH（Clinical Oral Assessment Chart）といった口腔内のアセスメントツールがある．口腔ケア初回実施時には必ず評価し，その後は口腔内環境の変化に応じて適宜評価を行うことで，口腔ケアの評価や介入方法の検討の一助となる．

4 体位調整

患者の安静度において問題がなければ，頭部挙上30°以上として口腔ケアを実施する．また，それが困難である場合には，側臥位へ向けて口腔ケア時に掻爬にて脱落した汚染物が下気道へ迷入し誤嚥につながらないように体位調整を図る．

5 ブラッシング

AACNのPractice alertでは「柔らかい小児用または成人用歯ブラシを使い，歯・歯肉そして舌を少なくとも1日に2回はブラッシングすること」と示している．歯に付着したデンタルプラークを除去するためにブラッシングという機械的清掃は必須である．しかし注意しなければならないのは，歯肉を傷つけないようにすることや除去したデンタルプラークは速やかに回収する必要がある．上記の体位調整のもと，吸引を併用するなどの工夫が必要である．

6 口腔内吸引とカフ圧管理

汚染物を減らすためにはまず，「口腔内分泌物を吸引」することはいうまでもない．そのタイミングについては，口腔ケア実施前や体位変換前がVAP予防効果に可能性があることも指摘されている．それは，体位調整による刺激での咳嗽反射により気管チューブのカフと気管壁に間隙が生じて下気道へ流れ込むのを防ぐこと

につながるためである．また，カフ上部吸引ポートが付属している気管チューブでは気管吸引や口腔ケア実施前後では必ず吸引し，不顕性誤嚥予防に努める．

カフ圧については，カフの高圧による気管粘膜の血流障害と低圧に伴うカフへの皺生成による間隙形成から，適正圧とされる 20 〜 30cmH$_2$O に調整することが望ましい．特にカフ圧は経時的に低下することが示唆されているため，口腔ケア実施時には必ず適正圧に調整する．

7 汚染物の回収

汚染物の回収こそが，VAP 予防のための口腔ケアにおける要点である．とにかく，ブラッシングや口腔清拭によって付着していたプラークやその他の汚染物は，速やかに回収する必要がある．

その回収方法については，蒸留水などを用いて洗い流しそれを排唾管で速やかに吸引する洗浄法と，湿潤したスポンジブラシや綿棒でぬぐい取る清拭法がある．洗い流すことで汚染物を効果的に回収する洗浄法では，洗浄液が下咽頭部に流れ込まないように 1 回量を少量の水にして細かく洗い流しその洗浄液を丁寧に回収する．

細かく丁寧に行うため実施に時間を要するが，洗浄液自体の不顕性誤嚥の危険性は意識しておくべきである．

あわせて，清拭法であっても湿潤した物品で回収するため汚染した洗浄液の下咽頭部への流れ込みの危険性はあり，同様の注意が必要となる．またスポンジブラシなどが接触した部分しか汚染物が回収できないという側面もある．各々の方法は一長一短であることから，併用が効果的かもしれない．

まずは自施設の口腔ケア手技を「汚染物の回収」の観点で再度見直し，さらに今後報告される口腔ケア実践ガイドを参照して，効果的な VAP 予防の口腔ケアにつなげていく必要がある．

8 保湿環境の維持

汚染物回収後は，常時開口状態により口腔内が乾燥しやすいため粘膜損傷や汚染物の固着か

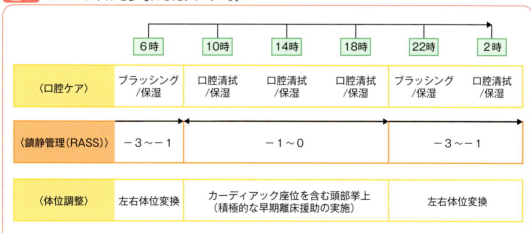

図3 VAPバンドルを参考にしたケアの一例

§5 人工呼吸器関連肺炎（VAP）

らのプラーク形成をきたしやすい．そのため，口腔内や口唇に湿潤液を塗布する．そして気管チューブが屈曲しないように注意してマスクを装着するなど，口腔内の湿潤環境保持に努める．

IV 気管吸引の手技と注意点

気管吸引には，人工気道からいったん人工呼吸器回路を外して吸引チューブを挿入し気道内分泌物を吸引する**開放式気管吸引**と，シースと呼ばれるビニールカバー内に吸引チューブがあり人工呼吸器回路を外すことなく人工気道を介して気道内分泌物を吸引する**閉鎖式気管吸引**がある．

開放式気管吸引は閉鎖式気管吸引に比べ，大気開放による陽圧換気の中断から気道内圧低下につながり，さらに気管チューブを介して外界の細菌が気道内へ播種される危険性が高まる，などのリスクが伴う．

他方，閉鎖式吸引では陽圧換気がある程度は維持できるという利点はあるものの，閉鎖回路の吸引チューブ内の汚染物残存の危険性が懸念され，その吸引チューブの再利用が気道内への細菌播種につながる危険性もある．実際，閉鎖式回路使用での気管吸引自体でのVAP予防の有効性は示されていない．つまり，どちらの気管吸引手技においても，「清潔保持」と「苦痛緩和」の観点でその選択を考える必要がある．

1 清潔保持

清潔保持の観点で考えると，まず開放式気管吸引では使用するディスポーザブル吸引チューブをディスポーザブル手袋で清潔に取り扱うことが重要になる．特に，用いる物品は各施設で異なるため，スタッフ間での統一された手技が励行される組織環境を整える必要がある．閉鎖式気管吸引では，使用物品による24時間用と72時間用があるためそれに準じて交換するこ

とはもちろん，人工呼吸器回路と同様に吸引チューブを目視して汚染物付着が確認された場合には，速やかに物品を交換すべきである．

2 苦痛緩和

苦痛緩和の観点では，吸引操作に伴う咳反射誘発や陰圧での吸引による陽圧低下に伴うガス交換能への影響といった身体的苦痛，他者からの受動的な咳反射誘発での精神的苦痛，といった患者の負担に目を向ける必要がある．有効な気管吸引実施のためだけでなく不必要な身体負荷を避けるという意味でも，呼吸音聴取や人工呼吸器のグラフィックモニターの判読，触診でのラトリングによるフィジカルアセスメントを駆使した必要のみ時の吸引実施，体位調整や理学療法介入での呼吸介助による気道内分泌物の主気管支への誘導などの実施タイミングの検討は常に行っておく必要がある．

見方を変えると，日常生活では何気なく行う私達の咳払いを，気管吸引という形で他者によって，他者のタイミングで実施させられることが，患者の精神的苦痛増強につながることは想像に難くない．そのため，実施前後の患者への声かけ，労いの必要性はいうまでもない．

気管吸引を考えるうえで重要なことは，その手技がVAP発症機序の「外因性要因」に直結していることを念頭に置く必要がある．そして，常に患者に苦痛を強いることになる気管吸引は，苦痛緩和の観点からも「必要時」に「効果的」な気管吸引の実施を心がける．

おわりに

本項では，人工呼吸器関連肺炎の概略と看護ケアについて示した．重要なことは，VAPの病態と発症機序を理解し，有効とされるケアを医療スタッフ全体で共通認識をもち，継続して取り組むことである．その方略がVAPバンド

ルであり，口腔ケアを含む予防ケアである．日常生活への援助を行う看護師が，患者の生活パターンを考慮のうえで人工呼吸器関連肺炎の予防に取り組むことこそが，患者の希望する日常生活を早期に取り戻すためのゴールドスタンダードになるのではないだろうか．

[引用文献]
1）厚生労働省：院内感染対策サーベイランス.
https://www.mhlw.go.jp/toukei/list/109-1.html（2018年9月10日閲覧）
2）Chastre J, Fagon JY: Ventilator-associated pneumonia. *Am J Respir Crit Care Med* **165**(7): 867-903, 2002.
3）Rello J, Ollendorf DA, Oster G, et al: VAP Outcomes Scientific Advisory Group: Epidemiology and outcomes of ventilator-associated pneumonia in a large US database. *Chest* **122**(6): 2115-2121, 2002.
4）Safdar N, Dezfulian C, Collard HR, et al: Clinical and economic consequences of ventilator-associated pneumonia: a systematic review. *Crit Care Med* **33**(10): 2184-2193, 2005.
5）Zilberberg MD, Shorr AF: Ventilator-associated pneumonia: the clinical pulmonary infection score as a surrogate for diagnostics and outcome. *Clin Infect Dis* **51**(Suppl) 1: S131-S135, 2010.
6）Torres A, Gatell JM, Aznar E, et al: Re-intubation increases the risk of nosocomial pneumonia in patients needing mechanical ventilation. *Am J Respir Crit Care Med* **152**(1): 137-141, 1995.
7）日本集中治療医学会：人工呼吸器関連肺炎予防バンドル2010改訂版.
https://www.jsicm.org/pdf/2010VAP.pdf （2018年9月10日閲覧）

[参考文献]
1）中根正樹・他，日本呼吸療法医学会気管吸引ガイドライン改訂ワーキンググループ：気管吸引ガイドライン2013（成人で人工気道を有する患者のための）（解説）．人工呼吸 **30**(1)：75-91，2013.
2）田中竜馬，瀬尾龍太郎，安宅一晃・他訳：ヘスとカクマレックのTHE人工呼吸ブック，第2版．pp30-40，メディカル・サイエンス・インターナショナル，2015.
3）Oral Care for Patients at Risk for VAP, AACN Practice Alert.
https://www.aacn.org/docs/EventPlanning/WB0011/oral-care-patients-at-risk-vap-r44spvmp.pdf（2018年9月10日閲覧）

第3章　安全の欲求とケア

MEMO

第3章 安全の欲求とケア　　　　　　　　　　　　　　　　　　　　　　　　　　　　　丸林 美代子

深部静脈血栓症（DVT）

はじめに

静脈血栓塞栓症は，❶血流の停滞，❷血管壁の障害，❸血液凝固能亢進というウィルヒョウ（Virchow）が提唱した3大因子が，複数関与することにより形成されると考えられている．

形成部位としては，下肢の筋静脈であるヒラメ静脈や静脈弁ポケット内が多く，そこで産生された血栓が中枢側もしくは末梢側へと進展していくことで深部静脈血栓症（deep vein thrombosis：DVT）の症状が出現する．また，解剖学的理由により，下肢のDVTは左側に多いことが知られている．

肺血栓塞栓症（pulmonary thromboembolism：PTE）は，血栓が急激に肺血管を閉塞して生じる疾患であり，塞栓源の90％以上が下肢・骨盤内静脈の血栓である．

このことから，DVT，PTEを総称して，静脈血栓塞栓症（venous thromboembolism：VTE）

と呼んでいる．ICU入室患者に多い重症感染症や中心静脈カテーテル症例は，VTEの発生リスクが高いとされており，異常の早期発見および予防に努めることが重要である．

I 深部静脈血栓症

1. 疫学

男女比は1：1.3で女性に多く，年齢は20代から増加する（40歳以上の中高年に多い）．わが国での推定発症頻度は年間14,674例（人口10万人あたり11.6人）である[1]．

2. 成因

前述のとおりウィルヒョウの3徴が複数関与することにより形成される（表1）．

表1　ウィルヒョウの血栓形成3大因子

血流の停滞	血管壁の損傷	血液凝固能亢進	
● 安静臥床 ● 長距離旅行や災害時の長期間座位（エコノミークラス症候群BC） ● 肥満，妊娠 ● うっ血性心不全，慢性肺性心 ● 脳血管障害，下肢麻痺 ● 下肢ギプス包帯固定 ● 全身麻酔など	● 手術による損傷（整形外科，産婦人科，一般外科・他） ● 外傷，骨折，熱傷 ● 各種カテーテル検査，処置 ● 静脈炎など	● アンチトロンビン欠乏症 ● プロテインC欠乏症 ● プロテインS欠乏症 ● 異常フィブリノゲン血症 ● 異常プラスミノゲン血症 ● 低プラスミノゲン血症 ● 活性化プロテインC抵抗性 ● プロトロンビン遺伝子変異 ● 高ホモシステイン血症	● 抗リン脂質抗体症候群 ● 悪性腫瘍，ネフローゼ症候群 ● 経口避妊薬，エストロゲン製剤服用 ● 手術，妊娠 ● 多血症，脱水，感染症など

3. 臨床症状

（急性）初期には無症状もしくは下肢の違和感，疲労感，閉塞部位より末梢の腫脹や疼痛に留まることが多い．炎症が生じると疼痛が出現する（ホーマンズ（Homans）徴候：患肢が伸展した状態で足関節を背屈すると腓腹部に痛みが出る）．多くは片側に認められる．

1）有痛性白股腫

腫脹，皮膚蒼白，小動脈の拡張・網状化がみられる．

2）有痛性青股腫

高位の下肢静脈に広範囲に血栓が急速に生じた場合にみられる．著しい下肢の腫脹にチアノーゼや激痛を伴う．DVT の最重症型である．発生頻度は DVT の 3.8 % とまれであるが，10 ～ 30%が静脈性壊疽へと進行する．

3）静脈性壊死

（慢性）静脈腫や色素沈着，皮膚炎がある．再発例ではさらに急性還流障害（腫脹，疼痛，色調変化）の症状が出現する．

4. 予後と合併症

骨盤・下肢静脈の DVT は早期の適切な治療により予後が改善する．しかし，有痛性青股腫の死亡率は 17 %，静脈性壊疽に進行した場合の死亡率は 45 %とされている[2]．

1）肺塞栓症

致死的となりうる合併症の 1 つである．肺血栓塞栓症（PTE）は，有痛性青股腫の 10 %，静脈性壊疽の 20 %に合併する．

2）血栓後遺症

下肢静脈の還流障害が持続した場合に続発性静脈瘤や難治性の皮膚潰瘍，皮膚炎，色素沈着を起こす．

5. 診断

診断の手順は**図 1** に示す．Wells スコアを補助的に用いることがある（**表 2**）．ポイントは以下のとおり．

①血栓の存在を確認
②血栓の範囲を確認
③血栓の中枢端を評価（血栓源の判定）
④静脈還流障害を評価（重症度の判定）

Ⅱ 肺血栓塞栓症（PTE）

1. 疫学

男性より女性に多く，年齢は 60 ～ 70 歳代にピークをもつ．わが国では 100 万人当たり 62 人（2006 年），米国では 100 万人当たり約 500 人と推計されている．

2. 成因

DVT と同様ウィルヒョウの 3 徴が関与する（**表 1**）．

PTE には急性と慢性があり，急性 PTE は，DVT より遊離した血栓塞栓が肺動脈を閉塞し急激な血流障害を引き起こす病態であり，慢性PTE は，肺動脈壁に付着した血栓が器質化することによる肺動脈壁の内膜肥厚により肺高血圧症を引き起こす病態である．

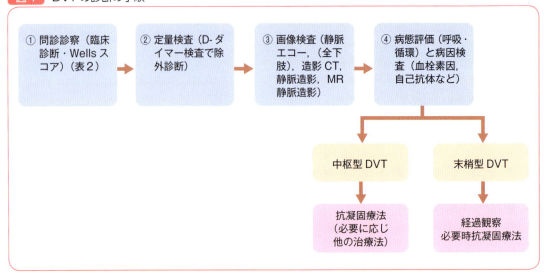

図1 DVTの診断の手順

表2 Wellsスコア（DVT用）

Wellsスコア（DVT用）	点数
活動性のがん（6カ月以内の治療や緩和的治療を含む）	1
完全麻痺，不完全麻痺あるいは最近のギブス装着による固定	1
臥床安静3日以上または12週以内の全身あるいは部分麻痺を伴う手術	1
下肢深部静脈分布に沿った圧痛	1
下肢全体の腫脹	1
腓腹部（脛骨粗面の10cm下方）の左右差＞3cm	1
症状のある下肢の圧痕性浮腫	1
表在静脈の側副血行路の発達（静脈瘤ではない）	1
DVTの既往	1
DVTと同じくらい可能性のある他の診断がある	−2
低確率	0
中確率	1〜2
高確率	≧3

(Wells PS, Owen C, Doucette S, et al: Dose this patient have deep vein thrombosis? *JAMA* **295**: 199-207,2006 より)

表3 臨床重症度分類

❶心停止もしくは循環虚脱：右心負荷あり

❷広範型：血行動態不安定（ショックや低血圧），右心負荷あり

❸亜広範型：血行動態安定，右心負荷あり

❹非広範型：血行動態安定，右心負荷なし

(Task Force on Pulmonary Embolism, European Society of Cardiology. Guidelines on diagnosis and management of acute pulmonary embolism. *Eur Heart J* **21**(16):1301-1336, 2000. より)

3. 臨床症状と分類

　無症状から突然死まで多彩である．主として急速に出現する肺高血圧と低酸素血症を病態とし，突然の呼吸困難，胸痛，頻呼吸が3徴候（97％に出現）であり，ショックや失神，発熱，咳嗽，血痰などがみられる．
　重症度分類を表3[3]に示す．

4. 予後

　急性期死亡率は10％程度と推定されており，

早期診断と適切な治療が必要である．

5. 診断

図2に診断手順を示す．

III 深部静脈血栓症の治療を理解する

1. 治療

① 血栓症の進展や再発の予防
② 肺血栓塞栓症の予防
③ 早期・晩期後遺症の軽減を目標とする

2. 急性肺血栓塞栓症の治療

1) 呼吸管理

急性PTEの血液ガスの特徴は，低二酸化炭素血症を伴う低酸素血症である．換気血流不均衡が低酸素血症の主原因であり，一部の症例，とくに重症例ではシャント（肺内）の役割も大きい．そのため，動脈血酸素分圧（PaO_2）60Torr（mmHg）以下（経皮的動脈血酸素飽和度：SpO_2では90%以下）で酸素吸入を開始する．酸素吸入を行っても，SpO_2 90%以上を安定して維持できなければ人工呼吸管理を開始する必要がある（1回換気量6mL/kgで行う）．

2) 循環管理

急性PTEの循環不全の特徴として，臨床的には肺高血圧症，右室圧や右房圧の上昇，右心拍出量の低下（右心不全），さらに左心拍出量の低下，体血圧の低下，ショックを呈す．低血圧のない右心不全症例にはドパミン，ドブタミン，低血圧（ショック）を伴った右心不全例にはドブタミン，ノルエピネフリンが選択肢となる．

また心肺停止で発症し心肺蘇生が困難な例，酸素療法や薬物療法でも低酸素血症や低血圧が進行する症例では経皮的心肺補助装置（PCPS）の導入を行う．

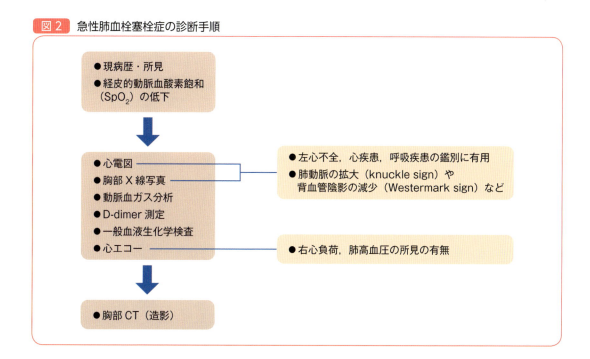

図2 急性肺血栓塞栓症の診断手順

3）薬物療法

急性 PTE の治療は抗凝固療法，血栓溶解療法である．目的は，血栓塞栓子の局所進展を抑制して溶解を促進し，血栓の再塞栓化を予防することである．急性 PTE と DVT の治療法は基本的には同じであるが，急性 PTE のほうが死亡率，再発率は高いため，重症度に応じた適切な初期対応を行う必要がある．

1 抗凝固療法

抗凝固療法は急性 PTE の死亡率および再発率を減少することが明らかにされ，治療の第一選択となっている．

［注射薬］

●未分画ヘパリン

未分画ヘパリンは半減期が短く，抗凝固作用は各症例で異なるため，用量を調節して投与する．投与方法は，まず 80 単位 /kg，あるいは 5,000 単位を単回投与する．以後，時間当たり 18 単位 /kg の持続静注を開始する場合が多い．持続静注する場合は，初回投与 6 時間後に APTT を測定し，APTT 値の 1.5 〜 2.5 倍延長を目標に投与量を増減する．変更があればさらに 6 時間後に再測定を行う．使用にあたっては，出血の合併症に十分注意し，出血の高リスク群の場合は使用により得られる効果と出血の可能性および出血に伴う障害の程度を十分に考慮し，本剤を使用するか検討する必要がある．

●フォンダパリヌクス（アリクストラ皮下注®）

フォンダパリヌクスや低分子ヘパリンは従来の未分画ヘパリンと比較して高価ではあるが，作用に個人差が少なく，1 日 1 〜 2 回の皮下投与のみで済みモニタリングが必要ないため簡便に使用可能である．また血小板減少や骨減少といった副作用の発生率も低い．

●低分子ヘパリン（クレキサン皮下注®）

わが国では，手術後の VTE 予防薬として承認されているが，治療薬としては承認されていない．

［経口抗凝固薬］

●ワルファリン

ワルファリンは唯一長期成績がある経口抗凝固薬である．初期治療から維持治療期にかけてワルファリンを投与する場合，治療開始から治療域にコントロールされるまでに少なくとも 4 〜 5 日間を要する．そのため，未分画ヘパリンやフォンダパリヌクスによる初期治療後に使用し，初期から単独で使用することは避ける．1 日 1 回内服で，プロトロンビン時間（PT-INR）を 1.5 〜 2.5 となるよう調節し，定期的にモニタリングする．

●DOAC（直接経口抗凝固薬）

近年開発された DOAC は，ただちに抗凝固作用が発揮されるため，未分画ヘパリンやフォンダパリヌクスからの切替投与が可能となった．採血による用量調節は必要なく，薬剤相互作用が少ないなどの利点を有する．肺血栓塞栓症および DVT の診断，治療，予防に関するガイドライン 2017 年改訂版が 2018 年 3 月に発表され，VTE 治療の中心となる抗凝固療法において，新たに経口 Xa 阻害薬（エドキサバン，リバーロキサバン，アピキサバン）が加わった．

- **●エドキサバン（リクシアナ®）** VTE の治療薬としてわが国で最初に承認された DOAC である．1 日 1 回の経口投与で効果が得られる．非経口抗凝固薬による適切な初期治療後に投与する（クラス I，レベル A）．

- **●リバーロキサバン（イグザレルト®）** および**アピキサバン（エリキュース®）**は高用量による初期治療後に通常用量にて投与すること（クラス I，レベル A）が推奨された．

なお，従来の非経口抗凝固薬とワルファリンの投与についてはクラス I，レベル B とされた．

2 血栓溶解療法

右心負荷を伴った亜広範囲型，広範囲型，心停止・循環虚脱型の急性 PTE に適応がある．血栓溶解薬にはウロキナーゼと組織型プラスミ

ノゲンアクチベータ（t-PA）製剤がある．血栓溶解療法の重大な合併症は出血であるため，血栓溶解薬の有効性と出血のリスクを見極めることが重要である．

> **＊ここに注意！**
> ヘパリン起因性血小板減少症（HIT）：未分化ヘパリン使用時にまれではあるが起こりうる合併症である．HITはヘパリンと血小板の第4因子の結合体の対する抗体により発症する．血小板の減少や血栓症の増悪をきたすため，この合併症を疑ったら，すぐにヘパリンを中止し，選択的抗トロンビン薬（アルガトロバン）に変更する．

4）下大静脈フィルター

急性PTE予防および治療の原則は抗凝固療法であり，下大静脈フィルターはそれを補完する医療器具とされている．前述したガイドライン2017年改訂版では，抗凝固療法を行うことができないVTE（ただし，末梢型DVTでは中枢への進展例に限る），十分な抗凝固療法中のPTEの増悪・再発例，抗凝固療法が可能でも，残存血栓の再度塞栓化による致命的となりうるPTEなどに限局された．下大静脈フィルターは一時留置型と永久型があるが，回収可能型下大静脈フィルターは長期留置による合併症のリスクがあることから，必要がなくなった場合には早期に抜去することが推奨されている．

5）外科的血栓除去術・カテーテル治療

肺血管内にある血栓を手術で取り除くのが，外科的血栓摘除術である．カテーテル治療は，肺動脈内にできた血栓の近くまでカテーテルを進めてさまざまな治療を行い，血管を再開通させようとする方法である．カテーテル血栓溶解療法，カテーテル血栓吸引術，さらに破砕術がある．

重症例では経皮的人工心肺補助装置（PCPS）

を準備し，心停止に陥るのを防ぐ．また，並行してDVTや静脈血栓の残存を確認し，二次予防処置として下大静脈（IVC）フィルターを留置する＊．

Ⅳ 深部静脈血栓症への予防策と看護

わが国で初めて全国的に大規模な調査が行われた結果，2002年は手術1万件あたり，PEの発症は4.41件であったが，2005年には2.80件と減少している．これには，2004年に発表された『肺血栓塞栓症／深部静脈血栓症（静脈血栓塞栓症）予防ガイドライン』および2004年4月に保険収載された"肺血栓塞栓症予防管理料"の導入が大きく影響しているものと思われる．しかし，ショックや心停止後にPEの存在が確認される割合は3割を超えており，PE発症後の死亡率は約2割を占めている[4]．そのため，DVTによるPEの発症を予防することが重要である．

1. 術前VTEリスク評価

周術期のVTE予防にとって極めて重要なことは，まず術前スクリーニングである．

入院時や術前にリスク評価を行い，患者自身にも自らのVTEリスクを認識してもらい，その予防と初発症状について十分説明することが重要である．総合的なリスクレベルは，予防対

> **MEMO**
> ＊：慢性血栓塞栓性高血圧症（CTEPH）のトピック
> CTEPHは，器質化した慢性PTEにより肺血管抵抗が上昇し，肺高血圧となった病態である．外科的治療不適応，または外科的治療後に残存，再発したCTEPHに対し，肺血管拡張薬リオシグアトによる内科的治療を第一選択とし，肺動脈内膜摘除術の適応とならない症例に対し，経皮的バルーン肺動脈形成術を行うことが記載された．

§ **6** 深部静脈血栓症（DVT）　**309**

象となる処置や疾患のリスク（**表 4・5**）に，付加的な危険因子（**表 6**）を加味して決定されており，リスクレベルに応じた予防策を実施する．強い付加因子があれば 1 個でも，弱い付加因子でも複数個重なれば，リスクレベルを一段階上げることが推奨されている．重篤な合併症である PTE は，早期発見・早期治療に努めれば救命可能であるため，患者への安心感を与えられるような関りとリスクマネジメントに取り組んでいく必要がある．

■整形外科手術および腹部手術施行患者の場合

症候性 VTE の発症リスクが高い術式の際は，理学的予防法あるいは薬物的予防法のいずれかを実施するか，併用することを推奨する．VTE の既往がある患者には理学的予防法と薬物的予防法の併用を行うことが望ましい．また，出血リスクが高いと判断される患者への薬物的予防法の 適応は慎重に検討する．予防的抗凝固療法を行う場合は，エノキサパリン，フォンダパリヌクス，あるいは低用量未分画ヘパリン，用量調節ワルファリンの使用を考える．

表 4 各領域の VTE（もしくは，静脈血栓塞栓症）のリスクの階層化

リスクレベル	一般外科・泌尿器科・婦人科手術
低リスク	● 60 歳未満の非大手術 ● 40 未満の大手術
中リスク	● 60 歳以上，あるいは危険因子のある非大手術 ● 40 歳以上，あるいは危険因子がある大手術
高リスク	● 40 歳以上のがんの大手術
最高リスク	● VTE の既往，あるいは血栓性素因のある大手術

総合的なリスクレベルは，予防の対象となる処置や疾患のリスクに，付加的な危険因子を加味して決定される．付加的な危険因子（表 6）をもつ場合にはリスクレベルを 1 段階上げることを考慮する．大手術の厳密な定義はないが，すべての腹部手術あるいはその他の 45 分以上要する手術を大手術の基本とし，麻酔法，出血量，輸血量，手術時間などを参考として総合的に評価する．
［日本循環器学会・他：肺血栓塞栓症および深部静脈血栓症の診断，治療，予防に関するガイドライン（2017 年改訂版）．p70. http://j-circ.or.jp/guideline/pdf/JCS2017_ito_h.pdf（2019年 3 月閲覧）より］

表 5 一般外科・泌尿器科・婦人科手術（非整形外科）患者における VTE のリスクと推奨される予防法

リスクレベル	推奨される予防法
低リスク	● 早期離床および積極的な運動
中リスク	● 早期離床および積極的な運動 ● 弾性ストッキングあるいは IPC
高リスク	● 早期離床および積極的な運動 ● IPC あるいは抗凝固療法*,**
最高リスク	● 早期離床および積極的な運動（抗凝固療法*と IPC の併用）あるいは（抗凝固療法*,**と弾性ストッキングの併用）

*：腹部手術施行患者では，エノキサパリン，フォンダパリヌクス，あるいは低用量未分画ヘパリンを使用．予防の必要なすべての高リスク以上の患者で使用できる抗凝固薬は低用量未分画ヘパリン．最高リスクにおいては，低用量未分画ヘパリンと IPC あるいは弾性ストッキングとの併用，必要ならば，用量調節未分画ヘパリン（単独），用量調節ワルファリン（単独）を選択する．
エノキサパリン使用法：2,000 単位を 1 日 2 回皮下注（腎機能低下例では 2,000 単位 1 日 1 回投与を考慮），術後 24 〜 36 時間経過後出血がないことを確認してから投与開始（参考：わが国では 15 日間以上投与した場合の有効性・安全性は検討されていない）．低体重の患者では相対的に血中濃度が上昇し出血のリスクがあるので，慎重投与が必要である．
フォンダパリヌクス使用法：2.5 mg（腎機能低下例は 1.5 mg）を 1 日 1 回皮下注，術後 24 時間経過後出血がないことを確認してから投与開始（参考：わが国では腹部手術では 9 日間以上投与した場合の有効性・安全性は検討されていない）．体重 40 kg 未満，低体重の患者では出血のリスクが増大する恐れがあるため，慎重投与が必要である．

**：出血リスクが高い場合は，抗凝固薬の使用は慎重に検討し IPC や弾性ストッキングなどの理学的予防を行う．

［日本循環器学会・他：肺血栓塞栓症および深部静脈血栓症の診断，治療，予防に関するガイドライン（2017 年改訂版）．p70. http://j-circ.or.jp/guideline/pdf/JCS2017_ito_h.pdf（2019年 3 月閲覧）より］

表6	静脈血栓塞栓症の付加的な危険因子の強度
危険因子の強度	**危険因子**
弱い	●肥満 ●エストロゲン治療 ●下肢静脈瘤
中等度	●高齢 ●長期臥床 ●うっ血性心不全 ●呼吸不全 ●悪性疾患 ●中心静脈カテーテル留置 ●がん化学療法 ●重症感染症
強い	●静脈血栓塞栓症の既往 ●血栓性素因 ●下肢麻痺 ●ギプスによる下肢

血栓性素因：アンチトロンビン欠乏症，プロテインC欠乏症，プロテインS欠乏症，抗リン脂質抗体症候群など

[日本循環器学会・他：肺血栓塞栓症および深部静脈血栓症の診断，治療，予防に関するガイドライン（2017年改訂版）．p70. http://j-circ.or.jp/guideline/pdf/JCS2017_ito_h.pdf（2019年3月閲覧）より]

2. 早期歩行および積極的な運動

予防の基本となる歩行は，下肢を積極的に動かすことで筋ポンプを発揮させるとともに，足底静脈叢にたまった血液を押し上げる働きもあり，静脈血流の増加によってVTEを予防する．車いすやベッドサイドに座っている状態では，股関節・膝関節は屈曲したままとなり，下肢は低い位置にあるため静脈還流は低下し，血栓形成のリスクは高くなる．よって，単に「離床」しているだけでなく，「歩行」を開始することが重要である．

臥床を余儀なくされる状況下においては，下肢を挙上することによってうっ血を防ぎ，術後のDVT発症頻度が低下するという報告もある[6]．また下肢の自動運動は，他動運動と比較して総大腿静脈の血流速度が速く，他動運動よ

り静脈うっ滞の除去効果が高い．

患者自身に指導すると，足の指だけを動かすことが多いので，実際に患者の足を持って，足関節をゆっくり底背屈するよう指導・確認することが大切である．

3. 弾性ストッキング

弾性ストッキングは表在静脈を圧迫して静脈の断面積を減少させ，深部静脈の血流速度を増加させるとともに，下肢のうっ滞を減少させる．中リスクの患者では有意，高リスク以上の患者では単独使用での効果は弱い．入院中は，術前術後はもちろん，長期臥床などリスクが続く限り終日着用とする．

■弾性ストッキング着用時の注意点

- 後脛骨動脈・足背動脈の触知もしくはドップラーで確認する（後脛骨動脈は主に足底側，足背動脈は足背側を栄養しているため，どちらも触知あるいは聴取できることが重要）．
- 弾性ストッキングによってできた皺や不適切な使用によって，血流を阻害したり，腓骨神経麻痺の発生や，コンパートメント症候群が生じたとの報告もある．1日2～3回はストッキングを除去し，症状や皮膚の状態を観察する．
- 弾性ストッキングの代わりに弾性包帯を使用する場合，巻き方により圧のかかり方に差が出たり，時間とともに圧が低下するなどの問題点もある．伸縮性の小さい包帯を選択し，末梢から中枢に向かって均等の圧で巻くなどの注意が必要である．
- 下肢の動脈血流が低下している末梢動脈疾患（PAD）や，バージャー病などの患者使用は原則禁忌である．

4. 間欠的空気圧迫法（IPC）

通常，下肢の筋肉および静脈には血液やリン

第3章 安全の欲求とケア

パ液の還流を補助する機能が備わっているが，IPC はこれらの機能に準じた効果が期待でき，IPC 装着によって組織に与えられた圧力が，血管内の内皮細胞を刺激することによって内因性の抗凝固能を活性化させ，VTE の予防に貢献する[7]．

IPC の使用に関しては，原則として，周術期では手術前あるいは手術中より装着を開始，また外傷や内科疾患では臥床初期より装着開始し，少なくとも十分な歩行が可能となるまで終日装着しておく．

また，手術後や長期臥床後などから装着を開始する場合は，DVT の存在を否定できないため，DVT の有無に配慮し，十分なインフォームド・コンセントのもと PTE の発症に注意を払いながら行う．

■使用時の注意点

- 下肢を圧迫することによる総腓骨神経麻痺に対して注意が必要である．
- IPC にはいくつか種類があるが，足底にスリーブを装着するタイプのものは下腿や大腿に装着するものに比べて圧迫圧が高い．そのため，糖尿病や末梢循環障害，末梢神経障害などがある患者に使用する場合は，十分に注意する必要がある．
- IPC 実施中に DVT や PTE の発症が疑われる，または確認された場合は，形成された血栓の遊離を助長する恐れがあるため，直ちに使用を中止する．

5. ニード充足のための看護介入（看護師が行うべき役割）

1) 安全・安楽への介入

弾性ストッキングや IPC は昼夜問わず装着が必要である．装着による蒸れや，搔痒感，不快感，抑制感を抱くこともある．また IPC の圧迫や振動，アラーム音などにより夜間睡眠が保てないこともある．苦痛の緩和に努め，環境を整え睡眠を確保し，安楽への援助を行う必要がある．

また最近は，弾性ストッキングや IPC などの医療関連機器によって発症する医療機器関連圧迫創傷（medical device-related pressure ulcer：MDRPU）が問題となっている．DVT を予防するために足底部を圧迫する IPC を装着した患者200 名のうち 5 名に潰瘍が生じ（場所は主に踵部），治療するまでに 3 〜 10 カ月を要したとの報告[8]もあり，ADL や QOL に大きく影響する．そのため重症患者へのリスク評価は重要である．

2) 多職種との連携調整と自立の促進への介入

DVT が疑われた場合，病棟や理学療法士などの担当スタッフと情報を共有することが重要である．DVT と診断された場合，1 週間程度経過すると血栓の増大は止まり，肺塞栓の危険は少なくなる．DVT があっても歩行等により，予後の悪化にはつながらないという報告もある[9]．

現在は広範に血栓が形成されている場合や，まれではある血管壁から遊離した血栓がエコーで確認された場合のみ安静とし，限局的な血栓であれば特に安静にはさせない方針である．J-PAD（peripheral arterial disease，末梢動脈疾患）ガイドラインや ABCDE バンドルでも，ICU におけるせん妄と ICU-AW（ICU-acquired weakness，ICU 神経筋障害）を予防・改善するために，早期離床とリハビリテーションが提唱されている．

医師や理学療法士と情報共有・連携を図りながら，呼吸状態に十分注意してリハビリテーションを継続する必要がある．

おわりに

近年，ライトセデーション（浅い鎮静）管理が普及し，患者が主体的に判断，行動できるこ

ともある．患者の最も近くにいる看護師は，患者の今可能なセルフケア能力を見極め，痛みがある患者には，積極的な鎮痛を施し，早期離床や自動運動を促すなど自立を促進できるような介入が重要である．そのためにはICU退出後，退院後のQOLを見据え，患者の力を引き出しながら，多職種が連携するチームアプローチが不可欠である．

[文献]

1) 佐久間聖仁・他：静脈血栓塞栓症の頻度,臨床的特徴. Ther Res **29**：639-640, 2008.
2) Haimovici H: Ischemic venous thrombosis: phlegmasia cerulea dolens and venous gangrene. Haimovici H (ed), Vascular Surgery, 5th, Maiden, Mass, Blackwell Publishing, 2004, pp1139-1151.
3) Task Force on Pulmonary Embolism, European Society of Cardiology. Guidelines on diagnosis and management of acute pulmonary embolism. *Eur Heart J* **21**(16): 1301-1336, 2000.
4) 黒岩政之, 古家仁, 瀬尾憲正・他：2004年周術期肺塞栓症発症アンケート調査結果からみた本邦における周術期肺血栓塞栓症発症頻度とその特徴.（社）日本麻酔科学会肺塞栓症研究ワーキンググループ報告. 麻酔 **55**：1031-1038, 2006.
5) 日本循環器学会・他：循環器病の診断と治療に関するガイドライン. 肺血栓塞栓症および深部静脈血栓症の診断, 治療, 予防に関するガイドライン（2017年改訂版）.
6) Hartman JT, Altner PC, Freeark RJ: The effect of limb elevation in preventing venous thrombosis. A venographic study. *J Bone Joint Surg Am* **52**(8): 1618-1622, 1970.
7) Chen AH, Frangos SG, Kilaru S, el al: Intermittent pneumatic compression devices-physiological mechanisms of action. *Eur Vasc Endovasc Surg* **21**: 383-392, 2001.
8) Okay MJ, Wheelwright EF, James PJ: Pneumatic compression boots for prophylaxis against deep vein thrombosis: beware occult arterial disease. *BMJ* **316**: 454-455, 1998.
9) Trujillo-Santos J, et al: Bed rest or ambulation in the initial treatment of patients with acute deep vein thrombosis or pulmonary embolism: findings from the RIETE registry. *Chest* **127**: 1631-1636, 2005.

MEMO

§ **6** 深部静脈血栓症（DVT）

第3章 安全の欲求とケア　　　　　　　　　　　　　　　水上 奈緒美

Section 7 潰瘍・褥瘡

はじめに

近年，クリティカルケア領域では，深い鎮静を可能な限り避けて管理することで，患者の療養生活における快適性や退院後のQOL向上が望まれている．しかし，重症患者は生体侵襲によって感覚知覚機能が障害され，なかには痛みや苦痛の表現を妨げられている患者もいる．スキントラブルはどの患者にもリスクが存在し，ひとたび発生することにより，さまざまな弊害をもたらすのがクリティカルケア領域の特徴である．本項では，スキンケアに必要な知識とケアについて述べる．

I 皮膚の構造と機能

1. 皮膚の構造

皮膚は，表皮・真皮・皮下組織の3層から構成されている．（図1）

1) 表皮の構造

表皮は細胞分裂能がある基底層，表皮の大部分を占める有棘層，脂質に富んだ細胞間脂質（セラミドなど）を産生，放出する顆粒層，バリア機能をもつ人体の最外層である角質層の4層で構成されている．

2) 真皮の構造

真皮は膠原線維（コラーゲンなど）を多量に含む組織であり，毛細血管，知覚神経末端，細胞成分に富む乳頭層，その直下の乳頭下層，線維成分が多い網状層の3層から構成される．

3) 皮下組織

真皮と筋肉，骨格との間にあり，大部分は脂肪組織で占められている．体温維持やエネルギー代謝といった働きの他に，外力に対しクッションの役割もある．

4) 皮膚付属器

1 毛器管

毛とそれを取り囲む毛包から形成される．口唇，手，足底，粘膜を除く全身に分布する．

2 汗腺

- エクリン汗腺：交感神経支配を受けている．全身にくまなく分布しており，真皮と皮下組

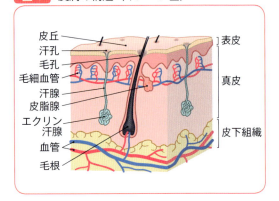

図1　皮膚の構造（イメージ図）

織の境から発している．皮膚表面を弱酸性に保ち，細菌の繁殖を抑制する．

- アポクリン汗腺：腋窩，乳頭，外陰部，肛門周囲といった限られた部位のみに存在し，弱アルカリ性であるため，細菌感染を起こしやすい傾向がある．

3 皮脂腺

毛孔を経て皮脂を表皮に分泌する．

4 爪

表皮の角質層が特に硬く特殊に変形してできる．

2. 皮膚の機能

1) 角質層のバリア機能

角質層は角質細胞がブロック状に並び，その間を細胞間脂質（セラミド，飽和脂肪酸，コレステロールが主成分）が埋めている．この細胞間脂質と皮膚表面に分泌された皮脂・汗が混ざり皮脂膜を形成する．皮脂膜はpH4～6に保たれ，弱酸性の状態は細菌が繁殖しにくい状態（静菌作用）である．皮膚に酸やアルカリ溶液が付着しても，一定時間で弱酸性のpHに戻る緩衝作用を有する．外部からの化学物質や紫外線，細菌などの侵入を防ぎ，水分の蒸発を防ぎ，肌を保湿する．

2) 温度調整機能

暑いときには，エクリン腺が汗を分泌させて熱を放散し，寒いときは毛孔や血管は収縮して熱放出を抑制する．

3) 経皮吸収作用

皮膚の吸収経路には表皮経路や毛孔経路がある．多くは表皮経路で吸収される．

4) 免疫機構としての役割

皮膚の特異な免疫担当細胞はランゲルハンス細胞と表皮細胞がある．表皮細胞は種々のサイトカインを産生，分泌し免疫反応に関与する．

5) 排泄作用

汗腺からは汗，水分，食塩，尿素，乳酸が排泄される．また，皮膚表面からは不感蒸泄として水分が排泄されている．

II クリティカルケアの場面で遭遇する皮膚障害

クリティカルケアの場面で遭遇する重症患者は，循環不全に伴う組織への血流低下や，呼吸不全に伴う低酸素血症，異化亢進による栄養不良や活動制限などが加わり，皮膚が脆弱化する．皮膚のバリア機能が破綻すると病原性細菌の増殖が促され，感染リスクが高まる．一度，皮膚障害が発生すると疼痛などの不快症状を招き，感染が生じることでさらに状態を悪化させることになる．よって，皮膚障害の特徴やリスクを理解し，ドライスキンや浸軟，表皮の欠損を予防するスキンケアを行い，皮膚障害を作らない・長引かせないことが重要となる．

1. 皮膚障害の種類

1) 発赤

主に真皮乳頭部と乳頭下層の血管が拡張し，血管内に存在する赤血球のヘモグロビンによって赤く見える状態や，皮膚や粘膜の一部に炎症が起こり，毛細血管が拡張し充血して赤くなった状態をいう．

2) 腫脹

炎症などが原因で，局所の血流量が増加し身体の組織や器官の一部が腫れた状態をいう．血液成分が血管外に流れ出て滞留している．

§ 7 潰瘍・褥瘡　315

3）浮腫

血管外の細胞外液が間質に貯留し皮膚が腫脹する状態をいう．

4）水疱

表層部に液体成分を満した空隙が生じた状態をいう．表皮に病変があって空間が表皮のなかに形成される表皮内水疱と，真皮上層とくに基底膜附近の病変によって表皮と真皮の間を押し分けるように水疱ができる表皮下水疱の2型に分かれる．

5）表皮剥離，びらん

皮膚や粘膜の表皮が欠損し，下部組織が露出した状態をいう．水疱の疱膜が破れた状態も同様である．損傷が浅く表皮部分でとどまっているものであり，損傷が深くなると潰瘍と呼ばれる．

6）潰瘍

真皮以下の皮膚損傷をいう．

7）皮下出血

打撲などの外傷により，皮下にある血管が損傷し出血した状態をいう．血液は皮膚外に出ず，暗色の斑状を示す．

2. クリティカルケアで発生しやすい状況・病態

1）褥瘡

1 褥瘡とは

一般的に「床ずれ」ともいわれ，身体に加わった外力により骨と皮膚表層の間の軟部組織の血流障害が生じ，皮膚の一部に発赤，びらん，潰瘍などが生じることをいう．

外力（圧力＋ずれ力）が組織にかかることにより，❶阻血性障害，❷再灌流障害，❸リンパ系機能障害，❹細胞・組織の機械的変形の4

つの機序が複合的に関与し発生する．

2 褥瘡の原因

クリティカルケア領域では，呼吸・循環不全などにより全身の酸素運搬能が障害されるだけでなく，患者は長時間の安静臥床を強いられる．また，鎮痛・鎮静などの治療的介入や療養が長期化することにより感覚・知覚・認知機能が低下し，さらには低栄養状態に陥ることにより褥瘡は発生しやすくなる．

3 褥瘡の分類と評価

●NPUAP/EPUAP による褥瘡の分類

NPUAP と EPUAP [*1] は，褥瘡の深度によるステージとグレードの分類を提唱しており，この分類方法が一般的に広く使用されている（**表1**）．

●褥瘡評価ツール　DESIGN-R®

チームによる適切な介入を行うために必要な褥瘡の評価ツールである「DESIGN-R®」（**表2**）は，日本褥瘡学会により開発され現在では多くの病院で使用されている．DESIGN-R® は，Depth（深さ），Exudate（滲出液），Size（大きさ），Inflammation/Infection（炎症／感染），Granulation（肉芽組織），Necrotic tissue（壊死組織）の頭文字から構成されている（-Rating（評価）最初に開発された DESIGN® を改良したもの）．ポケットがある場合はこれに「-P」を付け加える．DESIGN-R® では，各項目の点数を合計して重症度を判定し，合計点が少なくなれば褥瘡は改善されていることになる．ただし，「D（d）：深さ」は創の重症度を反映しないため，点数を合計せずに算出する．

4 褥瘡の好発部位

●仰臥位の場合：後頭部，肩甲骨部，肘部，仙骨部，踵骨部

> **MEMO**
> **＊1** ①NPUAP（米国褥瘡諮問委員会：National Pressure Ulcer Advisory Panel），②EPUAP（欧州褥瘡諮問委員会：European Pressure Ulcer Advisory Panel）

表1 DESIGN-R® 深さ項目，NPUAP ステージ分類（2007 年改訂版），EPUAP グレード分類の比較

	①	②	③	④
NPUAP 分類（2007 改訂版）		● DTI 疑い 圧力および／またはせん断力によって生じる皮下軟部組織の損傷に起因する，限局性の紫または栗色の皮膚変色，または血疱	● ステージ I 通常骨突出部位に限局する消退しない発赤を伴う，損傷のない皮膚．暗色部位の明白な消退は起こらず，その色は周囲の皮膚と異なることがある	● ステージ II スラフを伴わない，赤色または薄赤色の創底をもつ，浅い開放潰瘍として現れる真皮の部分欠損．破れていないまたは開放した／破裂した血清で満たされた水疱として現れることがある
EPUAP 分類（1998）			● グレード I 損傷のない消退しない皮膚の発赤．特に，より暗い皮膚をもつ人においては，皮膚の色の変化，暖かさ，浮腫，硬結あるいは硬さは指標として使えるかもしれない	● グレード II 表皮，真皮あるいはその両方を含む部分層皮膚欠損．潰瘍は表在的で，臨床的には表皮剥離や水疱として存在する
DESIGN-R® 深さ（2008）	● d0 皮膚損傷・発赤なし		● d1 持続する発赤	● d2 真皮までの損傷

	⑤	⑥		⑦
NPUAP 分類（2007 改訂版）	● ステージ III 全層組織欠損．皮下脂肪は確認できるが，骨，腱，筋肉は露出していないことがある．スラフが存在することがあるが，組織欠損の深度がわからなくなるほどではない．ポケットや瘻孔が存在することがある	● ステージ IV 骨，腱，筋肉の露出を伴う全層組織欠損．黄色または黒色壊死が創底に存在することがある．ポケットや瘻孔を伴うことが多い		● 判定不能 創底で，潰瘍の底面がスラフ（黄色，黄褐色，灰色または茶色）および／またはエスカー（黄褐色，茶色，または黒色）で覆われている全層組織欠損
EPUAP 分類（1998）	● グレード III 筋膜下には達しないが，皮下組織の損傷あるいは壊死を含む全層皮膚欠損	● グレード IV 全層皮膚欠損の有無にかかわらず，広範囲な破壊，組織の壊死，あるいは筋肉・骨あるいは支持組織に及ぶ損傷		
DESIGN-R® 深さ（2008）	● D3 皮下組織までの損傷	● D4 皮下組織を越える損傷	● D5 関節腔・体腔に至る損傷	● U 深さ判定が不能な場合

● 側臥位の場合：耳介部，肩峰部，肘部，大転子部，膝関節部，外果部
● 座位の場合：背部，尾骨部

2）MDRPU（医療関連機器圧迫創傷）

1 MDRPU とは

　日本褥瘡学会では，一般的に使用される医療機器や看護支援用具などを医療関連機器と総称し，それによって生じる褥瘡を「MDRPU：Medical Device Related Pressure Ulcer（医療関連機器圧迫創傷）」として，予防・治療・ケア方法の指針を作成している．MDRPU は厳密には従来の褥瘡，すなわち自重関連褥瘡と区別されるが，ともに圧迫創傷であり広い意味では褥瘡の範疇に属する．尿道，消化管，気道等の粘膜に発生する創傷は含めない．

2 MDRPU の原因となる医療関連機器の例

● 医療用弾性ストッキング，弾性包帯
● 観血的空気圧迫装置
● 自動血圧計マンシェット
● 気管チューブ
● 気管切開カニューレ固定具
● NPPV マスク
● 酸素マスク固定用ひも，経鼻酸素カニューレ
● 抑制帯
● 血管留置カテーテル
● 尿道留置カテーテル
● ギプス，シーネ
● ベッド柵
● 上下肢装具
● 便失禁管理システム

　特に医療用弾性ストッキング，気管チューブ，NPPV マスク，ギプス・シーネなどが多く報告されている．

3 MDRPU の発生要因

● 機器要因
　・サイズまたは形状の不一致
　・情報提供不足

● 患者要因
　・皮膚の菲薄化
　・循環不全
　・浮腫
　・機器装着部の湿潤状態
　・機器装着部の軟骨・骨・関節等の突出
　・低栄養
　・感覚・知覚・認知力の低下

3）スキン - テア

1 スキン - テア（skin-tear：皮膚裂傷）とは

　皮膚の摩擦やずれによって，表皮が真皮から分離（部分層創傷），または表皮および真皮が下層構造から分離（全層創傷）した外傷性創傷をスキン - テアという．高齢者の四肢に発生することが多い．全身状態が悪く，医療機器の使用頻度が高いクリティカルケアの場面では，褥瘡だけでなく，さまざまなスキン - テアに遭遇する．スキン - テアに関する概念はここ最近のもので，現在ではその認識や対応についての関心が高まっている．

2 STAR 分類システム（p331参照）

　スキン - テアは，皮膚障害に応じて3つのカテゴリーを5段階で分類し，ケア方針を立てられるよう STAR 分類を用いて評価する．

3 スキン - テア発生状況

● テープ剥離時

COLUMN　エコーによる皮膚障害の深度評価

　皮膚障害を評価する際，一般的には表面の創の状態や大きさしか評価することができないが，深部に壊死組織や膿の貯留を認めたり，創の深さが推定測となってしまったりすることがしばしばある．しかし，簡易エコーを使用し創を観察すると，組織の障害深度や，深部の病巣を評価することができるため有用である．

表2 DESIGN-R® 褥瘡経過評価用

カルテ番号（　　　　　　　　　　）
患者氏名（　　　　　　　　　　　）

月日	/	/	/	/	/	/

Depth 深さ 創内の一番深い部分で評価し，改善に伴い創底が浅くなった場合，これと相応の深さとして評価する

d	0	皮膚損傷・発赤なし	D	3	皮下組織までの損傷						
	1	持続する発赤		4	皮下組織を越える損傷						
	2	真皮までの損傷		5	関節腔，体腔に至る損傷						
				U	深さ判定が不能の場合						

Exudate 滲出液

e	0	なし	E	6	多量：1日2回以上のドレッシング交換を要する						
	1	少量：毎日のドレッシング交換を要しない									
	3	中等量：1日1回のドレッシング交換を要する									

Size 大きさ 皮膚損傷範囲を測定：[長径（cm）×長径と直交する最大径（cm）] [*3]

s	0	皮膚損傷なし	S	15	100以上						
	3	4未満									
	6	4以上16未満									
	8	16以上36未満									
	9	36以上64未満									
	12	64以上100未満									

Inflammation/Infection 炎症/感染

i	0	局所の炎症徴候なし	I	3	局所の明らかな感染徴候あり（炎症徴候，膿，悪臭など）						
	1	局所の炎症徴候あり（創周囲の発赤，腫脹，熱感，疼痛）		9	全身的影響あり（発熱など）						

Granulation 肉芽組織

g	0	治癒あるいは創が浅いため肉芽形成の評価ができない	G	4	良性肉芽が，創面の10%以上50%未満を占める						
	1	良性肉芽が創面の90%以上を占める		5	良性肉芽が，創面の10%未満を占める						
	3	良性肉芽が創面の50%以上90%未満を占める		6	良性肉芽が全く形成されていない						

Necrotic tissue 壊死組織 混在している場合は全体的に多い病態をもって評価する

n	0	壊死組織なし	N	3	柔らかい壊死組織あり						
				6	硬く厚い密着した壊死組織あり						

Pocket ポケット 毎回同じ体位で，ポケット全周（潰瘍面も含め）[長径（cm）×短径 [*1]（cm）] から潰瘍の大きさを差し引いたもの

p	0	ポケットなし	P	6	4未満						
				9	4以上16未満						
				12	16以上36未満						
				24	36以上						

部位［仙骨部，坐骨部，大転子部，踵骨部，その他（　　　　　　　　）］

合計 [*2]						

＊1："短径"とは"長径と直交する最大径"である
＊2：深さ（Depth：d.D）の得点は合計には加えない
＊3：持続する発赤の場合も皮膚損傷に準じて評価する

© 日本褥瘡学会 /2013

（http://www.jspu.org/jpn/info/pdf/design-r.pdf）

- 転倒，転落
- ベッド柵の打撲
- 移乗の際の摩擦・ずれ
- 清潔ケア時の摩擦・ずれ
- 体動時の打撲・摩擦・ずれ

4 STAR スキン - テア分類システムガイドライン（日本創傷・オストミー・失禁管理学会）

- 出血のコントロールおよび創洗浄を行う
- （可能であれば）皮膚または皮弁を元の位置に戻す
- 組織欠損の程度および皮膚または皮弁の色はSTAR 分類システムを用いて評価する
- 周囲皮膚の脆弱性，腫脹，変色または打撲傷について状況を評価する
- 個人，創傷，およびその治癒環境について評価する
- 皮膚または皮弁の色が蒼白，薄黒い，または黒ずんでいる場合は，24 〜 48 時間以内または最初のドレッシング交換時に再評価する

III 皮膚障害に使用する軟膏剤・被覆保護材

1 軟膏剤

軟膏剤は主薬である薬効成分と基軟膏剤で構成される．薬剤の特徴を理解し，創の状態に沿って適切な薬剤を使用することで創の治癒環境を整えることが重要である．

1) 主薬（褥瘡に対しての薬剤を参考に記載）

薬効成分を指し，ステロイドや構成物質などの薬剤効果を発揮する部分．創の状態に応じて選択する．

1 抗菌効果

ヨード系化合物や銀などを含む主薬で，感染や感染徴候を伴う創に使用される．

2 壊死組織の除去

カデキソマーとタンパク質分解酵素を含む主薬で，壊死組織を伴う創に使用される．

3 肉芽形成・上皮化促進

肉芽形成・上皮化促進作用を含む主薬である．

2) 基剤

薬効はなく，配合されている薬剤を保持する役割をもつ．創の治癒には湿潤環境が重要であるが，基剤は湿潤環境保持に重要な役割を発揮する．

1 疎水性基剤

油分が主成分であるため，少量の滲出液を創面に留め保湿効果や創保護効果が期待できる．創の上皮化に使用される．

2 親水性基剤

乳剤性と水溶性に分類される．

- **乳剤性基剤**：保水性によって創面を保護し保湿する作用があるため，水分を供給したい場合に使用される．
- **水中油型**：O/W 型*2（水分のなかに油を含む）：乾燥した創面に水分を補給するため，滲出液の少ない乾燥した創面に適応する．
- **油中水型**：W/O 型（油分のなかに水分を含む）：含有する水分が少なく補水機能が弱いため滲出液が適正な創に適応する．
- **水溶性基剤**：水溶性基剤は吸収性が高く，水溶性分泌物の吸収・除去作用があり，創の滲出液を吸収させたい場合に使用される．

2. 被覆保護材

被覆保護材（ドレッシング材）は，創の湿潤

MEMO
*2 O/W 型
O：Oil，W：Water を示す．

環境を保持し治療環境を整える機能がある．皮膚障害の状態に応じて，適切なドレッシング材を選択する必要がある．

感染を伴う創部には閉鎖性のドレッシング材は使用してはならない．感染創は，洗浄，ドレナージ，壊死組織の除去，抗菌薬使用による感染コントロールを行う．また，感染を伴わない創部でも，常に感染徴候に注意し観察と評価を継続することは重要である．

ドレッシング材を使用する際は，ドレッシング材の種類や創の状態，治癒経過に応じて交換が必要となる．滲出液の量などに応じて，数日から最長でも1週間以内を目安に交換を行う．

以下に目的別ドレッシング材と種類を示す．

1) 創の保護
■ポリウレタンフィルム
ポリウレタンフィルムに耐久性のある粘着剤を塗布したドレッシング材で，創部を保護することができる．創部からの滲出液によって湿潤環境を保持し，治癒環境を整える．

2) 創面の閉鎖と湿潤環境の形成
■ハイドロコロイド
疎水性ポリマーと親水性ポリマーで構成された粘着層と，防水加工された外層の2層構造になっており，閉鎖湿潤環境をつくることができる．滲出液は親水性ポリマーによりある程度吸収されるが，過剰な滲出液の創には適していない．

3) 乾燥した創の湿潤
■ハイドロジェル
乾燥した壊死組織に覆われた創などに対して水分によって軟化させて自己融解を促す．親水部分をもつ不溶性のポリマーで，水成分が大半のジェル状ドレッシング材である．

4) 滲出液の吸収と保持
■ポリウレタンフォーム / ハイドロポリマー
創内の余分な滲出液を貯留させないように創面の滲出液を吸収する効果がある．ハイドロポリマーは，ポリウレタンフォームの外層に加え，中間層の不織布吸収シート，パッド部のハイドロポリマー吸収パッドによって滲出液を吸収する．

5) 感染コントロール
■銀含有ハイドロファイバー
創を湿潤環境に保ちながら，創底部には抗菌作用のある低濃度の銀イオンが放出されるもの．細菌を含む滲出液を内部に留め，創部への逆流を抑える．

IV 皮膚損傷を予防するケア

基礎疾患に応じた全身管理に加え，皮膚損傷を予防するために必要なケアをまとめる．

1. リスクアセスメントスケール

褥瘡発生のリスクは，アセスメントスケールにて予測・評価が可能である．褥瘡のリスクがあるということは，皮膚障害のリスクも同時にあると認識しておくことも重要である．代表的なスケールの特徴を以下に記す．

1) ブレーデンスケール（表3）
褥瘡発生要因である「知覚の認知・湿潤・活動性・可動性・栄養状態・摩擦とずれ」の6項目より構成され，評価を点数化している．点数が低いほどリスクが高く，予防対策としての看護介入が可能．ガイドライン「推奨度B」である．

2) K式スケール
全段階要因である「自力で体位変換不可・骨

§ 7 潰瘍・褥瘡 321

突出あり・栄養状態悪い」の3項目と，引き金要因である「体圧・湿潤・ずれ」の3項目で構成されており，Yes・Noの二択式で点数が高いほどリスクが高く，高齢者に限定したスケール．ガイドライン「推奨度C1」である．

3）OHスケール

寝たきり高齢者・虚弱高齢者を対象として得られた褥瘡発生危険要因を点数化したもの．点数が高いほどリスクが高く，「自力体位変換能力・病的骨突出・浮腫・関節拘縮」の4項目について評価する．ガイドライン「推奨度C1」である．

4）厚生労働省危険因子評価表

日常生活自立度[*3]がBまたはCの対象者に，危険因子評価表を用いて，「基本的動作能力・病的骨突出・関節拘縮・栄養状態低下・皮膚湿潤・浮腫」の6項目で評価を行う．ガイドライン「推奨度C1」である．

2. 体位管理

1）ポジショニング

ポジショニングで重要なのは，本来であれば患者が安全で安楽に感じる安定した体位にすることである．良肢位を保つことが基本であるが，看護の現場では"30°や90°側臥位"のように患者の殿筋で身体を支えるような体位では，骨突出部に過度な圧力がかかりやすいため配慮が必要となる．

> **MEMO**
> ***3　日常生活自立度**
> 障害高齢者の日常生活の自立度（寝たきり度）を，「生活自立（ランクJ），準寝たきり（ランクA），寝たきり（ランクB，C）」客観的かつ短時間に判定する基準．

クリティカルケア領域の患者では，VAP予防や誤嚥予防などさまざまな観点から頭側挙上は体位管理において重要である．頭側挙上では，重力が下方にかかると同時にベッド垂直方向にかかる圧力によって摩擦が生じやすい状態となる．これは挙上角度に比例して起こり，頭部を下げる際にも逆の原理でこの摩擦現象が生じることとなる．ポジショニングを変更した際には，この摩擦が生じる部位に対しても除圧を行う必要がある．

2）体位変換

体位変換は可能な限り数名で行い，四肢を掴まず腰や肩を支持しながら行うことで安全に実施することが望まれる．

褥瘡予防においては，「体位変換は2時間ごと」が絶対的なルールではなく，患者の組織耐久性や活動性のレベル，全身状態，皮膚障害のリスクや状態に応じて行うことが望まれる．また，体圧分散マットレス使用下では4時間以内に体位変換を行うことが推奨される．

呼吸・循環障害を呈している重症患者では，安易に体位変換を行うことで全身状態を増悪させる場合があるため注意が必要である．体位変換が困難な場合は，体圧分散マットレスを活用するなど，マットレスとの接触面の除圧に努める．

スキン-テアを予防するためには，体位変換補助具（スライディングシート，スライディングボード，スライディンググローブなど）を使用してもよい．

3）圧再分配による体圧管理

身体とマットレスとの接触面に加わる圧力を分配し，一点に加わる圧を低くすることを圧再分配という．「沈める・包む・経時的な接触面の変化」の3つの機能を有効活用することで圧再分配が可能となる．マットレスが身体を沈め，接触面を広く持つために包む機能を活かしなが

表3 ブレーデンスケール

利用者名：＿＿＿＿＿＿＿＿＿＿　　評価者：＿＿＿＿＿＿＿＿＿＿　　評価日年月日：＿＿＿＿＿＿＿＿＿＿

知覚の認知	1. 全く知覚なし	2. 重度の障害あり	3. 軽度の障害あり	4. 障害なし
●圧迫による不快感に対して適切に反応できる能力	痛みに対する反応（うめく，避ける，つかむ等）なし．この反応は，意識レベルの低下や鎮静による，あるいは体のおおよそ全体にわたり，痛覚の障害がある．	痛みにのみ反する．不快感を伝えるときには，うめくことや身の置き場なく動くことしかできない．あるいは，知覚障害があり，体の1/2以上にわたり痛みや不快感の感じ方が完全ではない．	呼びかけに反応する．しかし不快感や体位変換のニードを伝えることが，いつもできるとは限らない．あるいは，いくぶん知覚障害があり，四肢の1,2本において痛みや不快感の感じ方が完全ではない部位がある．	呼びかけに反応する．知覚欠損はなく，痛みや不快感を訴えることができる．
湿潤	1. 常に湿っている	2. たいてい湿っている	3. 時々湿っている	4. めったに湿っていない
●皮膚が湿潤にさらされる程度	皮膚は汗や尿などのために，ほとんどいつも湿っている．患者を移動したり，体位変換するごとに湿気が認められる．	皮膚は，いつもではないがしばしば湿っている．各勤務時間中に少なくとも1回は寝衣寝具を交換しなければならない．	皮膚は時々湿っている．定期的な交換以外に，1日1回程度，寝衣寝具を追加して交換する必要がある．	皮膚は通常乾燥している．定期的に寝衣寝具を交換すればよい．
活動性	1. 臥床	2. 座位可能	3. 時々歩行可能	4. 歩行可能
●行動の範囲	寝たきりの状態である．	ほとんど，または全く歩けない．自力で体重を支えられなかったり，椅子や車椅子に座るときは，介助が必要であったりする．	介助の有無にかかわらず，日中時々歩くが，非常に短い距離に限られる．各勤務時間中にほとんどの時間を床上で過ごす．	起きている間は少なくとも1日2回は部屋の外を歩く．そして少なくとも2時間に1回は室内を歩く．
可動性	1. 全く体動なし	2. 非常に限られる	3. やや限られる	4. 自由に体動する
●体位を変えたり整えたりできる能力	介助なしでは，体幹または四肢を少しも動かさない．	時々体幹または四肢を少し動かす．しかし，しばしば自力で動かしたり，または有効な（圧迫を除去するような）体動はしない．	少しの動きではあるが，しばしば自力で体幹または四肢を動かす．	介助なしで頻回にかつ適切な（体位を変えるような）体動をする．
栄養状態	1. 不良	2. やや不良	3. 良好	4. 非常に良好
●普段の食事摂取状況	決して全量摂取しない．めったに出された食事の1/3を以上食べない．蛋白質・乳製品は1日2皿（カップ）分以下の摂取である．水分摂取が不足している．消化態栄養剤（半消化態，経腸栄養剤）の補充はない．あるいは，絶食であったり，透明な流動食（お茶，ジュース等）なら摂取したりする．または，末梢点滴を5日間以上続けている．	めったに全量摂取しない．普段は出された食事の約1/2しか食べない．蛋白質・乳製品は1日3皿（カップ）分の摂取である．時々消化態栄養剤（半消化態，経腸栄養剤）を摂取することもある．あるいは，流動食や経管栄養を受けているが，その量は1日必要摂取量以下である．	たいていは1日3回以上食事をし，1食につき半分以上は食べる．蛋白質・乳製品を1日4皿（カップ）分摂取する．時々食事を拒否することもあるが，勧めれば通常補食する．あるいは，栄養的におおよそ整った経管栄養や高カロリー輸液を受けている．	毎日おおよそ食べる．通常は，蛋白質・乳製品を1日4皿（カップ）分以上摂取する．時々間食（おやつ）を食べる．補食する必要はない．
摩擦とずれ	1. 問題あり	2. 潜在的に問題あり	3. 問題なし	
	移動のためには，中等度から最大限の介助を要する．シーツでこすれず体を動かすことは不可能である．しばしば床上や椅子の上でずり落ち，全面介助で何度も元の位置に戻すことが必要となる．痙攣，拘縮，振戦は持続的に摩擦を引き起こす．	弱々しく動く，または最小限の介助が必要である．移動時，皮膚はある程度シーツや椅子，抑制帯，補助具等にこすれている可能性がある．たいがいの時間は，椅子や床上で比較的よい体位を保つことができる．	自力で椅子や床上を動き，移動中十分に体を支える筋力を備えている．いつでも，椅子や床上でよい体位を保つことができる．	

Copyright : Braden and Bergstrom. 1998

訳：真田弘美（金沢大学医学部保健学科）／大岡みち子（North West Community Hospital, IL. U.S.A）

Total

ら，時間経過による特定部位への長時間の接触を避けることで，圧再分配が可能となる．

4）体圧分散マットレス

褥瘡予防ガイドラインにおいて，体圧分散マットレスを使用した褥瘡発生予防は「推奨度Ａ」で勧められている．褥瘡発生リスクをアセスメントした上で，体圧分散器具を選択し，早期から褥瘡予防に努めることが重要である．

3. スキンケア

スキンケアは，皮膚の生理機能を良好に維持・向上させるために行うケアで，洗浄・保湿・水分の除去・被覆の４つのポイントが重要である．

1）洗浄

皮膚から刺激物，異物，感染源などを取り除くため，弱酸性の洗浄剤を選択し，洗浄は泡で優しく手のひらで洗い，洗浄成分が残らないようによく洗い流すことが重要である．乾燥が強い場合には洗浄剤による洗浄を控える，あるいは保湿剤配合の洗浄剤を選択する．

2）保湿

角質層の水分を保持するため，低刺激性でローションなどの伸びがよい保湿剤を１日２回，または状態によってそれ以上塗布し保湿を保つ．

3）水分の除去

皮膚の浸軟を防ぐ．創部やカテーテル等からの体液漏出や，尿・便失禁患者では，排泄分により持続的に陰臀部が湿潤・汚染された状態になることで皮膚が脆弱化するだけでなく，皮膚損傷が生じた際には感染源になりうる．持続的難治性下痢便に対しては，便失禁管理システム（便ドレナージ）を行うこともある．

4）被覆

皮膚と刺激物などを遮断し，皮膚への物理的刺激を減少させるため，皮膚障害好発部位をあらかじめ把握しておくことで，ドレッシング材を活用し皮膚損傷を防止することができる．

4. 外力低減

1）医療機器選択
- 機器の素材に着目し，圧迫・ずれ力が最小となる機器を選択する
- 過剰な圧を避けるように患者に応じて正しいサイズと適切な機器の選択を行う

2）フィッティング
- 取り扱い説明書や添付文書に準じた方法で使用する
- 機器の位置がずれることにより，装着部や周囲皮膚に過剰な圧迫が加わらないように固定を行う
- 皮膚への影響を最小限にとどめるよう，固定に使用する医療用テープは，ドレッシング材を貼付してから使用し，また貼付の際には皮膚が進展されないよう注意する

3）装着中の管理
- 機器が正しい位置に固定されているか定期的に確認する
- 定期的に機器の固定位置の除圧を行う

5. 栄養管理

体重減少率，喫食率，血清アルブミン値などを定期的に測定し，栄養状態を評価する．自施設で使用している栄養状態評価のツールなどを用いて，定期的な評価を行うことが重要である．
また，管理栄養士や，栄養サポートチーム（NST）に相談し，介入を行いながら栄養摂取

状態を評価し，必要栄養量が満たされていなければ栄養内容とともに補給方法（経口摂取・経腸摂取・静脈栄養）などを検討する.

6. 患者コミュニケーション

1）患者・家族教育

　患者，および家族へは療養環境における皮膚損傷やそのリスクについて説明し，予防ケアに参加できるよう指導を行う. また，予防策を実施した上でも皮膚障害に関連した不快な症状が生じていないか，訴えを確認していく.

2）鎮痛・鎮静下の患者

　クリティカルケアにおける重症患者では，しばしば鎮痛・鎮静剤の投与による全身管理が行われることにより，患者自身の訴えを聞くことができない場面に遭遇する. 看護者はあらゆるリスクを理解した上で，客観的な観察能力を養う必要がある. また，不必要な鎮痛・鎮静は，患者の訴えやコミュニケーション能力を妨げるため，医師と連携し患者管理を行う必要がある.

7. 早期離床

　患者が早期に回復することで，使用する医療機器が減少し，MDRPUリスクが低減される. また，離床が可能となれば褥瘡のリスクも低減していく.

　MDRPUに関しては，医学的に可能であれば早期に機器を除去することを検討する. そして，患者の回復へ向けた援助とともに，可能な限り安静度の拡大と早期離床を見直し提供していく.

8. 多職種連携

　本項で解説した，褥瘡予防，MDRPU，スキ

ン‐テアに関連した皮膚損傷は，患者にとって不利益な合併症であることを認識し，予防の重要性についてスタッフ教育が必要である. 計画した看護ケアについては情報共有を行い，医療機器使用方法などはマニュアルを作成するなどして皮膚損傷の予防・管理対策を標準化することが重要である.

おわりに

　本項では，スキンケアに必要な知識とケアをまとめた. クリティカルケア領域の患者に対するスキンケアは，単にスキントラブルを予防するだけの皮膚保護にとどまらず，早期離床が可能となる回復へ向けた援助が重要である. 常に患者の傍に寄り添い全身状態を観察している私たちにとって，クリティカルケア領域における患者のスキンケアは看護ケアの腕の見せどころではないだろうか.

[参考文献]
1）日本褥瘡学会編：褥瘡予防・管理ガイドライン，第4版. 褥瘡会誌 17（4）：487-557, 2015.
2）田中マキ子著：ガイドラインに基づくまるわかり褥瘡ケア. 照林社，2016.
3）一般社団法人 日本創傷・オストミー・失禁管理学会編：ベストプラクティス スキン-テア（皮膚裂傷）の予防と管理. 照林社，2015.
4）一般社団法人 日本褥瘡学会編：ベストプラクティス 医療関連機器圧迫創傷の予防と管理. 照林社，2016.
5）日本褥瘡学会学術委員会 実態調査委員会：第3回日本褥瘡学会実態調査報告 療養場所別医療機器関連圧迫創傷の有病率，部位，重症度（深さ），有病者の特徴，発生関連機器. 褥瘡会誌 17（1）：141-158, 2015.

§ 7 潰瘍・褥瘡　325

第3章 安全の欲求とケア　　　　　　　　　　　　　　　　　　　　　　　紺家 千津子

皮膚裂傷（スキン-テア）

はじめに

　スキン-テア（Skin tear）は，通常の医療や療養環境のなかで生じる摩擦やずれによって主に高齢者の四肢に発生する皮膚の急性損傷である．このスキン-テアは，痛みが強く，治癒しづらく，さらには治癒しても再発しやすいという特徴がある．また，この創傷は虐待によって発生したのではないかと，家族に誤認されることがある．したがって，スキン-テアを予防することは重要である．そこで，本項では，スキン-テアの鑑別方法，クリティカルケア領域におけるスキン-テアの実態，リスクアセスメントと予防ケア方法，さらに発生時に創痛を増強させない管理方法について述べる．

I スキン-テアとは

1. スキン-テアの鑑別

　スキン-テアとは，「摩擦・ずれによって，皮膚が裂けて生じる真皮深層までの損傷（部分層損傷）」をいう[1]．テア（tear）は「裂ける」という意味であるため，スキン-テア（Skin tear）を直訳すると皮膚裂傷となるが，診断名の裂傷とは異なる．裂傷は，スキン-テア同様に摩擦やずれなどによる牽引力によって引き裂かれた創ではあるが，その損傷は真皮に留まらず皮下脂肪層や筋層や臓器にまで達するものを含む．したがって，わが国では裂傷と区別し，かつ世界でも通用するスキン-テアという用語を用いている．

2. 他の創傷との鑑別

　スキン-テアと誤って鑑別しやすい創傷として，持続する圧迫やずれで生じる**医療機器関連圧迫創傷**（Medical Device Related Pressure Ulcer：MDRPU）を含む褥瘡と，失禁によって起こる**失禁関連皮膚炎**（Incontinence Associated Dermatitis：IAD）がある．その他に，静脈性潰瘍，動脈性潰瘍，糖尿病性潰瘍がある．スキン-テアと判断する際には，これらの創傷の可能性を留意する必要がある．
　以下に，鑑別の際の観察ポイントなる各創傷の特徴を述べる．

1）褥瘡の特徴

　褥瘡は，自重で「骨と皮膚表層の間の軟部組織が阻血性障害を起こすことで生じる」[2]．したがって，創傷部位の皮下に骨突出部位を確認できるかによって判断する．なお，この褥瘡には医療関連機器圧迫創傷という，「医療関連機器による圧迫で生じる皮膚ないし下床の組織損傷」[3]が含まれる．ここでいう医療関連機器とは，医療機器は医薬品医療機器法で定義されているものの他に，例えば手作りの抑制帯などの

326

医療に関連する機器・器具を含んでいる．したがって，医療関連機器圧迫創傷は，創傷部位を圧迫する医療関連機器の使用があったのかによって判断する．

2）失禁関連皮膚炎の特徴

失禁関連皮膚炎では，排泄物が付着した皮膚に創傷が生じているのかを確認する必要がある．したがって，頻繁に排泄物，特に感染尿，下痢便が付着する部位に創傷を認めれば失禁関連皮膚炎とする．なお，オムツのギャザーが接触する部位では，圧迫によって医療関連機器圧迫創傷が生じ，摩擦・ずれによってスキン-テアが生じる．そのため，排泄物が付着していないギャザーの接触部に創傷を認める場合には，創傷部位にギャザーによる圧迫痕があれば医療関連機器圧迫創傷，圧迫痕がなければスキン-テアと判断する．

3）その他に注意すべき創傷の特徴

下肢の創傷では，静脈性潰瘍，動脈性潰瘍，糖尿病性潰瘍をスキン-テアと誤認する可能性がある．これらは既往歴や，下肢の血行動態が起因するため，病態を確認する必要がある．さらに，医療用テープ貼付によって皮膚に張力が加わって生じた緊張性水疱が破疱して生じた皮膚損傷は，スキン-テアの創傷と混同しやすいが，一時的な摩擦やずれによって生じていないためスキン-テアとは判断しない．

Ⅱ リスクアセスメント方法

スキン-テアのリスクをアセスメントする方法[1]は，日本創傷・オストミー・失禁管理学会によって海外の文献とわが国における実態調査の結果に基づき作成されている．このアセスメントは，ハイリスク患者に該当するか否かを2段階で判断する．第1段階は「スキン-テアの既往と保有」，第2段階は「個体要因」と「外力発生要因」でアセスメントする（図1）．

1 第1段階

第1段階の「スキン-テアの既往と保有」のアセスメントについては，スキン-テアを既往歴があるか，あるいは，現在保有しているかを確認する．スキン-テアの既往歴は，患者，あるいは家族に確認する必要があるが，記憶しているとは限らない．そのため，スキン-テアが治癒することによって生じる特徴的な瘢痕の有無でアセスメントをする．この特徴的な瘢痕とは，白い星状と線状という形状を呈している．一方，スキン-テアの保有は，観察によって容易に確認が可能である．この「スキン-テアの既往と保有」が該当すれば，スキン-テアのハイリスク患者として再発の予防ケアを開始する（図2）．

2 第2段階

第1段階に該当しない場合，第2段階の「個体要因」と「外力発生要因」のアセスメントを行う．個体要因は，全身状態9項目と皮膚状態5項目からなり，これら全14項目中1項目でも該当すれば「外力発生要因」のアセスメントをする．外力発生要因は，患者行動3項目と管理状況6項目からなり，これら全9項目中1項目でも該当すればスキン-テアのハイリスク患者として発生の予防ケアを開始する．

なお，わが国における実態調査の結果では，診療科別では「ICUと救急科を併せたクリティカルケア領域における有病率は1.41％で，皮膚科，膠原病科についで3番目に高い」[4]という報告がある．個体要因のアセスメント項目をみると，抗凝固薬やステロイド療法の使用，人工透析療法の実施などクリティカルケアを要する患者に実施される可能性が高い治療である．さらに，外力発生要因の患者行動では不穏行動，管理状況では体位変換，清潔ケア，さらには医療用テープの使用などがあり，このような状況

§ **8** 皮膚裂傷（スキン-テア）　327

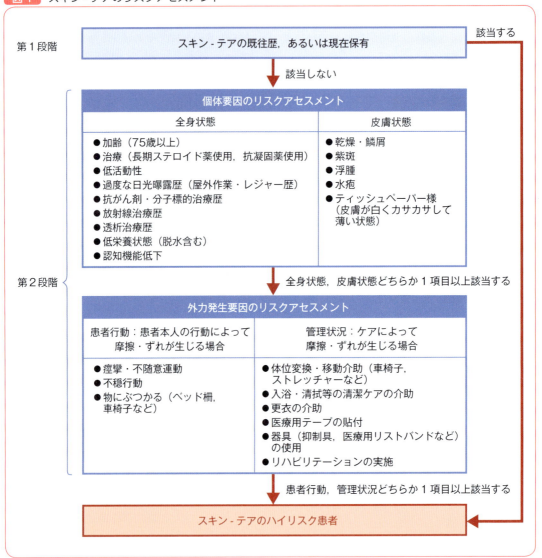

図1 スキン-テアのリスクアセスメント

の患者はクリティカルケア領域の患者では多数該当する．したがって，クリティカルケア領域の患者はスキン-テアのハイリスク患者が多いため，日々スキン-テアの発生を考慮しケアを行う必要がある．

III スキン-テアの予防

スキン-テアの予防には，健常な皮膚を保つための「栄養管理」と「スキンケア」，発生原因ともなる摩擦とずれを予防する「外力保護ケア」，さらにこれらのケアを継続して実施するために「医療メンバーへの教育」と「患者と家族への教育」の実施が重要である．

1. 栄養管理

栄養管理では，まず低栄養と脱水を評価する．体重減少率，喫食率，血清アルブミン値などを

図2 スキン-テアの既往を示す瘢痕所見

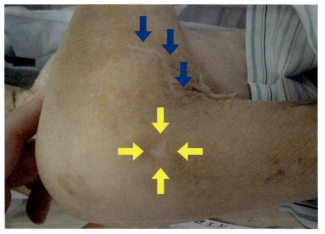

黄色の矢印:「白い星状」の瘢痕
青色の矢印:「白い線状」の瘢痕

定期的に評価し，必要時医師，管理栄養士と相談してケア介入を行う．特に**タンパク質・エネルギー低栄養状態**（Protein Energy Malnutrition：PEM）の患者に対して，疾患を考慮したうえで，高エネルギー，高タンパク質のサプリメントによる補給を検討する．さらに，脱水になると皮膚が乾燥するだけではなく，弾力性も低下してスキン-テアが発生しやすくなるため，水分出納を確認する．

2. スキンケア

スキンケアでは，皮膚を乾燥させないことが重要であるため，保湿ケアを計画する．基本的には，保湿剤を1日2回，あるいは皮膚の状態によってはそれ以上塗布することが望まれる．国外では「保湿剤の1日2回の塗布は，高齢者ケア施設のスキン-テアの発生率をほぼ半減させた」[5]という報告がある．ただし，保湿剤を選択する際には，その硬度を重要視する．硬い保湿剤では，塗布時に摩擦・ずれが生じ，スキン-テアを発生させることがある．そのため，ローションタイプなどの伸びがよい保湿剤を選択する．なお，塗布時には，摩擦が起こらないように毛の流れに沿って押さえるように塗布する．皮膚の乾燥は環境の影響を受けるため，室内の温湿度の調整は必要である．

皮膚の清潔ケア時には，弱酸性の洗浄剤，あるいは保湿剤配合の洗浄剤を選択し，洗浄時は泡でやさしく手のひらで洗う．寝衣には，吸湿性と滑りのよい，綿やシルク素材の下着や寝衣を選択し，長袖，長ズボンの着用で外力保護を行う．

3. 外力保護ケア

外力保護ケアでは，安全な環境に整えることが最重要である．

1 ベッド周辺の環境

不穏行動があり，ベッド柵への接触やベッド柵の隙間から手足が出る場合には，ベッド柵にカバーを装着する．また，離床訓練時に床頭台やオーバーテーブルなどの角の部分に身体が接触する可能性がある場合には，角にカバーを装着する．

2 体位変換・移動介助

次に，体位変換や移動介助を実施する際に注意する．体位変換では，体位変換補助具（スライディングシート，スライディングボード，スライディンググローブなど）を使用すると摩擦・ずれの低減が図れ，患者の安楽のみならず看護者の身体的負担軽減にもつながる．

なお，個体要因の皮膚状態の項目に1つでも該当する患者の場合には，体位変換時には四肢ではなく腰や肩を支え，四肢を挙上する際にはつかまず，下から支えるよう保持する．

車椅子に移乗する際には，アームレストやフットサポートの接触による外力を軽減するために，下肢には靴下と靴，さらにズボン式の寝衣やレッグカバーを着用し，上肢にはアームカバーを装着するなどの防御を行う．

3 医療用テープの貼布

医療処置の場面で多く用いられる医療用テープ（以下，テープ）によっても，スキン‐テアが発生する．わが国の実態調査では，多様な発生状況のなかで「テープ剝離時に最も多く発生していた」[4]と報告している．このテープ剝離時に起こるスキン‐テアを「**テープテア**」という．この予防のためには，まずリスクアセスメントの個体要因にある皮膚状態の該当状況を確認し，1つでも該当していれば脆弱な皮膚と判断する．脆弱な皮膚であれば，テープ固定以外の方法がないかを検討する．

テープ固定が必要な際には，皮膚被膜剤をテープ貼付部に塗布してから，あるいは角質剝離刺激の少ないシリコーン系などの粘着材テープを選択する．さらに，剝離時には粘着剝離剤を用いて剝離する．剝離後には，必ず皮膚を観察してテープテアなどの皮膚障害が発生していないかを確認する．

なお，テープを貼付する医療者と剝離する医療者は同一とは限らない．したがって，テープ剝離を愛護的に実施してもスキン‐テアが生じ

る可能性があるため，テープを用いるときから皮膚を保護することが重要である．

4. 医療メンバーへの教育

医療メンバーへは，スキン‐テアの概要について教育する．具体的には，前述したスキン‐テアの有無とスキン‐テアの既往を含めた皮膚の観察方法，スキン‐テアの予防ケアについて教育をする．さらに，スキン‐テアのハイリスク患者に対しては，多職種でスキン‐テアに関連する患者情報の共有と，皮膚を観察して，スキン‐テアの発生がないかを確認するよう教育し，予防ケアの実施状況を確認する．

特に，クリティカルケア領域では，早期リハビリテーションが実施されている．クリティカルケア領域の患者は，前述したようにスキン‐テアのハイリスク患者が多い．そのため，理学療法士，作業療法士，言語聴覚士などには，患者のどの部位にスキン‐テアが発生しやすいとアセスメントしているのかを伝え，リハビリテーション内容や移動介助方法等を連携して検討していく必要がある．このプロセスが十分に機能していないと，患者にスキン‐テアが発生してしまい，新たな苦痛を生じさせることになる．

5. 患者と家族への教育

教育の内容は，医療メンバーへとほぼ同様である．特に，面会者が患者の手を握るという行為だけで，スキン‐テアが生じる可能性があると予測される場合には，家族が患者を傷つけないために，子どもも含め面会者全員に教育を行う．このことは，患者にスキン‐テアを発生させたという罪悪感を家族が抱かないようにするための最重要ケアである．

IV スキン-テアの管理

スキン-テアが発生したら，創を観察して，創傷の管理を行う．さらに，発生状況を確認して記録し，再発の予防計画につなげることが重要である．

1. スキン-テアの観察

スキン-テアの創の観察には，STAR分類システム[1]を用いる（図3）．STAR分類のSTARはSkin Tear Audit Researchの略で，スキン-テアの有病率調査の際に利用されることを目的にオーストラリアにて作成されたものである．

STAR分類システムでは，スキン-テアを「皮弁の状態」と「皮膚と皮弁の色」によって5つに分類している．具体的には，以下の手順で評価を行う．

まず，「皮弁」の有無を観察する．皮弁がある場合には，「創縁を正常な解剖学的な位置に戻すことができるか」という視点で評価し，戻すことができればカテゴリー1，戻すことができなければカテゴリー2とする．この評価は，皮弁という下層構造から分離した皮膚がよれている状態を，元の位置に戻してから評価を行う．皮弁がない場合には，「皮弁が完全に欠損している」のカテゴリー3と評価する．

つぎに，「皮膚または皮弁の色が蒼白，薄黒い，または黒ずんでいるか」という視点で評価し，該当しなければa，該当していればbとする．色の評価は，スキン-テア周囲の「正常な皮膚」と比較した際の表現であり，皮膚または皮弁の活性に影響を与える虚血や血腫の可能性をアセスメントする．なお，この評価は，皮弁があるカテゴリー1とカテゴリー2のときのみ行う．

図3 日本語版STARスキン-テア分類システム

STARスキンテア分類システムガイドライン（一部改変）
1. 出血のコントロールおよび創洗浄を行う．
2. （可能であれば）皮膚または皮弁を元の位置に戻す．
3. 組織欠損の程度および皮膚または皮弁の色はSTAR分類システムを用いて評価する．
4. 周囲皮膚の脆弱性，腫脹，変色または打撲傷について状況を評価する．
5. 個人，創傷，およびその治癒環境について評価する．
6. 皮膚または皮弁の色が蒼白，薄黒い，または黒ずんでいる場合は，24〜48時間以内または最初のドレッシング交換時に再評価する．

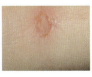 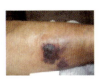 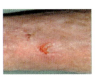 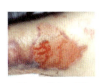

[カテゴリー1a] 創縁を（過度に伸展させることなく）正常な解剖学的位置に戻すことができ，皮膚または皮弁の色が蒼白でない，薄黒くない，または黒ずんでいないスキンテア．

[カテゴリー1b] 創縁を（過度に伸展させることなく）正常な解剖学的位置に戻すことができ，皮膚または皮弁の色が蒼白，薄黒い，または黒ずんでいるスキンテア．

[カテゴリー2a] 創縁を正常な解剖学的位置に戻すことができず，皮膚または皮弁の色が蒼白でない，薄黒くない，または黒ずんでいないスキンテア．

[カテゴリー2b] 創縁を正常な解剖学的位置に戻すことができず，皮膚または皮弁の色が蒼白，薄黒い，または黒ずんでいるスキンテア．

[カテゴリー3] 皮弁が完全に欠損しているスキンテア．

（Skin Tear Audit Research (STAR). Silver Chain Nursing Association and School of Nursing and midwifery, Curtin University of Technology. Revised 4/2/2010.）（Copyright© 2013 一般社団法人日本創傷・オストミー・失禁管理学会 All rights reserved.）

さらに，周囲皮膚の脆弱性，腫脹，変色または打撲傷について状態を評価し，褥瘡と同様の方法で創のサイズを計測する．出血のコントロールができない場合や，脂肪あるいは筋層に至る損傷の場合は，医師に報告する．

2. スキン-テアの管理方法

創傷の管理は，下記の手順で行う．

1) 止血

必要時には，圧迫止血をする．

2) 洗浄

汚れや血腫も取り除くために，微温湯を用いる．ただし，洗浄に伴う創部の疼痛を認める場合には，温かい生理食塩水を用いる．

3) 皮弁がある場合には，皮弁を元の位置に戻す

湿らせた綿棒，手袋をした指，または無鈎鑷子を使って，皮弁をゆっくりと元の位置に戻す．皮膚の痛覚に携わる神経は自由神経終末で，この神経は表皮真皮境界部に位置している．スキン-テアという創傷は，真皮深層までの損傷のため創面に自由神経終末が露出している．そのため，自由神経終末が刺激を受けやすいことにより強い痛みを伴う．ただし，スキン-テアでは，真皮の露出している部分が皮弁で完全に覆われると，侵害刺激が低減するため痛みが軽減する．したがって，この処置により皮弁が生着することによって上皮化する面積を減らせるため創治癒期間の短縮が期待でき，かつ疼痛の軽減が図れる．

ただし，皮弁を戻す処置時には自由神経終末を刺激するため疼痛を伴う．事前にそのことを説明してから実施する．皮弁が乾燥し元に戻せないときには，生理食塩水を染み込ませたガーゼを乾燥した皮弁部に15分程度貼付してから元に戻す．

4) 皮弁がずれず，創周囲に固着しないような創傷被覆材の選択と貼付

創傷被覆材の選択については，STAR 分類システムのカテゴリーが利用できる．

カテゴリー 2a，2b の場合は，シリコーンゲルメッシュドレッシング，多孔性シリコーンゲルシート，ポリウレタンフォーム / ソフトシリコーンを使用する．

カテゴリー 1a，2a の場合は，カテゴリー 2a，2b の場合に用いるもの，あるいは皮膚接合用テープによる固定を行う．ただし，皮膚接合用テープによる新たなスキン-テアの発生を予防するために，紫斑部位や関節部付近のスキン-テアには用いず，それ以外の部位で用いた場合にはテープが自然に剝がれるまでそのままにしておく．

カテゴリー 3 の場合は，非固着性の創傷被覆材を選択する．あるいは，白色ワセリン，ジメチルイソプロピルアズレンなどの創面保護効果の高い油脂性基材の軟膏や，トラフェルミンを非固着性のガーゼなどとともに使用する．

なお，創傷被覆材によって新たなスキン-テアを発生させないために，皮弁や創周囲皮膚に創傷被覆材が固着するハイドロコロイドドレッシング材は使用しない．さらに，非固着性のガーゼなどを使用する場合，医療用テープによる固定方法ではなく，筒状包帯などで固定する．ただし，やむなく医療用テープを用いる場合は，シリコーン系の粘着剤を選択する．

剝離時の注意点としては，不透明な創傷被覆材を用いた場合，除去時に皮弁固定を妨げない好ましい剝離の方向を示す矢印を創傷被覆材に記入しておく（図 4）．

5) 疼痛の確認

いつどのようなときに痛みが生じるのかを確

図4 皮弁の固定を妨げない剥離の方向を創傷被覆材に示す（カテゴリ1aの創の場合）

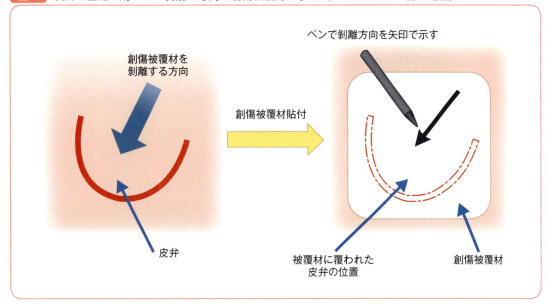

認して，対応策を検討する．

3. スキン-テアの経過観察時の注意事項

強い一時的な外力が加わる転倒などによってスキン-テアが発生するだけではなく，皮下脂肪組織と筋膜の間で巨大な血腫を生じることがある．この場合，早急な切開や血腫除去の処置が行われないと，広汎な皮膚壊死を生じる可能性がある．したがって，スキン-テア発生後は，創のみならず，経時的に創周囲皮膚の腫脹の有無を観察することが非常に重要である．

おわりに

クリティカルケアを必要とする患者は，さまざまな苦痛を有している．その状態に，医療処置や日常生活ケアの実施時にスキン-テアが発生したとすると，患者には新たな苦痛が加わる．さらに，スキン-テアを生じさせた医療スタッフは罪悪感を抱く．この両者を守れるのが，患者のベッドサイドで，どのようなときにスキン-テアが生じるのかを判断できる看護師である．スキン-テアの発生が，患者とその家族の信頼を失うことにつながらないためにも，まず看護師が率先して予防ケアを行い，医療スタッフ，さらに患者とその家族に予防教育を行うことが重要である．

[引用文献]
1) 一般社団法人日本創傷・オストミー・失禁管理学会：ベストプラクティス スキン-テア（皮膚裂傷）の予防と管理. pp6-8, 照林社, 2015.
2) 日本褥瘡学会：褥瘡ガイドブック, 第2版―褥瘡予防・管理ガイドライン（第4版）準拠. pp8-20, 照林社, 2015.
3) 日本褥瘡学会：ベストプラクティス医療関連機器圧迫創傷の予防と管理. p6, 照林社, 2016.
4) 紺家千津子・他：ET/WOCNの所属施設におけるスキン-テアの実態調査. 日WOCN会誌 19：351-363, 2015.
5) Carville K, et al: The effectiveness of a twice-daily skin-moisturising regimen for reducing the incidence of skin tears. *Int Wound J* 11: 446-453, 2014.

第3章 安全の欲求とケア　　　　　　　　　　　　　　　　　　　　　　　　　　　　　　　　　　山口 庸子

Section 9 転倒・転落

はじめに

ICUなどクリティカルケアの場では，病態による意識障害や鎮静により意識が低下している患者が多い．このような患者の生活の再構築のためには早期離床のためのケアが重要であるが転倒・転落のリスクも伴う．転倒・転落のアセスメント，そのリスク評価とリスク回避についても述べる．

I 一般的な転倒・転落の考え方

病棟である日，高齢ではあるが日頃から一人で病室のトイレへ行っていた患者が，トイレに行く際に転倒してしまい大腿骨頸部骨折を起こしてしまった．これは患者やその家族にとって大変なことで，病院としても大変申し訳ないことだが，しかしすべて受け持ち看護師の責任だろうか？

転倒・転落は，患者側の要因と病院側の要因の両方が関係してくる．そこで，入院患者の転倒・転落を考える際には，リスク評価を適切に行っていたか，リスク評価に応じた回避処置をとっていたかが大切になってくる．

1. 転倒・転落リスクの評価

転倒・転落防止対策の基本は，全入院患者に入院時の転倒・転落のリスク評価を実施することである．そして患者の状態の変化に合わせて，適宜リスクの評価を行うことが大切である．そこで，転倒・転落を生じやすい患者側の要因，治療上の制約，使用している薬剤などをもとに，さまざまな転倒・転落リスクアセスメントスコアが開発されている．病院向け，療養型施設や特別養護老人ホーム向けなど，適用する施設の患者の特徴に合わせたスコアも種々開発されている．病院における代表的な転倒・転落アセスメントスコアを図1に示す[1]．

2. リスクに応じた回避処置

❶**抽出と説明**：転倒転落アセスメントスコアをもとに，患者・家族に向けた転倒転落予防に関するオリエンテーションを実施する．

❷**予防**：患者の危険行動を未然に防止する．トイレ誘導やベッド柵を立てる，身体抑制の検討など．

❸**早期発見**：危険行動を即座にキャッチする．離床センサーの使用，テレビモニターでの見守りなど．

❹**衝撃の緩和・障害の早期発見と対応**：仮に転倒・転落が生じてしまった際の影響を最小限にする．（緩衝マットの設置，床材の工夫など．）事故後の観察・検査ガイドライン，フローチャートの作成．

図1 病院における代表的な転倒・転落アセスメントスコア

分類	特徴（危険因子）	評価スコア	患者評価日 入院時 /	2回 /	3回目 /
A：年齢	70歳以上，9歳以下	2			
B：既往歴	転倒したことがある	2			
	転落したことがある				
	過去に，不穏・自己抜去した経験がある				
	失神・痙攣・脱力感				
C：身体的機能障害	視力障害	3			
	聴力障害				
	麻痺				
	しびれ（感覚障害）				
	骨・関節の異常（拘縮，変形など）				
	筋力の低下				
	ふらつき				
	突進歩行				
	その他（　　　　　　）				
D：精神的機能障害	意識混濁	4			
	見当識障害				
	認知症				
	判断力・理解力・注意力の低下				
	躁状態				
	不穏行動（多動・徘徊）				
	その他（　　　　　　）				
E：活動状況	車椅子・杖・歩行器を使用	4			
	移動時介助				
	姿勢の異常				
	寝たきりの状態				
	付属品：点滴類，胃管，ドレーン類				
	その他（　　　　　　）				
F：薬剤	麻薬	各1			
	解熱鎮痛剤				
	抗不安薬・睡眠薬				
	向精神薬（睡眠薬除く）				
	降圧・利尿剤				
	血糖降下剤				
	抗パーキンソン剤				
	浣腸緩下剤				
	抗がん剤				
	抗血小板剤・抗凝固剤				
	多剤併用（上記薬剤のなかの併用）				
	その他（　　　　　　）				
G：排泄	頻尿	各1			
	夜間トイレに起きる				
	トイレ介助が必要				
	排泄行為に時間がかかる				
	尿・便失禁がある				
合　計					
危　険　度					

・当日の担当看護師が評価を行う

・該当する項目をクリックする

・評価は入院時，患者の状態が大きく変化したとき，転倒事故を起こしたときに行う

・再評価の必要が考えられるときに行う

・A〜Eまではひとくくりで点数加算する

・F〜Gは1項目ごとに点数加算する

0〜7→危険度Ⅰ……身体損傷・転倒・転落の可能性がある

8〜16→危険度Ⅱ……身体損傷・転倒・転落の危険性がある

17以上→危険度Ⅲ……身体損傷・転倒・転落をよく起こす

（東京都病院経営本部：転倒・転落防止対策マニュアル（予防から対応まで），平成21年3月改訂．医療事故予防マニュアル，医療行為別シリーズNo.3，2009．より）

Ⅱ ICU における転倒・転落の考え方

ICU は一般病棟と比較して，患者の重症度が高く，病室の広さや特殊機能ベッドの使用など特殊な環境であるが，転倒・転落に関する考え方は基本的に同じである．つまり，「転倒・転落リスクの評価」を行い「リスクに応じた回避処置」を行うことである．

1. ICU における転倒・転落リスクの評価

1)「転倒・転落アセスメントスコア」の使用

ICU 患者においても，院内共通の「転倒・転落アセスメントスコア」を使用する（**図1**参照）．たいていの場合 ICU 患者の多くは，ハイリスクのグループに入ってくる．しかし結果は同じでも，患者ごとにその要因は異なる．また医療者全体でその患者の転倒・転落のリスク要因を共通確認するうえでも，共通のアセスメントシートを使用することは大切である．

2) ICU の特徴をふまえた，「患者」「環境」「ケア提供者」の3つの要素から転倒・転落のリスクの検討

1 患者側の要素

重症度が高くなればなるほど患者の欲求も「動きたい」という活動よりも，意識障害や呼吸不全，循環不全などの影響により「動けない」「動きたくない」という，生命力の消耗を最小限にしようとする方向へ意識が働く．しかしその一方で，せん妄や不穏状態から，ベッド上での危険な予測できない行動もみられる．

また近年 ICU では，浅い鎮静での管理，早期リハビリテーションが推奨され，患者の活動度が増加している．一方で，ICU において重症患者の筋力低下（ICU 神経筋障害，ICU-acquired weakness：ICU-AW）はしばしばみられる．抗重力位での姿勢保持が難しく，端座位や立位時にベッドからの転倒・転落のリスクが高まる．そこでチームとして人員を確保したうえで安全なリハビリテーションの実施が求められる．

その際，患者は自分が想像している以上に筋力低下が著しく自分の身体の変化についていけず困惑・混乱することもある．患者の「動きたい」「動ける」という欲求と，循環・呼吸状態の不安定さや筋力の低下などにより「動けない」という実際の運動能力のギャップが生じてくる．このような状況時に，転倒・転落のリスクは高まる．

しかし，早期リハビリテーションに関する研究では転倒・転落の合併症は上昇していない[2,3]．特にベッドから離床する際はマンパワーを整えたなかで実施するため，リハビリテーション中の転倒・転落は生じにくいのかもしれない．一方で，24時間の患者の生活という視点で考えたとき，患者は日中のリハビリテーションの経験から「動ける」と自信をもち，動こうとすることで，転倒・転落のリスクは高まってくることが予測される．患者の「動きたい」という欲求，「動ける」という自信を大切にしつつ，いかに安全を確保するかが求められる．

2 環境（施設・設備）の要素

ICU のベッドは，処置や全身観察が行いやすいように，一般病棟で使用されるベッドに較べベッド柵が低く設定されているものが多い．またベッドの高さも，患者が離床しやすいようにと「生活行動」を一番に想定するよりも，医療者のボディメカニクスを考え，処置や体位変換などさまざまなケアが行いやすいようにと「治療」を一番に想定し，あえて高めに設定していることが多い．「ベッド柵が低い」「ベッドの高さが高い」ことは，つまり，もし患者がベッドから降りようとしたり，ベッドの上で大きく動いたときには，転倒・転落のリスクが高い状況にあるといえる．

3 ケア提供者の要素

ICUの特徴から，患者にとっての「生活の場」という認識以上に，「救命・治療の場」という側面が色濃い．またICUでは施設基準により一人の看護師が患者1～2名を受け持つ．患者の重症度が異なるため当然ではあるが，一般病棟で受け持つ患者数と比べると大きな違いがある．つまり，常に観察しやすく患者の様子や動きがわかる状況にある．そのため医療従事者のなかに「まさかICUで転倒・転落は起こり得ないだろう」という過信が生じやすい．

また浅い鎮静での管理や，早期リハビリテーションにより「まさかそこまで動けるなんて」と，患者の実際の運動耐用能や活動欲求と，看護師のアセスメントにズレが生じることで，転倒・転落のリスクは高まる．

2. ICUにおけるリスクに応じた回避処置

1）抽出と説明

1 転倒・転落リスクに対する医療者間の認識の一致と，患者・家族への説明

ICUでの早期離床が推奨され患者へ「リハビリテーションを頑張りましょう」と説明する一方で，患者が一人で動くことは「挿管チューブや点滴ルート，ドレーン類の事故抜去の恐れ」や「筋力低下により自力での座位や立位保持困難」などの理由から不安が残る．そこで「一人では動かないでください」と活動を制限してしまいがちである．

まず現段階で患者がどの程度動くことができるのか，その際の循環や呼吸などバイタルサインの変化（運動耐容能）をアセスメントし，リハビリテーション専門職とも情報を共有する．そのうえで，どこまで動けるのか，患者とともに「合意」「認識の一致を図る」ことが求められる．

その際，ICU患者は意識レベルが清明な患者ばかりではない．患者に説明したから大丈夫だろうと終わらせるのではなく，患者の理解度に合わせ，具体的な説明の繰り返し「見守り」が必要である．

2 患者の状態に合わせて再評価

患者の病状の変化に伴い鎮静の深度や意識障害の程度も刻々と変化する．つまり，転倒・転落のリスクも変化する．アセスメントツールによる評価を一度行っただけで終了ではなく，患者の状態に合わせ日々査定しケア方法を修正していく必要がある．

2）予防

1 ルート類の管理方法の工夫

患者のそばを転倒・転落は，患者が「動く」ことによって生じる．転倒・転落予防として患者に「動かない」ことを強いるのではなく，患者が「動ける」環境を整えていくことが大切である．患者の活動度に合わせたルート類の固定方法や長さ，位置を工夫していく．

2 ベッドの使い方，選択

離れる際には必ずベッド柵をあげる．現段階での患者の病態とリハビリテーションの進行度から，高機能ベッドのメリットとデメリットを考慮し，適切なベッド（一般病棟で使用しているベッドなど）への変更を検討する．

3 身体抑制の検討

もしICUで転倒・転落が起きてしまったら，一般病棟以上に致命的となる可能性が高い（COLUMN参照）．患者の安全を守ることと，「抑制」という患者の自由を奪ってしまう行為の狭間で日々現場の看護師は悩む．特に不穏やせん妄状態にある患者は，自己で自分の安全を守ることができない．そのような場合には，時には患者の安全の確保や，治療上重要となるチューブやルート類の事故抜去を防ぐため，患者に抑制が必要となる場合もある．

受け持ち看護師がその判断のすべてに責任を

§ **9** 転倒・転落 **337**

負うのではなく，客観的なせん妄の評価ツールの使用や，スタッフ間で患者の状態の認識を一致させ，抑制の有無だけでなく，抑制を最小限にできるよう抑制の方法も含めて検討する必要がある．

4 看護体制の工夫

せん妄や不穏状態から「常時観察（見守り）が必要」となった患者のそばを離れたときに転倒・転落事故につながることがある．医療チームでの協力体制など，患者の重症度や看護必要度に照らし合わせた人員配置が求められる．

3）早期発見

1 さまざまなセンサーの活用

ベッドの荷重の移動によってアラームが鳴る「離床センサー」を搭載しているベッドや，患者の衣服につながれた紐が引っ張られるとナースコールが鳴る仕組み，赤外線に反応して鳴るもの，などさまざまな種類のセンサーがある．患者にとってどれが適切であるか，医療チームで相談し検討していく必要がある．また，患者状況は日々変化するため，昨日の方法が今日，最も適切な方法とは限らない．患者の状況に合わせたセンサー機器の検討および選択が求められる．

2 生命情報モニターの活用

心電図，呼吸回数，酸素飽和度，血圧，

$etCO_2$ などのアラームを適切に設定することで，患者の体動による過負荷からの呼吸・循環変動にも早期に気づくことができる．

4）衝撃の緩和・障害の早期発見と対応

治療環境という点からも，仮に転倒・転落が生じてしまった際の影響を最小限にするための緩衝マットの設置などはあまり現実的ではない．やはりICUでの転倒・転落は，とにかく「予防」「起こさない」が基本コンセプトである．

おわりに

転倒・転落は起きてしまったら大変なことになるからといって，抑制に走れば逆効果である．よく観察し，アセスメントし，患者の行動を読み取り，看護師だけではなく医療チーム全体でコミュニケーションをよくとり見守りをすることも大切である．

[引用文献]

1) 東京都病院経営本部：転倒・転落防止対策マニュアル（予防から対応まで），平成21年3月改訂．医療事故予防マニュアル，医療行為別シリーズNo.3，2009．
2) Kress JP, Hall JB: ICU-acquired weakness and recovery from critical illness. *N Engl J Med* **370**(17): 1626-1635, 2014.

COLUMN　もしICU患者が転倒・転落を起こしてしまったら？

❶チューブ・点滴ルート，ドレーン類の事故抜去

ICUの患者は呼吸器，透析の機器，循環作動薬など，医療機器や薬物のサポートを得て何とか呼吸や循環を維持している．そのため，呼吸器回路や透析回路のチューブ，中心静脈カテーテルや尿道カテーテル，さまざまな外科的ドレーンが挿入されている．そのような患者がもし転倒・転落してしまったら，外傷を負うだけでなく管類の事故抜去も避けられない．そうな

ると，一時的に呼吸や循環のサポートがなくなり，適切な対応がなされなければ生命にかかわるほどの重大事象となることは容易に想像できる．

❷出血・骨折

転倒・転落による骨折ももちろんだが，凝固能が乱れている患者や抗凝固薬の使用から，打撲部位の出血のリスクも高くなる．特に頭部の出血は致命的となることも十分ありうる．

3）Schweickert WD, Pohlman MC, Pohlman AS, et al: Early physical and occupational therapy in mechanically ventilated, critically ill patients: a randomised controlled trial. *Lancet* **373**：1874-1882, 2009.

[参考文献]

1）棟近雅彦・他監：NDPが進める医療安全の取り組みVol. 5 転倒・転落対策―NDPが考えるベストプラクティス. 2006.

2）江原一雅：入院患者の転倒・転落の防止④. 病院安全教育 **2**（3）：103-108, 2016.

3）日本看護協会：医療安全推進のための標準テキスト. 2013.

4）厚生労働省：集中治療室（ICU）における安全管理について（報告書）. 2007. https://www.mhlw.go.jp/shingi/2007/04/s0401-1.html（2018年11月アクセス）

5）栗本義彦, 浅井康文, 後藤多絵子・他：救命救急センター集中治療室における安全対策. 日集中医誌 **13**：61-62, 2006.

6）行岡秀和：集中治療室の危機管理. 日集中医誌**13**：14-16, 2006.

7）日本医師会：医療従事者のための医療安全対策マニュアル. 2007.

8）Morris PE, Berry MJ, Files DC, et al: Standardized rehabilitation and hospital length of stay among patients with acute respiratory failure a randomized clinical trial. *JAMA* **315**（24）: 2694-2702, 2016.

MEMO

第3章 安全の欲求とケア　　　　　　　　　　　　　　　　　　　　　　　　　三浦 幹剛，今中 翔一

Section
10
誤薬

はじめに

　与薬業務に関する医療事故は頻度が高く，インシデントレポートを集計すると，どこの病棟を取りあげても常に上位を占めている．重症患者に対して集中的に治療・看護を行う病棟では，使用される薬剤の種類が多く，投与量や投与方法も多様である．それに加え効果の発現が著しい薬剤が多いことから，薬剤の選択や投与量・投与方法を誤れば，患者の状態を悪化させることにもなりかねない．

　そこで本項では，与薬業務時に発生する誤薬など薬剤投与に関する医療事故を可能な限り減らすため，薬剤を投与するうえで知っておくべき知識について取りあげ説明する．そして「希釈後の濃度」「投与経路」「薬剤の名称類似による取り間違え」について注意を要する代表的な薬剤をあげ，その特徴や注意点についてまとめた．

I　体内動態

　薬（薬物）を取り扱うにあたり効果や副作用だけではなく，内服や注射による作用時間の違いや，薬物を慎重に投与しなければならない場合について理解しておくことは重要である．

　そのためには，薬物が体内でどのように作用し，どのように変化するのか，薬物の基礎知識

である体内動態について知ることが大切である．薬物の体内動態とは，薬物が投与されて排泄されるまで，［吸収（absorption）→ 分布（distribution）→ 代謝（metabolism）→ 排泄（excretion）］の過程をいう[1].

1. 吸収

　体内動態として血中薬物濃度を考える上で，まずは薬物が体内に吸収されなければならない．経口投与した場合，その薬物の多くは腸から吸収される．また，皮膚や目，耳，鼻，直腸から吸収される薬物もある．なお，静脈注射のように直接薬物を体内に投与する場合は，「吸収」の過程を飛ばすことができる．

2. 分布

　吸収された薬物は，全身を循環する血液に入り，血液中のタンパク質（主にアルブミン）と結合して，各組織や各部位に移行する．この過程を「分布」という．

　循環血液中に入った薬物で，血液中のタンパク質と結合しているものをタンパク結合型，していないものをタンパク非結合型（遊離型）という．非結合型は細胞膜を透過し，血流にのって目的とする組織に到達できるが，細胞膜を透過できない結合型は，そのまま血中に留まることになる．しかし，非結合型が分布・代謝・排泄を終えると，非結合型の血中濃度は低下し，

それに合わせて結合型から一部が徐々に遊離して非結合型に変化し，目的組織に到達できるようになる.

薬物の分布は，血中アルブミンの量や薬物と血中のタンパク質が結合しやすいかどうかなどに影響を受ける.

3. 代謝

薬効を発現した後の薬物は，水溶性が高ければそのまま尿中などに排出される. しかし，脂溶性が高い場合は，そのままでは排出されにくいため，水溶性の物質に変化させて排出しやすくする. このように薬物を体外へ排出されやすい水溶性の物質に変化させることを「代謝」という.

薬物の代謝はほとんど肝臓で行われる. そのため，肝機能が低下している場合には代謝も低下し，薬物の血中濃度は高くなる. 代謝は肝臓のほかに，腎臓，肺，消化管でも行われている. また，薬物によっては代謝により生成した代謝物に活性がある場合がある.

4. 排泄

肝臓で代謝された薬物が，体外へ排出することである. 排泄の経路は主に2つある. 1つは腎臓から尿中に排出される経路，もう1つは胆汁から腸管を経て便中に排出される経路である.

前述したように水溶性の高い物質や代謝された物質は，血液とともに腎臓に入り，尿中に排泄される. また，肝臓で代謝された薬物の中には，胆汁中に排泄されるものもある. 胆汁は胆のうで一時的に貯蔵され，胆管を通って十二指腸へと運ばれ便中に排泄される.

薬物は尿や便中以外にも，乳汁中，唾液中，さらに汗からも排泄される. そのため授乳中の患者への薬剤の投与は慎重に行わなければならない.

Ⅱ 投与経路別の体内動態

1. 内服（経口投与）

経口から投与される形態は，顆粒，ドライシロップ，錠剤，カプセル，トローチなどがある. これら薬剤は，基本的には小腸から吸収されるものが多い. 小腸から吸収された薬物は，血管を通り，門脈に集められて肝臓に入り，初回通過効果と呼ばれる最初の代謝が行われて，全身へ分布する. 全身へ分布されて作用された薬物は，再び肝臓へと分布し，排泄される形へと代謝され尿や胆汁中から便として排泄される.

COLUMN 代謝物に活性がある薬剤

肝臓での代謝により生成された代謝物に活性がある薬剤は多く存在する. その1つとして医療用麻薬であるモルヒネがある. モルヒネは，代謝物にも活性があり，代謝物が腎臓から排泄されるため，腎機能が低下した患者では代謝物が蓄積し，傾眠やせん妄，呼吸抑制などの副作用が強く出ることがあり，注意が必要である. モルヒネ以外の薬剤では，ジアゼパム，ミダゾラムなどでも代謝物に活性がある. これら薬剤についても腎機能が低下している患者に使用する際には注意が必要である.

2. 注射

注射は，皮下注射，筋肉注射，静脈注射，動脈注射などの投与経路がある．いずれの投与経路も経口投与に比べ，効果の発現は早い．それは，肝臓で代謝を受ける前に，血管を介して全身に運ばれるためである．そのため，効果が強く，早く現れるという利点はあるが，肝臓で代謝される前に全身へ作用するため，副作用が出現する危険性が高くなる．

3. 吸入 [2]

吸入は，肺や気道粘膜から薬物を吸収し，全身へ分布する．吸入も，注射と同様に，肝臓で代謝を受ける前に全身に運ばれるため，効果の発現は早いが，副作用も出現しやすい．

4. 経直腸 [2]

直腸から坐薬などを投与する方法で，直腸粘膜から薬物を吸収させ，全身へ分布する．経直腸投与でも，肝臓で代謝を受ける前に，直腸から血中へ薬物が吸収するため，効果が早い．

5. 経皮 [2]

皮膚から薬物を吸収させて，血液から全身へ分布させる方法である．主に心臓，呼吸器系の疾患で用いられることが多い．徐々に皮膚から血中へ吸収させるため，持続性があるのが特徴である．皮膚のかぶれにより効果が低下することがあるため，注意が必要である．

6. 点眼

眼球結膜に薬液を滴下，塗布するもので，局所的に作用するよう作られているのだが，一部は結膜組織から吸収され，血中へ移行するため，副作用を起こす危険性もある．

7. 点鼻・点耳

主に鼻・耳の消炎，抗菌，うっ血の改善目的で行われる．耳や鼻の粘膜から吸収し，血中へ移行する．

III 集中治療で注意すべき配合変化

集中治療では患者の状態が刻一刻と変化するため，一般病棟と比較して多くの注射薬が用い

COLUMN 口腔内投与（舌下投与）について

経口投与する方法の1つとして口腔内投与がある．口腔内投与とは，口腔・咽頭の粘膜から薬物を吸収させる方法である（例：狭心症治療薬／ニトログリセリンの舌下錠）．口腔粘膜の下には密な血管網がある．口腔内投与において，薬物は吸収されて心臓に至る過程で肝臓を通過しない．すなわち，肝臓での初回通過効果を受けない利点がある．よって，ニトログリセリンのように肝臓で初回通過効果を受けることが多い薬物は，口腔内投与される．このように投与した場合，効果の発現は1～2分ととても早いが，効果がなくなるのも早いのが特徴である．なお，以前はニフェジピンも舌下投与される場合があったが，過度の降圧や反射性頻脈をきたすことがあるため使用しないこととなった．

られる．そして多剤を同じルートより投与することが多い．そのため物理的・化学的変化が生じ，着色，沈殿，効果の減弱などが起きてしまうことがある．配合変化によってルートが閉塞し使用不可になるとさらにルートの選択は混迷を極めるため，いかに配合変化を未然に防ぐかが重要である．ここでは集中治療において特に配合変化を起こしやすい注射薬について説明を行う．

1. 配合変化の種類

配合変化でもっともよく遭遇するのが pH による配合変化である．集中治療でよく使用する薬剤においても pH が酸性に偏っている薬剤，または塩基性に偏っている薬剤がある（**表1**）．これらは同じルートより投与すると配合変化を起こしてしまう危険性があるため注意が必要で

ある．

例えばミダゾラムは配合変化を起こしやすい薬剤として有名であるが，これはミダゾラムが酸性に偏っている薬剤であり，混合により pH が少し塩基性に偏っただけで沈殿を生じてしまうためである．ただし，ミダゾラムは5倍希釈すると配合変化を起こしにくくなるため，希釈して使用することが配合変化を回避する手段となりえる．

次に集中治療では酸塩基反応もよく見かける．電解質補正のために硫酸マグネシウムやリン酸ナトリウム，グルコン酸カルシウム等が投与されるがこれらは混ぜると沈殿を生じることがある．そのため投与する場合はメインに入れるよりも側管より別々に投与したほうがよい．

このように配合変化には起こる理由があり，原因がわかれば対処方法が見えてくるものである．

表1　集中治療でよく使用する薬剤の pH	
酸性	塩基性
・アンカロン®	・アシクロビル®
・カテコラミン®	・アレビアチン®
・ニカルジピン®	・エラスポール®
・シプロキサン®	・オメプラゾール®
・ビソルボン®	・タケプロン®
・ミダゾラム®	・ダントリウム®
・ブプレノルフィン®	・ネオフィリン®
・レミナロン®	・メイロン®
	・ラシックス®
	・ラボナール®

2. 医療器具との配合変化

配合変化は注射薬同士のみで起こるわけではない．集中治療では鎮静薬としてプロポフォールがよく使用されるが，実はポリカーボネート製三方活栓を使用していると，劣化して，ひび割れを起こしてしまうことがある（クラック）．よってプロポフォールを使用するルートの三方活栓はポリプロピレン製にしなくてはならない．

またニトログリセリンやアミオダロンはポリ塩化ビニル（PVC）製の輸液セットへの吸着

COLUMN　輸液フィルターの透過性について

輸液フィルターは微生物の除去や異物（アンプルカットによって生じたガラス片，コアリングによって生じたゴム片等）の除去を目的として使用される．よって可能な限りフィルターを通したほうがよい．しかしここで注意しなければならないのが薬剤のフィルター透過性についてである．ロピオン®や脂肪乳剤，アルブミン等の血液製剤は目詰まりを起こす可能性がある．またノルアドレナリン等微量持続で投与する薬剤もフィルターによって正確な量が投与されなくなる可能性がある．よってこれらの薬剤はフィルターを通さないほうが望ましい．

が知られている．吸着により含有量が低下し，正確な量を投与できなくなるため PVC フリーの輸液セットを用いることが望ましい．

3. 光分解

光によって分解されやすいのは主にビタミンである．よって高カロリー輸液，メナテトレノン（ビタミン K）等は遮光する必要がある．特にメナテトレノンは散光下では調製後 2 時間で含有量が規格外まで低下してしまうため，直前に調製し遮光が望まれる．

余談ではあるが塩化カリウム（KCL®）は厳重に遮光されている．これはカリウム製剤のリスクマネジメントの着色剤としてリボフラビンが含有されているからであり，KCL® 自体は光によって影響を受けない．よって調製後に遮光する必要はない．

IV 希釈後の濃度に注意を要する薬剤

2015 年 11 月に医療安全情報にてアドレナリンの濃度間違いに関する事例が 6 件報告された．これらの事例では濃度の濃いアドレナリンを投与したことにより，血圧上昇，頻脈，心室細動等を起こしている．

アドレナリン等のカテコラミンは心臓，または血管のアドレナリン受容体を刺激することにより強力な血管収縮作用や心収縮・心拍出量増加作用を発現するが，その一方で投与量を間違えると急激な血圧上昇や頻脈，不整脈を起こしてしまう．よって通常使用される濃度や投与量を知っておくことが重要である．またノルアドレナリン等は使用に際して希釈が必要であるが，希釈方法を統一しておくことで医療事故を未然に防ぐことが可能である．ここではカテコラミンの特徴，注意点について説明する．

カテコラミンはどのアドレナリン受容体を刺激するかで効果が変わってくる．またドパミンはドパミン受容体も刺激する．よって血圧の変動は a_1 による収縮と β_2 による拡張のバランスで決まる．表 2 に示す．

1. ドパミン

用量によって作用が分かれる．中等量（5 γ）までは β 刺激が主であり，腎血流量増加による利尿効果がある（ただし現在は否定的な意見が多い）．中等量以上では a_1 刺激がメインとなり血圧維持作用が主となる．副作用として不整脈が起きやすい．

2. ドブタミン

β_1 刺激により心収縮・心拍出量を増やすが，β_2 刺激により末梢血管を広げ血圧低下の副作用が出る可能性がある．また心筋の酸素消費量が増えることによる虚血のリスクが報告されている（図 1）．

3. ノルアドレナリン

● $a > \beta$ であり強力な a_1 刺激により血管を収縮させ血圧上昇作用があり，0.01 γ 〜で使用される．副作用として血管収縮のため末梢や腸管，腎に虚血を起こす可能性がある．
● 敗血症性ショックでは第一選択となる[3]．

4. アドレナリン

● すべてのアドレナリン受容体を刺激する．そのためアナフィラキシーや心停止時に使用される．ただし，アナフィラキシーの際は通常 0.3mg を筋注，心停止時には 3 〜 5 分ごとに 1mg 静注と使い方が異なるため，注意が必要

表2 静注カテコラミンの比較

商品名	一般名	心臓，または血管のアドレナリン受容体 α刺激/末梢動脈収縮	β₁刺激/心収縮力増強	β₂刺激/末梢動脈拡張	ドパミン受容体による腎動脈拡張	血圧維持作用
ドブポン® 150mg/50mL ドブトレックス® 600mg/200mL	ドブタミン(DOB)	＋	＋＋＋	＋＋	－	－
イノバン® 150mg/50mL プレドパ® 600mg/200mL, 200mg/200mL	ドパミン(DOA)	中用量から＋〜＋＋	中用量から＋〜＋＋	－	低〜中用量のみ ＋＋	中用量から＋〜＋＋
ノルアドリナリン® 1mg/mL	ノルアドレナリン(NAd)	＋＋＋	＋＋	－	－	＋＋＋
ボスミン® 1mg/mL アドレナリンシリンジ® 1mg/mL	アドレナリン(Ad)	＋＋＋	＋＋＋	＋＋＋	－	＋－

（カテコラミンの用量はγ＝μg/kg/秒で表わす．50kgで600mg/200mLの製剤を使った場合5γは5mL/時となる）

図1 ドパミンとドブタミンの違い

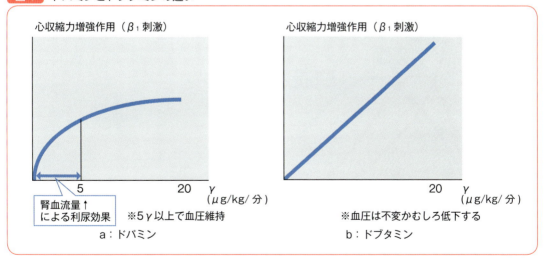

a：ドパミン　　　　　　　　　　　　　　b：ドブタミン
※5γ以上で血圧維持　　　　　　　　　　※血圧は不変かむしろ低下する

である．

最後に，カテコラミンを使う際は血管外漏出により効果が得られないことや皮膚の壊死を起こす可能性があるため注意が必要である．可能な限り中心静脈ルートを使用することが望ましい．

V 投与経路に注意を要する薬剤

薬剤の投与経路は前述のようにさまざまである．同じ成分でも投与経路によって体内に入る量が異なったり，吸収速度や持続性が異なったりする．そのため，投与経路・投与方法を間違えた場合，副作用や有害事象が生じたり，すぐに効果がみられない，効果が持続しないなど期待する効果が得られないといった不利益が予想される．

特に注射薬は，静注，点滴静注，皮下注，筋注といった類似した投与経路があり薬物の吸収速度に違いがあるため注意が必要である(図2)[4]．

実際にカリウム製剤，高濃度キシロカイン製剤において，投与経路を間違えたことが原因で心停止を起こし，患者が死亡するという医療事故が起きている．

これらの製剤は，原液投与してはいけない代表的な薬剤であり投与経路に注意が必要である．以下に，カリウム製剤，高濃度キシロカイン製剤について特徴および投与時の注意点を記す．

1. カリウム製剤（注射剤）（表3）

カリウム製剤は輸液バッグなどに混注し希釈して使用する．しかし，追加指示された塩化カリウム注射液を点滴ボトルに混注せずに三方活栓から急速静注するという事故が起きている．そのため，最近では輸液バッグの注入口にしか薬液を注入することができないプレフィルド製剤（キット製剤）が発売されている．しかしながら，プレフィルド製剤でも投与量を間違えたり，使用方法がわからず別のシリンジに移し替えたという報告もある[5]．

図2 投与経路による血中濃度推移の違い

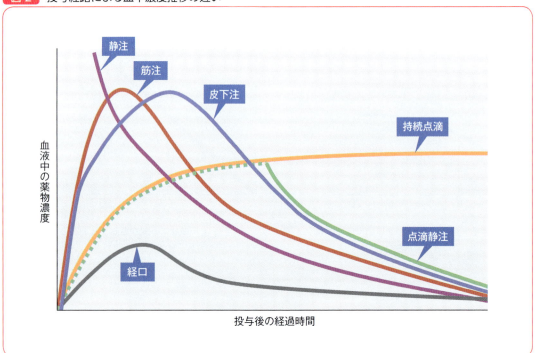

(藤井良和：新生児における抗生剤代謝の特徴性．小児科診療 38(2):1975. を一部改変)

表3 カリウム製剤

一般名	代表的な商品名
塩化カリウム	KCL® 補正液 1 mEq/mL
	KCL® 注 10mEq キット（テルモ）（10mL）
	KCL® 注 20mEq キット（テルモ）（20mL）
L- アスパラギン酸カリウム	アスパラカリウム® 注 10mEq
	L- アスパラギン酸 K 点滴静注液® 10mEq（タイヨー）
	アスパラギン酸カリウム® 注 10mEq キット（テルモ）
	L- アスパラギン酸カリウム点滴静注液® 10mEq（日新）
リン酸二カリウム	リン酸2カリウム® 注 20mEq キット（テルモ）

1）特徴・注意点[5]

- 静脈注射などにより血中のカリウムイオン濃度が急激に上昇し高カリウム血症になると，洞房結節が変調をきたし，致死的な不整脈が起こり，心停止に至る．

- カリウム製剤は直接静注してはならない．必ず 40mEq/L 以下に希釈し，カリウムイオンとして 20mEq/ 時を超えない投与速度で時間をかけて投与する必要がある．また，投与量は 1 日 100mEq を超えてはならない．

- 高カリウム血症による不整脈の防止には，細胞外液のカルシウム（Ca）濃度を上昇させ，細胞膜電位を低下させるためのカルシウム製剤が用いられる．

- 急速静注を防止するため，注意喚起の表示やキット製剤が販売されるなどの取り組みがされている．

- キット製剤は，専用針しか接続できず，三方活栓や他の注射針等とは接続できないプレフィルドシリンジ製剤や，輸液剤等に混和するための注入針が付いた製剤がある．キット製品を使用する際は，製剤の意味を十分に理解し，他の注射器に薬液を吸い取ることは危険を誘発することを認識する必要がある．

2. リドカイン（キシロカイン®）製剤（表4）

リドカインは局所麻酔薬としてよく使用されているが，心臓の神経膜のナトリウムチャネルも遮断するため，抗不整脈薬としても使用される．以前は，静脈注射用の 2％（100mg/5mL）製剤と点滴用 10％（1000mg/10mL）製剤があ

COLUMN　緩徐に静注とは

添付文書に「緩徐に静注」と記載されている場合があるが，「緩徐に静注」とはどのくらいの速度で投与することをいうのか．例えば，抗てんかん薬であるアレビアチン® 製剤は静脈注射で使用されるが，急速に静脈注射した場合，心停止や一過性の血圧低下，呼吸抑制などを起こす危険性がある．以前，添付文書には「緩徐に静注」と記載されていたが，わかりにくいため「1 分間に 1mL を超えない速度で」という具体的な記載に変更となっている．

特に詳細な指示がない場合，「緩徐に」という指示は注入速度 3 分以上，「きわめて緩徐に」は注入速度 5 分以上が目安となる．

表4 抗不整脈薬として使用されるリドカイン製剤

一般名	代表的な商品名
リドカイン塩酸塩	オリベス点滴用®1%（2g/200mL）
	オリベス静注用®2%（100mg/5mL）
	静注用キシロカイン®2%（100mg/5mL）
	リドカイン静注用®2%シリンジ（テルモ）（100mg/5mL）

ったが，取り違え事故のため「点滴用キシロカイン®10%」は販売中止となっている．

1）特徴・注意点[5]

● 静脈注射用の2%（100mg/5mL）製剤でも「1～2mg/kgを1～2分間で緩徐に静注」となっているので体重の軽い患者では注意が必要である．

● 静脈注射の効果は，10～20分で消失する．

● キシロカイン®製剤は局所麻酔用製剤も多くあり，特にエピネフリンが配合されているEキシロカイン®との間違いには注意が必要である．

● 過量投与を避けるため，頻回の血圧測定および心電図の連続監視下で投与する．

● 過量投与の場合，心血管系の症状として，血圧低下，徐脈，心筋収縮力低下，心拍出量低下，刺激伝導系の抑制，心室性頻脈および心室細動等の心室性不整脈，循環虚脱，心停止等が現れる．

● リドカインは塩酸塩であり，アルカリ性注射液（炭酸水素ナトリウム液など）との配合により，リドカインが析出するので混合しない．

VI 薬剤の名称類似による取り間違いに注意を要する薬剤

誤薬による事故の要因として薬剤の名称類似による取り間違いがあげられる．2008年11月

副腎皮質ステロイド薬「サクシゾン®」が投与されるべきところ，筋弛緩薬「サクシン®」（現在，スキサメトニウム®注に名称変更）が誤って投与され患者が死亡する事後が起きている．また，2014年12月，セフェム系抗菌薬「マキシピーム®」のところ筋弛緩薬「マスキュレート®」を誤って投与され心肺停止による死亡する事故が起きている．

いずれの事故も薬剤の名称類似による取り間違いが原因で誤薬が起きている．筋弛緩薬の誤薬は，呼吸抑制等が起こり患者を死亡させてしまう可能性があるため特に注意が必要である．以下に，筋弛緩薬の特徴と投与時の注意点について記す．

1. 筋弛緩薬（表5）

筋弛緩薬は脱分極性と非脱分極性に分類される．脱分極性としてはスキサメトニウム塩化物がある．非脱分極性筋弛緩薬としては，ロクロニウム臭化物・臭化ベクロニウムがある．

表5 筋弛緩薬

一般名	代表的な商品名
スキサメトニウム塩化物	レラキシン®注用200mg
	スキサメトニウム®注40（マルイシ）
	スキサメトニウム®注100（マルイシ）
ロクロニウム臭化物	エスラックス®静注25mg/2.5mL
	エスラックス®静注50mg/5.0mL
	ロクロニウム臭化物静注液®25mg/2.5mL（マルイシ）
	ロクロニウム臭化物静注液®50mg/5.0mL（マルイシ）
ベクロニウム臭化物	ベクロニウム静注用®4mg（F）
	ベクロニウム静注用®10mg（F）

2. 特徴・注意点 [6, 7]

1) スキサメトニウム塩化物（スキサメトニウム®）

- 作用時間は短く，拮抗薬は存在しない
- 副作用として，高カリウム血症，悪性高熱症，眼圧上昇，筋肉痛，不整脈には注意が必要である
- スキサメトニウム®使用時は呼吸停止が必発であるため，気管挿管や人工呼吸器に熟練した医師が使用すべきである
- 以前はスキサメトニウムの商品名は「サクシン®」であったが，ステロイド製剤「サクシゾン®」と名称が類似しているため，サクシンが誤投与され患者が死亡するという事例があり，現在の「スキサメトニウム®」という商品名になった

2) ロクロニウム臭化物（エスラックス®）

- スキサメトニウム®ほどではないが，作用時間が迅速で心血管系の副作用は非常に少なく，同系統のベクロニウム®よりも効果発現は非常に速い（37～73秒）
- 熱傷や腎不全などの高カリウム血症が疑われる場合には，スキサメトニウム®ではなくロクロニウム®を選択する
- 副作用としてショック，アナフィラキシーショック，横紋筋融解症などが あげられるが，一般的に自律神経系への影響は非常に少なく，ほとんど副作用を認めない
- 注意点としてステロイド全般，チアミラール，ドパミン，バンコマイシン，フロセミドなどと混合すると沈殿を生じるので注入時には混合しない

3) ベクロニウム臭化物（ベクロニウム®）

- 効果発現時間は，スキサメトニウム®やロクロニウム®と比較して大幅に長いため（約3～5分），気管挿管直前の薬剤として使用されることはほとんどない
- 25～50％が胆汁に排泄され，30～35％が未変化体として腎臓から排泄される．代謝産物がベクロニウム®の70～80％の活性をもつため，肝機能・腎機能障害では作用時間が延長する欠点がある
- 副作用としてショック，アナフィラキシーショック，横紋筋融解症などがあげられるが，一般的に自律神経系への影響は非常に少なく，ほとんど副作用を認めない
- 注意点として溶解後は速やかに使用する．チオペンタール，チアミラールと混和すると沈殿が生じるので注入時には混合しない

COLUMN　筋弛緩薬の拮抗薬と保管管理方法

　脱分極性筋弛緩薬であるスキサメトニウムは作用発現時間が迅速で効果持続時間が短いため，気管挿管時に使用されるが拮抗薬は存在しない．非脱分極性筋弛緩薬の拮抗薬（抗コリンエステラーゼ薬）は逆に作用を増強させるので，注意が必要である．一方，非脱分極性筋弛緩薬の拮抗薬には，ネオスチグミンメチル硫酸塩とアトロピン硫酸塩水和物を混合した製剤がある．また最近では，ロクロニウム・ベクロニウムを選択的に直接包接して筋弛緩作用を不活化する筋弛緩回復薬であるスガマデクスナトリウムがある．

　筋弛緩薬はすべて毒薬（規制医薬品）であり，他の医薬品と区別して鍵のかかる場所での保管が必要となる．法的な義務はないが，医薬品の盗難や乱用などを防ぐため，また安全管理の観点から使用済みバイアル（アンプル）の回収を行うことが望ましい．

§10　誤薬　349

VII 誤薬を防ぐ方法

　与薬業務は，看護師だけではなく医師，薬剤師など多くの職種が携わっており，患者に投与されるまでの過程も複雑である[8]．まず，医師から指示が出されるが，その際，薬剤の規格や投与量，投与方法など正確な指示が要求される．薬剤師が関与する調剤業務では，正確な調剤や取り扱いが要求される．最近では医療安全の観点から薬剤部や病棟で薬剤師が点滴薬の混注業務を行っている病院も多数見受けられる．

　そして患者への与薬を担当する看護師には，常に指示通りの正確な与薬が求められる．そのために看護師は，正確な薬剤の規格，量，回数，時間，用法，患者等，医師や薬剤師などに比べると確認事項が多くなり，さらに注射薬においては，点滴速度，注射部位など同時に複数項目を確認しなければならない．

　Leape らの研究[9]によると与薬業務の過程で「医師の指示」「薬剤師の調剤」「看護師による与薬」で発生するエラーの割合はそれぞれ，39％，11％，38％であり，「医師の指示」と「看護師による与薬」は同等の高いミスの危険性を示している．

　しかし，医師の指示エラーは，その指示を受ける薬剤師や看護師により，薬剤師の調剤エラーは，それを受ける看護師によりチェック機能が働く．与薬業務の過程における医師のエラーの未然発見率は48％と高く，そのうち87％が看護師により発見されている．また，薬剤師による調剤エラーは，それを受ける看護師によりチェックされ，エラーの未然発見率は34％となっている．しかし，直接患者に実施する看護師のエラーは，患者によってしかチェック機能が働かず，看護師のエラー未然発見率は2％と低い値である．

　以上のことから，患者に与薬する看護師は，

医師や薬剤師と異なりチェック機能が働かない上に，常に正確な薬剤かどうか多数の確認事項が含まれるため業務も繁雑になり，与薬業務の過程のなかで最もミスの危険性が高い．そのため日本看護協会では，誤薬防止のための具体的な6つの確認事項をあげている[10]．6つの確認事項「6R（Right＝正しい）」とは，

❶ Right Patient（正しい患者）
❷ Right Drug（正しい薬）
❸ Right Purpose（正しい目的）
❹ Right Dose（正しい用量）
❺ Right Route（正しい投与経路）
❻ Right Time（正しい投与時間）
　を指す．

　この6R に沿った確認を徹底することが誤薬を防ぐために重要になる．

　したがって，与薬業務時に起こる誤薬など薬剤投与に関する医療事故を防ぐためには，「医師の指示」「薬剤の調製」「薬剤の与薬」といった薬剤が与薬されるまでのそれぞれの過程において，医師，薬剤師，看護師が各業務のなかで6R に沿った確認を徹底し，与薬時の統一したルール作りを多職種間で連携を図り取り組む必要がある．

　さらに，多職種間での取り組み以外に個人や患者参加による取り組みも重要になる．個人の取り組みでは，事故が起こる可能性，事故防止策の根拠を知っておくこと，ルールを守ることで自分自身を守っているという意識をもつことである．例えば「ハントウ」という指示を受けたとき「半筒」と「3筒」を間違えた事例を知っておくことや，自分の病院で起きているインシデント事例を収集し，間違えやすい薬剤を知っておくことで自分なりに注意することができる．つまり事故が起こる可能性を知っておくだけで役に立つはずである．

　事故が起こるとさまざまな事故防止策がとられるが，なぜ防止策が役立つのか根拠を知って

おくことも大切である．例えば，指差し呼称は指を差すだけではなくなぜ声を出さないといけないのか．それは指を差し，声に出すことで意識して，今行っている業務に集中させるためである[11]．このような根拠を知っておけば，時に面倒で恥ずかしい指差し呼称も改めて厳守の気持ちが起きるものである．

また，時間の経過とともに事故対策として作成されたマニュアルやルールが守られていないことうがしばしば見受けられる．守ることができないマニュアルやルールについては見直しが必要な場合もあるが，そのマニュアルやルールは，過去に事故やインシデント事例の経験に対する防止策のために作成されたことを忘れてはならない．マニュアルやルールを守ることは，事故を防止し患者を守るとともに，自分自身を事故の当事者となることから守っているという意識をもつことが大切である．

そして医療事故を防ぐためには，医療関係者の取り組みだけでなく，患者自身または患者・家族による医療への参加を促進することも重要な視点となる．米国保健福祉省（AHRQ：Agency for Healthcare Research and Quality）が 2000 年に発表した「医療事故を防ぐための 20 のヒント」（2011 年，一部改変）[12]では，医療事故防止のために患者自身が医療チームの一員として積極的に参加することが重要であると冒頭に述べ，医療安全を推進するための患者参加の具体的な方法を示し，積極的にその推進を図っている．

わが国でも，厚生労働省が 2001 年に「安全な医療を提供するための 10 の要点」[13]を示し，「対話と患者参加」を 2 番目の要点としてあげている．このなかで，医療内容について十分に説明し，患者との対話を心がけることによって，医療に対する患者の理解が進むとともに，相互の理解がより深まると述べられている．患者参加は薬剤にかかわる医療事故防止に有効な方策であるため，今後，患者の力を活かした事故防止の可能性について考えていく必要がある．

おわりに

本項では，薬剤に対する基礎知識不足によると思われる誤薬を可能な限り減らすため，体内動態，投与経路，配合変化などについて記載した．そして「希釈後の濃度」「投与経路」「薬剤の名称類似による取り間違え」について注意を要する代表的な薬剤をあげ特徴や注意点についてまとめた．なぜ誤薬が死亡事故など重大な事故に繋がるのか，投与する薬剤に対し確認すべきことが何であるか，その理由が理解できることで今後同様な誤薬が起こらなくなるものと期待する．

また，集中治療を行う病棟では，医師の指示が随時発生し，その指示のもと多種多様な薬剤が使用されている．そのため使用される薬剤の

COLUMN　医療事故防止に向けて看護師の現場からの声を

　医療安全の観点からも看護師の声は非常に重要になる．しかし現場からの生の声は製薬会社へはなかなか伝わりにくい．ヒューマンエラーを誘発するような名称や外観の類似，包装形態などの改善要望は，直接，製薬会社の医薬情報担当者（MR）へ連絡するか，あるいは薬剤師を通じて伝えることができる．多施設から同じような要望が上がれば，製薬会社は具体的な対策を検討するようである．医療事故防止に向けて，現場の声を製薬会社へ届けていくことが大切である．

§ ⑩ 誤薬　351

取り扱いは，医療安全の面から多くの知識と経験が必要となる．特に，実際に薬剤を投与する看護師の知識（6つのR）が不足していると，医療事故の要因となる．わからないことをそのままにせず，医師や薬剤師などに相談・確認できるような環境作りが非常に大切である．

そして，医療事故防止の具体的な対策としては，ダブルチェックなどの安全管理の徹底や，危険予測などが考えられるが，重要なのはコミュニケーションエラーの発生を予防し，チームワークを活用した医療安全への取り組みである．

そのためには，医療チーム内での密なコミュニケーションが必要不可欠である．コミュニケーションを密に行うためには，医師や薬剤師をはじめとした多職種と話し合う場を定期的に設けることや多職種の仕事内容の把握，研修・セミナーの実施などがあげられる．

さらに，これまでは職種ごとの専門領域において安全を確保するための教育が行われてきたが，今後は，個別の職種における業務の安全の確保だけでなく，患者も参加したチーム全体で医療における安全を確保することが求められている．

与薬は看護師が行う医療行為のなかでも頻度が高く，誤薬は看護師が犯すエラーのうちで最もよく起こる．看護師の誤薬はどんなに注意をしていてもゼロにすることはできない．しかし，きちんと対策をすれば限りなくゼロに近づけることはできると考える．誤薬を含め薬剤にかかわる医療事故を防ぐためには，個人での対策の

他に多職種が確認し合える環境作りや密なコミュニケーション，患者が参加したチーム医療が必要である．

[文献]
1) 今井正・他監，飯野正光・他編：標準薬理学．第7版．p16，医学書院，2015.
2) 今井正・他監，飯野正光・他編：標準薬理学．第7版．pp18-19，医学書院，2015.
3) De Backer D, Aldecoa C, Njimi H, et al: Dopamine versus norepinephrine in the treatment of septic shock: a meta-analysis. *Crit Care Med* **40**(3): 725-730, 2012.
4) 藤井良和：新生児における抗生剤代謝の特徴性．小児科診療**38**(2)：177-182，1975.
5) 浜田康次編：知らないとハイリスク誤薬・誤投与を防止する薬の知識．Nursing MooK73，pp22-23，学研メディカル秀潤社，2012.
6) 大西正文：手術室・ICU・NICU・救命救急でよく使用されるハイリスク薬とその管理方法．日本病院薬剤師会雑誌**46**(6)：771-774，2010.
7) 西澤健司：知っておきたい！救急必須の薬剤知識．エマージェンシー・ケア**27**(9)：889-893，2014.
8) 布施淳子，跡部円，大佐賀敦・他：与薬事故における看護婦の認識に関する研究—新人看護婦のヒヤリハット体験における，新人看護婦・新人担当指導者・スタッフ間の差異の検討．北日本看護学会誌**2**：21-28，1999.
9) Leape LL, Bates DW, Cullen DJ, et al: Systems analysis of adverse drug events. ADE Prevention Study Group. *JAMA* **274**(1): 35-43, 1995.
10) 公益社団法人日本看護協会：医療安全推進のための標準テキスト．p21，2013.
11) 芳賀繁，赤塚肇，白戸宏明：「指差呼称」のエラー防止効果の室内実験による検証．産業・組織心理学研究 **9**(2)：107-114，1996.
12) Agency for Healthcare Research and Quality：20 Tips to Help Prevent Medical Errors.2011.
http://archive.ahrq.gov/patients-consumers/care-planning/errors/20tips/（2016年09月28日アクセス）．
13) 厚生労働省：「安全な医療を提供するための10の要点」報告書．2001.
http://www.mhlw.go.jp/topics/2001/0110/tp1030-1f.html（2016年09月28日アクセス）

第4章

所属と愛の欲求とケア

Section 1 家族論

はじめに―家族とは

　家族とは，「夫婦をはじめ，生活を共にする親子・兄弟などの血縁関係．社会構成の基本単位」と定義されている[1]．しかし，血縁や婚姻関係によって成り立つ家族だけでなく，非婚による同居，目的を同じくする者同士の同居などによって共同生活する小集団も家族ととらえる場合もある．家族は社会構成の基本単位であることに加え，情動的つながりをもって互いを家族として認め合い，想い合うことで絆を成立している集まりでもある．そのうえで，単に親族関係の結びつきで家族を定義するのではなく，「家族とは，お互いに情緒的，物理的，経済的サポートを依存し合っている2人かそれ以上の人々のことである．家族のメンバーとは，その人たち自身が家族であると認識している人々のことである」[2] という広い定義がなされている．

　家族構成にはさまざまな類型がある．1世帯だけの単一家族，夫婦とその子どもだけの核家族，家系を継ぐ子どもと親が同居する直系家族，子どもの配偶者や親戚などと同居する複合家族などである．現代は，核家族または家族と同居しない単身世帯が増加している．

I 家族の特性と機能

1) 特性

　家族には，5つの重要な帰属特性があるとされている（表1）[3]．

　表1の❶の家族が1つのシステムであるというのは，次項で述べる家族システムのことであり，家族全体を1つのユニットとしてとらえることである．❷は家族間の距離感やかかわりの程度で，同居している家族もあれば，別居している家族もある．❸は夫婦だけまたは単身世帯のように子どもがいない家族といる家族の違いである．❹は家族の絆を前提とした家族内の義務や愛情によるつながりのことである．❺は育児や教育などの側面を示している．

2) 機能

　こうした特性をもつ家族は，いくつかの家族

表1 帰属特性

❶ 家族は1つのシステムまたはユニットである．
❷ 構成メンバーはかかわりが深いこともあるし，一緒に住んでいる場合もある．
❸ 子どもを含む場合もあるし，含まない場合もある．
❹ メンバーには，将来の義務も含めたコミットメントとアタッチメントの機能がある．
❺ 家族メンバーを保護し，メンバーを養育し，メンバーの社会化を促進するケア機能がある．

機能をもっており，それぞれの機能に応じて家族役割が果たされる．

1 子孫を残す

家族を男女の夫婦という側面でみた場合は，子どもをもうけて後生へと子孫を残す機能がある．生物進化的には自己の遺伝子の伝達ということでもある．しかし，子どもをつくらない夫婦だけの家族もあれば，養子を迎えて家族として生活するケースもある．

2 養育と教育

子どもがいる場合には，その養育をし，教育を経て社会化へと子どもを成長させる機能がある．家庭内でしつけたり，親の義務として学校で教育をさせることなどである．

3 性と愛情

夫婦には，男女間の性の欲求を満たすという関係がある．たいていは，互いに愛し合っているという関係が前提になっている．また，親と子，きょうだい間の愛情をはぐくむといった機能もある．

4 保護機能

家族が協力し，家族メンバーを守る機能である．親が子を保護する，子が親の面倒をみる，兄弟で助け合うなどの行為を指す．ここには，健康保護機能も含まれる．病気の予防，看護，介護などの健康に関する家族の役割機能がある．

5 経済活動

家族は経済的保証の基盤である．収入を得て家族の家計を支える，生活に必要なものを購入するといった経済活動である．かつて，その家に代々伝わってきた職業である家業が基本になっていたことが多かったが，現代では収入活動のための家族のつながりは減少し，家庭の外に仕事を求める人がほとんどである．

6 文化の継承

家族がもつ独自の家族文化を守り，後生に伝える機能である．家業を継いだり，先祖代々の品を保管したり，親の地位を継承したり，伝統を引き継いだり，親の住居とその地域住民との関係性を子が引き継ぐといったこともある．

7 その他

上記の家族機能がなく，法的側面のみで家族と称されるケースがある．戸籍上は夫婦を名乗ってはいるものの実質上の夫婦関係にはない仮面夫婦，外国人の在留資格取得や詐欺目的の偽装結婚，親の死亡届を出さずに年金を不正に受給するなど，犯罪がらみの夫婦関係・親子関係にかかわるものである．このような家族であることの目的は，表向きに夫婦または親子であることが立証されればよいだけであり，法的には家族であるが，前述した家族の定義とは相容れない状態である．

家族機能を，社会システムにおける家族メンバー間の機能として表現したものもある．Friedman は，この基本的な家族機能を次の7つに区分した[4]．❶情緒的機能：家族メンバーのパーソナリティの維持と情緒的ニーズを満たす，❷社会化と地位付与機能：社会の生産的なメンバーになるために子どもを社会化する，❸生殖機能：社会に新しいメンバーを生み出す，❹家族コーピング機能：秩序と安定性を維持する，❺経済機能：十分な経済的資源の提供と効果的な資源配分，❻物理的な必需品の配給：食料，衣類，住居の確保，❼ヘルスケア機能：健康を維持するである．

II 家族システム

家族を構成するメンバーの一人ひとりに注目するだけでなく，その関係性を含めた家族全体に注目する見方もある．このような家族の見方は，家族システム論と呼ばれるもので，家族集団を1つの単位（有機体）とみなし，集団内の相互関係に焦点を当てている．家族を1つの単位としてとらえることによって，家族員一人ひとりにアプローチするだけでなく，家族全体を

§ ❶ 家族論　355

アセスメントしケアを進めることができる.

家族システム論は，理論生物学者ベルタランフィによって提唱された一般システム理論[5]を基盤として構築された家族理論である．家族を社会文化的・歴史的な環境との相互作用によって成り立っている1つの開放システムとみなしている．システムとは，「目標志向のユニットであり，相互に作用し依存し合っている部分からなり，時間を超えて存続していくもの」であり，家族システムとは「相互に密接に作用し合い，依存し合っている個人からなる小集団であり，家族員は家族機能や目標など具体的な目的を達成するためのひとつのユニットのなかに組み込まれている」ものである[6].

家族をシステムでみた場合，刺激（入力），反応（出力），フィードバック機構の各要素と，刺激と反応を仲介する家族システムが位置づけられる（図1）[7]．家族システムにはサブシステムがあり，その上には上位システムがある．上位システムとは，居住する地域や県・国などのシステムであり，サブシステムには夫婦サブシステムや母子サブシステム，きょうだいサブシステムなどがある．この家族システムに何らかの刺激が与えられると，家族システム内部で相互作用が起こり，同時に上位システムとのエネルギー交換を行いながら結果として反応や行動が引き起こされる．さらにその反応は刺激にフィードバックされ，次の反応のための新たな刺激となる．

家族システムには次のような特性があり，この理論の基本となっている[8].

1 全体性

家族システムは部分としての家族成員によって構成されているが，家族全体として機能するものである．このため，家族員に起こった変化は家族全体に変化をもたらす．

2 非累積性

部分として構成されている家族員のパワーは，成員同士の相互作用により相乗効果をもたらし，

図1 家族システム

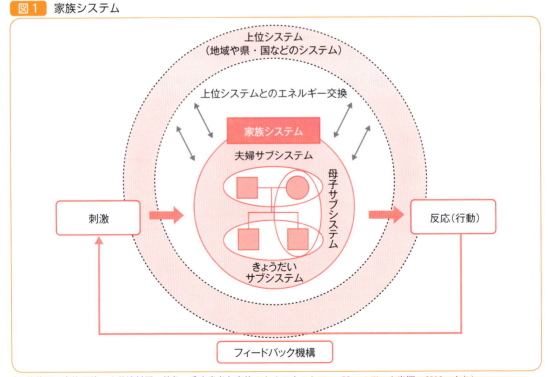

（山勢善江：家族理論．山勢博彰編，救急・重症患者と家族のための心のケア，p53，メディカ出版，2010．より）

全体のパワーは個々の総和以上のものになる.

3 恒常性

家族システムはシステム内外の変化に対して，フィードバック機構を働かせながら常に均衡状態を保とうとする力をもつ.

4 循環的因果関係

家族内に起こっている問題は，単に原因−結果が直線関係にあるものでなく，その因果関係には循環性がある．ある原因が次の結果をもたらし，それがまた原因となり次の結果をもたらすという循環を繰り返している.

5 組織性

家族のなかでは，成員個々がそれぞれに境界をもつ独立した存在であると同時に，親子，夫婦，きょうだいといったサブシステムの一部でもある．そしてサブシステムには階層性と期待される役割がある.

家族システムが機能的に働く場合は，相互の信頼関係が存在し，コミュニケーション，意思の疎通，家族員の役割などを有効に働かせることができる．反対に，非機能的な家族は，信頼関係が欠如し，閉鎖的コミュニケーション，感情交流の断絶，葛藤的関係などの事態が生じる．入院等によって非機能的な状態になれば，家族の関係性にゆがみが生じたり，家族役割が変わったり，家族ダイナミックスに支障をきたすこともある.

III 家族の発達

人の発達はもちろんのこと，家族には発達という側面もある．家族の発達について理論的にまとめられているものに，Duvall の家族周期モデルがある[9]．このモデルでは，家族が通過する8つの年代的な段階を明確にし，それぞれの段階に発達課題を設定している．その課題とは，

❶家族の誕生，❷妊娠・出産期の家族，❸学童前期の子どもがいる家族，❹10代の子どもがいる家族，❺子どもが巣立っていく家族，❻中年（壮年）の親の家族，❼退職と老年の家族である.

おわりに―クリティカルケアにおける家族の問題

入院患者の家族は，患者の病状に伴う不安や心配事の増加，入院費等の経済的負担，家族内の役割変化等によって，心身の疲労やストレスフルな状態になる．家族システムに何らかの影響をもたらし，非機能的状態へと向かう可能性もある．特にクリティカルケアでは，家族に特徴的なニーズが生じたり，代理意思決定を求められたり，急性悲嘆反応を起こしたりすることがある.

患者が危機的であればあるほど，家族の心身への負担は増加する．クリティカルケアでは，こうした家族の特徴を考慮した迅速で的確な看護が求められる.

[引用文献]
1) 新村出編：広辞苑，第3版．p454，岩波書店，1983.
2) 村田恵子，荒川靖子，津田紀子監訳：家族看護学―理論・実践・研究．p5，医学書院，2001.
3) Stuart, M : An analysis of the concept of family : In Whall AL, Fawcett J (Eds), Family theory development in nursing ; State of the science and art, pp31-42, FA Davis, 1991.
4) 野嶋佐由美訳：家族看護学―理論とアセスメント．p444，へるす出版，1993.
5) ルードヴィヒ・フォン・ベルタランフィ著，長野敬・他訳：一般システム理論．pp1-49，みすず書房，1973.
6) 野嶋佐由美監，中野綾美編：家族エンパワーメントをもたらす看護実践．pp1-15，へるす出版，2005.
7) 山勢善江：家族理論．山勢博彰編，救急・重症患者と家族のための心のケア，p53，メディカ出版，2010.
8) 鈴木和子，渡辺裕子著：家族看護学―理論と実践．pp47-48，日本看護協会出版会，2006.
9) Duvall EM, Miller BC : Marriage and Family Development , 6th ed. pp447, New York, Harper & Row, Publishers, 1985.

§ ❶ 家族論　357

第4章 所属と愛の欲求とケア　　　　　　　　　　　　　　　　　　　　　　　　　　　　　　山本 小奈実

Section 2 ケアを受ける存在としての家族

はじめに

　患者にとって家族の存在は重要であり，その家族が直面する問題についても患者と同様なケアが必要である．近年，家族全体を1つの単位として看護を行う家族看護の重要性が増してきている．家族は，家族員に何が起こった場合でも，安定性を保とうとする働きをもっている．しかし，突然の出来事や長期入院など家族の安定を保てなくなることで家族が問題を抱えたまま家族の苦悩が長期化する．

　看護師は，そのような家族の状況を理解し，積極的にかかわり支援し抱えている問題を解決することが求められる．

I クリティカルにある患者家族の特徴

　クリティカルにある患者は，突発的な外傷や発病，手術後，慢性疾患の急性増悪などにより，生命の危機的状態にある．このような重症・救急患者は，突然の入院や集中治療を受けることで特有な身体的特徴はもちろん，心理的，社会的にも特徴をもっている．

　身体的特徴には，疼痛や炎症などの急性症状の出現，外傷や手術による創部，機能喪失，四肢の切断などによるボディイメージの変化などがある．心理的特徴には，入院や治療，環境の変化による不安や恐怖，身体機能の喪失やボディイメージからの悲嘆などがある．社会的特徴には，入院や機能喪失により，今まで築きあげてきた社会的地位や，家族役割の喪失などがある．

　このような特徴がある患者の家族は，患者の予後，死への不安などから，家族も精神的な危機状態となることもあり，患者と同様に身体的，心理的，社会的特徴をもっている．

1. 身体的特徴

　家族の身体的特徴は，患者の突然の出来事や急激な変化に対して，不安に襲われパニック発作などを起こすことがある．身体症状としては，全身のふるえ，発汗，呼吸困難，胸痛，腹部不快感などがある．また，悪心・嘔吐，不眠，食

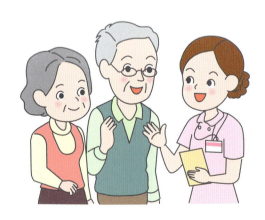

欲不振を起こすこともあり、身体疾患としての判断が難しいこともある。

2. 心理的特徴

家族の心理は、突然の出来事に動揺し、情報不足のため現状を認識するのが難しく過度の期待または悲嘆をもちやすい。そして、患者の側に付き添えないことや、治療に参加できないことで無力感をもつ。また、うつ状態、急性ストレス状態（acute stress reaction：ASD）、PTSD（post traumatic stress disorder、心的外傷後ストレス障害）を引き起こすこともあり、長期的な家族ケアが必要となる。

3. 社会的特徴

社会的特徴は、患者の入院により、家族の役割や社会的役割を中断せざるを得ず、経済的負担や家族発達にも影響を及ぼすことがある。

Ⅱ クリティカルにある患者家族アセスメントと看護実践

家族の危機的状況は、患者との関係だけでなく家族の機能低下、家族システムにも影響を及ぼす。

そのような患者家族をクリティカルケアにおいては、患者を含む一単位として家族を援助の対象としている。つまり家族を1つのシステムとし家族ダイナミクスをとらえ援助することが必要である。

家族は、家族内に生じた問題に対し、家族員が互いの考えや気持ちを共有し、家族間で支え合い、互いの力を発揮できるように家族ダイナミクスが働く。そして、時間とともに家族に起こった問題を解決できるように家族間で協力し合い家族の関係性を深めていくことができる。

しかし、家族の危機的状況によっては、家族内で協力が得られないこともあり、家族に起きている問題を解決できず、関係性を深めるどころかさらに問題が発生し、家族間の溝が深まることもある。そのため看護師は、家族の関係性や家族の相互作用などを情報収集しアセスメントすることが必要である。

そして看護師は、クリティカルケアにある家族の危機的状況やニード、家族システムを把握し支援していくことが求められる。看護師のアプローチによっては、危機的状況や家族の関係性、家族の対処機能などの影響を最小限に留めることもできる。

1. 家族ニード

1）クリティカルにある家族ニードとアセスメント

クリティカルにある患者の家族は、家族がなくなるかもしれないという恐怖や助かってほしいという強い期待や希望を抱いている。家族の心理は、大きく揺らぎ、その揺らぎを回復しようとさまざまなニードが生じる。クリティカルケアにおける家族看護では、家族ニードに着目し、家族ニードを満たすようなケアが求められている。

クリティカルケアでの家族アセスメントは、家族ニードに着目することが多い。海外の研究では、Molter[1] の「重症患者家族のニード」の45項目からなる家族ニードがよく知られている。Molter は、家族ニードの優先ランクづけを行い以下の10ニードが最も重要であると示した（表1）。

また、大部分のニードは看護師によって満たされており、その実践内容は、体温、血圧、食事や睡眠の改善、患者の情報提供などである。

国内では、重症・救急患者家族のアセスメントツールとして、そのニードとコーピングを測定する CNS-FACE Ⅱ[2]（Coping & Needs Scale

§ ❷ ケアを受ける存在としての家族 **359**

for Family Assessment in Critical and Emergency care settings）（**表2**）がある．

CNS-FACE Ⅱの尺度は，ニードの6カテゴ

リーとコーピングの2カテゴリーで構成されている．ニードは，医療者，家族，知人などの社会的リソースを求める社会的サポートのニード，自己の感情表出によってそれを満たそうとする情緒的サポートのニード，家族自身の物理的・身体的安楽を求める安楽・安寧のニード，患者に関する情報を求める情報のニード，患者に何かをして役に立ちたいという接近のニード，患者への治療と処置に安心感や希望をもちたいという保証のニードである．コーピングは，ストレス状況に情動反応を調節して対処しようとする情動的コーピングと，直接その問題を解決できるようなやり方で対処する問題志向的コーピングである．情報，接近，保証のニードは，他のニードより高いことが知られている．

看護師は，家族の様子，家族同士の会話，医療者への態度などを客観的にとらえ，どのようなニードが生じているかを把握し，またコーピングをアセスメントすることで，看護介入が可能となる．

表1 Molterによる重症患者家族の10ニード

① 希望があると感じること

② 病院のスタッフに患者がケアされていると感じること

③ 患者の近くに家族待機室があること

④ 患者の状態の変化を自宅に知らせてくれること

⑤ 予後を知ること

⑥ 疑問に正直に答えてくれること

⑦ 患者の予後について特有な事実を知ること

⑧ 1日1回は患者に関する情報を受け取ること

⑨ 解しやすい言葉で説明を受けること

⑩ 患者を頻回にみることを許可されること

表2 CNS-FACE Ⅱのニードとコーピング

ニード	社会的サポート	医療者，家族，知人などの人的，社会的リソースを求めるニード．サポートのなかでも，社会的サポートシステムを志向するようなニード
	情緒的サポート	自己の感情を表出することによってそれを満たそうとするニード．サポートのなかでも，情緒的表現を通して，それを受け止めてもらったり対応してもらいたいと，意識的あるいは無意識的に表出されるもの
	安楽・安寧	家族自身の物理的・身体的な安楽・安寧・利便を求めるニード
	情報	患者のことを中心にしたさまざまなことに関する情報を求めるニード
	接近	患者に近づき，何かしてあげたいと思うニード
	保証	患者に行われている治療や処置に対して安心感，希望などを保証したいとするニード
コーピング	情動的	ストレスフルで苦痛をもたらす厄介な問題に対し，情動反応を調節していくこと．直接的な問題解決につながらないが、情動をコントロールすることによってストレスフルな状況を軽減させようとする対処
	問題志向的	ストレスフルで苦痛をもたらす厄介な問題を巧みに処理し，変化させていこうとする対処．その問題を直接的に解決するようなさまざまな行為を含む

（山勢博彰：CNS-FACE Ⅱについて．http://ds26.cc.yamaguchi-u.ac.jp/~cnsface/user/html/about.html.（2018年9月アクセス）より）

2) 家族ニードをとらえた看護

家族ニードは，1つだけに焦点をあてるのではなく，高いニードから介入をしていく．家族のニードをとらえた看護は，家族の満足度を高めるともいわれ，ニードに応じた看護が必要となる．

クリティカルにある患者家族は，患者の状況や時間的経過によりニードも変わってくる．救急の場面では，突然のことで激しく動揺し不安が強い．そのため叫んだり，泣くことで感情を表出したり，医療者に攻撃的になることもある．これは，情緒的サポートのニードが高いことを示している．看護師は，家族の感情を抑えるのではなく，泣いたり叫んだりすることを受け止め家族の思いに共感し，そして傾聴する姿勢で家族に接することが重要である．

情報のニードは，入院時から高いことが多く，看護師は，患者の日々の状況や患者に使用されている機器や患者にされる処置やケアについて常に家族に情報を提供することが必要である．

また，保証のニードでは，患者が適切な治療や家族に患者にとって最も良いと思うケアを受けていることが家族にわかるよう看護師は，説明することが必要である．安楽・安寧では，家族が休息できる場所を確保するなど家族の身体的なケアをすることである．

接近のニードでは，家族が患者のそばで過ごせるように環境を整え，面会の調整を行う．また，家族に触れてもよいことを伝え，家族が可能であれば患者の清潔ケアに参画できることを伝え看護師と一緒に行う．しかし，家族の心理的状況によっては，患者に近づけない家族もいるので，そのときは無理に接近させるのではなく，家族の状況や反応をみながら支援していく．社会的サポートでは，家族はもちろん親族や家族が信頼している知人などを家族のサポート役として一緒に支援してもらう．また家族がいない場合は，医療者やケースワーカーなどで支援することが必要である．

2. 危機状態にある家族看護

1) 家族の危機とアセスメント - ヒルのローラーコースターモデル

危機とは，ストレスフルな出来事や危機として知覚される脅威によって情緒的な窮地に陥った状態であり，これまでの問題解決方法では解決できない状況である．クリティカルにある患者家族は，家族員が生命の危機状態にあるのを目の当たりにしたとき，危機状態におかれることが多い．家族の一員が危機状態になることは，家族全体を大きく揺るがすものであり，家族システムが危機となることがある．

看護師は，そのような家族の状況を理解し，家族が危機から回復し新たな家族の組織化ができるよう支援することが必要である．

家族危機モデルには，家族が危機状態となり，家族機能が低下し再び構築されるまでの過程を表す Hill（ヒル）の提唱するジェットコースターモデルがある．ジェットコースターモデルは，❶解体期間，❷回復期間，❸再組織化の3つで構成され，家族の誰かが危機に直面したとき，それを家族全体の危機ととらえ，それまで一定の水準で生活していた機能が落ち込み，再び構築されるまでの変化を時間軸でみることにある．

その一連の過程は，横軸が時間とし縦軸に家族組織化の水準をとり，[**衝撃→解体角度→解体期間→回復期間→回復角度→再組織化の水準**]としている．

解体期間と解体角度とは，衝撃により危機に陥り，家族組織が破綻していく時期を示している．回復角度と回復期間とは，衝撃により破綻した家族組織が，家族システム内外の資源を利用して困難を克服し，新たな組織として回復する過程を示す．再組織化とは，危機から回復した家族組織の水準を示している（図1）[3]．

§ ❷ ケアを受ける存在としての家族　361

図1 ジェットコースターモデル修正版

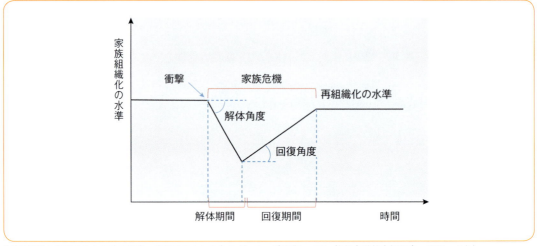

(石原邦雄：家族ストレス論の形成．家族のストレスとサポート．改訂版．p97, 放送大学教育振興会, 2008. より)

　家族は，突然の出来事でストレスな状況におかれることで，家族の生活に影響が及び，これまでの家族の生活を維持していくことが困難な状態となる．家族に与える衝撃によっては，解体角度が大きければ，家族組織が破綻することもあり，危機に直面する．危機的状況にある家族は，患者の予後への不安，何もできないことへの無力感や自責の念を強めるなど情緒的な反応がみられる．また，経済的な問題や家族を支えるサポートがない場合などは，家族の不安がいっそう強くなる．

　看護師は，家族の心理面だけでなく，入院によって家族が受ける影響や家族の生活で困難となる出来事について，家族で対応できるのか，社会的支援が必要となるのかなどをアセスメントし，家族が抱える問題を把握することが重要である．

　家族の回復過程では，危機に対する認識や家族のもつ資源により，回復角度と回復期間が左右され，再組織化へと向かっていく．看護師は，患者のADLとQOLをふまえ家族が今後どのような生活をしていきたいのか，家族内での役割や患者の今後の生活をふまえた家族の生活状況をアセスメントし，これから家族で再生していく生活を支援していく．

　また，家族は，危機に直面しながらも家族で乗り越えようとする強さをもっている．看護師は，家族の生活を常にサポートするのではなく家族の状況や変化を把握しながら，そのときの状況をアセスメントし支援することが必要である．

2）危機状態にある家族看護

　看護師は，危機状態にある家族をアセスメントした上で家族の心理的，社会的な問題を解決できる看護が求められる．

1 解体期間

　突然の出来事に現状の認識が難しく，家族は不安や恐怖等を抱いており，心理的に危機状態にある．家族の反応は情動的であり，家族の思いを受け止め家族の話を傾聴し共感的な態度で接することが必要である．また，家族の心理面だけでなく，家族が落ち着く場所を確保し休息の場を準備するなど，身体的なケアも行う．そして家族が生活で抱える問題を把握し，医療チームなどで連携し支援する．

2 回復期間

　問題解決に向け家族システム内外の資源を活用しようと行動する時期である．看護師は，家

族システム内外の資源が効果的に活用されるように努める．家族システム内は，家族のセルフケアや家族役割の変更や補充について支援する，家族システム外はサポートの充実や社会資源を活用することである．

看護師は，家族の変化をとらえながら，適切な情報を提供する．また，回復に向かう過程で，専門職によるサポートが必要となることがあるため，他職種と連携を図り家族サポートすることが必要である．

3 再組織化

家族が入院前の水準に戻れることが理想であるが，それに近い状況になるよう新たな家族システムで構築していけるよう支援する．

3. 家族システム看護

1）家族看護：カルガリー家族アセスメント介入モデル

家族看護の目的は，家族の一員の入院によって起こる問題に対処でき，家族のセルフケア能力を高め家族の成長や発達を支援することである．**家族システム**とは，家族の一人を対象とするのではなく，家族を1つの単位として考え，家族の関係性や役割，家族の機能を全体的にとらえることである．クリティカルケアでは，家族の一員が生命の危機状態にある場合，その家族システムをとらえ，家族の行動，家族間への影響の過程に焦点をあて，家族の関係性を見出し，家族の問題について支援していくことである．

家族の看護には，家族を1つのユニットとしてとらえ，家族全体を系統的にアセスメントし介入できる**カルガリー家族アセスメント介入モデル**がある．カルガリー家族アセスメント介入モデルは，家族全体を構造，発達，機能という枠組みを用いて系統的に家族をアセスメントする．このモデルは，家族の問題や家族に起こっ

ている現象に対して家族ダイナミクスからインタビューしながら，円環的システム思考に基づいて情報を収集し，アセスメントし介入していくものである．

カルガリー家族看護モデル（Calgary family assessment model：CFAM）は，構造，発達，機能の3つの大項目がある．その3項目から分岐して26の小項目から構成されている[4]（図2）．その項目に沿ってアセスメントしていく，つまりインタビューしながら家族の構造，発達，機能の3つの項目のどこに問題があるか把握し，さらにその下位カテゴリーが問題なのかをアセスメントする．

インタビューの前準備としては，以下を行う．インタビューの目的を明確にするため家族に起こっている問題の仮説を立てる．そして，インタビューの場所と時間，対象となる家族を決める．その後，家族に連絡し，集まってもらう．

インタビューの実施は，家族の情報をとるだけでなく円環的な質問をしながら，家族間の関係性や影響する要因をアセスメントし導き出す．例えば，「困ったときは，家族の誰に相談しますか」などの質問を通して，対象者と家族の関係性や行動等を聞く．看護師は，インタビュー中は，中立な立場で接し，家族の反応や行動を確認し，問題を導き出せるよう調整役として介入する．

1 構造の情報収集とアセスメント

● 構造の情報収集

・内的構造

家族構成や性，性的見当識，順位，下位システム，境界が含まれている．

家族構成では，血縁関係，同居人などを情報収集する．「家族は何人ですか，誰と住んでいますか」などを質問する．

性は，男性らしさや女性らしさやパートナーとの関係性などを聴取する．

性的見当識は，異性愛など性に関する見当

図2 カルガリー家族アセスメントモデル（CFAM）の項目

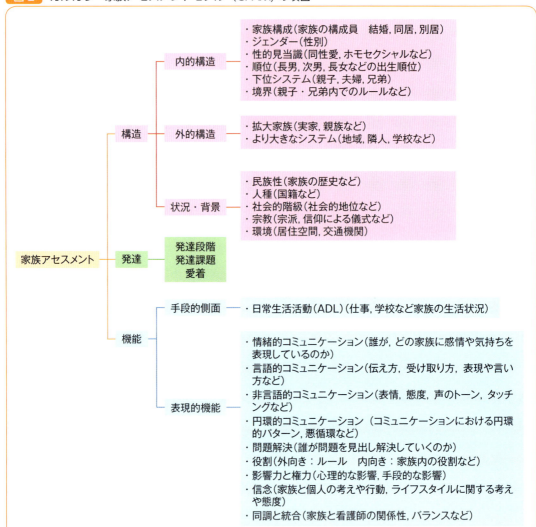

（Wright LM, Leahey M: Nurses and families: a guide to family assessment and intervention（2th ed）. FA Davis, Philadelphia, 1994, p38. ／ハンソン SM, ボイド ST 編著, 村田恵子・他監訳：家族看護学－理論・実践・研究. 家族看護アセスメントモデル, p94, 医学書院, 2001. より一部改変）

識を聴取する.

順位などは年齢と性別に関連した家族のなかの子どもの誕生の順番や性別，兄弟などについて聞く.

下位システムは，夫－妻，母親－子どもなどの下位システムを聴取し，それぞれの下位システムによってシステムのなかでどのような影響を与えるか与えられるかをアセスメントする.

境界は，家族システムや下位システムを把握し家族の境界を測定する. 質問は，「うれしいことや悲しいこと等，誰に話しますか」「家族のなかで反対する人がいますか」などを聴取し家族の境界を判断する.

・外的構造

拡大家族については，現在の家族や親戚などが含まれる.「ご両親は，どちらにお住まいですか. 連絡を頻繁にとられていますか.

会いたくない家族がいますか」などを聴取し拡大家族を確認する．より大きなシステムは，家族の職場や福祉関係などである．

・状況や背景

家族を取り囲む周囲の状況や背景のことである．家族の歴史や人種，社会的階級や信仰，環境では社会的サービスを受けているか把握する．

● 構造のアセスメント

家族に誰がいるか，社会的にどの位置に属しているか，家族間の関係性などの情報から家族の関係や問題を抽出する．構造では，家族の家系図やエコマップを描いているうちに，家族員の構成やそのなかでの地位，家族システム，他家族の大きなシステムへの関係がみえてくる．

家系図とは，家族の配置を表すものである．家系図は，看護師が情報収集した家族の系図を描くことにより，家族の形態を瞬時に判断し，介入方法を見出す際にも重要な資源となる[5]．

エコマップとは，家族を取り巻く環境の相互性を表したものである（図3）．臨床では，エコマップまで作成する機会が少ないかもしれないが，エコマップを作成することで，看護師だけでなく家族にかかわる他職種とのカンファレンスなどで活用することにより医療チームで家族の全体像を把握できると考える．

2 発達の情報収集とアセスメント

家族のライフサイクルつまり生まれてから死ぬまでに典型的な家族が体験する出来事という意味で家族の発達をとらえる．そのため，家族がいま，どのライフサイクルにいるのか，入院した家族をもつことによって家族にどのように影響を及ぼすのかを知ることが必要である．例えば，子どもが生まれたばかり，定年退職を迎えたなど，家族の一員がいま，どのライフサイクルにいるのかを確認することである．

家族のライフサイクルは，家族の段階や家族間の愛着などの家族の関係性を確認することが必要である．そのためには，家族構成，性，性的見当識，順位，下位システム，境界など家族

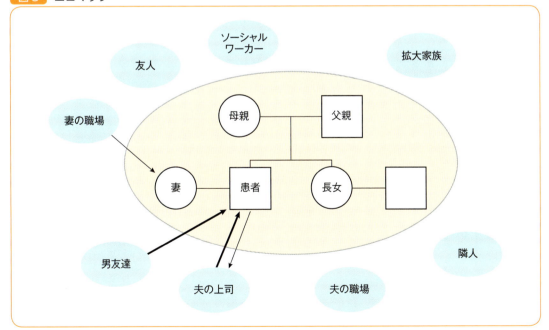

図3 エコマップ

の構造に関する情報を統合しアセスメントすることが必要である.

3 機能の情報収集とアセスメント

家族機能には,手段的側面と表現的側面がある.

● 手段的側面

家族の食事や睡眠など日常に必要なことを満たす活動であり,家族の健康に問題がないかを情報収集しアセスメントする.

● 表現的側面

情緒的コミュニケーション,言語的コミュニケーション,非言語的コミュニケーション,円環的コミュニケーション,問題解決,役割,影響力と権力,信念,同調と統合の9項目からなる.家族のコミュニケーションから家族の関係性を把握する.

例えば情緒的コミュニケーションでは,家族が感情をどのように表しているのかをみる.

言語的コミュニケーションは,家族が家族関係についてどのような言葉で表現しているのかを確認する.また言葉に出ていない表情や態度,声のトーンなどを確認する.

そして円環的コミュニケーションのなかで,誰がどのような表現が最も家族に影響しているのかをみる.

問題解決は,家族がもつ問題解決能力をアセスメントする.家族のなかで問題解決に前向きなメンバーは誰なのか,また問題解決パターンなどをアセスメントする.

役割は,外向きは社会や文化によって期待されるものであり,例えば,育児や介護は女性の役割というようなものである.内向きの役割は,家族特有なことで,長男が家を継ぎ次男は出ていくなどである.

影響力と権力は,家族のなかでの支配力などをアセスメントする.

信念は,個人や家族の考え方や行動などをアセスメントする.

同調と統合は,家族のメンバー間や看護職との関係性やバランス,強さをアセスメントする.

表現的機能は,観察によってアセスメントできることもあるが,家族に問いかえすことによって引き出される情報からアセスメントする部分が多い.そのため,どのように問いかけるかという技術が重要であると考える.問いかけは,ただ,質問するだけでなく,家族の関係性を引き出すようにコミュニケーションをとることが必要である.

2) 家族看護の実践

看護師は,家族の情緒的安定を図り,家族が問題をとらえ解決できるようサポートすることが必要である.

クリティカルにある家族は,情緒的にも不安定なことが多く,さまざまな感情を表出する.看護師は,家族の感情を表出させ,家族間でもお互いの思いや意思を語れるよう介入することが必要である.また,危機的状況のなかでは,家族の関係性や情緒的関係が歪み,葛藤が生じたりすることで家族関係に問題が発生することもある.例えば,心身の疲労や経済的な問題などで家族が互いに理解し合い助け合うことが困難なことがある.看護師は,家族の関係性を理解し,家族の状況や患者の状況をふまえ家族間で支え合えるよう,情報提供や資源を紹介し,家族同士で支え合えるよう支援していく.

家族は,家族員の入院により自らの,食事や睡眠などを犠牲に付き添っている場合がある.また,施設によっては,家族が十分な休息や食事がとれる設備がないこともある.看護師は,家族の心身へのケアと共に家族の基本的ニードを満たすことができるような支援も必要である.そのため,病院にいるときの家族の状況だけでなく,自宅での生活や家族役割や関係性などを把握し援助をすることが必要である.

おわりに

クリティカルの場面では，患者の代わりに家族が代理意思決定を行うことが多くある．看護師は，代理意思決定する家族の権利と患者の権利を守ることが求められる．家族看護では，そのような代理意思決定の場面でも誰がどのように意思決定するのか，また意思決定する人物へ影響を及ぼす人の存在などを確認し，家族の代理意思決定を支援していく必要がある．

クリティカルのある家族への介入は，家族が支え合い問題を解決できるよう看護師が寄り添いそして家族を支え，家族が機能できるように支援していくことが重要である．

[引用文献]

1) Molter NC: Needs of relatives of critically ill patients, adescriptive study. *Heart Lung* **8**(2): 332-339, 1979.
2) 山勢博彰：CNS-FACE Ⅱ について．http://ds26.cc.yamaguchi-u.ac.jp/~cnsface/user/html/about.html．(2018年9月アクセス)
3) 石原邦雄：家族ストレス論の形成．家族ストレスとサポート，改訂版，p97，放送大学教育振興会，2008.
4) Wright LM, Leahey M: Nurses and Families: A Guide to Family Assessment and Intervention, 5th Ed. FA Davis, Philadelphia, 2009.
5) ハンソン SM, ボイド ST編著，村田恵子・他監訳：家族看護学－理論・実践・研究．家族看護アセスメントモデル，pp93-105，医学書院，2001.

[参考文献]

1) 野嶋佐由美，渡辺裕子：家族看護，カルガリー家族アセスメントモデル．日本看護協会，2004, 2(2), p56-70 (この文献は『家族看護』が雑誌名でしょうか？ご確認ください)
2) 鈴木和子，渡辺裕子著：家族看護学―理論と実践．日本看護協会出版会，1995.
3) 野嶋佐由美監，中野綾美編：家族エンパワーメントをもたらす看護実践．pp227-232，へるす出版，2005.

MEMO

第4章　所属と愛の欲求とケア　　　　　　　　　　　　　　　　　　　　　　　　飯塚 裕美

Section
3
ケア提供者としての家族

はじめに

　近年，医療の高度化が進み，集中治療室（intensive care unit：ICU）では，以前より重篤な患者が増え，濃厚な治療が行われるようになった．ICU入室症例のうち47％の患者が人工呼吸器を装着していたという報告[1]もある．

　人工呼吸器装着中の患者は，気管チューブによる咽頭痛や疾患，治療による痛みなどの身体的苦痛だけでなく，発声できない，口から飲めないなど欲求を伝える手段や自ら欲求を満たすことができない精神的苦痛をも伴っている．かつては，これらの不快感を和らげ，安全に医療を受けられる目的で，鎮静薬の使用が不可欠であると考えられてきた[2]．

　しかし，近年では，過剰な鎮静が，人工呼吸器期間やICU入室日数を延長させたり，ICU退室後の心的外傷ストレス障害（Post-traumatic Stress Disorder：PTSD）[*]のリスクを高めたりと，鎮静薬による弊害が明らかとなったため，鎮静薬の使用を必要最低限にする鎮静管理が推奨されている[3～11]．これらのことから，人工呼吸器を装着した患者の環境は，深鎮静の治療環境から浅鎮静（ライトセデーション）もしくは無鎮静下で覚醒して過ごす生活環境へとパラダイムシフトしてきている．

　一方で，人工呼吸器装着中の患者が体験する苦痛は，PTSD，不安，抑うつを引き起こすなど，ICUを退室後の生活の質（quality of life：QOL）へも影響していることが報告されている[8, 11]．そのため，看護師は，人工呼吸器を装着している患者環境のシフトに着目し，ICUで安全にそして安楽に過ごせる環境を整えるために，ケア提供者としての家族と協働し，その人らしい生活の再構築を支える看護を実践することが求められている．

I ICUに入室した患者の所属と愛の欲求

　マズローは，愛とは，深く理解され，深く受け入れられること，所属と愛の欲求は，生理的欲求と安全の欲求が満たされ，生きていくための精神的・経済的に助け合える家族がいて，よい人間関係の場所が存在することを求めること[12]と定義されている．

　ICUに入室した患者は，重篤な状態であるため，ただちに集中治療に携わる医師と看護師によって初期治療が開始され，生命危機装置の補助，鎮痛薬による苦痛の軽減，栄養の開始，合併症予防など，患者の生理的欲求と安全の欲求の充足に重点的に力が注がれる．

　一方で，非日常的なICUの環境で，患者は孤

MEMO
＊：心的外傷ストレス障害（Post-traumatic stress disorder：PTSD）
　忍耐の限界を超えたストレスなどを体験した後に生じる心身の障害，不安，うつ状態，パニック，フラッシュバックなどの症状が現れる．

独であり，患者とその家族の愛情ニーズには満たされずにいることが多い．実際，ICUに入室を経験した患者は，ICUという濃厚なケアを受けられる環境にありながら，孤独で人恋しい思いをしていることが報告[13]されている．また，浅い鎮静中の人工呼吸器装着患者の体験[14]では，ICUという特殊な慣れない環境のなかで，患者は周囲を気遣い，信頼関係を築き，状況になじむといった，普段の生活で行うように人とのかかわりをもち，自分らしさを伝えている．

これらのことから，自ら重篤であり人工呼吸器を装着していながらも，ICUという場で，患者は愛する家族の存在を求め，周囲の状況を認知し，家族と医療者とかかわりをもちながら「所属と愛の欲求」を求め，自らも満たそうとしているといえる．

このようなICUに入室した患者の所属と愛の欲求の充足には，クリティカルケアにおけるマズローのニード階層[15]で示されるように，まずは，臓器不全へのサポートなどの生理的欲求や，エラーの予防などの安全の欲求が十分満たされることが重要であると考えられる（図1）．

II ICUに入室した患者にとっての家族の存在

ICUに入室した患者にとって，家族はいかなる状況においても安心できる存在であり，自分を支え，心から心配してくれる大切な味方である．ICUにおいて，人工呼吸器を装着している期間，患者は家族の存在に支えられている[16]．さらに家族が患者に及ぼす影響や効果は，患者の闘病体験記や語りから明らかにされている．

その1つに，クリストファー・リーブの闘病体験記[17]がある．リーブは，落馬による頸髄損傷でICUに入室した際に，入院中の妻と息子の面会を「最高の治療薬」にたとえ，自分がリハビリテーションに耐えられ，社会復帰の意欲を喚起し続けられたのは，「家族の存在」であると記している．

1人の体験記ではあるが，家族の愛情は，患者の回復意欲を支え，さらに高めることができる可能性があることが示唆される．ICUに入室した患者の体験をインタビューした木下らの研究[18]では，「家族とちょっと会う時間だけが，

図1　クリティカルケアにおけるマズローのニード階層

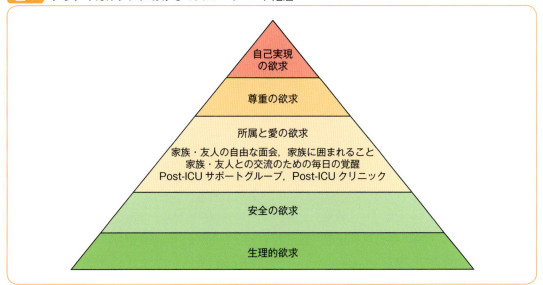

(Jacson JC, Santoro MJ, Ely TM, et al: Improving patients care through the prism of psychology: application of Maslow's hierarchy to sedation, delirium, and early mobilization in the intensive care unit. *J Crit Care* **29**(3): 438-444, 2014. より一部引用)

現実と信じられる時間という感じ」とICUで非現実的な体験をしているなかで，家族や支えになる人の存在が重要であると述べている．また，浅い鎮静中の人工呼吸器装着患者の体験[14]では，家族との面会時間はよく知っている人と自分であることを確かめ合える時間であり，家族との日常を取り戻す場でもあると述べている．

このことから，ICUに入室した患者にとって，非日常的な慣れない環境のなかで家族の愛情は，自分らしさや闘病意欲を支え，日常性を取り戻すうえで不可欠であるといえる．

Ⅲ ケア提供者としての家族

家族とは，医療者から「ケアを受ける存在」だけではなく，患者にとっての「ケア提供者」でもある．近年，家族中心のケア[19]（family-centerd care：FCC）は，患者だけではなく，患者にケアを提供する家族を含めた患者・家族中心の医療として考えられている．つまり，患者へケアを提供することは，医療者だけではなく家族と協働したケアの計画・実践・評価のアプローチであり，患者・家族・医療者間で有益なパートナーシップを築くことが必要である．

しかしながら，ICUに入室した患者の家族は，大切な家族員が生命の危機的な状況に遭遇していることで不安や心配を抱き，動揺している．前述したように家族の心理的状況は危機的状況であり，身体的にも疲労し，家族自身が看護師から援助を受ける存在である．看護師は，患者のみの欲求を満たすのではなく，「ケア提供者」である家族も同時に「ケアを受ける存在」と認識し，FCCに示される，❶情報の欲求，❷患者の近くにいたい欲求，❸安心したいという家族の欲求を考慮しケアする必要がある．

1. ケア提供者は誰なのか？

クリティカルケア領域では，突然の事故や病気の発症により，患者の家族を特定できない場合もある．さらに，患者自身の意識がない場合や，鎮静されている場合に，患者自身は誰が家族かを特定することができない．家族の体験に寄り添い，家族のニーズに応えながら，患者と家族の関係性について質問，観察することで，看護師は患者にとっての重要な家族の存在を特定することができると思われる．では，家族のなかで「ケア提供者」が誰であるのか？

家族とは，「絆を共有し，情緒的な親密さによって互いに結びついた，しかも，家族であると自覚している，2人以上の成員である」[20]と定義されているように，家族との密接な関係と，自身が家族と認識していることが家族として重要である．つまり，患者情報の家族構成に記載されている法的や血縁ではなく，面会に来たその人自身が，この患者の家族であると同時に，「ケア提供者」であることを認識していることが必要である．その人自身が「ケア提供者」であることを認識していることで，はじめて患者へのケアを提供できる．

また，意思決定をするうえでの重要な家族＝「ケア提供者」とはいえない場合もある．なぜなら，患者にとって「ケア提供者」とは，患者との深い絆と情緒的な親密さをもち合わせ，患者が，自分自身のことを深く理解され，受け入れられていると感じられ，その人と一緒にいることで安心できる状況が確保される存在であるからである．

看護師が患者と家族の状況や関係性を観察しているなかで，関係性が良好で，患者が安心している表情が見えたときに，看護師はこの人が，患者の愛の欲求を満たすことができる「ケア提供者」だと思うかもしれない．

患者自身が，「ケア提供者」と考えているのは誰か，患者がこの人からケアを受けることを望んでいるかどうかが重要であり，患者が望まないとしたら，援助行為が重荷として受け取られる可能性があるため，患者の意思や思いを確認することも必要である．

2. ケア提供者がケアを提供できる能力があるか？

ケア提供者が特定できたなら，次はケア提供者にケアを提供できる能力があるかを見極めることが必要である．

家族にケア能力は十分あるが，愛する人の危機状態のなかで自分自身も心理的に危機状態であれば患者へケアを提供することは難しい．家族の心理状態を理解するには，前項でも述べられている CNS-FACE II（Coping & Needs Scale for Family Assessment in Critical and Emergency care settings，重症・救急患者家族アセスメントのためのニード＆コーピングスケール）[21] を使い，アセスメントすることが可能である．

すべての家族が心理的に同じような危機状態を経過するわけではなく，患者の状態により行き来することがあるが，看護師は家族の心理状態を理解しておくことで，家族自身がケア提供可能な時期かどうかを見極めることができる．

重症・患者家族のニードのなかに「接近」があるが，「接近」は，患者に近づき，何かをしてあげたいと思う家族のニードである．「接近」のニードが高い場合，家族が「何かをしたい」と積極的な姿勢を示し，行動し始めているため，ケア提供者としての役割を認識し，ケア提供できる段階であることが推測できる．家族が辛い悲しみや不安を抱きながらも，「何かしたい」という思いにかられ，患者の手をさすったり，声をかけたりするなどの目の前の患者に目が向き始めたサインを「ケア提供者」としての意識

の芽生えととらえ，その家族の強みや回復力をさらに高めていくタイミングとなる．この微妙な家族の変化をいかにとらえ，家族のケア提供者としての姿勢に共感し，ともにケア提供者＝パートナーであることを看護師が伝えていくことが重要である．

また，家族のコーピング「問題解決志向」が優位となった場合，ストレスフルな問題を巧みに処理し，変更させていく対処行動がとれるようになった段階であり，ケア提供者が，どのようにケアをしたらよいか？ 医療者に情報収集したり，看護師のケアを見学したり，ケアの方法を習得しようとする．この段階で，看護師は家族と関係を形成し，家族が知っている患者の好みや価値観の情報を聞き，ケアに組み込み，ともにケアを行うことで，患者の所属と愛の欲求の充足が導かれると考える．

このように家族のニードやコーピングのアセスメントを活用することで，家族のケア提供者としての能力を自らが発揮できる状況であるのかを推定することが可能となり，看護師はケア提供者としての役割が発揮できるように家族をサポートすることができる．

ケア提供者として家族をケアに参画させようとあせらず，脅威となる出来事にさらされている家族の心の動きに寄り添い，まずは家族の安全を保障したうえで，家族なりに態勢を整え，自ら現実に対処していく力の回復を信じて待つ姿勢も必要である．

3. ケア提供者の負担は？

危機的な状態である家族へ，「ケア提供者」としての役割を求めることは酷であり，その役割を担う家族の精神的・身体的負担も大きい．浅い鎮静（ライトセデーション）や無鎮静下の人工呼吸管理へと変化するなかで，覚醒している患者自身が，孤独を感じ，家族を求め，さら

にICU環境になじもうと，そして自分らしくいたいと思っている．そのような患者を見た家族は自分の生活を犠牲にしてまでも患者を支え，励まし，時には代理意思決定者として意思決定を行い，患者にとっての「ケア提供者」の役割を自ら率先して担おうとする．看護師は，家族の心理状況を観察しながら，「ケア提供者としての家族」に関心を寄せ，適切な援助計画を立てる必要がある．

ケア提供者としての役割を認識し，「何かしたい」「できる限りのことはしたい」「そばにいたい」と思っても，家族自身の生活があり，社会的な事情でケア提供者としての役割を発揮できない場合，家族は，葛藤や罪悪感，無力感を生じやすい．まずは，そうした背景や家族自身の生活状況をケア提供者である家族と話をして家族の状況をとらえることが重要である．

ケア提供の援助を検討するうえで，家族のこれまでの適応力や問題解決能力を把握すること，どのように患者のケアを提供したいと考えているのか，患者が今まで担っていた役割を家族員でどのように補っているのか，どのように自分たちの生活を調整しているのか，自分をサポートしてくれる人はだれか，などの情報が必要である．

このように情報収集したうえで，ソーシャルワーカーのサポートなど家族を支援できる資源を検討し，ケア提供者が自分の生活を送りながら，限られた時間でどのようなケアを行えるかともに考え，協働することで家族の負担を軽減していくことができる．

4. 何をケアしたらよいのか

一方で，家族は，多数の医療機器につながれて，ベッドに横になっている患者を目の当たりにし，医療者が忙しく行き交う雰囲気に圧倒され，自分は邪魔ではないか，ここにいてはいけないと思うことが多い．そうした環境で，ケア提供者自身が，患者に近づくことができず，「何をしたらよいかわからない」「自分は無力な存在である」と思いがちである．

しかし，これは患者への「何かしてあげたい」「役に立ちたい」という強い思いにかり立てられた家族の心の動きであり，患者への愛情でもある．さらに，この心の動きは，患者の求める「愛情の欲求」を充足するための家族の原動力になると考えられる．

このように，家族がこれらの強みやケア提供者としての自覚，能力をもち合わせながらも，ケア提供者として「何をしたらよいかわからない」場合は，ともにケア提供者である看護師が，ケアに導いていく必要がある．

また，患者の求める「所属と愛の欲求」とは，安心できる，愛されていると思えることである．その安心できる，愛されていると感じる，その欲求が満たされるケアは，決して，清拭や排泄の介助などのケアのみを指すわけではなく，「そばにいること，目を見つめること，手をにぎること，声をかけること，心配すること」もケアに含まれ，今こうして患者のそばにいることもケアであることを伝えていくことも重要である．

Ⅳ ケア提供者への援助

ICUに入室している患者は，生理的欲求と安全の欲求が十分満たされれば，「所属と愛の欲求」が生じ，同時に家族も，「所属と愛の欲求」から患者のために「何かしてあげたい」という思いが生じる場合が多い．双方の思いが整っているなかで，看護師は，相互の関係を調整する役割と，患者の欲求充足に向け，ケア提供者と協働するパートナーシップを形成する役割がある．

1. ケア提供者との協働

ケア提供者と看護師は，患者の「所属と愛の欲求」の充足という目標にむけて互いにケアを提供するパートナーである．協働とは「各専門職独自の性質と能力を重んずると同時に，患者の健康および疾病からくるニーズを満たすこととして表された目標に関する共通理解と意思決定過程」[22] と定義される．また，協働的パートナーシップは，すべてのパートナーの積極的な参加と合意をもとに進む流動的な過程を通して，患者中心の目標を追求するもの[23] である．

看護師は，家族と患者との会話，家族の写真，家族の話を聞くなどという方法で，患者の家族を通して患者を知ることができる．したがって，家族は，患者の好みや価値観，信念，文化的背景などを医療者に伝え，医療者は病気や現在の状況など家族が必要とする情報を提供し，それらの情報を互いに共有し，ケア計画に組み入れることが必要である．

そして，すべてのパートナーがお互いを尊重し合い，積極的にケアに参加するためには，看護師は，協働的パートナーシップを先導し，患者のことについて家族から教えてもらうという謙虚さをもち合わせながら，その雰囲気をつくっていくうえで主導的な役割を担うことが求められる．

2. ケア提供者へのケアリング

Benner ら[24] は，患者のケアや安寧にかかわる「患者の家族へのケアリング」として，家族がケアに参加できるようにすることをあげている．ケアリングとは，あらゆる健康レベルの人を対象とし，現状を改善したり，ニーズを充足したりするための援助であり，そこには理解し，ともに存在するという意味も含んでいる．看護師は，患者の回復を期待し，大切な人のために「何かしてあげたい」という家族の思いに寄り添い，ともに患者のケアに携わる者として，ケア提供者を支え，援助していくことが大切である．

1) 見慣れない ICU の環境調整

看護師は，まず見慣れない ICU の環境を整え，家族がこの環境に慣れていけるように家族の状況やペースに合わせて家族を場になじませていく必要がある．家族は，大切な人に触れたいと思っても，恐怖や不安といった感情や医療機器に囲まれた環境に圧倒されることが多い．患者が横になっているベッドの柵は，家族にとって触ってはいけない，大切な人に近づけない壁のように思える．

その家族の心情を察し，理解して，家族が怯えずにできるケアにかかわれるようにサポートすることが必要である．まずは，ベッド柵をおろし，椅子を用意し，手を触ってみせて，声をかけてみせて，大切な人と一緒にいるというケア方法を見せながら，家族と患者との距離を縮めていく．家族の声や存在，接触は，聞きなれていて心が安らぐものであるため，患者にとっては最も強力な愛情の欲求の充足となることを家族に伝えることも，患者の回復に役立っている，積極的にかかわっているといった感覚を家族に与えることができ，家族も安心してケアに参加することができる．

人工呼吸器を装着した患者とのコミュニケーションは家族にとって初体験であり，「怖い」「難しい」と感じる．家族が普段のように患者とコミュニケーションができるように仲介役となることも患者と家族の情緒的結びつきを強めるうえで重要である．そして，家族が ICU の環境やそこにいる医療者に慣れることができれば，患者を普段の家族成員として見始め，患者のケアに自らかかわれるようになる．このように家族の心情に合わせて段階を追っていくことで，

家族は患者の状態や患者の家族としての新たな役割に順応していくことができる.

　家族がケアに参加することは,患者の状態について,視覚的,触覚的に情報を得られる場,回復の兆しを感じ取れ「ほっ」とする場や「良くならないかもしれない」と病状を認識する場でもあるため,看護師はケアに参加しながら家族への共感を示すこともできる.看護師は,ケアを通して,ケア提供者である家族と患者と情緒的な雰囲気と日常性を取り戻す場を作りだすことで,患者の「所属と愛の欲求」を満たすことができる.

　それは,ケアを提供するという行為が,患者と家族の情緒的な結びつきを促し,患者の癒しや安楽を高めたり,家族の無力感や不安を軽減したり,家族が患者の状態を把握できるようになるという多様な効果があり,そこには,看護師による場の調整役としての役割が非常に重要である.

2) ケアのスケジュール調整

　家族が清拭のケアができるように,またはリハビリテーションに参加できるようにといった看護師によるケアのスケジュール調整で,家族は大切な人のケアに参加することができる.患者の1日のスケジュールは看護師が把握しており,看護師にケアの時間調整などは任されている.ケアに関心のある家族をもっとケアに巻き込めるように,ケアの時間を調整することは,看護師にとって重要な役割である.スケジュール調整は,治療やリハビリテーションなどの時間と家族の希望との調整・交渉が必要となる.

　看護師は,患者の覚醒状態や食欲,治療・検査,リハビリテーションの時間などを把握したうえで,家族に情報を提供し,家族のケアの希望や時間を組み込み,患者のケアに家族を引き込むことができる.患者のケアに家族を巻き込みスケジュール調整することは,患者の愛の欲

求を満たすうえで欠かせないものであり,ケア提供者としての役割を発揮できる機会でもあり,重要なことであることを看護師は忘れてはならない.

3) 安全にかつ快適にケアできるような援助

　看護師と家族が密接に関わり,ともにケアを計画することは,患者の好みや反応にあったケアや安楽の方法を用い,安全にケアを提供することができる.家族をケアに巻き込むことは,患者のニーズを満たすケアを提供することができることはもちろんであるが,医療者が把握できない患者の潜在的なニーズを引き出すこともできる.

　そのためには,家族が安全にケアを行え,大切な人の状態やニーズを理解できるように,管理物を整えるなど家族を援助する必要がある.ケア提供者である家族が,安全にケアができていることを実感することで,患者のケアを通して,患者の安寧に対する気遣いができ,患者は安心してこの環境に自分らしくいられる.ケア提供者である家族が安全にかつ快適に,そして確実にケアできるように援助することは,看護師の重要な役割である.

おわりに

　家族ケア提供者は,ICU生存者の回復に不可欠な資源である.もちろん,ケア提供者としての家族の役割はICU入室中だけではなく,ICU退室後も続き,役割に関連した過大ストレスは,ケア提供者の健康にマイナスな影響を与えることもある.重症患者のケア提供者の多くの人が,ICU退室当初は67%,1年の時点で43%と重い抑うつ傾向を生じた報告[25]もあり,看護師は,ケア提供者としての家族のICU退室後の不安にも注目し,「ICU～病棟の移行

ケア」を積極的に行う必要がある.

　ICU 退室の目途がついた段階で,移動先の病棟看護師がICUを訪問し,家族との顔合わせやケアを観察し共有するなどの病棟の壁を越えた医療者のサポートや,家族が病棟を訪問し,移動先の環境を見ておくことで,家族の心の準備を整えることも移動の不安軽減につながる可能性がある.さらに,ICU 退室後に病棟を訪問し,ケア提供者の不安を聞いたり,ケアへのサポートをしたり,ICU 退室後のフォローアップも ICU 看護師の役割である.欧米では,ICU 退室後,患者と家族に対してクリニックでのフォローも積極的にされており,日本でもICU 入室時から長期的な視点で社会資源の活用,多職種チームでのフォローアップ体制を構築していく必要があると考える.

[引用文献]

1）日本集中治療医学規格,安全対策委員会,日本集中治療医学会看護部会：ICUにおける鎮痛・鎮静に関するアンケート調査.日集中医誌 **19**（1）：99-106, 2012.

2）日本呼吸療法医学会人工呼吸中の鎮静ガイドライン作成委員会：人工呼吸中の鎮静のためのガイドライン.人工呼吸 **24**（2）：146-167, 2007.

3）Brook AD, Ahrens TS, et al: Effect of a nursing-implemented sedation protocol on the duration of mechanical ventilation. *Crit Care Med* **27**: 2609-2615, 1999.

4）Kress JP, et al: Daily interruption of sedative infusion in critically ill patients undergoing mechanical ventilation. *N Engl J Med* **342**: 1471-1477, 2000.

5）Barr J. et al: Clinical practice guidelines for the management of pain, agitation, and delirium in adult patients in the intensive care unit. *Crit Care Med* **41**: 263-306, 2013.

6）Girard TD, et al: Efficacy and safety of a paired sedation and ventilator weaning protocol for mechanically ventilated patients in intensive care (Awakening and Breathing Controlled trial): a randomized controlled trial. *Lancet* **371**: 126-134, 2008.

7）Treggiari MM, et al: Randomized trial of light versus deep sedation on mental health after critical ill-ness. *Crit Care Med* **37**: 2527-2534, 2009.

8）Jones C, et al: Memory, delusions, and the development of acute posttraumatic stress disorder-related symptoms after intensive care. *Crit Care Med* **29**: 573-580, 2001.

9）Hughes CG, et al: Daily sedation interruption versus targeted light sedation strategies in ICU patients. *Crit Care Med* **41**: S39-45, 2013.

10）Shehabi Y, et al: Early goal-directed sedation versus standard sedation in mechanically ventilated critically ill patients: a pilot study. *Crit Care Med* **41**: 1983-1991, 2013.

11）Samuelon KA, et al: Stressful memories and psychological distress in adult mechanically ventilated intensive care patients: a 2-month follow-up study. *Acta Aneathesiologica Scandinavia* **51**（6）: 671-678, 2007.

12）A・H・マズロー著,小口忠彦訳：人間性の心理学.産業能率短期大学出版部,1975.

13）福田友秀,井上智子・他：集中治療室入室を経験した患者の記憶と体験の実態と看護支援に関する研究.日本クリティカルケア看護学誌 **9**（1）：29-38, 2013.

14）野口綾子,井上智子：Light sedation（浅い鎮静）中のICU人工呼吸器装着患者の体験.日本クリティカルケア看護会誌 **12**（1）：39-45, 2016.

15）Jacson JC, Santoro MJ, Ely TM, et al: Improveing patients care through the prism of psychology: application of Maslow's hierarchy to sedation, delirium, and early mobilitation in the intensive care unit. *J Crit Care* **29**（3）: 438-444, 2014.

16）Alpes LM, Helseth S, Bergbom I: Experiences of innersterngth in critically ill patients: a hermeneutical approach. Intensive *Crit Care Nurs* **28**（3）: 150-158, 2012.

17）Reeve C: Still Me. Random House, pp1-299, New York, 1998.

18）木下佳子,井上智子：集中治療室入室体験が退院後の生活にもたらす影響と看護支援に関する研究―ICUサバイバーの体験とその影響.日本クリティカルケア看護学会誌 **2**（2）：35-44, 2006.

19）HennemanEA et al: Family-centerd critical care: a practical approach to making it happen. *Crit Care Nurse* **22**（6）: 12-19, 2002.

20）Friedman MM: Family nursing: Theory and practice（3rd ed）. pp8-9, New York, Appleton & Lange, 1992.

21）山勢博彰,山勢善江・他：完成版CNS-FACEの信頼性と妥当性の検証.日本救急看護学会雑誌 **4**（2）：29-38, 2003.

22）Henneman EA et al: Collaboration: Aconcept analysis. *Journal of Advance Nursing* **21**: 103-109, 1995.

23）Gottlieb LN, Feely N, Dalton C: The collaborative partnership approach to care: A delicate balance. Toronto, Elsevier, 2006.

24）Benner P, Hooper-Kyriakidis P著,井上智子監訳：ベナー看護ケアの臨床知―行動しつつ考えること.pp394-451,医学書院, 2005.

25）Cameron JI, Chu LM, Matte A, et al: One-year outcomes in caregivers of critically ill patients. *N EngI J Med* **374**: 1831-1841, 2016.

第4章 所属と愛の欲求とケア　　　北別府 孝輔

Section 4　Post-ICU ケア

はじめに

　近年，ICU などの集中治療部門で治療を受ける重症患者の多くが，急性期を脱して慢性期・回復期病棟へと療養環境を移せるようになってきている．ICU における急性かつ重症な病態としては高侵襲手術や急性呼吸窮迫症候群（ARDS），敗血症，重症熱傷・外傷などがイメージしやすいかと思う．

　例えば，世界で数秒に1人が命を落としているといわれている敗血症[*1]を例にあげると，敗血症からの生存率はガイドラインの整備などにより近年改善されていることがわかっている．「毎年1,900万人を超える人数が敗血症を発症し，約1,400万人が退院まで生存し，さまざまな予後をたどっている．患者の半数は回復するが，翌年には3分の1が死亡し，6分の1は重度の持続的な障害をもったまま退院している」といわれている[2]．この持続的な障害とは，筋力低下などの身体的な問題にとどまらず認知機能や精神的な問題，さらには患者のみでなく家族にまで影響が及ぶことが明らかになってきている．

　この項では，そのような重症疾患罹患後に生存（survive）した患者に残存する障害について，徐々に明らかになりつつある概念やケアについて述べていく．

I　PICS（post intensive care syndrome）について

　冒頭で述べたような機能障害は，北米を中心としたアメリカの主要な専門団体およびクリティカルケア医学会により，急性期集中治療後に明らかとなる運動機能障害や認知機能障害の総称として，**集中治療後症候群**（post intensive care syndrome：PICS）と提唱されている[3]．概念図を以下に示し（図1），それぞれの機能障害について説明していく．

1. 身体機能障害

　重症疾患に伴う高度侵襲は筋タンパクの異化を亢進させる．それにより，筋タンパクは切り崩されて筋線維が徐々に細くなっていく．加えて，ICU 入室期間が長くなることやベッド上安静期間の長期化（不動化）などにより廃用性萎縮を引き起こしやすくなる．長期 ICU 入室となっていた ARDS 患者を対象にした研究では，「患者は集中治療室から退院するまでにベ

> **MEMO**
> **＊1：敗血症**
> 　敗血症とは感染症に対する制御不能な宿主反応に起因した生命を脅かす臓器障害と定義されている．その一部である敗血症性ショックは実質的に死亡率を増加させるに十分に重篤な循環，細胞，代謝の異常を有する敗血症のサブセットと定義されており，輸液に反応しない低血圧があり，平均動脈圧 65mmHg を保つのに昇圧剤を要し，かつ乳酸値 2mmol/L（18mg/dL）以上の状態を指す[1]．

図1 集中治療後症候群（PICS）

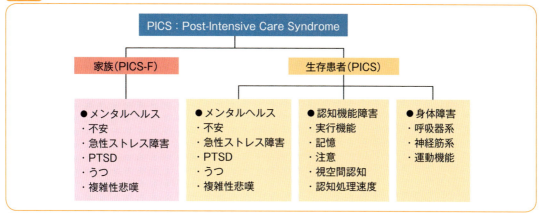

(Needham DM, Davidson J, Cohen H, et al: Improving long-term outcomes after discharge from intensive care unit: report from a stakeholders' conference. *Crit Care Med* 40(2): 502-509, 2012. より改変)

ースラインの体重の18%を失い，筋肉の衰えや疲労が顕著であった」と報告されている[4]．

これら筋力の低下や可動性の障害は，身体機能障害としてイメージしやすいが，実はその他にも重症疾患ミオパチー（critical illness myopathy：CIM），重症疾患多発ニューロパチー（critical illness polyneuropathy：CIP），これらが複合した神経筋障害（critical illness polyneuromyopathy：CIPNM）などの合併症も存在する．

これらの神経筋障害は，呼吸筋疲労に伴う人工呼吸器離脱困難や麻痺，運動障害の原因になるなど患者に悪影響を及ぼす．このICUに関連した神経筋障害はICU-AW（ICU-acquired weakness）と提唱されており，「敗血症，多臓器不全，長期人工呼吸などの基準を満たす重症患者の約46%もの患者がICU-AWと診断される」[5]と報告されている．ICU-AWの関連因子として，敗血症，不動化，高血糖，ステロイド薬の使用，筋弛緩薬の使用[*2]などがあげられている[6]．

2. 認知機能障害

認知機能障害と一言でいっても，実際は表1にあるように多様な症状を呈す．ARDSにより集中治療を受けた生存者を対象にした研究では，「56%に認知障害が認められ，24%に短期記憶障害および実行機能障害が存在したと報告されている」[8]．これらの認知機能障害は，退院後周囲の人からの理解が得られにくく，"やる気がない""怠けている""仕事が遅い"などのレッテルを貼られ，徐々に社会から疎外されてしまうきっかけを生むこともある．

そのため，認知機能障害が生存患者の就労や人間関係などの問題につながる可能性があるという認識をもち，ICU入室中から長期的なQOLを視野に入れた管理やケア介入をしていくことが重要になってくる．

3. 生存患者のメンタルヘルス

ARDS生存患者に対して行われた多施設前向き研究では，「うつ症状や不安，PTSDとい

> **MEMO**
> *2：筋弛緩薬とICU-AW（重症疾患多発ニューロパチーまたは重症疾患ミオパチー）との関連性を調べるシステマティックレビューでは，これらの関連性は示されなかったとも述べられており[7]，今もまだ新たな知見が示され続けている．

§4 Post-ICUケア 377

表1 集中治療後，長期的に潜在する患者および家族の転帰について

合併症	説明	リスク因子	臨床経過
肺	肺機能：肺活量低下，肺拡散障害	人工呼吸器期間	一般的に軽度の障害であれば1年以内に改善するが，5年またはそれ以上持続する場合もある．
神経筋系／ICU-AW	重症疾患に伴う多発ニューロパチーやミオパチー	高血糖	多発ニューロパチーはミオパチーに比べて改善が遅い可能性がある；5年まで改善が遅れる可能性．
運動機能	廃用性萎縮，ADL/IADL，6分間歩行距離の障害	SIRS（全身性炎症反応症候群），敗血症，多臓器不全，不動／ベッド上安静，ステロイド薬，ICUに関連した疾患，肺損傷の回復遅延，年齢	いくつかのADLは1カ月以内に改善するが，ADLは1年ほど，IADLは2年ほど障害が残るかもしれない．一般の人と比較しての6分間歩行距離の障害は長く残る．
精神面	うつ	既存のIADL障害[*4]，ICUでの妄想的記憶，鎮静，退院時の精神症状，鎮静，不穏，身体抑制	1年で減少する可能性がある．
精神面	PTSD	妄想的記憶，失職，人工呼吸期間	1年で軽度改善がみられる．
精神面	不安	全体的な危険因子：性別（女性），低年齢，低い教育レベル，ICU入室前の精神症状，性格	1年を過ぎても持続する可能性がある．
認知機能	実行機能，記憶，注意，視覚空間，認知処理速度などの障害	ICU入室前からの低い教養，ICUせん妄，鎮静，低酸素血症，血糖コントロール異常	1年で大幅に改善するが，6年後にも障害が残る．
家族の精神面	うつ	全体的な危険因子：性別（女性），低年齢，低い教育レベル，ICU入室前の精神症状，個性，病院までの距離，面会制限	うつ症状や不安は時間経過とともに改善していくが，6カ月後の症状は一般の人と比較すると高い．PTSDや複雑性悲嘆は，死亡または退院後4年以上持続することがあり，時間が経っても減少しない．
家族の精神面	PTSD	コミュニケーションに対する不満，ICU医に気にかけてもらっていないという認識，意思決定に関する受動的な選択，意思決定や選択に関する不一致	
家族の精神面	不安	症状の発現と関連しない病気の重症度	

（Needham DM, Davidson J, Cohen H, et al: Improving long-term outcomes after discharge from intensive care unit: Report from a stakeholders' conference. *Crit Care Med* **40**（2）: 502-509, 2012. より筆者訳にて抜粋）

った症状は全体の66％程度みられており，そのほとんどがすべてまたは複数の精神症状を有していた」と報告されている[9]．メンタルヘルスの障害に関連したリスク因子は，**表1**にあるようにICU入室中の鎮静状態や妄想的記憶[*3]

MEMO

＊3：妄想的記憶

妄想的記憶とは，「夢，悪夢，幻覚，誰かに傷つけられるような感覚の4つを指し，真実ではない誤った記憶」のことを指す．

の有無，身体抑制，女性，低い年齢や教養，精神疾患の既往などさまざまある．その他にも，低血糖の存在やベンゾジアゼピン薬の投与にも関連があるとされており，これらのリスク因子を排除するための医療・看護ケア介入が重要となってくる．「ICU 日記が PTSD 症状の軽減に有効」とも述べられている[10]．

「ICU 退室後の患者とその家族の生活の質（QOL）を著しく低下させる」ことが明らかになっている[11]．さらには，「PICS に関連した通院や合併症による再入院などに必要な金銭面の負担などもあり，同世代の健康な人と比べて QOL は低く，特に若い世代に顕著」といわれている[12]．

4. 家族のメンタルヘルス

家族のメンタルヘルスについても患者と同様の症状を呈する．しかし，リスク因子に医療者とのコミュニケーション不足や面会制限などがあることは重要なポイントとして理解しておく必要がある．これらメンタルヘルスの障害は，

MEMO

＊4：IADL

IADL とは「instrumental activities of daily living」の略称で手段的日常生活動作のことである．人が日常生活を送るために必要な動作の中でも複雑で高次な動作（買い物，洗濯，掃除，料理，金銭管理，服薬管理，交通機関の利用，電話の応対など）を指す．

Ⅱ PICS のケアについて

1. ABCDEFGH バンドル（表2）

ABCDE バンドルとは，人工呼吸器装着患者に対してせん妄や ICU-AW を予防するために ABCDE を頭文字に据えた介入を束になって実施・管理しようとするものである．現在は，F（Family involvement・Follow up referrals・Functional reconciliation），G（Good handoff communication），H（Handout materials on PICS and PICS-F）を加えたバンドルとなって

表2　ABCDEFGH バンドル

Awaken the patient daily : sedation cessation	●毎日の覚醒トライアル
Breathing : daily interruptions of mechanical ventiration	●毎日の呼吸器離脱トライアル
Coordination : daily awakening and daily breathing Choice of sedation or analgesic exposure	●A＋B の毎日の実践 ●鎮痛・鎮静薬の選択（ベンゾジアゼピン系は使用しない）
Delirium monitoring and management	●せん妄のモニタリングとマネジメント（CAM-ICU や ICDSC の使用によるせん妄評価）
Early mobility and exercise	●早期離床（多職種による連携）
Family involvement Follow up referrals Functional reconcilliation	●家族を含めた対応（治療方針や代理意思決定など） ●フォロー先への紹介状 ●機能的回復
Good handoff communication	●良好な申し送り伝達
Handout materials on PICS and PICS-F	●PICS や PICS-F についての書面での情報提供

§ ❹ Post-ICU ケア　379

おり，PICS予防も含めた内容になっている．"FGH"を加えたことにより，家族を含めた今後の治療方針の決定，適切な申し送り，紹介状での治療の継続性，ICU日記の活用，PICS（PICS-F）についての情報提供などが含まれるようになった．

PICSケアのためのバンドルが提唱されることで，ICUの退室という短期的な目標だけではなく長期的な予後や退院後の患者の生活を見据えたQOLの改善にも目を向けるということが医療チームのなかで意識されることにつながる．

1) 患者へのケア

1 ABCDEFGH バンドルの実施

患者に対しては，ABCDE（FGH）バンドルにもとづいた直接実践が可能である．原疾患からの早期回復に向けたモニタリングや医師をはじめとした多職種との協働はもちろんのこと，早期に人工呼吸器から離脱してICU在室期間を短縮させることはPICS予防の最たる方法だと考える．そのため，看護師が毎日の覚醒（Awakening）を促すための鎮静遮断（daily interruption）や浅い鎮静（ライトセデーション，Light sedation）管理を日中に可能な限り行うこととして徹底していく必要がある．鎮静を浅く管理することで，人工呼吸器の離脱（Breathing）が可能かどうかの毎日のトライアルにつながる．

また，A+Bの調整（Coordination）や適切な薬剤選択（Choice）においては，毎日の回診やベッドサイドでの多職種による情報共有により，人工呼吸器を早期に離脱するためにはどうしたらよいかディスカッションすることが重要となる．看護師は，それらディスカッションに必要な患者情報をベッドサイドでの観察により蓄積しているため，医療チームの一員として積極的にカンファレンスに参加する必要がある．

また，このカンファレンスでは早期離床（Early mobilization）についてのプランニングも同時にディスカッションできるとより望ましい．

最近では，ほとんどの施設で多職種回診が行われており，その中には集中治療室に専属のリハビリテーション専門職（理学療法士，作業療法士）が常駐している施設も増えてきている．集中治療室という重症で急性変化のある病棟では，毎日多くの処置やケアが予定されていると思われるが，患者のQOLを維持することも集中治療の目標である昨今，患者のリハビリテーションも重要な時間と位置付けて1日の流れをプランニングする必要がある．

看護師やその他医療者の業務が優先されることのないよう，関係する医療者が患者のリハビリテーションに関われるように調整していくことも求められる．そのため看護師は，ケアの調整役として機能する役割を担えるのではないかと考える．そしてもう1つ，早期離床を達成するために看護師がJ-PADガイドラインやPADISガイドライン[13] *5に沿った適切な疼痛マネジメントを行うことは，早期リハビリテーションをスムーズに達成させることにつながる．

ここまで述べてきたような覚醒状況を保ち，効果的なリハビリテーションを行う上ではせん妄（delirium）対策も重要である．せん妄は，人工呼吸器期間の延長や入院期間の延長のみならず，「退院後の認知障害との関連」も示されている[14]．看護師は，毎日のせん妄評価をCAM-ICUやICDSCなどで定量的に評価し，せん妄の直接因子，促進因子，準備因子を意識した介入を医療チーム全体を巻き込んで行っていく必要がある（第3章❸「せん妄」参照）．

> **M E M O** ·······························
> *5：「痛み」「不穏と鎮静」「せん妄」について示したガイドラインである．近年，ここに不動（Immobility）と睡眠障害（Sleep Disruption）を用いた概念に変化している．

これら ABCDE（FGH）バンドルは，人工呼吸器の早期離脱や PICS 予防を目標にした取り組みだが，同時に ICU 在室期間の短縮も期待できる．それは患者にとって，非日常的な環境で高侵襲な治療やケアを受ける期間が短縮を意味するということでもある．ICU という療養環境自体が音や光，騒音，睡眠の阻害など患者に与える悪影響が多く，精神面で多大なストレスを与えていることは想像にたやすい．これらの要因の抑止は，前述したせん妄予防にもつながると考えられる．

2 睡眠支援

J-PAD ガイドラインや PADIS ガイドライン[13]に含まれている睡眠支援（Sleep）も重要なケア介入の1つである．睡眠障害は，せん妄発症や退院後の睡眠の質低下と関連があるとされており，ICU にいる患者の睡眠の質を維持・改善することは医療チームのミッションの1つである．

睡眠リズムを維持・改善するための方法としては，照明や音を調整する，積極的にケアを日中に集中させるなど，夜間の睡眠環境を整える多角的な取り組みが推奨されている（第2章❾「睡眠障害」参照）．

そのためにまず，"睡眠を評価する"ことから始める必要がある．睡眠評価は，主観的評価（患者自身の眠れたという訴え）と他覚的評価（看護師などが患者のベッドサイドで眠れているか，目を閉じているかどうかなどで判断）がある．その他客観的な評価方法としては，睡眠評価用のマットレスやポリソムノグラフィ（PSG）による評価などが専用の機器を使用することで可能となる．

介入方法としては，音や光，騒音，医療者の頻回な訪室などが患者の睡眠に影響しないように調整していく．具体的には，耳栓やアイマスク，ヒーリングミュージックの活用，看護師のケアを集約させて訪室回数を減少させるなどが考えられる．しかし，睡眠支援の確立した評価やケア方法に関するエビデンスはいまだ整っていないというのが現状である．

3 ICU 日記（図2）

患者のメンタルヘルスとの関連がある妄想的記憶については，ICU 日記などの検討・実施も効果的とされている．ICU 日記は，ICU 退室後の不安やうつ症状，PTSD に有効だとしてヨーロッパを中心に広がりをみせてきたケア方法の1つである．内容としては人工呼吸器装着中やリハビリテーションの様子，家族の面会やイベントなど，日々の様子を"関係する医療スタッフと家族"で記録していく．ICU での非現実的な様子を写真に残しておくのも妄想的な記憶改善の助けになるとされている．

看護師は，家族と話し合うなかで ICU 日記の開始を検討していく．明確に開始基準などは定められていないが，家族のエンパワメントが高まった状態であるとスムーズに受け入れられるのではないかと，筆者は実際の臨床現場を通じて感じている．

2）家族を含めたケア

ABCDE のあとに付随された"FGH"についてだが，PICS 予防には家族を含めた介入が重要となってくる．家族は，重要他者が ICU に入室することにより今後の不安やストレスにさいなまれる．そこで医療者ができることとしては，患者の治療方針や意思決定に家族を参画させるということが1つあげられる（Family involvement）．

PICS-F のリスク因子としては医療者とのコミュニケーションに対する不満や面会制限なども挙げられているが，2017 年に提唱された Family-Centered Care ガイドライン[15]では，「重症患者の家族に対しての満足感や関係性を深めるための充実したコミュニケーション，開放されたフレックスなベッドサイドでの面会の

§ ❹ Post-ICU ケア **381**

図2 ICU 日記

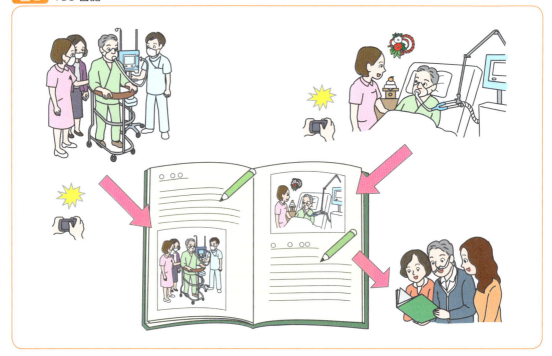

必要性」について述べられている．もちろん，家族が意思決定に参画すること自体もストレスを生じさせ，代理意思決定であればそのストレスやジレンマは計り知れない．そのため，看護師は患者と家族，または家族のくだした（代理）意思決定を擁護し，継続的に支援していくという役割があると考える．

家族は，患者が辿るどの医療プロセスにも存在する重要な医療チームの一員である．家族というリソースを巻き込んでケアしていくこと，それ自体が PICS-F のケアにつながると考えられる．

PICS 対策としては情報を適切に伝えていくことも重要なケアの1つである（Handout materials on PICS and PICS-F）．ICU に入室する前，入室したとき，入室中，さまざまなタイミングで適切な資料を用いた情報提供が必要となってくる．PICS という概念について，または ICU 入室中に患者が受ける治療やケア，治療経過のなかで起こる反応などについて家族が事前に知らされていれば，PICS に関連した症状（例えば患者のせん妄症状などのショッキングな経験）も想像していたものとして対処あるいは緩和できるのではないかと考える．

3）ICU 退室後のケア

ICU 退室後は，患者に必要なケアが継続されるような申し送りや ICU 退室後訪問などが PICS 予防ケアにつながるとされている（Good handoff communication）．かつてのように重症疾患からの救命が命題であった時代は終わり，患者のその後の QOL を維持することも重要なミッションになってきている．

PICS のケアについては，さまざまな専門家によるカンファレンスで「❶PICS という概念の認識を広めることの重要性，❷ICU 退室後も入院と外来両方の環境で切れ目のないサポートの構築，❸生存患者や家族を救うための戦略的な制度構築のための資金調達や臨床家と研究者の協働」が必要である[16]と述べられている．

海外では，ICU フォローアッププログラムとしての PICS 外来などの取り組みも増えてきており，わが国でも少数であるが医師の専門外来でフォローアップを行っている施設も存在する．これらからは，集中治療後の生存患者とその家族を救うために，集中治療領域と非集中治療領域の連携（Follow up referrals）が重要となってきていることが理解できる．

そのために看護師は，患者の QOL 維持のために必要なケアがどのようなもので，それらを実施したところ反応はどうだったのか，集中治療領域退室後にどのようなケアを継続する必要があるのかなどを，患者の次の療養環境に申し送る必要があると考える．

おわりに

PICS（PICS-F）はいまだ戦略的なガイドラインなどが提唱されていない概念である．今後は，この概念を医療者のみならず一般の方へも普及していき，集中治療後に起こりうる社会的な問題として大きな働きかけが必要となると考える．PICS に関しては，いま現在も進行形で患者の QOL を維持するためのさまざまな取り組みや研究がなされ，新たな知見が生まれている．医療者は，PICS ケアを実践する上でそれらの活動の上に蓄積された質の高いケアやガイドラインの活用を重要なミッションとして，"家族を含めた多職種チームで共通認識のもと"行っていく必要があると考える．

[引用文献]
1) 西田修，小倉裕司，井上茂亮・他：日本版敗血症診療ガイドライン2016. The Japanese Clinical Practice Guidelines for Management of Sepsis and Septic Shock 2016 (J-SSCG2016). 日救急医会誌 **28**: S1-S4, 2017. http://www.jaam.jp/html/info/2017/pdf/J-SSCG2016_honpen.pdf（2018年1月アクセス）.
2) Prescott HC, Angus DC: Enhancing Recovery From Sepsis: a review. *JAMA* **319**(1): 62-75, 2018.

COLUMN 妄想的記憶（筆者が経験した症例）

非常に重篤な疾患により ICU 長期入室となっていた若い患者の症例である．患者は自身でセルフケアを行うことができないほどの ADL であり，集中治療を受けている間の QOL は低かったと考えられる．集中治療に携わるスタッフにより懸命な医療と看護提供がなされていたが，患者はいつもおどおどとした様子だった．病室に来る医療者の多くが，患者にとって"苦痛を与える存在""良くないニュースを伝える存在"だったためと推察される．

この患者は，結果的に集中治療により急性期を乗り越えて一般病棟に療養環境を移したが，ICU 在室中のせん妄状態をそのままに，その後も妄想的な記憶にとらわれていた．

具体的には，医師は自分をいつ殺そうか見計らいながら病室に訪れてきて，だいたい良くないニュースを伝えにくる死神のような存在，看護師はそれをサポートする助手のような存在，毎日リハビリテーションに来る理学療法士はマフィアのボスで，満足に動けない自分に「動け」と命じる存在，家族は自分に何かを隠していて，親きょうだいで結託して秘密を抱えている，いまひとつ信頼できない存在，ちなみに重要な病状説明やインフォームドコンセント，リハビリテーションのサポートに入る筆者（専門看護師）は良くないニュースを運んできて悪事のサポートをするマフィアの子分と認識されていた．

この話は飛躍した話のように思うかもしれないが，実際に患者が記憶を取り戻していく過程で語られた言葉通りの表現である．ここから学べることは，患者と医療者が認識している世界は必ずしも同じではないということである．また，これらの妄想的記憶は患者の PTSD につながるなど可能性があり，これらをいかに予防していくか，ケアしていくかが重要である．

3) Needham DM, Davidson J, Cohen H, et al: Improving long-term outcomes after discharge from intensive care unit: Report from a stakeholders' conference. *Crit Care Med* **40**(2): 502-509, 2012.

4) Herridge MS, Cheung AM, Tansey CM, et al: One-Year Outcomes in Survivors of the Acute Respiratory Distress Syndrome. *N Engl J Med* **348**(8): 683-993, 2003.

5) Stevens RD, Dowdy DW, Michaels RK, et al: Neuromuscular dysfunction acquired in critical illness: a systematic review. *Intensive Care Med* **33**(11): 1876-1891, 2007.

6) Hermans G, Van den Berghe G: Clinical review: intensive care unit acquired weakness. *Crit Care* **19**: 274, 2015.

7) Price DR, Mikkelsen ME, Umscheid CA,et al: Neuromuscular Blocking Agents and Neuromuscular Dysfunction Acquired in Critical Illness: a Systematic Review and Meta-Analysis. *Crit Care Med* **44**(11): 2070-2078, 2016.

8) Mikkelsen ME, Shull WH, Biester RC, et al: Cognitive, mood and quality of life impairments in a select population of ARDS survivors. *Respirology* **14**(1): 76-82, 2009.

9) Huang M, Parker AM, Bienvenu OJ, et al: Psychiatric Symptoms in Acute Respiratory Distress Syndrome Survivors: a 1-Year National Multicenter Study. *Crit Care Med* **44**(5): 954-965, 2016.

10) Parker AM, Sricharoenchai T, Raparla S, et al: Posttraumatic stress disorder in critical illness survivors: a meta analysis. *Crit Care Med* **43**(5): 1121-1129, 2015.

11) Hopkins RO, Weaver LK, Collingridge D, et al: Two-Year Cognitive, Emotional, and Quality-of-Life Outcomes in Acute Respiratory Distress Syndrome. *Am J Respir Crit Care Med* **171**(4): 340-347, 2005.

12) Marti J, Hall P, Hamilton P, et al: One-year resource utilisation, costs and quality of life in patients with acute respiratory distress syndrome (ARDS): secondary analysis of a randomised controlled trial. *J Intensive Care* **11**(4): 56, 2016.

13) Devlin JW, Skrobik Y, Gélinas C, et al: Clinical Practice Guidelines for the Prevention and Management of Pain, Agitation/Sedation, Delirium, Immobility, and Sleep Disruption in Adult Patients in the ICU. *Crit Care Med* **46**(9): e825-e873, 2018.

14) Salluh JI, Wang H, Schneider EB, et al: Outcome of delirium in critically ill patients: systematic review and meta-analysis. *BMJ* **3**: 350, 2015.

15) Davidson JE, Aslakson RA, Long AC, et al: Guidelines for Family-Centered Care in the Neonatal, Pediatric, and Adult ICU. *Crit Care Med* **45**(1): 103-128, 2017.

16) Elliott D, Davidson JE, Harvey MA, et al: Exploring the scope of post-intensive care syndrome therapy and care: engagement of non-critical care providers and survivors in a second stakeholders meeting. *Crit Care Med* **42**(12): 2518-2526, 2014.

[参考文献]

1) Balas MC, Vasilevskis EE, Olsen KM, et al: Effectiveness and safety of the awakening and breathing coordination, delirium monitoring/management, and early exercise/mobility bundle. *Crit Care Med* **42**(5): 1024-1036, 2014.

MEMO

MEMO

第4章

所属と愛の欲求とケア

§ ④ Post-ICU ケア　385

第4章　所属と愛の欲求とケア　　　　　　　　　　　　　　　　　　　　　　　　　山田 佐登美

Section 5　Post-Hospital ケア

はじめに

　人は誰でも「大切にしてもらいたい」「尊重されたい」「認められたい」などと願っている．疾病や障害をもつ人はなおさらである．たとえ疾病や障害があっても「自律した一人の人間」として「社会に貢献したい，誰かの役に立ちたい」という気持ちもある．私たち看護師は療養生活支援の専門家として患者のもつ「力」を見出し，セルフケア能力を維持・向上していく必要がある．

　そのためには，患者がたどってきたプロセスやこれからたどるプロセスをつなげ，長期的な視点をもたなければならない．明日（未来）のために今日，何をするかである．また，患者のたどる道は，複雑多様であるがゆえに多領域にまたがる協働，いわゆるチーム医療が求められる．看護師は，患者の最良の理解者としてチームのなかでリーダーシップを発揮することで患者の療養生活をより良くしていくことができる．

　本項では，社会の変化や制度から医療や看護のあり方を探り，具体的な療養生活支援とそれを促進するシステムづくり等について述べる．

I　退院支援と退院後の療養生活支援の重要性

1．人口構造の変化と社会保障制度改革

　日本は，世界に前例のない長寿社会となり，少子化と相まって人口構造が大きく変わってきている．団塊世代が後期高齢者に入る2025年には日本の高齢化率が30％となり（2025年問題），これが2060年頃には40％近くになるとの予測もある．特に75歳以上の後期高齢者の増加が特徴的である．そして日常生活自立度Ⅱ以上，つまりなんらかの支援が必要な認知症高齢者も345万人（2015年）から470万人（2025年）と増加する．また，後期高齢者の疾病の発症リスクが高く，入院受療率が年齢と比例して高まり，在院日数も長期化する傾向にある．

　一方で出生率は，2010年1.31で2060年1.35とほぼ横ばいではあるが日本の総人口がすでに減少傾向にあるので，実質の出生数は減少する．生産年齢（15〜64歳）割合も2010年63.8％から2060年50.9％まで漸減していく．その結果，国民皆保険のシステムが創設された1958年頃は現役世代9人で1人の高齢者を支えていたものが2025年には1.8人で1人，2060年には1.2で1人を支える社会となる．

　こうした人口構造の変化は，わが国の財政に大きく影響する．2013年度の医療・介護・年金といった社会保障給付費は110.6兆円であり，

国民所得に対して 30.82％と年々増加しており，今後も増え続ける．この費用は，保険料と公費（税金）で補うわけだが，「少子化」「生産労働人口減少」を考えると今後，保険料も税金もそうそう増えてはこない．既存の制度や考え方では立ちいかないのは明確である．このままでは高まる社会保障，特に膨大な人的資源を必要とする医療・介護関連ニーズに応えられなくなる．

2012 年 8 月 22 日に成立した社会保障改革推進法に基づき，有識者による社会保障制度改革国民会議が開催され，2013 年 8 月 6 日に報告書が取りまとめられた．

国民会議報告書からは，医療・介護の方向性をみると「治す医療から支える医療へ」「病院完結型から地域完結型へ」「フリーアクセスの基本を守りながらも必要な医療を必要なだけ効率的に医療資源を活用」等のメッセージが伺える．改革推進法第 6 条第 3 号には，「個人の尊厳が重んじられ，患者の意思がより尊重されるよう必要な見直しを行い，特に人生の最終段階を穏やかに過ごすことができる環境を整備すること」[1] とある．そして「地域包括ケアシステム」という医療−介護を一体的に提供する水平型ネットワークの構築と「医療機能の分化と連携」という縦のネットワーク構築が推進されている．

どの病床機能（高度急性期・急性期・回復期・慢性期）であっても「在宅復帰率」の要件があり，医療の効率性や患者の QOL/QOD の面から完治するまで，あるいは最後の段階を迎えるまで入院するのではなく，ある程度病状等が安定したら在宅／地域で暮らすということである．いい換えると地域（在宅）で暮らせるように「どんな医療・介護を受けるか」「どんな医療介護を提供すべきか」を専門家だけでなく，患者／利用者自身，そして家族や地域住民も含めて，意識変容が求められている．

さらに 2015 年 6 月には，「保健医療 2035 年提言書」（厚生労働省）として，「量の拡大から質の改善へ」「インプット中心から患者にとっての価値中心へ」「行政による規制から当事者による規律へ」「キュア中心からケア中心へ」「発散から統合へ」のパラダイムシフトが示されている．「質」「患者にとっての価値」「当事者による規律」「ケア中心」「統合されたケア」の 5 つのキーワードからの問いかけに私たち看護職はどう応えていくべきか一人ひとり真摯に考え，行動化していかなければならない．

2. 地域包括ケアシステムと在宅療養支援のあり方

できるだけ住み慣れた地域での生活を継続できるよう包括的な支援や医療・介護サービスの提供体制を構築することを目的としたシステムである．「住居（生活の場と生活の仕方）」を中心に「疾病・介護予防」「医療」「介護」「生活支援」の要素からなり，互いに深く関連し，補完し合っている．

このシステムは「地域」「包括（integration）」「ケア」の 3 つのキーワードからなる．「community」を基盤に「integration」された「全人的 care」を提供するしくみである．対象を疾病や障害等の視点でとらえるのではなく，一人の生活者としてホリスティックにとらえている．それゆえに療養生活支援の専門家といわれる看護職への期待は大きい．

2003 年 3 月に出された「看護のあり方検討会報告書」には，「看護師等は，患者の生活の質の向上を目指し，療養生活支援の専門家（傍点は筆者）としてその知識・技能を高め，的確な看護判断を行い，適切な看護技術を提供していくことが求められている．特に慢性疾患の患者や高齢者の増加を踏まえると，従来以上に患者の自己回復力（傍点は筆者）を引き出し，支える働きかけや合併症等を予防するためのかかわりを強化することなどの必要性が高まってい

る」[2] とある.

とかく医療者は,「検査値が正常範囲から逸脱している」とか「通常ではあってはならないものが画像上にある」「患者さんの○○さんは,◇□ができない／しない」など否定的に患者をとらえやすい.患者が社会資源や地域住民を活用しながら地域で暮らすためには,ある程度のセルフケア能力と意欲,そして家族等との「人とのかかわり」が必要である.

私たち看護師は,まず患者のもつ力を発見し,その力を十分に活用することで,さらにその力を強化することができる.安易に「できないこと」と決めつけて何でもかんでも「代行」しているとせっかく「ある力」も衰えてしまう.特に高齢者は活用しなければ身体能力や認知機能等はあっという間に低下し,回復は非常に困難である.

3. 退院後の療養生活支援における 看護職の役割と期待される能力

「患者が疾病や障害があろうともその人らしく生きて(生活)そして最後の段階を迎えること」を支援していくことは看護という仕事の本質である.

看護職には,「み(見,診,観,看,視)る力とアセスメント能力」と「(身体・こころ・生活)を整える力」「紡ぐ・束ねる力(チームづくり,チームの活用,社会資源の統合等)」,入院から退院,そして在宅へという「患者がたどるプロセス全体をマネジメントする力(patient flow management)」「倫理的判断力(患者さんにとって最善か?)」が問われる.

チーム医療の推進に関する検討会報告書(2010年3月19日)では,チーム医療について,「我が国の医療を変え得るキーワードとして注目を集めている」[3] とあり,期待が示されている.医療機関内におけるチーム医療の推進にとどまらず,医療と介護の連携といった方向を考

えると地域への拡大が不可欠である.

さらに,看護師については,「チーム医療のキーパーソン」として評され,患者や医師,医師以外のメディカルスタッフ等から寄せられる期待が大きいことが明記されている.多様化するニーズや制度には「多能性」が必要であり,診療等に関連する業務から療養生活支援に至るまでの幅広い業務を担いうる看護師は,「多能工(ジェネラリスト)」として高く評価されているのである.

4. 「生活」のとらえ方と看護

その人の生活をどのようにとらえるかによって提供されるケアは変わってくる.例えば,「食生活」を考えてみよう.「咀嚼して嚥下できるかどうか」といった身体機能や「箸やスプーン等を使用して食物を口に入れて摂取できるかどうか」等のADL(日常生活動作)のアセスメントとその結果に基づくケアに終始していないだろうか?

「食べる」ということは,食欲や「何を」「いつ」「どれくらい」「どこで」「どのように」食べようかという認知機能や「味覚・臭覚」等の感覚器の機能,前述した咀嚼・嚥下機能,さらに消化・吸収・排泄機能等の解剖生理学的機能の影響を受ける.また「食べる」ためには食材を調達できなければならない.買い物に行き,適切に食材を選択・購入し,その食材を調理することも必要である.調理後は,器に入れ,テーブルにセッティングし,お茶や水も準備して食事が始まる.食卓に着席し,「おいしく」食べた後は,後片付けをする.使用した器を洗い,乾かし,元の位置に収納する.残った食物は,破棄したり保存したりする.保存すればそれを管理しなければならない.「おいしく」という点では,味付けもさることながら,他者との「語らい」の如何も関与する.このような一連のプ

ロセスを総して「食生活」というのではないだろうか．プロセスの一部が欠けても必要十分な食生活は送れない．

このように「生活」は，非常に複雑で多様で，個別性が高い．退院後の療養生活を支援するには「生活」をとらえる視野を拡大する必要がある．

Ⅱ 「つなぐ医療，つなぐひと，つなぐ暮らし」を目指した具体的な取り組み例（図1）

1. 外来−病棟をつなぐ患者情報の共有と活用（入院前から退院，退院後の支援を探る）

外来に「入院退院支援センター」を設置し，いわゆるベテラン看護師を配置し，予定患者とその家族を対象に以下のサービスを提供している．

❶ 外来で入院予約した当日に，外来看護師等は，患者や家族からデータベースに基づいた情報と患者の在宅での生活情報（ADL・IADL や認知機能を含む）を得る．場合によっては，居宅介護支援事業所（ケアマネジャー）や訪問看護ステーションからもケアプランとその評価，生活環境や生活様式・活動について積極的に聴取しておくと，より理解が深まる．得られた情報から，入院診療計画や退院支援計画につなげることで，迅速に計画策定ができ，患者・家族への説明が入院早期に可能となる．

そして，転倒や褥瘡のリスク，栄養状態低下，家族のサポート力の低下等があれば，病棟や地域連携室，あるいは栄養サポートチーム（NST）や緩和ケアチーム等の医療チームに情報を提供する．入院前から栄養管理や運動療法等を実施することで身体を整え，治療後の合併症を抑制することができる．また，病棟の看護師は，転倒や褥瘡等のリスクに配慮した準備が入院前からでき，入院時に慌てることなく対応できる．

さらに，患者や家族からの情報収集は，対話を通して行われるので，患者家族の不安や動揺の軽減，治療への納得へもつながる．

❷ 入院に関する準備とオリエンテーション，特に中止薬剤の服薬管理については説明とともに中止日と入院前日等に電話で確認し徹底することで，予定通りの治療開始となる．

❸ 入院当日は，患者の準備状態の確認とリストバンドの装着を行い，入院病棟まで案内するとともに病棟看護師に引き継ぐ．

2. 入院中に多職種をつなぐ患者情報の共有と活用（チームアプローチ）

1）退院支援体制

2016 年 4 月の診療報酬改定では，「退院支援加算 1」（600 点）が新設された．これは，患者が安心・納得して退院し，早期に住み慣れた地域で療養や生活が継続できることを目的に，退院支援の積極的な取り組みや医療機関間の連携等を推進している医療機関を評価したものである．また，新生児特定集中治療室（NICU）に入院した患者に対する退院支援の評価として「退院支援加算 3」（1200 点）も新設された．

「退院支援加算 1」の算定要件・施設要件をみると，まず入院後 3 日以内に退院困難な患者を抽出し，7 日以内に多職種によるカンファレンスを実施し，患者家族と病状や退院後の生活について話し合いをしながら退院支援計画書を作成し，患者家族にその計画書に基づいて説明し，交付することとなっている．入院してから情報収集・アセスメントでは間に合わない．

さらに，退院調整部門に看護師または社会福祉士（MSW）を 1 名専従配置することや退院調整部門から退院支援業務に専従する職員を 2 病棟に 1 名以上配置すること，連携する 20 カ所以上の医療機関等（訪問看護ステーションや介護施設等）と年 3 回以上定期的に面会すること，介護支援専門員（ケアマネジャー）との連

§ ❺ Post-Hospital ケア　389

図1 患者の flow に応じた退院支援のプロセス

入院前（入院準備）
- 問診→患者データベース（情報整理，転倒転落・褥瘡・認知機能・ADL・不安・栄養低下等のリスクアセスメント）
- 事前指示（疾病の理解や疾病に対する感情，治療や予後に対する考え，社会復帰への期待，在宅医療や在宅見取りに対する考え等）
- 入院治療に向けて「身体」「こころ」「社会資源の活用を含めた生活環境」を整える→NST・緩和ケアチーム等の医療チームやエキスパートナースの積極的活用

入院時
- 入院前患者情報の確認と追加修正→入院時診療計画書，看護診断と看護計画，退院支援計画書と相談（7日以内）
- 患者のセルフケア能力のアセスメント，退院支援困難患者の確認（入院後3日以内）
- 患者および家族を含めた多職種チームカンファレンスにおいて診療目標と計画の共有

入院医療受療中
- 定期的な多職種チームカンファレンスや看護カンファレンスの開催（治療やケアの実践状況と評価，さらに改善）
- ADLや認知機能を低下させない専門的なケアの推進（経口摂取の奨励，適切な排泄ケア，非抑制による安全確保）
- 合併症予防と合併症の早期発見と迅速な対応（口腔ケア，褥瘡予防，肺合併症予防，栄養管理，創傷管理，感染防止等）
- 患者および家族の在宅に向けた準備（シュミレーションを含む退院支援→知識・スキルの取得・モチベーションの維持向上）

退院前／退院時
- 外来および在宅側スタッフ・患者家族を含む多職種チームカンファレンスの定期的開催の開始（情報共有と在宅医療の目標・計画立案）
- 必要に応じて退院前訪問
- 試験外泊や試験外出の実施
- 退院時サマリー

退院後（外来・在宅医療へ）看取りケア
- コールナーシング（電話による状態把握とサポート）
- 重症化予防（看護専門外来等）
- ハイリスク患者の在宅訪問（受け持ちナース，地域連携室・外来等のナース，必要に応じてコメディカル等）開業医との連携を前提
- ハイリスク患者の訪問看護師・ケアマネ等との同行訪問（認定看護師・地域連携室等）
- 患者会／サロン等の定期的な開催
- 看取りケア（レスパイト入院，急変時の受け入れ，場合によって在宅見取りケアに参加等）

携実績（病床100床当たりの年15回以上，療養病床等は10回以上）のあることが定められている．

　これをみると，入院早期から多職種連携チームで患者を多面的にとらえ，合併症や重症化を予防し，生活機能を維持することやその患者にとっての最善の医療を提供すること，退院後の生活を予測して入院中から在宅復帰の準備を地域の医療機関や施設等と重層的にかかわり，ス

ムーズに移行することが期待されている．

2）多職種カンファレンスのあり方

　「患者はチームの一員である」「患者中心」といわれて久しいが多職種カンファレンスに患者も参画している例は多くはない．チームの一員である以上，患者が中心にいて多職種がその周りを囲むのではなく，多職種でつくるチームの「輪」に患者も入るので，患者自身も「権限と

責任」をもてるよう支援する必要がある．十分な情報をわかりやすく提供し，患者の発言を促しながら議論でき，いつでも誰にでもどんなことも相談ができる体制と関係を構築することで意思決定を支援し，その意思決定の結果がどのようであれ，フォローしていくカンファレンスが望ましい．

特に看護師は，患者の立場に立ったファシリテーターの役割を担えなければならない．たとえ，治療方針に反したとしても「患者にとっての最善」を患者とともに探っていく姿勢が大切である．それが「治す医療から支える医療」への転換である．

Ⅲ 入院中に患者のセルフケア能力を低下させない取り組み

セルフケア能力の低下を防ぐには，まず「セルフケア能力」を正しくアセスメントすることである．例えば糖尿病の患者が指示された食事療法が遵守できないからといって「0点」というわけではない．食物を適切に選択はできるけれども摂取する量が過剰であることもあるし，「自分で取り組もう」とする意欲もある．必ずしもすべての行為ができないわけではないし，心理的・社会的な自律が低いともいえない．できることまで代行していると患者のもてる力を奪うことになる．そして患者は，次第に医療者や家族等への「依存」が強くなっていく．

看護師は患者のできることは認め，そしてその力を活用する．できないところは代行しながらもセルフケア能力を維持，あるいは高めていく支援が患者を「自律した存在」ととらえることであり，尊厳を見出すことである．

1. 排泄ケアの重要性

「排泄」は基本的ニーズであり，患者の尊厳にもかかわる．排尿・排便介助，オムツ交換というような表現ではなく，「排泄ケア」として看護職は専門的な知識と技術でもって提供すべきケアである．

例えば，自宅ではトイレで排泄していたにもかかわらず，「転倒転落防止」を目的に床上／室内排泄を計画・実施する事例が多くある．「トイレでの排泄」を前提とし，転倒しないようにトイレにいくにはどうしたらよいのかと考えることがケアを変える．前提が変われば発想も変わる．

患者の排泄パターン（時間・量・性状・食事や飲水との関連，投薬との関連など）をアセスメントし，計画的に支援すれば，トイレでの排泄を可能にする．インターフォンが鳴って対処するのでは業務が中断し，「忙しく」感じてしまう．アセスメントに基づいてその患者に「いつ」「だれが」「どのようにして」トイレでの排泄をサポートするのか計画があれば，看護師の業務スケジュールに組み込むことができる．

また，何らかの理由で体動困難となり，「オムツの着用」が始まる場合で，一度着用したオムツは，ほぼその後も継続される．しかしオムツ交換は家族にとって大きな負担となる．さらに，臥床したままでは腹圧もかかりにくく，膀胱内に尿が残ることになる．そして尿路感染が生じる場合もある．

このように急性期病院では「キュア」の段階で排泄の自立が阻害される例が多く，在宅療養を困難にしている．オムツの着用についてもオムツ交換から「排泄ケア」に変換していくことで，看護の目標が**「安易にオムツ着用しない」**，**「患者の可動域を妨げない適切なオムツの選択と装着」**，そして**「オムツからの離脱」**につながる．

看護師は専門家として，適切なサイズとジャストフィッティングで体動や関節の運動が妨げられないようにオムツを選択・着用する．なぜ

§ ❺ Post-Hospital ケア　391

ならオムツがずれたり，漏れ防止と称してパットを当てる等をすると股関節が開排したまま固定され，拘縮し，可動域障害を起こしたり，褥瘡の要因となるからである．さらにオムツからの離脱を行うには排便コントロールが必須であり，経口摂取や経腸栄養との関連も考えなければならない．

排泄機能の障害には複雑な要因があるので，皮膚排泄ケア認定看護師等を中心にした「排泄ケアチーム」の構築と活用が効果的である．

2. 服薬の自己管理の重要性

一度服薬が正確にできなかったということでむやみに看護師による管理にせず，退院後も自分でできるよう，在宅で活用されている「**お薬カレンダー**」（図2）等を用いて，入院中も在宅療養中と同じ方法で自己管理することが望ましい．入院中の失敗は医師や看護師が対処でき，患者にとっても学習の場となる．

できるだけ不要な投薬はなくし，満点を目指すよりも病状変化に大きく影響する薬剤と飲み忘

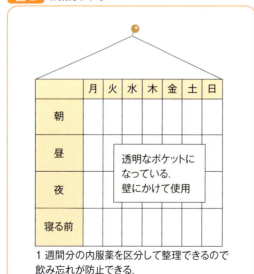

図2 お薬カレンダー

れたとしても大きな弊害はない薬剤とは区別した対応のほうが患者の服薬管理には効果がある．

3. 認知症ケアの重要性

医療技術の進歩によって高齢患者の受療は増加している．急激な環境の変化や身体的苦痛の持続等によって認知機能が低下し，コミュニケーション障害や転倒転落等による外傷やチューブ類の自己抜去等のリスクが高い．

認知機能を低下させないためにセルフケア能力の向上は難しいにしても維持が重要である．排泄の自立や服薬も自己管理などを通して「自らの身体の反応（例えば尿意）を感じる」「自らが考え，身体を動かす」「人とかかわる」ことができ，認知機能によい影響がある．室内でポータブルトイレを使用した排泄からトイレでの排泄に変わったことで認知機能が改善することがある．

認知機能を悪化させる要因に「身体抑制」がある．家族に同意を得て，定期的にアセスメントし，できるだけ早期に解除する等のマニュアルに基づいた行為ではあるが，だからといって「良し」というものでもない．疾患は治癒したが認知機能が低下し，社会生活ができなくなった例もある．こうしたリスクをふまえて治療を選択することも重要である．また，認知機能の変化に対して家族の動揺も大きい．専門的な認知症ケアチームによる医療者や介護者，家族へのアプローチが今後ますます求められる．

IV 退院後支援のあり方—地域との連携協働（人材や医療チームを地域で共有し，活用する取り組み）

退院してそれで終了ではなく，退院後も患者やその家族を継続的に支援する，あるいは入院中から地域の医療機関や訪問看護ステーション，小規模看護多機能型居宅介護事業所[*1]，介護施

設等とより緊密な連携と協働により，患者にシームレスなサービスを届けることができる．

1. 電話訪問

まず退院後1両日中に自宅復帰患者に電話し，医療管理上の問題はないか，患者の生活機能は維持されているか，家族の疲弊や困難感はないか等アセスメントする．そして，問題があれば，そのときにアドバイスしたり，場合によっては外来受診を早めたり，専門看護師外来の受診を勧める．来院が難しい場合は，患者・家族の同意のうえ，訪問する．ハイリスク患者については電話によるアプローチを継続する．

2. 在宅訪問による支援

ハイリスク患者や緩和ケア対象患者（看取りを含む）など，ニーズに応じて在宅訪問する．訪問する看護師は，専門看護師・認定看護師だけでなく，病棟・外来の看護師，地域医療連携室看護師，薬剤師，MSW などが訪問している例がある．訪問看護やケアマネジャー等と一緒に訪問する機会も増えている．

これにより，多様なケアを患者のもとで統合し提供されるので，重症化予防や患者家族の安心につながる．そして在宅側と急性期病院側との間でノウハウが交換される場となるので互いのスキルアップとなる．また，急性期病院の看護師にとっては，入院中のケアがどう在宅療養に影響を与えているのかを知る機会にもなり，達成感ややりがいにつながる．また「とても難

しいと心配だったけど，活き活き暮らしているのを見ると患者さんの力ってすごいな」と感じることがケアのあり方を変えるきっかけになる．

最近では，緩和ケアや心不全チーム，NST 等，院内の専門チームが地域の医療機関や施設と協働しながら在宅療養支援をする事例も増えてきている[*2]．

3. 退院後の患者への重症化予防 ―外来看護の役割

外来では，「慢性心不全外来」や「緩和ケア外来」等の専門外来の設置が増加している．

特に急性期病院では平均在院日数の適正化が進み，重症化予防のための自己健康管理教育・指導は入院中だけでは不十分で外来（在宅）に継続されている．「重症化」はその患者の生活の質に多大な影響を与える．今や外来看護は「重症化予防」と患者のセルフケア支援が中心である．病態の変化に留まらず，身体的・精神的・社会的・スピリチュアル的な面を関連づけながら planning し，実施・評価していく必要がある．

具体的には，主体的に「問診」と「観察」をしつつ，医師や他のメディカルスタッフと情報

MEMO

*1：小規模看護多機能型居宅介護
　通所，宿泊，訪問介護に訪問看護を加えたサービスで訪問看護が加わることで医療依存度の高い人や看取り等の在宅療養支援が可能になる．

MEMO

*2：在宅患者訪問看護指導料
　診療報酬上では，2012 年の改定で対象者は限定的ではあるが在宅患者に対して訪問看護と医療機関の専門看護師・認定看護師が同行訪問すると「在宅患者訪問看護指導料」がとれる．2016 年の診療報酬改定では，在宅で気管カニューレもしくは留置カテーテルを使用している患者や在宅酸素療法指導管理・在宅中心静脈栄養法指導管理料・在宅人工呼吸指導管理等を受けている状態にある患者，人工肛門や人口膀胱を設置している状態にある患者，真皮を超える褥瘡の状態にある患者，日常生活自立度判定基準Ⅲ以上の認知症高齢者等の医療ニーズの高い患者に対して，入院していた医療機関から行う訪問指導について退院後1カ月以内に限り，5 回を限度に算定（580 点）ができる．これに訪問看護ステーション等と同行して訪問すると退院後1回に限り加算（20 点）がある．

を共有し，疾病管理上の目標とその患者が「どのように人生を全うしていくのか」について深慮した目標を明確にする役割が重要である．

それには患者との関係性が問われる．タイムリーに相談を受ける体制づくりや外来から積極的に発信して病棟や在宅のケアへつなげていくと患者からの信頼が得られる．

4. 訪問看護ステーションへの出向

最近では，入院する医療機関の看護師が数カ月から1〜2年程度，訪問看護ステーションに出向することで在宅療養支援を強化する取り組みがある．

出向する看護師は，在宅療養の実際や訪問看護ステーションの役割・機能がリアルにわかり，入院患者に「生活者として何が必要か」を考慮したケアが提供できると期待している．また，在宅療養のノウハウと医療機関のノウハウを交換することで両者の看護ケアの質の向上が望まれる．

今後，訪問看護ステーションの需要は増大するがまだまだ人的資源不足で小規模な施設が多く，24時間365日継続的にサービスを提供する，医療密度の高いハイリスク患者に対応するには十分とはいえない．医療機関からの出向事業が継続できれば人的資源確保にもつながる．そして，患者やご家族にとって安心・安全・安楽が保証され，入院から在宅療養への移行も受容しやすい．

おわりに―想像力から創造力へ

退院後の患者を支援するには，組織や部門，専門領域を超えた重層的な連携と協働が必要である．また，人的資源をはじめ限られた資源を有効活用し，成果を最大限にするためには「患者さん自身が意思決定も含めて医療に参画すること」が要である．

入院環境では常に多くの専門家が見守り，最新の医療機器や設備がある．しかし，退院後の在宅になるとそれは望めない．この大きなギャップを認識しながら在宅療養の環境のなかで患者がいかに生活していくのかを踏まえた退院支援でなければならない．患者の状況によっては「自宅」に退院することが必ずしも幸福ではないこともある．まずは患者自身が望むより良い生活を明らかにし，疾病や障害をもちながらもその望む生活ができるように身体を整え，精神的な安定を図り，社会資源をうまく活用しながら療養環境を整えるなかで「どこで」暮らすことが最適なのかが見えてくる．自宅退院にとどまらず，施設への入所等多くの選択肢を提案できるとよい．また，自宅退院であっても家族の事情や疲弊，疾病管理や看取りの困難さなどから，小規模看護多機能居宅事業所や通所介護（デイサービス），認知症対応型共同生活介護（グループホーム）などの活用を医療ソーシャルワーカー（MSW）や介護支援専門員（ケアマネジャー）と連携して検討することも必要な場合がある．

患者への共感は，患者の立ち位置に看護師自身も立ち，患者がみている景色をみようとするなかで生まれるのではないだろうか．そこには，「想像力」が必要である．例えば，「坂道を歩くと息切れがするような慢性心不全状態の患者さんが食料品や日用雑貨等の調達のためのスーパーに行くとしたら……」と想像しながら，どのような支援が最適か，と新たなケアを「創造」していく．「想像力」は「創造力」につながる．

[引用文献]
1）内閣官房：社会保障制度改革国民会議報告書（平成25年8月6日）．2013．
http://www.kantei.go.jp/jp/singi/kokuminkaigi/pdf/

houkokusyo.pdf
2）厚生労働省医政局看護課：新たな看護のあり方検討会報告書（平成15年3月24日）．2003.
http://www.mhlw.go.jp/shingi/2003/03/s0324-16.html
3）厚生労働省医政局：チーム医療のあり方検討会報告書（平成22年3月19日）．2010.
http://www.mhlw.go.jp/shingi/2010/03/dl/s0319-9a.pdf

[参考文献]
1）内閣官房：社会保障・税一体改革大綱について．2012.
http://www.cas.go.jp/jp/seisaku/syakaihosyou/kakugikettei/240217kettei.pdf
2）厚生労働省：平成28年度診療報酬改定の説明．2016.

http://www.mhlw.go.jp/file/06-Seisakujouhou-12400000-Hokenkyoku/0000115977.pdf
3）厚生労働省：保健医療2035提言書—平成27年6月「保健医療2035」策定懇談会．
http://www.mhlw.go.jp/file/04-Houdouhappyou-12601000-Seisakutoukatsukan-Sanjikanshitsu_Shakaihoshoutantou/0000088647.pdf
4）宇都宮宏子・他編：これからの退院支援・退院調整—ジェネラリストがつなぐ外来・病棟・地域．日本看護協会出版会，2011.
5）本庄恵子監・執筆：基礎から実践まで学べるセルフケア看護．ライフサポート社，2015.

第4章
所属と愛の欲求とケア

MEMO

§ ⑤ Post-Hospital ケア　395

第5章

尊重の欲求とケア

第5章 尊重の欲求とケア　　　　　江川 幸二

コンフォート理論の応用

はじめに

　1970年代〜1990年代にかけて，ICUなどのクリティカルケア環境下におかれた患者の体験に関する研究が数多く行われた．その結果，クリティカルケア環境下では重症患者が対象となるため，生命維持のための治療が最優先され，それに必要な環境が整備されているが，そのことが患者に不安や苦痛，恐怖といった数多くのネガティブな体験を引き起こすことが明らかにされた．特に「動脈血採取」「気管内吸引」「痛みや不安，騒音による睡眠・休息障害」「チューブの存在」「口渇」などが患者にとって大きな苦痛であることがわかった．

　しかし，患者は決してネガティブな体験ばかりではなく，看護師によるケアに感謝し，安心感や安全であることを認識するといったポジティブな評価もしていることも明らかにされた．それは看護師が，生命を守るための治療・処置だけではなく，患者の心理・社会・スピリチュアルな側面にも十分に配慮したケアを行っていることをうかがわせるものである．

　近年，クリティカルケア環境における鎮静が，ライトセデーション（浅い鎮静）に移行してきているため，患者は環境との相互作用をより認知できる状況となった．そのため上記で述べたような体験を知覚しやすくなると考えられる．したがって，患者のネガティブ体験を最小限にし，ポジティブ体験が得られるようにすることは，患者の早期回復を促進する責任があるクリティカルケア看護師にとって非常に重要なことである．

　ここでは，そのために役立つ考え方としてコンフォート（Comfort）理論を紹介し，それを臨床実践にどのように活用していけばよいのかについて考えてみたい．

I コンフォート理論の概要

1. コンフォートの分類的構造と定義

　本書において「コンフォート理論の応用」のセクションは，「尊重の欲求とケア」の第5章に位置づけられているが，コンフォートケアは，決して尊重の欲求を満たすだけのものではない．苦痛緩和もコンフォートケアの重要な要素であり，それは生理的欲求を満たしていることになる．また元来，コルカバ（Kolcaba K）が構築したコンフォート理論は，ヒューマン・ニーズを基盤とし，ホリズム*1 の考え方に立って

> **MEMO**
> *1：ホリズム（holism）
> 　全体論のこと．心理学，社会学，生物学などで，全体は部分や要素の単なる総和ではなく，独自のまとまりをもつ存在としてとらえようとする哲学的立場．還元主義や要素主義とは対をなす考え方．科学的思考は基本的に還元主義の立場をとる．

いる．したがって，人間の，状況に応じたすべての欲求を満たすことが，コンフォート理論の究極の目的であるといってよいだろう．つまりマズロー（Mazlow）のいう「生理的欲求」から「自己実現の欲求」までの，すべての範囲の欲求をカバーする考え方であることを知っておいていただきたい．

コンフォートは「安楽」と翻訳されているが，コンフォートと安楽では微妙にその意味内容は異なっている．最も大きな違いは，コンフォートには，患者－看護師関係のなかで「勇気づける」「力づける」といった患者の意欲を高めるような内容が含まれているが，安楽にはそのような意味内容は含まれていない点である．コンフォートは，単に苦痛を緩和する，不安を緩和し安心感を提供するといった内容だけでなく，苦痛が存在している状況であったとしても，他者との関係性のなかで励まされ，勇気づけられ，エンパワーされることで，超然としていられる状態も含んでいるのである．コルカバはこれを「超越」（transcendence）と呼んだ．

理論を活用するためには，まずコルカバのコンフォート理論の概要について理解しておく必要がある．**図1**にコンフォートの分類的構造を示した[1]．コンフォートの説明によく用いられる図であるが，コルカバはコンフォートには3つの種類があると述べている．「**緩和**（relief）」「**安心**（ease）」「**超越**（transcendence）」の3つである．それぞれの内容は図中に説明されている．またコンフォートは4つの種類の人間の経験のコンテクスト（状況，文脈）のなかで生じてくると述べている．「**身体的**」「**サイコスピリット的**」「**環境的**」「**社会文化的**」の4つであり，それぞれの具体的内容は図中の説明を参照して欲しい．

これをもとにして，コルカバはコンフォートとは「緩和，安心，超越に対するニードが，経験の4つのコンテクスト（身体的，サイコスピリット的，社会的，環境的）において満たされることにより，自分が強められているという即時的な経験である」と定義づけしている．

2. コンフォート理論の全体像

また**図2**にコルカバが心理学者であるMurray Hのヒューマン・プレス理論をもとに

図1 コンフォートの分類的構造（コルカバ，1996）[1]

	緩和	安心	超越
身体的			
サイコスピリット的			
環境的			
社会文化的			

●コンフォートのタイプ
・緩和—具体的なコンフォートニードが満たされた状態
・安心—平静もしくは満足した状態
・超越—問題や苦悩を克服した状態

●コンフォートが生じるコンテクスト
・身体的—身体的感覚，ホメオスタシス機構，免疫機能などにかかわるもの
・サイコスピリット的—自尊心，アイデンティティ，セクシュアリティ，人生の意味などの自己の内的認識にかかわるもの；高次の秩序や存在にかかわるもの
・環境的—人の経験の外的背景にかかわるもの（湿度，光，音，匂い，色，家具，風景など）
・社会的文化的—個人，家族，社会的関係にかかわるもの（財政，教育，ヘルスケア従事者など）；家族の伝統，儀式内行事，宗教的慣例

（Kolcaba KY, Fisher EM: A holistic perspective on comfort care as an advance directive. Crit Care Nurs Q 18(4): 66-76, 1996. より）

構築したコンフォート理論の全体像を示した[1]．図2のline 1からline 3まではMurrayによる心理学の理論であり，line 4に示した内容が，コルカバが提唱しているコンフォート理論である．これによると，コンフォートを増進させるためには，その前提として，「ヘルスケアニード」をアセスメントし，それに応じた「看護介入」を行うことが必要で，それに「介入変数」が影響を及ぼすことがわかる．「介入変数」とは，看護師や病院・施設が，ほとんどコントロールできないが，コンフォートケア計画の方向性や成功に影響を及ぼす因子であるとコルカバは述べている[1]．

具体的には家庭での虐待，経済的資源の不足，衝撃的な診断名，認知障害などがあげられているが，筆者自身はもっと幅広い内容を含めてもよいのではないかと考えている．なぜならば，実際にコルカバの文献にあげられている事例でも，信頼できる人が少ないこと，社会支援の乏しさ，コミュニケーションスキルの低下，処置時間の長さなど，まったくコントロールできないものばかりではないからだ．看護師の数，患者自身の過去の経験，信念，年齢，性別などコンフォートに影響する可能性のある変数を幅広く考慮する必要がある．

そしてコンフォート増進の結果として3種類の「**健康探索行動**」が生じ，「健康探索行動」の結果としてコンフォートが増進する場合もあることを双方向の矢印が示している．3種類の健康探索行動とは「**内的行動**」「**外的行動**」「**平穏な死**」である．「内的行動」とは目に見えない細胞レベルや器官レベルといった，身体の内部で生じる治癒（酸素飽和度，血圧，腸蠕動，心拍出量の改善など）や免疫機能の向上（T細胞，NK細胞の数の増加など）を意味しており，「外的行動」とは観察可能な歩行機能の改善や，順調な排泄，治療法の遵守，セルフケアの改善などを意味している．「平穏な死」は説明の必要はないだろう．

図2 コンフォート理論の全体像（コルカバ，1994）[1]

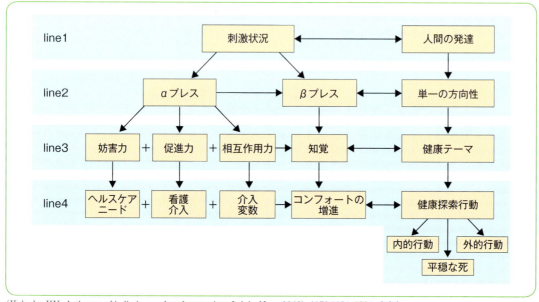

（Kolcaba KY: A theory of holistic comfort for nursing. J Adv Nurs 19(6): 1178-1184, 1994. より）

Ⅱ クリティカルケア環境におけるコンフォートケアの重要性

コルカバのコンフォートの定義によると，患者が**図1**の12のセル（枠）のすべてのコンフォートの側面を経験できたときに，完全なコンフォートの状態が得られるということになる．しかし，コルカバ自身，そのような完全なコンフォートの状態を経験することは，ストレスフルでコンフォートニーズが高い医療現場では困難であると述べている．ましてや医療現場のなかでも特に，生命の危機的状況にある患者のケアを行うクリティカルケア環境下においては，完全なコンフォートを目指すことは難しい．したがって，クリティカルケア看護に携わる私たちは，少しでもコンフォートレベルが増進するようなかかわりをしなければならない．

しかしクリティカルケア環境にある患者の多くは，疾病や外傷といった入院の原因によるもの以外にも，治療行為としての処置やケアが苦痛をもたらす場合も多い．例えば呼吸管理のための気管挿管や気管内吸引といった処置，循環管理のための数多くのライン挿入，ドレナージやモニタリングのためのチューブ類，電極類の装着，機械のモニター音やアラーム音なども，多くの患者にとってはストレスフルなものである．そうした苦痛を感じないようにセデーションをかける場合もあるが，近年はそれによる副作用や回復遅延が問題となっており，ライトセデーションが行われるようになってきている．

よってコンフォートの状態の3つの種類のうち完全な「緩和」や「安心」といった状態にすることは非常に難しい．もちろん「緩和」や「安心」のためのケアが必要ないというわけではない．全力でそうしたケアを行う必要があることはいうまでもない．しかし前述したように，処置やケアが苦痛をもたらす場合には，看護師はジレンマに陥ることになる．

ここで重要になってくるのは，日本語の安楽には含まれていない「超越」のためのケアであると筆者は考えている．それは，困難な課題に立ち向かう患者を力づける介入であり，主として看護師と患者の良好な関係性を前提とするものである．それでは，具体的にどのようなケアが「超越」のためのケアになるのだろうか．患者が，たとえ苦痛があったとしても力づけられて，それに立ち向かい，超然としていられる「超越」の状態を得るためには，以下のようなケアが必要になると考えられる．

上泉[2]は，ICUにおける看護ケアの意味づけを行い，そのなかで「**内的自己システムへの看護ケア**」を見い出している．内的自己システムとは，重症患者が環境からの相互作用によって情報を知覚し，解釈し，判断する機能をもつ

表1 クリティカルケアでのコンフォートに重要な「超越」を増進させるための具体的ケア内容

ケア	具体的な内容
添う	患者が苦痛を感じていると思われるときに，それに共感してそばにいる．タッチや気遣いの言葉をかけるとともに，患者の行為をあたたかく見守る．
安全の保証	患者がいつも見守られており大丈夫だという感覚がもてるようにする．これから行われる行為がどのようなもので，結果がどうなるのかをわかるように説明する．
個人の尊重	患者がどうしたいのか，希望があればできるだけ聴いて，安全が確保される限り，それに従う．
甘えさせる	患者が自分で頑張って何かをしようとする気持ちを大切に認めながらも，時には看護師にゆだねさせるようにする．
患者の努力への評価	患者が頑張って何かをしたり，頑張ってつらいことに耐えたりした場合に，それを認めてねぎらいの言葉をかける．

§ **1** コンフォート理論の応用 **401**

主観的環境であるととらえる見方である．しかしICUにおける重症患者では，病態生理や薬剤・物理的環境などの影響で知覚の低下やゆがみを生じ，現実認知に混乱をきたし，内的自己システムがうまく機能しなくなる．したがって，低下したりゆがんだりした患者の知覚と認知を補い，直接的に現実認知に働きかけるケアと，患者自身の自我を強めて現実認知を回復するケアの2種類が「内的自己システムへの看護ケア」に含まれる．そして前者には「現実認知の促進」「時間の流れを提供する」などが，後者には「添う」「安全の保証」「個人の尊重」「甘えさせる」「患者の努力への評価」などが当てはまるとしている．このうち「超越」のためのケアは，後者の自我を強めるケア内容が相当すると考えられる．

具体的に「添う」「安全の保証」「個人の尊重」「甘えさせる」「患者の努力への評価」がどのようなケアなのかは，**表1**に示した．

Ⅲ コンフォート理論の実践への活用方法

これまでコンフォート理論の概要と，コンフォートケアの内容について簡単に説明してきたが，これらをクリティカルケアの場における臨床実践にどのように活用していけばよいのだろ

うか．ここでは，その活用方法について説明する．

1）プロセス

基本的には，**図2**で示したプロセスをたどって，看護過程を展開することになるのだが，**表2**にその具体的な流れを示した．プロセスとしては，［情報収集－アセスメント－計画－実施－評価］という一般的な看護過程と同様である．

しかし一般的な看護過程にコンフォート理論特有の内容が追加されている．その1つは，③の「介入変数」の考慮である．前述したように，コンフォートケア計画の方向性に影響を与え，成功（あるいは失敗）に影響を及ぼす因子が，介入変数である．よって，これを考慮することで，計画を具体化するプロセスが含まれている．

2つめは，⑤の望ましい現実的な健康探索行動について，患者との合意によってアウトカムを設定することである．これは患者・家族のヘルスケアニード（コンフォートニード）をもとに考慮するが，前述したとおりクリティカルケア環境下では完全なコンフォートの達成は不可能に近く，どれだけそれを増進させることができるかを考える必要がある．その具体的内容について患者・家族の思いを知り目標設定をすることである．

もう1つは，④のケアの実施の部分で，ケア

表2 コンフォート理論を看護実践に活用するためのプロセス

① 患者・家族が有しているサポートシステムで満たされていないコンフォートニードを確認する	▶アセスメント
② ニードを満たすための介入を計画する	▶計画
③ 介入計画の立案とそれが成功の見込みがあるかどうかを決定するために，介入変数を考慮する	▶計画の具体化
④ コンフォートケアは，適切なタイミングでの効果的な介入を，ケアリングのある方法で，コンフォートの増進という明確な意図をもって行う	▶実施
⑤ 患者と看護師は，望ましい現実的な健康探索行動について合意する	▶アウトカムの設定
⑥ コンフォートの増進により，健康探索行動が強化される．健康探索行動がとられることにより，さらにコンフォートが増進する	▶アウトカムの評価

図3 ケアリングの5つのカテゴリーの相互作用およびコンフォートとの関係

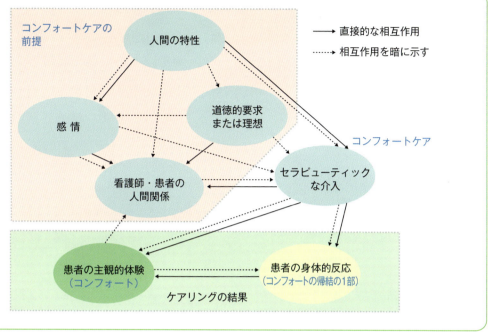

(Morse JM, Solberg SM, Neander WL, et al: Concepts of caring and caring as a concept. ANS Adv Nurs Sci 13(1): 1-14, 1990. を一部改変)

リングのある方法で，コンフォートの増進という明確な意図をもって行うことである．当然のことのようであるが，患者のコンフォートを増進できるかどうかの鍵は，ここにかかっているといっても過言ではない．

2) ケアリング

ケアリングについては別の章でも解説されると思うが，ここでは要点だけを触れておきたい．図3で示したように，Morseらはケアリングの重要な要素を5つにカテゴリー化している[3]．「**セラピューティックな介入**」は患者に対するケア全般を指している．それは適切な知識に裏づけられ，しっかりとしたスキルを伴ったすぐれた介入であるべきことはいうまでもない．「**感情**」とは，患者に対する共感やコミットメントを意味しており，どれだけ真剣に患者のことを考えることができるかが重要であるということである．「**道徳的要求または理想**」とは，患者がどのような状態であったとしても人間として尊重する倫理的な姿勢が必要であることを意味している．また「**人間の特性**」は，看護師としてのケアリングの能力にはもって生まれた特性があることを意味しているが，だからといってその能力は変えることができないというわけではない．ケアリング能力を発展させる努力をすることは重要である．「**看護師・患者の人間関係**」は説明するまでもないだろう．関係性や信頼関係がない状況においては，良いケアを提供しても受け入れられず，患者の主観的体験としてのコンフォートは増進しないと考えられる．以上の5つの要素をふまえたケアリングのある方法での実践で重要である．

IV コンフォート理論の活用事例

次に具体的な事例を用いて，どのようにコン

| 表3 | コンフォート理論を看護実践に活用するためのケアプラン用紙（例） |

コンフォートケアプラン

コンフォートニードの アセスメント	介入変数	看護介入 （コンフォートケア）	健康探索行動	コンフォートニード 充足の確認
・身体的				
・サイコスピリット的				
・環境的				
・社会文化的				

（キャサリン・コルカバ著，太田喜久子監訳：コルカバ　コンフォート理論―理論の開発過程と実践への適用．p218．医学書院，2008．を一部改変）

フォート理論を活用していけばよいかについて説明する．その際，表3に示したようなケアプラン用紙を頭に描いて，前述の表2のプロセスを順に進めていくようにする．ここでは，あえて表2のプロセスの順を一部変えている．表2では先に看護介入の計画があったが，介入計画は介入変数を考慮して，より具体的で効果的な方法が考えられるべきであるため，介入変数の検討を先にした．

V 事例紹介

●患者：A氏，男性　●年齢：52歳．
●疾患名：食道がん．
●術式：VATS食道切除，胸骨後頸部胃管吻合術
●患者の状況

　術後1日目で場所は集中治療室．気管挿管され人工呼吸器に装着されていたが，早朝よりセデーションをオフにし，ウィーニング，抜管の方針．

　午前8時頃：かなり覚醒してきていた．発汗

が著明で額に玉のような汗が認められた．看護師が「管が入っていてつらいですね．もう少しの辛抱ですからね」と言うと，少し顔をしかめた．血圧104/62mmHg，HR 70回，RR 10回，BT 36.0℃，SpO$_2$ 100%．

　午前10時頃：患者は顔をしかめてつらそうに体動あり，苦しそうな表情が見てとれた．直後に医師が来床し抜管．酸素マスク装着となった．嗄声もみられず反回神経麻痺の徴候はなし．咳嗽時に疼痛の訴えあり．抜管後も発汗は変わらず．抜管後は咽頭痛の訴えなし．口渇著明にあり．

　午後2時頃：口渇著明で，看護師に「飲めないと思うけど，何かできますか？」と話す．

　ここでは，この午前10時と，午後2時の時点での，それぞれの看護ケアについてコンフォート理論を用いた看護展開の例を示す．実際のケアでは，クリティカルケア看護師は一場面毎に変化する患者のコンフォートニードに対して表3のケアプラン用紙を用いて，じっくりと看護展開している余裕はない．したがって，頭のなかで以下のような展開を行うか，簡単なメ

モを用いるとよい.

《午前 10 時》

1) コンフォートニードのアセスメント
[身体的] 咳嗽時の疼痛, 著明な口渇, 抜管直後の正常な呼吸状態維持

[サイコスピリット的] 顔をしかめてつらそうに体動をした理由は不明である. 現状認識が十分にできていない可能性

[環境的] 発汗著明であることから, 患者にとっては環境的な暑さを感じている可能性

[社会文化的] 抜管直後であることから家族の面会ニードの可能性

2) 介入変数
- 抜管直後のため呼吸, 循環の変動の可能性がある.
- 抜管直後であり飲水, 含嗽の許可は出ていない.
- 点滴ルート, 動脈ラインなど必要なルートが数本挿入されている.
- 術後 1 日目であり, 創部周辺にドレナージチューブが挿入されている.
- 医師の鎮痛薬の事前指示の有無.

3) 看護介入 (コンフォートケア)
- 顔をしかめてつらそうに体動をした理由について質問をし, 原因が挿管によるものだったのか, その他の対応可能なものなのかを検討し, 必要に応じてケアを行う.
- 鎮痛薬の事前指示があれば, それに従って与薬する. 事前指示がなければ, 早急に鎮痛薬の処方を得て実施する.
- 抜管直後であるため全身清拭は控えるが, 顔や手・足など部分清拭を実施する.
- 抜管後の自発呼吸, 深呼吸を促すように声をかける.
- 掛け物を薄いものにする. 患者の希望によっては掛け物を一時的に取り除く.
- しばらく様子をみて呼吸・循環の変動なけ

れば, 家族を呼び面会できるようにする.
- IN/OUT バランス, 電解質バランスを査定し, 必要に応じて正常化を図るために医師に相談して指示を得る.
- つらい状況であることに共感的な言葉をかけるとともに, 抜管できた喜びを患者に伝える (表 1 の「添う」ケア). また手術後どれくらい経過しているか, どこにいるか, チューブ類の存在など現状理解ができるように説明を行う.
- つらい処置や痛みに耐えて頑張っていることをねぎらうような言葉をかける (表 1 の「患者の努力への評価」のケア).

4) 健康探索行動 (アウトカム設定)
- 正常な呼吸状態維持のための自発呼吸, 自力排痰ができる.
- 生体内部環境が正常化し, 口渇が緩和する.
- 苦痛を表出することができる.

5) コンフォートニード充足の確認 (評価)
- コンフォートニードのアセスメント内容が緩和されたのか, アウトカムとしての健康探索行動がみられるかを評価する.

《午後 2 時》

1) コンフォートニードのアセスメント
[身体的] 著明な口渇

[サイコスピリット的] 全身発汗していたことによる不快感の可能性, 口渇によるストレス

[環境的] 環境的な暑さが和らいでいるかどうか.

[社会文化的] 家族との面会希望があるか.

2) 介入変数
- 医師から飲水, 含嗽の許可がでているかどうか.

3) 看護介入 (コンフォートケア)
- 医師の許可に応じて, 飲水や含嗽ができるようにする. 許可されない場合は, それに

§ ❶ コンフォート理論の応用　　405

代わる方法として，口唇や口腔内を少量の水分を含ませたガーゼで湿らせるなどが可能か医師に相談し，実現可能な方法を実施する．直接的に水分を与えることが困難な場合は，間接的な超音波ネブライザーによる蒸気吸入なども考慮する．

- 現状で飲水や含嗽が難しい場合には，その理由を説明し納得できるようにすると同時に，口渇に対する共感的な言葉かけをし，飲水や含嗽できるようになるのは時間の問題であり，もう少しの辛抱であることを伝える（表1の「添う」ケア）．
- 全身清拭がまだできていない場合には，呼吸，循環の安定を確認後に実施する．

4）健康探索行動（アウトカム設定）

- 口渇の訴えが軽減する．

5）コンフォートニード充足の確認

- コンフォートニードのアセスメント内容が緩和されたのか，アウトカムとしての健康探索行動がみられるかを評価する．

このようにみてくると，コンフォート理論を用いた看護実践といっても，何か特別なケアを実施するわけでなく，平凡な，いつも行っているケアを実施しているだけにすぎないように思える．コンフォート理論を使う意味がないのでは，と感じられるかもしれない．しかしベナーも「安楽（原文ではコンフォート）への援助は平凡で，あまり効果がないように思える．しかし，その非常に思いきった処置（手術）は，実は安楽の援助に依存しているのであり，それなくしては行えない」[4]と述べているように，コンフォートケアは平凡で，ありふれたケアかもしれないが，クリティカルケアでは重要な意味をもつことは明らかである．そのためには，自己のこれまでの患者へのかかわりをリフレクション[*2]し，「感情」「道徳的要求と理想」「看護師−患者の人間関係」「人間の本質」といった，

ケアリングの要素をどれだけ含めてきたのかを見つめ直し，意図的に今後のケアに活用していくことが求められる．

患者が発汗著明で口渇があり，身体を拭いてさっぱりしたい，喉を潤したいというニーズがあるから，表面的には清拭や含嗽という平凡なかかわりがケアとなりうる．また，それによってある程度のコンフォートの増進を達成することができるに違いない．

しかし，コンフォートにはレベルがあり，より深い患者に感動を与えるようなコンフォートの増進を目指すならば，ケアリングの要素が含まれなければならない．本事例は実例をアレンジしたものであるが，看護師は患者が著明な発汗があり暑さを感じていると考え，単に含嗽ができるようにしただけでなく，ポットに氷をたくさん入れてできるだけ冷たくして患者のベッドサイドに持っていった．それだけでなく，時間が経過すると氷が溶けてポットのなかが普通の水に近くなるため，常に注意を払い，氷が溶けてくると，まだポット内に水が残っていても新たに氷を追加した．そして水を入れて一杯にして，いつでも冷水で好きなだけ含嗽ができるような心配りをした．

ICU退室後の患者の語りでは，この看護師の行為によって，患者はつらくて不快な状況であったのが「世界が変わった」と述べ，看護師のこまやかな気遣いに遠慮をしながらも，非常に感謝をし，同時にそこまでしてくれるとは思わなかったと感動に近い気持ちを表出していた．まさに患者にそこまで思わせた背景には，

MEMO ·······························

＊2：リフレクション（reflection）
　内省や熟考を意味する．自分の経験を振り返って，出来事の意味がその経験における自己のあり方を見つめ直すことで，今後同じような状況によりよく対処できる「知」（経験値）を見つけ出そうとする方法．

看護師の患者に少しでも気持ちよくなってもらいたいというケアリングの要素である共感的な「感情」が存在していたことは間違いない．これは**表1**で示した「超越」を増進させるケアのなかの，患者の気持ちに「添う」に相当すると考えられる．

さらに，患者が好きなだけ含嗽できるように配慮したことは，患者を人間として尊重していたことを意味し，「道徳的要求と理想」が存在していたと考えられる．これは**表1**の「個人の尊重」に相当すると考えられる．こうしたケアリングがあってはじめて，含嗽という平凡なケアが，患者を感動させるほどの本当の意味でのコンフォートケアになったのだろうと考えられる．

いて述べてきたが，形式的な応用だけでなく，コンフォートケアの背景となるケアリングある方法を伴ってこそ，本当の意味でのコンフォートの増進につながることを忘れてはならない．

[引用文献]
1) キャサリン・コルカバ著，太田喜久子監訳：コルカバ コンフォート理論―理論の開発過程と実践への適用．医学書院，2008．
2) 上泉和子：集中治療室における看護ケアの分析とその構造化．看護研究 27(1)：2-19，1994．
3) Morse JM, Solberg SM, Neander WL, et al: Concepts of caring and caring as a concept. *ANS Adv Nurs Sci* **13**(1): 1-14, 1990.
4) P ベナー，P フーバー・キリアキディス，D スタナード著，井上智子監訳：ベナー　看護ケアの臨床知―行動しつつ考えること．医学書院，2005．

[参考文献]
1) Kolcaba K: Comfort Theory and practice: A vision for holistic health care and research. Springer, New York, 2003.

おわりに

コンフォート理論を実践に応用する方法につ

MEMO

ケアの構造とケアリング

はじめに

クリティカルケアの患者は重症度が高く意識が清明ではないこと、またはライトセデーション（Light sedation, 浅い鎮静）下にあることでケアされる側（患者）の成長（＝患者の回復）を実感することが難しい。ケア成立には「相手にケアを受け入れてもらうこと」と「相手がケアを受け入れたと実感すること」、つまり患者－看護師による相互性が関係する。

本項では患者の生を支えるクリティカルケアにおいて、患者－看護師の相互性の観点からケアリングについて考えていく。

I ケアの要素

ケアリング論の先駆者であるメイヤロフ（Mayeroff M）は、著書『ケアの本質』[1]のなかで、8つのケアの要素について述べている。各ケアの「要素」とクリティカルケア領域で予測される状況を例としてあげる。

1）各ケアの要素

1 知識

ケアをするためにはその人の要求を理解しなければならず、それに適切に応答できなければならない。そのためには多くのことを知る必要がある。

［例］クリティカルケア領域では高度な医療や治療に関する知識を身につけなければ患者をケアすることができない。そのため、看護師は最新のガイドラインや医療機器の扱い等に関する十分な知識を兼ね備えなければならない。また、突然の発症や緊急入院となるケースが多いことや、人工呼吸器、鎮静薬の使用により患者の要求を適切に理解し応答することが難しい。

2 リズムを変える

習慣に従ってケアをすることはできない。過去の経験から学び取り、自身の行動がもたらす結果が何であるか、結果に照らして自身の行動を継続、または正さなければならない。

［例］治療やケアのアウトカムが得られない場合、さらなる状況悪化の懸念から他の方法へ移行することに躊躇してしまう。一方で、患者の状態に変化がみられないとき、ケアを再調整する思考をもつ。クリティカルな状況にある患者の治療やケアのリズムを変えるタイミングが難しい。

3 忍耐

忍耐のおかげで相手にとって良いときに、相手に添った方法で、相手を成長させることができる。ケアする人は相手の成長を信じているから忍耐強い。自分自身に対しても忍耐をせねばならない。

［例］患者の生命力に応じて患者が回復していく過程をじっと見守ること、待つことが難しい。または待てない状況がある。治療やケアのアウトカムが結果としてみえてこないときにもどか

しさを感じる．相手の成長（＝患者の回復）につながった範例が忍耐に影響を及ぼす．

4 正直

ケアを提供する自分自身に正直であること．自身が見たいと思うものしか見ることができないならば，相手の本当の姿を見つめることはできない．あるがままの相手を見つめる一方，あるがままの自分をも見つめなければならない．
[例]患者の特徴として，コミュニケーションを図ることが難しいケースも多く，患者のニーズの把握がスムーズにできない．そのため，看護師側からの視点で患者をみてしまう状況が生まれやすい．あるがままの患者像はモニターや検査結果からの客観的な側面として映る．日々，ケアに追われることで，ケア中の真の自分をみつめる余裕がない．

5 信頼

ケアには相手が自ら適したときに，適した方法で成長していくのを信頼することが含まれる．相手を信頼する一方で，ケアに携わる自身の能力も信頼しなければならない．
[例]相手の成長（＝患者の回復）において患者の生命力を信じる一方，回復の兆しがみられないときに，自身のケアや治療に確信がもてなくなる．

6 謙遜

ケアは相手の成長に対応していくものであり，ケアは相手について継続的に学ぶことを含んでいる．誰のケアのほうが価値あるかということにとらわれてしまうと，自身がケアにかかわることからかけ離れてしまう．自身の能力をうまく活用することによって誇りをもつことができる．
[例]危機的状況下では相手の成長（＝患者の回復）につながる過程がみえにくく，継続的なケアの効果を自覚しにくい．また，時間的制約があるなかで他者のケアを受け入れることに時間がかかる．患者の回復とともに自身のケアに

ついて省察していくことが必要となる．

7 希望

自身のケアを通して相手が成長していくという希望がある．ケアしていくうえで，将来まで視野に入れた希望は，現在の意義を拡大する働きがある．単に他者に希望をかけることでもなく，自身のケアを通じて相手が自己実現していくことを希望することである．
[例]危機的状況下にある患者に対する回復の希望が常にある．その希望により看護師として患者のケアに携わるモチベーションを支えている．一方でケアの効果が現れず患者の回復がみられない場合は失望感を抱きやすく，ケアの意味づけが難しくなる．

8 勇気

未知の世界に踏み込む場合に存在する．相手がどのようになるのか，自身もどのようなものになるのか十分に予測できないことがある．相手が成長していくこと，自身のケアする能力，この2つを信頼することは，未知の世界に自身が分け入っていくにあたって勇気をくれる．
[例]患者にとって新たな侵襲が加わる治療やケアを実施するとき，患者にさらに苦痛を与えてしまうのではないか，患者の反応を瞬時にとらえ受け止めることができるのか躊躇する．相手の成長（＝患者の回復）につながる治療やケアに対する期待とともに，患者の生命力・回復力を信じる勇気を必要とする．

2）まとめ

「相手をケアすること，相手の成長を援助することによって，自分もまた自己実現する」[2]．このことから，ケアには「ケアする人」（＝看護師），「ケアされる側」（＝患者・家族）の両者の相互性が強く関係している．クリティカルケアを必要とする患者の生は看護師のケアに委ねられており，意識障害や鎮静下にある患者のニーズを直接把握することは難しい．しかし，

§ 2 ケアの構造とケアリング　409

どのような状況下であっても患者と看護師の相互性が成り立つケアがあるといえる.

Ⅱ ケアリング（caring）とは

日本看護科学学会看護学学術用語検討委員会[3]ではケアリングを「ケアの対象との関係性をより意識した概念と捉え，人と人とが通じ合おうとすることであり，その人の成長・発達を助けるものである」としている. また，「ケアリングによってもたらされるものは，その人らしい自己実現であったり健康生活の獲得であるが，専門職もまたこの経験を通して，専門職として，一人の人間として成長していくことである」と説明している.

米国クリティカルケア看護師協会（American Association of Critical Care Nurses：AACN）は，1990年代初頭に「患者－看護師」「看護師－看護師」「看護師－システム」の相互作用に着目し，看護を記述したモデルとして AACN Synergy Model for Patient Care を構築した. このモデルにおいて看護師の8つの特性（能力）が述べられており，患者の特性に応じて看護師に必要な能力が変化すると考えられている. モデル内ではケアリングを「患者が安楽で守られているように感じる，思いやりのある治療的な環境をつくるかかわり」[4]と説明している. モデルは3つの段階（レベル）に分けられ，スケーリングできる構成になっている（表1）.

ケアリングについては哲学，教育学等さまざまな学問で概念が用いられ論議されている. 看護学領域におけるケアリングの代表的な研究者として，ワトソンやベナーがあげられる.

ワトソンは，看護が人間の心と体と魂を癒すヒューマンケアそのものであることを主張し，看護とは何か，看護のあるべき姿について論じている. そのなかで患者の健康を目指すケアリングにおいても相互的な関係性が基盤としてあり，ケアリングにおける相互成長が患者－看護師間で成立することを述べている.

ベナーは，ケアリングにより病気の人に自分本来の世界に再び戻って行く力を与えるとし，人間が他者と相互作用をもつときにケアリング関係が発生すること，ケアリング関係が双方にとって援助の受け渡しになり，ケアリング実践が看護実践の核であると述べている. そして，技術ばかり重んじる世界では，回復しようとい

表1 臨床における看護師の能力（Kaplow, 2007）

能力	レベル	説明
ケアリング	Level 1	通常の，一般的な患者のニードに焦点をあてる. 将来生じうるニードを予測しない. 基準やプロトコルに従ったケアを行う. 物理的に安全な環境を維持する. 死は起こりうるアウトカムであることを受け入れる.
	Level 3	患者，家族の細かな変化に反応する. 患者を唯一のかけがえのない一人の人として同情的にかかわることができる. 患者，家族の個性に対し，ケアリング実践を行い，その重要性を認識する. 患者，家族の置かれている環境を家庭的にする. 死は許容されるアウトカムかもしれないことを認識する.
	Level 5	患者，家族の変化やニードを敏感に察知，推測する. 強くかかわり，患者，家族，地域の側に立つ方法に気づく. 患者，家族が導くケアリング実践を行う. 危険を予測し，回避し，患者，家族の医療システムの通過を通して安全を提供する. 患者，家族に安楽を確保し，死の問題に関して関与する.

（AACN Synergy Model for Patient Care）
（卯野木健：AACN synergy model for patient care とは―よりよい看護実践と CNS に必要な能力. 看護研究 **42**（3）：207-216, 2009. よりケアリング部分のみ抜粋）

う気持ちにはならず，自分を心から気遣ってくれる人がいるということを知って回復への意欲をもつものであるとしている．

両者が述べているケアリングについて共通して考えられることは「❶ケアリングは患者−看護師間に存在する，❷ケアリングは看護において重要である，❸ケアリングは患者の目的達成を目指す過程で発揮され，看護師の成長も達成される，❹ケアリングは，その過程や発揮された場面が非常にみえづらく，わかりにくいものである」[5]ということである．

1. クリティカルケア領域の環境特性とケアリング

わが国では 1964 年に初めて ICU（intensive care unit），CCU（cardiac care unit）が誕生した．現在に至るまで医療技術の進歩とともに患者に高度な医療を提供し，患者の生命の維持や回復につながるケアを実践している．1994年に発表された「集中治療室における看護ケアの分析とその構造化」[6]のなかで「クリティカルケアが実践される場や患者との相互作用の観点からケアリングについて考えていく必要性がある」と述べられている．現在においては，より高度医療やテクノロジーを提供することが可能な環境になっており，クリティカルケアにおけるケアリングを考える際には「生命の危機的状況にある健康問題を抱えている患者の状況」と「高度医療や最先端テクノロジーが提供されている環境」の 2 つの視点が必要となる．

クリティカルケアの対象となる主な疾患として，侵襲の大きな手術，急性疾患，慢性疾患急性増悪，重篤な外傷，ショック等がある．患者の多くは，人工呼吸器管理や薬剤使用，疾患そのものによる意識状態の変化などに関連し，言語的なコミュニケーションが困難である．このようなクリティカルケアの環境は治療と看護が密接に関連している．ケア（care）はもともと

キュア（cure・治療）やコーピング（coping・対処）と並んで看護では重要な基本的概念の 1つになっているが，クリティカルケアでは「キュア」と「ケア」について線引きが難しい特徴がある．そして，実際には「キュア」のなかに「ケア」をおり込んで実践していることがあるものの，個々の「ケア」のとらえ方によって「ケア」をしていない，または「ケア」をする時間がないと感じてしまいがちである．

「クリティカルケアにおける高度医療の環境においては，生命を守る部分が強調されがちであり，患者の苦痛に共感する余裕もなくなる．高度医療環境で生じてくる患者の苦痛や倫理的配慮に対処できるかどうかは，看護師の心がけ次第である」[7]．これらのことから，クリティカルケア環境下で生活を余儀なくしている患者を生ある人間として尊重しケアすることがケアリングの構築につながる．

Ⅲ クリティカルケアの対象となる患者特性とケアリング

クリティカルケア看護は，生命の危機的状況にかかわるような健康問題に対する人間の反応を観察しケアすることであるが，時として患者の反応はモニターやフィジカルアセスメントから得た情報といった看護師側からの視点に偏ってしまいがちになる．そのため，ケアリング機能として重要な患者と看護師の「相互」な関係性が形成されにくい，または形成されていても気づきにくいことがある．

クリティカルケアを必要とする患者は生命の危機に瀕し，身体面だけではなく，精神的にも追い詰められていることが多い．そして，意識レベルの低下，薬剤使用による鎮静などから，患者への説明・同意を得て行う過程で成立するケアの根本が揺らぎがちになる条件がそろっている．また，本来ならば患者の主体性を確立し

§ ❷ ケアの構造とケアリング 411

つつ，セルフケア能力の回復を意図するケアを実践しなければならないが，患者自身のセルフケア能力が必然的に乏しいクリティカルケア環境下では，患者のニードを引き出すことは難しく，重症度によっては患者のセルフケアのすべてを看護師が代償的に行うことになる．ケアに対する患者からの反応が得られにくい場合，「看護師」・「患者」のバランスが無意識のうちに崩れていく危険性が潜んでおり，ケアを提供する看護師側のストレスにも多大な影響を与えることになる．

　看護が見出しにくいと感じられ，心身の苦痛や制約が多いクリティカルケア領域こそ，患者の回復に向けた生の力を引き出すケアが重要である．クリティカルケア領域の看護師は人工呼吸器からの離脱に向けたケアや，患者の安全・安楽を尊重したうえでの抑制の回避，医師に対する患者の回復に向けた治療への提言等，患者から極力エネルギーを奪わないケアを実践しつつ，患者の生命力の強さを直に感じ，患者からケアに対するエネルギーを得ている[8]．「ケアリング関係にあるときには，エネルギーは他者へ流れていくだけではなく，ケアされる側からケアする側に肯定的な反応が返ってくることで，ケアする側にもエネルギーが湧いてくる．このことにより，ケアする看護師は行動がしやすくなるとともに，自然なケアリングが営まれやすい」[9]．つまり「生の実感＝相互性」につながるクリティカルケア領域でのケアリング実践こそ，生命の危機的状況にある患者の生活と生を支える看護本来の姿を発揮できるものである．

Ⅳ　クリティカルケア領域における患者の QOL とケアリング

　クリティカルケア領域では，人工呼吸器，大動脈内バルーンパンピング（intra-aortic balloon pumping：IABP）[*1]，血漿交換[*2] など

のさまざまなテクノロジーの介入により高度医療が可能となり，以前では救命できなかった患者でも生命の危機的状況を回避できるようになった．また，患者の重症度の違いはあるもののICU や HCU（high care unit）においては一般病棟と比べると看護師が受け持つ患者の数は少ない．ICU においては患者 2 人に対して看護師 1 人で受け持つ 2 対 1 の看護となる．重症度が高い患者に関しては 1 対 1 の看護を提供することで，1 人の患者を丁寧にケアすることができる．そのようななかで，患者をクリティカルケア環境下で生活を余儀なくされている一人の人間としてとらえ，その人らしさを大事にしつつ，患者の生活の質（quality of life：QOL）を取り戻せるようなケアが求められる．

　ICU に入室していた患者の体験[10] として【現実的な体験】【時空間・出来事・自身の認識があいまい】【記憶の喪失】【非現実的な体験】がある．

　その体験がもたらす影響として【ICU は過程であり影響はない】【記憶消失や非現実的な体験は整理がつき不安はない】とする一方で【記憶消失期間の出来事と現状との因果関係に戸惑う】【非現実的な映像や音が残存し再現する】【非現実的な体験・記憶消失を理由づける】等のパターンがある．このことから ICU 滞在中の体験の不確かさが患者の QOL に影響を与えてい

MEMO

＊1：大動脈内バルーンパンピング（IABP）
　胸部下行大動脈に留置したバルーンカテーテルを心拍動に合わせて収縮・拡張させることで，冠血流量増加や後負荷軽減をもたらし，心筋酸素消費量を減少させる働きがある．

MEMO

＊2：血漿交換
　血液を血漿分離器に通し，血球と血漿に分離し，病因物質を含む血漿を破棄し，新鮮凍結血漿やアルブミン製剤と交換する治療法．

ると推測できる.

2000年前後から鎮静薬や深い鎮静による問題点が指摘されるようになったことを踏まえ[11]，クリティカルケア領域ではライトセデーション（Light sedation，浅い鎮静）管理の普及により，患者が覚醒に近い状態で治療と生活が並行した環境でケアが実施されてきている．また，理学療法士（PT）と連携した患者の可能な範囲の最大限での早期リハビリテーションの開始，栄養サポートチーム（nutrition support team：NST）による栄養管理，患者の症状や訴えに応じた疼痛緩和対策，せん妄対策チーム（delirium support team：DST）の介入等，クリティカルケアでの生活環境における患者のQOLを重視したケアが行われている．

その一方で，重症疾患後に起こる認知機能障害，身体障害，社会的問題等の合併症や症状を概した集中治療後症候群（post intensive care syndrome：PICS）が注目されてきており，長期人工呼吸患者，外傷，心肺停止後，敗血症など，重症疾患から生還したICU退室後の患者のQOLは同年代の健康な対象と比較し一様に低いことが報告されている[12]．PICSとQOLは関連しており，ICU退室後の患者のQOLを見据えたうえで，ICUに滞在しているうちから患者のQOLを意識したケアが必要である．

ライトセデーション（浅い鎮静）管理により，以前にも増して患者の反応をダイレクトに受け止めることができ，ケアリング機能として重要な「看護師」と「患者」の相互性を実感できる

第5章

尊重の欲求とケア

COLUMN　患者・学生間で形成されたケアリング

ある学生が実習で心臓血管の大手術を受ける患者の受け持ちとなった．患者は，ヘビースモーカーで複数の既往歴があり，入院に至るまでの背景も複雑であった．患者は手術前，学生が受け持ちをすることに対して「大手術をするのに，専門的な知識がない学生が受け持ちをして何になる」と難色を示しており，そのような患者をみて学生も受け持ちをすることに困惑していた．

術後，患者は術中の大量輸液や喫煙による影響で痰の量が多く，ライトセデーション下において気管吸引を頻回に行わなければ換気が保てない状況であった．看護師も頻回な吸引が必要な状況を理解できていたが，患者に付きっきりで吸引ができる状況ではなく，他の患者のケアにいかなければならなかった．学生は患者のそばにいて，痰が噴き出てくる状況で，苦しそうな患者に対して何もすることができずに涙ながらに患者のそばにいることしかできなかった．患者は苦しいながらも，涙を流している学生の様子について知っていた．このときに学生ができたことは，痰がたまってきていることを担当看護師に伝えに行くことであった．看護師が吸引を実施した後，患者は苦しいなかで，患者も

また涙ながらに学生に感謝の気持ちを手で拝むような様子で表していた．

実習終了後，学生は他の実習で病院に来ることがあり，実習担当教員は状態が落ち着いた患者と学生が会えるように調整を行った．そのとき患者は「手術前に知識がない学生が自分を担当することで，何ができるものなのかと否定的に思っていた．でも，知識よりも自分のことを思ってくれている学生がそばにいるだけで救われた．辛いときに自分のことをわかってくれている人がいるということだけで楽になった」と学生に伝えてくれた．

学生は実習では何もケアができずに涙を流していただけであったと振り返っていた．しかし，実習後の患者との対話のなかで，実は患者の生きる力，回復促進につながるケアができていたことに気づき，自信につなげることができた．学生は実習中に何もケアができないと感じながらもその場から逃げることはしなかった．患者と同じ空間で辛い状況を分かち合っていた体験こそが，患者と学生のケアリング形成につながっていたといえる．つまり，ケアされる側だけではなく，ケアする側もケアされる側からケアされたことになる．

§ **②** ケアの構造とケアリング　**413**

ようになってきた．人間は高度な侵襲を受けても回復する力をもっており，心身の苦痛や制約が多いクリティカルケア領域こそ，患者がもっている力を引き出し，QOLを高めるケアが求められる．そして，生命の危機的状況の回避に向けた生を支えるケアとともに，回復過程における患者のニーズを尊重したケアが重要となってくる．そのためには，患者の生の可能性を信じ順調な回復に向けた「希望」と患者に向き合う「勇気」を忘れてはならない．患者を尊重したケアを行うことが患者－看護師の相互作用につながる．

1. 看護大学生がとらえたクリティカルケア看護師のケアリング実践

クリティカルケア看護に関する教育は基礎教育から導入されている．筆者の大学においても「クリティカルケア実習」が行われており，学生は救急看護・ICU看護・手術室看護のクリティカルケアに関連する各部門で見学実習を行っている．そのなかで学生が看護師の実践から感じ取ったケアリングに関する以下のワードがあった．

「患者の命を守る」「高度な看護判断力」「患者の尊厳・尊重」「看護師からの治療の推進」「退院を視野に入れた看護」「些細な変化，声に出せないサインを見抜く」「非日常のなかで日常感覚を取り戻す」「患者の生命力を家族とともに分かち合う」「患者・家族・看護師とともに喜ぶ」「患者・家族・看護師と共通のゴール設定」「患者と家族のバランスが崩れないような関係性構築の援助」「根拠ある励まし」．

このように学生はクリティカルケア看護師の実践のなかから多くのケアリング場面に立ち会うことができている．学生にとってクリティカルケアの環境は衝撃的であり，緊張感を持続させなければならない．そのようななかで学生は患者・家族・看護師と向き合い，患者・家族を中心とした看護がクリティカルケア領域で実践されていることを感じ取っている．

ケアリングは個々の看護師が意識しなければ感じ取ることが難しい．クリティカルケア領域では常に緊迫したなかで日々の看護について振り返る時間がない状況でもある．そのようななかで学生が感じ取った「機器では与えることができない温かみのある看護」「モニターには映らない精神面を重視した看護」のようにケアリングが日常的に実践されているということを看護師に伝えていくことも重要である．このことが，クリティカルケアにおける「患者の生を尊重したケアリング」の保証にもつながる．

おわりに

近年，クリティカルケア領域ではライトセデーション下でケアが行われており，患者の生を守りつつ，患者の反応をみながら生活の再構築に向けたケアが実践されている．そのようななかで，例えば清拭時にバイタルサインの変動が少なくなった，人工呼吸器の設定を変更しても適切な換気が保たれるようになったなど，患者は言葉を発することができなくてもケアの反応を何らかのサインとして看護師に伝えている．患者が発している些細なサインをダイレクトに受け止めるクリティカルケアにおける実践が患者－看護師による相互性，つまりケアリングにつながる．

[引用文献]
1) ミルトン・メイヤロフ，田村真・他訳：ケアの本質―生きることの意味．pp44-65，ゆみる出版，1987.
2) ミルトン・メイヤロフ，田村真・他訳：ケアの本質―生きることの意味．pp196-198，ゆみる出版，1987.
3) 日本看護科学学会看護学学術用語検討委員会（第9・10期）：看護学を構成する主要な用語集．p21，日本看護科学学会，2011.
4) 卯野木健：AACN Synergy Model for Patient Care "Safe

Passage" に向けて. *Intensive Care Nursing Review* (2)：76-84，2014.

5) 佐藤聖一：看護におけるケアリングとは何か. 新潟青陵学会誌 **3**(1)：11-20，2010.

6) 上泉和子：集中治療室における看護ケアの分析とその構造化. 看護研究 **27**(1)：2-19，1994.

7) 江川幸二，黒田裕子：変わりゆく医療の中でのクリティカルケア看護のあり方. 日本クリティカルケア看護学会誌 **2**(2)：24-26，2006.

8) 平尾明美：急性期領域の看護師のケアリング体験. 神戸市看護大学修士論文，2003.

9) 一般社団法人日本クリティカルケア看護学会監，江川幸二，山勢博彰編：看護のためのクリティカルケア場面の問題解決ガイド—基礎からわかる臨床に活かす倫理調整. pp17-23，三輪書店，2013.

10) 木下佳子，井上智子：集中治療室入室体験が退院後の生活にもたらす影響と看護支援に関する研究—ICUサバイバーの体験とその影響. 日本クリティカルケア看護学会誌 **2**(2)：35-44，2006.

11) 井上茂亮：浅い鎮静を その有効性と問題点. *INTENSIVIST* **6**(1)：45-50，2014.

12) 櫻本秀明：重症疾患患者のQOL Post Intensive Care Syndrome（PICS）と重症患者のQOL. *Intensive Care Nursing Review*（2)：6-15，2014.

[参考文献]

1) パトリシア・ベナー，井部俊子・他訳：ベナー看護論—達人ナースの卓越性とパワー. 医学書院，1999.

2) パトリシア・ベナー編，早野真佐子訳：エキスパートナースとの対話—ベナー看護論・ナラティブス・看護倫理. 照林社，2006.

3) ジーン・ワトソン，稲岡文昭・他訳：ワトソン看護論—ヒューマンケアリングの科学，第2版. 医学書院，2014.

4) 江川幸二：クリティカルケアにおける看護の専門とは何か？—生命維持と安楽ケアの境界を考える. 日本クリティカルケア看護学会誌 **3**(2)：28-30，2007.

MEMO

第5章 尊重の欲求とケア　　比田井 理恵

ボディイメージ論

はじめに

　尊重（承認）の欲求は，社会において自分を認めてほしい，尊重してほしいという「自我」に関連する欲求であり，アブラハム・マズロー欲求階層説の上位から2番目に位置する，人間のもつ基本的欲求の1つである．「自我」とは，個人の知覚，思考，感情，行為などの各精神機能をつかさどる人格の中枢機関を指し，意識する作用の主体としての自我（自我意識）と，意識される客体としての自我（自己意識）に分けられる[1]．いい換えると，尊重（承認）の欲求は，"自分が主体となってとらえる自分自身＝自我意識"と"他者からとらえられる客観的視点からの自分＝自己意識"という2つの見方をもとに生じているといえる．

　これらの2つの意識において，自分が思い描くイメージとのずれや不調和があるときに心理的な葛藤やフラストレーションが起こり，この欲求が満たされない状況となる．このように尊重（承認）の欲求が満たされない場合には，自己や自己の存在自体が脅かされる状態に陥り，不安や恐れ，自己否定などのネガティブな反応につながりやすい．

　医療の世界でであうことの多い"ボディイメージの混乱"をきたした患者は，何らかの出来事をきっかけに，自分の"身体"に対する認識や思いを変化させざるを得ない状況に陥る．そこで戸惑いや混乱，拒絶感や葛藤，自責の念，自尊感情の低下など，さまざまな思いや感情が振り子のように揺れ動くなかから，徐々に変容した自分を受け入れ，新たな自分との付き合い方や生活方法を再構築していくことになる．クリティカルケア領域で，このような過程をたどる人々への看護に携わるうえでは，対象の状況や特性への理解を深めるとともに，反応を見極め，患者個々の心理状況に寄り添いながら，受容と適切なコーピングに向けた支援が必要となる．

　本項では，ボディイメージの変化がきっかけとなり，尊重（承認）の欲求が満たされない人々への理解と看護ケアについて解説していく．

I ボディイメージとは

　「人間にとっての"身体（からだ）"とは何か」という問いについて考えたことがあるだろうか．哲学的には「身体論」になるだろうが，もう少し身近に"自分にとっての身体"という観点から考えてみたときに，身体とは「個」あるいは「自分」を表すと同時に，自分と他とを分かつ境界を形づくるものである．また"自分"という魂が宿る「箱」あるいは「乗り物」のようなもので，現実世界を知覚し，認識するための媒体であると同時に，自分の思いや考えを表現したり実現するための道具でもある．

　このような"身体"に対して自分自身がもつイメージ（心像ともいう）が"ボディイメージ"である．ボディイメージは，精神医学用語で「身

体像（body image）」，神経学的研究上は「身体図式 (body schema)」ともいわれ，多くの学問領域において多様な研究がなされている．

ボディイメージについて，シルダーは「自己の身体について心に抱くイメージ，もしくは身体についての概念」[2]と定義し，視覚，聴覚，皮膚感覚，運動感覚などの過去から現在までのすべての身体感覚の体験と，あらゆる心理・社会的体験の相互作用により形作られ，新たな体験の積み重ねにより刻々と変容し続けていくものとしている．またブラウンは「人生の特定の時期における多様な環境因子と身体経験の相互作用を通して形成された身体の内的イメージ」[3]と定義しており，いずれも単なるイメージではなくさまざまな要素が相互に絡み合ってつくられるイメージといえよう．

ボディイメージは，身体を意識せずに活動できるような場合には，その人の意識の中心からは外れて存在するが，身体を意識して活動せざるを得ないような場合——例えば，何らかの要因で身体の動きが制限されたり，痛みなどの症状が伴うなど——は特に，その人のもつボディイメージが意識化され，状況の影響を受けて変容に向けて動き出す．このようなボディイメージは人が固有にもつものであり，他者からはとらえられないことが1つの特徴である．

前川はボディイメージについて，「非可視的かつ抽象的であり，固有の生活の意味体験が反映されるもので，他人からは認識しにくいものであり，本人に問うていかなければわからない」[4]とし，さらに，「ただ問うだけでは患者は応答しない可能性があるため，患者の心情を慮り，関心や配慮のある姿勢，ケアにつなげようとする心が存在することが必要」[4]と述べている．つまり，他者がもつボディイメージを知ろうとすることは，その人が自分自身に対して行っている固有の価値づけを問うことになり，何らかの身体損傷や機能障害を抱えた患者にと

っては，それ自体が心理的ダメージにつながる可能性がある．このため，患者のボディイメージを知ろうとするときには，患者が置かれた状況や心情への理解・配慮とともに，単なる興味・関心ではない，患者へのケアを行おうとする真摯な姿勢が求められることになる．

II ボディイメージの形成過程

ボディイメージは，胎児や幼児期の神経システムの発達とともに形成され[5]，赤子が母親に抱かれたときの肌の温もりや授乳時の口周囲の感覚，また他者から触れられたり，自分で身体や物に触れることで生じた感覚を知覚することにより，自分の身体がどのように形作られているのかを徐々に認識し，その原型が造られるという．このボディイメージは，乳幼児期から青年期にかけての成長発達とともに大きく変化する[6]．

このように生涯変容し続けていくボディイメージは，その形成過程への理解を深めることが，他者のもつボディイメージを理解することにもつながる．ブラウンは，ボディイメージの標準的な発達について解説するなかで，ボディイメージについての看護モデルとして同心円モデルを提示している（図1）．そこでは人間の生涯における発達段階と身体の成長発達に関連する下記A〜Cの3要素をあげ，それらに環境的変数や親の態度などのさまざまな要素が影響を及ぼしていることを示している[7]．

A. 最深層（体細胞）における身体経験：体細胞の発達に伴う生理的因子（神経学的，代謝，内分泌など）に由来する身体経験

B. 行動的身体経験：行動に伴う身体経験

C. 位相的身体経験：身体の表面特性からもたらされる痛みや圧覚，聴覚，視覚，味覚な

どを通した身体経験

　AからBへと移行していく胎児期からよちよち歩き期までは，身体深層で体細胞からさまざまな器官が発達し，人間としての身体構造・機能が洗練され整っていく．この時期には，神経や筋肉の発達に伴い自分の身体の位置感覚や運動感覚などがわかるようになるなど，肉体の系統的な発達を通した身体経験をもとにボディイメージの原型が形成される．

　赤子（新生児）は，両親をはじめ周囲の人から抱かれたり，身体に触れられる機会が非常に多い．このような接触は，赤子の意識や感覚などの発達に重要であることはいうまでもないが，このときの他者の"触れ方"が，赤子への身体の受容や拒否に関する情報を伝達している[8]．つまりそっと優しく触れたり，ギュッと抱きしめたり，強く圧迫したり，叩いたり…など，赤子への触れ方によって生じる快・不快の感覚を通じて，赤子は自分の身体を受け容れたり，拒否するなどのボディイメージにつながる情報を得ていくことになる．

　乳児～よちよち歩きの段階では，身体の外見についての関心はなく，そこには何の価値や意味も置いていない．しかし排泄のトレーニングなどを通じて，自分の身体の一部である排泄器官への関心を深めたり，それに対して大人が示す反応がボディイメージにつながる場合もある．BからCにわたる学童期，思春期へと成長発達を遂げていくなかでは，社会的要素も加わり，行動・活動に伴うさまざまな身体経験が加わるようになり，これを通した学びからボディイメージはさらに具体化される．

　さらに思春期～青年期に至る頃から位相的な，五感を通した身体経験なども多く加わるようになり，ボディイメージがさらに複雑に描かれるようになっていく．この頃になると「自分がこうありたい」「こうなりたい」という理想像が描かれるようになり，理想のイメージと現実のギャップに悩むことも多くなる．このような成長発達過程において生じるボディイメージの変化と理想とのギャップが思春期の摂食障害

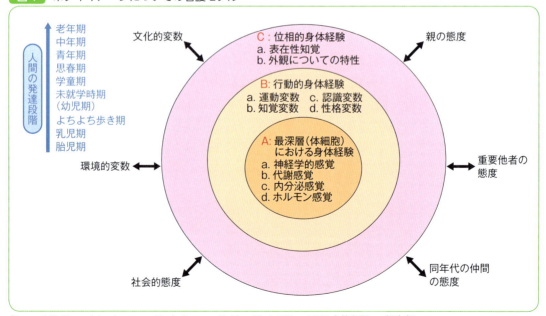

図1　ボディイメージについての看護モデル

(Brown MS: Normal development of body image. p11, New York, Wiley, 1977. を筆者訳，一部改変)

などにつながりやすい.

Cの時期にあたる青年期〜老年期は, 身体の成長発達から衰えに移行する時期であり, 若い頃には何の問題もなく行えていたことが, 徐々に努力や工夫を要するようになる. 例えば, 視力や聴力, 筋力などの衰えや白髪, しわなどの見た目の変化を自覚するようになると, 定期的な運動や眼鏡の調整, 白髪染めをするなどで, それらの変化を補完する行動につなげようとする. これは, それまでの生きてきた過程で形づくられていたボディイメージが崩れていくこと, つまりボディイメージの変容に抗うための行動といえよう. この時期には, 発達段階における身体変化だけでなく, 人生における経験をもとにした個々人の考え方や価値観, さまざまな対処・工夫などもボディイメージに大きく影響を及ぼすことになり, そのような特性を考慮していく必要がある.

このようにボディイメージは, 発達段階に伴う身体経験に周囲の環境や文化, 親や仲間の態度, 個人的価値観などが影響を及ぼしたり, 相互に作用するなかで形成され, また肯定的にも否定的にも変化していくことになる.

Ⅲ ボディイメージと自己概念

人は誰もが自分自身に対する思いや認識をもっている. 例えば,「太っている」「目が大きい」「英語が得意」「走るのが遅い」「逆境に強い」「淋しがり」……など, 自分の身体的特徴やパーソナリティ, 学業成績や能力などをもとに, 自分自身に対する何らかのイメージを, 意識的あるいは無意識的にもつ. これらの「自己とは何者か」「どのような人物か」というイメージや, 認識のことを**自己概念**という.

自己概念は, 自己の内的な知覚と他者の反応の知覚から形成される. シスター・カリスタ・

ロイは, 自己概念を「その人がある時点で抱いている自分自身についての考え方や感情の合成物」[9] と定義しており, ロイ適応看護モデルでは, 個人の自己概念の主要な構成要素として, 身体的自己と個人的自己の2つをあげている[10] (**図2**).

"身体的自己"は, 自分の外見や身体的な機能, 健康あるいは疾病の状態, 性 (セクシュアリティ) などの身体的側面について, どのようにとらえ評価しているかを意味しており, 身体感覚とボディイメージの2つの構成要素からなる. つまり, その人の身体感覚とボディイメージが身体的存在である自己の評価を左右し, さらに自己概念に影響を及ぼすことになる[11]. このとき, 同じ状況に置かれた人間同士であっても, それぞれの身体知覚とボディイメージの描き方や意味づけ (評価) によって自己概念は異なり, 肯定的にも否定的にもなりうる.

一方, "個人的自己" には, 自己一貫性, 自己理想, 道徳的・倫理的・霊的自己の3つの構成要素が含まれる. これらは統合された自分として存在することへの希望や, 自分がどのようにありたいかなどの理想に関する情報を含み, 自己の内的状態から自己を評価することを意味する.

藤田は, 身体知覚とボディイメージに関する研究[12] のなかで, bodycathexis (ボディカセクシス) としてのボディイメージは, 劣等感の有無と密接な関係にあるとしている.「カセクシス (cathexis)」とは精神分析用語であり, ある対象や事物への心のエネルギーを注ぐ状態, または愛着といえる.

「ボディカセクシス」とは身体に対する思い入れや愛着であり, 身体に対する満足度を表すものともいえる. 藤田は, 自己の身体に対する評価の高い者 (良いボディイメージをもつ者) は活動的で, 逆に評価の低い者 (否定的なボディイメージをもつ者) は非活動的であるという

図2 自己概念の様式

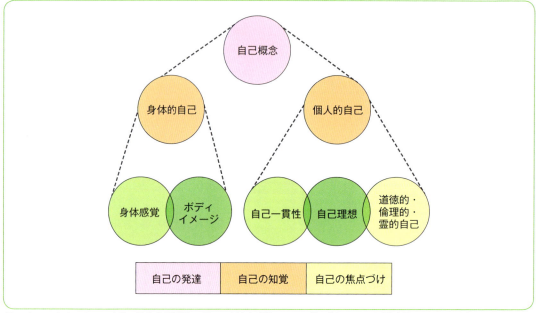

（シスター・カリスタ・ロイ著，松木光子監訳：ザ・ロイ適応看護モデル，第2版．p405．医学書院，2010．より）

ように，自己の身体に対する評価の高低が活動性にも関連するという．つまり，ボディイメージが自己の価値認識，すなわち自己概念に大きく影響し，ひいてはその人の行動や生き方を左右し，健康な生活や適応過程を促進したり，阻害することになる[13]．

このことから考えると，人がどのようなボディイメージをもっているか，またそれをどのように価値づけているかを知り，それらをより肯定的にとらえられるように支援していくことが，ボディイメージの変化によって低下した自己概念や自尊心を高めることにつながるといえる．

IV ボディイメージの変容と混乱

ボディイメージは人間の生涯にわたり修正され変容し続けていくものであることは先に述べた．しかし，実際に医療の現場で出会うボディイメージの変容は，成長発達によって生じるものとは異なり，病いや創傷をきっかけに生じた自己の身体変化に伴いイメージの変容を強いられる場合が多い．特にクリティカルケア領域においては，突然の病いの発症や外傷，治療などにより急激に身体に何らかの変化をきたす場合が多く，受ける衝撃も大きい．また，もとの身体との差異を事実として認め，受け入れていくプロセスの初期段階として，ボディイメージの混乱を招きやすく，喪失体験に基づく悲嘆を中心としたさまざまな反応がみられる．このため，適切なアセスメントに基づいた看護支援が重要となる．

ここでは，クリティカルケア領域におけるボディイメージの変容，および混乱とはどのようなものかを整理したうえで，看護支援について述べていく．

1. クリティカルケア領域でであうボディイメージの変容

クリティカルケア領域においては，身体変化に入院や治療という非日常的体験をしいられるなどの外的要因（環境要因）も加わり，患者は不

安定な身体感覚や心理状況を通して，自己の生命の危機を知覚することになる．また身体の一部や機能を喪失したり，痛みや呼吸困難，倦怠感などの苦痛を伴う身体症状の経験から，自己のボディイメージを変容させていくことになる．

ボディイメージの変容を強いられる例として，熱傷，切断肢などの外傷，乳がん術後，人工肛門造設などの身体の外観そのものの変化に付随する場合と，心血管系疾患やがん，COPDなどの慢性疾患を伴って，身体内部から生じる感覚の変化によりボディイメージの変容につながる場合がある．後者は見た目からはとらえづらく，クリティカルケア領域のような展開が速く，かかわりが短期間となるような場合には見逃されやすい．また，ボディイメージは主観的なものであり，他者からは何の問題にならないようなことでも，当人にとっては大きな問題となる場合もある．

これらのことからも，患者が自己の身体についてどのように感じているかを具体的に問いかけて，その人のボディイメージをとらえ，変容前との差異やその意味，及ぼす影響などについて検討する必要がある．

2. ボディイメージの混乱

例えば，脳梗塞により突然半身麻痺に至った人の場合を考えてみよう．それまで両手両足を使い何不自由なく生活してきた人が，突然片側上下肢を自力で動かせない状況に陥ったとしたらどうであろうか．立ち上がる・歩く・手を洗う・服を着るなどの日常生活行動をこれまで通り1人で行おうとすると転倒や打撲，ひいては骨折などの危険にさらされることになり，他者の手助けや何らかの工夫がなければ生活していけない状態に変化することになる．

このような突如として生じた自分の身体変化に伴って，生活様式も変化させる必要性に迫られ，そのような状態にすぐに順応できる人はほとんどいないであろう．またそれだけでなく，自分のことが自分ひとりでできず，人に迷惑をかけるという思いから，自分の人生の目的や夢，生きる意味などへの葛藤を抱き，自信を喪失したり，情動が不安定になることも多い．このように変化した自分の身体に対するイメージを新たに描き直したり，修正することがかなわず，情動も含めて混乱した状態を「ボディイメージの混乱」と呼ぶ．

北米看護診断協会（NANDA-I）の第10版において「ボディイメージ混乱」は「心の中に描き出される自分の姿・形が混乱している状態」と定義され，自己知覚パターンの看護診断「自己概念混乱」に含まれる診断名の1つとして位置づけられている[14]．診断指標の必須データは「実在する，またあると認識している身体の構造や機能の変化に対する，言語的・非言語的な否定的反応」とされている．この定義にあるように，「ボディイメージの混乱」には否定的反応，つまりネガティブな思いや感情，言葉や態度などが伴う．

萩原らは，乳がん患者の術前・術後・退院後のボディイメージおよび感情の変容過程とその関連を調査した研究[15]において，乳がん患者は，術前・術後を通したストレスとして女性性の象徴である乳房喪失（変形）や傷跡をあげ，手術によるボディイメージの変容や身体機能の変化への直面，自分自身に対する自信の喪失などから身体コントロールや身体尊重が時間の経過とともに低下すること，また，それらはネガティブな感情に影響されるという結果を示している．このことからするとボディイメージの混乱は時間が経過すれば受け入れられ，解決するという類のものでもなく，むしろ自尊心の低下や悲しみが深まるリスクも秘めているともいえる．

人工肛門造設患者のボディイメージに関する文献研究[16]では，排泄機能の変化を余儀なくさ

§ ❸ ボディイメージ論　421

れた人工肛門造設患者が，自分の身体への違和感や身体を拒否したい思いと拒否できない思いとの間で葛藤したり，女性性や男性性の脅かしなどを体験するなかで，脆さを感じる身体とともに，生きていることを感じられる身体でもあるという両義性をも実感していることが示されている．この結末は，当初人工肛門という人造物に対して否定的な思いを抱えていたものの，時間経過とともに変化した身体で生きていくことの肯定的な側面もとらえられるように患者が変化していることを示している．

　また広範囲熱傷患者のように，人体と外界との境界を形成する皮膚が損傷し，生命危機や何度もの植皮術を繰り返す苦しみを乗り越えたものの，皮膚の瘢痕や拘縮，引きつれなどの外観・容貌の変化に大きな衝撃を受け，その後の人生を生きる自信や意欲を失い，抑うつ状態が持続したり，希死念慮を抱く患者も存在する．

　太田は，レーサー時代の事故で熱傷を負った自己の体験記[17]のなかで，自分の顔を鏡で初めて見た瞬間のときのことを「これはなんていう生き物なのだろう？　これでも人間であると考えてよいのだろうか？　ホラー映画や劇画で見るような怪物のほうがよっぽどましだろう」と表現し衝撃の大きさを表している．そして，その後自分の存在が家族に迷惑をかけるのではないかと思い悩み，絶望の淵に立たされ，一時は死を選ぼうとする．結果的に叶わなかったが，そこから家族や医療者とのかかわり，また受傷時の不思議な体験を意味づけるなかから，死ぬことをふみとどまり，その先の人生を少しずつでも歩もうとする様子を記述している．

　これらのように，それまでのボディイメージと"現実として変容した身体"とのギャップは，自尊感情や自己概念の低下を招き，ひいては自分らしさや生き方を見失い，自己の存在自体をも脅かす脆さをはらんでいる．しかしながら，先の研究結果や体験記が示すのは，喪失の悲し

みや絶望における脆さの側面だけではなく，そのようななかでも良い部分・肯定的な部分をとらえられ，（潜在的な場合もあろうが）生き抜こうとする強さも併せもつという，人間のもつもう1つの側面である．

　このことから考えると，ボディイメージの混乱に陥った患者に対しては，その混乱の状況を見極めながら，患者自身が変容した身体を受け入れ，自分らしさを大切にしてその後も生きていけるよう，このような強さの部分を見出し，強化を図っていくかかわりが重要になるといえる．このためには，まず患者自身の置かれた状況とともにボディイメージの混乱に関するアセスメントを行い，それに応じた看護支援につなげていく必要がある．

3. ボディイメージの混乱に関するアセスメントと分類

　個々の患者によって生じた出来事や状況の認識，反応，受容段階，対処などは当然ながら異なる患者のボディイメージをアセスメントするうえでは，これらの情報をとらえ，整理し，患者がどのような状況にあるのかを全人的視点から押さえておく必要がある．そのうえで患者との対話や既存のツールを使用するなどでボディイメージの何がどのように障害されているのかをアセスメントしていく．表1に藤崎が開発した「ボディイメージ・アセスメントツール」[18]を示す．

　このアセスメントツールは，後述する5つのボディイメージの混乱に関するスクリーニングを行い，リスクの高い人を抽出するもので，27項目の質問からなり，患者自身が回答する形式をとっている．いずれの質問も「1. よく…ある，まったくそう思う」から「4. まったく…ない，まったくそう思わない」の4段階で評価を行い，低い得点を示す項目が多いカテゴリほどボディイメージの混乱の可能性が高いということにな

表1　ボディイメージ・アセスメントツール

●身体カセクシスの混乱（Disturbed Body-Cathexis）*1

Q1	まわりの人から，からだのことに関してすこし気にしすぎるといわれる
Q2	からだの調子や見た目が気になって，外出するのがおっくうになったり，人前はできるだけ出たくない
Q3	からだの調子や見た目が気になって，仕事や家事や勉強が手につかない
Q4	からだの調子や見た目が気になって，趣味や旅行，遊びなどをこころから楽しむことができない
Q5	からだの調子や見た目が気になって，異性の前に出るとリラックスできない
Q6	自分のからだ，またはからだのある部分に触りたくない，あるいは触ることができない
Q7	ほかの人の視線が自分のからだに集中しているように感じて，不安になる

●身体境界の混乱（Disturbed Body-Boundary）*2

Q8	手や足や乳房など，現実にはあるはずのないからだの部分があるように感じたり，痛みを感じる
Q9	手や足など，からだのある部分の存在を忘れてしまったり，それがあることに驚いたりする
Q10	自分のからだと外の世界とがはっきり区別できないと感じる
Q11	自分のからだが，無限に大きくなってしまうように感じる
Q12	自分のからだが，だんだん小さくなって消えてしまうように感じる

●身体の離人化 (Body Despersonalization) *3

Q13	自分のからだ，またはからだのある部分が自分のものでなくなったように感じる
Q14	からだのなかに，自分とは違う何か（誰か）が存在しているように感じる
Q15	自分のからだのどこかが，からだから切り離されたように感じる
Q16	自分のからだやその一部が死んでしまったように感じる

●身体コントロール感の低下（Low Body-Control）*4

Q17	からだの調子によって，気分だけでなく自分の生活や毎日の予定が左右される
Q18	からだについて医者などの専門家に相談しても，なかなかうまくいかないと思う
Q19	からだの調子が少々悪いときがあると，すぐにパニック（どうしてよいか全くわからない状態）になる
Q20	自分のからだについて，自分でも，いつどこでどんな状態になるかわからず不安である
Q21	たとえ今日，からだの調子がまあまあよくても，その状態は長くは続かないと思う

●身体尊重の低下（Low Body-Esteem）*5

Q22	からだの状態や見た目さえいまと違っていれば，もっとすばらしい人生があるのにと思う
Q23	自分のからだを恥ずかしいと思う，または，からだのなかで恥ずかしいと思う部分がある
Q24	自分のからだ全体やどこか特定の部分に対して，人前で引け目を感じる
Q25	自分のからだ，あるいはからだのどこか特定の部分に比べて，ほかの人のそれがうらやましくねたましい
Q26	自分のからだやその一部のことを考えると，つい気持ちが暗くなる
Q27	からだのことについて人から意見されたり口出しされると，イライラした気分になる

＊1：身体カセクシスとは，リビドーすなわち心的エネルギーの，身体に対する異常な移動と充当を意味する．心的エネルギーの移動と充当が過剰な場合，身体に対する極端な興味や関心，意識の集中，過敏性や固執などの症状を示し，過小な場合は，身体に対する無関心，無頓着，忘失などの症状がみられる．

＊2：身体境界とは，身体と外界の境界に関する知覚である．身体境界の混乱には，幻影視や幻肢痛などの「固定された身体境界の知覚」と，身体空間が拡大したり縮小したりする「動的な身体境界の知覚」の2つの側面があるが，いずれも，身体と外界との透過性は亢進する．

＊3：身体の離人化とは，身体あるいは身体の一部が自分のものでないような感覚をもったり，それらが自分らしさを失ってしまい，生き生きとした自己一体性が失われた状態をいう．身体の離人化は，異物感や身体疎外感を伴う．

＊4：身体コントロール感とは，身体の状態を自分でコントロールできているという感覚をいう．不安定な身体症状や機能などのために身体に対するコントロール感が低下すると，身体への信頼感も低下して，逆に自分が身体にコントロールされているように感じるようになる．

＊5：身体尊重とは，自分自身の身体に対する価値判断であり，身体を是認し，価値あるもの，尊いもの，冒すべからざるものとして尊重する感覚をいう．身体に関する否定的な経験を何度も繰り返すことによって，身体への自信は失われていき，そのたびに身体についての満足感も低下し，身体尊重が低下する．

（藤崎郁：ボディイメージの障害をもつ患者のアセスメント—「ボディイメージ・アセスメントツール」を用いて．看護技術 43(1)：24-25，1997．より）

る．つまり，各カテゴリごとに平均点を出し，点数の低いものが何らかのボディイメージの混乱のリスクが高いと判断できる．ただし，このツールは各カテゴリ間の点数に重みづけがなされていないため，全体の点数の高低をはじめ，各カテゴリ間の点数による比較は意味をなさないことに注意が必要である．

藤崎によるとボディイメージの混乱は「身体境界の混乱」「身体の離人化」「身体カセクシスの混乱」「身体コントロールの混乱」「身体尊重の混乱」の5種類に分類される[18]．

表2に　その種類と特徴，臨床でみられる例を示した．この5種類のボディイメージの混乱は，1つだけで生じることもあれば，2つ以上が併せて生じることもある．特に，「身体尊重の混乱」は他の4種類の混乱の結果として生じることも多い．

ボディイメージの混乱の種類をアセスメントし，ハイリスク，あるいはすでに混乱に陥っているような場合に，次項で示す看護支援につなげていく．

V　ボディイメージの混乱に対する看護介入

1. ボディイメージの混乱に対する看護介入モデル

Price は，ボディイメージのケアモデル[20]（図3）において，理想の身体（Body ideal），現実の身体

表2　ボディイメージの混乱の内容による分類

種類（カテゴリ）	特徴	臨床でみられる例
①身体境界の混乱	●自分の身体と外界との境界の"感じ方"が混乱している状態で，実際にはない部分をあると感じたり，ある部分をないと感じたりする ●身体感覚の異常や不快感が伴う	●四肢切断による幻肢痛 ●脳血管障害の片麻痺 ●半側空間無視など ●糖尿病による末梢神経障害など
②身体の離人化	●身体や身体の一部が自分のものではないような感覚に陥ったり，自分らしさ，自己一体感を失ったように感じる状態 ●自分の身体のなかに自分のものとは違う何かがあるように感じることもある	●知覚異常や知覚鈍麻 ●運動麻痺，脊髄損傷 ●乳がんや子宮がんなどの術後 ●統合失調症など
③身体カセクシスの混乱	●身体全体や身体の一部に対して極端な興味や関心を示したり，常にそのことばかりを考えて頭がいっぱいな状態 ●身体や身体の一部分のことに過敏になったり固執したりする	●疼痛やかゆみなどに固執しそれ以外のことには一切気持ちが向かないような場合
④身体コントロールの混乱	●身体の構造や機能，外見に対するいつもの感覚や認識，信頼感が揺らいでいて，調整できない状態 ●自分の身体は"こんな感じである"という認識に基づく行為が及ばない状態	●不整脈や呼吸困難などの出現 ●糖尿病，肝不全などの慢性疾患 ●パーキンソン氏病などの神経難病など
⑤身体尊重の混乱	●自分自身の身体をかけがえのないもの，尊いもの，大切にすべきものとして大切にする感覚を失っている状態 ●自分の身体を大切に思えない状態 ●他の4つの混乱タイプと併せて生じることが多い	●①〜④と同様の場合あり ●自分に対する否定的見方や自尊感情が低下している場合

（藤崎郁：ボディイメージの障害をもつ患者のアセスメント―「ボディイメージ・アセスメントツール」を用いて．看護技術43(1)：19-26, 1997. をもとに筆者作成）

(Body reality), 身体表現 (Body presentation) の3つの構成要素をあげ, 人間は生涯を通じてこれら3要素のバランスを取り続けようとしており, 1つの要素が変化すると別の2要素を変化させてバランスをとり, その状況に適応しようとすることを表している. また Price B は, これら3要素をそれぞれ三角形の3つの頂点に位置づけ, それらの変化内容や状況, 関連性などに応じて頂点の位置が上下左右に移動し, 三角形の形が歪む様子をボディイメージの変化の様相として図形で表している (図4).

そしてボディイメージの混乱をきたした人へのケアの際には, その歪みを戻す方向でかかわっていくことを提唱している. 例えば, 事故で身体の一部を喪失した患者は, 現実の身体 (Body reality) が大きく変化した状態にあり, このような患者に対しては, 3要素のバランスがとれるようにかかわっていくことが求められる. つまり別の2要素に働きかけ, 「理想の身体」としてその人がもつ認識を現実の身体に合わせて変化させていき, さらに「身体の表現」においては喪失した身体部分を補うような資源や義肢な

図3 Price のボディイメージケアモデル

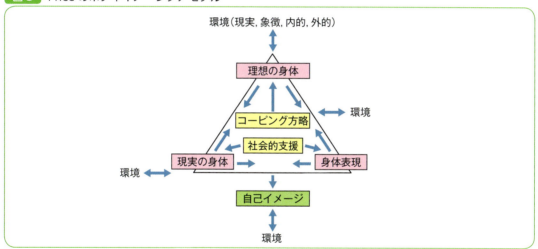

(Price B, 1990 をもとに筆者作成)

図4 ボディイメージモデル (Price B, 1990)

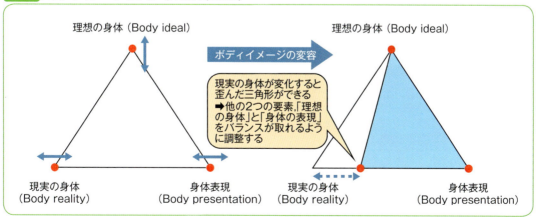

(Price B, 1990 をもとに筆者作成)

§3 ボディイメージ論 425

どを用いていくようなかかわりが必要となる.

ボディイメージの変容をきたした場合，その変化を受け入れ，状況に適応できる場合と受け入れが困難でその状況に適応できない場合との2つに大別される．クリティカルケア領域の場合，患者の入院期間が短く，発症・受傷からの時間経過を考慮すると後者の場合が多いといえるだろう．適応できる場合とできない場合の差異は，疾患の状態や治療，入院期間とともに，ボディイメージの変容の程度や衝撃の強さ，その人の価値観やコーピング能力，家族などの社会的支援の有無が大きく関与している．これらを患者の状態に応じて適切に整えていくことが，患者がボディイメージの変容について肯定的にとらえられ，適応に至るための看護の中心となる.

2. ボディイメージの混乱をきたした人への看護支援

これまで述べてきたように，ボディイメージの混乱をきたした患者は，以前のボディイメージとのギャップに自分らしさや自信を喪失し，自己概念がおびやかされやすく，心理的危機に陥っていることが多い．このような状態におかれたときには，変化を受け入れたり，認めることが難しく，その現実から目を背けようとする行動や失ったものに対する思いから情動反応が強く認められることもある.

このような患者の看護を行ううえでは，ボディイメージの変化に適応するプロセスを支援することになり，喪失・悲嘆とともに適応理論や障害受容のプロセスにおける看護支援を考慮していく必要がある.

下記に，支援を行う看護師自身のあり方とともに，看護支援のポイントをあげる.

1 事前準備としての看護師自身がもつボディイメージについての理解

ボディイメージの混乱をきたした人の支援に

あたる際には，事前に看護師自身がもつボディイメージについて振り返り，それが肯定的なものかどうかを見極めておくことが重要となる．これは先に述べたように，ボディイメージは環境や文化，他者の反応などの影響を受けて形成されるものであるから，かかわる看護師がもつボディイメージが（暗黙のうちに）患者にとっての鏡のような役割を果たし，患者に影響をおよぼすことになる．このため否定的なボディイメージをもつような場合には，患者自身も肯定的なボディイメージをもつことが難しくなり，看護支援が非効果的となったり，あるいは害を及ぼすことにもつながる[21]．看護師は，このことを理解し，自己のもつボディイメージの肯定的側面を意識してとらえ，かかわるようにしていく必要がある.

2 1人の人としての患者の全人的理解

生じたボディイメージの変容に患者が少しずつ適応していけるよう支援するためには，身体的変化とともに，患者の性格や考え方などの背景と生じた出来事の受け止めや対処方法などを理解する必要がある.

● 入院に至った経緯，その背景と置かれた状況など，ボディイメージの変容に至るプロセスとその程度について理解する.

● 患者が出来事や生じた身体的変化をどのようにとらえ，どのようなボディイメージを描いているのか，それをどのように思っているのか，情動を含めて把握する.

● 患者のパーソナリティや価値観・信念，ニード，人生の目標，入院前の生活パターン，生き方，コーピング様式などについて把握する.

● これらの情報の中から，患者の状況とともに強みや弱み，コーピングスタイルをアセスメントし，支援の具体的方法につなげていく.

3 心理的安全を保障し，気持ちに寄り添うかかわり

クリティカルケア領域においては，患者が意

識障害をきたしていることも多く，身体や身体機能の喪失について，意識が回復した段階でその事実を患者自身が「知る」ことから始まる場合もある．患者は，急激な身体の変化やボディイメージの変容に大きな衝撃を受け，防御的反応を示す患者もおり，それぞれの患者の心理状況に応じたかかわりを行う必要がある．

- 患者のボディイメージの変容に対する思いや苦悩を理解し，表現できるように対話を促し，あるがままの患者の様子や反応を受け止める．
- 心理的に脆弱な状態にあることを十分考慮して，安易な慰めや励まし，価値観の押しつけなどの新たな傷につながるような行為は避ける．

4 日常生活動作（ADL）の拡大・自立に向けた工夫・支援

- 身体や身体機能の変化に伴う日常生活動作上の問題（例えば，痛みや痺れ，可動域の縮小，神経障害，骨格や筋肉の損傷，麻痺などによる生活の支障）について，どのような動作がどの程度障害されているのか，患者が困っていること，対処方法などを明らかにする．
- 日常生活動作について，装具や補助具などの道具の使用や筋力トレーニング，社会資源の利用などにより解決したり，自立につながる方法はないか，患者・家族とともに探していく．

5 その人らしさを尊重し，強化する支持的かかわり

- 患者のパーソナリティやその人らしさ，行えていることなどを認め，家族とともに言語化して伝える機会を増やす．これによりボディイメージが変容しても，その人がその人であることは変わらないことを言語・非言語で伝えていく．
- ボディイメージが変化しても，患者の尊厳やその人らしさを維持し続けられるように，食

事や睡眠，排泄，清潔・整容などの日常生活を患者の習慣や好み，希望に合わせて行えるよう，方法の工夫や時間調整を行う．
- 患者の希望や望みを聴き，支えていく．

6 ボディイメージを肯定的にとらえるようにするための患者教育・支援

- 出来事のとらえ方や対処の方法・結果などについて専門的立場から助言を行い，患者・家族自身が抱えた苦痛やストレスの軽減を図る．
- 身体の変化やそれに伴う感覚について患者・家族と話し合い，変容したボディイメージや自己概念の肯定的側面について，患者自身が気づけるように支援する．
- 希望に応じて，心理カウンセリングや認知行動療法などの利用を勧める

7 患者・家族が利用できる社会的資源・ネットワークに関する情報提供

- 変化した身体の機能や形態を補うことのできる義肢や補正具，物品などの資源に関する情報を提供する．
- 同様の体験をもつ患者会や家族会を紹介する．
- 困ったときに相談できる社会的資源や相談窓口を紹介する．

おわりに

人間は，生まれてから死にゆくまで，授かった身体とともに生涯を歩んでいく．その途上で身体に何らかの変化が生じ，ボディイメージの変容や混乱につながることは誰にでも起こりうることである．しかし，病いやけがなどをきっかけに突然にボディイメージの変容をきたした患者は，自信や自分らしさを失い，自尊感情の低下から抑うつや孤独，絶望などの不適応反応を示しやすい．看護師は，このような特徴を十

§ ❸ ボディイメージ論　**427**

分理解したうえで，患者の状態や背景，強み，コーピングスタイルなどを適切にアセスメントし，家族とともに肯定的側面を積極的に支持しながら，ボディイメージの再構築と心身の調和が保たれる適応状態を目指していく．このプロセスにおける支援においては，看護師自身のボディイメージや価値観がケアの効果に影響することを今一度押さえておきたい．

　臨床現場において，患者の心情の機微をとらえ，日々のかかわりのなかでコミュニケーションをとりながら一人ひとりに応じたかかわりを行うことで，どのような身体状況になったとしても自分らしさを大切にし，相互に尊重し合えるような社会につながっていくのではないだろうか．看護の在り方の模索とともに，患者中心の看護実践とケアの質の向上を図る姿勢を維持し続けることが大切であると考える．

[引用文献]
1) 永井良三，田村やよひ監，五十嵐隆・他編：看護学大辞典，第6版．メヂカルフレンド社，p877，2013.
2) P シルダー，稲永和豊監，秋本辰雄・他編：身体の心理学—身体のイメージとその現象．p280，星和書店，1987.
3) Marie Scott Brown: Normal development of body image. p11, Wiley, New York, 1977.
4) 前川厚子：看護とボディイメージ．PTジャーナル 39(12)：1065-1071，2005.
5) 前掲書3，pp5-6.
6) Kolb LC: Disturbances of the body-image. American Handbook of Psychiatry, 2nd Edition, Vol. 4, Arieti S, ed, New York, Basic Books, 1975, pp810-837.
7) 前掲書3，p8.
8) メイブ・ソルター編，前川厚子訳：ボディ・イメージと看護．pp53-54，医学書院，1992.
9) 小田正枝編：ロイ適応看護理論の理解と実践，第2版．

p92，医学書院，2016.
10) シスター・カリスタ・ロイ著，松木光子監訳：ザ・ロイ適応看護モデル，第2版．pp421-426，医学書院，2010.
11) 前掲書10，p93.
12) 藤田雅子：身体知覚とボディイメージの関係．文教大学誌：13-20，1996.
13) 前掲書11，p421.
14) 新藤幸恵監訳，竹花富子訳：看護診断ハンドブック，第10版．pp534-544，医学書院，2014.
15) 萩原秀子・他：乳がん患者のボディ・イメージの変容と感情状態の関連．北関東医学 59(1)：15-24，2009.
16) 政岡敦子，大森美津子，西村美穂：ストーマを増設した患者のボディ・イメージに関する文献検討．香川大学看護学雑誌 19(1)：45-52，2015.
17) 太田哲也：クラッシュ—絶望を希望に変える瞬間．pp178-208，幻冬舎，2001.
18) 藤崎郁：ボディイメージの障害をもつ患者のアセスメントー「ボディイメージ・アセスメントツール」を用いて．看護技術 43(1)：19-26，1997.
19) 前掲書19，pp24-25.
20) Price B: A model for body-image care. J Adv Nurs 15(5)：585-593, 1990.
21) Price B: Body Image- Nursing concepts and care. Prentice Hall Eroupe, Cornwall, 1990, p13.

[参考文献]
1) Sertoz OO, Doganavsargil O, Elbi H: Body image and self-esteem in somatizing patients. *Psychiatry Clin Neurosci* 63(4): 508-515, 2009.
2) 砂賀道子，二渡玉江：乳がん体験者の自己概念の変化と乳房再建の意味づけ．北関東医学58：377-386，2008.
3) 前田祥子，鹿村真理子・他：全身性エリトマトーデス患者のボディイメージに関する文献レビュー．日本看護研究学会雑誌 37(2)：91-101，2014.
4) 木野田典保：脳卒中片麻痺例にみられるボディイメージに関する質的研究．理学療法科学 23(1)：97-104，2008.
5) 亀石千園，谷本真理子，正木治恵：パーキンソン病患者が持つ身体像．日本看護科学会誌 33(2)：51-61，2013.
6) 塚本尚子：「ボディイメージ」はどうアセスメントする？—「ボディイメージ」と関連する概念．看護きろくと看護過程 20(6)：100-102，2011.
7) 塚本尚子・他：事例で「ボディイメージ」を知ろう—「ボディイメージ」の変化で起こる人間の反応．看護きろくと看護過程 21(1)：75-78，2011.
8) アリス・W．ポープ・他著，高山巌監訳：自尊心の発達と認知行動療法—子どもの自信・自立・自主性をたかめる．pp1-9，岩崎学術出版社，1992.
9) 小林益美，関谷玲子，水嵜知子：人工肛門増設を告知された患者の診断から入院までの体験．長野県看護大学紀要 11：29-38，2009.

MEMO

§ ❸ ボディイメージ論　429

第5章　尊重の欲求とケア　　　　　　　　　　　　　　　　　　　　　　　　　　　　佐々木 吉子

コントロール理論

はじめに

今日，さまざまな領域における実践や研究においてコントロールの概念が適用され，多様な形で用いられている．コントロールという言葉が，思考の具体として最初に示されたのは，1948年発刊のウィーナー（Wiener）[1]の著書であるといわれ，以降，工学，数学，経済学，医学などさまざまな領域において適用されてきた[2]．一方で，コントロールの概念は多様であるがゆえに曖昧なままでもある．

以下に述べるように，自身の身体や療養生活をコントロールすることは，患者にとっては非常に重要なことであるが，重症患者においては，治療や病態によってはそれが十分でなくなることがしばしば起こる．そのため，看護師は患者がコントロールを発揮できるような支援を行うことが必要となる．

本項では，コントロール理論（Control theory）が発展してきた背景と，理論の概要について概説し，クリティカルケア看護への応用について検討する．

I コントロールの概念

1. コントロール理論の変遷

コントロール理論が発展してきた背景の初期の研究として，ロッター（Rotter）[3]は，彼の社会的学習理論のなかで，行為に先立つ恩恵や強化は，その人が，その恩恵を自分自身のふるまいに基づくのか，あるいはそれとは無関係であるのかを知覚することに依存するのかという，コントロールを個人の一般的な信念としてとらえた．彼は，内的なコントロールと外的なコントロールについて言及しており，外的（他者の行為や運，偶然による）であるよりも内的（自分の行動に依存する）な場合のほうが，コントロールの所在（Locus of control）は強いと述べている．

この考え方に影響を受けた多くの研究者が，状況内の出来事や刺激をどの程度コントロールできるかについての個人の認識が，状況の客観的現実よりも反応に対して重要な役割を果たしているととらえ，コントロールは，個人の信念，態度，期待に基づいての状況の特性を評定した主観的概念であるとみなされた[4]．

例えば，LazarusとFolkman[5]は，ストレス対処理論を背景として，コントロールを，自分自身を含めた状況をコントロールできるという

信念もしくは能力と述べた．また，Miller[6]は，コントロールを，嫌悪刺激を変化させるために何らかの行動を起こすことができる（または潜在的に実行可能である）認知であるとして，現実的概念としてとらえている．

一方，Overmierら[7]は，動物実験により，生体は避けられない衝撃に曝露されると，事前の訓練経験に関係なく回避行動を取れなくなることを明らかにした．この研究の知見は，その後多数の研究者により追試がなされ，「学習性無力感（Learned Helplessness：LH）」として，人間においても適用された[8]．この学習性無力感は，人間の抑うつに関する有力な実験モデルの発展を導いた[9]．また，Maierら[10]は，この無力感の発生メカニズムにおいて，「コントロールの欠如（Uncontrollability）」という考え方を示し，コントロールの欠如という状況の認識には，しばしば内的行動が先行することを主張した．さらに多くの研究者が，LH理論に追随して説明仮説を提起しており，その1つとして，Rothbaumら[11]は，認知されたコントロールの2つのプロセスモデルとして，1次コントロール（Primary control：PC）と2次コントロール（Secondary Control：SC）について発表した．

このようにコントロールの概念は半世紀以上にわたって注目され，発展してきたゆえに，コントロールの概念ほど，広くかつ誤って定義されている概念も珍しく，Syme[12]は，この概念の曖昧性は，コントロールという言葉でもって，広範で種々の異なる考えが共通に集約されてしまうことに起因しているのではないかと述べている．

事実，Skinner[13]が行った文献研究では，数十もの研究により，コントロール感（Sense of control）は心身の健康の強固な予測因子であること，また実証研究と相関研究のいずれもが，幼少期から老年期までの生涯にわたって，知覚

されたコントロールの個人の違いが，健康，業績，楽観主義，固執，モチベーション，コーピング，自尊心，個人的な適応，およびさまざまな生活領域における成功と失敗を含む肯定的な成果に関連することが明らかにされていた．

しかし，無数のコントロールについての研究がなされているにもかかわらず，その定義は一様ではなかった．1つには，コントロールの概念が，主観的なコントロールを意味するものなのか，あるいは実際のコントロールを意味しているのかについて文献的に問題とされてきた背景もある[12]．加えて，コントロールという言葉は，コントロール（Control）という単語のほか，認知的コントロール（Cognitive control），行動的コントロール（Behavioral control），コントロールの所在（Locus of control），主観的コントロール（Perceived control），パーソナル・コントロール（Personal control），コントロール感（Sense of control）などをはじめとして，多数の熟語が存在していたほか，コントロールという表現はしていないが，非常に近い言葉として，無力感（Helplessness）や効力感（Efficacy）など同義的な多くの言葉が存在していた[13]．

このように，全領域で受け入れられるコントロールについての共通で単一の見解は未だに存在しない．**表1**にコントロールの定義の一部を示す．

2. Rothbaum のコントロール理論の特徴

先に述べたように，Rothbaumら[11]は，認知されるコントロールを，2つのプロセスとして考えている．1次コントロールとは，人々が，自分たちが望むことに状況を調和させることによりコントロールを獲得しようとすることであり，個人のニーズに適合するように，世界を変えようと試みることを含む．このプロセスが顕著な場合，1次コントロールと表現される．

表1 コントロールの定義の一例

言葉	研究者	定義※
コントロール (Control)	Chanowitz and Langer (1980)	「自己と人またはモノとの間の流動的な関係であり，お互いや，お互いのかかわりをよりよく定義する」
	Thompson (1981)	「人は，嫌な出来事に影響することができる反応を，その人の自由に使うことができるという信念」
	Weisz (1986)	「意図された出来事を引き起こすこと」
行動的コントロール (Behavioral control)	Averill (1973)	「命を脅す出来事の客観的な特徴に直接影響するかもしれないか，あるいは修正するかもしれない反応の有効性」
認知的コントロール (Cognitive control)	Averill (1973)	「出来事が解釈されるか，評価されるか，もしくは認知的な『計画』に取り込まれる方法」
	Fiske and Taylor (1991)	「人に嫌な出来事について違って考えさせるか，あるいは嫌な状況の害のない側面に焦点化させるいくつかの認知的な方策の有効性」
コントロールの所在 (Locus of control)	Rotter (1966)	「対象者自身のある行為に続くのだが，彼の行為にまったく左右されるわけでもない強化が彼に認識され，そして我々の文化において，それらは強力な他者のコントロールの下で運，機会，運命の結果として，あるいは彼を取り巻いている力の複雑さのために予測不可能であると典型的に認識される．この出来事がこの方法において個人に解釈されるとき，これを外的なコントロールにおける信念と名づける．人は，出来事が，その人自身の行為に左右されるか，比較的永久な特徴である場合，我々はこれを内的なコントロールと称する」
	Lefcourt (1981)	帰属：努力，能力，課題，幸運 特徴：内的な，不変の
主観的コントロール (Perceived control)	Burger (1989)	「出来事を明らかに変える認識された能力」
パーソナル・コントロール (Personal control)	Gurin, et al (1978)	「彼ら自身の一生において，コントロールを発揮するための許容力についての個人の信念」
コントロール感 (Sense of control)	Lefcourt (1973)	「人は個人の選択を行うことができるという幻想」
	Brim (1974)	「実際に，個人のパーソナル・コントロール感は信念のシステムである．例えば，その人の状況に関する自分についての理論と原因に関する関心であり，成果は人の行為の結果であるかどうか，あるいはその行為と独立して起こる傾向があるのかにはかかわらない」

(Skinner EA: A guide to construct of control. *J Pers Soc Psychol* 71（3）: 549-370, 1996. の表より一部抜粋し筆者訳)

　一方，2次コントロールとは，1次コントロールがうまくいかなかった場合に，逆に自分（たち）自身を状況に調和させようと認知を変えることでコントロールを獲得する過程である．彼らは，このプロセスを2次的であると述べ，これが顕著な場合，2次コントロールという表現を採用するとした．さらに2次コントロールは**表2**に示すように，発現において以下の4つのタイプが示された．

1 予期的コントロール

　厳しく限定的な能力への帰属は，予期的コントロールを強化することと，失望から保護する

表2 1次／2次コントロールのプロセス

コントロールのタイプ	特徴的なプロセス	説明
予期的（Predictive）	1次	出来事が成功すると予想しようと努める．自助努力と能力に対する積極的な行動は，特に中程度の難しさの課題においてうまくいく．
	2次	失望を避けようと出来事を予想しようと努める．特に中程度の難しさにおいては，無抵抗や引きこもり．極めて優しいか困難な状況においては，活動的で持続的な行動．厳しく限定的な能力に対する帰属はそうなりやすい．
幻想的（Illusory）	1次	偶然決定された成果に影響を与えようと努める．チャンスや技術状況における積極的な行動．自助努力と能力に対する帰属はそうなりやすい．
	2次	チャンスに関連しようと努める．好機における積極的な活動だが，技術状況において，無抵抗で引きこもりの行動で，チャンスに対する帰属はそうなりやすい．
代理的（Vicarious）	1次	強力な他者を操るか，彼らの力または能力を模倣しようとする．手段的な従順的な行動または操縦的な行動と，自助努力と能力への帰属はそうなりやすい．
	2次	強力な他者と関係しようと努める．手段的ではない従順的な行動と他者への帰属はそうなりやすい．
解釈的（Interpretive）	1次	問題を解決できる，あるいは別な方法でそれらが克服できるように問題を理解しようと努める．積極的な行動と自助努力と能力への帰属はそうなりやすい．
	2次	問題から意味を引き出し，それが受けとめられるよう，問題を理解しようと努める．無抵抗，引きこもり，および従順な行動と厳しく限定的な能力，機会，および強力な他者への帰属はそうなりやすい．

(Rothbaum F, Weiz JR, Snyder SS: Changing the world and changing the self: A two-process model of perceived control. *J Pers Soc Psychol* **42**: 5-37, 1982. の表を筆者訳)

ことに役立つ．無力と引きこもりの行動は，履行不可能性の予期を抑止する試みを反映する．

2 幻想的コントロール

チャンスへの帰属は，人々がしばしばチャンスを，個人的な能力に似た特性として理解するようになって以降，幻想的なコントロールを反映している可能性がある．チャンスへ帰属する個人は，技術状況において，無力やひきこもりを示し，自分が知覚した強さを利用することを可能にするためにエネルギーと感情的な投資を留保する．

3 代理的コントロール

強い他者への帰属は，個人がこれらの他者と一体感を持つとき，代理のコントロールを許可する．強力なリーダー，グループ，もしくは神への従順は，時には，個人が彼らの権力に参加することを可能にする．

4 解釈的コントロール

すべての先述する帰属は，解釈的なコントロールを助長する可能性があり，そこで個人は理解しようと努力し，他のコントロール不能な出来事を受け入れるために，そこから意味を引き出そうとする．知覚されたコントロールが理解され，1次と2次の両方の構造において認識されるとき，幅広い内的な行動は，コントロールの認識を放棄するよりも，持続する努力とみなされる．

一方，Rothbaum ら[11] 無力感とコントロールの欠如を唱える理論家たちは，コントロール

を1次的コントロールと同一視し，世界に調和することや成り行きに任せることを試みることを強調する2次プロセスを無視していると述べている．すなわち，彼らは，コントロールの欠如の理論には同意しているが，2次コントロールとして生じる現象について，コントロールの欠如を唱える理論家たちが何も示していないことを指摘している．

この1次/2次コントロールの概念は，今日では，集団主義的文化や高齢者心理の特徴を理解するために重要な概念としても注目されている[14]．1次コントロールは，自分で主体的に行動できる場合には発揮されやすいが，高齢者や重症患者のように，「動きたくても動けない」というような状況にある場合には，2次コントロール，すなわち周囲の状況（社会的支援など）に依存することによりコントロールが発揮される可能性が高まる．

3. コントロールの喪失と不安，抑うつとの関係

Mineka ら[15]は，コントロールできること（Controllability），コントロールの欠如（Uncontrollability），コントロールできていたことがコントロールできなくなること（Loss of control）などの体験が，恐怖や不安の発生・持続に及ぼす影響について述べている．リスザルを対象として行われた実験研究[15]では，誕生時に母親から分離した幼いリスザルを条件の異なる3群に分け，生後6週後～11カ月までそれぞれ集団ケージで飼育した．A群は，たくさんの操作物（水やお菓子などを手に入れることのできる鎖や鍵やレバーなど）が与えられ，B群はA群の様子を見ることができる状況に置かれたが操作物は与えられなかった．さらにC群は，これらを与えられることも見ることもない環境に置かれた．

この状況で育ったリスザルに，生後6カ月時点で恐怖テスト（大きな音を出す怪物のおもちゃを見せる）を行ったところ，A群のサルたちは，もっとも恐怖や不安を示す反応が少なかった．続いてサルたちは，ケージごと知らない遊び場所に輸送されたのちに，ケージの扉が開かれたとき，A群のサルたちは，もっとも自発的に行動していた．

さらに，8カ月以降に，サルたちは何回か仲間から分離され個別に生活したのちに別の群のケージに入れられたとき，侵入したA群のサルたちは，うまく対処ができていたのに対して，B群のサルたちは，侵入してきたA群のサルに対し，服従的な行動をしていた．

Mineka らはこのような結果を，支配感（mastery）効果ととらえ，コントロールの初期経験が，成人期の恐怖や不安の障害の罹患率を減らすうえで重要な役割を果たしていると示唆した．加えて Mineka は，環境ストレッサーに対するコントロールを一度獲得した後に，コントロールを喪失すると，それまで経験していなかった場合よりもストレスフルであるという場合があることを述べた[15]．

4. コントロールの評価

コントロールの評価方法については，Wallston が開発した，健康についてのコントロールの所在に関する多面式尺度（Multidimensional Locus of Contorol：MHLC）が普及している[16,17]．

この尺度は，2つの異なる質問表を含み，それぞれが3つの異なる次元（各6項目），計18項目から構成されたリッカート尺度であり，個人が健康や病気に関して，その原因を自分（I），他者（P），偶然（C）のいずれに帰属する傾向があるのかを測定する．IHLC は，自分の健康状態は自分自身の行動によって決まるという考えを評価し，PHLC は，自分の健康は強力な他者によってコントロールを受けているとする信

念の程度を評価する．さらに CHLC は，自分の健康状態が運や偶然によって決定づけられているとするコントロール感のなさについての信念を評価する．

Ⅱ 医療，さらにはクリティカルケア領域におけるコントロール理論の適用

1. 医療場面でのコントロール

医療分野においては，ストレスの評価と対処を中心に，コントロール理論が活用されてきた．Miller[6] は，コントロールとは，嫌悪刺激を変化させるために何らかの行動ができる（または潜在的に実行可能である）認知ととらえ，コントロールは嫌悪事象の強度や大きさを弱める反応（痛みの管理など），情報（予測可能性）は嫌悪事象を変化させるための知識（病気や医療スタッフ，予定されている医療処置など）を意味すると述べた．また，対処は，注意を払ったり内的な覚醒を低下させることによってストレスフルな情動の調整を図ること（リラクセーション，気分転換など）と定義した．

そのうえで，ストレス減弱のために，情報，対処とコントロールが好まれる場合と，それが好まれない場合を説明する 2 つの仮説を述べている．1 つ目は，「ミニマックス仮説」であり，個人は誰でも最大限の危険を可能な限り最小限に封じ込めたいと願っているので，呼吸法などにより不快感が減じられることを教示された場合，それを実行することでコントロールを感じることができる．ただし，自分で行う反応より他者が行う反応のほうが効果的であるとみなされる場合があり，その場合には能力のある他者にコントロールを委ねることになる．

2 つ目は，「モニターと無視仮説」であり，嫌悪事象がコントロールできる場合は，モニタ

ー反応が顕著となり情報の入手を望むようになるが，覚醒を低くするためのコントロール行動も起こる．嫌悪的状況下では覚醒は高いままで，モニター（情報収集）すればするほど，その出来事の否定的な側面を無視できなくなるため，多くの人は嫌悪事象を無視する反応を採用し，対処をいろいろ試み，これがストレス解消になる．また，患者が痛みを感じるであろうと考えるたびに，医者がそのことを患者に知らせるという状況においては，患者は医師からそのような合図を受けなければ脅威と結びつく情報は存在しないため，患者はストレスを最小限にするために対処法をいろいろ試せるようになる．このような対処法は，身体に有害な嫌悪事象を経験しても，リラクセーションにより痛みの感覚が弱まり，痛みに関連した症状が緩和され，回復が促進され，嫌悪事象の衝撃が軽くなるという利点もある[6]．

このような仮説は，多くの臨床状況において実験がなされ，治療や手術に対して示す患者の反応に及ぼす情報，対処とコントロールの効果が検証されており，例えば，心臓カテーテル検査を受ける患者が，病気の説明や検査の際に経験するであろう詳細な感覚に関する情報を得た場合，検査中の適応状態が良好であったり，不安が減少したことなどが検証された[18]．

2. クリティカルケア看護への応用

1) 患者へのケア

今日，高度先進医療は多くの重症患者を救命し，社会復帰をも可能とするようになった．しかし，これらの患者のなかには，命は助かったものの，衝撃的な体験のために回復過程やその後に不安や抑うつ感を抱き，ときには心的外傷後ストレス障害（Post Traumatic Stress Disorder：PTSD）などの重大な健康問題を高い確率で生じることが多数報告されている[19〜22]．

コントロール理論により，恐怖や不安，抑うつの発生は，コントロールの欠如や，コントロールの喪失が重要な要因となって引き起こされること，一方で，患者がコントロール能力を発揮することは肯定的な感情をもたらし，コントロールできているという感覚は不安や抑うつを減ずることが示唆されているが，これらをどのようにクリティカルな状態にある患者のアセスメントやケアに適用しているかを考えてみたい．

まず，クリティカルな状況にある患者の多くは，病態的に安静が必要であり，また多くのチューブ類やモニター等の装着による治療的身体不動状態となり，セルフケア能力が著しく低下している．

Granbergら[19]は，36時間以上ICUに滞在し，人工呼吸療法を受けた患者について，ICU入室中および退室後の経験について調査・分析した．それによると，患者は，病気や事故発生後の混沌とした状況について語り，これらが，極度の不安定さや脆弱性，恐怖を招いたり内的緊張の持続をもたらし，身体，心理および状況のコントロール喪失の原因となっていた．そして，患者は鎮静剤から覚めたとき，身体の空虚さを経験し，彼らの奇妙で空虚な身体を支配するコントロールを取り戻そうと努力することが明らかとされた．

また，Laitinen[23]は，冠状動脈バイパス術後，2日間ICUに入室した患者を対象として，ICUにおける患者の混乱の経験について報告しており，患者は，混乱を重大で理解できない経験ととらえ，意識と無意識との境界で不安を感じていた．ことに，ICU環境における速いペースの活動は，彼らを混乱の悪循環に引き入れる恐れがあり，患者は，自らのコントロールを失うことの，言葉でいい表せない困惑と，それによって威厳を失うことの恐怖について語っていた．

これらの研究結果から，クリティカルな状況にある患者は，しばしばコントロールを喪失し，それにより苦痛や恐怖を感じること，一方で，なんとかしてコントロールを取り戻そうと努力しており，そのような患者の努力を支えることが患者の安寧につながり，回復への鍵となると示唆された．このような患者にとっては，状況の直接的なコントロールは，多くの場合に困難となるかもしれず，Rothbaumら[11]の提唱した1次/2次コントロールの概念，とくに，他者による2次コントロールは，貴重な示唆を与えてくれるであろう．

佐々木[24]は，重症外傷を負った患者の多くが，事故直後やICUに入室している時期において，しばしば自分の身体の扱いを援助者である医療者に委ねていたことを報告した．このような状況において，患者はコントロールを放棄しているのではなく，患者は自ら動くことにより損傷が増大することを懸念し，あえて他者に任せることで，自分自身の身体を確実に保護しようという現実的なコントロールを発揮している．また，日々の創傷処置に苦痛を感じていた外傷患者は，気晴らしを探すことに努めることで，"嫌なこと"から離れる時間をつくっていた．このように，患者はさまざまなコントロールを発揮することで，さまざまな苦痛や困難を乗り越えている．

重症患者の回復過程においては，先ほど述べたような健康問題を予防するためには，早期からの支援が重要であると考える．Hupcey[25]は，重症患者にとって最も重要なニーズは「安心感を得ること」であり，患者自身の「コントロール能力を回復すること」は，それに影響する重要な変数の1つであることを明らかにした．したがって，重症患者が辛い療養生活を乗り越えるためには，厳しい状況にあっても，少しずつでもその状況から抜け出し回復に向かっている，もしくはそのための方策ができているというコントロール感をもてるような支援が重要で

ある．救急外来，集中治療室，救命病棟などの急性期病床においては，患者にとって，最も身近な存在は看護師であり，継続的なケアや観察を通して，回復や悪化に伴って変化する患者のコントロール欲求について適時的に読み取ることが可能である．そうして，潜在する患者のニーズに沿った支援を行うことで，患者のコントロールを維持したり，高めたりすることができる．

例えば，Lazure[26]らは，CCU入室中の患者を対象に，面会者の入室の可否について患者に意思表示させる装置を与えた．すると，患者は，面会者をコントロールしているという感覚と，実際に面会をコントロールすることで休息できているという知覚ができ，心拍数や血圧が安定するという結果がもたらされた．このような結果からは，療養中の行動の判断を可能な限り患者に委ねることが，副次的に患者の心身の回復によい影響をもたらすことが期待できる．

2）重症患者の家族へのケア

重症患者の家族にとって，患者がクリティカルな状況にあることは重大なストレスである．患者が生命危機状態にあった場合，家族は患者を喪失するかもしれないという不安や恐怖を抱き，また患者に代わって重要なことの意思決定をしなければならなかったり，家族自身の仕事を休止したり，役割の調整を迫られることもある．したがって，家族へのケアも重要となる．

Nantonら[27]が，病気が進行している患者の家族を対象とした研究では，家族が最も重要であるとしたのは，病気の医療の専門家との相互理解を通して達成されるコントロール感と不確かさの積極的なマネジメントであった．

このようなニーズを鑑みて，看護師は，家族とコミュニケーションをとり，必要とされている情報を提供し，家族がコントロールを発揮できるよう支援していくことが重要である．家族

は，患者の回復を促進する要であることからも，このようなケアの成果は，家族を助けるだけでなく，患者の回復にもつながることを看護師は意識すべきであろう．

おわりに

コントロールの概念は，今日も相変わらず曖昧さは残しているが，人々のストレスと安寧に大きく関与していることは揺るがない事実である．近年普及しつつある，ライトセデーション（Light sedation）下で気管挿管中の患者など，意識がありながらコミュニケーションに困難を生じやすい状況では，コントロールの欠如も感じやすいであろう．このように今後もさまざまな臨床場面や研究において，この理論が適用されることが期待される．一方，仮説の検証が十分でない部分もあり，それは臨床実践をしながら研究を重ねていくことが必要である．

クリティカルケア領域における患者の特徴の1つとして，時間経過とともに身体状態は変化し，それに伴い患者のコントロール欲求が変化することや，患者の性格特性によってもコントロールの志向は異なる．したがって，看護師は，このような患者の回復のプロセスを意識しながら，患者の抱く思いを意図的に読み取り，コントロールできているという感覚を得られるよう，環境を整えたり，患者に代わって行動することが，患者の回復意欲を促進し，身体のみならず心理社会的な回復を後押しすることができると考える．

［文献］

1) Cybernetics WN: Control and communication in the animal and the machine. Cambridge, Mass, MIT Press, 1948.
2) Carver CS, Scheier MF: Control theory: a useful

conceptual framework for personality-social, clinical, and health psychology. *Psychol Bull* **92**(1): 111-135, 1982.

3) Rotter JB: Generalized expectancies for internal versus external control of reinforcement. *Psychological monographs* **80**(1): 1-27, 1966.

4) Parkes KR: 労働環境でのパーソナル・コントロール. Steptoe A, Appels A編, 津田彰監訳, ストレス, 健康とパーソナル・コントロール, pp23-49, 二瓶社, 1989/1995.

5) Lazarus RS, Folkman S, 本明寛・他監訳: ストレスの心理学. 実務教育出版, p177, 1989/1991.

6) Miller SM: Controllability and human stress: method, evidence and theory. *Behav Res Ther* **17**(4): 287-304, 1979.

7) Overmier JB, Seligman ME: Effects of inescapable shock upon subsequent escape and avoidance responding. *J Comp Physiol Psychol* **63**(1): 28-33, 1967.

8) Hiroto DS, Seligman ME: Generality of learned helplessness in man. *J Pers Soc Psychol* **31**: 311-327, 1975.

9) Mineka S, Kelly KA: コントロールの喪失と不安. Steptoe A, Appels A編, 津田彰監訳, ストレス, 健康とパーソナル・コントロール, pp179-206, 二瓶社, 1989/1995.

10) Maier SF, Seligman ME: Learned helplessness: theory and evidence. *J Exp Psychol Gen* **105**(1): 3-46, 1976.

11) Rothbaum F, Weiz JR, Snyder SS: Changing the world and changing the self: A two-process model of perceived control. *J Pers Soc Psychol* **42**: 5-37, 1982.

12) Syme SL: 健康とコントロール. Steptoe A, Appels A編, 津田彰監訳, ストレス, 健康とパーソナル・コントロール, pp3-20, 二瓶社, 1989/1995.

13) Skinner EA: A guide to construct of control. *J Pers Soc Psychol* **71**(3): 549-370, 1996.

14) 竹村明子, 仲真紀子: 二次的コントロール概念の多様性と今後の課題. 教育心理学研究 **60**: 211-226, 2012.

15) Mineka S, Gunner M, Champoux M: Control and early socioemotional development: Infant rhesus monkeys reared in controllable versus uncontrollable environments. *Child Development* **57**: 1241-1256, 1986.

16) Wallston KA: 看護場面でのコントロール. Steptoe A, Appels A編, 津田彰監訳, ストレス, 健康とパーソナル・コ

ントロール, pp91-115, 二瓶社, 1989/1995.

17) Wallston KA: The validity of the multidimensional health locus of control scales. *J Health Psychol* **10**(5): 623-631, 2005.

18) Williams L, Pechacek TF, Graham LE, et al: Cognitive-behavioral and patient education interventions in cardiac catheterization procedures: the Palo Alto Medical Psychology Project. *J Consult Clin Psychol* **47**(1): 49-58, 1979.

19) Granberg A, Bergbom Engberg I, et al: Patients' experience of being critically ill or severely injured and cared for in an intensive care unit in relation to the ICU syndrome. Part1. *Intensive Crit Care Nurs* **14**(6): 294-307, 1998.

20) Schelling G, Stoll C, Haller M, et al: Health-related quality of life and posttraumatic stress disorder in survivors of the acute respiratory distress syndrome. *Crit Care Med* **26**(4): 651-659, 1998.

21) Scragg P, Jones A, Fauvel N: Psychological problems following ICU treatment. *Anaesthesia* **56**(1): 9-14, 2001.

22) Maddox M, Dunn SV, Pretty LE: Psychosocial recovery following ICU: experiences and influences upon discharge to the community. *Intensive Crit Care Nurs* **17**(1): 6-15, 2001.

23) Laitinen H: Patients'experience of confusion in the intensive care unit following cardiac surgery. *Intensive Crit Care Nurs* **12**(2): 79-83, 1996.

24) 佐々木吉子: 重症外傷患者の回復過程におけるコントロール感の推移と看護師のケアリングに関する研究. お茶の水医学雑誌 **53**(1-2): 23-40, 2005.

25) Hupcey JE: Feeling safe: the psychosocial needs of ICU patients. *J Nurs Scholarsh* **32**(4): 361-367, 2000.

26) Lazure LL, Baun MM: Increasing patient control of family visiting in the coronary care unit. *Am J Crit Care* **4**(2): 157-164, 1995.

27) Nanton V, Munday D, Dale J, et al: The threatened self: Considerations of time, place, and uncertainty in advanced illness. *Br J Health Psychol* **21**(2): 351-373, 2016.

MEMO

MEMO

§ ④ コントロール理論　439

第5章　尊重の欲求とケア　　　　　　　　　　　　　　　　　　　　　　　　　　　　　　　雄西 智恵美

Section 5　クリティカルケアにも必要なセルフケア理論

はじめに

セルフケアの用語は，入浴や更衣，排泄などの行動を人の手助けなしに自立して実施できるという意味で使用されることもあるが，オレム（Orem DE）は，「セルフケアとは，個人が生命，健康，および安寧を維持するために自分自身で開始し，遂行する諸活動の実践である」[1]と定義し，セルフケアを身体的側面だけでなく心理的，社会的側面のニードを含んだ全体的で主体的な取り組みとしている．オレムの理論は，『Nursing: Concepts of Practice』として1971年に初版が発刊されて以来，看護実践や研究，あるいは教育の場で活用され，2001年には第6版が発刊されている．わが国においても，"自分の健康状態を理解するための理性と，適切な行為を選択する意思決定の技術が要求される能動的な現象としてのセルフケア"[2]が広く活用され，オレムの理論を基盤とした看護モデルや尺度開発など研究成果も多く発表されている．

このようにセルフケアの考え方がわが国に受け入れられ活用されるようになっている背景には，パターナリズムやお任せ医療といわれていた医療者主導の医療から，患者の意思や権利を尊重したパートナシップの関係性のなかで，患者が主体的に参加できる医療へとパラダイムシフトしている背景がある．このことは医療全体に起きている変革であり，患者が自らの意思やニードを表明することや行動を起こすことが大きく制限されているクリティカルケアの場においても同様である．むしろ患者の意思やニードに注目して，「どうありたいのか」を尊重し，その意思を支えることを看護の役割とするセルフケア理論は，クリティカルケアが必要な患者に対して，尊厳あるケアを提供するための理論基盤として活用できる．

I　オレムのセルフケア不足看護理論の主要概要と看護の実践

オレムの看護論は，セルフケアについてその中心的な考え方を説明した「セルフケア理論」，人々が看護を必要とする理由を説明した「セルフケア不足理論」，およびセルフケア不足のある人々に提供する看護実践の構造と内容について説明した「看護システム理論」の3つから成っている．これら3つの理論は，それぞれ関連し合った全体的な理論として，「セルフケア不足看護理論」と命名されている．

オレムの理論を実践に活用するために必要な主要な概念についてみてみよう．

1. セルフケア（self-care）と依存者ケア（dependent-care）

セルフケアは，成熟過程にある人々および成熟した人々が，自分自身の生命，健康，および安寧を維持するために自分自身で開始し，遂行する諸活動の実践[1]であり，自分の健康状態を理解して，それに適切な行為を選んで実施

する意図的な行為である．また，これは，習慣として獲得した行為ではなく，必要なセルフケアを充足させるための目的をもった人間の努力であり，学習された行為ということもできる．

オレムは，自分自身へのケアだけでなく，社会的に依存状態にある人々，つまり，自分自身でセルフケアを満たすことができない人々（子供や高齢者，健康上の制限のある人など）に対して，彼らがセルフケア行為力を発揮できるよう調整したり，発達させること，代行することなどによりセルフケアを満たすことを依存者ケアとしている．これは，成熟した人あるいは成熟しつつある人が本来もっている能力である．例えば，母親は，全面的に依存状態にある乳児にとって必要なセルフケアを知り，児の生命や健康，成長などを維持できるよう育児をすること，また成人した子どもが，加齢により介護が必要になった母親の世話をすることなどである．

2. セルフケア要件 (self-care requisites)

人間の機能と発達を維持・調整するために必要な行為であり，人がセルフケアを行うために行わなければならない具体的な活動である．セルフケア要件には，**表1**のように3つのタイプがあり[3]，患者アセスメントの枠組みとなる本理論の特徴的な概念である．

普遍的セルフケア要件は，人に共通して必要となるセルケア要件で，成長発達上のセルフケア要件は，人の成長に由来もしくは関連して必要となるセルフケア要件である．健康逸脱によるセルフケア要件は，病気や外傷，障害をもつ人や医学的な診断や治療を受けている人が，それらに関連して必要となるセルフケア要件である．

表1 3タイプのセルフケア要件

普遍的セルフケア要件	①十分な空気・水・食物摂取の維持 ②排泄過程と排泄物に関するケアの提供 ③活動と休息のバランスの維持 ④孤独と社会的相互作用のバランスの維持 ⑤人間の生命，機能，安寧に対する危険の予防 ⑥正常性の維持
発達的セルフケア要件	①ライフサイクルの段階において通常おこる状況や事象から生じるもの ＊発達を促進・維持 ②発達にとって有害な影響を引き起こすかもしれない特別な状況や事象から生じるもの ＊有害な影響や危険を予防，克服
健康逸脱に対するセルフケア要件	①適切な医学的援助を求め，確保する ②健康逸脱の影響と結果を認識し，注意を払う ③診断，治療，予防あるいはリハビリテーションに必要な処方された方策を実行する ④処方された診断，治療，予防あるいはリハビリテーションの方策の，不快や害をもたらすような影響を認識し，注意を払い処置・調整する ⑤自分が変化したあるいは変調を伴う健康状態にあり，必要なヘルスケアの形を受け入れることで自己概念を修正する ⑥健康逸脱の影響や治療の影響のもとで生活することを学ぶ

3. セルフケア行為力 (self-care agency)

セルフケア行為力とは，セルフケアに携わり，目標達成のための活動を遂行するための一連の能力，つまり自分のセルフケアにかかわる能力である[4]．この能力は，その人を取り巻く社会的文化的環境のなかで学習過程を通して発達し，とりわけその行為を遂行することによって強化される複合的・後天的な人間の特性であって[5]，自分自身のためにとる行動である．

これも，セルフケアを中心概念としているオ

図1 セルフケア行為力の構造

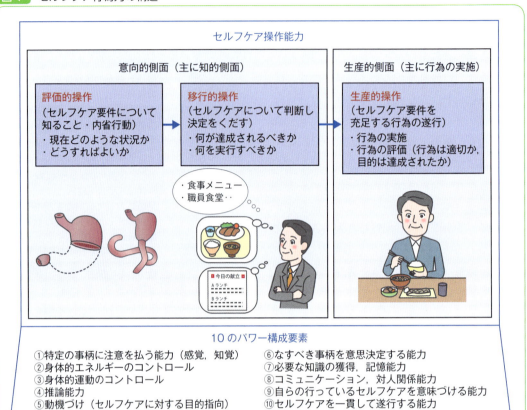

レムの特徴的な概念であり、理論を実践に移行するときの重要な患者アセスメントの視点となる。この概念の構造は、❶評価的・移行的・生産的操作を遂行するセルフケア操作能力、❷セルフケア操作の遂行を可能にするパワー構成要素、❸セルフケア行為力の基本となる人間の能力の3つで説明されている（図1）。

1) 意図的行為であるセルフケア操作

オレムは、セルフケア、依存者ケア、および看護ケアは、実践的努力であることを強調しており、この実践的努力の基本になっているものを意図的行為として説明している。

意図的行為とは、将来の目的や成果を達成するために遂行する人間的行為であり、主に知的な面である目的志向的側面と主に行為の実施である生産的側面からなり、目標達成に向けて方向づけられた精神運動的な行為である[6]。目的指向的側面には、セルフケア要件とそれを充足させるにはどうすればよいか探求し内省する行動である評価的操作とセルフケアについて判断し意思決定する移行的操作からなっている。

［例］胃がんで胃幽門側切除術を受けた60歳の男性T氏の栄養摂取に関するセルフケア行為力

T氏は，手術で消化機能がどのように変化したかを理解し，それに適した食事の食べ方を学び，退院時は適切な食べ方を身につけられていた．術後6カ月後の受診では，適正な栄養状態が維持できており，職場の食事会にも不安なく参加できるようになっていた．T氏によると，退院後にダンピング症候群を経験し，そのときに救急外来の医師や看護師から指導を得たり，自分で調べたりして段々状況に応じて対処できるようになったと語り，後遺症を経験することなどで，セルフケア行為力が強化されていた．

例えば，このような胃幽門側切除術を行ったT氏は，手術より胃の容量減少や幽門括約筋の喪失により胃の貯留機能が低下しているという自分自身の身体機能の変化を理解し，後遺症を予防するにはどのような食事のとり方が適切かを知り（評価的操作），復職を果たし自分の生活に復帰するためにも機能変化した消化器に適した食事のとり方を身に着けることを決意して（移行的操作），実際に看護師や栄養士の指導を受けて実践している（生産的操作）．

2）基本となる機能および資質と10パワー構成要素

オレムは，セルフケアの遂行に携わるために必要な10のパワー構成要素を提示しており[7]，患者主導であるセルフケアがどのような能力によって実施されるのか，その実質的な構造を示している．このパワーは，評価的・移行的・生産的操作に関係する能力として不可欠なパワーであり，また，セルフケア操作に関連する能力の開発と行使にとっても必要なパワーとなる．基礎的な人間の能力・資質は，セルフケア行為力となる基本的な人間の能力であり，この能力が変化することはセルフケア操作能力の低下や

欠如の原因になる．例えば，頭部外傷により，記憶・認知の低下をきたした人は，評価的操作が制限されることになるであろう．

4. 看護行為力（nursing agency）

人は，自分自身の変化や環境の変化に適応する力はあるが，病気や外傷，発達上の諸課題などにより自分のセルフケア行為力を越える状況，つまりセルフケア不足になることがある．このような状況では看護の支援を含めた他者の助けを必要とする．

看護行為力とは，看護師として教育を受けた人が身につけている能力であり，患者のセルフケア要件を知り，患者自身がそれらを理解できるよう援助すること，また患者が自身のセルフケア要件を充足できるよう援助すること，更には患者がセルフケア行為力を発達させ，行使できるよう支援する能力である[8]．看護師は，看護行為力を駆使して，セルフケア不足のある患者のセルフケアを補完し，患者のセルフケアの充足を支援する人であり，また自らの看護行為力を開発，発達し続けていく存在でもある．

1）看護システム（nursing system）

セルフケア不足のある患者に対して，彼らのセルフケア行為力の遂行や発達を調整し促進することを目的に，セルフケア行為力に合わせて看護師が遂行する一連の意図的実践行動を看護システムという．これには，**図2**のように，全代償システム，一部代償システム，および支持・教育システムの3つのバリエーションがある．クリティカルケアの場面では，ほとんどの患者はセルフケアを遂行することができず，看護師がほとんどのセルフケアを補完する全代償システムのタイプである．

図2 基本的看護システム

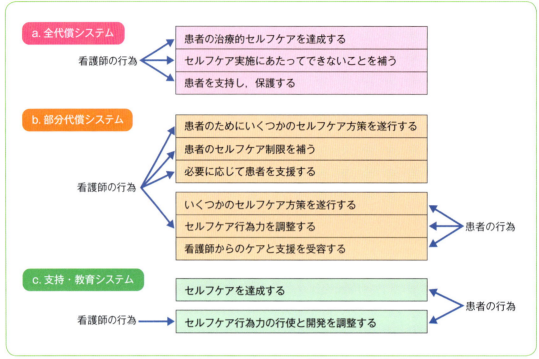

(Orem DE, 小野寺杜紀訳：オレム看護論—看護実践における基本概念, 第4版. p321, 医学書院, 2005. より一部改変)

2）看護の実践

看護行為力は，患者の利益のために開発し，行使されるものであり，これは社会的・対人的関係性形成のなかで看護過程を使って実践される．オレムは，看護過程を「看護師が診断的操作，処方的操作，および調整的もしくは処置的操作，ならびに評価を含むコントロール操作を遂行すること」[9]とし，使用されている用語は異なるが，一般的に使用されている看護過程と同様の過程で看護が展開される（図3）．

オレムの理論を使った看護過程の特徴の1つは，アセスメントである．現在の状況において，治療的セルフケアを達成するために必要なセルフケア要件を総和したものを自分自身で充足するのに，セルフケア行為力に不足はないかどうかを査定する．

[事例] Kさん，70代 男性，慢性閉塞性肺疾患の急性増悪

飲食店を経営していたが，1年前に息子が経営．妻と二人暮らしで，近所に二人の息子が在住．

5年前に肺気腫と診断された．半年ほど前より息切れと痰の増加を自覚するようになり，外出の回数も少なくなっていた．妻や息子が禁煙を促しても，取り合わず喫煙を続けていた．

今日の午後に，悪寒戦慄，発熱，呼吸困難の悪化がみられ，救急外来受診した．診察の結果，慢性閉塞性肺疾患（COPD）の急性増悪の診断で，肺炎の治療と呼吸困難の緩和を目的に緊急入院となった．

入院時の状態：体温：39.0℃，脈拍数：120回/分，血圧：150/80mmHg，呼吸数：36回/分（会話時50回/分），SpO_2：90%（4l/分，酸素マスク），身長：153cm，体重：43kg，呼吸音は弱く，両下肺野に断続性複雑音（湿性ラ音），自力で喀出困難のため吸引で黄色痰あり．チアノーゼなし，下肢浮腫なし．声をかけると開眼

図3 看護過程の展開

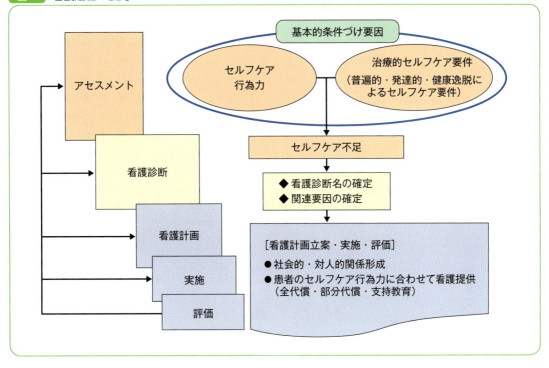

して応答するが，すぐに眼を閉じてうとうと眠ってしまう．

20時頃，妻よりナースコールがあり訪室すると，酸素マスクを外そうとしたりし点滴に変なものが入っていると抜こうとするという．看護師が「息苦しさ，は少しよくなりなりましたか？」と問いかけるが，視線が合わず，すぐに閉眼する．

例えば，このようなCOPDの急性増悪で緊急入院となったK氏の治療上セルフケアを要する事柄は，「肺炎の治療を安全に受けるとともに，ガス交換の改善を図ることで呼吸困難を緩和する．また，これまでの生活を振り返り急性増悪の要因を特定して予防行動を学習する」であるとしよう．これには，セルフケアの目的や方法で形成される特定のセルフケア要件がいくつか特定されるが，その1つを表2に示した．急性混乱状態にあるK氏は，一時的に評価的，移行的，生産的操作のすべてに制限が生じており，救命のための肺炎の治療を受けるためには，全代償看護システムにより治療過程が看護されることになるであろう．

3) 基本的条件づけ要因

ある特定の時間と環境において，患者のセルフケア行為力，セルフケア要件，さらには看護行為力に影響し，効果を及ぼす要因を基本的条件づけ要因[10]とよび表3の要因が特定されている．

基本的条件づけ要因は，その人の属性や特性を示し，セルフケアを特徴づけるものであり，患者主導の個別的な観護を提出するうえで重要な要因となる．

表2 セルフケア不足についてアセスメント

特定のセルフケア要件	セルフケア行為力 能力	セルフケア行為力 制限	セルフケア不足
他者（主に看護師）の支援を得て，危険を回避し，安全に治療を受ける	**評価的操作** ● 理解力や学習力はある ● 治療の重要性は認識している **移行的操作** ● 救命と症状緩和のために，治療を受けることを決めている **生産的操作** ● 混乱状態がなければ，危険に気づくことができるし，回避行動はとれるだろう	**知ることの制限** ● 肺炎のストレスや低酸素血症，高二酸化炭素血症により，認知機能が十分に働かず，危険の認識ができていない ● 緊急入院により，現状把握が十分できていない可能性がある **判断と意思決定の制限** ● 状況を認識できておらず，危険回避や安全に関して予測したり判断することができない **結果達成行為の制限** ● 精神混乱状態により，自分の完全を守る行動がとれない ● 無意識に危険行動をとってしまう可能性が高い	主にはCOPDの急性増悪による低酸素血症，高二酸化炭素血症，発熱によるストレスが原因となって，せん妄を引き起こしていると推測され，認知機能や注意の障害により，急性混乱状態にある．このために自らの安全確保や危険回避が一時的にできない状態に陥っており，今最優先させるべき肺炎の治療が完遂するためには看護師等の支援を得て，安全に治療を受けることが最優先される 看護診断：急性混乱

表3 基本的条件づけ要因[5]

① 年齢
② 性
③ 発達状態（身体的，心理的，社会的発達状態）
④ 健康状態（現病歴，既往歴，健康についての認識）
⑤ 社会文化的指向（社会的環境，スピリチュアルな信念など）
⑥ ヘルスケアシステム（入手できる，利用可能なヘルスケアシステム）
⑦ 家族システム（家族構成など）
⑧ 生活パターン（日常的なセルフケア行動）
⑨ 環境要因（住生活環境）
⑩ 利用可能な資源（人的，物的資源）

II クリティカルケアにおいてもセルフケア理論が必要な理由

1. 尊厳ある存在として患者を支える

　クリティカルケアが必要となる患者の多くは，身体的心理的なセルフケア要件が極めて多く，それらを他者に依存しなければならない状況にある．特に意思や要望を伝える手段の制限，あるいは知覚や認識の制限から意思決定をも他者に委ねなければならない．このような全代償看護システムのなかで看護支援するときこそ，その人はどうありたいのか，バイタルサインや視線，表情，身体の動き，皮膚の温度や湿潤などから患者の反応をキャッチし，それらを総動員してその人の意思や要望，ニードをくみ取ることが重要であり，このことが尊厳ある存在と

して患者を支える看護の基本となる.

今日の重症集中治療においては,患者の主観的な評価を大事にした治療やケアの重要性が指摘されている.いい換えれば,重症集中医療においても患者の意思やニードを重視した患者主導型の医療へとシフトしつつあるといえる.また,人工呼吸器装着中の重症患者であっても患者の知覚・認知機能が維持された状態で管理されることが患者の利益になることのエビデンスが重ねられ,日本版 J-PAD ガイドラインでは,成人 ICU 患者が浅い鎮静(Light sedation, ライトセデーション)深度で管理されることが推奨されている[11].

しかし,野口ら[12]は,浅い鎮静中の ICU 人工呼吸器着患者の体験として,『自分に関わる人や周囲を気遣う』ことまでしている一方で,『命綱の呼吸器にしばられ異物感と時間や身体感覚の曖昧さに苦悩する』や『医療者にわかっていないように扱われる』など主体的存在としての人間性が脅かされる体験をしていることを報告しており,「患者の身体感覚や認知,置かれている状況を認識し,患者と対話する事で患者の主体性を活かした看護支援」[12]の必要性を指摘している.このことからも,常に患者がコントロール権をもっていることを前提にしたオレムの理論は,患者の意思や力を引き出そうとするケア姿勢や看護師としての立ち位置をつくる有用な理論になると考える.

2. 生命を護るとともにその先の生活を支える

患者の生命を護るとともに,その人の生活を支えることが看護の役割であり,クリティカルケアにおいても基本は変わらない.重症患者に対する早期リハビリテーションの重要性がいわれて久しく,合併症の減少や筋力回復,入院期間の短縮など,その効果も明らかにされている.呼吸や循環動態,疼痛などの不快症状をコント

ロールしながらの早期離床や四肢の機能練習などは患者の意思と意欲があって初めてリハビリテーションとして成立する.

また,重症患者のほとんどは,急性期を脱した後も疾患や外傷,受けた治療による機能障害や後遺症に対する継続した機能訓練や疾患特有な健康管理が必要となる.つまり,自分らしい日常生活への復帰に向けたリハビリテーションを歩みだすことになるのであり,看護は患者の生活の文脈を視野に入れて,新たなセルフケア行為力の獲得に向けて支援が必要である.

おわりに

看護の対象者の"self"を中心においたオレムの看護論は,徹底した患者中心の看護であり,これは看護にとって普遍的な尊厳ある存在として患者を支援する看護のケア姿勢をつくる準拠枠を提供している.したがって,クリティカルケア場面においても有用であると考える.

[文献]

1) Orem DE, 小野寺杜紀訳:オレム看護論—看護実践における基本概念,第4版. p42, 医学書院, 2005.
2) Cavanagh SJ, 数間恵子・他訳:看護モデルを使う①　オレムのセルフケア・モデル. p5, 医学書院, 1993.
3) 前掲書1, pp206-227.
4) 前掲書2, p19.
5) Dennis CM, 小野寺杜紀監訳:オレム看護論入門—セルフケア不足看護理論へのアプローチ. p71, 医学書院, 1999.
6) 前掲書5, p25.
7) 前掲書1, pp243-245.
8) 前掲書1, p449.
9) 前掲書1, p286.
10) 前掲書5, pp28-33.
11) 日本集中治療医学会J-PADガイドライン作成委員会:日本版・集中治療室における成人重症患者に対する痛み・不穏・せん妄管理のための臨床ガイドライン. 日集中医誌21:539-579, 2014.
12) 野口綾子, 井上智子:Light sedation(浅い鎮静)中のICU人工呼吸器装着患者の体験. 日本クリティカルケア看護学雑誌12(1):39-48, 2016.

第5章 尊重の欲求とケア　　　　　　　　　　　　　　　　　　　　　　　　　　　　立野 淳子

危機理論

はじめに

看護計画を立案し，看護を提供するうえで，患者や家族の心理状態を理論的に理解することは必要不可欠である．特に，本項で取り上げる危機理論は，病気の告知などのバッドニュース（Bad News）を伝えられ，動揺の激しい患者や家族が心理的な安寧を取り戻すための支援の道筋を論理的に示してくれる点において重要である．

I 危機とは

人には，身体のホメオスタシス（生体内恒常性）と同じように，精神にも恒常性を維持する機能が備わっている．そのため，ストレスになるような問題が起きて，一時的に精神のバランスが崩れても，その状態が長く続くことはない．自分自身がもっている対処方法（例えば，泣く，誰かに話を聞いてもらう，原因を考え解決を図る，問題に関連する情報を収集するなど）で問題に対処すれば，精神のバランスは次第に均衡状態を取り戻すことができる．

しかし，直面しているストレスや問題があまりに重大であったり，複雑であり，自分自身がもっている対処方法では対処しきれなくなると，精神のバランスが大きく崩れ精神的な危機的状況に陥ることになる．

危機理論の礎を築いたキャプラン（Caplan G)[1]は，危機を「不安の強度な状態で，喪失に対する脅威，あるいは喪失という困難に直面して，それに対処するには自分のレパートリーが不十分で，そのストレスを対処するのにすぐ使える方法をもっていないときに経験するものである」と定義している．

一般的に，危機とは，「よくないもの」「悪いことの結果」というネガティブなイメージをもたれることが多い．しかし，本来危機は，「出来事の経過の帰路，分岐点」という意味をもつ．すなわち，危機とは，出来事の終着点ではなく，さらに悪い状況へと進むのか，もしくは危機を脱し適応へと進むのか，まさにその分岐点なのである．ここで，肺がんの告知を受けたAさんの事例を元に，危機の概念についてより理解を深めてほしい（図1）．

肺がんの告知を受けたAさんは，眠れない，食べれない，イライラする，"まさか，自分ががんだなんて信じられない"と精神のバランスが崩れている．Aさんにとって，肺がんの告知はあまりにも衝撃が大きく，精神のバランスを崩す要因となったのである．

危機の考え方によると，精神的な危機状態にあるAさんは，まさに，右に行くのか，左にいくのかの分かれ道（分岐点）に立っている状態である．このとき，起きている問題に対して，考えないようにしたり，逃げたりと不適切な対処をとれば，さらなる危機へと陥ることになる．一方，この問題を健康を取り戻すためのチャン

スととらえ，問題から逃げずに，妻に辛い気持ちを聞いてもらったり，病気について調べ，医師に治療方法について尋ねたりと適切に対処すれば危機は回避され，精神のバランスを取り戻し「**適応**」へと至ることができる．ここでいう「適応」とは，単に精神的な安寧を取り戻すということだけでなく，問題に直面する前よりも成長した精神機能を獲得するということを意味する．Aさんも，「これからの人生を楽しむために，治療を受けよう」「生活スタイルを変えて健康を維持しよう」など問題に直面するまでには思えなかった強い思いをもつことができている．このように，危機には，その人を成長させる可能性があるのである．これが，危機理論が"成長モデル"とも呼ばれる理由である．

II 危機の種類

危機には，**発達的危機**と**状況的危機**の2つのタイプがある．前者は，人が成長発達する過程において経験する危機である．人は乳児期から

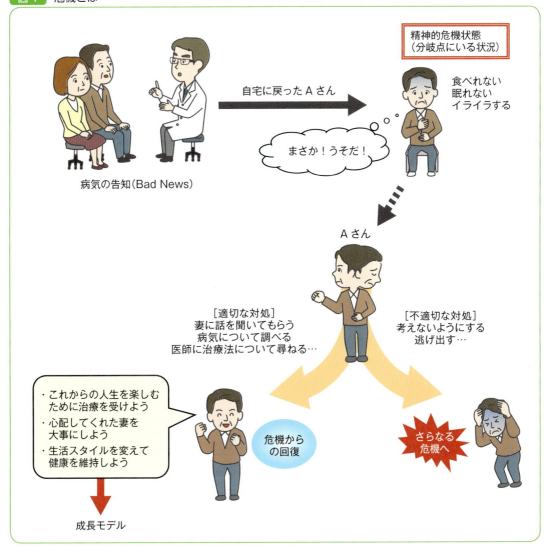

図1 危機とは

§ 6 危機理論　449

老年期に至るまで8つの発達段階それぞれにおいて，心理社会的課題を乗り越えていくことが必要であるといわれている．それぞれの発達段階では，それまでに経験したことのない課題にぶつかり，それらが多大なストレスとなって精神のバランスが崩れ，発達的危機が生じることがある．しかし，このタイプの危機は，成長発達段階のなかで誰しもが経験することであり，予測し得る特有の危機である．

一方，状況的危機とは，大切な人の病気や死，失業や離婚など予期していなかった突然の出来事により，精神のバランスが崩れるタイプの危機である．

さらに危機は，**消耗性危機**と**ショック性危機**の2つに分類される．前者は，ストレスや問題にはじめはうまく対処していたが，ストレスが長期化することで徐々に対処しきれなくなり危機的状況に陥るものである．後者は，突発的で衝撃的な出来事に対処しきれず，危機的状況に陥るものである．

医療の現場でも，特にクリティカルケアにおいては，急性疾患や事故など突然の出来事により患者は生命の危機に直面するだけでなく，精神的にも不安定な状況となる．その患者の危機を目の当たりにする家族もまた，精神的に強く動揺し，精神的危機状態に陥ることも少なくない．

クリティカルケアに携わる医療従事者が対応する患者や家族の多くは，状況的危機かつショック性の危機に陥っていると考えられる．

Ⅲ 危機の特徴

危機にはいくつかの特徴がある（**表1**）．1つは，危機にはそれを促進するようなはっきりとした出来事があるということである．いい換えると，原因もなく危機的状況に陥っているということはないのである．

表1 危機の特徴

- 危機には，それを促進するようなはっきりとわかる出来事がある．
- 危機は経過していくもので，必然的に時間的制限がある．
- 危機の間，人は防衛機制が弱いために，他からの影響を受けやすい（援助を受け入れやすい）

もう1つの特徴は，危機は経過していくもので，必然的に時間的制約があるということである．危機は，分岐点であるため，問題への対処次第でさらなる危機に陥ることもあれば，精神のバランスを取り戻し，適応へと向かうこともできる．この点において，危機は同じ場所にとどまり続けるものではないといえる．

特徴の3つ目として，危機の間，人間は防御機制が弱いため，他からの影響を受けやすい点がある．この危機の特徴は，医療従事者にとって，援助を受け入れられやすい時期ととらえることができる．

Ⅳ 危機モデル

危機の過程を模式的に示したものが危機モデルであり，危機の構造を明らかにし，援助者が何をすべきかを示したものである．危機モデルは，多くの研究者によって構築されている（**表2**）．わが国でよく活用されているフィンクの危機モデルは，脊髄損傷により精神的危機状態に陥った患者がどのような過程を経て適応へと向かうのかを示したモデルである．このように，危機に陥った人がたどる過程を示した危機モデルには，他にもドゥリン，ションツ，コーンなど多数ある．

この他，危機モデルには，危機に至るプロセスに焦点を当てたものもある．代表的なモデルにアギュララらのモデルがある．

表2 危機モデル

危機モデル	危機プロセス	特　徴
キャプラン	緊張のうちの発生→緊張の高まり→急性の抑うつ →破綻や病的パターンの発生	危機状況から精神障害へのプロセス 5～6週間で何らかの結末を迎える
フィンク	衝撃→防御的退行→承認→適応	マズローの動機づけ理論に基づく 危機から適応へ焦点を当てる 脊髄損傷患者を対象とした研究
ションツ	最初の衝撃→現実認知→防御的退行→承認→適応	フィンクのモデルに類似 危機状態のプロセス 乗り越えがたい障害との直面
コーン	ショック→回復への期待→悲嘆→防衛→適応	突然の身体障害を受けた患者 障害受容に至るプロセス
アギュララと メズイック	均衡状態→不均衡状態→均衡回復へのニード→バランス保持要因の有無→危機回避あるいは危機	系統的な問題解決過程の適用 危機あるいは危機回避に至る過程 バランス保持要因の重要性
ゴーラン	危険な出来事→脆弱な状態→危機を促進する要因→危機が顕在化する状態→再統合または危機の解決	危機に至る過程に重点を置く 均衡状態を失った状態から再び均衡を取り戻す過程
クリンガ	回復への強い努力→欲求不満・自暴自棄・攻撃性→不適応（悲観的・無感動・抑うつ）→心理的回復→適応	コミットメントの機能低下，喪失 大きな人生上の危機的出来事
ドゥリン	ショック→自己防衛のき損→前共同生活的→共同生活的→共同生活的合一の決心→病前人格への復帰	心臓手術後の心理的プロセス
フレデリックと ガリソン	衝撃の段階→英雄的な段階→幸福の段階→幻滅の段階→再建，再結成の段階	偶発的な危機のプロセス 災害に対する反応
キュブラー＝ロス	否認→怒り→取り引き→抑うつ→受容	死にゆく患者の心理的プロセス 死の受容過程
デーケン	精神的打撃と麻痺状態→否認・パニック・怒り・うらみ→孤独・抑うつ・無関心・あきらめ→希望・立ち直り	悲嘆のプロセス
エンゲル	ショックと否認→意識化→復元	悲嘆のプロセス
ラマーズ	抗議→絶望→離脱→回復	悲嘆のプロセス
柏木	希望→疑念→不安→いらだち→抑うつ→需要とあきらめ	死にゆく患者の心理的プロセス 末期がん患者
山勢	受動的対処→情動中心対処 →問題中心対処→適応	個人のコーピングに焦点を当てる 救命救急センターに入院した患者を対象
岩坪	ショック→混乱→義肢への期待→苦悩→再適応への努力→適応	障害受容に至るプロセス

（山勢博彰編著：救急・重症患者と家族のための心のケア．メディカ出版，p39，2010．より）

　看護実践で危機モデルを活用するときには，それぞれの特徴をよく知ったうえで用いることが大切である．

§ **6** 危機理論　451

Ⅴ フィンクの危機モデル

1967年に心理学者であるフィンク（Fink SL）により提唱されたモデルである．この危機モデルは，外傷性脊髄損傷によって永久的な機能不全に陥った患者の観察研究と，喪失に関する文献研究により構築された．このモデルのポイントは，突然の受傷によりショック性の危機に陥った中途障害者が，障害受容に至るまでを4段階（衝撃→防衛的退行→承認→適応）として示している点である．

各段階で，精神的側面と身体的障害について整理され，段階ごとの特徴が示されている（表3）．

1 第1段階：衝撃の段階

突然の受傷により生命の維持のための急性期医療やケアを必要としている時期であり，自己の存在が脅威にさらされていると感じ，心理的な衝撃を受ける段階である．抑うつとなり，喪失感を伴う悲痛な感覚や極度の動揺，無意味な感情にとらわれることもある．

2 第2段階：防衛的退行の段階

身体状況は急性期を脱したものの，精神的には危機に伴う激しい感情に耐えられず，否認や抑圧，現実逃避などの防衛機制を働かせて自らを守ろうとする時期である．

3 第3段階：承認の段階

身体的な回復とともに，徐々に自分の身に起きた現実に直面するようになり，その現実から逃れられないことを認識することで，再び抑うつや苦悩，葛藤を経験しストレスが再現する時期である．

4 第4段階：適応の段階

最終段階で現実を認め，新しい自己像や価値観を構築する時期である．現実の限界と可能性を対比させながら，現実への適応を模索するなかで満足感も経験し，不安定であった心理的状態も軽減していく．この時期になると，危機をもたらした出来事を肯定的にとらえ，人生をよ

表3 フィンクの危機モデル

段階＼側面	自己認知	現実認知	感情体験	認知構造	身体的障害
①ショック（ストレス）	現に存在する（精神）構造への脅威	圧倒的なものとしての認知	パニック 不安 無力感	認知構造の崩壊 計画と思考能力，状況理解力の低下	十分なケアを必要とする急性の氏単体的障害
②防衛的退行	それまでの構造を維持する試み	現実逃避 希望的な思い 否認 抑圧	無関心あるいは多幸感（挑戦を予期したり，怒りを感じたりするとき） 軽度の不安感	防衛的な再構築 変化に対する抵抗	急性期からの身体的回復 身体機能の最大限可能なレベルの回復
③承認（ストレスの再現）	現に存在する構造をあきらめる 自己卑下	現実への直面 自己に強いられる事実の認知	無感情と動揺を伴う抑うつ状態 苦しみ，悲哀 強い不安 圧倒されると自殺を企てる	防衛的な再構築 ①認知構造の崩壊 ②変化した現実認知に関する再構築	身体的平衡状態 大きな変化のない緩やかな状況
④適応	新しい構造（新たな価値観）の構築	新しい現実への試練	次第に満足な体験が多くなる 不安は軽減する	現存する資源と能力に関する再構築	身体的障害に変化がみられない

（山勢博彰編著：救急・重症患者と家族のための心のケア．メディカ出版，p44，2010．より）

り深く理解するための機会であったと認識し、これから起こるかもしれない危機に対する準備であると考えて適応していく。

VI フィンクの危機モデルを臨床現場で用いるときのポイント

　臨床現場でフィンクの危機モデルを使用するときには、障害受容の段階が直線的に一段一段進むわけではないことを念頭に置くことが重要である。患者は、承認の段階に入ったかと思えば、防御的退行の段階に逆戻りしたりと、行きつ戻りつしながららせん状に適応へと進んでいく。患者が今どの段階にいるのかを注意深く見極めながら、段階に応じた支援を行っていくことが重要である。

　各段階での支援のポイントは以下の通りである。

　衝撃の段階では、強い心理的な反応が現れ、自殺企図など衝動的な行動を起こすこともあるため、患者の安全を保障するケアが必要である。

　防衛的退行の段階では、現実を直視することを避けたり、事実を否認することで自分自身を守ろうとする無意識的な防衛機制が働いている。そのため、無理に現実認知を促すような援助を行わず、患者に寄り添い、訴えを傾聴し、支持的な姿勢で接することが重要である。

　承認の段階では、永久的な機能不全から逃れられない現実を認めることにより、以前とは違う自分自身を卑下する感情が生じることもあり、自殺を企てることもある。患者の安全を確保しながら、喪った機能だけが自分自身のすべてではないという価値観に気づけるようなかかわりが必要である。

　適応の段階では、患者と医療者の治療的関係が有効に機能するため、専門的知識と技術をもって、患者が新たな価値観や生活を構築できるように積極的に支援する。

VII アギュララの危機モデル

　1970年にアギュララとメズイック（Aguilera DC & Messick JM）によって発表された。この危機モデルは、人には生まれつき精神の均衡状態を保つメカニズムがあることを前提に、ストレスの多い出来事に遭遇し、精神の恒常性が崩れたとき、均衡回復にかかわる要因がうまく機能するかどうかによって、精神の均衡が回復するかどうかが決まることを示した。精神の均衡を回復できるかどうかにかかわる要因には、❶ストレスとなる出来事の知覚、❷社会的支持、❸対処機制の3つがあるとし、これらバランス保持要因と呼んだ。アギュララの危機モデルでは、バランス保持要因の3つすべてが適切に機能すれば、精神的な恒常性は回復し危機を回避することができるが、バランス保持要因のどれか1つでも欠けていたり、十分でない場合には、精神の恒常性は回復せず、さらなる危機状態へと陥ってしまうことが図式化されている（図2）。

　アギュララの危機モデルは、危機に陥る（または回避する）までの過程を述べたもので、この点が先述したフィンクの危機モデルとは異なる。

1 出来事の知覚

　バランス保持要因の1つ目は、出来事の知覚である。これは、ストレスをもたらす出来事をどのようにとらえているかということである。出来事について、現実的で適切な知覚ができれば、感情との関係が認識され、不快や緊張は軽減でき、問題への対処を行うことができる。一方、出来事について、適切な知覚ができなければ、感情との関係が認識されず、不快な緊張した状態が続き、問題への対処も行えない。

2 社会的支持

　バランス保持要因の2つ目は、社会的支持である。社会的支持は、問題を解決するためにすぐに手を貸してくれる人がいるかどうかという

図2 アギュララの危機モデル

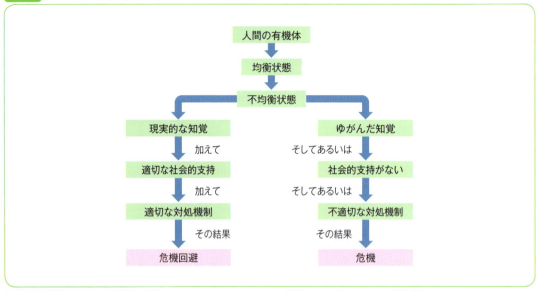

(山勢博彰編著:救急・重症患者と家族のための心のケア,メディカ出版,P41, 2010.より一部改変)

ことである.問題を解決していくために頼ることのできる,あるいは支援したり認めてくれたりする人が近くにいれば,うまく乗り切ることができる.特に,危機状態とは自分で解決するための対処のレパートリーが不十分なときに経験するものであるため,問題解決には必然的に他者のサポートが不可欠である.危機は時間的に限られているため,その問題解決にかかわる人が多ければ多いほど,短時間で対応することも可能である.

3 対処機制

バランス保持要因の3つ目は,対処機制である.対処機制とは,コーピングとも呼ばれ,直面しているストレスを処理するために行う認知,対処行動である.対処機制には,厄介な問題に対する情動反応を調整するタイプの情動中心の対処と,苦痛をもたらすやっかいな問題を巧みに処理し,変化させていくタイプの問題中心の対処の2種類がある.前者には,泣く,怒る,辛い気持ちを他者に聞いてもらうなどの対処方法があり,後者には,情報を収集する,他者に協力を得る,解決策を検討し実行するなどを含まれる.この2つの対処機制がバランスよく機能することが重要である.

対処機制は,人に生まれつきに備わっているのではなく,成長発達や経験により学習,習得するものである.危機のようなストレスの多い状況下では,この対処機制が多いほど緊張を緩和させるのに役立つ.しかし,そもそも危機とは対処のレパートリーという対処機制そのものが脆弱になっているため,効果的な対処行動がとれない状態にある.したがって,危機に陥るか否か,危機をうまく乗り越えることができるかどうかは,この対処のあり方が大きく左右している.

VIII アギュララの危機モデルを臨床で用いるときのポイント

アギュララの危機モデルは,「ストレスの多い出来事は何であったか」「どのような精神的状況にあるか」「バランス保持要因の状況はど

表4	アギュララの危機モデルを看護過程で用いるときのポイント
情報収集	①ストレスの多い出来事は何か ②どのような不均衡状態を呈しているか ③ストレスの多い出来事をどのように認識しているか. ④活用できる社会的支持はあるか. ⑤普段のコーピングスタイルどどうか. ⑥現在の問題にどのように対処しているか.
アセスメント, 問題の明確化	①不均衡をもたらした原因は何か. ②その原因によって,具体的にどのような不均衡状態を呈しているか. ③バランス保持要因は3つすべて適切に揃っているか.揃っていない場合には,どこに問題があるか.
看護計画の立案	不足している,もしくは不適切なバランス保持要因の充足に焦点を当てる.
評価	危機回避という目標が達成できたかどうか,成長が促せたかどうかの視点で評価する.

うか」といった情報収集からアセスメント,目標設定,看護計画の立案と実施,評価という一連の看護過程に用いることができる.看護介入では,不足または欠如しているバランス保持要因に焦点を当て,それらの要因を修正したり,変更したり,促進することによって,危機を回避し,精神的な恒常性を回復できるように支援する.

表4にアギュララの危機モデルを看護過程で活用するときのポイントをまとめた.

を与える.適切な支援により,日常生活の再構築が出来るよう危機モデルを活用した看護実践が求められる.

[文献]

1) 山勢博彰編著:救急・重症患者と家族のための心のケア,メディカ出版,2010.
2) 山勢善江,山勢博彰,立野淳子:クリティカルケアにおけるアギュララの問題解決型危機モデルを用いた家族看護.日本クリティカルケア看護学会誌 7(1):8-19,2011.
3) アギュララ DC,小松源助,荒川義子訳:危機介入の理論と実際.川島書店,1997.

おわりに

心理的危機状態の遷延は,日常生活にも影響

第 5 章　尊重の欲求とケア　　　　　　　　　　　　　　　　　　　高橋 哲也，西原 浩真

ADL を支えるリハビリテーション（理学療法士の役割）

はじめに

わが国では 2025 年に向けて医療提供体制の再構築と地域包括ケアシステムの構築が計画され，医療機関の機能分化・強化と連携，在宅医療の充実への取り組みが進められている．そのなかで，急性期医療では，患者の早期退院・転院や ADL 低下等の予防ため，早期からのリハビリテーション実施や退院・転院支援の充実等も重要とされている．

本項では，ADL を支えるリハビリテーションのなかでも特に理学療法の実際について解説する．

I　理学療法の役割

リハビリテーションとは「環境との相互作用に最適な機能を維持したり獲得するために，障害を経験したり，または経験する可能性がある人々を支援する一連の手段」と定義されている[1]．クリティカルケアにこのリハビリテーションの概念を当てはめようとすると，やや窮屈であり，クリティカルケアでは，「機能の再獲得」とよりも「機能の喪失や減退の予防」が中心となる．

特に理学療法は，患者の基本的動作能力の回復を図るための運動療法が業務の根幹にあるため，治療と並行して，立つ，歩くといった基本的運動機能を視野に入れたアプローチが重要となる．いい換えれば，基本的運動機能を無視した理学療法はありえない．

1. 呼吸管理や鎮静管理の進歩と理学療法

近年，クリティカルケア領域でリハビリテーションが注目されている理由は，呼吸管理や鎮静管理の進歩にある．過剰な鎮静による弊害は患者の予後をも左右することになることが判明し，2000 年以降に人工呼吸器装着患者に対する鎮静管理が大きく変化した．1 日 1 回鎮静を中止して覚醒させる spontaneous awakening trial（SAT）の最中に，自発呼吸を行わせる spontaneous breathing trial（SBT）を組み合わせる方法，ABC トライアル（Awakening and Breathing Controlled trial）が導入され，自発呼吸時間の延長と，ICU 期間や入院期間の短縮などが確認され，人工呼吸管理中の患者に対する ABC トライアルが導入されるようになった[2]．

鎮静を中断すれば，患者は目を覚まし動き始める．寝返ったり起き上がったり，時に挿管チューブや各種ルートに手を伸ばしたり，足をバタバタさせたりする．このような動きは ADL を行う各種身体機能の土台となり，スムーズな離床につながる．クリティカルケアが必要な患者に対して積極的な運動負荷をかけることに抵抗を感じる人も少なくないため，クリティカルケア領域での積極的な運動が確立しているとは

いえないが，過剰に鎮静をして，絶対安静にしているよりも，適宜，鎮静と人工呼吸器の設定を管理することで，動くことも可能になるし，動いていたほうが廃用症候群やせん妄など予後に影響する合併症の出現が少なくなることから，ABCトライアルは，新しい人工呼吸患者管理指針としてのABCDEバンドル（Awakening and Breathing Coordination of daily sedation and ventilatior removal trials, Choice of sedative or analgesic exposure, Delirium monitoring and management, Early mobility and Exercise）と発展し[3]，運動を主たる介入手段とする理学療法が広く認知されるようになった．

2. クリティカルケアにおける理学療法の役割

クリティカルケアにおける理学療法の役割は，❶身体機能を評価すること，❷機能に合わせた理学療法を計画し実施すること，また，❸その後の回復やリハビリテーションの必要性を判断することに加え，❹呼吸器合併症や筋骨格系の合併症を予防することにある．

特に，退院後も遷延する身体的・精神的機能低下である集中治療後症候群（post-intensive care syndrome：PICS）に対しては，特別な配慮が必要である．PICS集中治療室での治療後の長期アウトカム悪化に関連しうる障害の集合概念である．すなわち，目の前の状態を評価し，評価に合わせた理学療法を実施するだけでなく，退院後に起きうる機能の低下を予想し，シームレスなリハビリテーションを行っていくためにも，回復期への情報提供や反対に回復期から急性期へのフィードバックが必要となる．理学療法が安全かつ効果的に行われるように，標準的なプロトコルをもとに多職種と連携し，プログラムを作成し実施していかなければならない．

Ⅱ 実際の理学療法について

1. 深鎮静下で行う理学療法の実際

1）関節可動域維持を目的とした他動運動

患者の病状によっては，絶対安静となる場合があるが，関節可動域を維持する他動運動は，カテーテルが挿入されているなどの特別な部分を除いて，どのような場合でも実施できる．

円滑な離床のため，足関節背屈，股関節・膝関節の屈伸運動を行う．特に**足関節の背屈運動は重要である**（**図1-b**）．安静臥床を続けていると，重力の影響で尖足になりやすく，下腿三頭筋の短縮が著明に認められるようになる．そのままの状態で起立をさせようとすると，重心は後方に移動し転倒しやすい状態になる．そのため，足関節の柔軟性を維持するために，背屈運動は特に重点的に行う．また，陰部の衛生を維持するために股関節の外転や外旋運動も重点的に行うべきである．

クリティカルケアの現場においても，食事動作や整容動作などのADL動作を意識することが重要であり，**手指・手関節の運動や肩関節外旋と肘関節屈曲の複合動作**も丁寧に行う（**図2**）．他動運動は愛護的に行う．エンドフィールを確認しながら行い，筋緊張や関節の状態に合わせた他動運動を行い，関節可動域を維持する必要がある．また，深鎮静化で意識がないとしても，声をかけながら行うことで人権に配慮することも重要である．

関節運動は四肢にとどまらず，**頸部や胸郭の運動**も忘れずに評価する．特に人工呼吸器を装着している場合は，呼吸努力からか頸部は伸展し，顎が挙上している場合が多い（**図3-a**）．気道確保のためには重要な顎先挙上ではあるが，長時間そのままにしておくと頸部の屈曲が

§ ❼ ADLを支えるリハビリテーション（理学療法士の役割）　**457**

困難になる場合がある．頸部の可動域は，嚥下のために極めて重要であり，摂食というADLに欠かせない機能である．頸部を屈曲すること で，声門前庭が閉鎖し，喉頭蓋の動きも活発になることが知られている．すなわち，頸部を屈曲することで，食塊通路が広がり，喉頭蓋谷が

図1 下肢の関節可動域練習

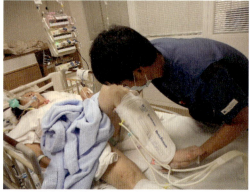
a：股関節と膝関節の屈伸運動

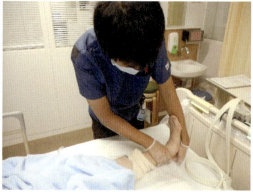
b：踵をつかみ，介助者の前腕に足底をつけ，ふくらはぎを伸ばすように足関節を背屈する

図2 上肢の関節可動域練習

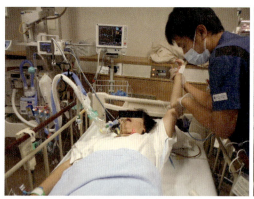
a：肩を90°以上挙上し，外旋方向へ

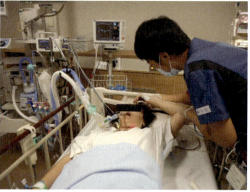
b：肩関節屈曲位・外旋位で頭頂部を手掌で触れるように動かす

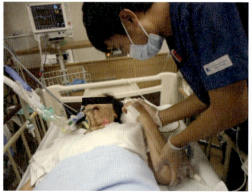
c：前腕回外位で，肘関節を屈曲し，指先で顎が触れるように動かす

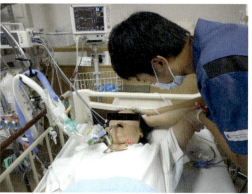
d：肩関節屈曲位・外旋位で後頭部を手掌で触れるように動かす

広がり，食塊と粘膜の接触面積が大きくなるので嚥下反射が起こりやすくなり，誤嚥の予防につながる．そのために，忘れずに頸部屈曲可動域を確認し，必要に応じて他動運動プログラムに加えていく（図3-b）．

胸郭の可動性も重要である．過剰な安静によって，肋間筋など胸壁に付着する軟部組織の柔軟性が低下したり，呼吸筋の筋力が低下したり，脊柱や肋椎関節の可動性が低下することによって，胸郭の可動性は低下する．胸郭の可動性が低下すると，深吸気が制限され，咳嗽力に影響

が及ぶ．新たな肺合併症罹患の予測や，抜管後の自己排痰能力を推測するため，循環動態に問題なければ徒手にて胸郭の動きと弾性を確認する（図4）．また，四肢に加えて，肋間筋ストレッチングや肋椎関節の運動など，胸郭の動きの改善を目的とした他動運動を実施する．

2）体位管理

体位（position）とは，「身体が重力の方向とどのような関係にあるかを示すもの」と定義されている[4]．体位には，仰（背）臥位，側臥位，

図3 頸部屈曲可動域の確認

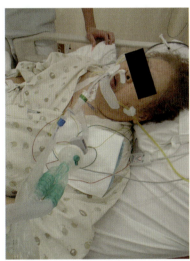
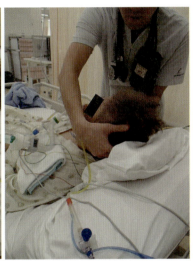

a：顎先が上がり，頸部後屈位となっていないか　　b：頸部屈曲・回旋可動域の確認

図4 呼吸筋ストレッチ・胸郭可動域練習

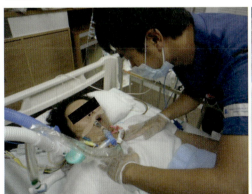
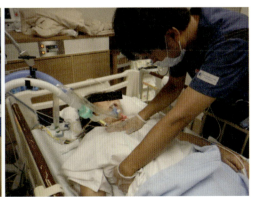

a：呼吸筋ストレッチ　　　　　　　　　　　　　　b：胸郭可動域練習

座位，立位などがある．

　人間が1Gの重力環境下で生活しているために，換気に関係する肺内の血流も重力の影響を受ける．クリティカルケア領域では，患者はベッド上仰臥位で安静にしていることが多いが，仰臥位では腹腔内臓器が重力によって圧迫され，横隔膜の位置や胸郭の前後径・横径が変化する．さらに重力の影響による肺血流量が変化することから，肺気量分画は影響を受ける．特にガス交換のために極めて重要な指標である機能的残気量（functional residual capacity：FRC）は，仰臥位では低下する．機能的残気量の低下は気道閉塞や換気血流不均衡をもたらしガス交換能の低下の原因となる．よって，換気血流不均等分布の是正と心臓・腹部臓器の圧排軽減，分泌物のドレナージ効果による換気改善を図り，酸素化を改善させるために，最も適切な体位を探すことが重要になる（図5）[5]．

　実際には，医師，看護師と協働し体位ドレナージを行う．医師は体位変換中の薬剤投与量の調節，人工呼吸器の設定，看護師はルート類管理など，役割分担を行い実施する（図6）．

　特に分泌物のドレナージを目的に体位管理を行う場合は，体位排痰法を熟知しておかなければならない．体位排痰法は，障害のある肺区域を最も高い位置において，重力を利用して痰の移動を促進させる方法である．ポイントは肘関節伸展位（図7-①），骨盤の操作（図7-②），下肢を過屈曲しないこと（図7-③）の3点である．徒手による排痰手技も並行して行う．

2. RASS(−2～+1) 人工呼吸器装着中に行う理学療法の実際

　日本呼吸療法医学会の「人工呼吸中の鎮静のためのガイドライン」[6]で推奨している鎮静レベルの評価法である Richmond Agitation-Sedation Scale（RASS）の段階によって行うべき（行える）理学療法は異なる．

図5　体位管理の実際

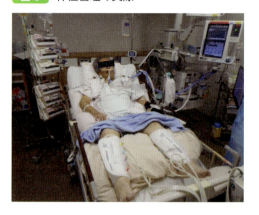

図6　体位変換の実際

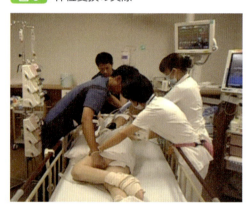

図7　体位排痰法の実際

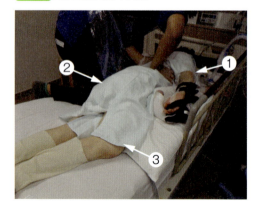

1）他動運動から自動運動へ

　RASS（−2～+1）の状態で行う理学療法は，深鎮静下で行われる他動運動に比べて，より能動的な内容が増加する．患者の集中治療室内での生活様式に早期離床を結び付け，概日リズム

形成のため日中は積極的に ADL 動作練習を行うことが重要である．

例えば，体重測定の必要性を患者に説明し，体重測定を理由に立位練習を行ったり（図8），可能であれば，移動式人工呼吸器を装着して，歩行器を使用した歩行練習を行ったりする（図9）．このような ADL の練習は肺胞換気量，呼吸数，1回換気量を増やし気道分泌物移動を促進させることにつながる．

車いす移乗するだけでなく，患者のライフスタイルに合わせ好きなテレビ番組を視聴させたり，家族の写真や本人の過去の写真をタブレット端末に入れて持ってきてもらい，本人にタブレットを操作してもらうことで覚醒状態を維持し日中の活動量を確保する工夫も重要である．日記をつけることなどは，後述のせん妄対策としても効果的である．

2）せん妄予防対策（せん妄評価，見当識，認知面でのサポート）

集中治療室内の患者は夜間の睡眠を得るため日中の生活リズムを確立させ必要がある．せん妄発症によって集中治療室退室患者の長期生存率が有意に低下することが知られている[7]．また，せん妄の期間が長いほど，12 カ月後の認知機能は低下することが知られており，その程度は年齢に関係なく，アルツハイマー型認知症，頭部外傷後とほぼ同程度と報告されている[8]．したがって，せん妄を予防することが最も重要であり，現在までに，ICU せん妄に対する有効性が確認されている非薬物療法は，early mobilization（早期からの運動）のみである[9]．時間と手間はかかるが，医師，看護師，臨床工学技士と協働し，移動式人工呼吸器用いた屋外への散歩は，太陽の光や外気を感じることができ，さまざまな刺激が多いことから，最適なせん妄対策プログラムである（図11）．

3. 抜管後に行うベッド上での理学療法の実際

1）離床の準備

人工呼吸器抜管後は，ADL 自立に向けて，

表1 Richmond Agitation-Sedation Scale（RASS）

スコア	用　語	説　明	
+4	好戦的な	明らかに好戦的な，暴力的な，スタッフに対する差し迫った危険	
+3	非常に興奮した	チューブ類またはカテーテル類を自己抜去；攻撃的な	
+2	興奮した	頻繁な非意図的な運動，人工呼吸器ファイティング	
+1	落ち着きのない	不安で絶えずそわそわしている，しかし動きは攻撃的でも活発でもない	
0	意識清明な落ち着いている		
−1	傾眠状態	完全に清明ではないが，呼びかけに 10 秒以上の開眼およびアイ・コンタクトで応答する	呼びかけ刺激
−2	軽い鎮静状態	呼びかけに 10 秒未満のアイ・コンタクトで応答	呼びかけ刺激
−3	中等度鎮静	状態呼びかけに動きまたは開眼で応答するがアイ・コンタクトなし	呼びかけ刺激
−4	深い鎮静状態	呼びかけに無反応，しかし，身体刺激で動きまたは開眼	身体刺激
−5	昏睡	呼びかけにも身体刺激にも無反応	身体刺激

（日本呼吸療法医学会：人工呼吸中の鎮静のためのガイドライン．http://square.umin.ac.jp/jrcm/contents/guide/page03.html（2016年11月30日アクセス）．より）

さらに能動的な内容が増加する．とはいえ，各種ルートが装着されていることも多いため，ベッドを離れて動き回ることは難しい．そのため，理学療法士はベッド上で行える運動療法のプログラムを熟考する必要がある．図12はゴムボールを利用した立ち上がり運動を意識した運動療法の実際である．患者の足底にゴムボールを設置し，下肢全体で蹴ることで，立ち上がり運動を疑似することができ，ベッドからの離床やポータブルトイレへの移動に活かせる．

2）自己喀痰可能な咳嗽力の評価とトレーニング

近年，随意的な咳嗽力を反映する客観的な指標として，Bachら[10]によって示された咳嗽時の最大呼気流量（cough peak flow：CPF）が汎用され始めている（図13）．

CPF＞270l/分であれば，自己喀痰可能な咳嗽力があると推測できる．数値良好ならば積極的に離床範囲を拡大し，CPF＜270l/分ならば，離床だけでなく，効果的な咳嗽法の指導，咳嗽

図8 体重測定を利用し動機づけした立位練習

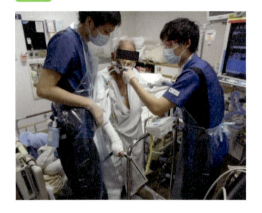

図9 移動式人工呼吸器にて歩行器歩行練習

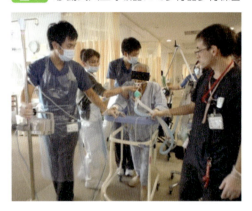

図10 車いすに乗車し，過ごす様子

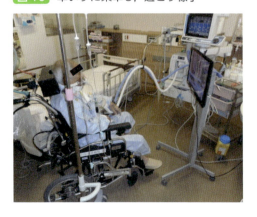

図11 医師，看護師，臨床工学技士と協働し移動式人工呼吸器用いた屋外への散歩

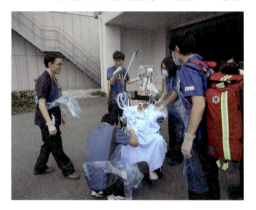

図12 ゴムボールを使用した下肢の運動

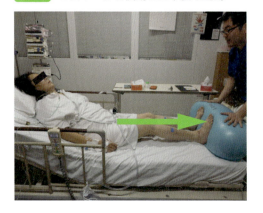

図13 ピークフローメーターの使用の実際

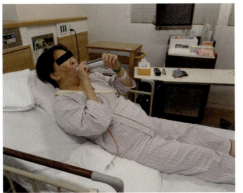

最大吸気位から大きく速く呼気を行わせる.

介助を行っていくのが望ましい. 先行研究では, 神経筋疾患患者を対象に, 経験的にCPF ≦ 270L/分となると十分に排痰できず呼吸不全にいたる可能性があるとされている. また, 自己排痰の可否, および気管吸引が必要となるCPF水準は, 順に240L/分（感度81％, 特異度95％）, 100L/分（感度77％, 特異度83％）であるとの報告もある[11].

おわりに

日本集中治療医学会では2017年に「集中治療における早期リハビリテーション～根拠に基づくエキスパートコンセンサス～」をリリースした[12]. わが国で初めて, リハビリテーションの禁忌や開始基準・中止基準についてまとめたもので, 今後は, このコンセンサスを基準にますますクリティカルケア領域でのADL拡大の機運が高まるものと思われる.

意識レベル, 疼痛, 呼吸状態, 人工呼吸器の設定, 循環動態, 薬物療法, 出血傾向などさまざまな指標を参考に, 遅滞なくリハビリテーションを進め, ADLの維持に努め, 障害を最小限に抑える役割が理学療法にはある. これらは理学療法のみで達成できるはずはなく, クリティカルケア領域の看護師との協働は必須であるため, 本項が少しでもチーム医療の促進につながれば幸いである.

[文献]
1) World Health Organization: World report on disability. http://www.who.int/disabilities/world_report/2011/en/ （2016年11月30日アクセス）
2) Girard TD, Kress JP, Fuchs BD, et al: Efficacy and safety of a paired sedation and ventilator weaning protocol for mechanically ventilated patients in intensive care (Awakening and Breathing Controlled trial): a randomised controlled trial. Lancet 371(9607):126-134, 2008.
3) Morandi A, Brummel NE, Ely EW: Sedation, delirium and mechanical ventilation: the 'ABCDE' approach. Curr Opin Crit Care 17(1): 43-49, 2011.
4) 中村隆一・他: 基礎運動学, 第4版. pp289-309, 医歯薬出版, 1994.
5) 大塚将秀: 人工呼吸器管理—その常識は正しいか？ 救急・集中治療 26: 1264-1265, 2014.
6) 日本呼吸療法医学会: 人工呼吸中の鎮静のためのガイドライン. http://square.umin.ac.jp/jrcm/contents/guide/page03.html （2016年11月30日アクセス）
7) Ely EW, Shintani A, Truman B, et al: Delirium as a predictor of mortality in mechanically ventilated patients in the intensive care unit. JAMA 291(14): 1753-1762, 2004.
8) Pandharipande PP, Girard TD, Ely EW: Long-term cognitive impairment after critical illness. N Engl J Med 370(2): 185-186, 2014.
9) Barr J, et al: Clinical practice guidelines for the management of pain, agitation, and delirium in adult patients in the intensive care unit. Crit Care Med 41: 263-306, 2013.
10) Bach JR, Ishikawa Y, Kim H: Prevention of pulmonary morbidity for patients with Duchenne muscular dystrophy. Chest 112: 1024-1028, 1997.
11) 山川梨絵, 横山仁志, 渡邉陽介・他: 排痰能力を判別するcough peak flowの水準—中高齢患者における検討. 人工呼吸 27: 260-266, 2010.
12) 日本集中治療医学会早期リハビリテーション検討委員会: 集中治療における早期リハビリテーション—根拠に基づくエキスパートコンセンサス. 日集中医誌 24：255-303, 2017.

第5章　尊重の欲求とケア　　　　　　　　　　　　　　　　　　　　　児島 範明，松木 良介，中井 秀樹

ADL を支えるリハビリテーション（作業療法士の役割）

はじめに

　近年，医学の進歩により ICU に入室した患者の救命率は向上したものの重篤な筋力低下や認知機能低下などの障害を抱えるケースが増加している．これにより今までは注目されていなかった生存患者の入院中の生活や退院後の生活における障害が表面化し，リハビリテーション（以下，リハ）による機能回復と社会復帰への治療のニーズが高まってきている．そのような患者の発生を未然に防ぐため，ICU におけるリハ各専門職種（理学療法士：PT，作業療法士：OT，言語聴覚士：ST）の介入が増加してきている．身体機能のみならず認知機能障害や精神機能障害，さらに家族への心理的影響を問題視した post intensive care syndrome（PICS）という概念が 2012 年に報告されて以降，求められる救急医療の形は，救命できた患者やその家族が抱える問題をいかに軽減・予防できるか，というところに焦点が当たっている．そのため，患者が元の生活へ復帰することを支援する一端としてのリハが重要になっている．

　なかでも作業療法士（occupational therapist：OT）は病院において身体機能・認知機能・心理面に着目し，日常生活活動（activities of daily living：ADL）に対して多面的に介入し患者の生活背景や生活環境も考慮しながら自立した生活が送れるよう支援をする専門職である．特にクリティカル領域は複雑な治療環境であり全身状態が目まぐるしく変化するため，OT の介入で求められることは迅速かつ柔軟な対応であり，リハにおける「できる ADL」と看護師による「している ADL」[*1]の差を埋めていく作業が必要である．

　ICU において「できる ADL」と「している ADL」が乖離する理由には，❶人工呼吸器管理中の患者とうまくコミュニケーションがとれない，❷認知機能の低下により ICU の環境に適応できない，❸医療者の ICU における患者ニーズの充足に対する認識の乏しさ，❹ ICU における生活の再構築の困難さがあげられる．

　ICU の看護師は 24 時間患者のそばにおり，チームのなかでもより患者の情報を得ることができる．看護師が得た情報は OT が「できる ADL」と照らし合わすうえで非常に重要であり，ICU で看護師と連携して「している ADL」を高めていくために必要である．ICU において患者の「している ADL」を高めることは二次合併症を予防し，今後家庭や社会に復帰するために必要な自立心を促進し，自分で生活する意思を阻害しないために早期から取り組まなければならない．以下に ICU における生活を支

> **MEMO**
> ＊1：「できる ADL」と「している ADL」
> 　「できる ADL」とは，リハ場面での ADL を遂行する能力を指す．一方，「している ADL」とは病棟で実際にしている活動状況であり，「している ADL」においては患者の個人能力だけでなく介護者や環境要因などが影響する．

えるために OT が実践していることと看護との連携を中心に解説していく.

I ICU の患者における ADL の特徴

日本リハビリテーション医学会によると ADL は「ひとりの人間が独立して生活をするために行う基本的な,しかも各人ともに共通に毎日繰り返される一連の身体動作群」であると定義されている[1]. 例えば,ある人が朝起きて食事をとり,着替えてトイレに行き,趣味である将棋を指しに公民館に出かけ,帰宅し入浴して就寝する,といったことに必要な動作すべてを ADL という. また,患者が ADL を具体的にどのような形で遂行し,どのような内容の ADL を行うかは千差万別であり,年齢や性別,生活パターン,ADL 自立度,生活様式などが影響する[1]. そのため,毎日行われる ADL は人それぞれ同じではなく生活背景やパーソナリティの影響を受けるため,患者の ADL に介入する際は考慮しなければならない.

ICU に入室する重症患者は身体的に重篤なだけでなく,集中治療に伴う環境的な制約を受けてしまうため,患者の ADL は介助者に任されてしまう. ADL が要介護レベルの患者であっても,患者自身を部分的に ADL へ参加させていかなければ,患者は無意識的に「やってもらえるもの」「手伝ってもらえるもの」といった認識を強化してしまう. この状態が継続することは患者のエンパワメントの剥奪につながり,介助者がいないと生活を行えない状態を医療者側が作り出してしまう. その結果,患者の依存心が強まり,廃用症候群が助長される. しかし,患者の自立心を高めるためにすべての ADL を自身でやってもらうという話ではない.

この問題を解決するためには患者のパーソナリティを考慮し,チームで患者の ADL を支える必要がある. ICU に滞在している患者の ADL を支えるためには,治療の進行や重篤な身体的状態に合わせた動作の支援が必要である. 看護師がリハ以外の時間での ADL を推進していくためには,PT からは全身状態を考慮した安全な身体動作を聴取し,OT からは身体機能に適した ADL 手段と ADL の段階的導入,環境調整や認知機能の情報を聴取するといった連携が不可欠となる. ICU の環境において患者のエンパワメントを引き出せるように,医療職は患者の生活背景やパーソナリティを ICU での ADL へ反映させるための高度な技術と知識をもっていなければならない.

1. ICU の患者とのコミュニケーションの弊害

ICU の患者のエンパワメントを引き出すためには,患者を理解することから始めなければならない. ICU の患者においてはコミュニケーションが成立しない場面は少なくはない. 山口ら[2]は,人工呼吸器装着患者は身体的に重篤な状態で代替手段を用いてメッセージを発信するため他者に正確にメッセージを伝えることが難しい,と報告している.

そういった状況では患者とのコミュニケーションはうまくできないと思い込んで,漠然とやり取りしていることはないだろうか. また,患者の訴えをなかなか理解できずやり取りに長時間を要してしまい,患者がストレスのために表情を歪めている姿を見たこともあるだろう. ICU における患者のコミュニケーション能力を評価せずにやり取りすると,患者の意思を正しく把握できず,介助不足や過介助となってしまい,患者負担を強めてしまうことが懸念される.

そのため,患者の表出する訴えに対して完璧には把握することはできないが,どのような訴えが多く,どのような話題の傾向があるのか,どのようなコミュニケーション手段を使うの

か，などコミュニケーションの問題を把握していくことが重要である．

2. ICUの患者とのコミュニケーションにおける問題点の評価

ICUに入室する患者は挿管管理され，鎮静・鎮痛などの目的で意識レベルがコントロールされていることが多い．さらに，せん妄や最近報告されている重症疾患後の認知機能障害などが加わるとよりコミュニケーションが困難となる．こういった患者は，開眼が持続しなかったり，話しかけても注意がそれ，こちらのメッセージが伝わったのかどうかわからなかったり，やり取りがかみ合わないなどがあるため，コミュニケーションの方法を探ったり工夫することが困難である．

Hafsteindottir[3]はICUで患者はさまざまな手段でコミュニケーションを試みるが，疲労や視野の貧しさ，手の震えなどによりうまくメッセージを伝えられないと述べている．またKarlssonら[4]は患者の筆談による文章は，文字の重なりや文章が成立しない場合があり，聞き手側の解読が難しいことを報告している．

このように患者とのコミュニケーションの困難さは，さまざまな要因が関与した結果であるため，1つひとつ問題を評価し個別に対応する必要がありOTも多面的にとらえて介入していく．まずは患者とのコミュニケーションにおいて，コミュニケーションのどの過程が障害されているのか評価する．

1）コミュニケーションの工程を分析する

看護師が挿管患者に「○○さん，おはようございます」と言ったことに対して，患者は手を振って応えるという，朝の一連のコミュニケーション場面を工程別にみてみる．患者が医療者に対して注意を向け言語的な情報（挨拶）が聴覚に伝わると同時に，医療者の表情や仕草などの非言語的な情報も患者の視覚情報として伝達され，患者はこれらの聴覚情報と視覚情報を統合し解釈している．そして，患者は伝えられたメッセージを理解し判断した結果，手を振るといったメッセージとして伝達する．

このように，コミュニケーションには工程があり，大きく分けて❶患者の受け取りの問題でエラーがあるのか，❷患者の伝える工程でエラーがあるのかを明確にする（図1）．

■1 メッセージを受け取る能力の問題への対処

患者がメッセージを正しく受け取るには，以下の3つの機能が必要である．❶必要な情報に注意を向ける機能（意識・注意），❷視覚・聴覚といった感覚機能，❸情報を処理するための認知機能である．患者がメッセージを受け取る工程でエラーが発生している場合はこの3つの

図1 医療者と患者のコミュニケーションの工程

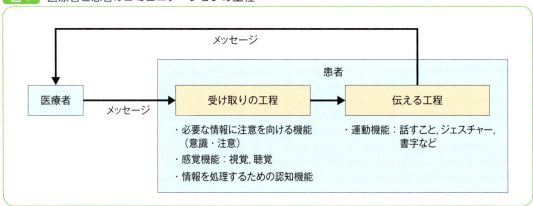

機能の評価が不可欠となる.

(1) 必要な情報に注意を向ける機能（意識・注意）

患者が刺激に反応するためには意識があることに加え，目的の刺激に注意を適切に向けることが前提である．そのため，ICU に滞在する患者において刺激に反応できなければコミュニケーションは成立しない.

意識レベルでは Japan Coma Scale（JCS）にて Ⅱ-10，Richmond Agitation-Sedation Scale（RASS）は－2程度がコミュニケーションを図るのに必要な最低限のレベルである.

注意機能（COLUMN 参照）は意識と密接な関係があり，注意は意識レベルの影響を受ける．また注意機能が阻害された患者にとっては，ICU の環境はアラーム音や隣室の会話などさまざまな情報があり，必要な情報に注意を向けるには難易度が高い．さらに過活動型せん妄のように注意が逸れやすい患者や低活動型のせん妄のように刺激に反応しない患者もいる.

そのため注意機能を評価する際は，医療者側が情報を量的・質的に配慮し，注意が逸れやすい患者には刺激が逸れにくい環境調整を行い，患者の反応が乏しい場合は声かけを強調するような工夫が必要である.

(2) 視覚・聴覚といった感覚機能

ICU に入室する患者は高齢化しており，難聴や白内障など聴覚・視覚障害を患っている患者が多い．このような感覚機能は入力される情報の絶対量を減少させるため，眼鏡や補聴器などが視覚や聴覚を補うためにも必要となる.

また ICU に入室する患者は急性発症にて搬送されるため，衣服や靴をはじめ眼鏡や補聴器などの日常生活物品を持ち合わせていないことがほとんどである．そのため，これらの日常生活物品を早くに準備することが大切である.

それだけでなく，病前の状態を家族や申し送りなどで確認し，入院前に患者がどの程度見たり聞いたりできていたのかを聴取し感覚機能を最大限に引き出せるよう配慮が必要である.

(3) 認知機能（受け取った情報の処理）

ICU では鎮静・鎮痛管理により意識レベルがコントロールされている患者も多く，意識レベルや鎮静レベルが日内もしくは日によって変化するため，患者が開眼していないからコミュニケーションが困難であると決めつけてしまうことは患者の利益を奪いかねない．例えば，朝は RASS が－2程度でなんとか刺激に反応できる程度である患者が，昼からは鎮静薬を減量したことで覚醒しコミュニケーション能力が高まる患者もいる.

また，せん妄患者では時間帯によっては意思疎通が可能であり，ある程度質問が理解できる患者も存在しているため，コミュニケーション方法をチームで共有する際は患者の覚醒レベルに応じたいくつかのバリュエーションを考えて

COLUMN　注意機能

注意機能については諸説あるが簡単に説明すると，電車に乗っているところを想像してもらいたい．電車のシートに長く座っているとウトウト（意識）してしまうが，目的の駅が近づくにつれ，窓から見えるホームの看板やアナウンスに注意を向け（選択的に情報に注意を向け），自分が降りる駅（必要とする情報の感度を高める）を乗り過ごさないように（持続的に）しよ

うとする．また，満員電車のように混雑した状況で他人の会話や雑音などとアナウンスを聞き分けたり（多方向に注意を向け必要な情報を選択），周りの人とぶつからないようにしながら，姿勢を崩さないように努め（注意を分配），目的の駅で降りるための情報を得なければならない．このように普段から私たちは無意識のうちに注意を常に機能させて生活している.

§ **8**　ADL を支えるリハビリテーション（作業療法士の役割）

おかなければならない.

さらに ICU 入室患者の認知機能障害の特徴は記憶・注意力・集中力・遂行機能の低下であると報告されている[5].そのため,ICU 滞在中の患者とのコミュニケーションにおいては意識レベルを考慮したうえで,❶メッセージの理解能力,❷患者が受け取れる情報の量,そして❸コミュニケーションに要する時間の程度を評価する必要がある.

まず,❶患者に伝達されたメッセージ内容の理能力については,社会的かつ抽象的な内容を理解できるのか,日常生活レベルの理解は可能か,メッセージの内容がどの程度理解できているのかを評価する.

次に❷患者の処理できる情報容量については,長文・短文・単語・Yes-No で回答可能かどうかを評価し,患者が情報処理できる量をある程度把握する.

❸コミュニケーションに要する時間に関しては,日頃から身体や脳の疲労度を考慮し,やり取りを何回すれば疲労が生じるのか,何分程度で疲労が増すのかを評価しておく.そうすることで,患者が理解しやすい内容かつ適度な情報量と,コミュニケーションに要する実用的な時間を推測することが可能であり,患者にかかる負担を軽減できる.

しかし,念頭に置いておかなければならないのは入院前の認知症の有無,脳卒中など高次脳機能に影響を及ぼす既往疾患,そして主疾患や集中治療に伴う影響によって情報処理能力は大きく左右されるということである.そのため,元々どの程度のコミュニケーション能力を有していたのかの把握は重要である.

❷ メッセージを伝達する能力の問題への対処

次に患者とのコミュニケーションにおいて,患者がメッセージを伝達するためには得た情報を処理し,何らかのメッセージ(言葉,文字,ジェスチャーなど)に変換して相手に伝えるこ

とが必要となる.

● 運動機能(話すこと,ジェスチャー,書字など)

運動機能はコミュニケーションにおいて主に伝達手段として用いられる.伝達手段は会話が主であるが,ICU に滞在中の挿管患者では発声や口腔機能に制限を受けるため,代替手段として筆談を用いる場合もある.他には,脳卒中や神経筋疾患など上肢の運動が障害される疾患では頸部の運動による頷きや首振り,瞬目や表情筋の収縮,眼球運動による意思表出などが有効であった例が報告されている.

このことからも疾患や治療により障害された身体機能の代替手段としては,基本的に患者の残存能力を用いる.また ICU に入室する重症患者は,ICU-AW を呈することもしばしばあり,手の震えや上肢を空中で保持しておくことなど,コミュニケーションを取るうえで疲労度が強く,長時間要してしまい非効率となっている場面をよく目にする.

そのため,OT は患者の身体機能を高めるために四肢筋力と上肢持久力などの筋力増強トレーニングに加えて,患者がコミュニケーションをとりやすいよう①コミュニケーション時の姿勢の検討,②効率的な動作方法の指導,③コミュニケーション補助機器の提供,④環境調整,などを行い実用的なコミュニケーション手段を提供する.

2) コミュニケーションを阻害する環境要因

ICU に入室した患者は複雑な治療環境に置かれることとなり,その環境のなかで ADL を行うには環境に適応することが必要になる.

例えば,安静度が床上に限られている挿管患者では発語が制限され,筆談でコミュニケーションを図る必要がある場合,利き手,A-ラインや点滴の刺入部位,点滴ラインの長さ,人工呼吸器の蛇管の位置,ベッド上スペースの範囲,さらには治療の進行や病状の変化に伴い,鎮静

薬の量や治療機器も増減するため，状況によって筆談の方法やその行いやすさは異なる．

そのため，患者のコミュニケーション能力を引き出すためには，患者の身体機能や認知機能のみに目を向けるのではなく，治療環境の変化に合わせて実現可能な方法を検討し，状況に見合ったコミュニケーション能力を発揮できるようにする対応が必要である．

以上がICUでコミュニケーションを支援するための評価と治療のポイントであり，患者の意思を反映できるようチームで連携して共に取り組むことが重要である．

しかし，コミュニケーションがとれるようにすることだけが目的ではない．コミュニケーションの困難さは，患者のメッセージを理解できないことだけにとどまらず，患者のニーズが満たされないと山口らは報告しており[2]，コミュニケーションはメッセージのやり取りだけではなく，その先にある患者の意思に立脚した生活を支援するための重要な活動であることを認識しなければならない．

Ⅱ 「生活のきっかけを取り戻す」

ICU入室初期の治療段階では徐々に覚醒し生活を取り戻していくための準備段階である．覚醒してきた患者はまず，ここがどこなのか，今はいつなのか，なぜここにいるのかといった疑問や混乱を示すことが多く，患者がどういった状況に置かれているのかという見当識*2を得るための支援が必要である．

Whiteら[7]はICU患者には時間的な崩壊が起こり，患者自身は常に環境に適応しようと時間を知る手がかりを求めていると述べ，さらに山口ら[2]はICUの看護実践において患者の情報のニーズを予測し，情報提供を行っていくことの重要性を説いている．

このように覚醒してきたICU患者は自己の見当識と実際の世界との時間や場所，それに自分が認識しているエピソードなどのズレを修正しようとしており，患者が欲する見当識のニーズを早期から充足していくことが日常生活を再構築するうえで手掛かりとなる．

1.ICUにおける見当識

ICUで患者が自己の見当識を調整するための情報は時計やカレンダーだけでなく生活のなかにも存在しており，食事の配膳や窓からの景色，医療者との会話，家族の面会や部屋の明るさなどがある．ICUで生活しているとはいえ患者を取り巻く環境も24時間周期であるため，それに合わせたサイクルは患者が生活のきっかけをつかむ機会になり得る．

しかし，24時間周期のサイクルのなかでの生活を整備・強調することは重要だが，なかには見当識を把握する物品を設置し，患者との会話で見当識を促すだけではICUの環境に適応できない患者もいる．それが困難な例として，せん妄を合併したケースがあげられる．特にICU患者はせん妄を高頻度で合併し，意識や注意の障害により正確に情報を得ることができず，ADLが阻害される．

せん妄に対してOTは非薬物療法として，早期離床に加えて患者の認知機能に即した介入を行う．ここで重要なことは，❶せん妄のモニタ

MEMO

＊2：見当識（Orientation）
　見当識は私たちが認識している空間的・時間的な位置づけを行っており，時間と場所に対するものがある．そのなかでも時間に関する見当識は臨床的に重要であり，朝と晩が逆転してしまうと生活に適応できなくなる．日付については私たちも急に問われれば間違うこともあるため最も信頼性が低い．また場所の見当識に関しては注意障害や記憶障害に対して感度が低いといわれている[8]．

第5章 尊重の欲求とケア

§8 ADLを支えるリハビリテーション（作業療法士の役割） 469

リング，❷患者の認知機能に合わせた情報の提示，❸見当識の情報に患者自身が気づけるかどうかの評価を行ったうえで，実際の時間軸や環境に自己が定められるよう段階的に支援することである．

まず患者に提示した見当識の情報（時計やカレンダーなど）に気づかない場合は，医療者が時間や場所の情報をただ伝えるのではなく，提示した場所を教え自分で確認するように促す．また食事時には朝・昼・夕といつの食事か伝え，窓から見える景色を見せて「今は陽が高いからお昼です」というように会話のなかで見当識を意識させる工夫が必要である．

2. 生活時間を再構築する

OTと看護師の協働において必要なことは，入院前の1日の過ごし方を把握することにより患者の生活構造をとらえ，ICUの生活に組み込むことである．ICU患者は自己の認識をICUといった環境に適応させようと努力している一方で，医療者がICUに滞在している患者の生活背景や個別性を考慮してICUでの生活構造を考慮できているかといった点では改善の余地が多くあるだろう．当然，救命や医学的治療が優先されるICUでは，その目的を達成しなければいけないが，そのなかでも患者の生活スタイルを取り入れICUでの生活をマネジメントすることが患者に立脚したICUにおけるADL支援であると考えられる．

そのためOTと看護師は連携して，患者の睡眠サイクルや余暇時間の活用の仕方，活動量などを1日のなかで効率よく配置し，1日の24時間をマネジメントすることで患者が日常生活を再構築することを促していく．

具体的には，耐久性が乏しく，集中力が持続しない患者にとって，日中覚醒を促すためにテレビをつけていたり，音楽を聴かせたりすること

は意味なく流れている雑音のように聞こえている可能性があるため，患者にとって重要度の高い活動（人によっては新聞を読むことであったり，ある特定の番組だけを見ていた人は，その番組の時間に合わせてテレビをつけるなど）を身体的，認知的に許容可能な時間で提供したり，午睡を挟み活動と休息のバランスを考慮し活動を1日のなかに分散させる配慮が求められる．

このような取り組みによって，患者の残存能力を最大限発揮できる可能性を広げ，新たに生活の再構築を促進することがこれからのチーム医療に期待されていると考えられる．

Ⅲ 患者の欲求とICUでの生活におけるミスマッチ

ICUからの早期離床や早期ADLトレーニングなどの介入によって退院時の機能改善が図れる．ICUに入室した患者に対するリハは現在の状況から起こりうる二次合併症の予防や原疾患に伴う障害への治療を行い，最終的に社会へ戻ることを見据えて行われている．

しかし，ICUといったストレスフルな環境において患者のADLを支えるためには，在宅復帰を見据えた長期的な目線だけで離床やADLトレーニングを積極的に進めても，患者自身は自分の置かれている現状とリハスタッフが目指すものがあまりにかけ離れすぎているとリハの必要性が理解しづらい．そのため，リハに消極的になり，結果としてリハの効果をうまく上げられないことにつながる．

リハを効果的に進めるためにはICU入室中の心理面や精神機能をよりよく保てるよう配慮する必要がある．こうした状況で起こりやすいのが「患者の訴えや欲求（Demand）」と「医療職が患者に必要であるとすること（Needs）」のミスマッチである．このミスマッチは患者の生理的な欲求「痛みをとってほしい」「のどが

渇いた」「楽にしてほしい」などの訴え（Demand）に対して，医療者が患者に対して必要であるとする（Needs）離床やADLトレーニングなど身体機能へのアプローチはマッチングしていないこともある．しかし，今後の生活を見据えるとリハによるトレーニングは必要な治療であるが，それに加えて患者の心理段階に見合った介入も必要となる（図2）.

患者の訴えや欲求（Demand）に関しては疾患の症状による訴えに加え，パーソナリティ，価値観など極めて個別性が高く，全身状態や心理面，環境によって影響を受ける．そのため，患者のDemandをチームで共有し，治療に反映させることは患者の生活意欲を高め，次の心理的な段階に向かうためにも必要な要素であり尊重しなければならない．では次では実際の症例を紹介する.

● 症例提示

60歳代，男性，腹部の癒着性イレウスにて癒着剝離術を施行され術後管理のためICUへ入室した．ICU入室後に術後肺炎が重症化し急性呼吸窮迫症候群（ARDS）となり人工呼吸器管理となった．OTは術後3日目から開始し，まず意思疎通の評価と四肢運動機能そして基本動作能力の評価を行った.

経過のなかで患者は筆談にて腹痛を訴えることが多かった．そのため，腹痛に対して創部疼痛コントロールと腸管運動促進の治療が施され

た．創部の疼痛コントロールは直ちに図れたが，その頃から患者は下痢症状を認めており，薬剤を中止すると便秘となり腹痛に悩まされていた．ADLにおいても排泄はベッド上で行っており，看護師からは床上での排便の困難さがあると聴取した.

理学療法では車いす乗車まで離床（Needs）が進んでいたこともあり，作業療法では患者の排泄欲求（Demand）を考慮しポータブルトイレ移乗を試みると若干の血圧低下を認めたものの離床許容範囲で座位の耐久性は10分程度であった．この評価により，ポータブルトイレでの排泄が可能であると判断し，ポータブルトイレでの排泄許可を医師より得た．そして，翌日のリハのタイミングに合わせて下剤を使用しリハ時間内に便意が作用するよう調整し，さらにポータブルトイレに移乗することで，安全にかつ患者自身も満足する排便が可能になった.

後日，数回ポータブルトイレでの排泄を実施したのち移乗方法や介助量の軽減がみられたため，ICU退室まで看護師主導で行ってもらうよう引き継ぎ継続することとなった（図3）.

ICUにおける重症患者は安静度や全身状態の兼ね合いから，床上での排泄が余儀なくされる症例も多い．今回提示した症例も離床が安全に進むまではベッド上での差し込み型便器で排泄していた．健康な人でも仰臥位での排便を余儀なくさた場合，排泄姿勢の関係から骨盤腔内

図2 ICU入室患者に対するADL支援の考え方

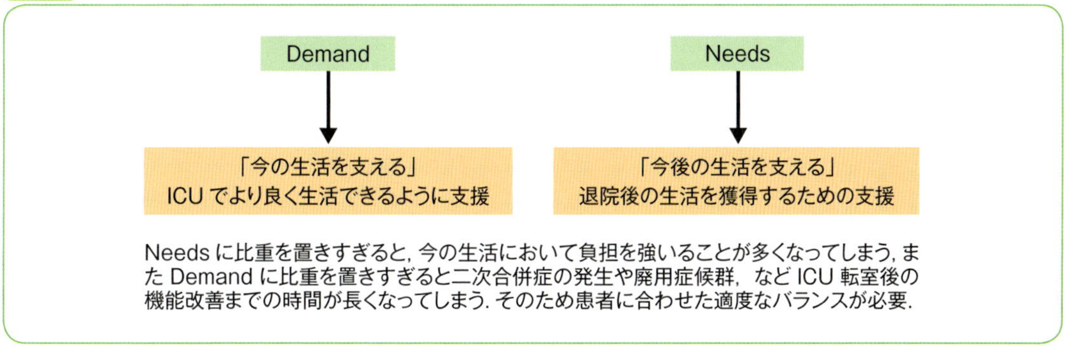

Demand		Needs	
「今の生活を支える」ICUでより良く生活できるように支援		「今後の生活を支える」退院後の生活を獲得するための支援	

Needsに比重を置きすぎると，今の生活において負担を強いることが多くなってしまう，またDemandに比重を置きすぎると二次合併症の発生や廃用症候群，などICU転室後の機能改善までの時間が長くなってしまう．そのため患者に合わせた適度なバランスが必要.

図3 「できるADL」から「しているADL」への移行（排泄例）

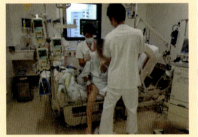
リハにより離床
離床時
安全性・耐久性・介助量を評価

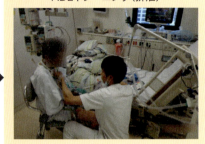
ADLトレーニング（排泄）
Demandを考慮

→ 実際の生活で継続していくADL plan作成

圧が高めにくく，直腸の解剖学的位置からも排泄に不利な状況であり，習慣的でないためなかなか排便できるものではない．それに加え，臀部や陰部の不快感や湿潤環境による褥瘡の観点，さらには離床に伴う合併症予防や患者満足度，何より患者の生活意欲を高めるきっかけとして，できる限り便座での排泄を試みることはよいアプローチになる．

ICUにおいて，OTと看護師が協働するメリットは安静度の変更に伴い患者の運動能力を最大に発揮させ，実際のADLとして患者の安全や全身状態を考慮した状況で即時的な効果を発揮できることにある．即時効果よりもさらに重要であるのはその後のADLマネジメントである．次回はより効率的にかつ安全に実施できる工夫があるのか，1日のスケジュールのなかにどう取り込んでいくのかを検討することが重要で，「できるADL」と「しているADL」の差を縮めリハの支援を徐々に減らし，自分でできるように自立支援することが最終目標となる．

IV ICUにおける生活の再構築

患者がICUから生活を再構築するための準備としてコミュニケーション手段を検討し，生活のきっかけを得る情報を整備したうえで患者のDemandとNeedsが聴取できたら，DemandとNeedsに対応しながら自立を促していく．しかし，実際には環境因子や集中治療の面から必ずしもすべての患者が自立することは難しく，その課題は一般病棟転へ転棟後に達成されることが多い．そのため，ICUの早い段階からADLの自立支援を促し，患者が自分で生活をするといった意識をもつことは一般病棟転棟後の患者の早期自立を目指す礎になると考えている．

患者が自分でADLを行うという認識を高めるためには本来患者がもっている能力によって遂行される「できるADL」と複雑な治療環境や安静度，症状，医療者の認識などにより影響を受ける「しているADL」の差を小さくすることが重要である．この例としては，リハで車いす座位まで離床が進んでいる（できるADL）が，リハ以外の時間は離床せず，床上で食事や排泄をしている（しているADL）場面を見ることがあり，このようなADLの差はADLの拡大を遅延させ，廃用症候群が遷延する．

「できるADL」と「しているADL」の差を生んでいる原因は第1に環境，第2に体力，第3に習熟・習慣化，第4にADLの自立がリハ

の重要な目標であることについての患者と介助者の理解，第5に自立意欲の低下や依存心，第6は周囲の過保護や不適切な介護によるものであると上田[9]は報告しており，これらはチームで取り組むべき課題である．

それに加え，ICUで患者が自分でADLを行うために必要な能力としては安全管理ができること，問題を解決することが求められる．ICUという環境で安全に活動を行うためには，❶床上動作や座位，立位の介助量，❷運動に対する耐久性の程度（主に持続可能な時間），❸安静度や注意事項を理解し守るための認知機能といった3項目を評価し，ICUで患者の能力に適したADLへどの程度組み込んでいくのかを集中治療医や看護師と検討する必要がある．一般病棟へ転棟した後の生活はICUとは異なり，ADLをさらに拡大していく移行期でありICU退室前の状態が強く影響する．当然，筋力低下があれば起居動作に介助を必要とするし，せん妄が持続した患者では安全管理上，転倒やルート抜去などのトラブルを未然に回避するための管理が最低限必要なものかもしれない．

そのため，ICU退室前には，患者の全身状態の情報だけでなく患者の特徴やADL介助量，そして安全管理能力（約束が守れるか，訴えを適切に看護師に伝えられるかなど）を申し送る．当院ではICU退室後もOTは継続して退院支援を行うため一般病棟へ転棟直後は，病棟看護師とADL planの再立案を行い新しい環境に適応できるよう支援している．

おわりに

ICUに入室した重症患者はICU退室後も身体的にも認知・心理的にも生活の困難さが残存する．急性期病院において入院期間の短縮が求められる昨今では，患者の屋外移動が心許なかったり，内服薬の管理に介助を要したり，心理的な問題で復職しづらいといった生活の困難さを抱えたまま退院することも少なくない．

そのため，ICUの早期から重症患者のADLを支援し，より良い転帰や機能予後を目指す必要があり，目標を達成するためのチーム連携が不可欠である．ICUといった急激に変化しやすい環境において，OTと看護師の連携のメリットは「できるADL」を直ちに「しているADL」へ反映し，患者の欲求や訴え（Demand）を満たすためのアプローチを試みることである．このような細やかな連携こそが患者のADLを再構築するにあたり，ICU退室後の病院生活や退院後の社会生活における障害を軽減すると考えている．

［引用文献］

1) 上田敏，千野直一，大川嗣雄編：リハビリテーション基礎医学，第2版．p383，医学書院，1994．
2) 山口亜希子，江川幸二，吉永喜久恵：ICU看護師が体験した人工呼吸器装着患者とのコミュニケーションの困難さおよび実践．日本クリティカルケア看護学会誌 9(1)：48-60，2013．
3) Hafsteindottir TB: Patients experience of communication during the respirator treatment period. *Intensive Care Nurs* 12(5): 261-271, 1996.
4) Karlsson V, Lindahl B, Bergbom I: Patients statements and experience concerning receiving mechanical ventilation: a prospective video-recorded study. *Nurs Inq* 19(3): 247-258, 2012.
5) Hopkins RO, et al: Two year cognitive, emotional, and quality-of-life outcome in acute respiratory distress syndrome. *Am J Respir Crit Care Med* 171: 340-347, 2005.
6) Fan E, et al: An official American Thoracic Society Clinical Practice guideline: the diagnosis of intensive care unit-acquired weakness in adults. *Am J Respir Crit Care Med* 190(12): 1437-1346, 2014.
7) White JA, et al: 集中治療室における時間的適応．Ruth Zemke, Florence Clark編，佐藤剛監訳，作業科学―作業的存在としての人間の研究．pp397-405，三輪書店，1999．
8) John R Hodges著，森悦朗監訳：臨床家の高次脳機能のみかた．p127，新興医学出版社，2011．
9) 上田敏：日常生活動作を再考する―「できるADL」，「しているADL」から「するADL」へ．リハ医学 30(8): 539-549, 1993．

第5章　尊重の欲求とケア　　　　　　　　　　　　　　　　　　　　　　　　　　　　符田 かおり

Section 9　ADLを支えるリハビリテーション（言語聴覚士の役割）

はじめに

クリティカルケアを必要とする患者は，非日常的な環境におかれていることが多い．言語聴覚士（ST）が行うこの時期のリハビリテーション（以下，リハ）のほとんどは嚥下リハである．その内容は絶飲食後や抜管後，嚥下障害を有する疾患患者の経口摂取開始に向けての評価や練習が中心であり，栄養摂取の手段は点滴や経管栄養など非経口であることが多く，1日3食経口摂取を行うような日常の生活状況とはかけ離れている．

「食べる」ことに関する日常生活の再構築のため，嚥下リハでは摂食嚥下機能そのものだけに着目するのではなく，日常生活のなかで「食べる」ことも見据えて取り組むことが重要となる．食欲や食べる楽しみ，そして調理や配膳，摂食動作などの「食べる」ことにかかわる生活のあらゆる面にも目を向けて，患者の生活の質（QOL）の向上につながらなければならない．STが嚥下リハとしてかかわることのできる時間には限りがあり，1日24時間かかわることができるのは看護師であり，「食べる」生活を支える重要な役割が求められる．ここでは嚥下リハの基礎だけでなく，STにも看護師にも求められる患者の生活のなかの「食べる」を支えるという広い見方で述べていく．

I　生活のなかでの嚥下機能の総合的な見方

嚥下は生活と密着している．嚥下=「食べる」ことは，意欲やADL（日常生活活動），高次脳機能のようなさまざまな生活の側面とのかかわりがある．このように生活環境を考慮した見方ができるような嚥下リハを行うことが，患者のQOLの向上につながる．

ここではADLを支える視点での嚥下リハを理解してもらうために，嚥下にかかわる生活の側面をそれぞれ述べる（図1）．

1　食欲

嚥下という「食べる」ということの前提には食欲が必要になる．臨床では，栄養を摂取できるレベルの嚥下機能が保持されているにもかかわらず，食べない患者によく遭遇する．その食べない原因は"食べたい"のに"食べられない"と"食べない"の2つに分けられる．

前者の原因には摂食嚥下障害，ADL障害，社会的要因，消化管の障害があげられる．後者の原因には加齢に伴う食欲の減退や味覚・嗅覚機能の低下による食欲低下，悪性腫瘍ならびに感染症，慢性炎症性疾患などさまざまな疾患の存在による食欲低下，薬剤の副作用による食欲低下，他にはうつ病や認知症なども食欲低下の誘因としてあげられている[1]．

嚥下リハを行う際に食欲という側面への評価や介入も重要である．食欲は疾患の治療や回復にも関係するため，医師，栄養士，看護師とも

図1 生活のなかの嚥下機能の総合的な見方

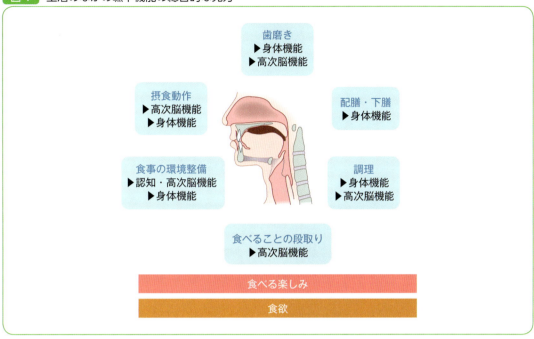

に連携してかかわっていく必要がある．

2 食べる楽しみ

食べることは生きるうえで大きな楽しみの1つである．満足感，幸福感にもつながる．嚥下障害がある場合は，これらを喪失しやすく，QOLの低下につながる．

3 食べることの段取り

認知機能や意識レベル・高次脳機能などが正常であれば，食べたいものを思いつき，それを手に入れる手段を考え，実行することができる．しかし嚥下障害がある患者には高齢者や脳卒中患者などの認知機能や高次脳機能に障害がある患者が少なくない．

例えば発想力の低下でお腹が空いても何が食べたいか思いつくことができない，また食べたいものを思いつくことはできるが，問題解決能力の低下で自らそれを手に入れる手段がわからず，実行に移せない場合もある．身体機能に問題がある場合は，食べることの段取りなどを介助者に依頼する，などの方略を思いつく能力も必要である．

また嚥下障害があるために食べられるものが制限され，ぱさつくものや硬いもの・液体を避けなければならない場合は，自分の嚥下機能に適したものをみつける，もしくは専門職に指導されたことを思い出してそれに合ったものを選ぶ，などの記憶や問題解決能力なども必要となる．

4 調理

調理に必要な材料や料理手順を考え，思い浮かべたそのメニューを調理し仕上げる身体機能や高次脳機能などさまざまな能力が必要となる．その能力がない場合には，調理不要ですぐに食べられるものを買うなどの発想が必要となる．

嚥下障害患者の場合は，嚥下機能に応じて柔らかめに仕上げたり，トロミを付けたりする必要がある．それらを守ることができるリスク管理能力や，嚥下調整食に仕上げるための調理に工夫を施す能力も必要である．

5 食事の環境整備

食欲をわかせるためには，食事を味わえる環

境が必要になる．例えばテーブル全体を見通して不要な物が置かれていることに気づける注意力や，テーブルの上を自ら片づける・適切な場所に物を片づける能力など配膳に関する認知・高次脳機能，身体機能が必要となる．

上記に問題がある場合は，ケアする立場の人が注意を払わなければならない．食事のための環境や雰囲気づくりをすることで，食べることをより実感できる．食事をしたということが記憶として定着すると，入院生活で乱れやすい生活リズムを少しでも整えることにもつながる．

6 摂食動作

摂食動作とは，自力で食べられる能力があるか否かを指す．上肢の障害で食器具の扱いに障害がある場合には，介助用食器具の適切な選択・食べやすさを配慮したトレー内の食器具の並べ替え・エプロンの準備などを思いつき，自分でそれを実施するなど，発想力や問題解決能力，身体機能が必要となる．

7 配膳，下膳

配膳や下膳をするには，食膳を両手で持ち食器具を落とさないといった身体機能が必要となる．

8 歯磨き

嚥下障害患者では誤嚥性肺炎の予防のために口腔ケアを欠かせない．口腔ケアが食事前後で必要であることを認識し，それを守ることのできる判断力や記憶力が必要である．また歯磨き動作に必要な上肢機能や失行などには一部高次脳機能も関連する．

II 摂食嚥下リハビリテーション

一般的な摂食嚥下リハでは，まずスクリーニングや口腔機能評価などの嚥下評価を行い，問題点を抽出して目標を立てたうえでリハを実施する，という流れになる．ここではそれぞれの嚥下リハの項目における，特にクリティカルケア領域に必要とされる内容を中心に述べる．またSTによる機能障害への介入だけでなく，生活の再構築の支援という観点を含め，各項目において，嚥下と他職種の連携およびI「生活のなかでの嚥下機能の総合的な見方」の項で紹介した生活との関連性もあわせて述べる．

1. 摂食嚥下障害の評価

1）基本情報

1 年齢

加齢により嚥下機能にさまざまな変化が起こる．食欲・食事量の低下や感覚機能（嗅覚や味覚）の低下，咀嚼機能の低下，筋力と筋体積の低下，喉頭の下降，頸椎の変形・可動域の減少などがあげられる．高齢者の嚥下障害は，先に述べた加齢による影響と，加齢により頻度が増加する疾病による影響との複合体である[2]とされている．年齢は嚥下機能低下の修飾要因となりうることを考慮すべきである．

2 原疾患・既往歴および併存症

嚥下障害をきたす疾患には，例えば脳血管疾患，神経筋疾患や頭頸部がん，食道がん術後などがある．脳血管疾患であれば損傷部位や範囲によって嚥下障害の重症度や症状が異なることもある．一方，嚥下障害と関連の低い疾患でも，先に述べた年齢や既往・併存疾患（脳血管疾患や変性疾患など），またそのときの意識障害，呼吸・循環機能の障害などが嚥下障害のリスク因子にもなる．

3 その他

バイタルサイン（熱型や経皮的酸素飽和度），炎症所見，入院前の嚥下障害を示唆するエピソード，評価時点の栄養管理方法などの情報の収集が必要である．

2）摂食嚥下障害の評価

日本摂食嚥下リハビリテーション学会医療検討委員会による摂食嚥下障害の評価（簡易版）2015[3] の項目ごとの説明に加え，嚥下にかかわる生活と他職種との連携を以下に述べる．

① 認知（意識レベル，意思表示，従命，食への意欲）[3]

意識レベル，意思表示や従命が可能かなどのコミュニケーション能力，食への意欲を評価する．意識レベルの低下は誤嚥のリスクにつながる．認知機能の低下があると指示に従えず評価に支障をきたすなど，訓練効果を上げることも難しくなる．また I「生活のなかでの嚥下機能の総合的な見方」の項にも述べた嚥下にかかわるさまざまな生活の自立にも影響を与える．

② 食事（摂食姿勢，摂取方法，飲食中のムセ，口腔内食物残留，流涎）[3]

摂食姿勢と摂取方法は ADL と深いかかわりを示す項目である．嚥下リハで経口摂取が開始されてようやく，これらの動作の評価や介入を行えるようになる．この動作への介入は作業療法士（OT）や看護師が中心となることが多い．

③ 頸部（頸部可動域，屈曲，回旋）[3]

頸部可動域は，嚥下機能や摂取時の姿勢[4]，嚥下時の呼吸コントロールなど[5] に影響するとされている．安全で正常な嚥下機能を得るため，理学療法士（PT）によるリハも重要となる．

④ 口腔（義歯，衛生状態，口腔感覚異常，口角下垂，軟口蓋運動，舌運動）[3]

義歯の装着の有無が咀嚼機能のみならず嚥下時の口腔・咽頭機能に影響を及ぼす．義歯を装着していない状況だと，口腔期の開始から嚥下反射惹起までの時間が短縮し，咽頭期にも支障をきたす可能性があるとの報告がある[6]．

衛生状態については，誤嚥性肺炎の予防における口腔ケアの効果がさまざまに報告され[7,8]，口腔ケアの重要性は広く知られている．義歯管理と衛生状態については看護師の役割が非常に重要となる．

⑤ 発声・構音（発声，湿生嗄声，構音障害，開鼻声，その他）[3]

この項目には気管切開孔の有無と，気管カニューレを使用している場合はカフやスピーチバルブの有無をあわせて記載する[3]．クリティカルケア領域での嚥下リハ対象患者における気管切開例は少なくない．例えばカフ付きカニューレではカフ上にどれくらい唾液や分泌物が貯留しているかなどを評価する．量が少なければカフの脱気を試みて，嚥下リハを一歩先に進めることができる．看護師と ST が日々の看護ケアやリハでそれぞれ評価し，情報を共有していくことが重要である．

⑥ 呼吸機能（安静時呼吸数，咳・痰の有無，随意的な咳）[3]

嚥下と呼吸は密接な関係がある．特に痰を喀出することは気道清浄化につながり，誤嚥性肺炎を防ぐうえで重要である．クリティカルケアが必要な時期は人工呼吸器管理直後で呼吸機能が低下していることが多く，また酸素投与が必要な患者も少なくない．ST は嚥下と呼吸の関連の評価を，PT は呼吸リハを，看護師は体位変換や吸痰介助などを支援することが重要となる．

⑦ スクリーニングテスト[3]

反復唾液嚥下テスト（RSST），改訂水飲みテスト（MWST）や水飲みテスト，食物テストなどがある．看護師も行えるものである．

⑧ 脱水・低栄養（皮膚・口の乾燥，その他）[3]

るいそう，最近の体重減少，脱水と関連したデータ，低栄養を示すデータなどを評価する．体重減少，低栄養や脱水は嚥下障害により生じるが，一方でこれらが嚥下機能をさらに悪化させることもあり，重要な評価項目である．治療にかかわる項目でもあり，医師，看護師との情報交換が重要となる．

2. 総合評価

　嚥下評価の総合評価はいくつかあるが，ここでは嚥下障害重症度分類[9]（Dysphagia Severity Scale：DSS）（**表1**）と摂食状況のレベル[10]（**表2**）を用いて説明する．

　DSS は誤嚥ありの唾液誤嚥から誤嚥なしの正常範囲までを7段階に分けて嚥下障害の重症度を示している．臨床的な対応や，合併症の危険性（栄養経路の選択や医学的安全性の有無），訓練の内容や適応などもわかりやすく示されている[9]．

　摂食状況のレベルは，「している」摂食状況のレベルの評価基準である．「嚥下障害重症度」と区別して評価する理由として，例えば DSS では同じ「水分誤嚥」であっても摂食状況のレベル7（3食の嚥下食を経口摂取し，代替栄養

は行っていない）の場合と，摂食状況のレベル6（3食の嚥下食の経口摂取が主体で，不足分の代替栄養を行っている）の場合があり，同じ重症度であっても摂食状況は異なる場合があるからである．

　本来の DSS は，嚥下障害の各期の問題を一元化し，その重症度を臨床上使用しやすい7段階に分類し，各段階の対応方法を明らかにしたものである[11]が，ここではクリティカルケア領域における ADL を支える嚥下リハを理解しやすくするために，この DSS に沿って日常生活や他職種との連携などにつき私見を加えて述べる．

1）DSS の各レベルの説明

1 唾液誤嚥：「唾液を含めてすべてを誤嚥し，呼吸状態が不良」[9]

　最重度の状態である．ワレンベルグ症候群で

表1 嚥下障害重症度分類（DSS）

<table>
<tr><th colspan="2">分類</th><th>定義</th><th>対応法</th><th>生活環境</th></tr>
<tr><td rowspan="3">誤嚥なし</td><td>7　正常範囲</td><td>臨床的に問題なし</td><td>必要なし</td><td>自宅環境</td></tr>
<tr><td>6　軽度問題</td><td>主観的問題を含め何らかの軽度の問題がある</td><td>簡単な訓練，食事の工夫，義歯調整などを要する</td><td>日常環境
自宅環境も可能</td></tr>
<tr><td>5　口腔問題</td><td>誤嚥はないが，主として口腔期障害により摂食に問題がある</td><td>口腔機能の訓練，食形態や食事法の工夫，食事の監視を要する</td><td>日常環境
自宅環境も可能</td></tr>
<tr><td rowspan="4">誤嚥あり</td><td>4　機会誤嚥</td><td>時々誤嚥する，もしくは咽頭残留が著明で臨床上誤嚥が疑われる．</td><td>上記の対応法に加え，咽頭問題の評価，咀嚼の影響の検討を要する．</td><td>日常に近い環境．
自宅環境も可能．
嚥下に関する生活はほぼ確立される．</td></tr>
<tr><td>3　水分誤嚥</td><td>水分は誤嚥するが，工夫した食物は誤嚥しない．</td><td>上記の対応法に加え，水分には経管栄養を適応する場合がある</td><td>非日常から日常環境へ．
嚥下に関する生活は下記の他に食事の準備や片づけなども追加される．</td></tr>
<tr><td>2　食物誤嚥</td><td>あらゆるものを誤嚥し嚥下できないが，呼吸状態は安定．</td><td>経口摂取は不可能で経管栄養が基本となる</td><td>主として非日常環境だが，一部日常環境が始まる．</td></tr>
<tr><td>1　唾液誤嚥</td><td>唾液を含めてすべてを誤嚥し，呼吸状態が不良．あるいは，嚥下反射が全く惹起されず，呼吸状態が不良．</td><td>医学的安定を目指した対応法が基本．経管栄養を要する．</td><td>非日常環境</td></tr>
</table>

（才藤栄一：嚥下障害の治療戦略．リハ医学 **41**(6): 404-408, 2004. を一部改変，太枠内は筆者の追記した内容）

表2 摂食状況のレベル

正常		10	摂食・嚥下障害に関する問題なし
何らかの問題あり	経口のみ	9	食物の制限はなく，3食を経口摂取している
		8	特別食べにくいものを除いて，3食を経口摂取している
		7	3食の嚥下食を経口摂取している　代替栄養はおこなっていない
	経口と補助栄養	6	3食の嚥下食経口摂取が主体で，不足分の代替栄養を行っている
		5	1～2食の嚥下食を経口摂取しているが，代替栄養も行っている
		4	1食分未満（楽しみレベルの）嚥下食を経口摂取しているが，代替栄養が主体
	経口なし	3	ごく少量の食物を用いた嚥下訓練を行っている
		2	食物を用いない嚥下訓練を行っている
		1	嚥下訓練を行っていない

（藤島一郎：「摂食・嚥下状況のレベル評価」簡便な摂食・嚥下評価尺度の開発．リハ医学 43: S249, 2006. より）

の唾液誤嚥や，気管切開の場合気管チューブによる影響で唾液などの誤嚥から痰が多い状態が続く[12]など，疾患や治療などにより生じる．

呼吸状態に注意が必要であり，喀痰量が多く吸引が欠かせないこの時期，ADLは全介助で，歯磨きではうがいもできないことが多い．生活的なかかわりはほとんどなく，全身状態への配慮が最優先される．

このレベルでは，安易なスクリーニングは危険なため実施しない．スクリーニングは主治医に実施してよいかを確認した後に行い，全身状態や合併症（誤嚥性肺炎）への配慮を最大限に行う．嚥下内視鏡検査で咽喉頭の評価や唾液誤嚥の程度などを評価する場合もある．その結果をもとに嚥下リハを進めるが，呼吸状態が不良であれば落ち着くまで間接訓練[*1]を実施し，嚥下機能の向上や維持を図る．PTや看護師から呼吸状態，吸痰量や吸引回数などの重要な情報を得るようにする．

2 食物誤嚥：「あらゆるものを誤嚥し嚥下できないが，呼吸状態は安定」[9]

全身状態や治療状況をみて，リスクがあっても主治医と相談し直接訓練[*2]へと進むこともある．直接訓練では嚥下調整食の選定や安全な経口摂取の手段を取り入れ，またリスクへの配慮（摂取ごとに吸引するなど）も十分に行う．医学的管理がまだ必要なこの時期は，非日常的環境であることが多いが，経口摂取を開始できるという意味では，入院後初めて足を踏み入れる日常環境となる．認知機能や身体機能に問題がなければ歯磨きや摂食動作は自立で行える場合もある．

3 水分誤嚥：「水分は誤嚥するが，工夫した食物は誤嚥しない」[9]

嚥下調整食など食物形態効果を十分認めるレベル．この時期の摂食の状況は幅広い．訓練として経口摂取を1日1回程度行うレベルから，嚥下調整食を毎食摂取して補助栄養を必要としないレベルまである．非日常環境から脱して日常環境へとシフトしていく時期である．ゼリー一品だけなどの訓練レベルから食事としての嚥下食開始ができるこの時期には，嚥下にかかわる生活に歯磨きや摂食動作以外に食事の環境整備（テーブルの上を片づける，テーブルを拭く

MEMO

＊1：食物を用いない嚥下訓練．口腔機能の可動域拡大訓練や筋力増強訓練などさまざまある．
＊2：食物を用いた嚥下訓練．誤嚥予防のために姿勢や飲み込み方を工夫させた嚥下方法の指導などさまざまある．

など）等の生活動作が新たに加わる.

　またこの時期は食物誤嚥レベルと同様水分にトロミが必要なので,お茶や水が欲しいときに,適切なトロミを付けて自分で準備することができる能力が必要である.指示理解力,記憶力,自己管理能力や身体機能などがこの時期の安全な摂食嚥下には必要となる.

4 機会誤嚥:「時々誤嚥する,もしくは咽頭残留が著明で臨床上誤嚥が疑われる」[9]

　一般的な摂食方法では誤嚥するが,一口量を調整するといった誤嚥防止法などで水分の摂取も行えるレベル.嚥下調整食もしくは普通食に少し手を加えて食べやすくしたものを摂取し,補助栄養が不要な摂食状況であることがほとんどである.嚥下調整食以外にも一部制限はあるが,売店で買ったものや持ち込み食なども食べられるようになる.1日3回の食事を摂取している時期であり,日常に近い環境で過ごしていることが多く,退院も考慮できる.

　嚥下にかかわる生活はほぼ確立される時期である.時々誤嚥することがあり,自分の嚥下機能に応じた食事を選べる判断力や調理できる能力が必要となってくる.

5 口腔問題:「誤嚥はないが,主として口腔期障害により摂食に問題がある」[9]

　硬いものや繊維の多い食品を避ける,食べやすいようなサイズに切りそろえるなどの調理の工夫をする.この時期はまだ脱水や低栄養の危険を有している.しかし経口摂取は確立し,日常環境であることが多い.自宅での生活も可能である.機会誤嚥レベル同様,嚥下にかかわる生活は拡大されていることがほとんどである.

6 軽度問題:「主観的問題を含め何らかの軽度の問題がある」[9]

　明らかな口腔残留はないものの,普通食は難しく軟菜食を準備する必要がある場合などである.他の障害がなければ,自宅生活は十分可能なレベルである.嚥下にかかわる生活内容は口腔問題と同様である.

7 正常範囲:「臨床的に問題なし」[9]

　摂食嚥下リハが不要であるレベルである.

3. 嚥下訓練

　大きく分けると間接訓練と直接訓練がある.日本摂食嚥下リハビリテーション学会医療検討委員会による訓練法のまとめ（2014版）[13]に詳しく記載されており,それを参照されたい.

III 実際の嚥下リハビリテーション

　一般的なクリティカルケア領域で行われる嚥下リハにおいて,まず注意すべき点がある.それは重症疾患管理が必要な患者が対象となっていることである.嚥下障害が中等度や軽度であっても,通常のリハを安易に開始することに注意を払う必要がある.嚥下障害のリスク因子,原疾患の重症度や合併症の内容,そして治療状況などを考慮しなければならない.全身状態が安定している場合は,少し誤嚥をしたところですぐに肺炎を生じることはあまりない.

　しかし重症管理が必要な患者が同じ量の誤嚥をした場合は,肺炎を生じ,原疾患の治療が遅れ,時には生命を脅かす危機が生じる場合もあることを十分に考慮してリハを行わなければならない.

　実際のリハは前述のII「摂食嚥下リハビリテーション」の項に沿って評価を行い,嚥下訓練と現状のDSSや摂食状況のレベルに応じた生活への支援を行う.目標とすべきレベルの生活状況を見据えた介入も重要である.

　ここで1つ例をあげる.患者は術後の呼吸状態が不安定で気息性嗄声もあり,病棟で嚥下評価を行ったところムセを生じたため嚥下リハが処方された.STのスクリーニングでトロミは

ムセなかったが，水分でムセを生じた．嚥下内視鏡検査では片側声帯麻痺を認めて，水分誤嚥があった．この時点で栄養管理は末梢点滴のみであった．

評価をまとめるとDSSは水分誤嚥，摂食状況はレベル3，と経口摂取はしていないがトロミでの嚥下訓練は実施可能な状態である．嚥下訓練は声帯麻痺に対する間接訓練と水分誤嚥に対するトロミの調整や姿勢調整などの直接訓練を行う．この時期は直接訓練開始にあたって非日常から日常環境へとシフトしていくため，生活を考慮したかかわりをもつようにする．またDSSの水分誤嚥の次の段階，すなわち機会誤嚥での生活面も見据えて介入を行うことが重要である．

しかし疾患や病態などによって，それぞれのレベルと生活の内容が一致しない場合があることを押さえておきたい．例えば球麻痺型の筋萎縮性側索硬化症（ALS）の患者では歩行やADLは自立しているが，DSSは唾液誤嚥で摂食レベルは1～3の範囲と経管栄養管理で，嚥下の重症度とADLが一致しない．

このような例は時々みられるが，以下にはクリティカルケア領域でよくみられる患者について，一般的な例をいくつか紹介する．重症度や症例によって，リハの流れが多少異なる場合があることを承知しておかれたい．

1. 人工呼吸器管理後の嚥下障害患者

重症管理患者で嚥下リハがよく処方される1つは，人工呼吸器管理後の嚥下障害患者である．挿管中は鎮静を施されていることが多く，それによる意識障害を生じていることも考慮しなければならない．一般的に意識障害がある場合には，嚥下機能が低下することが予測され，さらに疾患や合併症の影響による嚥下障害が加わり悪化していることもある．

他には挿管チューブによる声帯等の損傷，神経筋障害による筋力低下，咽喉頭の感覚障害，呼吸障害などの影響による嚥下障害があげられている[14]．この時期は非日常的環境であることが多い．

通常人工呼吸器管理後は呼吸状態や意識レベルなどが安定するまで間接訓練を実施して，嚥下機能の維持と向上を図る．そして主治医と相談し経口開始のタイミングを見計らってスクリーニングを実施する．その結果が問題なく，また嚥下機能に影響を及ぼす既往・合併症もなければ，早々に経口摂取を開始できる．そのため，DSSに応じた嚥下リハとそれにかかわる生活環境へのアプローチをあわせて行っていく．

2. 気管切開の患者

重症管理中の気管切開患者は，呼吸状態に十分な注意が必要である．唾液誤嚥を起こし，さらに喀痰が増え，吸引が欠かせなくなることもある．喀痰量が多い時期の経口摂取は誤嚥のリスクも高く，代替栄養に頼らざるをえない場合も少なくない．この状況でのDSSは唾液誤嚥，摂食状況のレベルは2（食物を用いない訓練を行っている）となる．

気管切開による嚥下機能への影響はさまざまな報告がされており[12, 15]，もともと嚥下障害のリスクがある患者はさらにその機能が悪化するとされている．STは唾液誤嚥の改善のため，間接訓練で嚥下に関連する機能の強化訓練や咳嗽訓練などを行う．PTは呼吸リハを行い非常に重要である．看護師は口腔ケアと吸引をさらに徹底して行い，唾液による誤嚥性肺炎の予防と気道浄化につとめる．

喀痰量，特にカニューレのカフ上分泌物の減少，嚥下反射惹起の改善がみられるようになるとカフの脱気を行う．そのうえで一方弁の装着が可能かどうかも試みる．可能であればカフな

しのスピーチカニューレへ変更し，状態を見てスクリーニングをして経口摂取へ向けた取り組みを行っていく．この流れは医療行為であり主治医や耳鼻科医など医師の指示や診察によって進められる．

一方弁を装着できると唾液誤嚥はほぼ改善し，摂食状況は3以上となることが多く，この時点ではじめて嚥下にかかわる生活を開始できる．またカニューレ装着中は水分を誤嚥しやすいため，嚥下調整食から慎重に直接訓練を進めていく．経口からある程度の栄養量が確保可能となり，呼吸状態が落ち着いたら，カニューレ抜去が考慮される．この時点で最良の状態であれば，DSSは水分誤嚥で摂食状況のレベルは6前後となる．

生活面ではSTは自らの口腔ケア，誤嚥防御の摂取方法，嚥下調整食を自力摂取する生活の段階へと導いていく．

カニューレが抜去されたら，水分のスクリーニングや嚥下内視鏡検査などの客観的評価もあわせながら，不顕性誤嚥の有無にも注意を払って，最良の摂食レベルまでリハを行っていく．前述のⅡ−**2.**「総合評価」の項に沿って，DSS機会誤嚥〜正常範囲までのかかわりを行う．

3. 術後患者

主に嚥下リハ対象となるのは頭頸部がん術後や食道がん術後，頸椎疾患術後の患者である．嚥下障害の主な原因は器質的な障害で，手術範囲や部位によって嚥下障害の重症度や様相は異なる．口腔や咽喉頭の手術の場合は気管切開をする例が多い．

術後すぐは創部の痛みや浮腫等によってなかなか嚥下リハをしづらい状況である．この時期はDSS唾液誤嚥であることが多く，嚥下にかかわる生活で自立できる項目はほとんどなく，術後管理が中心の生活となる．

術後の状態が安定したら主治医にスクリーニ

ングの許可をもらう．気管切開例や重症患者では，不顕性誤嚥を考慮して嚥下内視鏡（VE）検査を行うことが多い．

評価上問題がなければ，間接訓練と並行して経口摂取開始へ向けた直接訓練も開始となる．ただし訓練を開始してすぐには必要な食事量を摂取できないことが多く，摂食状況のレベルはおおよそ4前後である．頭部がん以外は認知機能や高次脳機能の問題がない場合がほとんどであり，摂食状況のレベルと生活のレベルと一致しないことが多い．例えばDSS食物誤嚥であっても，全身状態が落ち着いていたら身の回りのことは自立しているであろう．

その他の術後患者には消化器外科や循環器外科疾患の場合がある．これらでも嚥下障害を生じることがある．その原因として，嚥下障害のリスク因子である年齢・既往歴・合併症・全身状態，そして手術による反回神経の損傷が考えられる．術後患者の嚥下障害の原因は多様であるため，嚥下リハの流れは全身状態や栄養状態などに大きく左右されることが多い．

また生活のかかわりはⅡ−**2.**「総合評価」の項で示したように段階的に進まないケースがある．手術による全身への侵襲が大きく胸腹腔ドレーン管理をしなければならない状態，循環動態の不安定性が生じやすく常時モニター管理されている状態など，生活上制限される因子が非常に多いことも関係してくる．術後の全身の状況変化を評価して，それに応じた生活への介入を図っていく必要がある．

おわりに

クリティカルケア領域における言語聴覚療法は，嚥下リハのみに着目されやすいが，嚥下にかかわる生活全体へと視野を広げた支援も必要である．そこには24時間患者とかかわる看護

師の役割が非常に大切になる．ICU での ADL を拡大し，その後の継続される入院生活もさらに自立させて，より良い転帰を迎えられるような状況をチーム全体でつくっていくことが重要である．

[文献]
1) 葛谷雅文: "食べない老人" への対応. 日老医誌 46(1): 15-17, 2009.
2) 藤谷順子: 加齢性変化と摂食・嚥下障害の基礎. 老年精神医学雑誌 20(12): 1345-1351, 2009.
3) 日本摂食嚥下リハビリテーション学会医療検討委員会: 摂食嚥下障害の評価[簡易版] 2015. https://www.jsdr.or.jp/wp-content/uploads/file/doc/assessment2015-announce.pdf
4) 水野智仁: 健常者における頸部の姿勢変化が嚥下時の甲状軟骨運動へ与える影響. 日摂食嚥下リハ会誌 16(3): 276-282, 2012.
5) 佐々木賢太郎: 頸部の運動制限が呼吸機能に及ぼす影響. 保健医療学雑誌 4(2): 32-36, 2013.
6) 服部史子: 高齢者における総義歯装着と嚥下機能の関連. 口腔病学会雑誌 71(2): 102-111, 2004.
7) 角保徳: 嚥下障害患者における口腔ケアの意義. 日老医誌 50(4): 465-468, 2013.
8) 米山武義: 口腔ケアと誤嚥性肺炎予防. 老年歯科医学 16(1): 3-13, 2001.
9) 才藤栄一: 嚥下障害の治療戦略. リハ医学 41(6): 404-408, 2004.
10) 藤島一郎: 「摂食・嚥下状況のレベル評価」簡便な摂食・嚥下評価尺度の開発. リハ医学 43: S249, 2006.
11) 馬場尊・他: 摂食・嚥下障害の診断と評価. 日獨医報雑誌 46(1): 17-25, 2001.
12) 刈安誠: 嚥下障害の臨床, 第2版. p100, 医歯薬出版, 2008.
13) 日本摂食・嚥下リハビリテーション学会医療検討委員会: 訓練法のまとめ (2014版). 日摂食嚥下リハ会誌 18(1): 55-89, 2014.
14) 若林秀隆: 人工呼吸後の嚥下障害評価とリハビリテーション. 日集中医誌 23: 9-11, 2016.
15) 豊島真理子: 気管切開孔形成術を契機に嚥下機能の改善を得られたワレンベルグ症候群の1例. 音声言語医学雑誌 50(1): 1-5, 2009.

MEMO

第5章 尊重の欲求とケア　　　　　　　　　　　　　　　　　　　　　　　　　　　古賀 雄二

Section 10 ADLを支えるリハビリテーション（看護師の役割）

はじめに

PADガイドラインにおいても，ABCDEFバンドルにおいてもEarly mobilizationが推奨されている[1,2]．それに伴い，理学療法士などのリハビリテーション専門職との多職種連携が推進されている．理学療法士の視点での早期離床については，前章を参照されたい．本項では，早期離床における多職種連携において，看護師の役割について述べる．

I ICU患者のADLとは何か—活動と休息のバランス

Light sedation[1]が普及したことで，患者はPatient targetedのタイミングで覚醒と睡眠（浅鎮静）を行えるようになった．そこで重要となるのが，覚醒（活動）と浅鎮静・睡眠（休息）の調整という概念である．しかし，この活動と休息の調整には，時間的枠組みによって3つの考え方[3]がある（図1）．

まず，❶活動と休息の「バランス」であるが，これは何らかの単発のケア・介入や理学療法士と協働してリハビリテーションを行う（保険点数上1回20分）などの，時間的枠組みである．そのため，運動負荷や安静度などの概念で調整される枠組みである．

次に，❷活動と休息の「サイクル」であるが，24時間の枠組みを指す．そのため，さまざまな単発ケア・介入やリハビリテーションの間隔調整，睡眠や昼夜サイクルなどの概念で調整される枠組みである．例えば，午前と午後に理学療法士とともに離床を計画した場合，清潔ケア

図1 活動と休息のバランス・サイクル・リズム

① 活動と休息の**バランス**
・運動や活動の負荷，安静度の評価・調整
・活動と休息のバランス

② 活動と休息の**サイクル**
・運動間隔・休息・睡眠の評価・調整
・昼夜サイクル

③ 活動と休息の**リズム**
・昼夜のリズム，意欲・趣向・性格，面会…の評価・調整
・全人的リズム・サーカディアンリズム

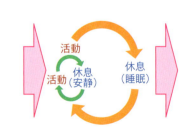

（古賀雄二：ICUにおいて，非薬物的せん妄対策プロトコルはせん妄発症や期間を減少させるために使用すべきか？　布宮伸編，Surviving ICUシリーズ　重症患者の痛み・不穏・せん妄 実際どうする？—使えるエビデンスと現場からのアドバイス，pp137-145，羊土社，2015．より）

もあれば胸腹部X線写真撮影もあり，食事や家族面会等もあり，予定外の検査・処置などもある．こうした偶然性のあるイベントを含めた活動と休息のサイクル調整が必要となる．

最後に，❸活動と休息の「リズム」であるが，これはある24時間と前後の24時間との連動をしめす枠組みを指す．「今日はリハビリテーション頑張ったから明日は休みたい」「昨日はリハビリテーションできなかったけど今日は家族が来るから頑張ろう」などと患者の意欲や性格など全人的リズムを含めた活動と休息のリズム調整が必要となる．

つまり，看護師にとってのADLとは，離床だけではない．文字通り，離床を含めたあらゆる生活上の刺激が活動となる．また，ICU患者は高侵襲下にある患者であるため，活動（動のリハビリテーション）を行うためには適切な休息（静のリハビリテーション）が必要となる．活動（動）のためには休息（静）が重要となる．理学療法士は20分間の時間的枠組みの中で，いかに安全に運動負荷をかけることができるのかという運動処方（活動と休息のバランス）が専門性といえる．

一方で，看護師は，理学療法士の介入（活動と休息のバランス）や，医師の処置や検査，面会を含めた24時間のあらゆる刺激（動）と睡眠を含めた休息（静）の調整（活動と休息のサイクル，リズム）が専門性といえる．**表1**は，米国クリティカルケア看護学会のせん妄予防戦略"Give PEACE a Chance"であるが，ADL/Sleep（睡眠）という形で活動と休息の調整を表現している[4]．

Ⅱ 活動（離床＋ベッド上ADL）

理学療法士などのリハビリテーション専門職との多職種連携において，看護師の役割はどのようなものになるのだろうか．**図2**は，Morissらの覚醒状態に応じた早期離床のモデル図[5]を示している．深い鎮静時は受動的関節可動域（range of motion：ROM）や座位の保持のみであるが，浅い鎮静（Light sedation）時は能動的ROMとなり立位や歩行までの離床の検討を行うというモデルである．

しかし，Early mobilization[1,2]とは，単に離床だけの概念だろうか．そうではなく，離床の前段階の時期の活動も含まれている．つまり，立位・歩行までは実施できなくても，ベッド上で単に座っているだけではなく，患者はさまざまなベッド上ADL維持活動を行っている．ADLとは，いうまでもなく日常生活行動であり，食事・行為・移動・排泄・整容・入浴など生活を営む上で不可欠な基本行動を指している．生活支援の専門職である看護師は，ヴァージニア・ヘンダーソンの基本的看護の構成要素の14項目[6]により，生活の支え方を知っている．さらに，クリティカルケア看護師は重症患者の病態を理解し，治療（Cure）と看護ケア（Care）の融合[7]という概念で実行可能性を高めている．

クリティカルケアにおいて，以下の構成要素が大切である．
❶ 呼吸を助けるとは気道・人工呼吸管理に加え，それらによる二次的障害（医原性リスク）の低減が含まれる．

表1 米国クリティカルケア看護協会 Delirium prevention strategies–"Give PEACE a Chance"

① **P**hysiologic	フィジカル
② **E**nvironmental	環境
③ **A**DLs/Sleep	ADL/ 睡眠
④ **C**ommunication	コミュニケーション
⑤ **E**ducation/Evaluation	教育 / 評価

（米国クリティカルケア看護協会：www.aacn.org/wd/csi/docs/FinalProjects/CollaborateToExtubate-MassGenHosp-Boston-Presentation.pdf. より）

§ ❿ ADLを支えるリハビリテーション（看護師の役割）　485

図2 覚醒状態に応じた早期離床（ベッド上ADLと離床の関係）

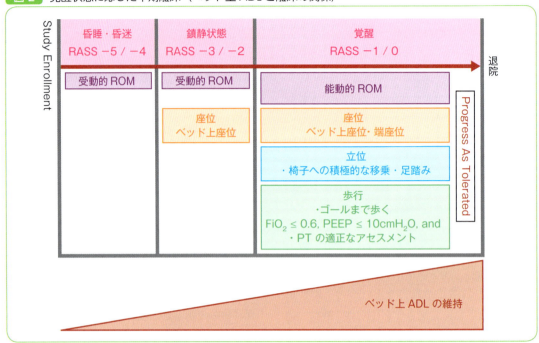

（Morris, et al: Early intensive care unit mobility therapy in the treatment of acute respiratory failure. Crit Care Med 36: 2238-2243, 2008. を和訳・一部改変）

図3 ADL早期拡大 or 再構築（Early Expanding or Restructure of ADL）

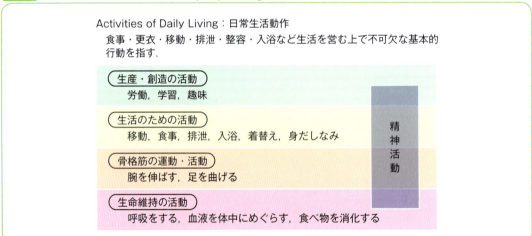

❷ 飲食を助けるとは，栄養管理や誤嚥予防だけでなく，嚥下機能の維持や口腔内の潰瘍・口渇のケアなどが含まれる．

❸ 排泄を助けるとは，尿・便排泄カテーテルや失禁ケアに加え，腸管機能の維持（バクテリアル・トランスロケーション予防）なども含まれるだろう．

❹ 姿勢の保持・身体を動かすことを助けるとは，良肢位の保持，ICU-AW管理，離床促進の概念に加え，治療的安静や身体・心理・薬剤的抑制，チューブ・カテーテル類などの調整といった点も含まれる．

❺ 休息と睡眠を助けるとは，活動と休息のバランス調整を指すだろう．
❻ 衣類の着脱を助けるとは，衣類の選択に加え，病衣やシーツの皺を伸ばすことも含まれる．
❼ 体温を保つことを助けるとは，寒暑の調整だけでなく炎症管理なども含まれる．
❽ 清潔・皮膚の保護に加え，身だしなみを助けるとは，例えば単に洗髪をするだけでなく，その人らしい髪形・分け目・いい匂いを保つことが尊厳の保持につながることを指している．
❾ 環境の危険・感染や暴力を避けることを助けるとは，家族（見当識情報や安心・安全保障を担う存在）からの隔離，さらには見当識や認知力の変化がある中でのさまざまなICU体験が不安や恐怖，不快（discomfort）を低減することを指している．
❿ 意思の伝達や欲求・気持ち表現するのを助けるとは，self-report[1]（自己報告）の促進の概念である．
⓫ 信仰または考え方に従って行動することを助けるとは，意思決定だけでなく，自分のタイミングでケアを受けることも含まれる．
⓬ 生産的な活動あるいは職業を助けるとは，家庭や地域での役割に対する責任感，焦りの気持ちに寄り添うことも含まれる．
⓭ レクリエーション活動とは，気分転換，家族の顔をみてほっとすることも含まれる．
⓮ 学習するとは，自分の置かれた環境や実施される処置・ケアの意味を伝えられることも含まれる（**表2**）．

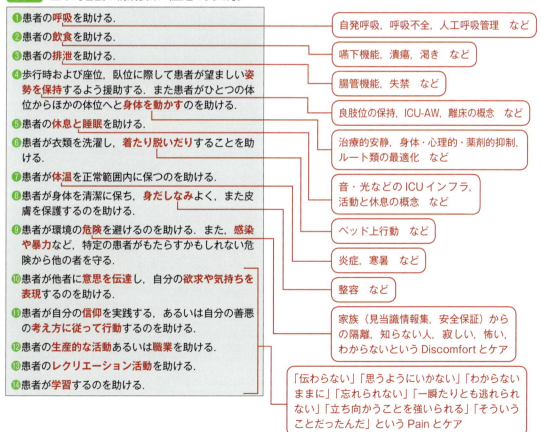

表2 基本的看護の構成要素（生活の支え方）

§ ❿ ADLを支えるリハビリテーション（看護師の役割）

やはり，クリティカルケア領域における生活の支え方は，「よくするだけでなく，悪くしない」という医原性リスク管理の考え方が重要となる．

Ⅲ 休息（浅い鎮静，睡眠，午睡）

Light sedation 中を含めた ICU 患者の休息，特に睡眠とはどういうことだろうか．

図4は，一般的な睡眠周期の経年変化を示した図[8]である．これを概観することで，睡眠というものが見えてくる．

まず，経年的変化の視点で見ると，新生児は睡眠と覚醒を繰り返す．それは，体力の弱い人間は，それが最も効率のよい睡眠覚醒リズムであるからである．それが，適切に成長発達し，体力がつくに従って午睡（afternoon nap）の回数が減り（1～4歳），やがて昼寝は必要としなくなり（10歳），成人になると夜更かしも可能な昼夜リズムとなる．そして，適切に成長発達を遂げ，老人となり体力が低下すると，早寝・早起きになり，午前と午後に午睡をとるという睡眠覚醒リズムとなる（高齢者）．つまり，経年・加齢という個別性を考慮することは，Patient targeted management を前提とした睡眠管理といえる．特に，ICU 患者の高齢化が進んでいるため，消灯・点灯の柔軟な対応が求められる．

また，ICU 患者は高侵襲下にあることも睡眠を概観する上で重要である．つまり，侵襲度もまた個別性であり，同じ年齢・世代の患者であっても侵襲度が上がるほど，体力は低下する．そうした場合，睡眠周期は変化する．例えば，健康成人である本書の読者と同世代（20代）であれば，図中の成人の睡眠周期にあるだろう．しかし，感染症などに罹患し，39～40℃台の発熱があるような場合，体力の低下に伴い睡眠周期は図中の高齢者や4～10歳あたりの睡眠周期へ変化するだろう．やはり，患者の重症度という個別性も考慮することが，Patient targeted management を前提とした睡眠管理といえる．つまり，昼と夜の定義は Patient targeted に刻々と変化する可能性があり，そのことを前提とした睡眠管理を考慮する必要がある．

「昼夜逆転」および「昼夜逆転の是正」という睡眠管理法は，ICU においては時にステレオタイプな睡眠管理法となる可能性（医原性リスク）があると考える．その結果，同程度の活動負荷が患者にとって過負荷となる可能性を改善可能であると考える．成長発達段階や病態の重症度，さらにはその人の生活背景がどのようなもので

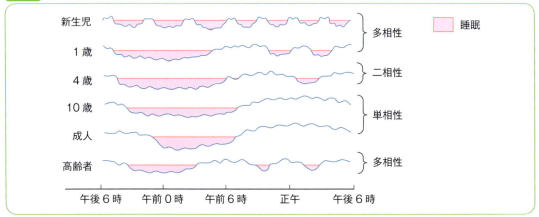

図4 睡眠周期の経年的変化

（宮崎総一郎，林光緒：睡眠の個人差．日本睡眠教育機構監．医療・看護・介護のための睡眠検定ハンドブック，p46，全日本病院出版会，2013．の図1「年齢層別の睡眠・覚醒パターン」を改変）

あったのかを知ることが，その人らしい・その時らしい昼と夜の定義，つまりその人らしい活動と休息のバランス・サイクル・リズムの調整を考えることが，ADL を支えるリハビリテーションテーションにおける看護師の役割となる．

Ⅳ　ADL を支える環境の調整とは日常生活環境（日常性）の調整

米国クリティカルケア看護学会のせん妄予防戦略 "Give PEACE a Chance"[4] では，環境（Environmental）も要素として指摘している．2018 年，米国集中治療医学会より PADIS ガイドラインが示されたが，患者が睡眠を混乱させると報告している要因のリスト（**表3**）が示された．

環境としては，ICU の物理的環境だけでなく医療者が生じさせる音や動き，臭いなどが示されている．また，病態生理として Pain（痛み）や Discomfort（不快）に目を向ける重要性，ケア関連として看護ケアやさまざまな医療行為・デバイスやそれによる行動制限，精神的な影響としてはプライバシーの欠如や不慣れ・さまざまなことがわからないという，あらゆる側面での日常性の低下が要因となっていると考えられる．つまり，ICU に求められる環境とは，トータルペインに伴い新たに生じた変化に対し，患者が生理的ニード，安全のニード，所属と愛のニード，尊重のニードとともに，その人らしさ（日常性・アイデンティティ）を保ち続けられる環境であり，日常生活環境（Home-Living environment：日常性）[9] といえる．

セルフケアが維持・尊重され，患者のタイミングで家族と会えたり休息がとれる環境であるなど，日々の環境調整は，その時々の患者の状態と医療水準における実行可能性を加味した自己実現のニード調整（日常性の構築）ということができる（**図5**）．

おわりに

早期離床を中心に述べたが，早期離床以外の場面においても多職種連携における看護師の役割が今後も問われ続けていくだろう．しかし，看護師は生活支援の専門職種であるという，職種の軸に忠実であることで，その役割に専門性と独自性を保ち続けることができる．

表3　患者が睡眠を混乱させると報告している要因のリスト

環境		病態生理	
●騒音	●訪室者	●Pain	●咳
●あふれる光	●空調システム	●Discomfort	●飢えと口渇
●寝心地	●臨床家の手洗い	●寒暑	●吐き気
●他者の動き	●悪臭	●息苦しさ	●尿器・便器の使用
ケア関連		**精神**	
●看護ケア	●ライン・カテーテル類による行動制限	●不安，気がかり，ストレス	●病衣
●処置行為		●恐怖	●就寝習慣の喪失（ベッドタイムルーチン）
●バイタルサイン測定	●モニタリング装置の装着	●不慣れな環境	
●検査	●酸素マスク	●時間感覚の喪失	●看護師の名前がわからない
●薬物投与	●気管チューブ	●孤独感	●医療用語がわからない
	●尿道カテーテル	●プライバシーの欠如	

（Devlin JW, Skrobik Y, Gélinas C, et al: Clinical Practice Guidelines for the Prevention and Management of Pain, Agitation/Sedation, Delirium, Immobility, and Sleep Disruption in Adult Patients in the ICU. *Crit Care Med* **46**（9）: e825-e873, 2018. より）

図5 クリティカルケアにおけるマズローのニード階層

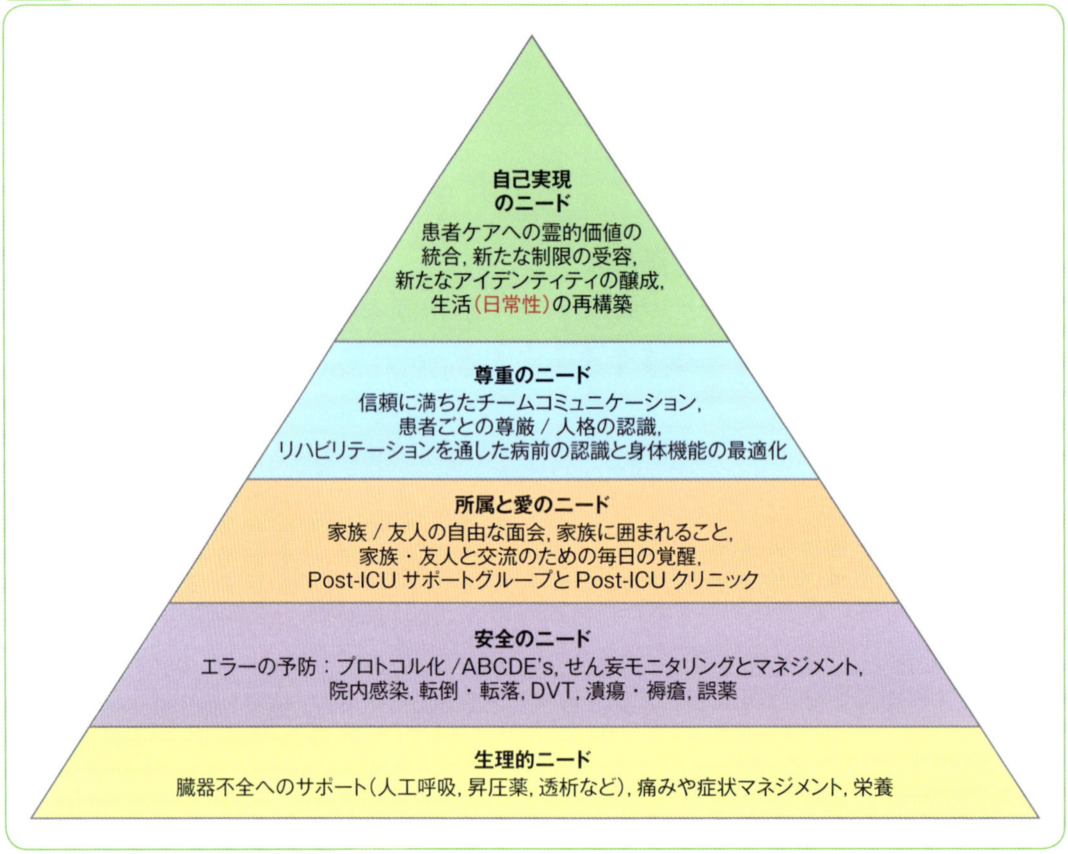

自己実現のニード
患者ケアへの霊的価値の統合, 新たな制限の受容, 新たなアイデンティティの醸成, 生活(日常性)の再構築

尊重のニード
信頼に満ちたチームコミュニケーション, 患者ごとの尊厳／人格の認識, リハビリテーションを通した病前の認識と身体機能の最適化

所属と愛のニード
家族／友人の自由な面会, 家族に囲まれること, 家族・友人と交流のための毎日の覚醒, Post-ICU サポートグループと Post-ICU クリニック

安全のニード
エラーの予防：プロトコル化／ABCDE's, せん妄モニタリングとマネジメント, 院内感染, 転倒・転落, DVT, 潰瘍・褥瘡, 誤薬

生理的ニード
臓器不全へのサポート(人工呼吸, 昇圧薬, 透析など), 痛みや症状マネジメント, 栄養

(古賀雄二・他：急性・重症患者看護専門看護師のせん妄ケアは包括的患者生活管理である. 日本クリティカルケア看護学会誌 13(1)：37-48, 2017. を一部改変)

[文献]

1) Barr J, et al: Clinical practice guidelines for the management of pain, agitation, and delirium in adult patients in the intensive care unit. *Crit Care Med* **41**(1): 263-306, 2013.

2) Vasilevskis EE, Ely EW, Speroff T, et al: Reducing iatrogenic risks: ICU-acquired delirium and weakness: crossing the quality chasm. *Chest* **138**(5): 1224-1233, 2010.

3) 古賀雄二：ICUにおいて, 非薬物的せん妄対策プロトコルはせん妄発症や期間を減少させるために使用すべきか？ 布宮伸編, Surviving ICUシリーズ 重症患者の痛み・不穏・せん妄 実際どうする？―使えるエビデンスと現場からのアドバイス, pp137-145, 羊土社, 2015.

4) 米国クリティカルケア看護協会：www.aacn.org/wd/csi/docs/FinalProjects/CollaborateToExtubate-MassGenHosp-Boston-Presentation.pdf

5) Morris PE, et al: Early intensive care unit mobility therapy in the treatment of acute respiratory failure. *Crit Care Med* **36**(8): 2238-2243, 2008.

6) ヴァージニア・ヘンダーソン, 湯槙ます, 小玉香津子訳：看護の基本となるもの. 日本看護協会出版会, 1995.

7) 荒川祐貴, 井上智子：看護ケア発展に向けたキュアとケアを融合した看護実践の内的構造の分析. 日本看護科学会誌 **35**：72-81, 2015.

8) 宮崎総一郎, 林光緒：睡眠の個人差. 日本睡眠教育機構監, 医療・看護・介護のための睡眠検定ハンドブック, p46, 全日本病院出版会, 2013.

9) 古賀雄二, 植村桜, 伊藤聡子・他：急性・重症患者看護専門看護師のせん妄ケアは包括的患者生活管理である. 日本クリティカルケア看護学会誌 **13**(1)：37-48, 2017.

第 6 章

自己実現の欲求とケア

第6章 自己実現の欲求とケア　　　　　　　　　　　　　　　　　　　　　　　　　古賀 雄二

生活の再構築・日常性の再獲得の支援

はじめに

　第1章において，人間はニード充足の自律性を保とうとする存在であること，生活とは顕在的ニードだけでなく潜在的ニードを無意識のうちに自律性をもって充足することと述べた．そして，ニードのカタチは不安定な逆三角錐（第1章参照）であるからこそ安定性を増すためのチカラ（ニード充足の自律性）が必要であり，看護師はその人らしさが揺らいだクリティカルケア患者・家族のニード充足を支える存在であることを述べた．さらに，せん妄ケアを例にICUケアは包括性拡大のプロセスにあることを述べた．

　本項では，包括性を拡大し続けるケアニードに看護師がどのように対応していくのかについて述べる．

I 生活の再構築とはニードの包括性を拡大すること

　ICU患者のニードとケアは生活の再構築に向かい，ICUケアはケア対象の包括性拡大のプロセスであることはすでに述べた（第1章参照）．古賀ら[1]はせん妄ケアを例に，ICUケアが螺旋構造をとりながら生理的ニード・安全のニード，所属と愛のニード，尊重のニード，さらには自己実現のニードに対応し，生活の再構築へと到達する構造を明らかにした．そして，

看護師はそれらのニードをヘンダーソンの基本的看護枠組み[2]を用いながら対応していくことを明らかにした（図1〜3）．

　ICUケアはクリティカル期のみならず，ポストクリティカル期，ポストクリニカル期へと包括性を増し続けている．医原性リスク管理モデルであるICUバンドルケアは，ABCDEバンドル[3,4]から始まり，ABCDEFGHバンドル[5,6]という考え方まで報告されている．

　ABCDEFGHバンドルとは，ABCDEバンドル（毎日の覚醒トライアル，毎日の人工呼吸離脱トライアル，それらのコーディネーション，鎮静・鎮痛薬の選択，せん妄モニタリングとマネジメント，早期離床）をベースとして，家族のチカラの活用（Family engagement）という従来のABCDEFバンドルに，良好な申し送り（Good handoff communication）やPICS（集中治療後症候群）やPICS-F（家族のPICS）についての書面での情報提供（Handout materials onPICS and PICS-F）などの要素が追加されたケアバンドルである[5]．

　しかし，この追加されたG（Good handoff communication）・H（Handout materials onPICS and PICS-F）の要素については，F（Family engagement）の一部であると考えられる．

　繰り返すが，ABCDEバンドルは医原性リスク管理モデルであり，医原性リスクからの解放（Liberation）と患者回復力の促進（Animation）を基本概念としている[3,4]．包括的な患者回復

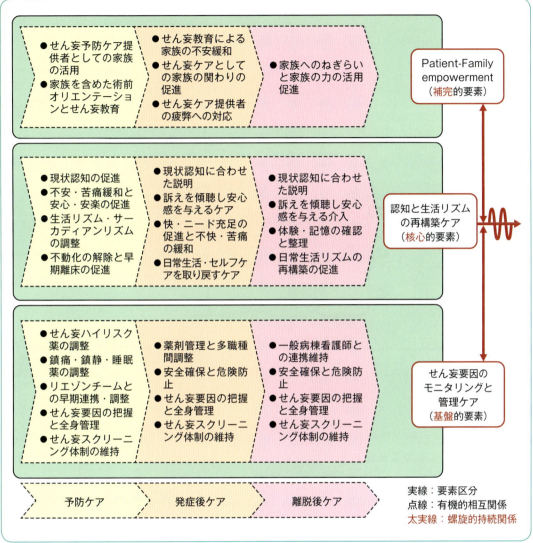

図1 せん妄ケア実践3要素の有機的相互作用

(古賀雄二・他：急性・重症患者看護専門看護師のせん妄ケアは包括的患者生活管理である．日本クリティカルケア看護学会誌 13(1)：37-48，2017．より)

力の促進，つまり，生活の再構築を基本概念とした支援を行う必要があり，ABCDEバンドル（患者枠組み），ABCDEFバンドル[6]（患者・家族枠組み）に続く枠組みでICUケア対象とケアニードを捉え，ICUバンドルケアの枠組みを発展させていく必要があると考える．

II ニードの包括性をとらえるHIバンドル（全人的関心バンドル）

そこで，HIバンドル（Holistic interest bundle：全人的関心バンドル）を提唱する．ABCDEFバンドル[7]に加えて，ケア対象理解の包括性を拡大しつつ，新たなG・H・Iの要素を加える．

Gは，信念（God）や望ましい死（Good

図2 せん妄ケアの構造とニード論の関係

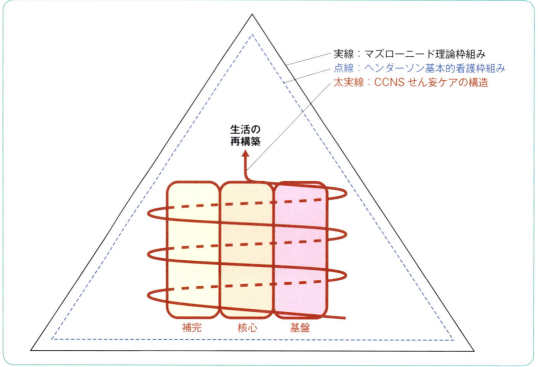

(古賀雄二・他：急性・重症患者看護専門看護師のせん妄ケアは包括的患者生活管理である．日本クリティカルケア看護学会誌 13(1)：37-48，2017．より)

Death），人生のゴール（Goal of Life）などの価値観・文化の尊重の要素である．Gは，F（Family：家族）に続いてさらに包括性を拡大し，一族・ムラ・クニ・宗教・社会・文化の価値の尊重である．

Hは，そうした要素を含めた概念としての日常性（Home-living environment）[1]の維持であり，その人らしさ（人間性：Humanity）の維持，つまり全人的ケア（Holistic care）である．全人的痛み（Total pain：患者の身体的・社会的・精神的・霊的な痛み）に対するケアである．

そして，全人的ケアの基盤となるのは，ケア対象者に対する興味・関心（Interest），つまり愛（I）である．マザー・テレサは，愛の対義を無関心とした．ナイチンゲールは，対象への三重の関心（Threefold interest）を明らかにしている[7]．見城は，三重の関心を，人を客体化して事例として看ること（The intellectual interest as a case），人の喜びや苦しみを共に感じる隣人愛を個別の患者に向けること（The moral interest），これらをふまえては，生命力の消耗が最小になるようにして，すべてを適切に行うこと（The technical interest）と，明示している[7]．

Jacksonらは，自己実現のニードとして，患者ケアへの霊的価値の統合，疾患や闘病生活の結果として生じた新たな制限の受容，新たなアイデンティティの醸成を示した[8]．患者の信念（God）をケアに統合し，新たな機能障害・生活上の制限の受容を促し，その人らしさの再構築を促すことが，新たなアイデンティティの醸成であり，新たな生活（日常性：Home-living environment）の再構築であると考える．そして，新たな自己の統合・受容・醸成を促すのは

| 図3 | クリティカルケアにおけるマズローのニード階層 |

自己実現のニード
患者ケアへの霊的価値の統合, 新たな制限の受容, 新たなアイデンティティの醸成, 生活(日常性)の再構築

尊重のニード
信頼に満ちたチームコミュニケーション, 患者ごとの尊厳 / 人格の認識, リハビリテーションを通した病前の認識と身体機能の最適化

所属と愛のニード
家族 / 友人の自由な面会, 家族に囲まれること, 家族・友人と交流のための毎日の覚醒, Post-ICU サポートグループと Post-ICU クリニック

安全のニード
エラーの予防：プロトコル化 /ABCDE's, せん妄モニタリングとマネジメント, 院内感染, 転倒・転落, DVT, 潰瘍・褥瘡, 誤薬

生理的ニード
臓器不全へのサポート(人工呼吸, 昇圧薬, 透析など), 痛みや症状マネジメント, 栄養

(古賀雄二・他：急性・重症患者看護専門看護師のせん妄ケアは包括的患者生活管理である. 日本クリティカルケア看護学会誌 13
(1)：37-48, 2017. を一部改変)

適切な Informed consent（説明と納得）であり, それを可能とするのがケア対象者に対する全人的関心（Holistic interest）である. 患者・家族への関心だけでなく, 患者・家族の気がかり（関心事）への関心である.

ABCDE から始まった ICU バンドルケア[3, 4]は, 解放すべき医原性リスクの要素・概念を拡大し, ケアの方向性は患者生活の再構築を軸（芯）として集約していく（**図4**）と考える. 医原性・看護原性リスクからの解放と患者生活の再構築の促進が, クリティカルケア看護の基本概念（Core of Critical Care Nursing）であると考える.

III ゆらぐニードに基づくゆるぎない看護 (theory based care)

ICU 患者のケアニードは刻々と変化する（ゆらぐ）. ICU せん妄ケアにおいても, 病態の変化（ゆらぎ）に伴い, 患者と家族のケアニードはゆらいだ[1]. ヘンダーソンは, ケア対象者のその時々の状態によって変化する普遍的な人間のニード（universal human needs）から基本的看護ケア（basic nursing）を引き出す原理[2]を示した. ICU 看護師は, 対象者のゆらぐニードに対する全人的関心に基づいて, ゆるぎない看護ケアを引き出していた[1]. 状況により変化する患者ニードの追求それに基づく看護ケア

§ **1** 生活の再構築・日常性の再獲得の支援 **495**

図4 せん妄ケアは生活の再構築へ集約する

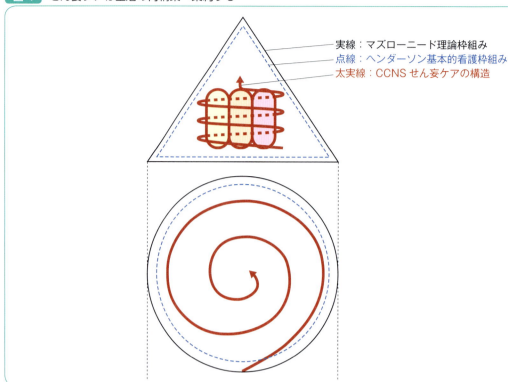

実線：マズローニード理論枠組み
点線：ヘンダーソン基本的看護枠組み
太実線：CCNSせん妄ケアの構造

の臨床実践が，重症患者の生活を支えるというICU看護の普遍性である（theory based care）．

おわりに

Light sedationの登場により，ICU患者生活は変化した．患者は覚醒し，生活をはじめ，さまざまなニードがあふれ出ている．そして，今後も医療の進歩により，ICU患者生活はさらなる変化を遂げ，ニードのゆらぎは大きくなるであろう．しかし，看護師は生活支援の専門職として，患者の顕在的・潜在的かつ，ゆらぐニードに向き合う姿勢を保持し続けること，全人的関心を普遍的にゆるぎなくもち続けていく必要がある．

[文献]
1) 古賀雄二・他：急性・重症患者看護専門看護師のせん妄ケアは包括的患者生活管理である．日本クリティカルケア看護学会誌 13(1)：37-48，2017．
2) ヴァージニア・ヘンダーソン，湯槇ます，小玉香津子訳：看護の基本となるもの．日本看護協会出版会，1995．
3) Pandharipande P, et al: Liberation and animation for ventilated ICU patients: the ABCDE bundle for the back-end of critical care. *Crit Care* **14**(3): 157, 2010.
4) Vasilevskis EE, Ely EW, Speroff T, et al: Reducing iatrogenic risks: ICU-acquired delirium and weakness--crossing the quality chasm. *Chest* **138**(5): 1224-1233, 2010.
5) 藤谷茂樹・他：ICUから始める「長期予後」改善—包括的なPICS対策を．週刊医学会新聞 3259：1-3，2018．
6) Balas MC, et al: Adapting the ABCDEF Bundle to Meet the Needs of Patients Requiring Prolonged Mechanical Ventilation in the Long-Term Acute Care Hospital Setting: Historical Perspectives and Practical Implications. *Semin Respir Crit Care Med* **37**(1): 119-135, 2016.
7) 見城道子：ナイチンゲールの著作におけるThreefold Interest（三重の関心）に関する文献的研究．聖路加看護学会誌 18(1)：p3-13，2014．
8) Jackson JC, et al: Improving patient care through the prism of psychology: application of Maslow's hierarchy to sedation, delirium, and early mobility in the intensive care unit. *J Crit Care* **29**(3): 438-444, 2014.

MEMO

第6章

自己実現の欲求とケア

§ ❶ 生活の再構築・日常性の再獲得の支援　497

Section 2 社会復帰

はじめに ─ 社会復帰のための退院支援が求められる背景

　社会復帰とは『広辞苑（第6版）』によると，「社会復帰とは，病気や事故で社会活動のできなくなった人が，訓練により再び社会人として活動できるようになること」とある．この説明から考えると，本項に求められる「社会復帰」とは，クリティカルケアの必要な状態となった患者が，クリティカルな状態を脱し回復期を経て退院し，社会生活を営むことができるようになるための看護であろう．

　現在の疾病構造は，生活習慣病を中心とした慢性疾患が中心であり，完全に治癒することは困難である．また，高度な医療技術により，重症患者が障害を残しながら社会復帰することもまれではない．このことから，クリティカルケアが必要となった患者の社会復帰とは，慢性疾患により治療継続が必要な状態や，機能障害が継続した状態といった発症前の心身の機能とは異なる状態での社会復帰であり，「生活の再構築」や「セルフケアの再獲得」が必須となる．

　一方，クリティカルケアが必要な状態にある患者や家族は，身体状況の変化によって，「治って〇〇したい」という希望をもちつつも，「〇〇になってしまうかもしれない」といった不安に揺れ動く．しかし，疾病や障害が今後どのように進展し，心身ともに機能がどのように変化するのかといった予測ができるのは，医療専門職である．したがって，クリティカルケアにおける看護師は，患者・家族の希望と今後への判断を確認しつつ，患者の尊厳を保つことができるよう社会復帰に向け，計画的な支援をタイムリーに実施することが求められる．

I 社会復帰が求められる背景

　日本では急速な高齢化の進行と生産年齢人口の減少などから，国民医療費の高騰が大きな課題となっている．実際，2014（平成28）年度の国民医療費は，42兆3,644億円で，国内総生産（GDP）に対する比率は7.81％にも達している．さらに，2018（平成30）年度予算における社会保障関係費における医療の割合は，38.5％であった．

　一方，日本の医療制度は1961（昭和36）年に国民皆保険が成立し，現在までに8回にわたる医療法改正（表1）が実施された．これは，急速に進行する少子高齢化に対応し，継続可能な社会保障制度を確保するために，膨大化する医療費を抑制しつつも，医療の質を確保することを目指している．このために強化されてきたのが，**地域医療の強化**であり，**地域包括ケアの充実**（COLUMN参照）である．

　具体的には，医療機関の病床数増加を抑制し，医療機関における機能分化を誘導した．例えば，医療機関の病床数増加を抑制することで，医療資源の効率的活用を目指し，社会的入院を抑制するために在院日数の短縮化を図った．さらに，

表1	医療法改正の流れ
第1次改正 (1985（昭和60）年 成立・1986（昭和61） 年施行)	●地域の社会的・自然的環境に即して，地域住民に健康増進，疾病の予防からリハビリテーションまで，一貫した医療を確保する体制の確立を目的とし，都道府県に対して「地域医療計画」を策定することとした． ●医療計画においては，医療圏ごとに必要病床数の上限を定めた．新たな病院・病床の設置を排除することにより，医療資源の効率的活用に配慮し，医療費の増大抑制と適正な医療の確保に努めた．
第2次改正 (1992（平成4）年成立・ 1993（平成5）年施行)	●医療施設の体系化を図ることを目的とし，「特定機能病院（高度な医療を提供する大学病院など）」と，「療養型病床群（長期療養者のための病床）」を制度化した．これにより，病状に応じた良質かつ最適な医療を効率的に提供する医療体制の確保を狙った．
第3次改正 (1997（平成9）年成立・ 1998（平成10）年施行)	●「地域医療支援病院」が創設された．地域療養支援病院は，地域における必要な医療を確保し，地域におけるかかりつけ医，かかりつけ歯科医などを支援し，地域連携を図ることを目的としている．この医療制度改革には，それぞれの医療機関に明確な役割と機能を分化することによって，患者の大病院志向に歯止めをかけることを狙っている． ●また，介護保険制度導入の基盤を整備することと，インフォームド・コンセントが明記された．
第4次改正 (2000（平成12）年 成立・2001（平成13） 年施行)	●医療技術の進歩に伴う医療の高度化，専門分化に対応するとともに，医療に関する情報提供，良質な医療を効率的に提供する体制を整備する目的で改正された．患者にふさわしい医療提供体制を確保するため，「療養病床」と「一般病床」に区分した． ●また，今まで義務がなかった有床診療所等に対しても医療安全管理体制の確保が法的に義務づけられた．
第5次改正 (2006（平成18）年 成立・2007（平成19） 年施行)	●あるべき医療提供体制の構築と総合的改革を目指すため，将来の医療保険制度の改革に向けた基本方針の策定がなされた． ●具体的には，医療機能の分化と連携を推進することにより，患者に切れ目のない医療を提供し，QOLの向上を図ることによって，患者の視点に立った制度になるように，①医療に対する安心・信頼を確保し，②少子高齢化に対応した質の高い医療提供体制の構築を目指した．
第6次改正 (2014（平成26）年 6月成立・10月施行)	●病院・病床機能の分化および強化，在宅医療の充実，チーム医療の推進によって，患者個々の状態にふさわしい，良質かつ適切な医療を効果的・効率的に提供する体制の構築を目指す．このために，「病床機能報告制度」と「地域医療構想」の策定がなされた．
第7次改正 (2015（平成27）年 成立・2016（平成28） 年9月／翌年4月施行)	●医療機関相互の機能分担および業務の連携を推進することを目的とした「地域医療連携推進法人制度」を創設した．これは，複数の医療機関を統括し，一体的な経営を行うことにより，経営効率の向上を図るとともに，地域医療・地域包括ケアの充実を推進し，地域医療構想を達成するための選択肢として，地方創生につなげることを目的としている． ●また，医療法人経営の透明性の確保およびガバナンスの強化に関する事項として，「医療法人制度の見直し」がなされた．
第8次改正 2017（平成29）年 6月成立，社会保障審議 会医療部で了承	●病院長の権限の明確化や強化をはじめとする特定機能病院のガバナンス改革などを盛り込んだ7項目が制定された．特に保健師助産師看護師法の改正としては，①妊産婦の異常の対応などに関する説明の義務化，②看護師などに対する行政処分に関する調査規定の創設がなされた．

在院日数を短縮化するためには，医療施設の機能分化として病床の見直し，医療機関の連携が推進され，在宅医療の推進と地域包括ケアへと誘導されている．

医療の高度化は，高齢者や重症患者の治療や救命率の向上に寄与する．一方で，患者の高齢化や重症化は，心身機能に障害を残した医療依存度の高い患者の増加にもつながる．このため

に，特に急性期病院においては，患者の成り行きを早期に判断し，合併症や後遺症の予防に努め，早期リハビリテーションの介入が実施されている．また，診療報酬の改定により，入院初期からの退院支援で在院日数の短縮化を図ることが求められている．

かつての日本の医療は，「病院完結型」の医療であった．病院完結型医療においては，病院において救命・治癒のための医療が施され，退院して社会復帰する．しかし，現在の疾病構造は，慢性疾患が中心で，病気と共存しながら，QOLの維持・向上を目指すことが求められている．つまり，「地域完結型」の医療においては，治癒の後に社会復帰がなされるわけではない．疾患や障害（後遺症）を抱えながら社会復帰し，医療を継続しながら生活の再構築に努めることになる．

COLUMN 地域包括ケアシステム（図）

地域包括ケア研究会による定義では，「ニーズに応じた住宅が提供されることを基本としたうえで，生活上の安全・安心・健康を確保するために，医療や介護のみならず，福祉サービスを含めた様々な生活支援サービスが日常生活の場（日常生活圏）で適切に提供できるような知識での体制をさす」とされている[1]．これは，団塊の世代が75歳以上となる2025年度を目途に，重度な要介護状態となっても住み慣れた地域で自分らしい暮らしを人生の最期まで続けることができるように，住まい・医療・介護・予防・生活支援が一体的に提供されるシステムであり，「病院完結型医療」から「地域完結型医療」への転換である．

したがって，地域包括ケアシステムが成立するためには，単に介護保険制度など1つの制度の枠内では完結せず，地域に暮らす一人ひとりの暮らし方に関する選択と心構えを前提に，多様な関係主体がネットワークを構築する必要がある．つまり，地域包括ケアを実現するためには，❶医療の連携強化，❷介護サービスの充実強化，❸要介護状態とならないための予防の推進，❹見守り，配食，買い物など多様な生活支援サービスの確保と権利擁護，❺バリアフリーの住まいの取り組みが必要である．

クリティカルケアが必要となった患者でさえも，いずれは地域に戻ることを想定し，患者の尊厳を支えることのできるような早期からの取組みが重要となる．このため，クリティカルケアに携わる看護師は，地域包括ケアに関する理解が重要であり，退院調整に繋げるための視点が求められる．

図 地域包括ケアシステム（厚生労働省）

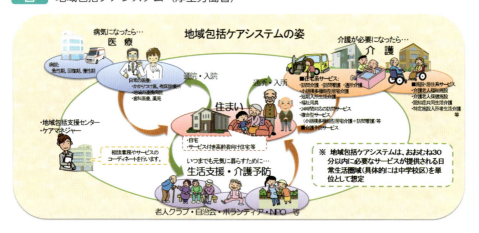

II 社会復帰のための退院支援

1. 退院支援とは何か

1) 退院支援とは

退院支援とは，在宅療養の安定を目指すための支援である．つまり，退院後も医療管理や看護・介護が必要な状況の患者に対して，「退院後も継続するであろうと予測できる問題」について入院時からアセスメントやマネジメントを行い，患者が望む生活の場に移行するまでのプロセスである．したがって，退院支援には，退院指導や退院調整といったすべての過程が含まれる．つまり，退院支援には医療ソーシャルワーカー（MSW）の業務であった「退院援助・退院調整」と，看護師による「継続看護」が合わさったものである．

退院支援が推進されている背景としては，病院完結型医療から地域完結型医療への転換と地域包括ケアの充実がある．地域包括ケアにおいては，急性期治療を終えた患者は，退院支援を受けて住み慣れた地域へ戻っていく．住み慣れた生活の場である地域のなかで，必要な生活支援や介護サービスを受けながら，通院での医療が継続される．したがって，クリティカルケアが提供される場においても，患者の生活拠点である地域での生活を想定し，多職種と連携しながら速やかな退院支援につなげることが重要である．

2) 退院支援のプロセス

退院支援に必要なプロセスには，❶退院支援が必要かどうかの判断，❷在宅移行に際しての課題の検討，❸制度の活用や資源の確保といった調整の3つの段階がある．

1 第1段階

おおむね入院48時間以内に実施する．スクリーニングシート等を用いて，退院支援が必要な患者をリストアップする（表2）．

2 第2段階

生活の場に帰るためのチームアプローチとして，医療管理上の課題と生活・介護上の課題について，アセスメントし，自立を目指すための支援を行う．この際，患者の意思を尊重し，退院支援カンファレンスを行う．

3 第3段階

地域・社会資源との連携と調整として，課題解決のために，退院支援カンファレンスを行う．

3) 退院支援における課題

「退院支援は，入院時から開始される」というのは，退院支援が必要となるか否かの判断は，入院時からある程度予測することが可能だからである．在院日数の短縮化に伴い，退院が決定してから退院支援を開始するのでは，間に合わないという現実もある．したがって，クリティカルケアの看護師であっても，退院支援を視野に入れ，日々のケアを行うことが求められる．

しかし，在宅看護の経験に乏しい看護師の場合は，在宅での医療やケアについて，具体的なイメージをもつことが難しい．このため，医療

表2　退院支援のためのスクリーニング項目の例
● 再入院または緊急入院である
● 入院前よりADL/IADLの低下が予想される
● 退院後も継続が必要な医療処置がある
● 薬剤の管理に困難が予想される
● 摂食嚥下機能に問題がある
● 認知症または問題行動がある
● 家族が不明または介護者がいない
● コントロール不良な症状がある
● 健康保険に未加入または介護が必要だが介護保険の認定がされていない

§ ❷ 社会復帰　501

依存度の高い患者の場合は,「在宅へ戻るのは無理だから…」と判断しがちである.実際,在宅医療においては,入院中と同じ医療処置や看護を継続することは困難である.しかし,患者・家族の意向を確認し,自宅でも患者・家族が実施可能なように工夫することで折り合いをつけ,患者の希望に沿うことが,患者の尊厳を高めることなる.

意識レベルが良いとはいえ,患者による自己決定が困難な場合も多いクリティカルな状態であっても,家族や重要他者からの情報収集は可能である.患者の尊厳を保持するためにも,患者不在での意思決定がなされないように,日頃の患者の希望を家族に問うといった配慮が重要である.そのためには,他の専門職と連携し,患者に必要な医療管理とケアマネジメントを立案するための機会を設けることが求められる.

III 退院支援の実際

1. PFMによる地域完結医療の推進

PFM(patient flow management)とは,東海大学医学部附属病院から始まった入退院マネジメント強化のための手法であり,現在ではさまざまな医療施設へ広がりをみせている.東海大学医学部附属部病院におけるPFMとは,患者の身体的・精神的・社会的リスクを入院前に把握し,入院前から問題解決にあたるためのシステムであり,病棟業務を円滑に進めることに役立っている(表3).

東海大学医学部附属病院におけるPFMのスタッフは,看護師・MSW・薬剤師・管理栄養士・事務職から構成されている.入院決定時からPFM看護師が事前に面談し,ベッドコントロ

表3 PFMの機能

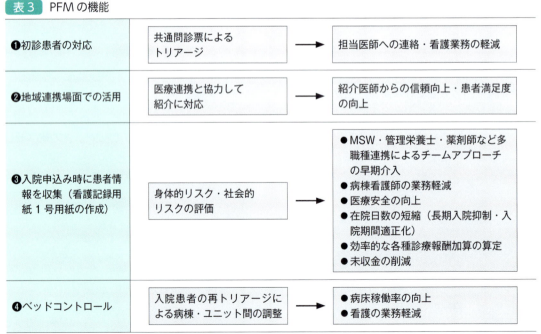

(田中豊:病院経営からみたPFM 急性期病院の生き残りの道.看護展望 39(11):16, 2014. の資料2「拡大するPFMの機能」を改変)

ールや退院支援のスクリーニングにつなげている．社会的リスクのある患者には，早期からMSWが介入する．特に，クリティカルケアの現場である救命救急センターは，社会的リスクのある患者が入院する確率が高く，MSWは毎朝のカンファレンスに参加し情報収集に努めている．薬剤師や管理栄養士は，看護師からの情報や患者の常用薬などから，治療上の提案をするなど医師と連携する．事務職は，医療連携のための役割を担い，地域の医療機関等への橋渡しの一助となり，PFMの機能として，病床稼働率が向上したと報告されている．

　一方，大串らによる研究によれば，「クリティカルケア看護師は他病棟群の看護師に比較して，患者・家族の退院後の生活をイメージできず，生活への支援や医療者間での連携が弱いことが明らかになった．（中略）退院支援に関する意識も経験年数が上がるにつれ上昇した．PFMシステム下において，電子カルテ等の情報伝達システムへの記録の取り込みと，効果的な研修の必要性が示唆された」[2]とある．

2. クリティカルケア看護師に求められる退院支援の実践とは

　大串らの研究は，PFMを運用している特定機能病院に勤務する看護師を対象とした研究である．大串らは，看護師の所属病棟のケア特性により5つの病棟群に分類し，自記式質問紙を用いた調査を実施した．5つの病棟群とは，「慢性疾患障害病棟」「がん・医療依存病棟」「小児母性系病棟」「短期・特別病棟」「救急重症病棟（救命救急センターと集中治療室）」であり，看護師経験年数には優位差が認められない．しかし，看護師経験年数に差がない状況にありながらも，クリティカルケア看護師による退院支援の実施頻度は，「基礎情報収集」他の病棟群と比較して優位に低い結果であった．「クリティカルケア看護師は，情報収集や意向の確認など

インフォームドコンセントの機能は果たせているが，今後の生活を見越した対応や連携の目線は弱く，退院支援に関する記録が書けていないこと，および経験年数で情報収集力と調整力が高くなる結果であった」[3]と述べられている．

　この結果から，PFMシステムのある特定機能病院でさえも，クリティカルケアの状況においては，救命に関連した医療処置が優先され，退院後の生活まで考える余裕がない，時間に追われてケアを実施する看護師の姿が浮き彫りになった．しかし，患者がクリティカルな状態に至った経緯は，その後の患者の生活の再構築への影響が大きい．単なる情報収集で終わってしまうと，生活を再構築するための患者からのサインを無視したことにさえつながる恐れもある．

　筆者は，かつて急性期病院の退院調整看護師の役割について調査したことがある．その際明らかになったことは，「対象となる患者を早期の段階から【退院調整の必要性を適切に見極める】必要がある．また，院内で行われているカンファレンスで退院調整看護師は，病棟看護師に意図的にかかわり，退院支援の働きかけを行いながら【在宅療養へ移行していくための体制作り】が必要である．そして，それらを統合させていきながら【患者・家族の思いに寄り添う退院調整】を行なっていく必要がある」という結論であった[4]．しかし，退院調整看護師が退院支援の必要な患者を見極めるためには，患者に直接接した専門職からの情報が必要である．

　大串らによれば，クリティカルケア看護師は，患者の情報収集はできている．この情報を，退院支援を担う部門へつなげることが，早期の退院支援の要となる．生活の再構築，セルフケアの再獲得のはじめの一歩は，入院時の情報収集から始まることを認識し，スクリーニングシートなども使用しながら，患者の尊厳を大切にしてほしい．そのためには，真摯に患者の声に耳を傾け，希望に寄り添うことを目指して，患者

の成り行きを予測しながら日々のケア計画に活用することが重要である．

おわりに

　現代の医療は病院完結型から地域完結型へと移行している．このため，クリティカルな状態にある患者の看護においても，患者の将来を予測し，QOLを考慮した質の高い看護を提供することが必要である．

　患者の治療が優先されるクリティカルな状態であっても，単なる全身管理といった診療の補助にとどまらず，患者の将来を予測した日常生活ケアが求められる．ポジショニングや清潔ケアといった看護は，合併症の予防につながるだけでなく，後遺症も改善する可能性がある．これらのケアは，患者の今後の社会生活に復帰するための礎ともいえる．

　社会生活のために看護師ができることは，患者・家族の希望する将来に向け，多職種連携，協働に向けての橋渡しをすることから始まる．

このための準備として，看護師は「患者自身の生活を再構築するための視点」をもつことが求められるであろう．

[引用文献]
1) 地域包括ケア研究会（平成20年度老人保健健康増進等事業）：地域包括ケア研究会報告書—今後の検討のための論点整理．p6, 2009.
http://www.mhlw.go.jp/houdou/2009/05/dl/h0522-1.pdf
2) 大串渉, 岡部明子, 高澤智香桂子・他：クリティカルケア看護師は「退院支援」を行えているのか—特定機能病院での実施状況と意識と関連要因．第44回（平成25年度）日本看護学会論文集　成人看護Ⅰ：144, 2014.
3) 大串渉, 岡部明子, 高澤智香桂子・他：クリティカルケア看護師は「退院支援」を行えているのか—特定機能病院での実施状況と意識と関連要因．第44回（平成25年度）日本看護学会論文集　成人看護Ⅰ：144, 2014.
4) 田中博子, 伊藤綾子, 真野響子：急性期病院から自宅へつなぐ退院調整看護師の役割．東京医療保健大学紀要 **6**(1)：71, 2012.

[参考文献]
1) 田中豊：PFMの誕生から発展と普及へ．看護展望 **41**(9)：6-13, 2016.
2) 宇都宮宏子監, 坂井志麻編：退院支援ガイドブック．学研メディカル秀潤社, 2015.
3) 田中豊：病院経営からみたPFM 急性期病院の生き残りの道．看護展望 **39**(11)：14-16, 2014.
4) 大串渉, 岡部明子, 高澤智香桂子・他：クリティカルケア看護師は「退院支援」を行えているのか—特定機能病院での実施状況と意識と関連要因．第44回（平成25年度）日本看護学会論文集　成人看護Ⅰ：141-144, 2014.

MEMO

MEMO

第6章　自己実現の欲求とケア

§ ❷　社会復帰　505

第6章 自己実現の欲求とケア　　　　　　　　　　　　　　　　　　　　　　　　北村 愛子, 井上 奈々

Section 3　意思決定支援

はじめに

クリティカルケア領域のなかで看護が大切にしなくてはならないことの1つに,患者と家族の心理を理解し,「その人らしさを保つために」その人自身の意思を尊重する意思決定支援を欠かすことはできない.この意思決定支援を通じて患者-医療者のパートナーシップを形成しながらケアを展開することで得られる感覚は,ヒューマンケアリングに基づく看護実践をもたらすきっかけとなり,患者と家族の自己実現に向けてのケアにつながる.

ここでは,クリティカルケア領域における患者・家族への意思決定支援について,自己実現との関連を述べ,医療者と患者・家族がともに向き合うことの大切さが問われる意思決定困難な状況を理解し,その状況をどのように支援していくのかを記述する.

I　意思決定支援と留意点

1. 意思決定と意思決定モデル

意思決定とは,行為者に開かれた一定数の選択のなか,選択肢を選択する過程をいう[1].Hamersらによる意思決定の文献レビューでは,意思決定は,「意思決定の過程」と「意思決定の結果（診断）」の2側面からとらえようとする研究があり,また研究の方向性として,❶意思決定はどのように行われているかと,❷意思決定はどのように行われるべきかに分けて考えようとするものがあると述べている[2].

看護学の場合は,意思決定とは,問題解決や目標・目的達成のためにとるべき方向や手段について複数の選択肢のなかからどれか1つを決めることをいい[3],人間を与えられた課題と相互作用を果たす情報処理モデルと考えることが多い.

この人間の情報処理システムがもっているメモリーは,短期と長期の2種類で,システムの処理としては,❶手がかりの獲得,❷仮説の生成,❸手がかりの希釈,❹仮説の評価の4段階に分かれる.

看護領域で人間の基本的欲求から考えた場合,より高次欲求としての自己実現の欲求として,「自分らしさを保つ」ニーズがある.自分自身が尊重でき自己概念が安定していれば「自分らしさ」が保てるが,自分の存在が揺らいでいる場合は,意思決定力が低下し,自分らしさを維持することが困難になる.また,意識低下や治療に伴う苦痛などで自己決定能力が不足している場合は,権利擁護を必要とする.その具体的支援の一部が意思決定支援である.「決定しなければならないが,そこまではわかっていない」「説明された内容をもっとわかりたい」「何を決め手に決断してよいか」「どちらをとってもリスクが高い」といった意思決定困難な状態

である．そのときの看護師の役割は，意思決定を支援することである．

この意思決定における看護師の役割を実用的に実行できるようにアドボケイトのガイドラインとして開発されたモデルがあり，Corcoranは，以下のように患者の決断の意味づけを支援する5段階を示している[4]．

❶ 適切な情報提供を保証する
❷ 患者に希望する情報を選択させること
❸ 看護師としての見解を示すこと
❹ 患者が自己の価値を確認する援助をする，患者の価値による決断を支援
❺ 患者が自発的に健康，病気，死のもつ意味を決めることを助ける

しかしながら，こういった行為を展開するためには，看護師の知識と精神的な安定さ加減，自信，他者への誠実なかかわりができることが前提だといえよう．そして同時に医師との信頼関係による協力の感覚が重要である．

患者の知りたい情報を再提供しながら，患者自身が自分にとって意味ある選択ができるようにサポートする．これは，家族が代理で決定するときにも同じである．

意思決定に関与する人々の価値を洗い出し，その影響を十分に理解して決定する．

意思決定支援は，患者・家族の決定できる能力をアセスメントすることからはじめ，その自律性を支える支援を行うことである．今後の治療・検査の方法について特に予後に影響する内容，深刻な悩みについて，考えを整理することをポイントにし，自分の価値ある考えが選べるように支援する．

代理の場合は，患者の意向を反映させ尊重した決定ができることが重要である．これについて，受けたい医療に関する事前の意思表示がないか，確認しながら支援する必要がある．

これらのプロセスを通じて自分の価値観を明らかにし，自分が選ぶことへの意味づけをして

行動選択することで，その人らしくあるための自己決定を支援している．意思決定を支援することは，その人らしく生きていくための自己実現に向けての支援となる．看護師は，意思決定モデルを活用し，患者と家族のための選択，結果，価値，見込みの局面で情報を十分に提供し，ともに考え，患者と医療者の両方を支援する．

2. 意思決定支援—自己実現に向けての支援としての留意点

クリティカルケアにおいて自己実現のニーズが満たされないときは，生命の危機状態や人生への影響，将来の展望がみえなくなるなど自己存在への影響が生じている場合が多い．その本質は，患者や家族にとって，喪失やリスク，あるいは生きぬくことへの挑戦を強いられる場合で，自分で行動のより所，確信がもてない状況に陥っているときである．このような状況の場合，患者の自律性が低下しているため，意思決定支援には留意が必要である．

治療法について意思決定をする場合，医学的アドバイスの真偽に頼ることや，生きるために治療を選ぶときに運命に委ねること，価値観を考慮すること，世論を気にかけることなどが影響を及ぼす．「医師や看護師の言うことは本当なのか」「もう，自然に任せるしかない」「私の考えは」「世間一般に」といった思考が意思決定に影響するということである．

また，緊急で意思決定する場合，よりいっそう，意思決定のプロセスを複雑にすることもあることに留意する．決定を迫られ急性のストレスが生じて，早急に決めようとしてストレスが増強するためである．よって，緊急時には，より丁寧にわかりやすく説明し，一般的に意思決定に影響する要因に留意しながら，患者や家族の意思決定を支援しなければならない．

また意思決定の葛藤がある場合は，自分が決定しようとする意向と，拒否する意向が同時に

§ ❸ 意思決定支援 **507**

第6章 自己実現の欲求とケア

存在するときに生じることを理解しておく必要
がある.

患者の意思決定では，時に医学的な有効性よ
りも，治療が患者の生活にどのように影響を及
ぼすかが重要な場合がある．日本人の死生観の
調査では，「安らかに簡素に逝きたい」という意
向で，延命治療を拒否する傾向は約8割と高く，
また延命拒否者は自殺を許容する傾向が相対的
に高いという傾向が示されている[5]．死を意識
したときの生き方のその人らしさの在りようは，
多様であることを医療者は認識し，"治療の受
け方" と "死を意識したときの自分の生き方"
をともに考えなくてはならないといえよう.

高齢者や小児，精神障害のある患者の場合は，
理解力，法的適格性を混同しないように留意し
つつ，個々の意思決定に関する能力を家族と医
療者で判断して，自律性を評価した後に代理意
思決定をしなければならないか否かを考慮す
る．小児や高齢者のときは，本人不在のまま意
思決定が行われることがないように配慮が必要
である.

II クリティカルケアにおける意思決定に関与する人々と自己実現

1. クリティカルケアにおいては，誰が意思決定に関与するのか

クリティカルケアにおける患者は，病態によ
り意識がない場合や，苦痛緩和と治療促進のた
めの鎮静薬の使用により意思表示ができない場
合がある．そのため，自律性をもち自己決定で
きる状態は曖昧である．意識が覚醒したときで
すらも，患者の認知，認識，判断力を考慮して，
意思決定の支援が必要である.

さらに，クリティカルケアにおいて，患者・
家族の意思決定を必要とする状況は，短期間の
説明で急激な変化を受け入れ，将来を予測する

こともできないまま，決断しなければならない．
治療の効果とそれを上回るかもしれないリスク
を天秤にかけて意思決定を必要とする状況であ
る．良い結果の確率が大きい場合は悩むことが
少ないが，良い結果が生じないかもしれない場
合，何をより所に決定してよいか治療側も悩む
ことがある.

同時に，患者の自己決定能力の低下があり代
理意思決定になる場合，家族が迷うことになる．
代理意思決定については，患者自身が決定する
能力がない場合に，重要他者により患者の代わ
りに意思決定をすることである．わが国では，
その決定は法的な代理人が行うことが多い.

患者の自己実現が，意思決定の連続の結果に
あると考えた場合，自律性が低下した患者と代
理意思決定を行う家族に対して，倫理的配慮が
必要である．患者と家族は，重症の患者の人生
に起きている出来事を患者の価値感をより所に，
また自分たちの考えをもとに医療者とともにふま
え，生死や生活の質を考えることで，倫理的な
意思決定をして医療に参加することとなる．代理
意思決定者はストレスを抱えるが，支援を受け
ながら自己実現に向けて苦境を乗り越えている.

このような過程に関与する医療者にも同時に
ストレスがかかるが，看護師は，他者の人生に
関与する瞬間に，専門職としての責任と協力，
ケアリングの態度で接し，積極的に患者と家族
の権利を護るといったアドボカシーの実践を展
開し意思決定に関与する必要がある.

2. 意思決定のための告知・インフォームドコンセントとカンファレンス

医療者は患者が治療中に決定しなければなら
ない事象について説明し，ともに考える機会を
もたなければならない．集中治療部（ICU）や
救急の現場では，その時間と場を設定すること
は，容易ではないが，看護師は代理意思決定者
を支援する役割を認識し，チームを調整する.

意思決定支援のために，現状の告知やインフォームドコンセントを行い，患者・家族が情報を得て納得してものごとを決めて，その自由意思による決定を支えるために，どのような支援をするのかをチームでカンファレンスし検討する．

1) 告知と看護師の役割

日本でいう「告知」という表現は，欧米では「真実告知（Truth Telling）」といい[6]，真実，本当のことを伝えるという意味をもつ．ただ単に，病状を告げる（ムンテラ）といったことだけではなく，事実を告げるとともに真実を語り合うことを意味している．

しかし，告知のイメージには，「悪い知らせを伝える（Bad News Telling）」が多く含まれているのではないだろうか．がん告知や急変の告知，手術の成功率や予後など，告知のなかには予期した場合にあまりよくない情報を提供するという印象がある．したがって告知に対して，どのような配慮が必要かを考慮することから，看護師の役割が始まる．患者・家族が事実を正しく理解し，医療者と真実を語り合うためには，単なる宣言的な告知であっては正しい認識が得られないからである．

この告知の在りようからインフォームドコンセントにつなげるためにも，丁寧に患者の反応を受け止めながら真実を伝えることを医療者の役割とする．また告知は患者の知る権利を護りながら展開する．患者の認知能力，理解，判断能力をアセスメントし混乱をきたさないように，適切な情報提供を行う．これには真実を伝える医療者の価値観やスキルが反映することが多い．そのため，相手のことを考慮しない，そっけない伝え方であったり，事実に対するゆがんだ受け止められ方，医療者の判断による勝手な情報操作などにより，患者が，十分に知りたいという権利を阻害しないように留意する．

告知は，患者の自己決定権，自律の原則を護

るための行為であることを根底に，患者を欺かないよう信頼に満ちたものになるよう努めなくてはならない．患者の尊厳を護るために真実の告げ方を考慮する組織になるよう，医療者のスキルや価値観を見直すことにより有用な告知ができてくる．

告知のときの看護の役割は，次の点を配慮する．

1 患者・家族にとっての悪い知らせの意味を理解する

告知が与えるものは，将来や生活に影響するということを理解して患者・家族の望みを理解しながら導入する姿勢が必要である．そのために，情報の正しさと完全さを意識し，患者が決定できることとできないことを明瞭にし，良好なコミュニケーションを維持しながら告知する．

2 告知のときの医療の在り方を理解する

急変時の病状説明，がん告知と治療の説明，手術選択の説明，治療の限界の説明，療養の場の移行の説明，事故説明について，医療ができることを丁寧に伝える必要がある．なぜそうすることがよいと考えるのかの意味づけをして患者・家族にわかるように支援，説明する．

3 告知の特徴を知り対応する

告知は患者・家族にとって，時に恐怖・脅威であり，それは経験済みで解決できることであれば対処できるが，おおむね未経験で自分たちだけでは解決できそうにないものとして感じるものである．よって，看護師はこの解決困難なことに見舞われているのは，患者・家族であることを理解し，患者・家族に関心を向けることが重要である．

4 患者・家族を主体に理解を促進する方向に進む

患者・家族は医師から説明があるというだけで，自己の価値観に配慮なく治療方針を一方的に説明されるのではという心配が先に立つことがある．おかれている状況によっては，希望が

§ ❸ 意思決定支援　509

減り失望するのではと事前に感じてストレスがかかり，医療者の説明を冷静に受け止め理解できないかもしれない可能性がある．また緊張のあまり自分がわかるところだけ理解できた，そう解釈したといった現象も起こる．これらを理解して，患者・家族がわかることを基軸に告知しなくては医療の出来事を伝えたことにはならない．さらに，その情報で何かを決定していくことは，到底無理になっていくため，不安を緩和しながら真実が伝わるように支援する．

このようなことをふまえて，告知のときに看護師は，患者・家族を主体に患者・家族が医療を決定できるような情報として真実を伝えることができるように，医師と患者・家族の双方，また自分自身が理解し，よりよい告知になるよう支援する役割がある．

2）インフォームドコンセントと看護師の役割

インフォームドコンセントとは，医療処置の開始前に十分な情報を患者が理解できることばで説明したうえでの同意と訳され，患者の権利，特に自己決定権，自分に行われる検査・治療，ケアの目的・方法・侵襲の程度，効果の範囲，危険性や合併症，副作用，予後などをよく知り，自分が理解できるまで説明を受けることができ，そののちに同意をする．医療者も同意を得ることで，医療が展開できるというものである[7]．

これは，緊急事態でもなんらかの方法で説明し同意を得るべき重要なことがらである．そのため先に述べた告知に引き続き，医療行為の説明を行い納得のうえ治療ケアを受けるという経過を含めた相互理解を深めた関係性，コミュニケーションが必要である．

1 看護師の役割

以上の告知とインフォームドコンセントは，患者家族が意思決定していくうえで重要な情報提供の在り方である．看護師の役割としては，対話をこころがけ，患者・家族の感情に対応し

ながら進めることが重要である．

まず，患者が状況を理解するときにはストレスを緩和しながら進める．問題解決のために論理的に説明するだけでなく，患者・家族の情動に対処しながら説明をする．患者・家族の話を十分に聴き，家族の意思決定の協力がないと医療ができないことを伝え，わかりにくいことは何でも質問していただきたいことを説明する．説明中も相手の気持ちから，理解しやすい手がかりをつかみながら進めるなどの配慮をする．これらは患者・家族が時期的な見通しや決定していくべき内容および，利益・不利益など矛盾点は整理して考え，理解を促進できるよう看護師はその説明と同意を得るプロセスを支援する役割を担う．

2 留意点

留意点としては，以下のとおりである．

❶ 相手の関心ごとを重視しつつ，そのことと医療との関係を話す．患者・家族にとって，現状がわかることは重要なため，この病気は何なのか，放っておくとどうなるのか，この治療の利益・不利益は，治療の方法や合併症は，その治療の成功率は，と知りたいことがたくさんある．しかし患者・家族には情報や知識が少ないことがほとんどである．そのため，患者・家族自身が関心をもっている内容から応え，そのことと，病状や治療・予防との関係を話すことで理解を促進することができるように配慮する．

❷ 治療の利害と患者・家族の生活，人生への影響を考え理解できるよう促す．医療行為そのものは，非日常的なものであるため，その影響を医療者から聞くことができると，価値づけや何を考えるべきかがわかり，対処できることが増えていく．

❸ より良い医療環境を築くために互いを表現し合う．医療者の考えと家族の考え，患者の意識がなくても患者の健康なときの考え

を聞き出すことで，互いに理解しながら進むことができる．

これらの留意は，患者・家族は，医療者との出会いと説明により自分に起きている事実を理解し自己決定ができ，自分自身を尊重してくれている医療との接点から信頼関係を築くといったインフォームドコンセントに発展すると考えられる．

3 看護師が行うインフォームドコンセント

また，看護職にとっての説明責任の観点から看護師が行うインフォームドコンセントがある．意識がない重症患者の日常生活の世話を行うときに，看護師は，**看護ケア提供に関するインフォームドコンセント**として，日常の看護ケアのプロセスを説明し同意を得る．アセスメントの段階，看護診断の段階，看護計画の段階，実践段階，評価段階，退院または転院の段階など必要に応じて了承を得ながらケアを行う．

このほか，看護ケア提供に関するインフォームドコンセントは，看護管理者の責務であることが多いが，看護サービス提供体制の説明など状況により行う．

診療に関するインフォームドコンセントでは，初診（初療）時，入院時，治療方針決定時，検査や手術時，症状の変化時，転院や退院時など，患者と家族の理解や思いを把握し，医師との調整を図ることが重要である．このことについては，円滑なチームワークを促進するために看護師の役割として重要で，患者にとっては良い医療を受ける権利を護る行動になる．

総体的には，医学的所見と身体状況，治療を医師が主導で説明する場面が多いが，それ以外にも看護師が家族面会時に説明を行う．

❶ 患者の身体のどのような反応をとらえどうケアをしているのか，その日の目標や看護活動について家族に情報提供する．

❷ 看護師として治療の方向性を理解し，どう管理しているか実情を述べ，医師と協力し

ていることを説明する．

❸ 患者家族の知りたい情報を理解する．

❹ 患者が健全なときの価値観や現在の生活の課題などを理解し，毎日のケアを通じて患者・家族の関心事に注目し，応えながら生活や人生への影響と治療選択の意味を互いに表現できるよう支援する．

このような流れで実践および調整を行い，看護師によるインフォームドコンセントによって信頼関係を維持していく．

III 意思決定困難な状況と意思決定支援

1. クリティカルケアにおいて意思決定困難（意思決定上の葛藤）を引き起こす状況

クリティカルケアを受ける患者にとって意思決定が迫られる内容は，急性・重症化する病態の診断と検査の選択と同意，現在の病状説明と治療提案への選択と同意，高度治療の選択の可否，治療困難な状況（治療の限界）とその後の治療・ケアの選択，転院や退院の選択，急変時の状況理解，生死にまつわる蘇生コードの意思決定などの倫理的に思考しなくてはならない状況などである．

このような状況の場合，前述の意思決定モデルと留意点に配慮し，告知やインフォームドコンセントの場面で看護師役割を果たしながら意思決定を支援し，患者と家族の自己実現を支えていく．

2. 意思決定支援の看護活動

1) 看護問題を見極め，意思決定の必要性を判断する

患者の自己決定の力をアセスメントするために，患者本人の自律性と判断力の特徴，意思決

§ 3 意思決定支援　511

定の内容と状況を把握する．患者に自己決定できる力がないときは，代理意思決定ができる人物を確認する．代理意思決定者がいない場合，社会的な資源も活用する．

　本項での看護問題は，患者が自分らしく自己実現できるように，意思決定支援を必要とする問題を示し，倫理的な側面での治療やケアの選択の難しさがあること，さらに，その選択が患者の将来のQOLに影響するという内容である．よって，患者の以下のような状態にあるかを観察し，困難さの理由をアセスメントすることで介入の方向性と看護活動がみえてくる．

[判断]

　❶意思決定を促進すれば自分の力で決定できる状態かどうか（自己決定能力の脆弱性に起因する），❷意思決定をしようとした場合，葛藤が生じて支援がなければ決定できない状態か（自己価値の不明瞭さと周辺状況との関係・利益と不利益の決定項が曖昧なことなどに起因する），❸自己の価値観と選択したいかもしれない内容が相反して道徳的苦悩をもつ状況か（スピリチュアルペインと倫理的問題を有している）を観察し判断していく．

　❶の場合は，主に患者に必要な適切な情報を提供することで，患者自身が決定でき，❷の場合は，自分の考えに決め手がなくどちらをとっても苦しい状態であるため，患者にとっての意義ある行為を選択できるように，対話によって自己内省を促進する支援を要するものである．❸の場合，自己価値を優先したい真意がどういった点で矛盾しているのかを紐解き，全体的な判断のなかで自己の価値観や存在について，意思決定内容とのすり合わせによって選択に導く必要がある．この3つの状況を判断し，主な目標と看護活動に反映する．

2) 主な看護目標と看護活動

[看護目標]

①現状が把握でき，選択肢の利点／欠点が理解できる

②選択とそれに対する反応：悲嘆や恐怖／不安などの感情や心配を他の家族員と分かち合うことができる

③選択肢とその結果に対する十分な知識の提供を受けたうえでの選択ができる

④選択後は，選択の結果を受け入れることができる（その後同じことでの葛藤が生じない）

[看護活動]

①意思決定の葛藤の原因や影響を及ぼしている事柄は何かを発見する

　(1)患者・家族がもっている価値観をつかむ．また，その背景も同時に把握する．どう感じているのか，なぜそう感じるのかを尋ね，理由を探る

　(2)選択した際の結果に対する反応の予測と，選択者が陥る状況について想起させ，何が決定の妨げになるのかを明らかにしていく

　(3)情報は適切に提供されているか，理解されているかを確認する

　(4)家族員間での意思の相違がないかを確認する．

　(5)医療者との信頼関係が寄与していないかを把握する

②意思決定の葛藤内容を論理的に整理する．矛盾点に気づくよう，リフレクションする

　(1)誰のための決定か

　(2)患者が最も大切にしていた価値観はどのようなものなのか，生き方や考え方はどうか

　(3)どんな状況を期待しているのか

　(4)可能な選択は何があるのか

　(5)選択のための情報は十分にあると感じているか

　(6)自分の価値観との矛盾はどこか

③葛藤の原因を除去あるいは軽減し，選択の支

援（自分で決定する）を行う

(1)患者／家族の価値観を認め，重要度にそって，順位・優位をつける

(2)最も重要な価値を基盤に決定するよう進める

(3)決定するために必要な情報は提供し理解を助ける（利点・欠点など）

(4)医師と情報提供について調整をする

(5)患者／家族―医療者間の信頼関係を築く．励ます

(6)家族の苦悩している内容／選択肢に対する認識を言葉にして表現してみるようすすめる．何で，悩んでいるかを自覚し批判的思考に向けて支援する

(7)決定には勇気が必要で努力したことや，最もいい決断であったことをともに感じ意味づけできるよう支援し，決定後の家族の精神面を支える

おわりに

意思決定と留意点，意思決定の看護活動，そ

の前提に告知やインフォームドコンセントにより患者に十分な情報を提供することで患者の知る権利を護り，患者の考えを大切にした意思決定を支えることができるようになる．患者と家族が十分に知って意思決定できるように看護師は役割を果たし，患者の日常性を支えることが重要である．

［文献］
1) 富永健一: 意思決定の社会学理論―行動過程の分析. 社会学評論 8(3): 52-84, 1958.
2) Hamers JP, Huijer Abu-Saad H, Halfens RJ: Diagnostic process and decision making in nursing: a literature review. *J Prof Nurs* 10(3): 154-163, 1994.
3) 和田攻, 南裕子, 小峰光博総編集: 看護大事典. p124, 医学書院, 2002.
4) Corcoran S: Toward operationalizing an advocacy role. *J Prof Nurs* 4(4): 242-248, 1988.
5) 堀江宗正: 日本人の死生観をどうとらえるか―量的調査を踏まえて. 臨床死生学倫理学研究会1-12, 2014.
http://repository.dl.itc.u-tokyo.ac.jp/dspace/bitstream/2261/55822/1/Horie_201404.pdf
6) カサンドラB. ウィリアムソン, デブラ J. リビングストン: 真実告知. グロリア M.ブレチェク・他編, 早川和生監訳, ナーシングインターベンション ―看護診断にもとづく看護治療, pp139-153, 医学書院, 1995.
7) 和田攻, 南裕子, 小峰光博総編集: 看護大事典. p198, 医学書院, 2002.

MEMO

Section 4 看取り・ターミナルケア

はじめに

クリティカルケアにおける看取り・ターミナルケアの看護実践は，患者と家族の苦痛を緩和できるように倫理的な配慮が必要である．これは，人間関係を保ちながら自己存在感を確認し自己実現に向かっていくニーズを支え，スピリチュアルケアと看取りにおいて人間の尊厳を大切にしたケアとしても重要である．死にゆく人と家族，医療者が，患者の人生の終わりにその人らしさを支えるための日常性を最終に再構築する場面であるといえよう．

I クリティカルケアにおける看取りとターミナルケア

1. クリティカルケアにおける苦痛緩和のケアと看取りのケアの意味

クリティカルケアにおいては先端医療を提供するため，救命処置や集中治療の目的である『いのちを救う』ことに専心してチーム活動を行う．しかしながら，集中治療によって生命徴候が回復の傾向を示さない，あるいは治療が全く功を奏しないとき，集中治療の看護支援から死と向き合いながら苦痛を緩和するケアに移行することがある．

クリティカルケア看護において死に向き合うということは，救命の状況に依存しているなかで，死を受け入れていかなければならない．ほんの少し前まで死に打ち勝つための知識と技術を駆使し死を防ぐことを使命としていた状況から救命できない状態になった場合，医療者自身が治療・ケアのあり方を問い直しながら，死にゆく患者のケアを医療チームで救命との連続性のなかで切りかえていくことが重要となる．

そのため看護師には，クリティカルケアにおけるターミナルケアの看護実践において，患者と家族の苦痛を緩和できるように倫理的で臨床的な洞察力が必要とされる．患者が生命危機状態から死に向かっている時間経過のなかでは，家族は，関係性や自律性が失われて精神的苦痛を感じ，現実を理解することに苦しんでいる．看護師は，家族が計り知れない深い悲しみを感じていることを察知し，苦痛緩和のケアを実践する．これは，ある地点で治療をやめるという意思決定に注目するばかりではなく，どのように看取り，患者との限りある時間を過ごすのかということを念頭にケアをしていく必要がある．

この看取りのケアは，救命のための集中治療が効を奏しないとき，死にゆく瞬間まで行うケアとして丁寧に看護実践しなければ，患者も家族も最後に深い悲しみを負うため，重要なケアとなる．

2. 自己実現に関与するターミナルケア ―悲嘆ケアとスピリチュアルケアの観点から

クリティカルケア領域でターミナルケアを実

践しているとき，患者・家族のスピリチュアルケアニーズを強く感じることがある．それは，悲しみや苦悩の形で表現され，悲嘆ケアによって，死にゆく患者と家族のこころが満たされるように変化すること，急激な人生の変化のなかで人間の存在価値やその苦悩が癒されること，生きてきた意味を確認することなど，重厚な感覚で表現される瞬間に気づかされる．

例えば，「こんなことなら，あのとき死んでしまっていたらよかった．でも，やっぱり時間があったから話もできる……」（手術して苦しんでそれでも治らなかった現実の苦悩），「どうして，神も仏もいないの．ただ，生きてさえいてくれればいいのに，それさえ叶わないなんて，こんなに大切なのに」というように，生死に直面した状況では，人は絶望感を感じながらもそこに希望があったことに気づき，死に向かっていくときも希望の在り方が変化している．

権利や生命の存在，生死の意味を考えるとき，スピリチュアルケアは人と人との間に存在するといった重要なものになっている．この人間関係を保ちながら自己存在感を確認し自己実現に向かっていくものと考えられる．

よって，ターミナルケアでは，自己実現に向けた悲嘆ケアとスピリチュアルケアが看取りのケアとしても重要である．

II 死に伴う喪失と悲嘆ケア

1. ターミナルケアにおける精神的苦痛と悲嘆

クリティカルケア領域で死にゆく患者の家族は，患者の喪失を感じて深い悲しみにあう．看護師は，患者と家族を総合的にアセスメントし，悲嘆ケア，スピリチュアルケアを行う．

1) トータルペインの観点で苦痛をアセスメントする

1 アセスメントの意義

クリティカルな状況下では，患者の意思表示はほとんどない状態だが，慢性疾患の急性増悪の場合などは，患者に意識があることから苦痛緩和の観点は身体的側面だけではなく，心理的側面・社会的側面・霊的側面からも理解する必要がある．患者の意識の有無にかかわらず，家族を包括した苦痛緩和は，貴重な時間を過ごすことを目標にするうえでは重要である．これら苦痛の全体的なとらえ方をトータルペインといい，患者と家族が抱える苦悩は一側面ではなく複雑に影響し合っているため，全体的に緩和する必要がある．

2 アセスメント内容

- **身体的苦痛**：死にゆく過程のなかで呼吸困難や疼痛など身体面の苦痛がないか
- **心理的苦痛**：悲しい・つらい・怒りなどの感情を伴い苦痛を感じるものはないか，環境や疾患に起因する悩みや恐れ（疲労や不眠，絶望感や喪失感）
- **社会的苦痛**：経済的な不安定さ・職業上の悩み・家庭での役割変化
- **精神的（霊的）苦痛**：生きる意味や目的，不確実な将来の苦悩，存在価値への問い

3 ケアの方向性

以上のような情報を得て，患者・家族の苦悩を緩和する方法は，薬物療法や安楽な体位，リラクセーション，アロマセラピー，音楽療法など補完的に緩和しながら身体と精神の調和を整えることであり全体的な苦痛緩和となる．

また霊的苦悩については，人生を支えてきた意味や目的が死の接近によって脅かされ，自分が経験している存在に対して苦悩しているため，自分を振り返ったり，苦痛の意味を問いただしたり，死後の不安や「わたし」という存在のなかからでてくる悩みであることを，看護師は理解する必要がある．

§ ❹ 看取り・ターミナルケア　515

本項では，特に喪失からくる悲嘆について焦点化していく．

2）重要な家族員を喪失することからくる悲嘆を中心にアセスメントする

家族あるいは重要他者を喪失すると予期された段階において，落胆や絶望の情緒的体験を悲嘆といい，それを受容し乗り越えるためにはその人自身が十分に悲しむ必要がある．人は，喪失による悲嘆の反応を示しながら適応へと向かうため，看護師はその心理過程をアセスメントしその過程を妨げないよう支援する必要がある．

2. 悲嘆ケア

1）悲嘆とは

悲嘆とは「喪失に対するさまざまな心理的・身体的症状を含む，情動的（感情的）反応である」[1,2]．悲嘆には，悲しみや怒りなどの特徴的な反応はいくつかあるが，絶対的な反応というものはない．悲嘆反応は個人差があり，時間とともに変化する．また喪失による悲しみを乗り越えるまでの心理的プロセスである．フロイトは，愛する対象を失うことによって引き起こされる一連の心理過程を悲哀（悲嘆）と述べ，何とかして対象を失うまいとするさまざまな情緒体験で悲嘆の状態に陥るとしている．

喪失が現実となる以前に起こる悲嘆のことを予期悲嘆という[3]．

2）悲嘆ケアの方向性

望まない悲しい結果の場合，家族の死が訪れるという状況的危機（喪失）に関連した予期悲嘆に対し，予測される重大な喪失に伴う悲嘆作業ができ，現実に適応する（死を看取る）ことができるように以下の方向性でケアしていく．

- 患者・家族は，悲嘆を表現することができ，他の家族員と悲しみ／心配を理解しあえる．
- 重要な存在を喪失することを予期して理解し，悲しみとその反応に対処することができる．

3）主な悲嘆ケアの内容

■ 患者・家族の悲嘆に影響する因子と悲嘆反応を把握する

- 患者・家族の病状理解や受け止め方，反応
- 患者・家族の人生観・価値観・死生観，信仰，信念，文化的背景
- 患者・家族のパーソナリティ，年齢，性別，家族の関係性
- これまでのストレス耐性やコーピング能力
- 精神疾患の既往の有無
- 死を宣告されたときの状況
- 過去の死別体験の有無
- 患者・家族が希望する残された時間の使い方
- 患者・家族の死の受容過程，悲嘆のプロセス
- 悲嘆反応
  - **身体的反応**：食欲不振，睡眠障害，活力の喪失や消耗
  - **感情的反応**：抑うつ，絶望，苦悩，不安，恐怖，罪悪感，怒り，孤独感
  - **認知的反応**：抑圧，否認，自尊心の低下，無力感，非現実感
  - **行動的反応**：動揺，緊張，疲労，過活動，涙を流す，泣き叫ぶ，ひきこもり

■ 患者・家族の悲しみの作業を見守り支援する

- 家族の感情が表現できるように，感情表出を妨げない／促進する．
- 面会ごとに声をかけ，現在の心境を表現しやすいように配慮する．
- 日常的な会話のなかに患者の存在感や患者への思いを語ったときは，家族の感情表現を大切にする．
- 過去のヒストリーを追憶できるよう患者の人格を尊重した会話をもち，それに伴う感情表出を助ける．

- 出てくる感情や反応が正常であることを伝え，患者と家族の絆の強さを促進する．
- 個々の悲嘆の反応に応じて，悲嘆作業を進める．
  - **罪の意識**：十分に感情吐露できるよう泣くことを止めずに見守る．悲しくて泣いてしまう自分の感情に気づき，罪の意識が，正直に表現できることを促す．
  - **恐怖**：怖いという感情に気づくよう援助する．恐怖感を助長する因子がないかを探す．家族員で協力できるよう調整し，危機を回避するよう本来のコーピング能力を引き出す．
  - **否認**：初めは支え暖かく見守り，徐々に現実とその感情が自覚できるよう促す．医療者への怒りは傾聴しその心情を理解する．運命や神への怒りを表出しても，否定的な対応はしない．
- 病的な反応がないか（専門家への照会を必要とする徴候がないか）を把握する．
- 感情を抑圧せず，何でも話していいことを伝える．

Ⅲ スピリチュアルペインとケア

1. スピリチュアルペインとアセスメント

看護におけるスピリチュアリティの定義はさまざまであるが，「スピリチュアリティとは，自己すなわち自分そのもの，人格の真髄，内なる神，人間性を超越した存在者と心通わせるものである．それは究極の悟り，意味，価値，目的，美，尊厳，関係性，統合性などへの人間の希求である」といわれている[4]．そのため，スピリチュアルケアは看護学のなかでは，ケアリング理論を基盤にストレスコーピングの方略を必要とする性質をもち，生活のあらゆる局面を統合する[5]．

よってスピリチュアルケアは，有機的に絡み合う身体的・心理社会的，霊的な苦痛をも取り除くという統合的な観点でケアを行う．人間のニーズ階層において，下位のニーズはもとより上位のニーズをも満たし，自己実現という目標にむけての看護介入が必要である．

死を目前に苦悩している人間を救うケアは，痛み（pain），恐怖（fear），不安（anxiety），ストレス（stress），対象喪失（loss of loved objects）などで起こることを念頭に，ストレス緩和，対処促進のケアをすることが重要である．そして，またスピリチュアルペインとは，自己の存在と意味の消滅から生じる苦痛である[6]といわれていることから，看護師は患者・家族自身のスピリチュアルペインに触れたとき，自己存在を支えるためにもスピリチュアルペインに向き合ったり，寄り添うことによってスピリチュアルケアを行う[7]．

1) スピリチュアルペインのアセスメント

1 時間や関係性，自律性の揺らぎ・喪失感はないか それに伴う苦悩はないか

スピリチュアルペインは以下に分類され，**表1**のように表現される．

- **時間存在に由来するスピリチュアルペイン**：死の接近によって将来を奪われることから生

表1 スピリチュアルペインが示される内容

- 神に対する怒り
- 悲嘆や予期悲嘆
- 死にゆくこと，死後の世界
- 未解決の罪悪感
- 苦難と共存の意味
- 道徳的・倫理的な関心
- 人生の意味への問い・価値体系の変化・苦しみの意味
- 罪の意識・死の恐怖・神の存在への追求
- 死生観に対する苦しみ

§4 看取り・ターミナルケア 517

じる苦悩で，自己の生の無意味，無目的な感覚のことをいう．

- **関係存在に由来するスピリチュアルペイン**：死によって他者との関係を喪失することから生じる苦悩で，自己の存在と生きる意味を失う感覚をいう．
- **自律存在に由来するスピリチュアルペイン**：自立と生産性を失うことから生じる苦悩で，死の接近によって身体が衰え，さまざまな行為が「できなくなる」ことを体験し，自分のコントロールを失う感覚をいう．

2 どのような対処反応をしているか

- 今ここに生きる意味を見出し，悔いが解消していくように働きかけているか．
- 時間・空間のなかで生きる人間の未来に対する感覚が，自律的で健やかであるように取り戻そうとしているか．
- 生活のなかで意味あると感じられること，存在が健やかであることを維持しようとしているか．

2. スピリチュアルケア

スピリチュアルケアは生きることを支えるケアである．人は，人生の終末や危機状況に陥ると，罪の意識や後悔を感じてしまう．そのときに自らと和解し，生きる価値を確認し，家族とともにその苦悩を乗り越えることができるように支援すること[8]によって苦痛は緩和される．

■ スピリチュアルケアによって，患者と家族自身の"自己の感覚"を支える

看護師は，患者と家族に必要な態度を意識して，人の存在について，関係性（信頼関係）をもとにアセスメントする．

具体的には，神仏に対する怒り，死にゆくこと，死後の世界，未解決の罪悪感や苦難との共存の意味，人生の意味への問い・価値体系の変化・苦しみの意味などを対話によって理解す

ることからはじめていく．

その主な看護介入は，患者・家族のニーズに合わせて用いるもので，クリティカルケア看護領域で筆者が比較的よく用いるものとしては，倫理カンファレンス，傾聴・共感，タッチング，祈り，音楽療法・イメージ療法・日記や手紙・自然を感じる・共にいる（presence）・希望（hope）を探ることである．

どの介入もケアリングを基盤とした技術で，「存在と苦悩の意味を見出し，勇気づけ，自己内在する苦悩を昇華する意図」がある．

3. スピリチュアルケアの結果・成果

スピリチュアルケアの過程で，人が生きる意味，生き方を語ることによって気づき直し，「今ここに生きること」への希望をエネルギーとして感じられるような感覚で癒され，自己を取り戻していく．それは，生命の質とも深く関与するところであると考えている．時間や関係性，自律性を修復する作業のなかで，存在意義を問い直すという自己実現の形になって表れる．

例えば，「こんど生まれ変わったらまた会おうね」「元気な体になるよ」「幸せだったよ」「ありがとう」という表現は，その存在が完結しつつある言葉であり，生死を越えて存在が永遠に続くといった意味も含まれ，自己を癒す言葉として表現される．

家族も同様に「あっち（あの世）で待っててね．見守っててね，一生懸命生きたら，私もそっちに行くから」など，生死を超えて存在の意味を表現する結果が生まれる．「（父と）喧嘩別れしたまま逝くなんて，なんてことだ．これからずっと謝りながら生きていくよ」など負の表現の場合もあるが，その言動ですらも対象者の喪失からくる関係性を意味し，表現した地点で，人生の意味を総合的にとらえている．

以上のように，ターミナルケアの看取りの瞬

間には，「患者と家族の悲嘆ケア」と「スピリチュアルケア」が基盤になっている．

Ⅳ 看取りのケア

看取りのケアは，死にゆく患者とその家族が人生を成し遂げるケアとして重要である．患者の苦痛やボディイメージが残される家族にとっても苦痛が増大しないようにケアをする．

1. 死が近づいた時期の患者に対するケア

1) 安楽の保持に努める

重症患者の意識はほとんど明瞭でないことが多いが，患者の筋緊張や呼吸の負荷がない安楽な体位を見つけ出す．ポジショニングすることによってエネルギーの消耗は減る．また少しでも不快が緩和できるように，安楽を保持する．

2) 清潔ケアや口腔ケアを侵襲に応じて実施する

代謝性アシドーシスに傾きやすく，分泌の増加や浮腫をはじめとする皮膚の正常化が維持できにくい状態になっていく．また，創傷や出血傾向等の変化がみられることもあり，皮膚や粘膜が損傷しやすい状況が出てくる．

清潔ケアは，力を入れすぎないよう皮膚を保護しながらケアする．口腔粘膜乾燥がみられる場合は，適宜，湿潤を保つようにする．

3) 患者が家族とともに穏やかに過ごせるように環境を調整する

死が近づいた時期の家族は，患者の状態を知りたい，患者のそばにいたい，役に立ちたい，患者の安楽を保証してほしい，医療者から受容と支持と慰めを得たいというニーズをもっている．

そのため，家族がケアに参加できるように配慮し，家族が感情を表出できるように支援しつつ，気持ちが萎えてしまったり，エネルギーが消耗してしまったりしないように，情緒的に支えることが必要である．また，患者との対話の時間も求めているため，静かな時間がもてるように配慮する[9]．

4) 看取りの準備をする

死別に対する心の準備や死別後に必要となる具体的な事柄の準備をすることも重視し，状況により準備的な情報提供を行う．死亡時に必要な衣類や，死の直前にお別れしたい親戚や友人への連絡先は確認できているかなど，死が近づいてきた時期に準備してもらうように説明する．予後予測は難しいが，家族の心残りが深い傷にならないように必要な情報を提供していく．

また，家族と医療者の関係性にも関与するが，死に向かうときから，どのように過ごしていきたいか家族のニーズを理解し，ケアの目標に組み込んでいき，看護チームで協力してケアを実施する[10]．

献体や臓器提供の意思がある場合，手続きについて確認する．その際には，看護師個々のケアに対する考え方もあるため，カンファレンスなどで意見調整を行い看護師役割の調整を図りながら，医療チームでケアを展開していく．

急変時に患者の意図しない対応がなされないように，事前に患者・家族と話し合い，調整しておく必要がある．

5) 個々の身体的特徴に応じた死後処置についてのケア方法を考慮する

対象者の遺族の42.7％が死後のケア（エンゼルケア）に対して「改善が必要」と回答した．遺族が考える死亡後の身体の問題として，顔：浮腫（6.0％），綿詰め（2.4％），不自然な化粧（1.8％），身体：血液や排泄物の汚れ（1.8％），悪臭（0.9％）など，遺族の50％以上が好まし

§❹ 看取り・ターミナルケア　519

くないと考えていた[11].

集中治療で変化したボディイメージをできる限り修復して，皮膚の変化や傷が隠れるように手当を行う必要がある．

V 死にゆく患者の治療・ケアに携わる医療職者の悲しみと苦悩への対処

死にゆく患者の治療とケアについて，患者と家族，医療チームで展開していくとき，特に看護師は，身近にケアしてきた患者が亡くなることが悲しく，家族の心情も理解して，心残りが生じることがある．自分自身の死生観や，生前の患者と家族とのかかわり，専門職として受けた教育によっても異なるが，看護師の悲嘆に影響している．また，職場のサポート体制などによって看護師の悲嘆は和らぎ，看護師も成長していく．

ターミナルケアについて，語り合い看護師自身が癒す方法をみつけ，職業人として成長する自己に揺らぎながらも内省する機会になるため，看護師サポートも重要である．

デスケースカンファレンスは，亡くなった患者へのケアを振り返り，これからのケアの質を考える機会になる．入院から退院までの経過を紹介したのち，自分たちが行ったケアについて，できた点やできなかった点などを振り返りディスカッションしていく．この振り返りを通して解決できなかった点を再考することができ，今後のケアに活かすことができる．基本的には，ケアの振り返りだけではなく，ケアにかかわった人たちを支えることも大切なため，看護師評価や批判に傾かないように留意する．

そして，亡くなった患者とその家族のことを思い出して語ることも大切である．患者の家族が思い出して語ることと同様に，懸命にケアしてきた看護師の悲嘆の緩和にもつながるであろう．

おわりに

患者の人生の終わりにクリティカルケアにおいてその人らしさを支えるために，患者の過ごした人生（日常性）を再構築する看取りのケアについて，苦痛緩和の重要性を述べた．自己実現に関与するターミナルケアとしてのスピリチュアルペインとスピリチュアルケア，家族の悲嘆ケア，死が近づいた時期の患者に対するケア，死にゆく患者の治療・ケアに携わる医療職者の悲しみと苦悩への対処，これらを統合してケアすることで，生活してきた人として尊厳を守られるケアになり自己実現を支えることができると考える．

[文献]
1) Stroebe W, Stroebe M: Bereavement and health. New York, Cambridge University Press, 1987.
2) Rando T (Eds): Clinical dimensions of anticipatory mourning. Champaign, IL, Research Press, 2000.
3) Lindemann E: Symptomatology and management of acute grief. *Am J Psychiatry* **151**(Suppl 6): 155-160, 1994.
4) Colliton M: The spiritual dimension of nursing. In Beland IL, Passos JY (Eds), Clinical nursing: Pathophysiological and psychosocial approaches 4th ed. pp901-1012, Macmillan, 1981.
5) 北村愛子：スピリチュアルケア．日本クリティカルケア看護学会監，看護のためのクリティカルケア場面の問題解決ガイド，pp106-113，三輪書店，2013.
6) 村田久行：終末期患者のスピリチュアルペインとそのケア―現象学的アプローチによる解明．緩和ケア **15**(5): 385-390, 2004.
7) 田村恵子：緩和ケアに関わることばと看護―スピリチュアルティをめぐって．緩和ケア **21**(4): 388, 2011.
8) 前掲書5.
9) Hampe SO著，中西睦子，浅岡明子訳：病院における終末期患者および死亡患者の配偶者のニード．看護研究 **10**(5): 386-397, 1977.
10) 鈴木志津枝：家族がたどる心理プロセスとニーズ．家族看護 **1**(2): 35-42, 2003.
11) Shinjo T, Morita T, Miyashita M, et al: (2010b) Care for the bodies of deceased cancer inpatients in Japanese palliative care units. *J Palliat Med* **13**(1): 27-31, 2010.

[参考文献]
1) 荒川唱子，小板橋喜久代編：看護にいかすリラクセーション技法．p13, 医学書院，2001.
2) 広瀬寛子：第Ⅲ部 看護師自身のためのグリーフケア．悲嘆とグリーフケア，医学書院，2011.
3) 窪寺俊之：医療におけるスピリチュアルケアの視点．心身医学 **50**(5), 353-363, 2010.

4）村田久行：終末期がん患者のスピリチュアルペインとそのケア─アセスメントとケアのための概念的枠組みの構築. 緩和医療学 **5**（2）: 157-165, 2003.

5）Smith SA：第5章 差し迫った死. 高橋美賀子監訳, ホスピス・コンセプト, pp74-85, エルゼビア・ジャパン, 2006.

6）田村恵子：終末期患者のスピリチュアルペインとそのケア. *Modern Physician* **32**（9）: 1144, 2012.

7）Taylor EJ, 江本愛子, 江本新訳：スピリチュアルケア看護のための理論・研究・実践. 医学書院, 2001, 2008.

第6章　自己実現の欲求とケア

MEMO

第6章 自己実現の欲求とケア　　　　　　　　　　　　　　　　　　　　　　　　　　　　　　足立 智孝

倫理的諸問題—考え方とその対応

はじめに

クリティカルケア（critical care）とは，言葉の通り，危機的（critical）な状況にある患者に対する救急救命を含めたケアのことである．クリティカルケア領域に従事する医療者は，生命にかかわる事故あるいは重篤疾患のある患者に多く遭遇する．危機的な状況の患者の様態は急変する可能性が高いため，医療者にはそうした患者に対する高い観察力と的確な判断力が求められる．患者に対する不適切な対応あるいはケアは，患者の生死に直結することになり，医療者は高い緊張感を保持したなかで業務を行うことになる．

緊張感のある臨床現場は，クリティカルケア領域に特有のものではないのかもしれない．しかし医科学技術や治療の急速な進歩による生命維持治療が発達した現代医療においては，特にクリティカルケア領域で遭遇することが多い，生死の境界にある危機的状況の患者に対して，医療者は難しい倫理的問題に直面することが予測される．では，クリティカルケア領域の医療者はどのような倫理的問題に直面しているのだろうか．

本項では，クリティカルケア領域における看護師が直面する倫理的問題について概観する．最初に倫理的問題の種類を提示し，倫理的問題を考える基盤について述べる．次に先行研究によって明らかにされているクリティカルケア看護における倫理的問題を整理し，倫理的問題のうちのいくつかを取り上げ，どのような対応をしたらよいかを含めて考察する．

I 倫理的問題の種類

クリティカルケア領域に従事する看護師が臨床場面において直面する倫理的問題を整理することが本項の主要な目的であるが，その前に倫理的問題とは何を指すのかについてまとめる．

ジェームトン（Jameton）は，看護師が臨床実践で体験する倫理的問題には3種類あると述べている[1]．第1は「**道徳的不確かさ**（moral uncertainty）」である．これは看護師がその問題の道徳面において不確かであり，どのような道徳的価値や倫理原則がその問題にかかわっているのか不確かな状況のことをいう．

第2は「**倫理的ジレンマ**（ethical dilemma）」といわれるものである．看護師が自らの行為を決断するうえで，相互に矛盾はしているが，2つないしはそれ以上の倫理原則が適用できると思われる状況において，どちらを選択するのか迷う状況のことをいう．

そして第3は「**道徳的苦悩**（moral distress）」である．看護師は直面する事案の倫理的価値や行為を導く倫理原則を知っており，これらの価値や原則に基づいて正しい行為を選択することができる．しかしさまざまな制約のために，看護師が自ら正しいと考える行為を選択できない

状況のことをいう．

それぞれの倫理的問題の種類は，直面する問題に対する理解レベルの違いとして考えられる．第1の道徳的不確かさは，直面する問題の道徳的側面がよくわからないレベルである．第2の倫理的ジレンマは，直面する問題が異なる倫理原則に照らし合わせると異なる行為に導かれることを理解しているために，どちらを選択したらよいのか悩むレベルである．そして第3の道徳的苦悩は，倫理原則などに照らすと直面する問題にどう対処することが正しいかを理解しているけれども，それを実行するにはさまざまな障害があって実行できないことに苦悩するレベルである．

第1から第3に向かうにしたがって，倫理的問題に対する理解度が深まっている．しかし直面する問題に対する倫理的側面の理解が深まるにつれて，看護師の苦悩はいっそう深まると考えられる．よくわからないレベルよりも，行うべき正しい行為を理解しながらそれができないレベルのほうが，精神的苦悩が大きいであろう．近年の看護師が直面する倫理的問題は，道徳的苦悩が一般的になってきたというアメリカの研究者もいる[2]．

ウィリス（Willis）らによると，倫理的ジレンマはクリティカルケア看護師の道徳的苦悩を引き起こす原因と考えられている．先述したように，道徳的苦悩とは看護師が倫理的に行うべき正しい行為を知っていながら，何らかによる制約のために，正しい行為が実施できないとき，あるいは看護師が自己の価値観や専門職としての倫理的責務などの価値に反して行為するときに生じる．倫理的問題のなかでも，特にこの道徳的苦悩は，看護師の労働意欲を喪失させ，患者に対するケアの質を脅かす可能性があると指摘されている[3]．

つまり，倫理的問題への理解が深まるにつれて，それが解消や解決できないことに対する看護師自身の悩みがより深まる．このような看護師が増えると，看護ケアの質にまで影響を及ぼす可能性がある．そのため，倫理的問題は看護師だけに留まるものではなく，ケアを提供する医療者側全体にとっても放置できない問題と考える必要がある．

Ⅱ　倫理的基盤としての倫理原則

倫理的問題かもしれないと思われる問題に直面した場合，看護師は「何か」に照らし，その直面する問題が倫理的か否かを判断する．その「何か」とは，倫理的に考えるうえでのより所，すなわち基盤であるため，一般的に倫理的基盤といわれる．

クリティカルケア看護領域の権威ある団体である米国クリティカル看護師協会（American Association of Critical Care Nurses: AACN）の定款には「**倫理基準**（ethical standard）」の項がある．そこに示された倫理基準のなかには，**倫理綱領**，**ケアの倫理**，そして**倫理原則**が明記されている[4]．クリティカルケア看護師にとっての倫理基準とは，直面する倫理的諸問題を考えたり，ケアに臨む姿勢や行動の基盤となるものとして明記されている．ここでは看護師の倫理的基盤のうち，倫理原則を紹介する．

看護を含む医療に関する倫理原則としては，ビーチャム（Beauchamp）とチルドレス（Childress）によって提案された生命医学倫理の4倫理原則が最も広く知られている[5]（**表1**）．原著で提示されている順番通りに説明するが，著者たちが述べているように，4つの倫理原則には優先順位はない．

1) 自律尊重原則（respect for autonomy）

第1の自律尊重原則とは，自律的な個人の意思決定能力を尊重する道徳的義務を要求する原

表1 生命医学の倫理4原則

倫理原則	要求する道徳的義務
自律尊重（respect for autonomy）	自律的な個人の意思決定能力を尊重すること
無危害（nonmaleficence）	他者に危害を与えないこと
仁恵（beneficence）	危害を避け，利益（善）を与えること
正義（justice）	利益とリスク・費用を人びとの間で適切に配分すること

則である．自律的であるとは，個人の価値観と確信に基づき，自身の見解をもち，選択し，行為することである．

　自律的な個人には意思決定する能力が備わっており，この能力を尊重することは，個人の自律を尊重することと考えられている．自律尊重原則は，一人ひとりの自己決定，多様性，プライバシーの尊重，インフォームドコンセントの実践につながる原則である．さらにこの原則は他者に対して自律的行為を促すこと，つまり他者が自己決定できるように支援することや，個人が自己決定できない場合に，その個人を擁護することも含むものとして考えられている．

2）無危害原則（nonmaleficence）

　第2の無危害原則とは，他者に危害を与えない道徳的義務を要求する原則である．作為や不作為にかかわらず，他者に対して意図的に不必要な危害や障害を与えてはならないことを要請する．危害を避け，リスクを最小化することを求めるこの原則は，医療における倫理基準を提供するだけでなく，一般社会においても広く支持される原則である．

3）仁恵原則（beneficence）

　第3の仁恵原則とは，危害を避け利益（善）を与えるという道徳的義務，ならびにリスクと費用に対する利益を比較考慮する道徳的義務を要求する原則である．この原則は医療専門家に対して，患者に利益を提供する義務や患者の危害を積極的に防止したり，あるいは取り除く義

務を要請する．利益を最大化させるように行為することを私たちに推奨するこの義務は，医療全般の目標にも通じる．仁恵原則は他者に対する積極的な支援を要求するため，無危害原則よりも高い倫理的要請の原則と考えられる．

4）正義原則（justice）

　第4の正義原則とは，利益およびリスクや費用を人びとの間に適切に配分する道徳的義務を要求する原則である．人びとに対して公正さ，平等性，差別しないことを促す道徳的義務といい換えられる．医療における正義では，特に不足する医療資源を適切に配分することが要求される．正義原則に関する看護者の身近な問題例には，一人の看護者が多くの患者を担当する場合に，医療資源である看護者は担当患者に対してどのようにケア時間を配分するか，といった問題も含まれる．

　ビーチャムとチルドレスの示した4倫理原則に加えて，看護師の倫理原則として，真実を告げる，嘘を言わない，他者をだまさない道徳的義務を要求する「誠実原則（veracity）」や，人が何かに関与することに対して誠実であり続ける道徳的義務（例えば専門家ゆえに知り得た情報を守秘する義務等）を要求する「忠誠原則（fidelity）」を加える研究者もいる[6]．

　以上述べてきた倫理原則は，看護師が倫理的問題に直面したときに，絶対的な決定力をもって示されるといった性質のものではない．むしろ倫理的問題を考えるうえでの一定の方向性を

導く程度のものとして考えられるべきであろう．倫理原則は専門職倫理に基づく道徳的意思決定や道徳的行為を導く指針を与えるものとしてと考えられている[7]．

Ⅲ 先行研究にみる看護師が直面する倫理的問題

次にクリティカルケア領域の看護師が，どのような問題を倫理的問題と考えているかについて，先行研究を参考にして整理していく．

中西らは，集中治療室（ICU）で直接ケアに携わる看護師を対象に，患者の死に直面するケアにおけるかかわりに特化した「倫理的ジレンマに関するアンケート」を実施した[8]．倫理的ジレンマの経験の有無については，本調査の有効回答者265名のうち，倫理的ジレンマの経験は，「時々ある」が57.7％，「しばしばある」が23.4％，「いつもある」が6.4％であり，時々以上の頻度で倫理的ジレンマを経験する看護師は約9割いることが明らかとなった．この論文ではICU看護師が遭遇する倫理的ジレンマを5領域に分類整理している（表2）．

倫理的ジレンマを経験したことがあると回答した看護師の多くは，表2で示した特定の1つの領域ではなく複数の領域で倫理的ジレンマを経験していた．表2をみる限り，ICU看護師はさまざまな内容に関連する倫理的ジレンマに直面していることがわかる．そのなかでもここでは，ICUに特徴的と思われる2つの倫理的ジレンマを紹介する．

第1の倫理的ジレンマは，治療に関して患者の意向が反映されにくいことに関するものである．調査結果からは，「治療関連ジレンマ」の領域でのジレンマを感じる頻度が最も高く，治療内容の選択について，あるいは誰がその治療を決定するのかといったことに対して看護師はジレンマを感じていた．さらに治療に関して「QOL関連ジレンマ」では，治療・処置が優先される等のジレンマが記述されていた．これらの結果は，救命第一で治療を優先するICUの実態を反映したものとみることができる．しかし，看護師は必ずしもICUにおける治療や処置が優先されることを常に受け入れているのではないことがうかがえる．「QOL関連ジレンマ」には，患者の意思・希望が優先されない，という回答があるように，ICUという環境であっても，患者の意向が反映されない治療に対して，看護師は倫理的ジレンマを感じている．

患者の意向が反映されない治療の決定が行われることについて，さらに付け加えると，「患者周囲状況関連ジレンマ」のなかで治療決定状況に関する多くの記述があった．これは，患者を取り囲む家族あるいは医療者の意向が強く反

表2 ICU看護師が感じる倫理的ジレンマの領域

ジレンマの領域	具体的内容
①治療関連ジレンマ	治療内容，治療の決定権，患者の特性，患者のQOL，医療者の意見調整
②自己決定ジレンマ	患者が自己決定できない，患者の自己決定が尊重されない，治療に対する疑問，患者・家族および医師との間のずれ，病院体制
③患者周囲状況関連ジレンマ	治療決定状況，家族状況，ICU環境，医療経済状況，管理体制状況
④医療職関連ジレンマ	医師－看護師，患者－医師，医療チーム，家族－医療者
⑤QOL関連ジレンマ	治療・処置が優先，患者の意思・希望が優先されない，看護師の力量不足，病院システム，患者がQOLに無関心

（中西貴美子，佐藤美佐子，佐藤敏子・他：クリティカルケアにおける看護師の倫理的ジレンマとそれに関する要因．三重看護学誌 5: 75-82, 2003. より）

映された治療決定になっていることに対するジレンマと考えられる．すなわち，患者本人よりも周囲の意向で治療や処置が行われることに対しても，看護者は倫理的ジレンマを感じているのである．

第2の倫理的ジレンマは，**患者本人の意向が確認されない状況で治療や処置が行われること**に関するものである．ICUでは，危機的な患者が多くいると考えられるため，必然的に患者本人の治療や処置に対する意向の確認が難しい場合がある．しかし中西らの調査結果からは，看護師は，患者の意向を確認できないことに対して，例えば「自己決定ジレンマ」領域の回答にみられるように，患者が自己決定できない状況に関連して，多くのジレンマを感じている．

自己決定できない状況は大きく分けて，患者の意向が確認できない状況と患者の意向が確認されたとしても，それを反映しない治療が選択される状況の2つが考えられる．

後者に関しては，第1の倫理的ジレンマで述べたことと重複するが，治療の選択権が患者以外の他者に委ねられることに対するジレンマである「治療関連ジレンマ」領域の治療の決定権に関することや，「患者周囲状況関連ジレンマ」領域の治療決定状況に対し，ICU看護師は倫理的ジレンマを感じている．ICUでは，患者の意思表出が困難であったり，また緊急性が高い状況で時間的制約もあり，十分なインフォームドコンセントのプロセスを経るのが難しい．そうしたICU現場に特徴的な状況を反映した倫理ジレンマと考えられる．

ICUと一般病棟とを比較した研究では，治療や処置が優先され，患者の意思や希望が尊重されないことに倫理的ジレンマを感じる看護師が多いことも明らかにされている[9]．

脇屋らがICU看護師143名に対して行った，ICUで直面する倫理上の戸惑いに関する調査では，倫理上の戸惑い（倫理的ジレンマ）を感じる場面は，「看護判断の是非」および「スタッフとの関係」に関する内容が多かったという[10]．そのなかで倫理的戸惑いの割合が高かった項目として，「苦痛を伴う処置を行うとき」「患者の意思を確認せずに鎮静するとき」「患者と家族のニーズが異なるとき」などの看護判断の是非に関するものが含まれていた．この論文の調査結果は，中西論文の「治療関連ジレンマ」に該当する戸惑いが含まれており，両調査での看護師が直面する倫理的ジレンマは大きく重なっている．

Ⅳ 倫理的問題に対する考え方と取り組み

前項で見てきたクリティカルケア領域の看護師が直面する倫理的問題のなかでも，クリティカルケアの現場の特徴的と考えられるのは，患者の意思決定に関する問題である．そこでここでは，❶生命維持治療に関する意思決定プロセスについて，❷インフォームドコンセントから共同的意思決定への移行を取り上げて考察することにする．

1. 生命維持治療に関する意思決定

クリティカルケア領域では，急性期の重篤な患者を対象にして，救命することが患者にとっての最善の利益を提供することになるとの考えに基づき，治療や処置が行われている．おそらく医療者である看護師もその考えに対して一定の理解はあると思われる．しかし看護師は，患者の意思や希望を考慮しない医療が実施されることについて倫理的問題を感じていることが，先行研究から明らかになっている．

この問題は，救命目的で行う積極的な治療が患者にとっての最善利益を提供するという仁恵原則と，患者本人の意思に基づいた医療実践を

行うことが，患者の利益に適った医療と考える患者の自律尊重原則との衝突として図式化される．

クリティカルケア領域では，患者の生命が危機的な状況にあり，生命維持にかかわる治療を行うか否かの判断を短期間で判断しなければならないため，患者の意思を確認する手続きに十分な時間をかけずに治療を開始することが多いと考えられる．しかし，救命はしたものの，例えば意識の回復がないままにいわゆる寝たきり状態で回復が見込めない患者をみたときに，患者の生活の質（QOL）の観点からすると，果たして救命行為は正しかったのか，患者はどう思っているのだろうか，などと自問する医療者は少なくないのではないかと思われる．

急性重症患者の救命を使命とする日本集中治療医学会では，集中治療を提供しても救命不可能な患者がおり，そうした患者に対しては，「尊厳を持って死に行く者を畏敬の念を持って見守る末期医療に代わらざるを得ない」とする「集中治療における重症患者の末期医療のあり方についての勧告」（以下，勧告）を公表した[11]．

「勧告」では基本的な考え方として以下の3つが示された．

①末期状態における治療の手控え並びに治療の終了は，原則として患者自身の意思に基づいて検討されるべきものである．
②その実施に当たっては医学的な妥当性と家族の同意が必須の要件である．
③その過程においては透明性を維持し，診療録に適正な方法で記載すべきである．

「勧告」はその後，救急・集中治療にかかわる日本救急医学会，日本循環器学会との3学会合同で，「救急・集中治療における終末期医療に関するガイドライン（以下，ガイドライン）」に発展した[12]．「ガイドライン」の基本的な考え方は「勧告」を踏襲した内容になっている．「ガイドライン」では，生命維持治療（延命措置）に関する対応が提案されているので，その概要を以下に示す．

「ガイドライン」では，医療チームは生命維持治療に関する患者や家族の意思やその有無により，以下のように対応することが推奨されている．

①患者に意思決定能力がある，あるいは事前指示がある場合
②患者の意思は確認できないが推定意思がある場合
③患者の意思が確認できず推定意思も確認できない場合
　1）家族らが積極的な対応を希望している場合
　2）家族らが延命措置の中止を希望する場合
　3）家族らが医療チームに判断を委ねる場合
④本人の意思が不明で，身元不詳などの理由により家族らと接触できない場合

第1にすべきことは，患者本人の意思確認を行うことである．現在意思表示できる状況にあれば本人から意向を確認し，できない場合は患者の事前指示の有無を確認することが推奨されている．

事前指示（アドバンス・ディレクティブ）とは，「意思決定能力を喪失した場合の治療に関する意向を［予め］口頭または書面で意思表示したもの」と定義される[13]．現在，日本においては，事前指示に関する法的基盤は整備されていない．国民意識調査によると，事前指示書などで意思表示を書面に作成することに対しては，一般の人びとは約70％の賛成があった．しかし実際に書面を作成している人は3.2％と極めて少ない現状である[14]．しかしそうしたなかでも，独自に事前指示書を作成する取り組みを行う医療機関や自治体も少なくない[15]．このよ

§ ⑤　倫理的諸問題—考え方とその対応　**527**

うな取り組みの広がりは，患者の意思に沿った医療を提供することが，患者にとってはもちろんのこと医療者にとっても最重要事項と認識されてきたことの表れと考えられる．

しかし患者の意思が確認できない場合もある．そうした場合は，患者の明確な意思は確認できないものの，家族などの周囲の者が本人の意思を推定できるときはそれを尊重する．しかし患者の意思確認ができず，かつ患者の意思を推定できないときは，医療チームは家族などの患者の周囲の人たちとともに話し合いをしながら，患者にとっての最善の利益が提供できるように進めることを基本とする．なお，その場合には，家族の希望によって対応が異なるが，その際にも医療チームは家族と十分に協議しながら，共同して患者本人の最善を提供できるように努めることが重要になる．

患者の意思が不明で家族などの周囲の者と話し合いができない場合も考えられる．この場合は，医療チームが主導して，延命治療の中止を含めた患者の最善を考えて，対応することが推奨されている．

2. インフォームドコンセントから共同的意思決定へ

どのようにして患者の治療を決定するのかという問題は，意思決定の問題として考えられている．意思決定の問題を扱ってきたバイオエシックス（生命倫理学）では，意思決定は「パターナリズムモデル」，「インフォームドコンセント（説明と同意）モデル」（IC モデル），「共同的意思決定モデル」の3つのモデルに分類される[16]．

「パターナリズムモデル」は医療者主導によるもので，患者の自律を制限するモデルである．それに対して患者の自律尊重を強調した手続きとして登場したのが「IC モデル」である．しかし日本における IC モデルは本来の IC モデ

ルと異なり，IC を「説明と同意」と訳したことにより，情報提供する医療者とその情報を吟味して治療方針を決定するという意思決定に関する役割が明確に分担されたため，医療者は情報提供する人，患者は情報を提供される人として，情報提供の観点からは両者は一方向的な関係になってしまった．しかし，医療者と患者のもつ情報はそれぞれ異なるために，互いの異なる情報を交換しながら決定する方が医療の実情に合い，また患者の最善の決定に資すると考えられるようになった．そこで医療者と患者の双方がお互いに所有する情報を共有し，共に決定にかかわる**共同的意思決定**（shared decision-making：SDM）モデルが提案された．

SDM は患者と医療者がそれぞれ情報提供し合う双方向の関係で，両者の話し合いのうえで「合意」するという特徴がある．SDM モデルも IC モデルも患者本人の意思を尊重する点では変わりはない．しかし SDM モデルは，決定するプロセスにおいて，本人だけで決めるのではなく，周囲の人たちと一緒になって決めることを推奨する点で IC モデルと異なる．SDM モデルは，患者本人の自律尊重を促すプロセスとして周囲との話し合いなどのかかわりを通して，自分と周囲との合意を目指すモデルである．

クリティカルケア領域においては，どの意思決定モデルとの親和性が高いのだろうか．同領域の看護師が直面する意思決定にかかわる倫理的問題には，患者の意思が明確でないなかで治療の決定が行われていたことが含まれていた[17]．本人の意思確認ができない場合に，早い段階から家族を含む患者を取り巻く周囲の人びとおよび医療者が，患者の最善に向けた話し合いを推奨する SDM モデルは，クリティカルケア領域においても最も親和性がある意思決定モデルと考えられる．

先述したように，患者と家族の意思（ニーズ）が異なる場合，あるいは患者と家族が同じでも

医療者との考えが異なる場合に，看護師は倫理的ジレンマを感じていた[18]．意思決定プロセスにおいて，家族の強い関与が，患者の意思表明を阻害し，結果として患者の意思に基づく医療を提供できない要因になる可能性もあるだろう．しかし危機的状況にある患者の家族が，患者とともに当事者として意思決定にかかわるのは当然とも考えられる．

そうすると，危機的な状況においては，家族と患者の両者を当事者としてとらえ，当事者である両者の意思の合意のために調整を行ったり，また当事者である患者や家族と医療者間との話し合いの機会を設け，意見が異なる場合の合意形成に向けて働きかけることが重要になるだろう．

看護師の倫理的役割の1つにアドボカシーがある．**アドボカシー**とは権利擁護とも訳される．権利を行使できない者の代弁者の役割を担う．権利のなかには，自分の意思に基づいた治療が決定される権利も含まれる．その権利が行使できない当事者である患者や家族に継続してかかわり，より良い意思決定のために支援することは，看護師のアドボカシーとしての倫理的責務を果たすことになる．したがって，クリティカルケア領域におけるSDMモデルの実施のために，看護師は最も重要な役割を担うことになると思われる．

おわりに

クリティカルケア領域に従事する看護師が直面する倫理的問題のなかで，特にこの領域に特徴的と思われる，患者の意向が治療に反映されない問題，および患者本人の意向が確認されない状況で治療や処置が優先的に行われる問題といったいわば意思決定にかかわる問題を取り上げ，その考え方や取り組みを含めて考察した．

先行研究が明らかにしているように，クリティカルケア領域の看護師が直面する倫理的問題は多様である．そのため，看護師は倫理的問題の把握自体が難しいことがあるかもしれない．Rushtonらは，クリティカルケア領域の看護師が倫理的ジレンマを認識するために，❶その状況が感情的な対立になっているか，❷患者の状況が著しく変化しているか，❸事実に関する混乱や衝突があるか，❹正しく行動することにためらいがあるか，❺提案された行動が慣行から導き出されたものか，❻提案された行動には秘密性が求められているか，を問いかけることで，手がかりが得られるのではないかと述べている[19]．

これらの問いに当てはまる場合，あるいは当てはまらない場合もあるかもしれない．しかしどちらの場合であっても倫理的問題が含まれるかもしれないと考えた場合には，一人の問題として片づけずに，まずは周囲の同僚，上司，あるいはしかるべき他者に相談し，あるいはカンファレンスや委員会等で話し合いの機会をもつことが大切である．

倫理的問題は複雑でさまざまな要素が絡み合っていることが多いため，一人で正しく状況を理解し，問題を解消，解決することは極めて難しい．したがって，他者に話すことが，問題の理解，解消，解決への第一歩となる．本文でも述べたが，倫理的問題は，ケアの質に影響を及ぼす可能性があるため，些細な問題と放置したり一人で抱え込まずに，表出することが肝要である．

[引用文献]
1) Jameton A: Nursing practice: The ethical issues. Englewood Cliffs, NJ, Prentice-Hall, 1984.
2) Rushton CH: Defining and addressing moral distress: tools for critical care nursing leaders. *AACN Adv Crit Care* **17**(2): 161-168, 2006.
3) Willis JM, Black K: Ethical and Legal Issues in Critical Care Nursing. Sole ML, Moseley MJ, Klein DG, Introduction to Critical Care Nursing, 7th ed, pp29-39, Elsevier, 2013.

4）American Association of Critical Care Nurses: Bylaws of American Association of Critical-Care Nurses. https://www.aacn.org/~/media/aacn-website/about-us/aacn-bylaws.pdf（2016年11月26日アクセス）

5）Beauchamp TL, Childress JF: Principles of Biomedical Ethics. 7th edition. New York, Oxford University Press, 2013.

6）Fry ST, Veatch RM, Taylor CR: Case Studies in Nursing Ethics, 4th ed. Massachusetts, Jones and Bartlett Learning, 2011, pp174-222.

7）Beauchamp TL, Childress JF: Principles of Biomedical Ethics 5th ed, p12, Oxford University Press, 2001.（トム・L・ビーチャム，ジェイムズ・F・チルドレス，立木教夫，足立智孝監訳：生命医学倫理，第5版．p16，麗澤大学出版会，2009.）

8）中西貴美子，佐藤芙佐子，佐藤敏子・他：クリティカルケアにおける看護師の倫理的ジレンマとそれに関する要因．三重看護学誌 5: 75-82, 2003.（中西論文において倫理的ジレンマは，「倫理的に相反する二つのことに板挟みになってどちらとも決めかねる状態」とされている）

9）高野里美：集中治療室（ICU）での終末期における看護行為—一般病棟との相違．臨床死生学 8: 26-35, 2003.

10）脇屋友美子，佐藤冨美子：集中治療室の看護師が直面する倫理上の戸惑いと対処．日本看護学会誌 14（2）: 32-39, 2005.

11）日本集中治療医学会：集中治療における重症患者の末期医療のあり方についての勧告．http://www.jsicm.org/kankoku_terminal.html（2016年11月23日アクセス）

12）日本集中治療医学会，日本救急医学会，日本循環器学会：救急・集中治療における終末期医療に関するガイドライン—3学会からの提言．2014.https://www.jsicm.org/pdf/1guidelines1410.pdf（2018年9月7日アクセス）

13）Fischer GS, Tulsky JA, Arnold RM: Advance Directives and Advance Care Planning. In: Entylopedia of Bioethics 4th Edition, Edited by Jennings B, Farmington Hills, MI, Macmillan Reference, 2014, pp99-105.

14）厚生労働省：終末期医療に関する意識調査等検討会報告書．http://www.mhlw.go.jp/bunya/iryou/zaitaku/dl/h260425-02.pdf（2016年12月1日アクセス）

15）先駆的な取組みを始めた医療機関の一つが，国立長寿医療研究センターである．「当センターでの事前指定書」http://www.ncgg.go.jp/zaitaku1/eol/ad/slider_jizensiji.html（2016年12月1日アクセス）

15）医療機関における先駆的な取り組みを始めた国立長寿医療研究センター（愛知県大府市）は，「私に医療に対する希望（終末期になったとき）」を作成した．http://www.ncgg.go.jp/hospital/news/documents/hospiceinvestigation.pdf（2018年9月7日アクセス）．また各自治体の取り組み状況については以下を参照．第2回人生の最終段階における医療の普及・啓発の在り方に関する検討会資料（2017年9月29日）「人生の最終段階における医療の普及・啓発等の 取組に関する実態調査（自治体）結果」https://www.mhlw.go.jp/file/05-Shingikai-10801000-Iseikyoku-Soumuka/0000179012.pdf（2018年9月7日アクセス）

16）足立智孝：エンドオブライフにおける倫理的意思決定—バイオエシックス的観点からの展開について．看護技術 62(12): 31-36, 2016.

17）前掲書8.

18）前掲書10.

19）Rushton CH, Scanlon C: A road map for navigating end-of-life care. *Medsurg Nurs* **7**(1): 57-59, 1998.

[参考文献]

1）鶴若麻里：クリティカルケア看護における倫理的問題と看護師の役割. *Intensive Care Nursing Review* **3**: 90-94, 2014.

第7章

日常性を支える看護の事例

事例① 敗血症状態からの回復過程（ICU〜退院まで）

はじめに

「敗血症患者の看護」と聞くと，ある日ICUで看護面談をしたときの敗血症の患者家族の言葉を今でも思い出すことがある．
「なぜ，"病気"は手術して"治った"のに……なんでこんな状況になっちゃうのよ？お願い，この人を助けて，助けてあげてください」

この事例を今でも思い出す理由は，「**私たちが日々診て看てきている患者への医療とケアは一体どのような意味をもち，何をゴールに定め最善な支援を提供していくべきか**」ということを改めて考えさせられたからである．

本項では，この点をふまえ，どのように敗血症患者の臨床状況を"動的"にとらえ，患者・家族にとっての"最良"なアウトカムを構築できる具体的な看護ケア（看護師の役割を含め）を行ったか，特にその思考構造について述べていきたいと思う．

I 敗血症の動的な看護の考え方

1. 中長期的な看護ケア

クリティカルケア領域に携わっていると，どうしても**短期的な目標**に医療者の視点は向きがちである．しかし，最も重要なことは，患者（時に家族も含め）の**中長期的な目標**を見据えながら立て，その患者や家族の世界観に触れ看護ケアを具体化していくことではないだろうか．

そして，この家族との看護面談のなかで，患者の妻はこのような心情を吐露してくれた．
「きっと本人は治るって信じていたと思うし，急な手術だったけど，本人は頑張るって，そう言ってガッツポーズまでして（手術に）行ったのよ．だから厳しい状況でも本人がそういうので家族はその気持ちにかけようって思って……」
「来月なんです．この人にとって初めての曾孫が生まれるんです．どれほどまでにこの日を楽しみにしてきたか」
「それにね，庭の手入れも途中なんです．ちょっとした池を作ろうって今その途中なんですよ．だから本人は頑張ろうって思っていたんだと思うんです」

特に，敗血症のように生命の危機的状況にさらされる可能性の高い重症病態，かつ複雑な病態や治療の狭間にある臨床状況においては，患者やその家族の「人生の物語」を知り，まさに「今の状況（コンテクスト：文脈）」を見据えながら具体的に支援していく"**動的な看護ケア**"こそ，極めて重要である（図1）．

このことは，異常の早期発見，合併症予防，回復の促進，あるいは時に平穏な死への援助といった，私たちクリティカルケア領域の看護師が担うべく全人的なケアを提供する役割の本質に等しい．

図1 敗血症患者における動的な看護ケアの考え方

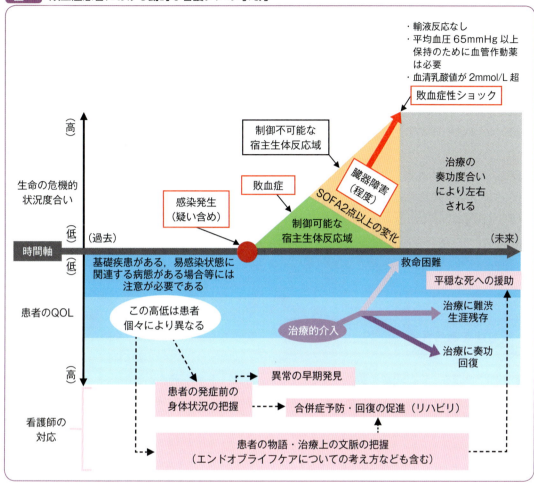

2. PICSの予防

　最近では，PICS（Post-Intensive Care Syndrome，集中治療後症候群）という概念[1]も広く知られてくるようになってきた（図2）。PICSには，患者のみならず家族（PICS-F：Post-Intensive Care Syndrome-Family，集中治療後症候群―家族）も含み考えようという概念である．

　2001年以降，15年ぶりに改定された2016年の「敗血症および敗血症性ショックの国際コンセンサス定義3版：Sepsis-3」[2]にこの記載は

なかったが，おそらく今回より詳細にわが国における日本版敗血症診療ガイドラインでは述べられていくことと思われる．

　このPICSに関しては，未だ議論や検討すべき点は多くあるが（判定する明確な基準や根拠となるエビデンス背景などが弱い点がある），この考え方に基づき，PICSおよびPICS-Fを理解し，ケアにいかしていくことは，わが国の将来の医療とケアにおいては，非常に有用である可能性は高い．またクリティカルケア領域のみならず地域等も含め考えられることが重要である．少しそのことも触れておきたい．

図2 PICSについて

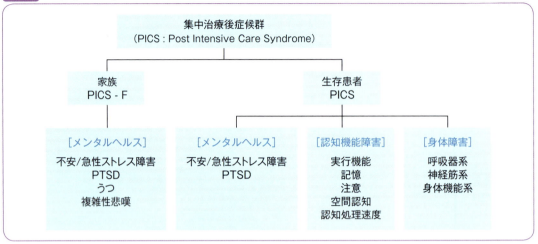

(Mark EM, Giora N, Theodore I: Post-intensive care syndrome (PICS). http://www.uptodate.com/contents/post-intensive-care-syndrome-pics（2016年9月20日アクセス）を参考に筆者が作成）

3. 敗血症をとらえる

わが国では現在,高齢化が進展の一途をたどっており,いわゆる団塊世代が後期高齢者に移行する2025年には,国民の約3人に1人は高齢者と予想されている.今後の診療報酬等の改定により,ICUなどの形態・体制は変化するかもしれないが,おそらく私たちが対象とするICU患者の高齢化も避けては通れないと予想される.

つまり,この患者母集団に対して,クリティカルケア領域では"いかに質の高い医療"を提供できるかが,これからの未来の課題ではないかと察する.

実はわが国の死因統計をみてみると,敗血症の死亡率（対10万人比）はこの20年間弱で2倍以上と多くなっている驚きの現状がある（表1）[3,4].この死亡率と高齢化率を比べると,比例関係にあることもわかる.

敗血症の定義*1・2からもわかるように,さまざまな病態の"結果"や"症候"として現れてくるものではあるが,やはり現代医療をもってしても,この"病気"との戦いには多くの課題があることは事実ではないだろうか.

敗血症は,日々の臨床場面をみてもわかるように,患者の病態やその病因,さらに患者転機はさまざまである.敗血症の早期発見,および感染源の特定によりごく短期間で治療に奏効し好転する患者もいれば,多臓器不全を呈し生命の危機的状況にさらされる患者,あるいは治療により救命はできたものの,病態の侵襲度が高く機能回復までに時間を要する患者などさまざ

> **MEMO**
>
> *1：敗血症の新定義
> Sepsis-3[2]では,敗血症の定義を「感染症に対する制御不能な宿主生体反応に起因した生命を脅かす臓器障害」としており,診断基準は「感染,あるいはその疑いによりSOFAスコアが2点以上の上昇」となっている.改めてみてみると,これらの重症病態は,術後や術前,内科系疾患や外科系疾患など,クリティカルケア領域で幅広く看る患者の臨床場面ではないだろうか.
>
> *2：敗血症性ショックの新定義
> Sepsis-3[2]では,敗血症性ショックの定義を「敗血症の状態で,十分な輸液負荷にもかかわらず反応しない低血圧があり,平均血圧65mmHgを保つのに血管作動薬を必要とし,かつ血清乳酸値が2mmmol/L以上の状態」と変更となっている.

まである．

Sepsis-3[1]からもわかるように，早期発見，早期治療の重要では極めて重要であるが，何よりもこれからの私たちが看ていく患者層を鑑みながら，患者家族のQOLを重視し医療を構築することは重要であろう．

ただ単に，○○治療によって死亡率が低減した，ということを主眼にするだけでなく，質の高い医療の構築を目指していけることこそクリティカルケアでは重要となる．そして，そのなかでPICS/PICS-Fの考え方（表2）で敗血症患者およびその家族の臨床をとらえ（図3），予防や可能な限り回復を促進していける看護ケアを具体化することは必要であろう．今後の関

表1 敗血症による死亡率と高齢化の年次推移

西暦（平成）年	死亡総数（人）	敗血症死亡数（人）	死亡率 (%)対10万	高齢者人口割合
1995（平成7）	—	—	—	14.6
1996（平成8）	896,211	4,912	3.9	—
2004（平成16）	1,028,602	8,504	5.8	—
2005（平成17）	—	—	—	20.2
2014（平成26）	1,290,444	11,279	9.0	26.7

（文献3，4をもとに作成）

表2 PICS/PICS-Fの予防や最小限にしていくためのケア戦略の可能性

① PICS[1]	② PICS-F[5]
● ABCDEバンドルによるアプローチ ● 医療者や家族によるICUダイアリー ● 早期歩行／理学療法 ● 認知療法 ● その他（血糖コントロールなど）	● 身近な話題や，人々や出来事などについて話し合う ● 曜日や日付，時間について話し合う ● 自宅からお気に入りの写真や物を持参してもらう ● ベッドサイドのことをよく話題にする（声を出してあげる）

図3 敗血症患者およびその家族の臨床のとらえ方

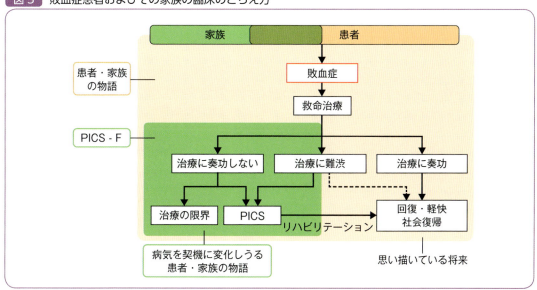

連する臨床研究の動向とともにさらに実臨床に活かしていけることを検討していきたい.

Ⅱ 事例で振り返る

1. 事例の臨床状況

- 事例：Aさん，70代，男性
- 消化管穿孔（十二指腸穿孔），敗血症
- ADL：自立
- 妻と二人暮し，遠方の県に息子，娘家族が在住
- 経過

当初は，単なる腹痛かと思っていたものの，時間を追うごとに症状が悪化し，近医を受診したときにはすでに敗血症状態となっていた.

精査を行ったところ，腹部に遊離ガス（フリーエア）があり，腸管穿孔に伴う敗血症状態と診断され，緊急手術の対応ができるA病院へと転院搬送となった. 救命治療目的ですぐにA病院で緊急開腹手術を行い，術後はICUでの集学的治療が行われた.

その後，一度は救命治療に奏功し，敗血症性ショック状態から離脱することができたが，敗血症状態は持続し生命の危機的状況との表裏一体な臨床状況は持続していた.

Aさんは，COPDに加え，心筋梗塞の既往（心不全，低心機能状態）があった. なお，特に胃・十二指腸潰瘍歴はなかった.

術前の患者状態と現病歴を考えると，手術そのものが非常に難しい可能性，あるいは手術を乗り切ったとしてもその後の経過には厳しい可能性があることを医師より事前に本人，家族に話はされていた. そのうえで，患者家族は今回の手術を行おう，乗り越えようという英断であった.

2. 患者の『全体像をとらえる』とは？

私たち看護師が臨床で敗血症患者を看る場合は，交代勤務などをしていればなおのこと，さまざまな治療フェイズ（発症時か，あるいは重症化している時期か，治療に奏功して回復傾向を示している時期かなどの病期ごとのタイミングのこと）に遭遇してるのではないだろうか.

昨日は敗血症性ショック状態にある"肺炎患者"かもしれないし，今日は早期手術と集中治療に奏功して敗血症から離脱できた"消化管穿孔患者"かもしれない，といった臨床があるのではないかと思う.

しかし，Sepsis-3[1]の新定義からもわかるように，敗血症は「感染症に対する制御不能な宿主生体反応に起因した生命を脅かす臓器障害」を発症している病態であり，さまざまな病因によって惹起される／合併する症候であることにまずは注目しなければならない.

そのため，「この患者はなぜ敗血症に陥っているのか」という病因を理解し，看護ケアを具体化していくことが必要となる. まずは，この病因となっている原疾患がしっかりとコントロールされているか，あるいはその見込みがあるのかどうかを知っておく，特に医療チーム内で医師と共に検討していくことは重要といえよう.

なお，敗血症および敗血症性ショックを判別する方法（図4）[1]も押さえておく必要がある. これは単にその状況を診断だけに利用するだけではなく，患者の異常を早期に発見する，あるいは死亡率が顕著に高くなってしまう敗血症性ショック状態に移行する前にいち早くクリティカルケア看護師も発見できるようにするための重要な1つのツールであることを十分理解したい. ただ，この方法にはいくつか以下のような留意点もあることは押さえておいてほしい.

- 第1ステップには，「感染症がある」あるい

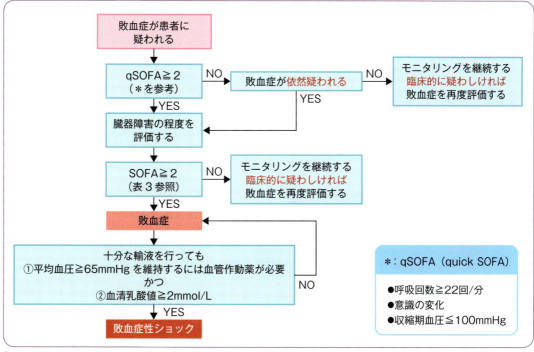

図4 敗血症，敗血症性ショックの判別方法

(Mark EM, Giora N, Theodore I: Post-intensive care syndrome (PICS). http://www.uptodate.com/contents/post-intensive-care-syndrome-pics（2016年9月20日アクセス）を参考に筆者が作成)

表3 SOFAスコア

		0	1	2	3	4
●呼吸器 PaO_2/F_IO_2 (mmHg)		≧400	<400	<300	<200＋人工呼吸	<100＋人工呼吸
●凝固能 血小板数 ($\times 10^3/\mu L$)		≧150	<150	<100	<50	<20
●肝臓 ビリルビン (mg/dL)		<1.2	1.2〜1.9	2.0〜5.9	6.0〜11.9	>12.0
●循環器		平均血圧≧70mmHg	平均血圧<70mmHg	DOA<5γまたはDOB	DOA5.1〜15γまたはEpi≦0.1γまたはNOA≦0.1γ	DOA>15γまたはEpi≦0.1γまたはNOA≦0.1γ
●中枢神経 GCS (Glasgow Coma Scale)		15	13〜14	10〜12	6〜9	<6
腎	クレアチン (mg/dL)	<1.2	1.2〜1.9	2.0〜3.4	3.5〜4.9	>5.0
	尿量 (mL/日)				<500	<200

DOA：ドパミン，DOB：ドブタミン，Epi：エピネフリン，NOA：ノルアドレナリン

は「感染症の疑いがある」ということが前提となっており，従来の考え方と同様に，医療者個々の技量に依存しうるところもある．
- qSOFAは，医学的介入が難しい（採血など）場合であっても，呼吸回数[*3]，意識レベル，血圧の状態をスクリーニングすることによって重症化する可能性がある感染状態を素早くみつけることが可能となるかもしれない．しかし，敗血症を確実にみつけられるかどうかは，今後も検討が必要である（感度や特異度などの観点から）．

3. 事例を振り返る

では，実際にこの事例を振り返ってみたい．これまで述べてきたように，敗血症は1つの症候であることから，病因と臨床状況の全体像を把握するときには，関連図のように系統立てて考えてみるとよい．図5のように関連図を思い描いて臨床状況をA・B・Cという視点でとらえてみる．

「はじめに」でも述べたように，現在の臨床場面だけで患者の臨床状況をとらえてしまうと「A」になるだろうし，もう少し患者の基礎疾患などにも視点を広げてとらえられると「B」，さらに患者の中長期目標も視野に入れてQOLなどにも考慮して考えらえると「C」という視

> **MEMO**
> ＊3：呼吸回数の記録
> モニターを装着していない患者，一般病棟に入院している患者などを散見すると，**呼吸回数の記載がチャートにないのが大事である**．急変予兆を察知する場合，さらに重症化する可能性がある感染症を早く見つける場合いずれにも大事であるため，忙しい臨床であってもバイタルサインの1つとして**呼吸回数も測定・記録に残すことを心がけ**たい．

図5 関連図

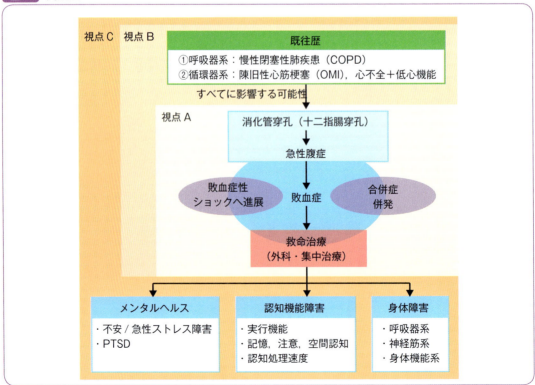

点になるのではないだろうか.

しかし,この事例では,既往歴で慢性閉塞性肺疾患（COPD）に加え,心筋梗塞の既往（心不全,低心機能状態）があり,さらに術前（緊急手術）評価で,現病歴（消化管穿孔による敗血症）と既往歴（COPD：呼吸器系疾患,心不全：循環器系疾患）を鑑みると極めて難しい臨床状況にある可能性が示唆されていた.

つまり,このことを考慮すると,術後管理も「A」という狭い視点でとらえるだけでは難しく,「B」という患者の予備機能力や回復力,脆弱性など全体的にアセスメントして幅広い視点で管理していかなくてはならない.

さらに,敗血症の場合には,重症化する可能性や回復しても機能障害が残存してしまう可能性が表裏一体的に存在している点や,PICSなども発症してしまう可能性を秘めていることを鑑みると,クリティカルケアの臨床場面であっても「C」という広い視点から看護ケアを具体的に,中長期的な視点で考えることが重要といえよう.

4. 患者にとっての「最良なゴール設定」と「看護ケアの具体化」とは？

1）何に一番着眼すべきか？

はじめに,敗血症患者における動的な看護ケアの考え方について図1で述べたが,実は今の視点で患者の全体像を具体的に把握し,次に患者にとって最良なゴール設定とそれに見合う看護ケア内容（方法）を具体化していくことが重要となる.図1でいうと,ピンクの看護ケアの考え方の部分になる.

敗血症患者の場合,病因となる原疾患のコントロール治療のみならず,全体的な治療・ケアがなされないと,「負のサイクル」（図6）[6]を描くようになり,さらに混沌とした臨床状況に進展してしまう可能性がある.特に,人工呼吸管理が必要とされるまでの呼吸,循環器系に問題を呈している場合（ICU患者では臨床的にこのような患者が多い）や,術後などの場合など,ICU患者の場合にはP-A-D（Pain：痛み,Agitation：不穏,Delirium：せん妄）マネジメントも重要となってくる.

図6 敗血症患者の負のサイクル

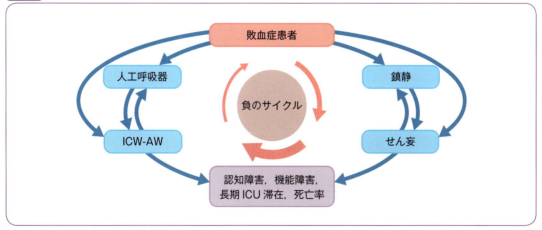

(Vasilevskis EE, Ely EW, Speroff T, et al: Reducing iatrogenic risks: ICU-acquired delirium and weakness—crossing the quality chasm. *Chest* **138**(5): 1224-1233, 2010. を参考に筆者作成)

2）個別性の重要性

また，患者の長期的なQOLを改善していくためには，早期リハビリテーション（Rehabilitation）も重要となってくるが，**図6・7**からもわかるように，第1に原疾患コントロールが確実にできていること軸として，治療フェイズに合わせて患者にとって最良のゴールを個別的に設定し，それに対して具体的に看護ケアを構築していくことは必要不可欠となってくる．

3）患者の全体を看ること

さらに，本事例の患者のように，発症前（術前）から呼吸器系，循環器系に問題を抱えている場合には，単に標準化された敗血症離脱後の患者の看護ケアでは不十分で，患者の治療状況や全身状態を十分にみながら進めていかないといけない．

例えば，敗血症から離脱したとして，早期リハビリテーションも考慮しようと考えたとしても，全身の廃用が進んでいたり，侵襲に伴う反応や栄養管理がままならない状況からさらに脆弱性が増していたり，呼吸筋疲労・呼吸仕事量増大に伴う呼吸不全の増悪，バランスオーバー

による心不全の増悪など，さまざまな問題を抱えている（秘めている）可能性は高い．

だからこそ全体的にみて，患者にとって最良なゴールを設定し，それにあわせた看護ケアを具体化していくことは極めて重要であるといえる．おそらく，これらの状況をしっかりとアセスメントして，具体的な看護方略を立てられずにいると，今後多くのPICS患者は増えてしまう可能性が高い．

カナダ（わが国までの高齢化率やその進展はない国）の研究[9]ではあるが，ICUに入室した高齢患者が退院1年後に元のADLに復帰できる割合は25％であったという報告もある．この研究では，敗血症患者は2割程度で，内科系から外科系疾患が含まれていたが，ICU患者を全体的に考えても，長期視点をもった医療を構築していくことは極めて重要なことが示唆されているのではないかと感じている．

5. 回復を支えるシームレスな看護ケアを考えていくことの必要性

1）着眼点は定点ではいけない

患者の治療は，急性期を脱したとすると，次に亜急性期，回復期あるいはリハビリテーショ

図7 PADマネジメントに必要な考え方

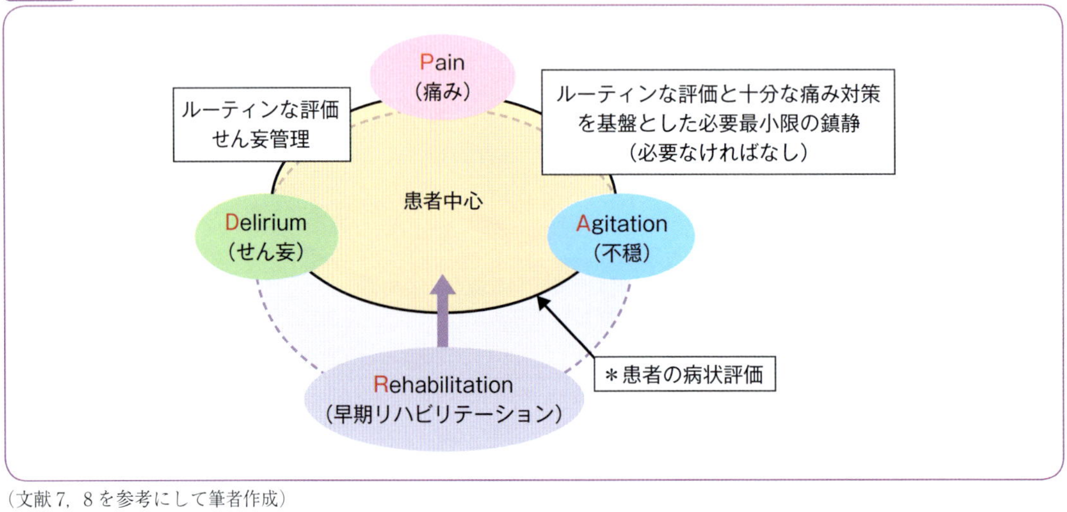

（文献7，8を参考にして筆者作成）

ン期へと移行していくこととなる．私たちクリティカルケア領域の看護師は，第1に急性期を脱することができることを主眼とするが，患者・家族からの視点でみると，Pre-ICU（ICUに入室する前）およびPost-ICU（ICUに入室した後）にも文脈があり，それが彼らの人生やICUにおける敗血症治療・ケアにも大きく関係していることにも着眼しなければならない．Pre-ICUの視点は，ICUにおける看護を具体化するためには重要であるであろうし，患者やその家族を支えていくために必要な情報であったりもするからである．

2）患者・家族を支えるシステム

この事例でいえば，患者の術後ケアを具体化していくためには，既往歴など術前の身体状況に加え，現在の臨床状況を加味しながら看護ケアを具体化していかなくてはならない，という関係性がこれである．

さらに，患者の家族の視点から考えると，妻が当初表出していた「"病気"は手術して"治った"のに……」という真意にも気づけることも同じである．敗血症は，さまざまな病因の結果として表れるものであって，この事例の病状のように，物理的に障害を呈した臓器を手術によって治療するだけでは，患者が回復過程の軌道に乗れないことも多い．

ただ，多くの場合には，患者・家族が複雑な治療状況全体を把握し，理解するまでには時間的にも困難さを極めるのも事実であることから，入院前のその人たちが生活者としてどのように健康と病気に向き合ってきたのか（向き合っているのか）など，その物語を**ナラティブアプローチ**（語りを重ねることのアプローチ，会話から対話につなげていくこと）によって引き出し，支援していくことは重要である．

また，Post-ICUにおいては，ICU退出までの情報が，その後の病棟での回復過程を支持す

るために必要な情報であることも多い．このように，一連の流れを包括的にとらえながら，シームレス（継ぎ目のない）な"継続看護"を構築することは重要となる．これは，PICS/PICS-Fの予防という視点からみても，極めて重要な視点であろう．

なお，Post-ICUに関して，台湾の研究[10]で，敗血症患者の退院後のリハビリテーションを具体化することは，10年後の死亡率を低下させる可能性があると示唆しているものがあった．

また，ドイツの研究[11]で，ICUに入室した敗血症患者のうち，生存して退院した患者のプライマリケアでのメンタルヘルスケア介入をしても，6カ月後の患者QOLは向上しなかったと示唆するものもあった．

いずれも，シームレスな医療支援が重要と考えながらも，今後も質の高い医療を提供していくためにはどうすればよいか，その検討はしていかなければならないであろう．

残念なことに，わが国においてはこれらを含めながら，シームレスな医療体制はまだまだ未熟で未確立なところも多いのが現状である．地域から病院，病院のなかでは病棟からクリティカルケアユニット（救急，ICU，HCUなど）との連携がさらに強化していくことが望まれる．この点は，今後のわが国の社会医療背景を鑑みれば，さらに敗血症患者の治療・ケアを具体的に取り組むこと，つまり質の高いクリティカルケアを構築していくためには重要であると考えてならない．

3）チームアプローチの重要性

わが国における現在の限界も考慮しながらも，この事例では，それぞれの治療フェイズに合わせて"チーム医療"が提供できるよう実践していった．まずは，救命治療を行っている超急性期には，主治医（外科医）やICU医師と看護チーム，さらに必要に応じて感染管理チー

§ ❶ 事例① 敗血症状態からの回復過程（ICU～退院まで）　541

ムやICU薬剤師とも連携を図り，救命治療に対する短期目標を立てていった．

また，徐々に敗血症からの離脱傾向を図れるようになった急性期からは，上記のチーム以外にも，全身状態をより向上させていくことを目標に栄養サポートチーム（NST），リハビリテーション専門職とも連携を図りながら，患者治療・ケアを具体化していった．このチーム調整は，クリティカルケア領域の看護師の重要な役割であると考えている．

また，それぞれの治療フェイズにおいても，前述したように，患者およびその家族のコンフォートを高められるケアやケアリングも行い，より質的な支援を看護チーム一丸となって昼夜問わず行っていった．特に，病態の重症化かつ複雑な治療状況において，患者やその家族が「見えているもの」と「見えていないもの」を患者・家族面談やケア中の会話のなかから引き出して，心身ともに安寧が維持できるよう医師やその他のチーム員とも協力しながら，カンファレンスを重ねケアを具体化していった．そして，亜急性期では，ICUの退室も視野に，後方病棟スタッフとの連携を図り，退室後にも訪問を行いがらシームレスな継続看護を構築できるよう支援をしていった．

この事例では，長期的な予後，つまり退院しての長期的な患者・家族の全人的な転機までは追うことはできなかったが，人工呼吸器からの離脱および全身状態の改善までには多少の時間を要したものの，一般病床を経て自宅に退院することができた．

退院時は，筋力などの低下から車椅子レベルのADLではあったが，伝い歩きでトイレには行ける状況に回復できた．退院の日にはICUにも立ち寄ってもらえて，笑顔でご家族とともに帰って行った．

患者「もう少し歩くの頑張るよ，池も作らないといけないし」

妻「もうお父さんたら冗談ばっか言って．池なんかどうでもいいのよ，まずは体が資本なのよ．もうやんなっちゃうわね．本当お世話になりました．ありがとうございました」

おわりに

以上，敗血症患者の臨床状況をいかに「動的」にとらえ，患者家族にとっての"最良なアウトカム"を構築できる具体的な看護ケア（看護師の役割を含め）について事例と合わせながら述べてきた．

敗血症マネジメントの細かいところまでは触れるまでには至らなかったが，ICUでの治療フェイズだけにとらわれることなく，患者家族の取り巻く治療環境や文脈，物語をとらえていく重要性について強調して述べた．

いかに患者・家族の「ニード」を察知し，局所的な問題解決だけでなく，敗血症に罹患したとしても，その後に患者や家族が生きていくための「ニード」を充足させていけるような医療，具体的な看護ケアを構築できるよう日々努力していきたい．

[文献]
1) Mark EM, Giora N, Theodore I: Post-intensive care syndrome (PICS).
http://www.uptodate.com/contents/post-intensive-care-syndrome-pics（2016年9月20日アクセス）
2) Singer M, Deutschman CS, Seymour CW, et al: The Third International Consensus Definitions for Sepsis and Septic Shock (Sepsis-3). *JAMA* 315(8): 801-810, 2016.
3) 厚生労働省: 人口動態調査
http://www.mhlw.go.jp/toukei/list/81-1a.html（2016年9月20日アクセス）
4) 総務省統計局: 高齢者の人口.
http://www.stat.go.jp/data/topics/topi901.htm（2016年9月20日アクセス）
5) Davidson JE, Hopkins RO, Iwashyna TJ: Post-intensive Care Syndrome. 2013.
http://www.myicucare.org/Thrive/Pages/Post-intensive-Care-Syndrome.aspx（2016年9月20日アクセス）

6) Vasilevskis EE, Ely EW, Speroff T, et al: Reducing iatrogenic risks: ICU-acquired delirium and weakness—crossing the quality chasm. *Chest* **138**(5): 1224-1233, 2010.
7) Barr J, Fraser GL, Puntillo K, et al: Clinical practice guidelines for the management of pain, agitation, and delirium in adult patients in the intensive care unit. *Crit Care Med* **41**(1): 263-306, 2013.
8) 日本集中治療医学会J-PADガイドライン作成委員会：日本版・集中治療室における聖人重症患者に対する痛み・不穏・せん妄管理のための臨床ガイドライン. 日集中医誌 **21**(5): 539-579, 2014.
9) Heyland DK1, Garland A2, Bagshaw SM , et al: Recovery after critical illness in patients aged 80 years or older: a multi-center prospective observational cohort study. *Intensive Care Med* **41**(11): 1911-1920, 2015.
10)Chao PW, Shih CJ, Lee YJ, et al: Association of post discharge rehabilitation with mortality in intensive care unit survivors of sepsis. *Am J Respir Crit Care Med* **190**(9): 1003-1011, 2014.
11)Schmidt K, Worrack S, Von Korff M, et al: Effect of a primary care management intervention on mental-health-related quality of life among survivors of sepsis: a randomized clinical trial. *JAMA* **315**(24): 2703-2711, 2016.

MEMO

---

§ ❶ 事例① 敗血症状態からの回復過程（ICU～退院まで）　543

第7章 日常性を支える看護の事例　　　　　　　　　　　　　　　　　　　　　　　　　　伊藤 伸子

事例② 院内急変および全身管理後の治療撤退・意思決定支援

はじめに

　急病や外傷により過大侵襲を受けた患者の多くは，集中治療室（ICU）で全身管理とともに，「生命維持・重症化回避」「二次障害予防」「QOLの向上」を目標に，退院後の生活をも見据えた看護ケアが行われる（表1）．しかし，そのような治療やケアが行われる一方で，疾患の影響で避けられない容体の悪化，合併症の発症によって，残念ながら治療の限界を迎え，死に向かう患者もいる．救命を第一に，積極的治療や社会復帰をも見据えた治療環境のなかで，終末期へのシフトは医療者にとっても悩ましい場面である．

　また，その状況のなかでは，患者は意識がない，または鎮静状態にある場合が多く，生命にかかわる治療の選択や決断は家族に委ねられ，非常に大きな責務を負う．さらに，突然の出来事であることも多く，状態の変化が激しく時間の余裕もないという緊迫状態のなかで，その決断をしなくてはならないという過酷な状況にある（表2）．

　私たち看護師は，医療者のなかでも患者やその家族に近い存在であり，患者の擁護者としての役割がある．医療者として患者や家族の思いにそって，患者にとっての最善は何かを家族とともに考え，その結果，家族が患者のために最

表1　クリティカルケア領域での看護の役割
生命維持・重症化回避
● モニタリングと分析 ● 変化に気づく観察力 ● 変化を予測できる洞察力
二次障害予防
● 感染予防 ● 栄養管理 ● 皮膚障害予防 ● 廃用性変化の予防（関節拘縮，荷重側肺障害，DVT等）
QOLの向上
● 苦痛緩和 ● せん妄予防 ● 非日常性に対する環境調整

（道又元裕編：ICUケアメソッド－クリティカルケア領域の治療と看護．pp8-9，学研メディカル秀潤社，2014．をもとに作成）

表2　クリティカルケア領域での意思決定の特徴
多くが患者不在の代理人による意思決定である
● 治療上の必要性から持続的な鎮静状態におかれていることも多く，患者本人は十分な意思表明ができないため，意思決定の主体は家族員や近親者を中心とするものになる．
意思決定までのプロセスに急を要する
● 多くは発症そのものが唐突であるうえ，病態は重篤かつ急峻な変化をたどる．突然の事態に遭遇する家族員は，自らも精神的危機・情緒的混乱の状態にある．
意思決定の問題が患者の生命に直結する
● 種々の治療法の選択のみならず，延命にかかわる処置を希望するか否かということまでを含め，その意思決定は複雑かつ困難なものとなっている．

（伊勢田暁子，井上智子：延命治療に関わる家族の意思決定．家族看護1(1)：48-54，2003．をもとに作成）

善の決断をしたと思えるよう，意思決定を支えることが求められる．

本項では，院内急変および全身管理後の治療撤退を決断した患者・家族の意思決定のプロセスやそこでの医療者のかかわりの実際を紹介したい．

I ICUで対応した事例

1. 事例の紹介

- **患者**：Bさん，40歳代，男性
- **疾患名**：劇症型心筋炎，多臓器不全
- **家族構成（図1）**：妻（40歳代），次女（高校生）が同居，長男（他県在住），母親（70歳代）が隣に住んでいる．父親は50歳代で他界．
- **入院までの経過**

X年○月，発熱，倦怠感，頭痛を主訴に夜間急救センターを受診し，解熱薬の与薬で帰宅した．翌日も発熱が持続し，夜には意識レベルの低下に妻が気づき，救急要請．救命急救センターへと搬送された．

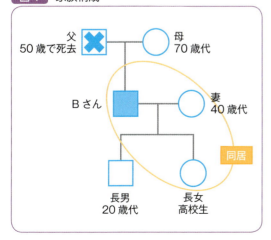

図1 家族構成

救命急救センターでは，質問に受け答えはできていたが，突然無脈性電気活動（pulseless electrical activity：PEA）となり意識消失，心肺蘇生法（cardiopulmonary resuscitation：CPR）で回復することを数分ごとに繰り返し，循環器科へコンサルトとなった．

心エコーではEF（左室駆出率）80％，壁運動の異常はなく，酸素化も良好だった．完全房室ブロックがあったため，一時的体外式ペースメーカーを装着し，循環器病棟へ入院となった．

● 入院後の経過

翌朝から呼吸苦が出現し，諸検査の結果，劇症型心筋炎との診断となった．心エコーでは，EF50％，びまん性壁運動低下が見られ，来院時より明らかに悪化し，右心不全症状を呈していた．

● 病状の説明

医師から，本人と妻に状況の説明が行われた．

- 急激に悪化し，このままでは生命にかかわる状態である．
- 経皮的心肺補助装置（percutaneous cardiopulmonary support：PCPS）の適応であるが，使用しても状態が改善する可能性は低く，一度機器を使用すると，取り外すと命にかかわるため外すことができない．
- 補助循環から離脱できない場合には，人工補助心臓，心臓移植を考えなくてはいけなくなり，本人が希望する場合には，大学病院への転院が必要である．
- 安静が必要なため，気管挿管し，人工呼吸管理とする．

以上の説明を受け，妻は涙を流しながら，同意書にサインをし，この治療方針に同意した．同日ICUへ転棟し，大動脈内バルーンパンピング（intra-aortic balloon pumping：IABP），PCPS，人工呼吸管理が開始された．

2. ICU 入室後の経過と介入

1) 看護師の問題の知覚―家族の過大なストレスと意思決定

翌日深夜から心電図は低電位を呈し，ペーシング閾値悪化のため，ペーシングの位置確認と閾値の調整が行われた．また，排泄尿量の減少がみられ，代謝性アシドーシス，DIC の徴候があり，多臓器障害など合併症への対応として持続的腎代替療法（continuous renal replacement therapy：CRRT）が開始された．

処置後，夕方に妻が面会した．

● 家族（妻）の意思確認

妻は「少しの可能性に賭けているけど，辛い思いもさせたくない．この状態をみると手術（PCPS）をして良かったのかなって思って…．手術（PCPS 挿入）の話では悪い話も聞いていましたが，やはり良くなってほしかったので治療を希望しました．そのときの考えは今も間違っていなかったと思っています．でも，今は手術後の状態よりもさらに悪化して顔つきも悪く見えます．このまま治療を続けていっても本人が可哀想です．きっと本人も今の状況を見れば，ここまでの治療を希望していないと思います．明日，長男が来る予定なので，そのときまではできることをしてあげてください」と語った．

担当看護師は，主治医とともに妻の意思を聞き，❶翌朝までは積極的治療を行う，❷それ以降は，状態が悪化するようなことがあっても輸血，昇圧薬使用など積極的治療は行わず，除痛，苦痛の除去など終末期医療を中心として行う方向とする，という方針を確認した．

● 家族（妻）の思いを聴く

その後，担当看護師がベッドサイドで妻と会話をした．

妻は，「もうこれ以上苦しめたくない．これ以上の治療は望まない」というのが家族の意見

であると話した．さらに，「ペースメーカーを入れたとき，夫は『子どもにこんな姿を見せたくない』と言っていました．こんな姿になることを本人は望んでいないんです」とB氏本人が事前に表現した意思を示すと同時に，「治療はしないと言ったけれど，本当にそれで良いのか迷う気持ちもあるんです」と，家族の決断とB氏の意思を尊重しようという思いを理解しながらも自身の気持ちに迷いがあることを涙ながらに語った．

● 担当看護師の思い

担当看護師は，そのかかわりのなかで，急激な状態の変化やその状況下での生命にかかわる意思決定が家族にとって過大なストレスであることを感じ，家族の揺れ動く気持ちを案じた．それと同時に，現状での方針に疑問をもち，苦しい意思決定が迫られている家族への対応や医師との情報の共有・確認について筆者（急性・重症患者看護専門看護師：CNS）に相談をしてきた．家族の状況は，リーダー看護師や他の看護師にも情報共有され，B氏の妻と母親が面会する際にはCNSとして家族に対応することが必要であることを共通理解とした．

2) 家族への声かけと思いの確認

● 家族の思いの表出，共有を促す

深夜午前3時過ぎ，控室で待機中の妻が面会を希望した．ベッドサイドで患者をじっと見つめていたため，少し時間をおいて，担当看護師の一員として挨拶をするとともに，妻へ声をかけた．

CNS：「少し休めていますか？」

妻：「少しずつ休むようにしています．大丈夫です．変わりはありませんか？」

CNSは状況は大きく変わっていないことなど，患者の状態について情報提供をした．

妻は「そうですか…」と思い詰めた表情になった．

CNS：「昨日の段階でのご家族のお気持ちをうかがいました．すごく急な状況で大変な思いをしてらっしゃるなと思っています．いろいろとお考えですよね」

妻：「家族みんなで話しあって決めたことだけど，それでいいのか迷っています．少しでも動いたのを見ると，ただの反射かもしれないけど，もう少し頑張ってもいいんじゃないかって思うんです．ただ…お母さんの気持ちがどうなんだろう？　せっかくみんなで話し合って決めたのに，母親は（家族で決断したことに）ホッとした様子でもあったし，また私がこんなことを考えているなんて…」

など，妻自身の気持ちの揺らぎや母親の信条を慮る言葉，家族は仲がよく，患者は家族みんなが頼りにしている存在であったこと，今後の生活の不安について語った．

CNSは，急激な状態の変化で衝撃的な日々を過ごしていること，そのなかで大変な決断を迫られていること，その判断には揺れが生じても不思議ではないことを告げ，また妻の思いを受け止めた．家族の意思は看護師からも医師へ伝えるため，意思の変更があった場合にはいつでも話すように伝えた．同時に，CNSとしての自己紹介と役割を伝え，医師をはじめとするスタッフ全員でB氏の最善を家族とともに考えていくこと，そのためにスタッフ間で情報を共有し，できる限り家族の希望にそった対応をしていくことを伝えた．

また，看護師としてのこれまでの経験から，このような大事な場面ほど，家族が互いを思いあうがゆえに気持や思いのすれ違いが起こってしまうことがあるという話をした．そして，妻ひとりではなく支えあえる家族がいること，その家族に妻が思いを表出し，家族全員が納得して意思決定できるよう，再度話し合いの場を設けることをすすめ，それが可能かどうか確認した．

妻：「そうですね．母が起きたら話してみます」

と母親のいる控室へ戻った．

● 家族（母親）の思いと，家族としての決断の確認

朝方5時頃，母親が面会を希望した．

母：「（息子の妻と）話をしてきました．少しでも動いたりするとなんだか気持ちが変わってくるって．まだ若いし頑張れるんじゃないかと思うし，昨日の夜の決断は早まった気がします．あれから眠れなくて…．私は同じくらいの歳で夫を亡くしているから，この子はなんとしてもその壁は超えさせてやらなきゃと思っていました．夫のときも決断をしたけど，今は夫のときよりも辛い．倫理的に許されるなら自分の心臓をあげてもよい．今の嫁の辛い気持ちもわかるから，嫁の意思を一番に尊重しようと思っています」

と，B氏の子どもの頃の様子や夫（B氏の父親）との死別など，ともに過ごした家族の時間について語りながら，家族としての決断を語った．

CNS：「奥様とお話しいただいたんですね．お疲れなのに，こんな時間に来てお話いただいてありがとうございます．きっと，お母さんにとってのBさん，奥さんにとってのBさん，それぞれにしかわからない顔があったでしょうし，だからこそそれぞれにいろんな思いがあるのだと思います．それをお話しできてよかったです．今の時点では，お母さんも奥さんと同じお気持ちということですね？」

と確認した．

CNS：「ご家族の現時点でのお考えということで，私からも医師にも伝えますが，とても大事なことですので，もう一度医師とそのことを確認する時間を調整します」

と，医師との面談の時間を調整することを伝えた．

母：「なんだか少し気持ちが落ち着きました．ありがとう」

と控室に戻った.

3. 患者・家族の意思を尊重するための チーム医療

翌朝，CNS は夜間に語った家族の思いを医師は伝え，前日に話し合った方針（「朝までの積極的治療の期限」「終末期医療への移行」）を検討し直す必要があること，そのために家族との面談が必要であることを提案した．医師は，家族の意思が変わったことを不快に思い，方針の変更にやや難色を示した．

しかし，家族の患者への思いを寄せた決断であり，急激な状況の変化のなかでの正しい状況理解や判断は困難であること，今後も気持ちのゆらぎは容易に考えられることであり，医師主導ではなく家族の思いをできる限り尊重できる対応をチームとして考えたいこと，看護師として家族の思いについて誠実に対応しサポートしたいこと，それを共有することを伝え，医師の理解も得た．また，看護師間でもその状況を共有し，家族の意思決定に細やかに対応できるよう，カンファレンスや記録を充実させることをCNS として提案した．

その後の家族との面談では，日勤担当看護師が同席し，医師から B 氏の状態について説明が行われ，そのうえで家族の思いを再確認した．妻「朝方お話ししたこととはまた違うのですが，今の時点での再度決断をしました．結論を言うと，今日の朝までの期限ということではなく，少しだけ期限を延ばして，それまで頑張ろうと．息子がここに来て会えるまでは．朝方は，最期まで頑張ってほしいと思ったんですけど，冷静に考えてみると，きっと家族がみんな疲れてしまうと思うんです．お母さんまで倒れてしまったら…．（夫は）すごくみんなのことを考える人だから，家族がそんなふうになるのは不本意だと思います．厳しい決断ですけど．子どもたちはいまの状態を『生かされている』と言って

いました．きっと病院に来た日か，その次の日が夫にとっての寿命だったのかもしれないですね」と涙を浮かべながら話した．

4. 治療の選択と受容

その後，ペーシング閾値はさらに悪化した．また，DIC 進行に伴い，PCPS の回路交換が実施された．主治医からは大学病院へのコンサルトがされ，その回答が家族（妻と長男）へ説明された．

● 説明の内容

① B 氏の状況は厳しく，心機能が回復する可能性は低い．

② 大学病院では，補助心臓をつけた段階で心臓移植を前提とした治療をする．

③ 移植までは少なくとも 3 年はかかり，その間は家族の支えが必要不可欠で負担は大きい．合併症も多く，B 氏の場合心臓移殖までたどりつけるかどうかはわからない．

④ 補助心臓，心臓移植を希望しない場合は，現状の治療を継続しながら本人の心機能が回復することにかけるしかないが，合併症のリスクもある．さらに時期が経過してから補助人工心臓への移行は選択できない可能性がある．

という内容を提示したうえで，「心筋炎という疾患に関して攻めの姿勢で治療に臨むか，守りに入ってじっと堪えるかという大きな選択が迫られている」こと，治療を選択する場合，早ければ今週中にも行動を開始したいと，大きな治療の選択が必要であることが伝えられた．

その際，医師からは，「どちらの道も合併症やリスクも大きく，大変な道のり．どちらを選択しても良くなる保証はない．ご家族や本人の生活も左右され，生活観や人生観もかかわる．そのうえでご家族でよく相談して，後悔のないように結論を出していただきたい」と，病態とともに，治療にかかわる家族の生活や環境の変

化も想定として伝えられた.

● 家族の決断と受容への支援

翌日,B氏の妻と母親が来院し,面談を行った.医師と担当看護師が同席した.

妻は「家族みんなで寝ないで話し合いをしました.遠方(大学病院)に行くことで仲の良い家族が離れ離れになってしまう.それはたぶん本人(B氏)が望んでいないこと」,さらに,転院すると高齢の母親に大きな負担がかかってしまうこと,経済的にも時間的にもそばにいることが困難になってしまうこと,親族から経済的な援助も可能だが,それよりも家族がバラバラにならないことが大事だと考えたことなどが語られた.

医師の説明や看護師の補足説明により状況はよく理解している印象であり,B氏の生き方やB氏とともに築いてきた家族の形を大事に,それを尊重している様子がうかがえる決断であった.

その後の患者との面会では,意識のないB氏本人に「大学病院に行かないでここで治療することにみんなで決めたよ.お父さんそれでいい? 行きたかった?」と体をさすり声をかけていた.

数日後,医師から担当看護師とCNSが同席して,臓器不全は進行し,心機能の改善はみられず,中枢神経系のダメージが進行していることがB氏の妻,母親,長男へ説明された.また,治療が長期化する場合の段階的な処置についても説明が行われた.妻と長男は,「お父さん,まだ頑張れるよね」「待ってるよ」と声をかける横で,母親はベッド柵にもたれ,顔を伏せていた.

妻は,「今日はなんだか気分が落ち込んでいたんです.胸騒ぎがするっていうか」と,説明内容について質問があったため,CNSは内容を一緒に整理し再確認を行った.また,家族には精神的,身体的疲労の様子がみられ,気にかけていることを伝えた.

妻は「いつかは線引きしなきゃいけないのだろうと思っていました.大丈夫です.子どもたちがみんなちゃんとしてくれて」と話し,厳しい状況ながらも,子どもと一緒に向き合えることが妻の支えになっていることを感じた.インフォームドコンセント(IC)への家族の結論は,「体には傷を付けたくない」という思いから,侵襲的な処置はしないということであった.また,PCPS回路交換は今の時点では希望しないが,状況に応じて再確認することとなった.

夕方の面会では,妻が「おとうさーん,おとうさーん,わかる?(子どもに)私たちの出会った頃の話を教えてたんだよ.お父さん○○だったよね」など,長男とともに体をさすりながらこれまでの思い出を語りかけていた.CNSもその場に同席し,妻の思い出話を傾聴しながら,時には会話に参加しB氏に声をかけ,ベッドサイドでの時間を過ごした.それまでのような「頑張って」の言葉はなく,涙を浮かべながらも笑顔で面会していた.

5. 終末期への移行・治療撤退への決断

翌日,『終末期の延命治療に関するガイドライン』を提示して家族へ説明したいということを医師から担当看護師とCNSへ提案があった.B氏のこれまでの経過や回復困難な状況であること,家族は妻を中心に厳しい代理意思決定をしてきたことを共通理解として,医師と担当看護師が家族への面談へ臨んだ.

家族へは,今のB氏は完全に人工的な機器に依存し,不可逆的な状態で,代替的な措置もない状態であること,家族が延命措置の中止を受けいれるのであればガイドラインに準じて延命措置中止をとることも可能であることが伝えられた.

妻は「今日さわったらあったかくて話しかけ

たら反応があるように感じたんです．だから2週間までは頑張ってほしいという気持ちになって．でもそれは本人を苦しめるだけなのかなという気持ちもあります」と気持ちがゆれている様子がうかがえた．

医師からは，これまでの意思決定への家族のかかわりから，妻を中心として家族の関係性は良好であり，B氏本人の意思が確認できないいま，妻が後悔しない方針を立てるのがB氏と家族にとって一番の方法ではないかと提案があった．そのうえで，「2週間」という当初の希望を尊重する提案について，長男，母親もその言葉に納得した．2週間以内であれば，PCPS回路交換をする．それ以降は，PCPSの限界まで維持することとし，その他のデバイスについては，IABP，CRRT，ペースメーカーなどの機器も交換はしない．輸血，輸液など基本的な処置は継続することとなった．

6. 終末期ケア

翌朝，血圧が低下し，B氏の妻，長男，長女は「血圧に関してはこれ以上手を尽くさなくてもよいです」と話した．ICUでは，ベッドサイドでの面会時間，環境の調整を行い，できる限り家族とともに過ごす時間を確保した．また，看護師から妻・長男に手浴への参加を提案すると「ぜひ」と希望され，想い出や家族の近況を話しながら，明るい雰囲気で行われた．

その日の夕方，妻，母親，長男，長女が見守るなか，B氏は永眠された．

家族は涙を流しながらも「お父さん，頑張ったね．みんなでうちに帰ろう」と穏やかな口調で語りかけていた．医師，看護師へ「手を尽くしていただいてありがとうございました．すごく悩みましたけど，私たちのことも支えてくださって，本当に感謝しています」という言葉を残された．

妻から，帰宅時に着せたいものがあると希望があり，妻と長男が自宅へ向かった．その間，母親と長女がエンゼルケアに参加し，「お父さん，気持ちいい？」など話しかけながら，看護師とともに手浴や清拭を行った．「お母さんが作ってくれたものです」と持参した着物を，母親を中心に着付けした．妻は「お父さん，似合うね」と声をかけ，母親は愛おしそうにB氏の体に触れていた．

II 事例で振り返る

突然の衝撃的な出来事や時間的余裕のない状況で，生命にかかわる決断を突きつけられ混乱のなかにある家族は危機状態に陥りやすい．クリティカルケア領域では，そのような家族への介入の方向性を示すものとして，危機モデルが多く用いられる．そのなかでも，アギュララの危機モデルは，人間がストレスの多い出来事にあったとき，危機に陥るまたは回避するまでのプロセスが示され，危機を回避するためには「出来事の知覚」「社会的支持」「対処機制」の3つの危機回避決定要因が必要としている（図2）．

この事例では，家族が代理で患者の治療の選択をするために，状況を正しく理解する必要があり，家族の理解状況を確認しながら医師との面談の調整や説明の補足を行うなど，【出来事の知覚】を意図したかかわりがあった．さらに，面会の調整や面会時のかかわりの中で患者と家族とのふれあいを促し，その意味付けをすることも家族が現実を知覚することにつながったのではないかと考える．そのような患者と家族のつながりを医療者として支えることはもちろん，家族がともに支えあえるよう促すなど，患者を支える家族をも支援したいことを伝えたことが【社会的支持】である．そのかかわりの中では，家族の思いやゆらぎ，泣くことや自責の念など

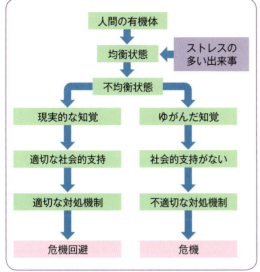

図2 アギュララの危機モデル

(アギュララ D, 小松源助・他訳：危機介入の理論と実際. p306, 川島書店, 1997. より)

の情動のありようを否定せず，衝撃的な現実の中では当然のことであることを伝えた．それが後に家族が患者にとっての最善の意思決定へと向かうための医療者への相談や家族の思いの共有などの【対処機制】となったと考える．

日々状況が変わり，家族が生命にかかわる代理意思決定に苦悩する中で，危機を回避するためには，家族の揺れ動く気持ちに対応できるよう，医療者側の協力体制の構築が必要であった．施設の文化や人によって，さまざまなかかわり方や考え方があり，この事例を振り返ってみても，もっとやるべきことはあったと感じる部分はある．しかし，この事例のポイントは，かかわった ICU 看護師が家族の問題に気づき，それを発信できたことが大きく，そこから CNS のかかわりで医師との協力関係を築くきっかけができたこと，家族の対応や情報共有に看護師が積極的にかかわり，その姿勢が医師の姿勢をも変え，医療チームとしての成長があったことにある．家族の代理意思決定や受容は家族がともに支え合うことでそのプロセスをたどり，それをさらに支えたのが医療チームであり，結果とし

て家族の代理意思決定への支援につながったと考える．

日本集中治療医学会では，「集中治療領域における終末期患者家族のこころのケア指針 (2011)」(図3) を策定し，集中治療領域における終末期患者の家族にかかわる医療者のケアの方向性を示している．こころのケアの中核要素である「権利擁護」「苦痛緩和」「信頼関係の維持」「患者の状況が理解できる情報提供」「ケア提供場面への参加」は，ICU 看護師，医師が情報共有しながら直接的および管理的にかかわり，CNS もそのなかに存在しながら調整役としてかかわることで果たされたと考える．

また，看護師は日々，B氏の状態を把握しつつ，家族とのかかわりのなかで家族のニーズを察し，CNS は経過を見守るとともにタイミングを図り意図的に介入した．限られた時間のなかで，家族との対話をもち，B氏と家族との触れあいの機会や環境を調整するなどのケアは，家族がB氏との思い出を語り，B氏に語りかけるなど，家族の悲嘆作業への援助につながったと考える (図4)．

家族の問題に気づく感受性を高めることやその疑問や不安から逃げることなくきちんと向き合い，それを他へ発信する力，その一歩を踏み出すことが，家族支援の始まりと感じられた事例であった．

おわりに

筆者自身も大切な家族を看取った経験がある．家族の急激かつ重篤な病気の発症という衝撃的な状況のなかで，最期をともに過ごした時間は今でも心に残る瞬間である．その時間のなかでわずかながらも交わした会話，発された言葉は，「治療しない」ことを決断するに至った筆者ら家族にとって，重くもあり，救いでもあ

図3　集中治療領域における終末期患者家族のこころのケア指針

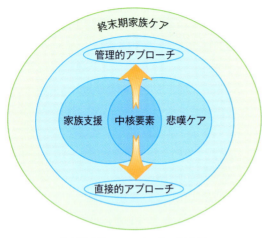

終末期家族のこころのケア概念図　　　　　　こころのケア中核要素

中核要素の直接的アプローチと管理的アプローチ

<u>1. 家族の権利擁護</u>
＜直接的アプローチ＞
・家族の代理意思決定を支援する．
　患者が望んでいたことを家族が医療者に伝えることができるように支援する．
　家族が希望や思いを表現でき，意思決定できるよう支援する．
＜管理的アプローチ＞
・社会資源などの情報を提供する．
　家族の身体的状態，精神的状態，家族を取り巻く環境アセスメントを行い，人的・物的資源などの情報提供や調整を行う．
・思いを表出できる環境を整える．
　家族の抱える複雑なニーズや苦痛，揺れ動く気持ちを表出することができる環境を 提供する．

<u>2. 家族の苦痛を緩和する</u>
＜直接的アプローチ＞
・苦痛の緩和を図る．
　患者や家族の身体的・精神的・社会的な苦痛を知り，苦痛緩和につとめる．
・情緒的に安定が得られるように支援する．
　家族の感情表出を促し，情緒的な安定を図る．
・患者に主にかかわる家族へのかかわり
　患者に主にかかわる家族を支える人に対して，身体的・精神的支援を行う．
＜管理的アプローチ＞
・個人的な時間と空間を確保する．
　家族がプライベートな時間が持てるような場を提供する．

<u>3. 家族との信頼関係を維持する</u>
＜直接的アプローチ＞
・医療者の姿勢
　思いやりをもち，誠実に対応する．

・感情・意思の疎通を図る．
　医療者と家族の感情・意思の疎通を促進し，家族が価値観や望みを伝えることで，すれ違いや衝突が生まれないように調整する．
＜管理的アプローチ＞
・チーム医療の提供
　医療者と家族の橋渡しとなり，医療チーム全体でケアに取り組むよう調整する．

<u>4. 家族に十分な情報を提供する</u>
＜直接的アプローチ＞
・家族が患者の状況を理解できる情報提供を行う．
　家族に患者の病状や今後の見通しなどをわかりやすい言葉で伝える．
・状況に応じて家族も含めたカンファレンスを開催する．
　終末期ケアに対して，必要に応じて家族も含め，個別にカンファレンスを開催する．
＜管理的アプローチ＞
・多職種を含めたカンファレンスを開催する．
　終末期ケアに対して，かかわる多職種とともに個別にカンファレンスを開催する．

<u>5. 家族のケア提供場面への参加を促す</u>
＜直接的アプローチ＞
・ケアへの参加を促す
　十分なケアが受けられていると安心できるよう日々のケアについて説明するのみで はなく，場合によってはケアへの参加を促す．
＜管理的アプローチ＞
・環境を調整する　穏やかな最期が迎えられるよう環境を整える．

（日本集中治療医学会：集中治療領域における終末期患者家族のこころのケア指針，2011．より）

図4	クリティカルケア 領域におけるグリーフケア

終末期の介入	臨終時の介入	退院後の介入
● **予期悲嘆の促進** ・家族が悲嘆感情を表出することを促す. ・患者と家族が人生最期の時をともに過ごすための時間や場所を確保する. ● **患者の身体的，精神的苦痛の緩和** ・積極的な疼痛管理をする. ・時間の経過とともに変化する心理状態をとらえた介入をする ● **家族ニーズの充足** ・家族との対話やふれあいの機会をもち，家族が何を望んでいるか把握する. ● **意思決定の支援** ・意思決定前後の家族を擁護し，患者にとって最善の選択が出来るように支援する.	● **死亡宣告への配慮および遺体との対面** ・家族員の到着を待つなどの時間的配慮をする. ・家族の感情表出の時間の確保をする ・立ち会えなかった場合の対面への配慮をする ・できるだけ安らかな容貌で対面できるよう配慮する ・患者に起こった事実や死に至った経緯について家族の質問に誠実に答え，患者との思い出を回顧する家族に受容的態度で接する. ・最期のお別れの時間と場所を確保する. ● **死後の処置への参加** ・死後処置への参加希望を確認する. ・一部のみの参加希望でも，できるだけ家族の意向に添えるよう配慮する.	● **複雑性悲嘆の治療** ・薬物療法や精神科療法を行う ● **悲嘆反応の緩和** ・カウンセリングや面談，相談，教育指導などを行う ● **遺族が退院後に訪ねてきたときの対応** ・遺族が悲嘆の渦中で苦悩していることを考慮したうえで，家族の要望に応じて死に至るまでの経緯について丁寧に情報提供を行い，家族に誠実に応える ・悲嘆反応が病的ではなく，感情を表出して良いことを伝える.

(立野淳子：クリティカルケア領域でのグリーフケア. 家族看護 **10**(1)：48-55, 2012. をもとに作成)

り，さまざまな思いを残した．その決断に悔いが残らないといえば嘘になる．それでも家族が互いに思いあった「これで良かった」と思える決断であり，突然の出来事に気持ちも状況も整理がつかないまま過ごしていた筆者ら家族に，その時間を勧めてくれた看護スタッフ，そして，人間的に説明し家族の思いをくんで対応していただいた医師の皆様にはとても感謝している．現実に向き合い，家族の人生を振り返り，家族にとっての最善を考え，それを支えられたと感じる経験であった．

また，患者の家族として接した数日間，何かをしてあげたいと考え，その思いを表明できたこと，ケア参加を理解していただいたこと，そして自ら専門的な視点をもちながらケアをでき

たことは，ひとりの家族として「最期に何かをしてあげられた」と思えたことである．そして看護師であることを「良かった」と思える経験であった．

緊迫した状況のなか，わずかな最期の時間も大切に，家族のつながりを支える医療者のかかわりが患者にとっての最善の決断につながると考える．

一度，自分自身のこととして考えてみてほしい．医療者としての立場，患者・家族としての立場に違いはあるだろう．そして医療者としての見方，医療者ではない人間としての見方にも違いがあるだろう．その違いを理解し，患者・家族が「これで良かった」と思えるように看護師として導いてほしい．

[参考文献]

1) 西川満則, 長江弘子, 横江由理子編:本人の意思を尊重する意思決定支援―事例で学ぶアドバンス・ケア・プランニング. 南山堂, 2018.
2) 伊勢田暁子, 井上智子:延命治療に関わる家族の意思決定. 家族看護 1(1):48-54, 2003.
3) 寺町優子, 井上智子, 深谷智恵子編:クリティカルケア看護―理論と臨床への応用. 日本看護協会出版会, 2007.
4) 道又元裕編:ICUケアメソッド―クリティカルケア領域の治療と看護. 学研メディカル秀潤社, 2014.
5) アギュララ D, 小松源助・他訳:危機介入の理論と実際. p306, 川島書店, 1997.
6) 宇都宮明美:クリティカルケア領域での代理意思決定支援. 家族看護 10(1):40-47, 2012.
7) 立野淳子:クリティカルケア領域でのグリーフケア. 家族看護 10(1):48-55, 2012.

MEMO

MEMO

§ ❷ 事例② 院内急変および全身管理後の治療撤退・意思決定支援　555

第7章 日常性を支える看護の事例　　　　　　　　　藤野 智子

Section 3 事例③ 救命救急センター事例

はじめに

　救命救急センターに来院または入院される患者は，院内の他の部署でかかわる患者と異なる点が多い．

　身体的問題として，急性かつ重篤な状態であることは過大侵襲術後患者と同様であるが，「ある日」「突発的」に発症するため，入院前から心身および生活を整えておくことなく，ある日を境にその人の生活や人生までもが大きく変化してしまう．一方，部署の機能から長期間滞在する患者は少なく，日常性の再構築はその後の一般病棟で行う場合が多い．このような特殊な環境のなかで，いかに日常性を支え，できる限り早期に日常性を再構築できるように支援するかが，救命救急センターにおける看護の重要な視点の1つでもある．

　本書の全体構成は，集中治療室での看護ケアが多く，救命救急センターに入院している患者とは様相が異なる．よってここでは，最初に救命救急センターという特殊な「場」の全体像から，そのなかで経験した事例をもとに日常性の支援をどのように行うのかということについて論述する．

I 救命救急センターという「場」

1. 救命救急医療の発展

　救急医療や集中治療は，他の医療よりも歴史は浅い．救急医療においては，第二次世界大戦後の1948（昭和23）年に，救急隊が傷病者を医療機関に搬送するという消防法が規定され，1963（昭和38）年には，この搬送は市町村の消防機関業務の義務化へと発展した．それに伴い，1964（昭和39）年には医療機関も救急医療を告示するよう厚生省が定め，プレホスピタルとインホスピタルの救急医療体制の礎が構成された．

　その後，国内の交通機関の発達とともに交通外傷が増加し，1970（昭和45）年には交通事故死亡者数が年間16000人以上と過去最悪の結果となった．このモータリゼーションは救急医療体制の整備に拍車をかけたが，同時に疾病構造変化により心筋梗塞や脳卒中という血管系病変の増加，核家族化や高齢独居の増加という世代の移り変わりにより，夜間休日や小児母性の受診者が増加するようになった．このような変化に対応するべく，1977（昭和52）年には，一次・二次・三次救急と重症化別の診療区分体制ができ，その後，救急医療の円滑な連携体制のもとに，特殊疾病患者に対する医療を確保することを目的とした高度救命救急センターが設

置されるようになる.

2. 救命救急センターとは

1) 救命救急センターとは

① 国内の救命救急センターの全体像

厚生労働省の発表[1] によると, 国内には高度救命救急センター36施設, 救命救急センター266施設が存在し, そのなかで高度救命救急センターやドクターヘリやドクターカー運用など, 施設ごとの特性がある.

(1) 高度救命救急センター

高度救命救急センターは, 都道府県が高度救命救急センターを整備し, 救急医療の円滑な連携のもとに特殊疾患患者に対する医療を確保することを目的としている. 厚労省資料による運営方針は, 救命救急センターに収容される患者のうち, 重症熱傷, 四肢切断, 急性中毒などの疾患を受け入れるものとするとある.

大阪3施設, 東京, 神奈川, 和歌山各2施設設置されているが, 高度救命救急センターと救命救急センターに治療結果の相違はないというデータもあり高度救命救急センターの診療などの差別化が期待されている.

(2) 新型救命救急センター

それまでの救命救急センターの要件の1つに, 有床数おおむね20以上であったものを, 2006 (平成18) 年より10〜19床でも救急医療体制を実施している施設を新型救命救急センターとして運用を開始した. これにより救急医療施設の増加が見込め重症者に対しより早期から治療開始することを目的としている.

(3) 診療報酬上の要件

特定集中治療加算とは別に, 救命救急入院料1〜4が設定されており, 3と4には広範囲熱傷特定集中治療管理料が入る. どのような患者であっても算定できるわけではなく, 表にあるような重篤患者が対象となる.

いずれにしても, 算定期間は入院後2週間であり, 患者の多くはこの期間に退院または別の病棟や病院へ移動することとなる. 超急性期かつ重篤な状態から, いかに早く離脱し心身の安定化を図るかが救急領域における治療と看護の肝といえよう.

2) 救命救急センターの特殊性

① さまざまな重症度と幅広い診療科および発達段階を対象とする

救急患者は, 重症度により一次から三次まで分類されている. 高度救命救急センターのように, 重症者のみ受け入れる施設もあるが, 一次から三次まで幅広く受け入れる施設も多い. 救急車で搬送される重症者の場合は, 救急隊からの情報提供や受け入れ態勢も万全に整えられるため問題はない.

難しいのは独歩来院の軽症者である. 軽症と思っていた患者のなかにも重症者が含まれていることもあり予断は許さない. 例えば, 本人が妊娠していることに気づかず, 陣痛発来を腹痛と思い来院し, そのまま出産となるケースや,

表	診療報酬点数―救命救急入院料に該当する病態
ア	意識障害または昏睡
イ	急性呼吸不全または慢性呼吸不全の急性増悪
ウ	急性心不全 (心筋梗塞含む)
エ	急性薬物中毒
オ	ショック
カ	重篤な代謝障害 (肝不全, 腎不全, 重症糖尿病等)
キ	広範囲熱傷*
ク	大手術を必要とする状態
ケ	救急蘇生後
コ	その他外傷, 破傷風等で重篤な状態

＊：広範囲熱傷特定集中治療管理料の算定対象となる患者は, 第Ⅱ度熱傷30%程度以上の重症広範囲熱傷患者であって, 医師が広範囲熱傷特定集中治療が必要であると認めたものであること. なお熱傷には, 電撃傷, 薬傷および凍傷が含まれる.

元来健康で受診歴がなく，気づいたときにはがんの末期であったというケースもある．

② 心肺停止に対するプレホスピタルからの治療継続

救急救命士制度の発足以降，心肺停止事例に対するプレホスピタルケアは充実してきており，救急救命士による胸骨圧迫のほか，気道確保や薬剤投与などが可能となっている．

心肺蘇生に関しては，AHA（American Heart Association，アメリカ心臓協会）の提唱するBLS（Basic Life Support：一次救命処置）やACLS（Advanced Life Support，二次救命処置）に基づき世界的に標準化された方法で実施している．救急救命士がBLSに則って実施したプレホスピタルケアに続き，病院内ではACLSへと継続する．

③ 極度の時間切迫を伴う

病態によっては，治療開始までに極度の時間切迫を迫られる事例がある．例えば腹部大動脈瘤破裂にて来院した患者は，発症から出血性ショックを呈しており救急車内で心肺停止状態となったり，来院時血圧が20～30mmHgという場合もある．とにかく緊急手術にて止血をする方法が最優先されるため，来院後の確定診断から手術室への入室までの時間が数十分以内というケースもある．同じく，心筋梗塞に関しても，早期の心臓カテーテルが必要となるため，胸痛で来院した患者は速やかに12誘導心電図にて確定診断を行い，30分以内で心臓カテーテル検査が開始される．

このような極度の時間切迫のなかで，的確な治療と看護ケア，そして患者家族への精神的ケアを実践することが重要となる．

④ 急性発症による患者と家族の精神的動揺

突然の発症や受傷により，患者本人の心身の苦痛は非常に大きい．自分の生命が終焉を迎えてしまうのではないかという恐怖や，今までのような生活ができなくなるのではないかという不安のなかで，次々と処置が進んで行く状況に対し，医療者は丁寧に声をかけつつも速やかに確定診断をつけるように進める．

また家族においても，突然の事態は患者の重症度にかかわらず不安や動揺が強い．その衝撃ははかりしれない．救急外来死亡事例は，その激しい精神的不安や動揺に反比例し，家族とかかわる時間は限られている．グリーフケアを行うには時間が必要であるが，その精神的な衝撃を受け止めつつ，家族の心身の安全を保持するように細心の注意を払う．

⑤ 救急隊や警察など外部組織との連携

前述したように，プレホスピタルケアとして救急救命士との連携は重要であるが，それ以外に警察や消防との連携も常時欠かせない．これは一般外来や一般病棟とは大きく異なる点といえよう．

警察が来院するのは，交通事故だけでなく心肺停止事例や事件に巻き込まれたケース，虐待が疑われるケースなどがある．また火災による受傷患者は消防との情報共有もありうる．医師の判断により病院側が通報する場合もあるが，救急隊との同時受信で警察や消防が主体的に来院する場合もある．患者の状態説明は量刑などにかかわる重要事項となりうるため，医師の判断で慎重に行われることが多いだけでなく，患者や家族のプライバシー保持や心身の安静にも配慮が必要である．

⑥ 災害初期対応の中心メンバー

災害は，その被害の範囲や大きさ，さらに自施設が被災地内か被災地外であるかによっても対応が異なる．

被災地内災害の場合，近隣住民の一斉来院が考えられる．自施設のライフラインに問題がなければ診療継続となるが，問題がある場合は簡易診療を行うかどうかを検討しなければならない．いずれにしても非常事態ではあるが，通常診療で一度に対応できる患者の人数を超えて来

院することをふまえ，救命救急センターだけでなく組織としての対応を予め想定しておかなければならない．

また被災地外災害の場合は，DMAT（Disaster Medical Assistance Team）を派遣するかどうかが検討される．DMAT の発足により，災害対応は彼らの大きな任務ではあるが，メンバーの多くが救命救急センタースタッフであり，勤務に支障のないような調整が必要となる．これは派遣される DMAT メンバーだけでなく，組織として常に人員調整が起こりうるということを念頭においておく．

加えて，脱線事故や大量傷害事件のような局所災害では，現場でメディカルコントロールが実施され，一度に多くの患者が同施設に押し寄せないような工夫がされている．1995 年に発生した阪神・淡路大震災では，この調整が整っておらず同施設に大量の患者を搬送したが，2005 年に発生した JR 福知山線脱線事故では，重症度に応じて現場でメディカルコントローがされた実績がある．自施設がどのような機能の病院であるかということをふまえ，重症，中等症，軽症を何名まで受け入れ可能かということを，予め想定しておく．加えて，その日のマンパワーや院内のベッド状況も加味し，医師とともに瞬時に決定することが必要となる．

3）救命救急センターに来院する患者の様相

1 CPA（cardio plumonary arrest，心肺停止）

突然の心肺停止に対する医療処置は，古くから試行錯誤されてきた．そして AHA や国際蘇生連絡委員会（International Liaison Committee On Resuscitation：ILCOR），日本国内では日本蘇生協議会（Japan Resuscitation Council：JRC）らの活動によって世界的に共通化された Basic Life Support や Advanced Life Support が啓発され，20 年近くになる．心肺停止からの蘇生率は，心停止からの時間経過とともに低下することが知られており，一般住民を含んだいわゆるバイスタンダー CPR も啓蒙されている．

突然の心停止の原因の多くは内因性である．急性心筋梗塞は，治療方法の発展と治療施設の充実により全死亡者数は低下しているという報告[3]があるが，心肺停止で来院された事例の約半数は心原性であるという報告[4]もある．

2 重症外傷

救命救急センターというと，重症外傷というイメージがあるが，交通外傷に限ると，警察庁のデータでは，国内の交通外傷死は 1970 年をピークに，現在では当時の 1/4 まで減少している．それでも年間 4000 人以上が交通外傷で死亡している．近年では，65 歳以上の高齢者の死亡が増加しており，この先高齢者がさらに増加するわが国としては，避けて通ることのできない問題といえる．

重症外傷の死因の多くは失血であり，多量出血や頭蓋内圧亢進は一刻を争う病態を呈す．そのため，外傷特有の病態に合った病院前救護（JPTEC™）や，プロトコール化された初期治療法（JATEC™/JNTEC™）が確率されており，「防ぎ得た外傷死」（preventable trauma death）を減少させることが大きな目標とされている．

3 敗血症

院内では，術後や抗がん薬治療後の敗血症に陥るであろう事例は予測されるが，家庭で生活している人も敗血症で来院するケースは多い．高齢者では膀胱炎から起因するケースが散見されたり，家庭菜園による破傷風，原因不明の内臓膿瘍貯留などがある．主訴は熱発や倦怠感であっても，来院時から高い炎症所見を呈し重症敗血症として集中治療が開始されるケースも多い．

4 急性疾患

すべての急性発症疾患を含んでいるが，循環器系でいえば心筋梗塞や解離性大動脈瘤，大動

脈瘤破裂，呼吸器系でいえば ARDS や緊張性気胸，重症肺炎，脳神経系でいえばくも膜下出血や脳内出血，脳梗塞などがある．

また，がんのターミナルで，看取りの方向で在宅看護している人や，高齢者施設に入所中で急変し心肺蘇生をしながら来院というケースもある．さらに，分娩中に大量出血し，母子共々の生命が絶たれてしまうほど重篤なケースも年に数回はある．

5 慢性疾患急性増悪

風邪による慢性呼吸不全の急性増悪，溢水による心不全悪化，抗けいれん薬の血中濃度低下によるけいれんなど，普段から受診している患者の突発的来院もある．そうした場合は診療経過をみつつ，急性増悪と診断がついた時点で各診療科が対応する．

6 精神科疾患

内科疾患同様，急性増悪として来院する場合もあれば，リストカットや薬物多飲などの自殺企図で来院する場合も多くある．救命救急センターに来院または入院している期間は，まずは心身の回復と安静を保持し，引き続き精神科での治療が実施されるよう引き継がれる．

4) 救命救急センターにおける看護ケアの特徴

近年では，一般の ICU においても緊急手術や高齢者の大手術などが行われているが，救命救急センターでは，全患者が術前に体調を整えたうえで手術にのぞんでいるわけではなく，術後の回復もままならない場合が多い．一般的な早期離床を試みてはいるものの，手術や発症による身体侵襲は大きく，その点では同じ intensive care を行う場所といっても，長い目で経過を追っていかなくてはならない．しかし，救急来院の患者を受け入れるための場所という特徴から，救命救急センター ICU からハイケアユニット（HCU）への転出を余儀なくされる場合もあり，状態が改善したための転出なのか，やむなく転出したのかでは継続する治療の多さやケアの複雑さは異なる．

また，救命救急センターは全科対象の施設であるため，あらゆる疾患の急性増悪の病態は理解しておくべきであり，同時に全年齢対象ということから，生後 0 日から 100 歳を超えた者に応じた特徴と看護技術を適応しなければならない．

一方，同一患者にかかわる期間は短く，勤務の関係上，1 回しか顔を合わせることなく一般病棟へ転棟している患者も多い．かかわる時間が短いから関係性がつくれないのではなく，かかわる時間が短くても関係性をつくれるよう，ベッドサイドに頻繁に足を運び，声をかけ，患者や家族の不安を軽減できるように積極的な介入をしていかなければならない．

同時に，生死の合間をさまよう家族を目の前にし，激しく動揺したり怒りをぶつけてくる家族も多い．医療者の一挙一動にピリピリとした視線を向け，ちょっとした言葉や態度に強く反応する患者・家族もいる．酸素飽和度を測定するパルスオキシメーターの 1 回鳴ったアラームを止めに訪室しただけで，怒鳴られた看護師もいた．蘇生した自死患者の脈拍が低下してきたために家族へ連絡したところ，「うちの子は（自死した日に）死んだのだから完全に心臓が止まったら連絡してこい」と大変な剣幕の親もいた．

一見，目覚ましくみえる救命救急センターではあるが，常に人の生死と人生が交差するなか，患者と家族は通常とは異なった心身状態で 1 日 1 日を祈る思いで過ごしている．長い経過のなかでの闘病を続ける患者本人の苦痛と，それを見守る家族の苦悩という様相とは異なり，急激に強い衝撃のなかにおかれる患者と家族を対象としていることが，一般病棟の看護ケアと大きな違いといえよう．

II 救命救急センターで対応した事例から

救命救急センターに入院する患者は、一般的な術後のように、手術まで体調を整えて手術侵襲に立ち向かうのとは少し異なる。緊急手術や全身状態が一気に過大侵襲下にさらされてしまうため、早期離床や早期ICU退室を目指す以前に、全身状態の安定を図ることに焦点がおかれる。一方、診療報酬上7～14日が加算対象期間であるため、多くの患者はその期間に一般病棟へ転棟し治療継続となる。ここでは、救命救急センターにおける日常性の支援をテーマとするにあたり、救命救急センターで長期間看護介入をした事例を中心に述べることとする。

1. 事例紹介

1) 育児ノイローゼにより飛び降り自殺を図った20代女性

1 事例紹介

20代女性。夫と幼児の3人暮らし。他院にて育児ノイローゼと診断されており、自宅2階から飛び降り受傷。胸椎5～6の圧迫骨折および下肢の複雑骨折の診断であった。即日、救命救急センターICUに入院し加療開始となる。入院直後は、精神的動揺と全身の痺れが強く、落ち着かない様子がみられたため、創部の安静目的で鎮静下による人工呼吸器管理となった。

家族には脊髄損傷であり車椅子生活になること、下肢の骨折に関しては固定が困難であることが説明され、骨折部の切断が決定した。患者が鎮静下のまま治療方針が決定され進められたため、どのように患者に説明するかを家族とともに話し合いがもたれた。

家族の意向としては、車椅子生活であること、下肢の切断に関しては本人に説明しないで欲しいという思いがあり、医師は賛同した。当時、脊髄損傷の予後に関して、整形外科医は積極的な患者説明を行わない方針で、患者が自然に悟るのを待つという手法をとっていた。

看護師は、この医局の方針に疑問を感じ、脊髄損傷患者の対応で苦慮していたが、そのなかでも「治るという期待をもたせる発言をしない」「治らないという断定的な言い方はしない」「その時々に出現する脊髄反射や痺れ、幻肢痛などの自覚症状には丁寧に説明し対応する」という方針でケアを続けた。

数週間後、人工呼吸器を離脱し経口摂取ができるようになった。ちょうど患者と看護師の年齢も近いことから、友達のような話題を進めることで患者のストレス軽減を図っていたが、同時に看護師に受傷の時の様子や鎮静下の間に何が起こったのかということを尋ねるようになった。うつ状態であった患者は、受傷時の記憶はなく気づいたら病院のベッドの上だったという状況だと話していた。

患者「何で私、ここにいるの？」
看護師「けがしたからよ」
患者「何でけがしたんだろう？」
看護師「覚えてない？」
患者「全然覚えてないんだよね」
看護師「旦那さんは、なんて？」
患者「旦那も何でだろうって。ベランダから落ちたらしいんだけど……」
看護師「うん。ベランダから落ちたらしいと聞いたのね」

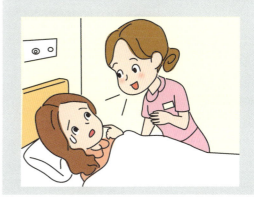

患者の話は，看護師から何かを聞き出そうという意図は感じられず，純粋に疑問を投げかけているようであった．同時に精神科医師の診察もあり，現状はうつ状態ではないということが診断されていたため経過観察となった．

数日後，患者より「私の足，ないね」という発言があった．医療者も家族も説明をしていなかったが，ベッドの上に設置されているICU専用の鉄製の空調機に映る姿を見て，自分でわかったとのことであった．このとき，かかわっていた看護師は，一瞬ドキッとしたものの，患者に「なぜ？」と聞いたことで理由が判明した．そして正直に話そうと思い「そうだね」と患者の話に同意したとのことであった．その後，患者からはこの話に触れることなく，そして取り乱すこともなく日頃と変わらずに経過した．

脊髄損傷患者は「いつになったら足が動くのか」「手術したら足は動くのか」という質問をすることが経験上多いが，この患者はそのような発言があまり聞かれなかったため，かえって患者が損傷をどのように受け止めているのかはかりしることは難しかった．

入院から1カ月を過ぎた頃，全身状態と精神状態の安定を見はからって，患者にインフォームド・コンセント（IC）をすることとなった．ベッドサイドで，夫と医師と看護師が立ち会い，今後の回復の見込みのこと，車椅子での生活のことなどが話された．前述したように，脊髄損傷患者に予後を説明するのは異例であったため，どのような反応をするのか全員が緊張していたが，IC後に患者は「わかってたよ」とサラッと言ってのけた．かといって，不眠になったり一人で泣く姿を見せることもなく，逆に「車椅子で何ができるかな」と前向きな発言が多く聞かれるようになった．

患者がよく話していたのは，「旦那がはっきりしない人でね．決められないの．だから私が決めるの」ということや「どっちかっていうと，すんじゃったことがどうのっていうより，この先どうするかってことを考えるほうかな」ということであった．予後の説明をしたあと「看護師さんは，予後を知ってたんでしょ？　黙ってたんでしょ？」と言われることも多く，そのようなとき，私たちはとても苦しい思いを感じるものだが，この患者においてはそのような発言もなかった．

当時は待期的に脊髄固定術を行うことが主流であり，臥床の時間が1カ月以上と長かった．意図的に持ち込み食を可能としたり，雑誌やCDなどの娯楽を取り入れるようにした．あるときは，ICUのカーテンを閉めて，看護師とこっそりアイスを分け合って食べたり，恋愛話をしたりと，同年代の看護師とは姉妹のようなかかわりをもっていたことも，ストレス軽減のケアになっていたようであった．

本来であれば，もう整形外科病棟に転棟している時期ではあったが，整形外科病棟の状況から車椅子に乗車するまではICU管理ということになった．入院から1カ月半近くなり，ようやく脊髄固定術を施行し，その後から車椅子乗車が開始となった．

当初，迷走神経反射の症状が強く，めまいや嘔気が治らなかった．また座位バランスもとれずなかなか車椅子移乗が進まない状況があった．これまで弱音を吐くことがなかった患者も，さすがにこのときは「辛い．やめたい」と言うようになった．医療側はカンファレンスを重ね，日中のベッド座位の時間延長，車椅子移乗時の下肢弾性包帯，ベッド座位でのバランストレーニングなどを強化するようにした．

2 アセスメント

本事例は，自殺企図を背景とした受傷であり，脊髄損傷による急性期の神経症状と精神的ケアが中心となる．また患者の鎮静下のうちに治療方針やICの内容が決定されることは，倫理的諸問題を考える事例であった．

脊髄損傷は，急性期に特徴的な神経症状が出現するため，まずは生命徴候の維持が重要となる．この期間，患者が行うことは絶対安静の保持であり，高位脊髄損傷においては人工呼吸管理を実施する場合も多い．この事例では，高位の損傷ではないものの，自傷行為であるということから鎮静下での管理が選択された．

脊髄損傷の特徴として，交感神経や副交感神経の不安定さが招く循環動態の変動や，神経過敏，また損傷部位の安定のために，臥床が続くことでの拘縮や肺合併症を起こさないよう予防的ケアも並行していく必要がある．これらの身体状況の安定化と並行し，退院後の生活を見据えたリハビリテーションが必要となる．損傷部位から推定される機能的予後は車椅子生活であるため，身体状況の安定を図りつつ筋力低下を最小限に抑えるようベッド上での運動も欠かせない．

一方，損傷部位から考えると，生命に直結した場所ではないものの，若く，そして子どもも小さな母親が，この先どのような人生を歩んでいくのかという，先の長い心配が医療者の間でテーマとなった．それと同時に，どのように本人に実情を説明するのかということも，カンファレンスのテーマとしてあがっていた．当時，脊髄損傷患者には，積極的に IC をしないという整形外科医の方針があり，いずれの脊髄損傷患者にも積極的な IC をしていなかった．そのため，この患者も覚醒後に問われるのではないか，どのように返答しようかということが看護師の不安材料の１つであった．

緊急入院後に，すぐに鎮静管理していたため，患者の性格やコーピングのスタイルなどは，主に夫からの情報が中心となった．鎮静を中止した後から始まる，患者と医療者の関係性構築の場面において，はじめは朦朧としたなかで何十人と入れ替わる医療者を理解することもなく経過していたが，覚醒とともに医療者への関心が向けられるように変化した．この時期からが本格的な関係性構築の段階であり，同時に患者が現状を知る時期ともいえるため，私たちは若干の緊張を感じつつも，それを悟られないよう振るまう必要がある．患者との日常会話から本人のコーピングスタイルを把握しつつ，闘病生活を支えるためにどのような支援方法や資源の活用ができるのかということを選定していかなくてはならない．

今回の受傷に至る経緯と推測された育児ノイローゼに関しても，入院中から体制を整えておかなくてはならない．家族内の支援体制のほか，地域を含めた体制づくりを医療ソーシャルワーカーなどと連携しておかなくてはならない．さらに子どもへのケアに関しても，家族へ福祉制度を案内し，早期から実施していくよう指導する必要がある．

3 実践した看護介入

急性期の絶対安静保持の期間は，鎮静下であったため，骨折部の安静を厳重に注意しながら，肺合併症予防や褥瘡予防などに注意を払った．また，早期に経口摂取可能となるよう排便コントロール，下肢の尖足や拘縮予防などを行った．鎮静中止後は，現状認知に対する精神的ケアを中心とした介入へとシフトした．医師が予後の説明を行わない方針であるため，患者が病状をどのようにとらえているのか，不安に思っていることは何か，医療者への不信感がないかなど，日々のカンファレンスを通じて共有した．

患者自身，受傷時の記憶はないため，そこを思い出させるようなかかわりは意図的に行っていないが，精神科との連携をもち，共通したかかわりをもつよう配慮した．幸いにも，患者自身が問題解決思考優位であり，精神的に激しい動揺やうつ状態に移行することもなく IC を聞いたことで，さらに今後に向けてどうするかというかかわりへと移行した．

子育て支援に関しては，入院中はご両親の支

§ 3 事例③ 救命救急センター事例 **563**

援を中心に，近隣の友人などの協力を得て実施していたが，長期にわたる支援体制に関しては，夫が医療ソーシャルワーカーと相談し福祉制度を導入するように調整した．

4 その後の経過

約2カ月弱のICU入院の後，整形外科病棟へ転棟，リハビリテーション病院への転院を経て，障害者住居へ家族で入居した．その後も経過観察のために，年に数回は受診し，今現在も元気な姿を見せている．

5 事例からの学び

不慮の事故による障害は，その後の生活や人生を激変させる．加えて自傷行為による受傷は，精神的ケアもさらに繊細な対応が要求される．自傷行為に至らせる要因は，患者の身近に存在することが多く，心身のケアのみならず退院後までを見据えた調整を早期から実施しておかなければならない．

一般的に，救命救急センターでは，心身の安静を維持する期間しかかかわらないことが多いが，諸事情によってはこのようなケースにも遭遇する．退院後の家庭内の調整には多くの人びとの協力が必要であり，福祉の活用には手続きの期間が必要となる．救命救急センターという一時的な入院場所だと見過ごすことなく，適切な時期に必要な支援を早期から調整しておくことが，後々の患者・家族にとって重要な支援であるということは念頭に入れておきたい事項である．

2）家庭内のトラブルにより全身熱傷となった30代男性

1 事例紹介

30代男性．妻と2人の小学生の子どもと4人暮らし．家庭内のトラブルを契機に，家人により灯油をかけ全身熱傷を負った．患者は気道熱傷を含む重症熱傷のため，2週間の人工呼吸器管理と熱傷センターでの集中治療を受けることとなった．この間，重症熱傷に対する専門治

療と数回の植皮術を行った．全身状態の安定とともに鎮静を減量しウイーニングに向かったが，この頃から患者の動揺が強くなった．その原因は，創部の疼痛のほか，受傷時のフラッシュバック，家人への怒りなどがあり，疼痛に対しては鎮痛薬の適時使用，フラッシュバックに関しては向精神薬の投与などを行い，治療が進められるようチームで介入した．

喀痰が多く，抜管までに時間を要し，コミュニケーションは筆談を主に使用していた．ある日の日中，急にソワソワし始めたためどうしたのかと聞くと，紙面に「**こども**」としきりに訴え出した．受傷のきっかけから，家人は拘留されており子どもたちは患者の両親が面倒をみていた．このことを説明したが全く落ち着くことなく，「**こども**」と書き続けていた．

2～3日に1度，本人の両親が面会にいらしたのでこのことを話すと，家人の拘留期間が約3週間で，そろそろ妻が帰ってくることを懸念しているのではないかという情報を得た．そこで，この情報をもとに，家人が戻ってくることを懸念しているのか患者に直接尋ねてみた．患者は大きくうなづき，「**こども**」とまた筆談を繰り返す．ていねいに聞いていくと，子どもたちが拘留から戻ってきた家人の手に渡ることのないようにしてほしいという意味を伝えたいことがわかった．

子どもたちの身の安全を保証するため，患者の両親，児童相談所職員，院内の虐待検討チーム，主治医，看護師らでカンファレンスを行った．家庭内トラブルを子どもは見ていたので虐待に値すること，少なくとも今の時期は子どもが家人のもとに行かないよう子どもを守ること，患者の両親だけで補えない部分は児童相談所が対応することなどが約束され，その旨を患者に伝えた．その際，一瞬安堵の表情を見せていた．

その数日後，「**こどもにあいたい**」と患者が

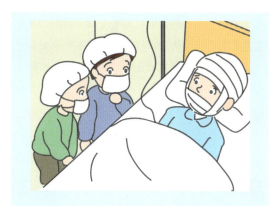

筆談で訴えがあった．子どもの面会は感染の意味から困難であること，そして患者自身の損傷が大きいので，まだ子どもに傷を見せるのは早いのではないかという見解から，面会はなかなか叶わなかった．それでも一目会って安心したいという思いは日に日に強くなり，なんとか遠目でも会わせようという検討を開始した．

患者のベッドから3～4m前方に，ガラス張りの窓があった．さらに，その向こうには1m程度の垣根がある．垣根は外部であり子どもたちが直接患者に接することもなく，また創部を間近に見ることもないため，距離としては患者の目線から5m近く離れてしまうが，この垣根越しの面会を決行してみようということとなった．患者本人やご両親にも同意をとった．

学校が休みの日に，患者のご両親に子どもたちを同伴するよう依頼し，子どもたちを窓辺に誘導する看護師と医師，そして患者を病室内からサポートする看護師と医師の双方を配置した．患者は熱傷ベッド上で座位をとり，両親とともにそのときを待った．子どもたちを先導する看護師らは，父親に会えることで嬉しそうにはしゃぐ様子を見守りながら誘導した．子どもたちの頭が垣根の向こう側に見えた．患者は，全身包帯に巻かれた身体であったが，身を乗り出して見つめていた．子どもたちから父親が見えなかったのか，垣根の上に登ったため，後ろから医師と看護師が子どもたちを支えていた．大きく手を振る子どもたちをみて，患者は大粒の涙を流していた．子どもたちからどの程度父親が見えたのかは定かではないが，「見えた！」とかすれた声で言っていた．

その後も，数回同じ方法で面会を実施したが，植皮部の生着後は寝衣を着て面会可能となったので，その後はロビーなどで面会する方法へと変更した．植皮部の生着を促すために，患者は食事摂取をしっかり行うように心がけ，ロビーで面会できるようリハビリテーションも積極的に行い，みるみる状態が改善していくことを誰しもが実感した．

2 アセスメント

救命救急センターには，事件性のある事例や家族トラブル事例も珍しくはない．創部や精神的な苦痛だけでなく，怒りや後悔など一般病棟の患者とは異なった負の感情をもつ事例も多い．

この事例のように，親として子どもを守りたいという気持ちを強くもっても，自由にならない身に対する患者の苛立ちと不安に，どのような介入ができるのか，そこは看護の考え所といえるのではないだろうか．もちろん，全身熱傷は急性期から非常に重篤な経過をたどり，生死をさまよう疾患の1つである．循環動態が安定した後も，呼吸状態の悪化や感染，拘縮，長期のリハビリテーションと延々と治療過程が続く．

そのなかで，自己の心身への関心や不安だけでなく，別の大きな心配事があれば治療への専念もままならないことは容易に推測できる．患者が自身の治療に前向きに取り組むことができ，かつ子どもたちの心理的不安も軽減できるように働きかけることは，治療行為と並行して重要な事項であると考えた．

3 実践した看護介入

受傷直後は，重症熱傷に対する全身管理を中心に実施し，呼吸・循環動態の安定とともに感染管理の徹底へと移行した．重症感染症を起こすことなくリハビリテーション期を迎えた．

火災による重症熱傷患者の多くは，発災の詳

細な情報は乏しく，後日家族からぽつりぽつりと情報を得ることが多い．また家族は，火災の後の事情聴取や近隣住民への対応などに追われ，面会に来られても短時間で帰宅される場合が多い．この事例においては，家族内トラブルによる受傷であることは判明していたが，子どもを預かっている患者の両親は，多方面の対応に追われているようで，面会に来られる回数も少なく，子どもの様子の詳細はなかなかつかむことができなかった．

患者が「こども」と表現しなければ，積極的介入を検討することもなかったかもしれないが，患者のニーズが子どもに会うことだと判明したことから，実現に向けて急ピッチで医療チームへ働きかけた．といっても，面会の方法やタイミングなど，看護師の裁量で調整が可能な事項であり，主に看護チームでの調整をメインとした．

4 その後の経過

数回の植皮術を経て，やがて社会復帰を果たした．妻とは離婚し，子どもと両親と5人で生活していると聞いている．

5 事例からの学び

家族内トラブルという特殊な受傷起点ではあるが，このような受傷起点の場合，内因性疾患や他者から受けた外傷とはまた違った，憎悪や嫌悪や後悔など複雑な心境がつきまとう．また，夫婦間の問題であれば縁を切って解決したとしても，子どもに関する問題は切ることができず，親としては第一優先事項として検討する患者も多いことであろう．

入院というあらゆる自由のきかない生活のなかで，ニーズを叶えるための方策について，医療者はもっと積極的に検討してもいいのではないだろうか．特に，面会は精神的な安寧を与えたり不安を軽減することは既知のことであり，制限という「決まり」で終わらせることなく，看護師の裁量で対応していけるケアといえよ

う．ターミナルの患者に関しては，最期の希望を叶えるという方向が浸透してきているが，ターミナルの患者だけでなく，通常入院している方も我慢するのが当然という考えを変えてもいいのではないだろうか．

3) 突然発症した40代の脳内出血患者の家族への看護ケア

1 事例紹介

40代男性．家族は30代の妻と幼児を筆頭とした子ども4名．ある朝，いびき様呼吸に妻が気づき，救急車要請し来院．頭部CTにて大量脳幹部出血と診断され，積極的治療の対象外と診断された．すぐさま妻にICが行われたが，現状理解が困難な様子であった．待機室では，4人の子どもたちは床に寝そべったり廊下を走り回ったりという行動がみられたが，妻は子どもたちに目を向ける状況ではなかった．

処置が一段落したところで，妻はICUで面会した．その間，子どもの相手は事務職員が対応した．妻に患者に触れてもよいことを説明したところ，涙を流しながら患者の手を握っていたが現実味はなく，「どうしよう．どうしよう．お父さんどうしよう」と繰り返すばかりであったが，看護師はその様子を見守った．40分程度ベッドサイドにて過ごした頃，ふと我に返り「子どもたちが待ってるから」とICUから退室しかけたところで声をかけた．

看護師「お子さんは事務職員がみさせていただいているので，少しお話できますか？」

妻「大丈夫です」

面談室に入り，座ってお話を伺う体制とした．

看護師「医師からは，どのように病状を聞いていらっしゃいますか？」

妻「よくわからないけど，脳内出血で数日の命だと聞きました」

看護師「そうですか．奥さんや御主人のお身内の方は，どなたかいらっしゃいますか？」

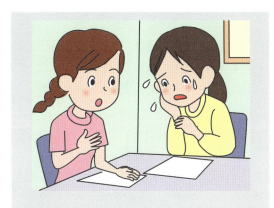

妻「疎遠なので誰もいないんです」
看護師「そうですか．これからご面会にいらっしゃるとき，お子さんを預ける方はいらっしゃいますか？」
妻「う〜ん………」
看護師「御主人のお仕事先の方の支援は受けれますか？」
妻「新聞配達をしていて，今，そこに住み込みなんです．なので新聞配達の所長さんのところで……」
看護師「そうですか．では治療費のこともあるので，一度所長さんにご相談されるといいですね」
妻「そうですね」
看護師「お子さんのことも含めて」
妻「一番下の子は難しいかもしれないけど，上の3人の子どもはみてくれるかもしれません」
看護師「では，ご相談していただいて，また結果を教えてくださいね．私たちも面会中は事務職員が対応できますから」
妻「はい」
看護師「あと……奥さんはきょうだいやお友だちなど，頼れる方はいらっしゃいますか？」
妻「そんなに友達づきあいしてないので……いないですね」
看護師「そうですか．急にいろいろなことに対応しなくてはならない状況なので，私たちでご相談に乗れることはおっしゃってください．お子さんのこと以外でもいいので」

妻「ありがとうございます」

　入院初日は，このやり取りだけで妻と子どもは自宅に帰り，翌日，新聞配達所の所長とともに来院した．所長にも医師から病状説明がなされ，厳しい状況であることが伝えられた．頼る人がいないと言っていた妻も，所長が一緒に来院したことで若干安堵の表情が見えた．しかし看護師が気になったことは，おそらく数日のうちに死を迎えてしまうであろう患者の状況から，職場に住み込みをしている家族のその後の生活の保障であった．そこで，急遽医療ソーシャルワーカー（MSW）に依頼し，高額医療制度や医療保険，家族の支援について相談するように調整した．

　入院後3日目，このときは妻は一人で来院した．お子さんはどうされたのかと聞くと，所長の家で預かってくれているとのことであった．発症から3日が経ったことと，子どもを同伴していない状況のためか，過去2日よりもずっと落ち着いた表情であった．ICUでの面会中もオロオロするばかりではなく，患者に穏やかに話しかける様子がみられた．

妻「お父さん．所長さんがいろいろやってくれたんだよ．昨日はお金の相談もしたし，子どもたちのこれからの生活のことも考えてくれるって言ってたよ．お父さん．目を開けて．死んじゃうのは早いよ．………でも血圧高かったもんね．いつもお酒もよく飲んでたしね」

　看護師は，再度妻と話をする場を設けようと声をかけた．

看護師「所長さんやソーシャルワーカーとの話は進みましたか？」
妻「はい．所長さんがお金のことは任せろって言ってくださって．あとソーシャル……の方と所長さんで，病院の手続き上の話をしていて，子どもたちのことは生活保護か母子家庭の何か援助の手続きをしてくださると言ってました」
看護師「そうですか．奥さんとしては，少しホッとされた部分がありますか？」

§ 3　事例③ 救命救急センター事例　567

妻「はい．子どもたちを食べさせていけることはできそうだって感じだったので，それは良かったです．旦那の具合は良くないですけど」

看護師「そうですか．お家も引っ越さなくてもよさそうですか？」

妻「しばらくはそのままいてもいいって所長さんが言ってたので，大丈夫そうです」

看護師「それは安心しましたね．あと，今，何か疑問なことや不安なことはありますか？」

妻「これから自分が仕事しなきゃいけないんですよね．今までしてなかったからどうしようかなって」

看護師「お仕事のこともソーシャルワーカーがお話してましたか？」

妻「すぐにではないんですけど，お仕事を紹介する役所の場所を教えてくださるような話が」

看護師「お子さんも小さいので大変ですね」

妻「そうですね．でも旦那の形見ですから」

夫の容態をしっかりと受け止めるには，まだまだ短時間ではあったが，社会保障や子どもの育成にかかわる調整の目処がついたことで，初日よりもしっかりと返答しており，母は強しという印象を受けた．

入院後4日目，慣れた感じで面会に入られ，看護師らとも雑談をされて妻は帰宅したが，患者は，その日の夜勤帯で死亡確認となり，妻と所長とともに帰宅となった．

2 アセスメント

救命救急センターに来院する患者の発症は，ある日突然，家族のありとあらゆる生活を一変させる．あまりにも突然で，患者を心配する気持ちは現実味がない一方で，死期が迫っている場合は，これまで考えたこともないような事柄の意思決定を迫られる．

この事例では，全身状態のできる限りの安定と外観の変貌を最小限に抑える看護ケアを行う以外に，残される家族への介入を重点的に実施した．その理由としては，患者は数日以内に死

を避けることができない状態が推測され，病院内で妻を中心とした家族の支援をする時間に限りがあること，そしてこの小さな子どもたちが路頭に迷わないよう調整する必要を強く感じたためである．

一般的には，妻の精神状態をみつつ日を改めて面談をする方法や，医療ソーシャルワーカーとの面談を後日予約するという行動をとることもあるだろう．しかし，この事例ではその時間的余裕はないと判断したため，オロオロするばかりの妻へ声をかけ，次の行動を指示しつつ問題解決できるようにことを進める方法を選択した．

3 実践した看護介入

待機室で呆然としている妻の様子から，まずは妻の心身の安寧保持と子どもたちの安全の保持を考えた．妻は，子どもたちを構うこともできない状況であったため，事務職員の協力を得て，子どもたちの院内での安全確保を行った．妻には支援者の存在を確認し，院外での心身の安寧を保持できるよう支援者を探す方向で質問した．初日の時点では，夫の身体状況への衝撃が強く，自分たちの先行きを懸念するまでに至っていなかったが，夫の死後，慌ただしいなかで子どもたちを含めた生活の調整は困難であろうと推測し，少しずつ自身の生活について目を向けるように会話を進めた．

一方，救命救急センターに入院する患者の多くは，高度先進医療を施すことから，高額医療の適応となるケースが多い．このケースは裕福な経済状況はいい切れず，かつ多くの子どもを抱えていることから，後日，医療保険や治療費に関する問題が浮上してくることが想像された．また母子家庭となることが推測され，住居の確保も曖昧な状況であったため，早々に医療ソーシャルワーカーの介入を依頼した．実際，発症後から2日で治療費の話をするということに懸念を示す者も多いかもしれないが，実際に医療は無料ではなく，治療費は精算書として家族の

元に届けられている．家族は家族の生活も維持しなくてはならないなかで，高額な支払いを請求され困惑するケースもなかには見受けられる．

つまり，家族の支援というなかには，話を聞くことやタッチングを促すといったダイレクトケアだけでなく，家族の生活を維持できるようさまざまな観点からも，先手先手で対応していく必要がある．

そして，もちろんダイレクトケアも忘れてはならない．面会時間に関しては，集中治療領域では面会制限や時間制限があるが，状況に応じてフレキシブルな対応を考慮する．患者の実情に接することは，強い衝撃を受ける反面，避けられない事実であることを認識し，家族の状況理解を促進する手助けとなるであろう．また看護師と接触する時間にもなり，病状説明の場とは異なった状況で看護師に質問ができたり，逆に家族の思いを吐露する場ともなる．

この事例では，4日間という短い日数かつ，1日数十分ごとのかかわりではあったが，ただオロオロするばかりであった妻が，4日目には夫の状況を少しずつ受け入れ，夫の死後の自分たちの生活のことまで表現できるようになったことは妻の大きな変化であった．グリーフワークはこの先も続いていくものであるが，この短時間に予期へ向かうことができたことは，その後の受容にも影響したのではないかと推測する．

4 その後の経過

この事例の家族とは面会していないが，医療ソーシャルワーカーからの話によると，妻が仕事を始め子どもたちの支援者も得て生活しているとのことであった．

5 事例からの学び

突然発症による動揺や不安が強い家族であっても，治療の意思決定を迫られることは多い．十分に状況を理解していなくても，患者の容態によっては早急な回答を求められる場合もある．医療者は，家族の生活を守る方策も検討し

ていかなければならないが，家族は医療者が家族のことまでみているとは思っていないことが多い．また家族は，患者のことに精一杯で，家族自身の生活は二の次にすることも多く，患者のことを第一に対応してほしいと表現する場合もある．

このような家族の揺れ動く心境に配慮しつつ，家族の健康や社会支援への対応など現実面にも目を向けるよう支援しなければならない．もちろん，時期をみながら対応という選択肢もあるが，事例のように，数日で家族の生活が一変してしまうケースも多く，状況が大きく変わってからの対応では家族は路頭に迷ってしまう．このようなことをできるだけ減らすことができるよう，患者の全身状態のアセスメントをもとに，緊急度を判断していく．

2. 事例に共通することと救命救急センターにおける看護ケア

前述したように，救命救急センターの入院期間は，通常は数日から長くて14日が一般的で，その時期の第一優先事項は身体状況の安定化となる．患者は，極度の全身侵襲に見舞われ，鎮静下や意識障害という自己意思決定ができない状況におかれることも多い．よって，患者に対しては全身状態の安定化をメインにしつつ，家族への心身ケアと社会支援が中心となる．

今回取り上げた3事例は，いずれも突発的に発症し，かつ重篤な状態に陥った患者とその家族について記載した．先の2事例は，特例的に長期間にわたって救命救急センター内でかかわった事例であるが，日常性の維持に関しては，患者の全身状態の回復とともに並行して実施していくことは一般病棟とは変わりがない．ただ，このような時期までかかわる事例は限局されており，救命救急センターの看護師が忘れがちな一面かもしれない．

最後の1事例は，4日間という短い期間で終

§ ③ 事例③ 救命救急センター事例 **569**

焉を迎えた．このような短期間では家族との信頼関係がつくれないと考える看護師もいる．しかし，実際に数時間，数日間しかかかわることができない事例に関しては，その期間でできる限りの介入をしなければならず，医療者自らがふみ込んだかかわりをしなければならない．

院内の術後ICUと異なる点としては，受傷起点の突発性に加え，生死をさまよう重篤化，そして事件性という非日常的な事態が背景にあり，患者家族の精神的動揺はかなり強いものである．このような事例に介入するにあたっては，本書の冒頭にもあるように，マズローのニード論（p19参照）は1つの指標となる．

強い精神的動揺は「安全のニード」を障害しているため，患者に全力で治療・看護を提供していることを保証する．施設によっては面会制限や医師からの病状説明には限界があるかもしれない．しかし看護師の判断で家族の自由面会は可能であろう．また病状については，家族の知りたい事項は医師の治療説明ではなく，血圧がどの程度か，熱は出ているのかという現状を知りたいという場合が多い．

よって，治療説明に関与しない範囲で，看護師の説明できる範囲の会話として問い合わせはいつでも受けることなどを伝え，家族への安心感を提供することは重要である．

また，入院期間や院内待機が長くなってきた場合は，家族の食生活や睡眠の確保などにも気を配る．これはマズローの「生理的ニード」にあたる．家族の睡眠不足は体調不良を引き起こすであろうし，家族内の不和を起こすこともある．一度自宅に帰って気持ちを落ち着かせる方法も1つであるが，病院を離れるのは不安だという家族もいる．そういう場合，院内の個室を使って睡眠を促したり，浴室を貸与する場合もある．

制約の多い院内でも，患者と家族の人生の一大事項が起こった状況に，どのような工夫ができるのか，それらを考え，実行することは看護師にできる日常性を維持する看護ケアといえるだろう．

Ⅲ 救命救急センターに入院している患者の日常性を維持する看護ケアとは

これまでに記載した事項を，最後にまとめる．

❶ 第一に，重篤化した身体状況を速やかに脱出できるよう，患者の心身の安静と積極的治療を推進する．

❷ 身体状況の安定に至るまで，二次合併症を起こすことのないよう細心の注意を払いケアを推進する．

❸ 鎮痛・鎮静から離脱していくに伴い，現状認知を推進し，引き続き治療過程にのぞめるよう支援する．

❹ 患者が意思決定できない状況下では，患者家族による意思決定が中心となる．入院直後から家族への精神的ケアは患者ケアと同様に重点的に実施する．

❺ 救命救急センターにおける看護師とのかかわりは，数時間から数日間という短いことを念頭に，積極的に安全の保証，生理的ニードの充足などに介入する．

[文献]
1) 厚生労働省：救命救急センターの評価結果（平成27年度）について．
http://www.mhlw.go.jp/stf/seisakunitsuite/bunya/0000116953.html（2016年12月アクセス）
2) 厚生労働省：救命救急センターの評価結果（平成26年度）について．
http://www.mhlw.go.jp/stf/seisakunitsuite/bunya/0000116285.html（2016年12月アクセス）
3) 石川欽司，金政健，林孝浩・他：急性心筋梗塞死亡率最近の低下．心臓 **34**(7)：533-542，2002.
4) 総務省消防庁救急企画室：心肺機能停止傷病者の救命率等の状況．
http://www.fdma.go.jp/neuter/topics/houdou/h21/2101/210122-1houdou_h.pdf（2016年12月1日アクセス）

MEMO

事例④ 補助人工心臓

はじめに

内科的治療が限界となった末期重症心不全患者は，補助人工心臓（ventricular assist device：VAD）で心機能を補助されながら命をつなぐことができるようになった（**図1**）．

さらに，VAD患者は従来，体外に血液ポンプが設置され入院療養を余儀なくされていたが，近年，小型・軽量で治療成績の向上した植込型VADを装着し退院が可能となっている（**図2**）．

VAD治療は「重症心不全からの救命が究極の目標」[1]であったが，植込型VAD治療の出現で「VADと共存したその人らしい生活の再構築が目標」となった．つまり，VAD治療におけるクリティカルケアは救命治療・集中治療を中心としたケアではなく，在宅療養生活も見据えたケアへとパラダイムシフトしている．

そこで本項ではクリティカルケア看護を「あらゆる治療・療養の場，あらゆる病期・病態にある人々に生じる生活や生命の危機を予測し予

図1 VAD適応の流れ

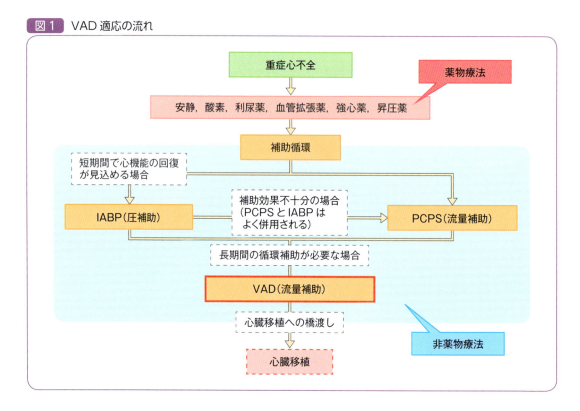

図2 体外式VADと植込型VADの一例

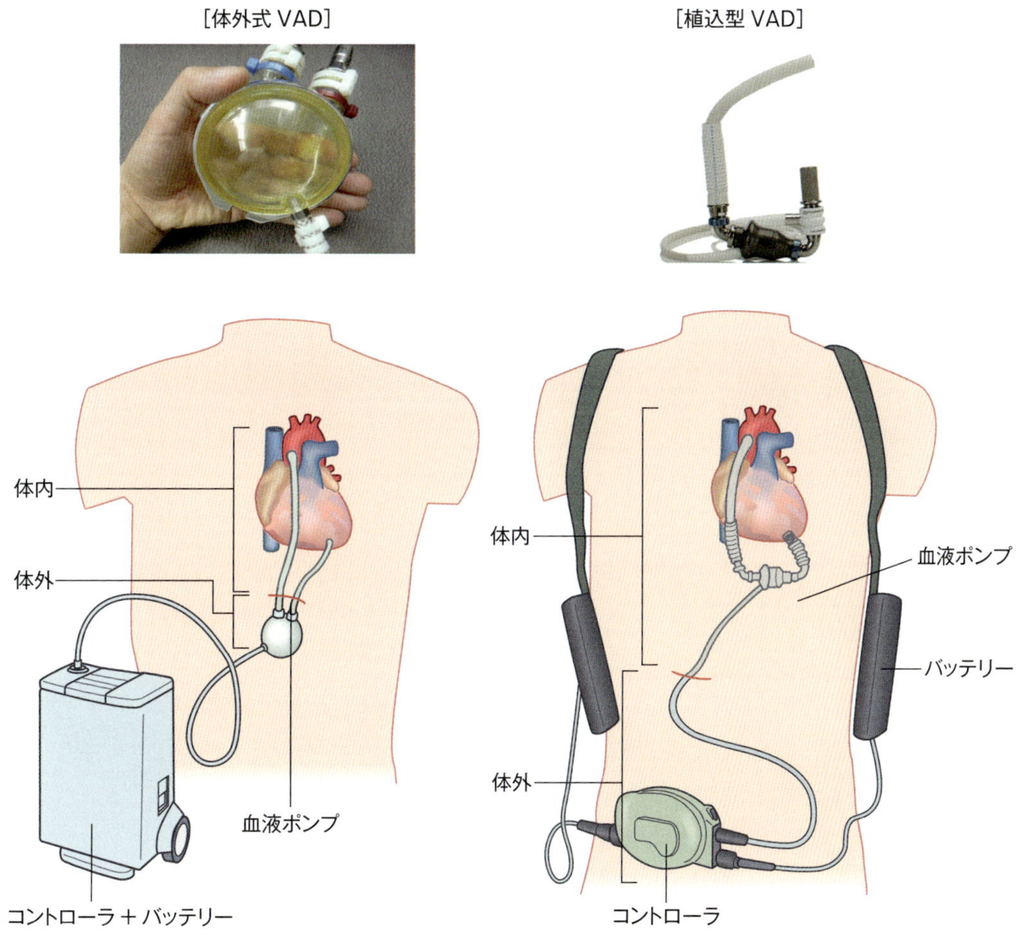

[体外式VAD]

[植込型VAD]

体内
体外
血液ポンプ
コントローラ＋バッテリー

体内
血液ポンプ
バッテリー
体外
コントローラ

防すること，および急激な生命の危機に陥る患者とその家族に対して，専門性の高い看護ケアを提供することで，生活と well-being，QOL の向上を目指す」と定義し，生命維持装置ともいえる植込型 VAD の看護について述べる．

植込型 VAD 治療は，生命予後の観点や最大限の内科的治療との比較から QOL が向上する[2~5] ことが認知されている．さらに退院が可能となったことによって長期的な well-being と QOL の向上が期待できる．とはいえ，生命維持装置ともいえる医療機器を装着して退院を目指す VAD 患者は，合併症の発症や急変の可能性も併せもつため，状況により生活が変化することも考えられる．

そのため，患者・家族は集中治療室や入院療養の枠を超え，外来や在宅生活でも看護・ケアを求めている[6]．クリティカルケアに携わる医療者は「病期」や「療養の場」で看護・ケアを限定するのではなく，支援を求める VAD 患者・家族の Need for Help の視点に立ち，シームレスかつ連続性を意識したケアを創造し実践する必要がある（図3）.

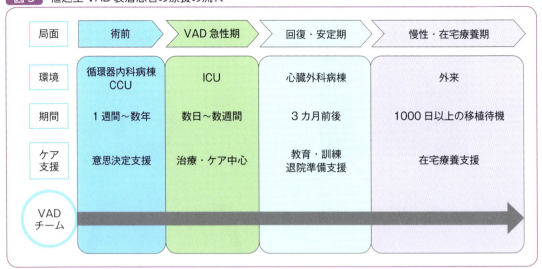

図3 植込型VAD装着患者の療養の流れ

I 事例紹介

■事例

32歳,男性,D氏(会社員).妻と小学生の子どもの3人暮らし.両親・親戚は他県に住む.生来健康であった.

3年前に胸苦しさを感じ,同時期に職場の検診でも心肥大を指摘され,当施設で精密検査を行った.そこではじめて拡張型心筋症と診断され,内科的治療を開始した.左心室駆出率(EF)は40%で,月に1回の外来受診をしていたが,1年前から労作時の呼吸困難感を認め始めた.その頃から循環器内科に入退院を繰り返し始めた.

II 内科的な末期心不全治療から外科的な人工臓器治療へのパラダイムシフト

1. 状況①

D氏は4カ月前から心不全症状が急性増悪し,入院して治療を受けていた.カテコラミンを使用していたが,点滴の速度を下げると尿量が減少するため,内科的な治療が難渋していた.このときのEFは28%で,徐々に腎機能と肝機能が悪化し始めていた(Cre 1.16,BUN33,BNP725,AST48,ALT50,T-Bil線2.0).

入院2カ月後からは不整脈が増悪し,血行動態が維持できなくなったため,20日前に大動脈内バルーンパンピング(IABP)を挿入されたが,離脱できずにいた.さらに排便や食事でVTが出現し,家族と10分程度会話をしているだけで低心拍出量症候群となり末梢の冷感出現や顔面に玉粒様の汗をかくこともあった(Cre 1.85,BUN43,BNP800,AST70,ALT78,T-Bil2.8).循環器内科主治医は,IABP離脱困難と判断し,最後の治療選択肢として心臓移植とVAD治療について患者と家族に説明した.

D氏は,そのとき初めて聞く心臓移植とVAD治療および自分の現状に落ち込み,まだ自分の心臓が回復する可能性をあきらめきれず,手術の決心がつかないと反応した.しかし,小学生の子どもと妻のために,まだ死ねないと語った.妻は,苦しそうにしているD氏をみて,

少しでも楽になり退院の可能性があるなら，夫が何と言おうと一縷の望みを心臓移植とVAD治療に託したいと看護師に訴えた．

2. 心臓移植とVAD治療の意思決定支援

内科的な末期心不全治療から外科的な先端治療へのパラダイムシフトする局面では，意思決定支援が重要となる．意思決定とは「"ある目標"を達成するために，複数の選択可能な代替的手段のなかから最適なものを選ぶこと」をいう．

クリティカルケア看護師は，急性増悪する患者とその家族の「意志」「情報」「知識」「思考」「行動」[*1]をアセスメントし，意思決定支援をする必要がある[7]．

今回のD氏と家族の目標は，"生きる"ということであるが，ただ生きのびればいいというわけではない．家族で再び日常を取り戻し"生活をしたい"という「意志」をくみ取る必要がある．一方で，クリティカルな状況で内科的治療から外科的治療にパラダイムシフトするため，患者・家族は混乱していると考えられる．特に，初めて聞くVAD治療への「知識」はほとんどなく，手術後や生活に関する現実的なイメージができていないことが容易に推測される．

そこで，心不全チーム・VADチームは，タイミングを見定めながら治療の選択肢についてインフォームドコンセントを行う．なかでも看護師は患者・家族の視点に立ち，VADとともに生

> **MEMO** ....
> ＊1
> ● 意志：あるべき姿への志し，何を目標としているか
> ● 情報：問題について情報はどれくらいもっているか
> ● 知識：得られた情報をどのように分析し判別しているか
> ● 思考：問題や情報に対する思い，考え
> ● 行動：意志・情報・知識・思考を自分にどのようにフィードバックしようとしているか

きることは何を意味するのか，VADを装着することで生活がどのように変化するかについて日常性を意識した情報を提供する必要がある．

3. VAD治療を意思決定する局面にある患者・家族へのケア

D氏と家族は，現在治療の限界に直面し，今後どのように生きていくかの選択肢を迫られている．これは，今までの人生や治療への認識，思い，価値観を変化させるほど重大なイベントであり，さまざまな意味でクリティカルな局面にある．VAD治療が必要となる患者・家族の特徴を理解し，心不全チーム・VADチームと密に連携をとりながら全人的にケアすることが重要である．以下のように，各側面の特徴をとらえることができる．

1) 身体的側面

D氏は入院加療でカテコラミンやIABPを使用しているにもかかわらず，心不全や全身状態は改善がみられない．ゆえに，急変の可能性もあり，短期的な補助循環（PCPSなど）が必要となることも予測される．今以上に心不全が進行すると肝機能・腎機能障害や肺高血圧症が顕在化することも考えられる．さらに，これら最大限の内科的治療も身体にとっては侵襲である．

術前D氏に対するクリティカルケアの焦点は，可能な限り患者の全身状態を良好に維持して，VADにつなげることである．全身状態が悪化するほど，VAD手術後の成績は悪くなりQOLは改善しないため，VADを選択する際はタイミングが重要である．

■看護の視点

術前アセスメントをもとに患者の身体的限界を予測し，意思決定支援の時期を見極める必要がある．D氏はIABPが離脱できない状況であるため，感染症や血行動態破綻することも予測でき，意思決定支援のタイミングとしては今し

§ ❹ 事例④ 補助人工心臓 　575

かない.

末期重症心不全にかかわるクリティカルケア看護師は，患者がVAD治療もしくは緩和ケアなど，自分らしい生き方を可能な限り速やかに選択できるように循環器内科医師や心臓血管外科医師と調整する必要がある．そのため，卓越したコミュニケーション力が求められる．

2）精神的特徴

今後，D氏はますます心不全症状が強くなると考えられる．心不全症状が強くなるに比例して，呼吸困難感による死への不安や絶望感，環境の変化やさまざまな処置における苦痛，長期入院に伴う抑制感などから精神的ストレスは強くなる[8]．持続する精神的ストレスは，交感神経－副腎髄質系の活性化，凝固機能亢進，自律神経の機能異常，サイトカインの分泌亢進につながる[9]．サイトカインはD氏のように重症度が高い心不全患者では血中濃度が高値であり，精神的ストレスによってますます分泌が亢進する[10]．

サイトカインは直接，心収縮力を低下させ，心筋のアポトーシス促進作用や心筋肥大，心線維化促進作用などをもたらす[10]．さらに，交感神経の過剰活性は，内因性カテコラミンの分泌を増加させるため，今以上に不整脈を誘発し，心負荷を増強させ，心不全の増悪因子となることも考えられる．

■看護の視点

D氏のように急激に悪化する症例では，自身の病状を正確に理解できないことも多く，さらに低酸素血症や脳血流量低下から意識レベルが低下する者もおり，興奮，錯乱，せん妄を認めることもある．D氏の認知機能はかろうじて維持されているようにみえるが，術前の精神状態は意思決定に大きく影響するため，クリティカルケア看護師は，患者にVADが検討された早期からリエゾン看護師や臨床心理士とともに介

入することが望ましい.

3）社会的特徴

D氏は自分の生命と家族内での役割について思いめぐらし治療を選択しようとしているが，VAD患者・家族は社会役割の変化に苦悩することが多い[6]．VADを装着している患者の割合は，20代（13％），30代（20％），40代（28％），50代（27％）である[11]．がん罹患患者などと比べ若い世代に多く，重症心不全治療やVAD治療によりライフサイクルの発達段階の達成が難しくなることが社会的特徴といえる．

例えば，20代はアイデンティティが確立し，社会や集団のなかで自分なりの居場所を確保する時期である．繰り返される心不全入院で社会とのかかわりが難しくなるだけでなく，VAD装着後はスティグマにさらされ，学業や仕事，恋愛など積極的に他者や社会に関与することが難しくなることも懸念される．D氏のような30～40代は仕事では第一線で活躍し，家庭や社会のなかで次の世代を育み，自分自身の価値を高める時期である．心不全治療やVADによる職場や家庭での役割の変化や喪失は，精神的な問題につながるリスクをはらんでいる．

VAD治療は，家族・介護者の理解と協力が不可欠である[12]が，D氏のように術前クリティカルな状況にある場合，家族は大切な患者の入院や病状に困惑し，状態の変化に一喜一憂しているため，自分たちに対するケアの必要性は認識できていないことが多い．医療者でさえ，患者をいかに救い，QOLを向上させるかに焦点を当てているため，家族のQOLをなおざりにしている．たとえ，今回のように家族の生活が大きく変化する治療の選択肢を提示していても，患者の治療やケアを優先する場面が多いことを医療者は自覚しなければならない．患者を支える家族が危機的状況に陥ると，VAD装着後に十分なサポートが得られなくなるため，家

族のケアも忘れてはならない.

■看護の視点

クリティカルケア看護師は家族も VAD 治療の当事者として認識し,術前からアセスメント[6](表1)し術後のケアにつなげる必要がある.D 氏の妻は患者の介護と同時に子育てもしなくてはならない.VAD 介護の負担を考えると他県の両親が現実的・実質的にどれだけ本気で協力してくれるかがカギとなる.

4. 末期重症心不全患者に対してクリティカルケア看護師が行う情報提供

1) 治療の選択肢

D 氏のような末期重症心不全患者,つまりAHA/ACC の Stage D に相当する心不全患者に残された治療の選択肢は,❶今の積極的内科治療に希望を託す,❷緩和ケアを受けながら自分らしく人生の最期を生きる,❸ VAD を装着し心臓移植を目指す,がある.今回,循環器内科主治医は心臓移植の治療の選択肢についてインフォームドコンセントを行っているが,それに加えて,緩和ケアについても同じ比重で説明する必要がある.看護師は患者と家族の揺れ動く思いや価値観を支持しながらサポートする.

また,日本における心臓移植数は諸外国に比し非常に少ないため,心臓移植待機は長期に及び[*2],その間 VAD が移植までの橋渡し(bridge to transplantation:BTT)の役割を担うことも情報提供を行わなくてはならない.

最終的にどの選択をしても,今行っている治療やケアを終了するという意味ではなく,D 氏らしい良い生き方を支持することを伝え,継続的にかかわる.看護師はケアの過程で意思が変わった際は,その時々で可能な治療の選択肢を提示できるよう多職種間の調整をする.

2) 治療の最良のタイミング

心不全が進行し不可逆性の多臓器障害を併発している事例は,VAD で補助したとしても手術侵襲に耐えられないなどの理由により適応外となることもある.手術するタイミングが重要であることや,術前の状態が術後の生活に影響することも説明する.同じ NYHA がⅣ度の心不全でも,重篤なショック状態や臓器障害,栄養障害が進行する状態では VAD 装着後の成績は不良であることが知られている[13].

MEMO ....
＊2:日本心臓移植研究会のレジストリ(2015)によると,日本での心臓移植を受けた人の待機期間は平均 1029 日(29 ～ 4751 日)と長期で,心臓移植待機患者の約 9 割が VAD を装着しなければ移植に到達できない現状がある.

表1 VAD 家族システムアセスメント項目

VAD 患者－家族の相互作用を意識しアセスメントする	
構造的側面	機能的側面
●介護者数(形式的ではなく実質的な数) ●介護者の年齢と理解力 ●介護者の健康と体力 ●生活習慣の変化 ●子育て等の段階 ●移住と生活環境の変化 ●モデルと理解者の有無 ●経済状況	●術前からの関係性 ●互いの関心と相互理解の程度 ●コミュニケーション(情報共有・感情表出) ●家族役割と役割分担

(山中源治:在宅療養に移行する植込型補助人工心臓患者および主介護者の体験と看護支援の検討.日本クリティカルケア看護学会誌 12: 25-37, 2016. を参考に作成)

COLUMN VAD治療をより良いタイミングで導入するために

より良いタイミングでVADの適応を決定するために，アメリカではVADレジストリ（情報集約システム）であるINTERMACSのprofile分類が提唱されている．日本もINTERMACSを参考にしたJ-MACSが運用され，同様のprofile分類が使用される．INTERMACS/J-MACS分類は7つのカテゴリー（profile）と副カテゴリー（modifier）で構成されている．profileは，最重症なものが1として，最も軽症なものが7となっている．

表を用いて解説すると，"profile1"はいわゆる心原性ショックに陥っている状況で，患者には最大限の薬物治療が行われているにもかかわらず，血行動態が破綻し臓器障害が出現している状態である．加えて，PCPS（percutaneous cardio pulmonary support）やIABP（intra-aortic balloon pumping）を使用している患者もいる．この状態でVADを適応させると予後が悪いだけでなく，手術侵襲に耐えられず急性期や手術室で死亡するリスクも高くなる．

"profile2"は，カテコラミンなどの薬物療法が限界に近づき臓器障害が進行している段階である．VAD適応において重要な肝機能や腎機能の障害が可逆性かどうかを見極める必要がある．例えば，総ビリルビンの上昇に比例して予後は悪くなるため，総ビリルビン値を見ることで術後予後を予測できる[14]．

"profile3"は薬物療法でなんとか安定しており，臓器障害の進行が抑えられている状態である．VAD治療をより良いタイミングで導入するためには，術前の全身状態，つまり臓器障害を考慮し，profile2～3の安定した時期を見計らって手術に臨むことが望ましい．

重症心不全患者のprofileは段階的に悪化するとは限らない．例えば，profile4やprofile5の状態は一般的に外来での心不全管理が可能であり，一見落ち着いてみえる．しかし感染症や水分バランス不均衡を契機に急激に重症化する場合があり，profile5の患者が一気にprofile3に移行し入院加療が必要になることもありうる．さらに，心不全でIABP治療が既往にある患者や心臓再同期療法（cardiac resynchronization therapy：CRT）医療を受ける患者，入退院を繰り返す患者や重篤な不整脈を持つ患者は急激に血行動態が悪化しやすいため，特に注意しVAD装着のタイミングを図る必要がある．

表 INTERMACSのprofile分類

重症度	Profileレベル	状態（ニックネーム）	VADが必要となる予測期間
最重症 ↑↓ 軽症	1	心原性ショック（Crash and burn）	数時間
	2	全身状態が進行性の衰弱（Progressive decline）	数日間
	3	安定しているが強心薬依存の状態（stable but inotrope dependent）	数週間
	4	安静時でも症状が出現する状態（Resting symptoms）	数カ月
	5	身体活動の許容範囲が非常に狭くなった状態（Exertion intolerant）	
	6	日常生活に制限がある状態（Exertion limited）	
	7	NYHA Ⅲ進行した状態・安定状態（Advanced NYHA Ⅲ）	
	〈modifiers〉・補助循環を使用した既往がある・不整脈の進行・入退院を繰り返す状況などを考慮する		

(Stevenson LW, Pagani FD, Young JB, et al: INTERMACS profiles of advanced heart failure: the current picture. *J Heart Lung Transplant* **28**: 535-541, 2009. PMID: 19481012 を参考に作成)

D氏は血液データから臓器障害が始まっていると考えられるため，待ったなしの状態であるといえる（COLUMN参照）．

3）先端治療に期待できることと限界

先端治療は患者にとって最後の砦であり，ポジティブな側面が多くある一方で，合併症などのネガティブな側面もある．例えば，植込型VAD治療は，従来の体外式VADに比べ合併症のリスクを減少させQOLを維持することが期待できるが，それでも他の心臓外科術後に比べると合併症を発症する確率は非常に高い（図4）という限界も有する．

日本の補助人工心臓市販後レジストリ（Japanese registry for Mechanically Assisted Circulatory Support：J-MACS）[11]によると，装着後360日での合併症はドライブライン貫通部等の感染症44％，脳卒中等の神経機能障害30％，装置不具合24％（2017年7月現在）にもなる．移植待機期間が長期化しているため，合併症のリスクは高まり，患者は退院後も合併症やその後遺症の不安とも向き合い生きていく必要がある[8,15〜17]．D氏と家族にはVADを装着したら終わりではなく，手術直後から心臓移植に向けて新たな戦いが始まることも説明することが重要である．

III 入院療養から医療機器を携えた在宅療養へのパラダイムシフト

1. 状況②

D氏は植込型VAD治療を受けることを決意し，201X年4月1日に手術を受けた．術後経過は良好で，術後2日目に呼吸器を離脱し，心臓リハビリテーションは術後3日目から開始された．術後7日目にICUから心臓血管外科病棟へ転床した．しかし，術前，安静にしていた期間が長く，筋力と体力が低下していた．

D氏は，退院に向け意欲的に心臓リハビリテーションに取り組む姿勢を見せた．また，現

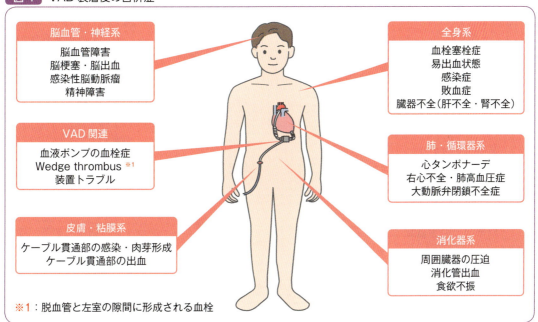

図4　VAD装着後の合併症

※1：脱血管と左室の隙間に形成される血栓

実的にどのようにVADと生活していくかについてなど，積極的に質問をする様子がみられた．妻は思っていた以上に夫の回復がはやいことを喜ぶ一方で，生命維持装置ともいえる医療機器とともに夫が自宅に戻ってくることへの不安を訴えた．

2. 在宅療養に向けた手厚い支援とトレーニング

D氏と家族は，D氏が生命の危機から脱し安定したことで，冷静に今後の生活のことを考え始める段階に入る．看護師をはじめとする医療者は，植込型VAD患者の療養の場が，従来の生命維持装置と異なり集中治療室や病院から"在宅にパラダイムシフト"していることを理解し，早期から退院後の生活を見据えて日常性を取り戻す過程を意識した介入を開始する必要がある．その際，退院後に起こる可能性のあるクリティカルな状況を想定しながらD氏・家族への教育を計画・実施しなくてはならない．

VADの在宅療養では，一般的な心不全管理，つまり体調管理や薬物管理，食事管理だけでなく，機器管理や故障時の緊急対処，感染症予防管理，抗凝固管理などが必要になる．そのため，VADチームは医師，看護師，臨床工学技士（CE）だけでなく，リハビリテーション専門職や薬剤師，臨床心理士など多職種で構成する．それぞれの職種は価値観および介入方法が異なることも多々あるため，VAD患者の退院支援のコンセプトを共有しておくことが重要である．

当施設では，患者・家族が安全・確実に病院外で生活できることを目標に退院を支援している．そのため，退院教育に2カ月以上かけるなど，一般的な心不全教育以上に病院内・外での教育・トレーニングに多くの時間と人手を割いている．手厚い教育とトレーニングは，患者・家族が緊急時やトラブル時の正確な判断能力と対処方法を身につけるためには不可欠で，合併

症の軽減，再入院の減少，QOL向上に寄与する．心臓移植までD氏と家族が安心して安全に在宅療養を行えるよう長い目でみてケア方略を検討しなくてはならない．

そこで，図5のような「自宅復帰プログラム」を作成し，患者・家族，VADチームで教育・指導内容を共有している．D氏にもこのプログラムの流れに沿って退院支援を行った．

1）病院内トレーニング

1 機器の取り扱いトレーニング

VADは医療機器であるため，いつ何時トラブルが起こるかわからない．医療者は，機器の取扱説明書に基づいて，VADシステムの理解，電源管理，日常の点検，トラブルシューティング，緊急時のバックアップコントローラの使用方法等，機器の取り扱いに関するトレーニングをD氏および妻に実施する必要がある．最終的に確認テストを実施するなどし，在宅療養に必要な機器取扱いが可能であるかCEを中心に医師・看護師が一緒に評価を行う．

2 心臓リハビリテーション・運動耐容能トレーニング

リハビリテーション専門職と協働し実施する（図6）．急変時の対応についても事前調整が必要である．開始基準，中止基準を定め，トレーニング内容，スケジュールについて担当医師・看護師・CEと相談しながら実施し，退院まで継続する．場合によっては外来や訪問リハビリテーションが必要になることもある．

3 皮膚貫通部ケアトレーニング

体内の血液ポンプは腹部から出るドライブラインを介して，駆動装置やバッテリーとつながっている．ドライブラインは異物であり，腹部のドライブライン貫通部は感染症を起こしやすい．入院療養と異なり在宅療養では患者が自ら感染症予防をする必要があるため，D氏が早期からドライブライン貫通部ケアおよびセルフモ

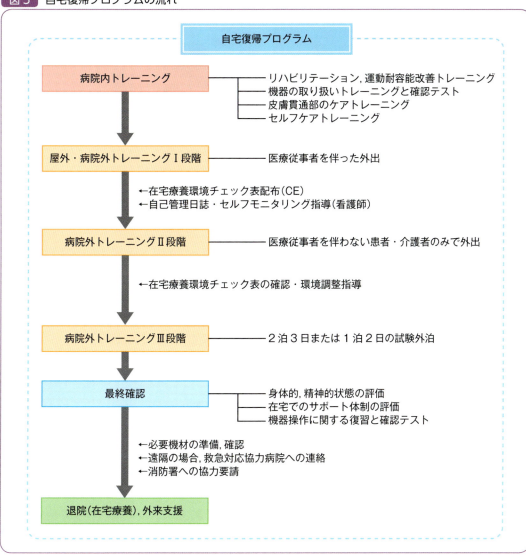

図5 自宅復帰プログラムの流れ

ニタリングを意識できるようかかわる．D氏の理解度や行動力，体力に合わせ，段階的にケアの必要性の理解，準備物品，消毒方法の選択，手順，観察内容等を教育する．

最終的に多くが患者だけで貫通部ケアを実施できるが，長期にわたり感染症を予防するためには，早期から家族を巻き込み教育することが重要である．退院後も継続的にかかわることが重要であるため，セルフモニタリングノートを作成し（図7）観察ポイントを明記することで異常の早期発見ができるよう工夫した．

4 シャワー浴

植込型VADはシャワー浴が可能であるため，シャワー浴トレーニングをD氏および妻に実施する．安全にシャワー浴を実施するためには，患者の体力だけでなく，機器およびドライブラインの取り扱いを評価しなくてはならない．ドライブラインと貫通部周囲の癒着化が不十分なときは，シャワー時にドライブラインが引っ張られることで痛みが生じ，感染症などを

図6 心臓リハビリテーション

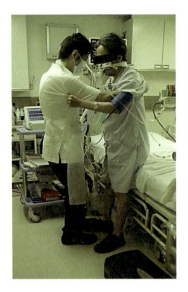
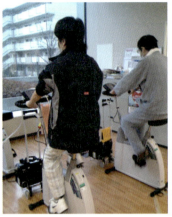

▲エルゴメーターで運動耐容能向上トレーニングを実施
◀挿管中から立位訓練を実施

起こしやすいため注意が必要である．

5 体調のセルフモニタリング（患者VAD管理日誌）

体調管理においてもセルフモニタリングが重要であるため「患者VAD管理日誌（図8）」を作成した．在宅療養中も体重，バイタルサイン（体温・血圧・脈拍），皮膚貫通部の観察，血液ポンプ回転数・消費電力などをモニタリングすることの重要性を説明する．入院中から毎日記入するよう指導することでセルフモニタリングが日常化するようかかわる．退院後は外来管理に活用できる．

6 緊急時の対処方法

緊急時（容態急変時，自然災害，停電等），患者がとる行動を医療従事者と患者および家族間で打ち合わせを行い，緊急時の対応方法を決定する．

2）屋外・病院外トレーニングⅠ段階

D氏が妻の支援を受けながら安全に病院外で行動・活動できるか医療者同伴でトレーニングする．同行する看護師・医師は病院外で患者の様態が変化したときや機器のトラブルが発生したときの対処について具体的に指導する．現実的なイメージにつなげるために，実際に病院外でトラブルシューティングすることは重要である．また，小型のVADは一般人には普通のバックと見分けがつかないこともあるため，病院外では障害者と気づかれないことも多い（図9）．妻にはD氏の目となり手となり，VAD患者が安全に行動するために注意することやサポートする内容を指導する．

3）病院外トレーニングⅡ段階

医療従事者は同行せずに，D氏と妻だけで自由に病院外で行動するトレーニングである．この段階では医療従事者の同行がないため，患者にトラブルが発生した場合の対処方法や緊急連絡方法をD氏と妻が理解しているか，VADチームで総合的に評価して開始する．また，イメージトレーニングとして，トラブルがなくても緊急連絡訓練として，外出途中で1回病院に連絡をしてもらうようプログラムを組んだ．

図7 貫通部自己管理表の一例

20　年　VAD 貫通部自己管理記録

東京女子医科大学病院 VADチーム

月日	時間	①臭い	②出血	③浸出液	④腫れ	⑤肉芽	⑥発赤	⑦潰瘍	⑧かゆみ	⑨痛み	程度	部位番号	合計点	⑩発赤	⑪かゆみ	⑫剥離	合計点	発熱37℃以上	特記事項
		ドライブライン貫通部												ドライブライン固定周囲皮膚					
1日	：	0・1・2・3	0・1・2・3	0・1・2・3	0・1・2・3	0・1・2・3	0・1・2・3	0・1・2・3	0・1・2・3	0・1・2・3	/10			0・1・2・3	0・1・2・3	0・1・2・3			
2日	：	0・1・2・3	0・1・2・3	0・1・2・3	0・1・2・3	0・1・2・3	0・1・2・3	0・1・2・3	0・1・2・3	0・1・2・3	/10			0・1・2・3	0・1・2・3	0・1・2・3			
3日	：	0・1・2・3	0・1・2・3	0・1・2・3	0・1・2・3	0・1・2・3	0・1・2・3	0・1・2・3	0・1・2・3	0・1・2・3	/10			0・1・2・3	0・1・2・3	0・1・2・3			
4日	：	0・1・2・3	0・1・2・3	0・1・2・3	0・1・2・3	0・1・2・3	0・1・2・3	0・1・2・3	0・1・2・3	0・1・2・3	/10			0・1・2・3	0・1・2・3	0・1・2・3			
5日	：	0・1・2・3	0・1・2・3	0・1・2・3	0・1・2・3	0・1・2・3	0・1・2・3	0・1・2・3	0・1・2・3	0・1・2・3	/10			0・1・2・3	0・1・2・3	0・1・2・3			
6日	：	0・1・2・3	0・1・2・3	0・1・2・3	0・1・2・3	0・1・2・3	0・1・2・3	0・1・2・3	0・1・2・3	0・1・2・3	/10			0・1・2・3	0・1・2・3	0・1・2・3			
7日	：	0・1・2・3	0・1・2・3	0・1・2・3	0・1・2・3	0・1・2・3	0・1・2・3	0・1・2・3	0・1・2・3	0・1・2・3	/10			0・1・2・3	0・1・2・3	0・1・2・3			
8日	：	0・1・2・3	0・1・2・3	0・1・2・3	0・1・2・3	0・1・2・3	0・1・2・3	0・1・2・3	0・1・2・3	0・1・2・3	/10			0・1・2・3	0・1・2・3	0・1・2・3			
9日	：	0・1・2・3	0・1・2・3	0・1・2・3	0・1・2・3	0・1・2・3	0・1・2・3	0・1・2・3	0・1・2・3	0・1・2・3	/10			0・1・2・3	0・1・2・3	0・1・2・3			
10日	：	0・1・2・3	0・1・2・3	0・1・2・3	0・1・2・3	0・1・2・3	0・1・2・3	0・1・2・3	0・1・2・3	0・1・2・3	/10			0・1・2・3	0・1・2・3	0・1・2・3			
11日	：	0・1・2・3	0・1・2・3	0・1・2・3	0・1・2・3	0・1・2・3	0・1・2・3	0・1・2・3	0・1・2・3	0・1・2・3	/10			0・1・2・3	0・1・2・3	0・1・2・3			
12日	：	0・1・2・3	0・1・2・3	0・1・2・3	0・1・2・3	0・1・2・3	0・1・2・3	0・1・2・3	0・1・2・3	0・1・2・3	/10			0・1・2・3	0・1・2・3	0・1・2・3			
13日	：	0・1・2・3	0・1・2・3	0・1・2・3	0・1・2・3	0・1・2・3	0・1・2・3	0・1・2・3	0・1・2・3	0・1・2・3	/10			0・1・2・3	0・1・2・3	0・1・2・3			
14日	：	0・1・2・3	0・1・2・3	0・1・2・3	0・1・2・3	0・1・2・3	0・1・2・3	0・1・2・3	0・1・2・3	0・1・2・3	/10			0・1・2・3	0・1・2・3	0・1・2・3			
15日	：	0・1・2・3	0・1・2・3	0・1・2・3	0・1・2・3	0・1・2・3	0・1・2・3	0・1・2・3	0・1・2・3	0・1・2・3	/10			0・1・2・3	0・1・2・3	0・1・2・3			

患者主観的評価スコア

0：症状と徴候と肉眼的変化なし
1：症状と／もしくは徴候と／もしくは肉眼的変化あり → 前日から 悪化なし（要観察）
2：症状と／もしくは徴候と／もしくは肉眼的変化あり → 前日から 軽度悪化（要観察・報告）
3：症状と／もしくは徴候と／もしくは肉眼的変化あり → 重度悪化（報告・緊急対処・来院）

痛み程度は良い 0点 ～悪い 10点

部位番号

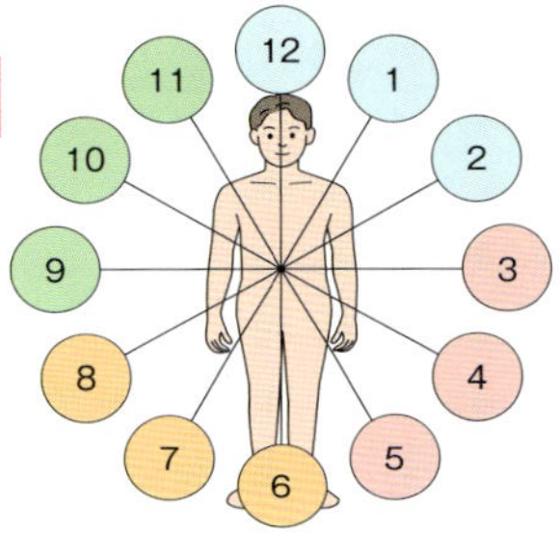

*貫通部を中心として時計のように番号をつけることで、貫通部トラブルのときに医療者と患者で部位の共通認識が可能となる

図8 VAD管理日誌の一例

規則正しい生活を心がけましょう！

月　　　　患者名：

*WF：ワーファリン®

日	測定時間 (時:分)	体重 (kg)	体温 (℃)	血圧 (mmHg)	脈拍 (回/分)	ポンプ回転数 (rpm)	消費電力 (W)	満充電バッテリ数 (本)	シャワー実施日	貫通部異常	1時間以上の外出	アラームイベントの有無	INR	WF (mg)	今日したこと、アラームが鳴った状況、その他気になったこと
1日	：								□あり	□あり	□あり	なし・あり			
2日	：								□あり	□あり	□あり	なし・あり			
3日	：								□あり	□あり	□あり	なし・あり			
4日	：								□あり	□あり	□あり	なし・あり			
5日	：								□あり	□あり	□あり	なし・あり			
6日	：								□あり	□あり	□あり	なし・あり			
7日	：								□あり	□あり	□あり	なし・あり			
8日	：								□あり	□あり	□あり	なし・あり			
9日	：								□あり	□あり	□あり	なし・あり			
10日	：								□あり	□あり	□あり	なし・あり			
11日	：								□あり	□あり	□あり	なし・あり			
12日	：								□あり	□あり	□あり	なし・あり			
13日	：								□あり	□あり	□あり	なし・あり			
14日	：								□あり	□あり	□あり	なし・あり			
15日	：								□あり	□あり	□あり	なし・あり			

東京女子医科大学病院　VAD自己観察記録

図9 病院外トレーニング

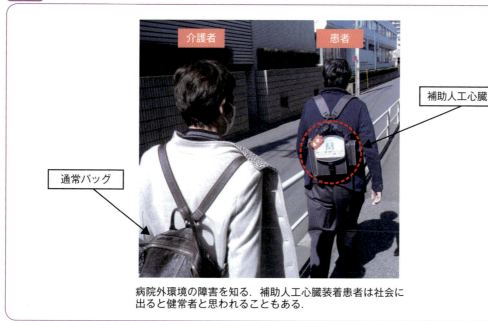

病院外環境の障害を知る．補助人工心臓装着患者は社会に出ると健常者と思われることもある．

4）病院外トレーニングⅢ段階（外泊訓練）

トレーニング最終段階であり，退院直前の時期である．患者と家族のみで試験外泊を行い，自宅での日常生活や機器管理，シャワー浴，貫通部管理が問題なく実行できるか確認する．問題があれば，退院前に解決できるように支援する．

5）最終確認

すべてのトレーニングと在宅療養の準備が完了した時点で，VADチームが自宅復帰プログラムの実施に関するすべての評価を確認し，D氏と妻による在宅療養の実施可能性を総合的に判断して，主治医が退院を許可する．問題や不安事項が残されているときは，多職種カンファレンスで退院の可否や方向性，対応方法，外来で継続する支援を協議する．

3. 退院後の継続的な支援

VAD患者は退院後も予期せぬ合併症や急変などによってクリティカルな状況に陥る可能性があるため，医療者とD氏・妻は急変対応について共有しておくことが重要である（図10）．

そのためには24時間対応可能な緊急連絡体制を整備する必要がある．看護師はクリティカルケアの視点をもち，生命維持装置であるVADを装着した患者と家族が安全かつ安心して在宅療養を継続できるよう，連続した看護支援の在り方を模索しなくてはならない．そのためには，病棟看護師と外来看護師が情報を共有し，密に連携をとりながらシームレスかつ連続性のあるケアの実践する必要がある．

例えば，在宅療養看護の一環として退院後数カ月は病棟看護師が頻繁に電話やメールで連絡をとり，安全に日常生活が送れているか，不安なことはないかを確認する．問題があるときは外来で外来看護師が対応するなどの連携体制を構築する必要がある．また，訪問看護師の導入も検討する．

患者や家族は，自宅や社会で新たな課題に挑むため，退院した後，医療者の目が離れることに不安を抱いている者も多い[6]．いつでも，何

図10 急変フローシート

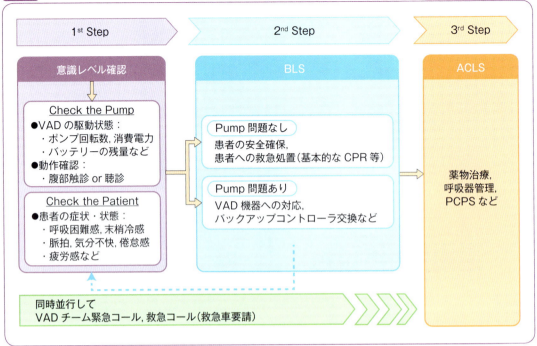

(山中源治:循環器看護の最前線を知る(第5回) 植込み型補助人工心臓を装着した患者への看護を考える(解説), Heart 2(1): 100-109, 2012. を改変)

でも,気軽に相談できる窓口があるだけで安心すると語る患者と家族は多い.

1) 外来で継続するケア

D氏が退院したと仮定し,退院後に患者と家族が日常性を取り戻しQOLを維持するための支援を検討する.

■ 身体的ケア・全身管理

VADはあくまで心機能の補助装置である.D氏が退院後も体調のセルフモニタリングを継続できているか,困りはないかなど,メールや電話でこまめに確認し,再入院を予防する.また,術前の安静によって体力や筋力が低下していることが多く,急性期のみならず退院後も長期的な心臓リハビリテーションや運動耐容能向上トレーニングが必要なこともある.退院後,D氏が子育てや家事に積極的に参加し妻の負担を軽減することも重要であるが,自分の体力や体調を過信しすぎないように注意を促す.

さらに,ドライブライン貫通部の感染症を長期的に予防することはもっとも重要である一方で困難な課題でもある.ドライブラインは人体にとって異物であるにもかかわらず,VADがある限り抜くことはできないため,急性期だけでなく,慢性期に感染症が問題になることも多い.日々の観察(滲出液・出血,発赤,痛みなど)と衛生管理が重要であり,在宅では患者自身で貫通部の衛生ケアを実施するため,セルフモニタリングと手技については継続して指導が必要である.

また,VADの血液ポンプ内の血栓予防のため,抗凝固療法が必須である.VADが入っている限り在宅療養移行後も抗血小板薬(バイアスピリン®)やワーファリン®による抗凝固療法は継続される.脳梗塞や脳出血が疑われたときは,致命的となる場合があるため,在宅療養

中も頭痛，めまい，複視，呂律がまわらない，手足のしびれ，運動障害などが出現するなど何かおかしいと感じたらすぐに連絡するよう指導する．

2）精神的ケア

VAD装着後，多くの患者の精神的状態は改善する．一方で，術前のイメージと現実とのギャップが精神的問題につながる．つまり期待していた結果以上にネガティブな状況に焦点が当たると苦悩を生み，適応を阻害しQOL低下の一因となる[6]．

体外式VAD患者は，非常に厳しい精神的ストレス下にあり，心臓移植前の適応障害をもつ患者は3〜5割程度いるとみられている[4,6,7]．この他にも精神疾患まで至らない程度の心理的問題も存在する．これらは，院内での環境制限・行動制限が一般的な術後より長期になることや，VAD機器の抑制感，ボディイメージの変化に伴う後悔[14]に関係している．

植込型VAD治療でも合併症の発症や後遺症との共存は切り離せないため，長期入院療養が必要になると同様の問題が出現すると推測できる．また，在宅療養へ移行し社会復帰ができたとしても，自身の努力では解決できない社会からの受け入れなどの問題が顕著化することもある．そのため，退院後も主観的QOLが改善しない患者がいるのも事実である[6]．植込型VAD患者は在宅で療養できるが，身体機能の限界を認識すること，自分自身でコントロールできない合併症を経験すること，社会の過剰な反応によって仕事に就けないことや家族に頼り続けて生活しなくてはならないこと，サポーターが少なく介護体制が整わないこと，生命維持装置ともいえる医療機器（VAD）とともに24時間生活し生きることの不便さなどから，医療者が推し量ることのできないストレスや苦悩を抱えている[6]．

精神的な問題があるときには，早期にリエゾン看護師・心理療法士などの介入の依頼やカウンセリングの調整を行う．リエゾンチームの介入を周術期のクリティカルケアの1つとしてルーティン化することも検討する．

一方で，患者・家族が心不全チーム・VADチームの看護師や医師と良好な関係が築けている場合は，リエゾンチームの介入以前に，信頼しているチームスタッフと対話することで精神的問題が解決することも多い．VAD装着患者は，術前から長期入院している者も多く，さらにVAD術後，順調に経過しても2カ月近い入院が必要となる．入院中もリフレッシュする機会を定期的につくることが必要である．ストレスの発散や闘病へのモチベーションを上げることはQOL向上の一助となる．この援助をきっかけに，医療者と患者・家族の関係がさらに良好になることも期待できる．

3. 社会的ケア

植込型VAD患者のなかには，健常者とほぼ同じように日常生活が自立し，在宅療養を送れる者もいる．一方で，周囲の過剰な反応や障害者として負のレッテルを社会から貼られる者も多い．通常の社会人と同等の生活が営めると考える患者自身の感覚と社会の感覚の間でジレンマを抱える者もいる．

復職や復学には周囲の理解と協力が必要であるが，患者・家族にとっては周りに正しくVAD治療を知ってもらうことは容易なことではない．希望があれば，医療者が最大限サポートし，社会とのつながりを維持できるように手助けすることも重要なケアの1つである．復職や復学は，心臓移植待機期間のQOL向上につながるだけでなく，心臓移植後の社会復帰を促す一助になると考える．

VAD装着後は，家族も術前以上に自身の健康や生活を犠牲にし，社会との調整を余儀なく

される[6]．VAD患者には長期的に急変や合併症，機器トラブルのリスクが付きまとうため，家族・主介護者は原則24時間付き添うことが求められる．そのためVAD治療が長期化すると患者だけでなく家族・主介護者も社会から孤立することが考えられる．VAD患者の家族は，患者がいつ急変するかわからないことや機器管理に「恐怖や不安（fear and anxiety）」を抱いていること，家族の役割の変化や「フルタイムの役割（full-time role）」がストレッサーとなり潜在的な「喪失（loss）」を経験していること，意思決定の責任や介護自体が「重荷（burden）」になっているといわれる[18]．

現在，日本は核家族が増え，配偶者が患者を一人で支えなければならないケースも少なくない．配偶者のなかには仕事がある者や，子育てや親の介護をしている者もいる．家族も時間的な面，経済的な面など多くの葛藤や問題を抱えている．家族・主介護者が介護負担を強く感じ続けると，患者との関係が悪化し家族の調和が維持できなくなり，患者と家族両者がVADとの生活に順応することを阻害する[6]．

患者・家族が長期的にQOLを維持するためには，クリティカルケアの一環として，患者を取り巻く社会のサポート体制を整えることや在宅療養移行後も途切れることのない医療支援の基盤を整備することが不可欠である．

4）スピリチュアルケア

VAD治療は心臓移植を前提としているため，他人の死によってつながる自分の生命に対して悩む者もいる．また，心電図や心エコーで自分の心臓が動いていることに喜びを感じ，移植を受けずにVADとともに自分の心臓で生きていきたいと願う者もいる[8]．一方で，VADに伴う合併症を経験したり，VADは機械であり永久耐性があるわけではないと認識すると，移植への思いが強くなる．

VAD患者の人生行路を理解し，その時々で揺れ動く患者をありのままに受け止めることの柔軟性が医療者には求められる．VAD患者の多様性があり変化する価値観を理解するには，医療者が自らを内省し，「人間である医療者が患者をみるとき，潜在的に移植待機患者に対する先入観や偏見，医療に携わる者としての知識や価値観が影響している」[8]ことを自覚する必要がある．

おわりに

医学の進歩により，植込型VADなどの医療機器を装着した患者や重症患者が退院を目指すことが可能となった．このような状況のなかで，クリティカルケア看護師は，急性期のみならず日常性を意識して回復期，慢性期，在宅療養期で能力を発揮することを求められる．今以上に病期や療養の場をシームレスにとらえる専門的な広い視野を身につけることが求められ，多職種チームの中心メンバーとして患者・家族の生活とwell-being，QOLの向上を支援する役割を担う．

本項では植込型VAD治療を中心に，クリティカルケアの視点と生活する患者の視点に基づき日常性を支える看護師の役割について触れ，生活を再構築する患者・家族の看護・ケアについて述べた．今後さまざまな医療機器を装着した患者や先端医療を受ける患者が在宅療養へ移行することが考えられる．本項がこれらの患者のケアにも活かされることを期待する．

[文献]
1）許 俊鋭: わが国における補助人工心臓の現状と今後の展開 連続流植込み型LVAD補助による長期在宅治療. 今日の移植 28: 367-377, 2015.
2）Rose EA, Gelijns AC, Moskowitz AJ, et al: Long-term

mechanical left ventricular assistance for end-stage heart failure. *N Engl J Med* **345**: 1435-1443, 2001.

3) Kato NP, Okada I, Imamura T, et al: Quality of life and influential factors in patients implanted with a left ventricular assist device. *Circ J* **79**: 2186-2192, 2015.

4) Modica M, Ferratini M, Torri A, et al: Quality of life and emotional distress early after left ventricular assist device implant: a mixed-method study. *Artif Organs* **39**: 220-227, 2015.

5) Marcuccilli L, Casida JM: From insiders' perspectives: adjusting to caregiving for patients with left ventricular assist devices. *Prog Transplant* **21**:137-143, 2011.

6) 山中源治: 在宅療養に移行する植込型補助人工心臓患者および主介護者の体験と看護支援の検討. 日本クリティカルケア看護学会誌 **12**: 25-37, 2016.

7) 山中源治: 植込型補助人工心臓を装着した患者の意思決定支援. 循環器ナーシング **5**(2): 21-27, 2015.

8) 山中源治, 井上智子: 補助人工心臓と共に生きる心臓移植待機患者の体験と看護支援への示唆. 日本クリティカルケア看護学会誌 **10**: 28-40, 2014.

9) 山中源治: 生体侵襲への看護—循環器. 看護技術 **59**(10): 1033-1041, 2013.

10) 三浦俊郎, 深川靖浩, 松崎益徳: 臨床 ストレス下における循環器危機とその対応 心不全. *Cardiac Practice* **18**: 59-62, 2007.

11) 日本胸部外科学会J-MACS委員会：日本における補助人工

心臓に関連した市販後のデータ収集. 2017. https://www.jacvas.com/adoutus/registry（2018年9月10日アクセス）

12) 日本循環器学会・他: 重症心不全に対する植込型補助人工心臓治療ガイドライン. 循環器病の診断と治療に関するガイドライン. pp147-190, 2014.

13) Alba AC, Rao V, Ivanov J, et al: Usefulness of the INTERMACS scale to predict outcomes after mechanical assist device implantation. In J Heart Lung Transplant, United States, 2009, pp827-833.

14) Shiga T, Kinugawa K, Hatano M, et al: Age and preoperative total bilirubin level can stratify prognosis after extracorporeal pulsatile left ventricular assist device implantation. *Circ J* **75**: 121-128, 2011.

15) Barnes K: Complications in patients with ventricular assist devices. *Dimens Crit Care Nurs* **27**: 233-241, quiz 42-43, 2008.

16) Sandau KE, Hoglund BA, Weaver CE: A conceptual definition of quality of life with a left ventricular assist device: results from a qualitative study. *Heart Lung* **43**: 32-40, 2014.

17) Maciver J, Ross HJ: Quality of life and left ventricular assist device support. *Circulation* **126**: 866-874, 2012.

18) Kaan A, Young QR, Cockell S, et al: Emotional experiences of caregivers of patients with a ventricular assist device. *Prog Transplant* **20**: 142-147, 2010.

MEMO

おわりに

　この度，多くの領域・職種の実践者，教育研究者，専門看護師，認定看護師，看護管理者のお力添えにより，企画から3年をかけて本書は完成を迎えることができました．心より感謝申し上げます．

　この間もクリティカルケア領域における知見は，まさに日進月歩の変化を遂げ，さまざまなエビデンスが示され，さまざまな臨床ガイドラインが出版・改訂されています．しかしながら，本書でも示しているように，クリティカルケアの概念は，患者ケアの包括性が拡大しつつあります．そして，その拡大の軸（芯）は，「生活」「患者中心」「その人らしさ（個別性）」「実行可能性」であり，これらの要素を含めて『日常性の再構築をはかるクリティカルケア看護』という本書のタイトルを最終的に導きました．

　患者ケアの包括性の拡大は，多職種連携の枠組みの拡大でもありました．本書では，クリティカルケア患者の人間存在を，ニード理論による「生理的欲求」「安全の欲求」「所属と愛の欲求」「尊重の欲求」「自己実現の欲求」の枠組みで解説しました．人間存在，つまり，ケア対象者理解の共通認識を深めるための教材として，多職種協働の調整者たる看護師だけでなく，協働を図るべき他の職種の教材としても，本書が活用されることを期待します．

　折しも令和の時代を迎え，生活様式の変化もさらに加速するでしょう．しかし，人間存在の本質，つまり生活の本質は普遍であると考えられます．刻々と変化する対象者の状態を，ニード理論に基づいて包括的に人間理解を行い，最新の知見に基づいてケア提供を行うこと，そしてその連続が『日常性の再構築をはかる看護』といえます．

　末筆ではございますが，著者の先生方に重ねて御礼申し上げます．また，本書の企画・出版にあたり多大なるご尽力を賜りました中央法規出版株式会社 星野様に深謝いたします．

2019年5月

古賀雄二・深谷智恵子

索 引

あ

アームドロップテスト………122
アイウエオ・チップス………116
アイスマッサージ………127, 202
アイマスクの使用………180
アギュララの危機モデル
　………453, 551
浅い鎮静………16, 164, 254
浅い鎮静管理への挑戦………166
圧受容体………50
アテローム型血栓性脳梗塞…116
アドボカシー………529
アドバンス・ディレクティブ
　………527
アドレナリン………44, 84, 344
アナフィラキシーショック……86
安全のニード………20
安全文化………256
アンチトロンビン………142

い

異化………90, 190
異化ホルモン………43
閾値下／亜症候性せん妄……271
医原性リスク管理………264
意識障害………116, 271
意識清明期………112
意思決定………526, 544, 575
意思決定困難………511
意思決定支援………506
依存者ケア………440
痛み………156
痛み刺激………50
痛み刺激に対する特異反応…120
一次止血………139
一次線溶………141
一次評価………82
遺伝子組み換え組織プラスミノ
　ゲン・アクティベータ（rt-PA）
　………112
意図的行為………442

医療安全………254
医療安全管理体制………257
医療安全推進総合対策安全…257
医療関連機器圧迫創傷
　………312, 318, 326
医療技術評価………32
医療経営学………33
医療経済学………30
医療サービス………30
医療事故………254
医療事故の概要………260
医療法………257
医療法施行規則………257
医療法改正の流れ………499
インスリン………47, 169
インフォームドコンセント
　………510, 528

う

ウィーデンバック………265
ウィルヒョウの3徴………304
運動機能………468
運動機能障害………121
運動失調………124
運動失調を評価するテスト…124

え

栄養アセスメント………192
栄養管理………248
栄養剤………189
栄養障害………39, 186
エコマップ………365
エドキサバン………308
エネルギー消費量………42
エネルギー代謝………40, 43
エマージェンシー・コーマ・ス
　ケール………117
嚥下機能………474
嚥下障害重症度分類………478
炎症の5徴候………135
援助ニード………265

お

屋外・病院外トレーニング…582
お薬カレンダー………392
オレム………440

か

快………16
会計情報………34
解釈的コントロール………433
外傷性脳内血腫………112
改訂水飲みテスト………201
概日リズム………170
回復過程………40
潰瘍………314, 316
外力低減………324
外力保護ケア………329
ガウン（エプロン）………291
踵すね試験………124
拡散障害………74
覚醒………171
過失………255
カスケード反応………140
家族………368
家族システム………356
家族システム看護………363
家族ニード………359
家族のちから………280
家族論………354
カタストロフィ………37
活動と休息………484
カテコラミン
　………44, 46, 47, 84, 345
カリウム（K）………188
カリウム製剤………346
カルガリー家族アセスメント介
　入モデル………363
簡易栄養状態評価表………193
肝移植………96
感覚機能………467
換気血流比不均等分布………74
肝機能検査………94
環境の調整………489
間欠的空気圧迫法（IPC）……311

591

観血的動脈圧モニター………83
看護原性リスク管理………264
看護行為力………443
看護システム………443
看護の役割………544
患者体験………12
肝性脳症………95
関節可動域制限………235
関節可動域練習………458
間接訓練………479
感染管理………284
感染症………115
感知受容器………50
干潮期………42
肝不全………91
管理会計………34

き

機会誤嚥………480
飢餓状態………191
気管吸引………302
気管切開………481
危機状態にある家族看護………361
危機モデル………450
危機理論………448
基剤………320
キシロカイン………347
帰属特性………354
機能的残気量………460
基本的看護の構成要素……18, 487
逆三角錐ニードモデル………22
客観的栄養データアセスメント
………192
キャプラン………448
救急看護認定看護師………6
急性肝炎………92
急性期DIC診断基準………149
急性期リハビリテーション…232
急性硬膜外血腫………112
急性疾患………559
急性・重症患者看護専門看護師
………5, 6
急性循環障害………76

急性腎障害………99
急性腎不全………99
急性代謝障害………90
急性疼痛………156
急性脳機能不全………270
急性脳循環・神経障害………108
急性肺血栓塞栓症………307
急性閉塞性水頭症………115
急変フローシート………586
救命救急センター………556
胸郭可動域練習………459
供給………31
凝固因子補充療法………146
凝固カスケード………140
凝固系システム………139
凝固・線溶系障害………138, 146
凝固・線溶系モニタリング…143
強心薬………84
急性硬膜下血腫………112
協働………373
共同的意思決定………528
共同偏視………121
局所性脳損傷………111
局所適応症候群………38
虚血性心疾患………127
キンク………242
筋弛緩薬………348
緊張性気胸………86
筋力低下………239

く

空気予防策………292
駆出率………78
苦痛緩和………98, 514
クッシング現象………125
くも膜下出血………114
グラスゴー・コーマ・スケール
………117
クリストファー・リーブ………369
クリティカルケア看護………2
クリティカルケア専門看護師…5
グリーフケア………553
クーリング………228

グルカゴン………46, 49
グルココルチコイド………48

け

ケア提供者としての家族……370
ケアの要素………408
ケアの倫理………523
ケアリング………403, 406
経腸栄養剤………189
経腸栄養………194
経皮的心肺補助装置………85
頸部可動域制限………203
頸部屈曲可動域………459
劇症肝炎………92
血液検査データ………193
血液浄化療法（腎代替療法）103
血液分布異常性ショック………86
血液濾過透析………95
血管拡張………135
血管抵抗………78
血管透過性亢進………135
血管内皮細胞………140
血漿交換………95, 412
血小板血栓………139
血小板粘着………139
血小板濃厚液………146
血栓形成………139
血栓後遺症………305
新鮮凍結血漿………146
血栓溶解療法………308
血中濃度推移………346
血流増加………135
血流分布不均等性ショック……81
ケルニッヒ徴候………115
健康探索行動………400
言語聴覚士………232, 474
血小板凝集………139
幻想的コントロール………433
見当識………469

こ

構音訓練………203
交感神経………18

抗凝固・抗血小板作用 142		シバリング性熱産生 227
抗凝固療法 143	**さ**	脂肪蓄積期 42
抗菌薬関連下痢症 205	最大呼気流量 462	社会復帰 498
口腔ケア 201, 299	在宅患者訪問看護指導料 393	ジャパン・コーマ・スケール
口腔問題 480	サイトカイン 576	117
高血圧性脳出血 113	財務会計 34	シャワー浴 581
抗血栓作用 141	逆立ち独楽 22	収縮期血圧予測 82
拘縮 235, 236	作業療法士 232, 464	収縮力 78
拘縮予防 237	左室拡張末期容量 77	重症外傷 559
恒常性 36	サードスペース 44, 53	重症患者家族のニード 359
恒常性保持機構 171	サービス 30	集中ケア 5
高浸透圧利尿薬 126	サルコペニア 233, 238	集中ケア認定看護師 6
高体温 128, 224	産褥熱 285	集中治療後症候群
高二酸化炭素許容 72	酸素供給 79	165, 377, 533
広範囲深達性熱傷 37	酸素ヘモグロビン解離曲線 80	集中治療後症候群—家族 533
広範囲組織壊死 37	酸素療法 83	集中治療領域における終末期患
後負荷 77	散瞳 120	者家族のこころのケア指針
光分解 344		552
絞扼反射 202	**し**	終末期家族のこころのケア 552
抗利尿ホルモン 44, 48	ジェットコースターモデル 362	重力位姿勢 203
誤嚥 478	自我 416	主観的包括的アセスメント 192
呼吸回数の記録 538	止血の仕組み 139	縮瞳 120
呼吸筋ストレッチ 459	自己概念 419	熟眠感／休養感の欠如 176
呼吸ケア 9	自己決定権 509	手指衛生 284
呼吸パターン 119	自己決定ジレンマ 526	腫脹 315
呼吸不全 74	自己実現のニード 20	出血 152
呼吸リハビリテーション 243	脂質 187	術後患者 482
国際血栓止血学会 147	四肢麻痺 122	術後疼痛 158
告知 508	視床出血 113	需要 31
こころのケア中核要素 552	システム 356	循環管理 76
個人防護具 287	姿勢保持ケア 215	循環血液量減少性ショック 80
コーピング 360	姿勢保持困難 210	昇圧薬 84
コミュニケーションの工程 466	事前指示 527	障害・傷害期 42
ゴムボール 462	持続的血液濾過透析 242	小規模看護多機能型居宅介護
誤薬 340	自宅復帰プログラム 581	393
コルカバ 398	失禁関連皮膚炎 326	上行性覚醒系 171
コルチゾール 169	質調整年数 32	静注オピオイド 159
混合静脈血酸素飽和度 79, 83	している ADL 464	情緒分化理論 17
昏睡型急性肝不全 93	自動運動 460	小脳出血 113
コントロール理論 430	死に伴う喪失 515	上部消化管出血 128
コンフォート理論 398	死にゆく患者 520	静脈血栓塞栓症 128
コンプライアンスの低下 71	自発覚醒トライアル 164	静脈性壊死 305
	自発呼吸トライアル 164	消耗性危機 450
	シバリング 127	

593

褥瘡 128, 314, 316	身体的苦痛のケア 105	正義原則 524
食物誤嚥 479	身体抑制 165, 214	生体侵襲理論 8, 36
食欲 474	心タンポナーデ 86	生体反応 38
所属と愛のニード 20	心的外傷ストレス障害 368	生体防御反応 36, 37, 38
ショック 79	心肺停止 559	成長ホルモン 50
ショック性危機 450	心拍出量 76	生理的ニード 19
ショックの種類と特徴 81	心拍数 76	脊髄神経 111
ショックの5P 82	深部静脈血栓症 128, 304	舌下投与 342
除脳硬直 120	診療の補助 8	熱産生 227
除脳肢位 120		摂食嚥下障害 198, 247, 477
徐波睡眠 169	**す**	摂食嚥下リハビリテーション
除皮質硬直 120	睡眠周期 170, 488	246, 476
除皮質肢位 120	髄液ドレナージ 127	摂食動作 476
自律神経 47	スイスチーズ・モデル 256	摂食・排泄障害 198
自律神経機能 168	錐体路 108	接触予防策 291
自律尊重原則 523	水分誤嚥 479	セットポイント 129, 227
自律の原則 509	水疱 316	セラピューティックな介入 403
ジレンマ 525	睡眠−覚醒サイクル 170	セルフケア 440
侵害受容器 50	睡眠構築 170	先行性鎮痛 158
神経・筋障害 218	睡眠支援 381	全身適応症候群 38
神経系の分類 110	睡眠周期 170, 488	全人的関心バンドル 493
仁恵原則 524	睡眠障害 168	全人的苦痛 160
神経障害性疼痛 157	睡眠障害の症状 176	全人的なアセスメントの視点
心原性ショック 80, 85	睡眠障害の要因 177	154
心原性脳塞栓症 116	睡眠促進バンドル 182	前負荷 77
人工呼吸療法 83	睡眠ポリグラフ 175	せん妄 24, 270
人工呼吸患者管理指針 27, 267	スキサメトニウム塩化物 349	せん妄ケア 494
人工呼吸器 10	スキンケア 324, 329	せん妄の予防 98
人工呼吸器関連事象 127	スキン‐テア 318, 326	せん妄のリスクファクター 24
人工呼吸器関連肺炎	スタンダードプリコーション	せん妄予防対策 461
72, 115, 294	291	線溶均衡型 DIC 148
人工呼吸器関連状態 297	ストレス 37, 38	線溶系システム 140
真実告知 509	ストレスホルモン 43	線溶亢進型 DIC 148
侵襲 37	ストレッサー 37	線溶制御作用 141
深部静脈血栓症 128	スピリチュアルケア 514, 588	線溶抑制型 DIC 147
新人看護師の起こしやすい事故	スピリチュアルペイン	
261	279, 517	**そ**
心臓移植 575		騒音対策 182
心臓リハビリテーション・運動	**せ**	挿管中の摂食嚥下リハビリテー
耐容能トレーニング 580	生活行動過程 206	ション 246
迅速評価 81	生活時間 470	早期抜管 298
身体カセクシス 423	生活の再構築	早期発症 VAP 294
身体図式 417	9, 21, 267, 472, 492	早期歩行 311

早期離床	10, 486	
早期リハビリテーション	232	
爪床圧迫テスト	82	
早朝覚醒	176	
足関節の背屈運動	457	
組織酸素利用障害	136	
尊重のニード	20	

た

体位管理	322, 459
体位ドレナージ	245
体位排痰法	460
体位変換	460
退院支援	386, 501
退院支援のプロセス	390
体液管理	188
体温管理	127, 224
体外式人工肺装置	208
体外式膜型人工肺	85, 242
体血管抵抗	78
対光反射	120
代謝	90, 190
代謝変化	39
代謝変動	41, 191
体重減少	193
体調のセルフモニタリング	582
対処機制	454
体性痛	156
大動脈内バルーンパンピング	
	85, 412
体内動態	340
大脳	109
対麻痺	122
代理意思決定	508
代理的コントロール	433
唾液誤嚥	478
多職種連携	266
多臓器障害	130
多臓器不全	130
他動運動	457
ターミナルケア	514
弾性ストッキング	311
タンパク・エネルギー低栄養状態	

	248, 329
タンパク質	187

ち

地域包括ケアシステム	387, 500
遅発性肝不全	92
チーム医療	249
注意機能	467
注意障害	272
中心静脈圧	77
中心静脈血酸素飽和度	79, 83
中枢神経	108
中途覚醒	176
超越	399
調理	475
張力受容体	50
直接訓練	479
鎮静管理	161
鎮静薬	163
鎮痛補助薬	157

て

手洗い	286
低活動型せん妄	273
低体温	225
低分子ヘパリン	308
手回内・回外試験	124
適応	449
適応症候群	38
できる ADL	464
デクスメデトミジン	164
デスケースカンファレンス	520
手袋	287
テープテア	330
転換期	42
電気刺激療法	240
点状出血	153
転倒	334
転落	334
電話訪問	393

と

糖質コルチコイド	46, 48

同化	90, 190
頭蓋腔	125
頭蓋骨骨折	111
頭蓋内圧亢進	125
同化期・筋力回復期	42
瞳孔・眼位	120
糖質	187
グルココルチコイド	46
糖新生	43, 187, 191
疼痛	136
道徳的苦悩	522
道徳的不確かさ	522
頭部外傷	111
頭部挙上	126
動脈血酸素含有量	79
投与栄養剤	196
投与水分量	196
投与ルート	194
特定行為	6
徒手筋力テスト	122
トータルペイン	515
ドーパミン	44
ドパミン	344
ドブタミン	344
ドレッシング材	320
トロンビン	140
トロンビン - アンチトロンビン	
複合体	142

な

内因性 PEEP	72
内頸静脈酸素飽和濃度	126
内臓痛	157
内側視索前野	171
ナイチンゲール	2, 16
内的自己システムへの看護ケア	
	401
内分泌機能	169
内分泌系反応	43
内分泌ホルモン	44, 49
ナトリウム（Na）	188
ナラティブアプローチ	541
軟膏剤	320

595

に

二次止血	139
二重積	88
日常性	105, 489, 492
ニード	360
ニード階層	19, 369, 490, 495
ニードの充足	165
ニード論	494
日本血栓止血学会 DIC 診断基準暫定案	150
日本語版 CAM-ICU	276
日本語版STARスキン - テア分類システム	331
入眠障害	176
尿毒症	104
尿路感染症	115
認知機能	467
認定看護師教育	5

ね

粘膜出血	153

の

脳幹出血	113
脳灌流圧	126
脳虚血症状	115
脳血管れん縮	115
脳梗塞	116
脳挫傷	112
脳神経系	108
脳震盪	112
脳卒中	112
脳動脈奇形	116
脳内出血患者の家族への看護ケア	566
脳浮腫	95
ノルアドレナリン	44, 344
ノンレム睡眠	169

は

肺炎	127
肺血栓塞栓症	128

肺血管抵抗	78
敗血症	27, 133, 376, 532, 559
敗血症性ショック	86, 133, 534
肺血栓塞栓症	128, 305
配合変化	343
廃用性筋萎縮	239
排泄行動	205
排泄障害	205
肺塞栓症	305
バイタルサインの評価	118
排痰	246
肺動脈楔入圧	77
肺動脈カテーテル	78
ハイドロコロイド	321
ハイドロジェル	321
肺内シャント	74
肺胞低換気	74
肺保護換気	71
バソプレッシン	48, 85
パターナリズムモデル	528
抜管後の摂食嚥下リハビリテーション	246
バッドニュース	448
発熱	128
歯磨き	476
ハリス－ベネディクト式	189
晩期発症 VAP	294
反射性頻脈	79
播種性血管内凝固症候群	147
反跳現象	126
汎適応反応	38
反復唾液嚥下テスト	201

ひ

被殻出血	113
ピークフローメーター	463
膝立て試験	123
皮質下出血	114
ビタミン類・微量元素	188
悲嘆ケア	516
必要カロリーの算出	189
必要水分量	188
皮膚	314

皮膚貫通部ケアトレーニング	580
皮下出血	316
皮膚障害	315
皮膚裂傷	318, 326
飛沫予防策	292
びまん性軸索損傷	112
びまん性脳腫脹	112
びまん性脳損傷	112
ヒヤリ・ハット	255
病院外トレーニング	585
費用効果・分析	33
標準予防策	291
表皮剥離	316
びらん	316
フィッティング	324

ふ

フィードバック機構	37
フィブリノゲン	140
フィブリン血栓	140
フィンクの危機モデル	452
フェイスマスク	287
フェンタニル	158
不穏	161, 274
フォン・ヴィレブランド因子	139
フォンダパリヌクス	308
不快	16
副交感神経	18
副腎皮質刺激ホルモン	48
副腎皮質刺激ホルモン放出ホルモン	48
副腎皮質ホルモン	48
腹側外側視索前野	171
内服	341
浮腫	316
浮腫液	44
フードテスト	201
ブラッシング	300
プラトー圧	71
ブリストルスケール	206
ブルジンスキー徴候	115

フレイル 233	ホルモンの血中濃度変化 45	**ら**
ブレーデンスケール 321	ホワイトノイズ 179	ライトセデーション
フローシート 276		16, 210, 254
プロセス C 170, 180	**ま**	ラクナ梗塞 116
プロセス S 171	マズロー 369, 490	
プロテイン C 142	マズロー階層 19	**り**
プロポフォール 164	末期重症心不全患者 577	理学療法 456
	末梢神経 108	理学療法士 232
へ	末梢動脈触知 82	離床 241, 461
米国医療の質委員会 264	麻痺の種類 122	離床に向けてのケア 10
米国クリティカルケア看護協会	慢性血栓塞栓症性高血圧症 309	リスクアセスメント 327
485	慢性疼痛 156	リスクアセスメントスケール
閉塞性ショック 81	満潮期 42	321
ベクロニウム臭化物 349		リスクマネジメント 255
ベナー 410	**み**	理想体重 71
ヘパリン様物質 142	ミダゾラム 163	立位練習 462
ヘパリン起因性血小板減少症	看取り 514, 519	リドカイン 347
146	ミニマックス仮説 435	利尿期 42
便失禁デバイス 207	未分画ヘパリン 308	リバウンド現象 127
便性状異常 207	耳栓の使用 179	リハビリテーション
ヘンダーソン 18		128, 232, 456
片麻痺 122	**む**	リバーロキサバン 308
	無危害原則 524	リフィーディング症候群 194
ほ		リフィリング期 42
ボーア効果 137	**も**	リプル H 療法 115
歩行練習 462	毛細血管再充満時間 82	リフレクション 406
ポジショニング 245	妄想的記憶 273, 378, 383	療養支援 8
補充療法 146	モードの考え方 75	臨床工学技士 242
補助循環 85	目標カロリー 194, 196	臨床的肺感染症スコア 296
補助人工心臓 85, 572	モニターと無視仮説 435	倫理綱領 523
ホスホジエステラーゼ PDE Ⅲ	モニタリング 83	倫理的ジレンマ 522
阻害薬 84		倫理的問題 522
発赤 315	**や**	
ボディイメージ論 416	薬剤解熱 228	**れ**
ボディイメージについての看護		レジスタンストレーニング 241
モデル 418	**ゆ**	レニン-アンジオテンシン-アル
ボディイメージの混乱 421	有痛性白股腫 305	ドステロン系 46
ボディカセクシス 419	輸液 84	レム睡眠 169
ホーマンズ徴候 305	輸液フィルター 343	
ホメオスタシス 36	輸血 84	**ろ**
ポリウレタンフィルム 321		ロクロニウム臭化物 349
ホリズム 398	**よ**	ロンベルグ試験 124
ホールデン効果 137	予期的コントロール 432	ワトソン 410

わ

悪い知らせ ……………………… 509
ワルファリン ……………………… 308

欧文その他

数字
1回拍出量 ……………………… 76

A
AACN ……………………… 410
AAD ……………………… 205
AAS ……………………… 171
ABCDE ……………………… 82
ABCDE バンドル …… 26, 27, 457
ABCDEF バンドル
……………… 165, 233, 266, 267
ABCDEFGH バンドル ‥ 379, 492
ACT ……………………… 151
ACTH ……………………… 48
ADH ……………………… 44, 48
ADL 障害 ……………………… 235
ADL 早期拡大 ……………………… 486
AIUEO-TIPS ……………………… 117
AKI ……………………… 99
AKIN 分類 ……………………… 100
ARF ……………………… 99
AT ……………………… 142
auto-PEEP ……………………… 72

B
BIS ……………………… 176
BMI ……………………… 192
BPS ……………………… 158, 230
BT ……………………… 194
BTT ……………………… 577

C
CaO_2 ……………………… 79
CHDF ……………………… 242
CIM ……………………… 218
CIP ……………………… 218

CNS-FACE II ……………………… 359
CO ……………………… 76
COACH ……………………… 300
Comfort ……………………… 16, 398
CPA ……………………… 559
CPF ……………………… 462
CPIS ……………………… 296
CPOT ……………………… 159, 230
CPP ……………………… 126
CRH ……………………… 48
CRT ……………………… 82
CT ……………………… 232
CTEPH ……………………… 309
CVP ……………………… 77

D
D- ダイマー ……………………… 145
Deep sedation ……………………… 16
DESIGN-R ……………………… 316
DIC ……………………… 147
DIS ……………………… 164
discomfort ……………………… 16
DMAT ……………………… 559
DOAC ……………………… 308
DSS ……………………… 478
DTI 疑い ……………………… 317
DVT ……………………… 128, 304

E
early mobilization ……… 235, 243
ECMO ……………… 85, 208, 242
ECS ……………………… 118
EF ……………………… 78
EGDM ……………………… 243
END ACUTE BRAIN
  FAILURE ……………………… 275
EPUAP ……………………… 316

F
family centerd care ……………… 370
Family-Centered Care ガイドラ
  イン ……………………… 382
FCC ……………………… 370

Frank-Starling 曲線 ……………… 77
FRC ……………………… 460

G
GAS ……………………… 38
GCS ……………………… 118
GH ……………………… 50

H
HbO_2 解離曲線 ……………… 137
HDF ……………………… 95
HELP ……………………… 276
HI バンドル ……………………… 493
HIT 治療ガイドライン ……… 147
HR ……………………… 76
Hunt and Hess 分類 ……………… 114

I
IABP ……………………… 85, 412
IAD ……………………… 326
IADL ……………………… 379
ICDSC ……………………… 277
ICP ……………………… 126
ICU ……………………… 2
ICU mobility scale ……………… 244
ICU せん妄ケアの変遷 ……… 26
ICU 患者の包括的管理指針 …… 27
ICU 神経筋障害 …… 9, 162, 239
ICU 日記 ……………………… 381
ICU-Acquired Swallowing
  Dysfunction ……………… 199
ICU-AW
……… 9, 162, 213, 218, 239, 370
ICU-AW の診断基準 ……… 239
IHI ……………………… 264
IMS ……………………… 244
INTERMACS の profile 分類
……………………… 578
IPC ……………………… 311
IPW ……………………… 266
ISTH ……………………… 147

J

JCS 117
J-PAD ガイドライン 380

K

K 式スケール 321
KDIGO 分類 100

L

Light sedation 16
LOHF 92
LVEDV 77

M

MDRPU 312, 318
MMT 122
MNA 193
MnPN 171
MODS 130
MOF 130
MORPU 326
MPW 266
MRC-SS 239
MWST 201

N

NICE 277
NIHSS 122, 123
NPUAP 316
.... 317
NRS 157

O

OAG 300
ODA 192
OH スケール 322
OT 464

P

PA I -1 141
PADIS ガイドライン 17, 27
PAD ガイドライン 16
PAOP 77

PCA 158
PCPS 85
PCWP 77
PE 95
PEM 248
PFM 502
PICS 165, 376, 533
PICS-F 383, 533
Post-Hospital ケア 386
PPE 287
PS 164
PSG 175
PT 232
PTE 305
PTSD 368
PVR 78

Q

QALYs 32
qSOFA スコア 133

R

RASS 162, 230, 461
RCSQ 175
Richards-Campbell 睡眠質問票
.... 175
RIFLE 分類 100
ROAG 300
ROM 制限 235
RSST 201
rt-PA 112

S

SAH 114
SAMPLE 83
SAT 164
SBT 164
ScvO$_2$ 79, 83
SDM 528
SGA 192
SIRS 133
SjO$_2$ 126
SOFA スコア 131, 537

ST 232, 474
STAR 分類 318, 331
SV 76
SvO$_2$ 83
SVR 78

T

TAT 142
TeamSTEPPS 261
TIC 151
TM 142
t-PA 141
TPW 266

U

UTI 115

V

VAC 297
VAD 85, 572
VAD 管理日誌 584
VAE 127
VAE サーベイランスの概要
.... 297
VAF 115
VAP 72, 294
VAP バンドル 298
VAS 157
VLPO 171
VP 48
VTE 128
VWF 139

W

Wells スコア 306
WFNS 分類 114

日常性の再構築をはかる
クリティカルケア看護
―基礎から臨床応用まで

2019 年 7 月 10 日………初版発行

編　集　古賀雄二，深谷智惠子
発行者　荘村明彦
発行所　中央法規出版株式会社
　　　　〒 110-0016　東京都台東区台東 3-29-1 中央法規ビル
　　　　営　　業　TEL 03-3834-5817　FAX 03-3837-8037
　　　　書店窓口　TEL 03-3834-5815　FAX 03-3837-8035
　　　　編　　集　TEL 03-3834-5812　FAX 03-3837-8032
　　　　https://www.chuohoki.co.jp/

編集協力　　　　　　　　　　木野まり
装幀・本文デザイン・DTP　　イオック
イラスト　　　　　　　　　　イオジン，藤田侑巳
印刷・製本　　　　　　　　　図書印刷株式会社

ISBN978-4-8058-5910-0

定価はカバーに表示してあります。落丁本・乱丁本はお取り替えします。
本書のコピー，スキャン，デジタル化等の無断複製は，著作権法上での例外を除き禁じられています。また，本書を代行業者等の第三者に依頼してコピー，スキャン，デジタル化することは，たとえ個人や家庭内での利用であっても著作権法違反です。